U0283587

早产

PRETERM BIRTH

主　编｜段　涛

副主编｜刘　铭　陈　超　刘兴会

人民卫生出版社
·北　京·

图书在版编目（CIP）数据

早产 / 段涛主编 . —北京：人民卫生出版社，
2023.3
ISBN 978-7-117-34573-6

I.①早… II.①段… III.①早产－研究 IV.
①R714.21

中国国家版本馆 CIP 数据核字（2023）第 044726 号

人卫智网	www.ipmph.com	医学教育、学术、考试、健康，
		购书智慧智能综合服务平台
人卫官网	www.pmph.com	人卫官方资讯发布平台

早　产
Zaochan

主　　编：段　涛
出版发行：人民卫生出版社（中继线 010-59780011）
地　　址：北京市朝阳区潘家园南里 19 号
邮　　编：100021
E - mail：pmph @ pmph.com
购书热线：010-59787592　010-59787584　010-65264830
印　　刷：三河市宏达印刷有限公司（胜利）
经　　销：新华书店
开　　本：889 × 1194　1/16　印张：40
字　　数：849 千字
版　　次：2023 年 3 月第 1 版
印　　次：2023 年 4 月第 1 次印刷
标准书号：ISBN 978-7-117-34573-6
定　　价：288.00 元

编者名单（按姓氏笔画排序）

王子莲　中山大学附属第一医院
王冬昱　中山大学附属第一医院
王来栓　复旦大学附属儿科医院
王谢桐　山东第一医科大学附属省立医院
刘　铭　同济大学附属东方医院
刘江勤　同济大学附属第一妇婴保健院
刘兴会　四川大学华西第二医院
刘志强　同济大学附属第一妇婴保健院
刘群英　山东省妇幼保健院
孙路明　同济大学附属第一妇婴保健院
邹　刚　同济大学附属第一妇婴保健院
张　华　重庆医科大学附属第一医院
张　蓉　复旦大学附属儿科医院
张卫社　中南大学湘雅医院
张焕晓　中山大学附属第一医院
陈　超　复旦大学附属儿科医院
陈敦金　广州医科大学附属第三医院
周　玮　重庆医科大学附属妇女儿童医院
郑剑兰　厦门大学附属成功医院
郑博仁　中国台湾长庚纪念医院
郑睿敏　中国疾病预防控制中心妇幼保健中心
孟　梦　同济大学附属第一妇婴保健院
赵扬玉　北京大学第三医院
胡晓静　复旦大学附属儿科医院
段　涛　同济大学附属第一妇婴保健院
姚　强　四川大学华西第二医院
姚书忠　中山大学附属第一医院
贺　晶　浙江大学医学院附属妇产科医院
夏红萍　上海交通大学医学院附属新华医院
高　岩　四川省妇幼保健院
黄一颖　同济大学附属第一妇婴保健院
曹　云　复旦大学附属儿科医院
龚小慧　上海交通大学医学院附属儿童医院
蒲　杰　四川大学华西第二医院
裴琛琳　中南大学湘雅医院
漆洪波　重庆医科大学附属妇女儿童医院

编写秘书　汝　萍　刘　云　倪晓田

主编简介

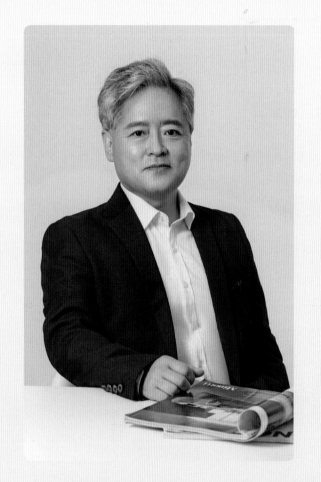

段　涛

主任医师、教授、博士生导师。曾任上海市第一妇婴保健院院长,上海市妇女保健所所长,现任上海市第一妇婴保健院产前诊断中心主任、模拟实训中心主任。

亚太母胎医学专家联盟主席,中华围产学会第六届主任委员,上海妇产科学会第九届主任委员,上海围产学会第五届主任委员。

担任人民卫生出版社第 9 版《妇产科学》教材主编,《中国产前诊断杂志》主编,《现代妇产科进展》副主编;曾先后担任 BJOG、Prenatal Diagnosis、*The Journal of Maternal-Fetal & Neonatal Medicine The DOHaD Journal* 等 SCI 杂志编委。

从事教学工作二十余年,国家临床重点专科(产科)负责人,上海市优秀学科带头人、上海市医学领军人才获得者,先后承担 1 项国家重点研发计划项目、6 项国家自然科学基金面上项目、1 项教育部博士点基金等多项科研项目,累计科研经费逾 1 500 万元。作为通讯作者发表 SCI 收录学术论文 60 余篇;主编 / 主译专著 21 部。

前言

迄今为止,早产仍是一个世界性公共卫生难题。早产发生率高,全世界平均早产率约为 10%,在欠发达地区早产的发生率更高,最高报道为非洲,其早产发生率为 18%。在中国,早产发生率虽然低于世界平均水平,约为 7.1%,但我国的早产下限起于 28 周,而非国际常用的 24 周,所以如果按照早产下限 24 周的标准,我国的早产率远不止于此。

早产是世界范围内造成围产儿及 5 岁以下儿童死亡的首要原因。另外,早产儿,特别是小孕周的早产儿,即使能够存活,也可能会出现一系列近远期并发症,严重影响早产儿生存质量的同时,还会给家庭和社会带来巨大经济负担。因此,全世界都在呼吁需要更多地关注早产,世界卫生组织将每年的 11 月 17 日定为世界早产(儿)日。

由于 24~28 周之间出生早产儿的死亡率和严重近远期并发症的发生率远高于 28 周以后出生的早产儿,所以在进行国际同行早产数据对比的时候,一定要知道这两者之间的差距,要知道我们是没有把 24~28 周早产儿的死亡率和严重并发症发生率数据纳入统计范围的,因此不能盲目认为我们的早产及早产儿的诊疗水平已经达到或超过国际先进水平。

早产的诊疗水平有很大的进步

在过去的 5~10 年,随着技术的不断进步和整体医疗水平的提升,早产儿的存活率在不断提升,特别是妊娠 24~28 周出生的超低出生体重儿。

早产儿存活率的提升和严重并发症的降低得益于一些有循证医学证据支持的干预措施的普遍应用,这包括早产的预测、预防和干预措施。

这主要包括根据病史和宫颈管长度的测量预测早产,对于高风险孕妇,可以通过阴道放置黄体酮和宫颈环扎来延长孕周;对于临产的早产孕妇,可以使用有效的宫缩抑制剂,并同时使用糖皮质激素促胎肺成熟;如果是孕周比较小,可以给予硫酸镁进行胎儿脑保护。

另外,早产儿护理和喂养水平也在不断提升,能够救活的早产儿的孕周越来越早,"三分治疗,七分护理"在早产儿医疗护理中得到了充分的体现和验证。

但是早产发生率还是无法得到很好的控制

早产发生率无法得到很好控制的主要原因是早产的高危因素比较多，病因比较复杂，著名的早产专家，美国的 Roberto Romero 教授曾在 *Science* 杂志上发表过一篇论述，题目是 "Preterm labor：one syndrome，many causes（早产：一个综合征，很多原因）"。

即使是针对某一个病因可以进行有效的干预，但是总体来讲，只能减少一小部分的早产，无法大幅度降低早产的发生率。

虽然早产的发生率无法得到显著的降低，但是通过现有的预测、预防和干预措施，早产儿的存活率得到了非常好的提升，各种和早产相关的严重并发症也明显减少，这在小孕周的早产，特别是妊娠 24~28 周早产，效果特别明显。

所以，目前处理早产的最重要的目标并不是降低早产发生率，而是延长孕周，提升早产儿存活率，降低早产儿并发症发生率。

但是早产的处理还是有很多的争议

早产是一个多因素、多机制和多通路的"综合征"，从定义到流行病学，从病因到机制，从预测到预防，从诊断到治疗，都存在着太多的不确定，存在太多的争议。

例如，早产界定的孕周下限不同，到底是从 24 周还是 28 周开始计算，甚至更早的时间界定早产？到底按照孕周分类还是按照出生体重分类？产科和新生儿科所采用的分类并不相同，即使对相同孕周所诊断的早产和早产儿的分类也不同，多种分类方法给我们的教学培训以及临床处理原则带来很多的困扰。

例如，关于宫颈环扎的指征，大家的看法还是不完全一致，还有就是双胎宫颈短究竟要不要做环扎？以及究竟哪些患者更适合行经腹宫颈环扎？

虽然这些争议一直没有得到解决，但随着我国医学进步和发展，大家也逐步达成共识：26~28 周超早产儿的存活率逐步提高，尤其在一些大的母胎医学中心，结合患者及家庭医院，结合当地的医疗水平，对这些超早产儿可以进行积极救治。

但是早产总体管理还有很大的空间

虽然有了临床指南和专家共识，但是还普遍存在技术操作不规范，以及有效诊疗措施的执行率还不够高等问题。

即使是在大的三甲医院，这些有效措施的实施比例还有不小的改善空间，基层医院可以改善的空间更大。

为了保证早产诊断和治疗的规范实施，分级、分类、分层管理就特别重要，随着合规率的提升，早产儿的预后会明显地改善与提升。

按照分级、分类和分层管理的原则，目前临床上所采取的早产预防措施主要是在医疗机构所做的三级预防，二级预防也只是在部分医疗机构可以做得到，以社区、高危因素识别、患者教育和健康行为促进为主的一级预防基本上是空白，这也是早产率无法得到很好控制的主要原因。

1. 这需要做早产的专病质控，要求严格执行临床规范。

2. 这需要进行和早产相关的临床技能培训，例如宫颈长度的规范化测量、宫颈环扎的适宜人群选择等。

3. 还需要学会各种特殊情况的处理：指南是"死"的，但是患者的临床情况会是五花八门，她们是不会按照指南来生病的。知识和技能学习起来并没有那么复杂，但是，如何灵活地应用这些知识和技能去处理临床上复杂多变的患者是个很大的挑战。

4. 更需要把早产作为公共卫生项目进行系统全面的三级预防管理，有效降低早产的发生率，降低早产儿死亡率和严重并发症的发生率。

本书分为三大部分

第一部分是和早产相关的临床流行病数据，以及和早产诊疗相关的知识和技能。第二部分是早产中心的规范化建设。第三部分是早产的整体化、系统化管理的内容，也就是：分级、分类、分层管理。

未来展望

未来我们需要更多的和早产相关的知识和技能培训，需要通过临床实践和多中心临床研究来不断地提升诊疗水平,通过早产专病的质控来保障母亲和孩子的生命安全与生存质量,通过三级预防来整体降低早产的发生率、早产儿死亡率和严重并发症的发生率。

本书出版之际,恳切希望广大读者在阅读过程中不吝赐教,欢迎发送邮件至邮箱 renweifuer@pmph.com,或扫描封底二维码,关注"人卫妇产科学",对我们的工作予以批评指正,以期再版修订时进一步完善,更好地为大家服务。

最后,对以下参与《早产》这本专著的撰写或者修改做出贡献的团队成员一并致谢! 他们是王扬、刘云、汝萍、孙雯、杨业环、苏秀娟、陈海天、汪文雁、沈云琳、张路野、张慧丽、周乐、孟璐璐、胡晓雨、洪燕语、徐文怡、倪晓田、陶伟民、顾昫可、龚娥、黄琳、黄靖锐。

段涛

2023 年 1 月

目录

第 27 章 早产的整体化管理策略 576

第 28 章 早产管理实用清单和流程 588

第 29 章 典型临床病例解析 598

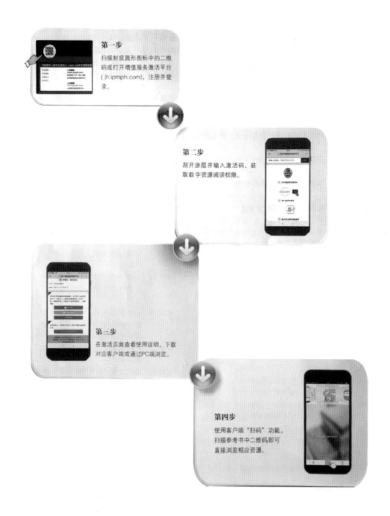

第一步
扫描封底圆形图标中的二维码或打开增值服务激活平台（jh.ipmph.com），注册并登录。

第二步
刮开涂层并输入激活码，获取数字资源阅读权限。

第三步
在激活页面查看使用说明，下载对应客户端或通过PC端浏览。

第四步
使用客户端"扫码"功能，扫描参考书中二维码即可直接浏览相应资源。

二维码资源

（以下视频需下载"人卫图书增值客户端"，扫描方法见配套增值内容步骤说明）

第**1**章

概论

第一节 早产的定义及分类

【导读】

早产是引起新生儿并发症和婴儿死亡的主要原因,是产科亟待解决的重要临床问题之一。全球早产的发生率约为 5%~18%,每年大约有 1 500 万早产儿出生。早产的定义是历史沿用下来的,虽然缺乏循证的研究基础,但各国指南依然推荐以不满 37 周为上限孕周。根据不同使用目的,早产有多种分类,主要分类依据包括病因、出生孕周和出生体重。

【概述】

早产(preterm birth,PTB)指妊娠达到 28 周但不足 37 周分娩者。早产的上限孕周全球统一,但下限并未统一。有些国家将早产时间的下限定义为妊娠 24 周或 20 周。早产根据病因可分为自发性早产和医源性早产;根据分娩孕周可分为中晚期早产、早期早产和极早期早产;根据出生体重可分为低出生体重儿、极低出生体重儿和超低出生体重儿。

【早产的定义】

1. 定义　世界卫生组织(World Health Organization,WHO)把出生孕周不满 37 周发生的分娩,定义为早产。在孕 37 周之前出生的婴儿,即自孕妇最后一次正常月经的第一天起到 259 天前或者受孕后 245 天前出生的新生儿定义为早产儿。

早产是妊娠周期未能达到一定的时间,而不是出现特定的体征或症状。有观点认为早产可能是一种不良妊娠结局,因为胎儿无法在子宫内实现其生长潜力;但也有观点认为早产是一种相对较好的结局,因为至少没有发生流产,且早产儿大部分可以存活。低风险的健康孕妇中也有部分可能发生早产。一项由 WHO 牵头的多中心研究对 1 387 名营养良好的低风险孕妇进行了序贯性超声检查,目的是评估胎儿生长情况,该研究报道营养良好的低风险孕妇有 3.6%~14.7% 不等的早产发生率。另一项纳入了 4 321 例孕妇的多个国家胎儿生长纵向研究(INTERGROWTH)发现,健康孕妇的早产发生率为 5%。对新生儿来说,早产是一个会对其成年后健康和发育产生不良影响的风险因素。

有关早产的上限孕周全球已达成共识,但由于各国新生儿治疗水平不同,下限孕周并未统一。不少发达国家采用妊娠满 20 周,也有部分发达国家采用妊娠满 22 周、24 周为早产下限孕周,而大多数发展中国家包括中国,沿用的是 WHO 20 世纪 60 年代的定义,即妊娠满

28 周或新生儿出生体重 ≥ 1 000g。由于早产的下限孕周不统一，导致不同国家或地区统计出来的围产儿死亡率、早产儿死亡率、存活率以及伤残率亦存在着明显的不同。

2. 早产定义的作用　定义早产界限的孕周是历史沿用下来的，缺乏详实的科学依据。胎儿发育是一个连续过程；胎儿个体间的生长可能会有一些正常的差异。采用一个特定的界限（比如 37 周）将所有的孕妇或婴儿分为两组，目的是便于流行病学调查和研究；与足月婴儿相比，早产婴儿妊娠周期相对更短，总体更容易发生不良围产结局。比如有更高的死亡率和发病率等，但不可否认的是，早产婴儿中也会包含部分发育较好的胎儿，而早期足月婴儿也可能伴随着胎儿不完全成熟的并发症。此外，从危险因素、病因和复发风险来看，发生在 16~19 周的自然流产与 20~25 周的自然流产没有区别。基于以上这些因素，国内外母胎医学专家已开始重新评估早产的定义和界限。

3. 现阶段我国早产诊治面临的问题　我国早产定义的下限孕周为妊娠 28 周，小于 28 周分娩的为超早产儿。在现阶段的临床实践中，针对超早产儿的处理是实际工作中经常会面临的棘手问题，存在盲目救治和无条件放弃两种极端处理方式，但不管哪种处理方式都可能会带来相应的社会、伦理或经济负担问题。

随着近年来我国围产期和新生儿期早产儿监护和救治水平取得巨大进步，使得越来越小的早产儿得以存活，即使是小于妊娠 28 周的超早产儿也有了存活可能；根据文献报道，我国近年来救治超早产儿数量和存活率有较大提升，2008~2018 年的超早产儿总体存活率在 50%~65.4% 不等；再加上随着社会经济水平的发展以及我国生育政策的调整，高龄孕妇和二孩 / 三孩比例升高，超早产儿的发生率呈上升趋势；另外，辅助生殖技术的发展也伴随着切盼儿人群的增加，高龄孕妇和辅助生殖技术受孕人群均对超早产儿的存活救治存有很大期望。而我国现在使用的早产定义将超早产儿归为"流产儿"，放弃治疗的情况较为常见，导致大量超早产儿未能得到积极救治。

因此，有围产医学专家认为：重视超早产儿的治疗已是围产医学工作者面临的迫切任务，我国超早产儿定义和围产期的概念亟需修正。封志纯等人于 2021 年开展的一项针对我国新生儿医师的横断面调查发现，我国大部分新生儿科医师对超早产儿持积极救治态度，并认为现行早产儿定义的孕周下限应该下调。但由于救治后的近远期预后具有不确定性，且担心预后不良引发医疗纠纷，仍有不少新生儿科医师对超早产儿的救治态度较为消极。虽然近年来我国 28 周以下活产儿的救治数量和存活率在逐步提升，但与发达国家相比，仍存在较大差距，而且超早产儿各器官发育极不成熟，特别是神经系统，所以存活下来后存在较大比例的并发症、后遗症、远期发育障碍等问题，其生存状态并没有因为存活率的提高而改善，相应地还会产生更深层次的社会伦理问题和长期的经济负担；再加上我国地域面积辽阔，不同地区、不同层级医院的医疗发展水平具有一定差异。因此，如果要在现有国内整体医疗状况及条件下调整早产定义的下限孕周，应针对以下几个方面提前做好充足准备以积极应对因调整可能带来的一系列连锁问题。

首先,以大样本的早产儿数据调查为基础,开展高质量的多中心随机对照研究,全方位了解我国超早产儿近远期结局情况和积极救治所面临的亟待解决临床问题;其次,根据循证医学证据针对超早产儿中的有生机儿制定完善且切实可行的临床处理方案,比如重视分级诊治和宫内转运、加强多学科协作、建立超早产儿救治协作网等;再者,要认识到我国超早产儿救治水平与发达国家的差距以及各地区发展不平衡的现状,应抓紧国家发展机遇进一步提升现有的救治能力和监护水平,加大力度培养更多的专业人才,建立帮扶机制,以发达地区带动欠发达地区,以点带面,全方位提升我国超早产儿的整体救治水平;然后,还应建立健全社会保障机制,比如制定近、远期家庭护理方案,针对超早产儿家庭出台一定的医疗援助或社会补助政策,以改善和提高超早产儿存活后的长期生存状态;最后,还应优化和完善现有医患沟通流程或医疗纠纷处置方案,尽最大可能减少医务人员的后顾之忧,转变部分医务人员的纠结态度为积极救治态度。

超早产儿救治是一项复杂且庞大的系统工程,不仅涉及多个系统多种疾病的救治,还牵涉到政府、医疗机构、家庭等多个层面,在全面启动早产定义下限调整之前,现阶段可以根据当地的救治水平以及早产儿个体情况,考虑将早产下限孕周适当前移,作为小于妊娠28周活产儿救治的"缓冲地带",同时给产妇及其家庭充分提供相关的医疗信息,特别是切盼儿家庭,让其参与复苏决策,以达到对此类活产儿及其家庭的最大利益化。

我国早产定义的上限孕周是不满37周分娩,与国际统一。长期以来的研究观察发现,在妊娠39~40周之间出生的新生儿具有最佳的围产期结局;相比于39~40周出生的新生儿,在37周甚至38周出生的新生儿并不都完全成熟,仍可能出现与器官发育不成熟有关的新生儿并发症或远期不良结局;这就产生了"早期足月"(early term)和"完全足月"(full term)之间的差异。因此简单将37周作为早产的界限相对比较武断。美国妇产科医师协会(American College of Obstetricians and Gynecologists,ACOG)和母胎医学会(Society for Maternal-Fetal Medicine,SMFM)采用了晚期早产(即妊娠34^{+0}到36^{+6}周)和早期足月产(37^{+0}到38^{+6}周)的定义,目的是引起围产医务人员重视这些新生儿的发病风险。因此,基于现有数据和临床指南,在临床工作中应根据新生儿实际情况采取个体化管理原则,不能盲目"一刀切"。我国的早产定义上限孕周短期内还应与国际统一,目前尚不具备前移的条件。

随着社会经济的发展、围产医学的进步,在卫生行政部门和围产医学工作者的不懈努力下,我国早产儿,尤其是超早产儿的救治水平在不久的将来定能实现新的飞跃,早产儿的管理规范将更上一个台阶,早产的定义也必然会随着社会和医学的发展而相应变化。

【早产的分类】

早产因为不同的使用目的而有多种分类。最常见的是按照病因分类,分为两种:即自发性早产与医源性早产(治疗性早产)。但由于早产病因复杂,这两种分类往往容易交叉混淆。在临床实践中,分娩时的孕周和出生时新生儿的体重也是评价早产儿结局和预后的标准,所以临床上也按妊娠时限和新生儿出生体重来进行早产分类,目的是评估早产程度和提示新生儿预后。

以下为常见的早产分类。

1. 根据病因分类 欧洲围产医学会（European Association of Perinatal Medicine, EAPM）和中华医学会妇产科学分会产科学组主要按照发病原因将早产分为 2 个亚类：①自发性早产：妊娠未满 37 周自发性出现先兆早产、早产临产，继而发生早产分娩。大约有 70%~80% 的早产是自发性早产，并且与早产临产和未足月胎膜早破（preterm premature rupture of membranes, PPROM）相关，这两者分别占早产的 40%~50% 和 20%~30%。②医源性早产：因为妊娠并发症或合并症需在妊娠满 37 周以前终止妊娠者，占比约 20%~30%。医源性早产因母体或胎儿疾病引起，例如，子痫前期、前置胎盘、胎盘早剥、胎儿生长受限、多胎妊娠、胎儿窘迫等，属于有医学指征的早产。需要指出的是，妊娠并发症可导致自发性早产，也可造成医源性早产。

尽管文献经常引用 70% 的自发性早产和 30% 的医源性早产的相对比例，但两者容易交叉混淆，再加上经济水平和临床经验的不同，医源性早产的发生率在不同地区和国家是不同的。有研究人员根据非常详细的早产表型特征对早产进行分类，但是由于早产病因复杂，有些病例没有预先存在的早产病理表现，有些病例有多重疾病表现，而有些病例虽然存在某种早产表现但与早产的发生没有因果关系。因此，即使采用非常详细的分类系统，也很难准确地区分自发性早产和医源性早产。

2. 根据分娩孕周分类 WHO 和澳大利亚昆士兰卫生组织指南根据孕周将早产分为 3 个亚类：①中晚期早产：发生于妊娠满 32 周但是未满 37 周的早产，还可细分为中期（moderate）早产（妊娠 32^{+0}~33^{+6} 周）和晚期（late）早产（妊娠 34^{+0}~36^{+6} 周）；②早期早产：发生在妊娠满 28 周未满 32 周的早产；③极早期早产：发生在妊娠不足 28 周的早产。

此种方式以分娩时间为界限，但下限孕周因不同国家和地区的新生儿救治水平而不同，以此种分类方式统计的各国早产相关数据会有明显不同。根据此种分类，分娩孕周与新生儿发病率和死亡率呈反向关系，也就是分娩孕周越小，新生儿并发症和死亡风险就越高。

3. 根据出生体重分类 为了便于提示新生儿的预后，WHO 还根据出生体重将新生儿分为 3 个亚类。

（1）低出生体重儿（low birth weight, LBW）：出生体重 <2 500g。

（2）极低出生体重儿（very low birth weight, VLBW）：出生体重 <1 500g。

（3）超低出生体重儿（extremely low birth weight, ELBW）：出生体重 <1 000g。

在考虑孕龄的情况下，出生体重低于同孕龄新生儿体重第 10 百分位数的新生儿定义为小于胎龄儿（small for gestational age, SGA）；出生体重大于同孕龄体重第 90 百分位数的新生儿定义为大于胎龄儿（large for gestational age, LGA）；出生体重在第 10 百分位数和第 90 百分位数之间的新生儿定义为适于胎龄儿（average for gestational age, AGA）。

早产指的是出生时间过早。因此,早产儿既可能是小于胎龄儿,也可能是大于胎龄儿。早产是造成新生儿并发症和婴幼儿伤残、死亡的主要原因,但是真正导致最大危害的还是占早产比例较小的极低出生体重儿,特别是超低出生体重儿。因此,临床上针对早产儿进行准确分类,可以指导医生和家属选择最佳临床管理方案。

【注意事项】

1. 早产定义的孕周是历史沿用下来的,缺乏详实的科学依据,而且随着医疗技术的发展,我国早产的定义,尤其是下限孕周,是否需要提前是产科医务工作者面临的一个不容忽视的问题。

2. 中国各地区医疗发展水平有很大的差异,使用统一的临床指南来规范所有早产儿的诊治,是非常困难的事情。因此,我国现有的早产定义可以给广大医务工作者提供基础性参考,起到一定的规范作用。但是医疗水平发展较好的地区可以根据实际救治水平、新生儿个体情况和孕妇及家庭的意愿进行个体化诊治。

3. 根据病因、分娩孕周和出生体重可以分为不同的早产类型。临床上针对早产儿进行准确且详细的分类,可以更好地指导医生和家属选择最佳的临床管理方案。

【关键点】

1. 随着社会经济、科学技术水平的提高,我国早产儿的救治手段在不断进步,新生儿监护的综合实力也在不断增强,人们对生育质量的要求将越来越高。现阶段存在的争议性问题迫切需要提出相应的解决方案。

2. 早产的定义和分类也应综合新生儿医学的发展、健康教育的深化和社会伦理的需求而进行相应的调整。

（漆洪波）

参考文献

1. BLENCOWE H, COUSENS S, OESTERGAARD MZ, et al. National, regional, and worldwide estimates of preterm birth rates in the year 2010 with time trends since 1990 for selected countries: a systematic analysis and implications. Lancet, 2012, 379 (9832): 2162-2172.
2. 李秋平, 封志纯, 陈敦金. 超早产儿的救治现状与面临的挑战. 中华围产医学杂志, 2021, 24 (11): 801-805.
3. 中华医学会妇产科分会产科学组. 早产临床诊断与治疗指南 (2014). 中华围产医学杂志, 2015, 18 (04): 241-245.
4. American College of Obstetricians and Gynecologists'Committee on Obstetric Practice, Society for Maternal-Fetal Medicine. Medically Indicated Late-Preterm and Early-Term Deliveries: ACOG Committee Opinion, Number 831. Obstet Gynecol, 2021, 138 (1): e35-e39.
5. F GARY C, KENNETH JL, STEVEN LB, et al. Williams Obstetrics, 25th Edition. New York: McGraw-Hill Education, 2018.

6. MARK BL, HENRY LG, ERIC RMJ, et al. Gabbe's obstetrics: Normal and Problem Pregnancies, 8th Edition. Philadelphia: Saunders, 2020.

第二节 早产的流行病学

【导读】

早产发生率是反映公共卫生健康的重要指标之一,它与社会经济、生活水平、卫生状况等有着密切关系,也与妇幼保健和围产医学的发展密切相关。但早产发生率在不同时期、不同国家和地区、不同种族人群存在显著差别,每个国家和地区应每年追踪调查和研究早产发生率及相关资料数据,及时了解早产发生率的现状、动态变化及发展趋势十分必要,为降低早产发生率,减少新生儿及5岁以下儿童的死亡率和并发症的发生率,提供依据。

【概述】

2012年世界卫生组织(WHO)发布《全球早产儿报告》,显示全世界早产发生率为5%~18%,其中非洲发生率最高。全世界每年约有1 500万早产儿出生,早产是新生儿死亡的首要原因,在每100个新生儿死亡中,早产儿占60个,2016年统计显示早产是5岁以下儿童死亡的第一位原因。全世界每年有超过100万早产儿死亡,因此,WHO提出早产已成为全球公共卫生问题。本节主要阐述全球不同国家和地区早产发生率及变化趋势、早产的胎龄和出生体重分布。

【全球早产发生率及变化趋势】

1. 早产发生率　在过去二三十年间,全球大多数国家早产发生率均呈逐渐升高趋势,每年出生的早产儿数量也随之增加。

2005年,Beck等对179个国家出生数据进行回顾分析,显示全球早产发生率平均为9.6%(95% CI 9.1%-10.1%),全年约有1 287万早产儿出生。2010年,Blencowe等对184个国家和地区的回顾分析显示,全球早产发生率上升至11.1%,每年有1 490万早产儿出生(表1-2-1)。2014年,Chawanpaiboon等对107个国家的回顾分析显示,全球早产发生率为10.6%(不确定区间9.0%~12.0%),每年约有1 484万早产儿出生。

2. 早产发生率变化　据2010年全球资料显示,1990—2010年间,在65个发达国家、拉丁美洲和加勒比海国家中,只有克罗地亚、厄瓜多尔和爱沙尼亚三个国家早产发生率有所下降,有14个国家早产发生率无明显变化,其余所有国家早产发生率均呈上升趋势。

2014年全球资料显示,1990—2014年间,在38个数据质量较高的国家中,26个国家早产发生率自2000年以来有所上升,上升幅度在0.06%~7.9%之间,12个国家有所下降,下降

幅度在 -0.04%~-3.7% 之间,早产发生率下降的国家较 2010 年有所增加。欧洲 19 个国家 1996—2008 年间基于人群的早产发生率变化趋势的回顾性研究显示,欧洲各国早产发生率 在 5.5%~11.1% 之间,只有荷兰早产发生率在这期间持续下降,有 6 个国家先上升后下降,其 余 12 个国家均呈上升趋势。

【不同国家和地区早产儿发生率】

1. 不同大洲　早产发生率有较大差异,非洲、南亚发生率最高,欧洲最低。2010 年全 球资料显示南亚早产儿发生率 13.3%,撒哈拉以南非洲地区为 12.3%,东南亚和大洋洲为 13.5%。2014 年全球资料显示北非国家早产发生率 13.4%,撒哈拉以南非洲地区 12.0%,欧 洲 8.7%,其余地区处于两者之间,其中北美 11.2%,亚洲 10.4%,大洋洲 10.0%,拉丁美洲和 加勒比海地区 9.8%。欧洲由 2005 年的 6.2% 上升至 8.7%,撒哈拉以南非洲地区有所下降, 由 2000 年的 13.1% 下降至 12.0%。

全球出生的早产儿中,80% 以上集中在非洲和亚洲地区,2005 年全球资料显示,亚洲每 年出生早产儿 690.7 万,非洲 404.7 万。2014 年全球资料显示,亚洲上升至 784.8 万,非洲上 升至 495.5 万,欧洲从 2005 年 46.6 万上升至 2014 年 69.1 万。

2. 不同国家　早产发生率差异更大(表 1-2-1)。世界卫生组织《全球早产儿报告》显示 早产发生率最高的 10 个国家依次为马拉维 18.1%、科摩罗和刚果 16.7%、津巴布韦 16.6%、 赤道几内亚 16.5%、莫桑比克 16.4%、加蓬 16.3%、巴基斯坦 15.8%、印度尼西亚 15.5%、毛里 塔尼亚 15.4%。早产发生率最低的 10 个国家依次为白俄罗斯 4.1%、厄瓜多尔 5.1%、拉脱维 亚 5.3%、芬兰、克罗地亚和萨摩亚 5.5%、立陶宛和爱沙尼亚 5.7%、安提瓜和巴布达 5.8%、日 本和瑞典 5.9%。全球有 88 个国家早产发生率小于 10%。

不同经济发展水平国家间,早产发生率也存在较大差异。2010 年全球资料显示,低收 入国家早产儿发生率最高,达 11.8%;其次是中低收入国家,为 11.3%;而中高收入国家早产 儿发生率较低,为 9.4% 和 9.3%。高收入国家早产儿发生率存在明显差异,美国在发达国家中 最高,且一直居高不下,美国国家出生数据年度统计报告显示,高峰期为 2006 年 12.8%,2014 年降至 9.57%,之后重新逐渐升至 2018 年 10.2%,发达国家早产儿出生数量每年有 120 万, 美国占 50 万。澳大利亚早产儿发生率明显低于美国,但澳大利亚年度统计报告显示早产儿 发生率逐年上升,1992 年 6.9%、2006 年 8.1%、2018 年升至 8.5%。

3. 不同地区和人群　在一个国家的不同地区和不同人群,早产发生率也存在差别。美 国不同种族早产发生率相差较大,2018 年美国国家出生数据统计报告显示,非西班牙裔黑 人早产发生率最高,为 14.1%,非西班牙裔白人最低,为 9.1%;2009 年统计报告显示黑人早 产儿发生率高达 17.5%。非西班牙裔黑人胎龄<32 周早产儿发生率是非西班牙裔白人的 2 倍。母亲年龄也可影响早产儿发生率,20~35 岁之间的母亲早产儿发生率 11%~12%,年 龄<17 岁或>40 岁的母亲早产儿发生率超过 15%。

表 1-2-1　2012 年世界卫生组织报告部分国家早产发生率　单位:%

国家	早产发生率	国家	早产发生率	国家	早产发生率
马拉维	18.1	喀麦隆	12.6	哈萨克	8.8
刚果	16.7	安哥拉	12.5	乌兹别克	8.7
津巴布韦	16.6	缅甸	12.4	匈牙利	8.6
赤道几内亚	16.5	马来西亚	12.3	阿塞拜疆	8.5
莫桑比克	16.4	肯尼亚	12.3	委内瑞拉	8.1
加蓬	16.3	尼日利亚	12.2	以色列	8.0
巴基斯坦	15.8	洪都拉斯	12.2	荷兰	8.0
印度尼西亚	15.5	美国	12.0	南非	8.0
毛里塔尼亚	15.4	泰国	12.0	阿根廷	8.0
博茨瓦纳	15.1	土耳其	12.0	英国	7.8
菲律宾	14.9	索马里	12.0	加拿大	7.8
加纳	14.5	马里	11.6	葡萄牙	7.7
纳米比亚	14.4	阿富汗	11.5	澳大利亚	7.6
约旦	14.4	新加坡	11.5	新西兰	7.6
阿曼	14.3	坦桑尼亚	11.4	西班牙	7.4
马达加斯加	14.2	亚美尼亚	11.0	瑞士	7.4
尼泊尔	14.0	叙利亚	10.9	秘鲁	7.3
科特迪瓦	14.0	奥地利	10.9	墨西哥	7.3
冈比亚	14.0	老挝	10.8	埃及	7.3
孟加拉国	14.0	朝鲜	10.7	智利	7.1
几内亚	13.9	斯里兰卡	10.7	中国	7.1
利比亚	13.9	塔吉克	10.7	俄罗斯	7.0
哥斯达黎加	13.6	柬埔寨	10.5	波兰	6.7
乌干达	13.6	吉尔吉斯	10.4	法国	6.7
蒙古	13.5	乌拉圭	10.1	希腊	6.6
多哥	13.3	埃塞俄比亚	10.1	伊拉克	6.5
也门	13.2	土库曼斯坦	9.8	乌克兰	6.5
苏丹	13.2	越南	9.4	意大利	6.5
印度	13.0	德国	9.2	沙特阿拉伯	6.0
赞比亚	12.9	巴西	9.2	瑞典	5.9
伊朗	12.9	韩国	9.2	日本	5.9
中非	12.6	哥伦比亚	8.8	白俄罗斯	4.1

以上数据表明,在近二三十年间,全球大部分国家的早产儿发生率均有不同程度的增长,越来越多的国家更加重视早产儿的问题,少数发达国家已通过某些针对性的干预措施,如普及孕期保健、提高产检质量、宣传禁烟等健康生活方式和减少医源性早产等措施,使得早产发生率轻度降低。

美国每年发表的全国登记出生信息数据报告显示,2006—2014 年美国全国范围内早产儿发生率和单胎早产儿发生率均呈逐年下降趋势,且早产儿发生率下降趋势在各个种族中相同,其中早产儿下降的数据主要集中于 35 岁以下孕妇,这可能与美国经济文化水平提高、对健康的注重程度增加、医疗技术提高等相关。在 1984—2001 年间,瑞典早产儿发生率从6.3% 降至 5.6%,且以胎龄 ≥ 34 周早产儿减少为主,生活条件改变和社会福利提高可能是自发性早产儿发生率降低的主要原因。

【中国早产发生率】

近 20 多年来,中国早产发生率也呈逐渐上升趋势,20 世纪 90 年代报告早产发生率多为4%~5%,目前多数研究显示我国早产儿发生率在 5%~10% 之间(表 1-2-2),低于世界平均水平的 10%。

表 1-2-2　1993—2016 年中国早产发生率调查结果

调查日期	作者	调查范围	样本量 / 例	早产发生率 /%
1993—2005	刘兰等	3 省 10 县	542 923	4.75
2002—2003	新生儿学组	16 省 77 所医院	42 139	7.76
2005	李娟等	22 省 72 家医院	45 722	8.1
2006—2007	高平明等	佛山 52 家医院	70 194	6.11
2010—2011	王希等	3 省 21 家医院	13 322	6.0
2010—2011	朱燕等	23 省 52 家医院	106 078	9.9
2011	邹丽颖等	11 省 39 家医院	109 568	7.1
2011—2016	赵金琦等	北京 16 个区产科	74 994	5.49
2012—2013	张小松等	6 省 15 家医院	111 095	9.9
2016	张军等	25 省 89 家医院	75 590	6.7~7.3

目前我国早产发生率调查方法多数为选取部分医院产科出生数据,结果差异比较大。以高危产科为主的医院,早产发生率较高,多为 9%~10%,甚至达到 10%~15%。而以正常分娩为主的医院,早产发生率较低,多为 5%~6%。有些调查不包括胎龄 <28 周的超早产儿,结果偏低。如果选取不同级别不同类型医院比例比较均衡,或以全区域(全省)所有出生数据进行调查,结果会比较准确。

【早产儿出生胎龄分布】

早产儿根据出生胎龄不同可分为以下 4 类:①超早产儿:胎龄 <28 周;②极早产儿:胎

龄 28 周 ~31^{+6} 周；③中期早产儿：胎龄 32~33^{+6} 周；④晚期早产儿：胎龄 34~36^{+6} 周。与早产的分类名称稍有差别，具体见下表 1-2-3。

表 1-2-3 早产及早产儿不同孕周的分类名称

名称	孕周			
	<28 周	28~31^{+6} 周	32~33^{+6} 周	34~36^{+6} 周
早产	极早期早产	早期早产	中期早产	晚期早产
早产儿	超早产儿	极早产儿	中期早产儿	晚期早产儿

1. 不同胎龄早产儿占早产儿总数的比例 Goldenberg 等研究显示，超早产儿占早产儿总数的 5%，极早产儿占 10%，中期和晚期早产儿占 85%。2012 年全球早产儿报告显示，超早产儿、极早产儿、中晚期早产儿占早产儿总数的比例分别为 5.2%、10.7%、84.1%，其他例如澳大利亚、巴西不同胎龄早产儿占早产儿总数的比例见表 1-2-4。在早产儿中，主要以中晚期早产儿为主，胎龄越小在早产儿中所占比例越少。

表 1-2-4 不同胎龄早产儿占早产儿总数的比例 单位：%

不同胎龄早产儿	WHO 2012	澳大利亚 2009	巴西 2009	中国 2005	北京 2010
超早产儿（GA<28 周）	5.2	11	9.38	3.4	4.89
极早产儿（GA28~31^{+6} 周）	10.7	10	17.89	11.4	4.39
中期早产儿（GA32~33^{+6} 周）	84.1	79	72.73	85.2	7.69
晚期早产儿（GA34~36^{+6} 周）					83.03

我国 2002 年资料中超早产儿、极早产儿、中期和晚期早产儿占早产儿总数比例为：1.1%、12.1%、86.8%，2005 年资料分别为 3.4%、11.4%、85.2%。北京市 2009~2010 年 5 家妇幼保健院病例对照研究显示，胎龄<28 周超早产儿占早产儿比例 4.89%，28~31 周占 4.39%，32~34 周占 7.69%，34~36 周占 83.03%。2010 年 WHO 在中国 3 个省市 21 家医院调查，超早产儿、极早产儿、中期早产儿和晚期早产儿分别占 0.5%、9.0%、13.2% 和 77.3%。2010~2011年全国 23 个省市，52 家医院调查显示：超早产儿、极早产儿、中期早产儿、晚期早产儿占总出生早产儿的比例为 0.74%、11.74%、16.9%、70.7%。2011 年全国 39 家医院的调查显示，<32 周早产儿、中期早产儿和晚期早产儿分别占 13.1%、16.1%、70.7%。这些研究显示我国超早产儿占早产儿总数比例低于全球比例 5%，但呈上升趋势。

2. 不同胎龄早产儿占出生新生儿的比例 国内外各项研究显示，超早产儿所占出生新生儿总数的 0.6%~1% 左右。1990~2014 年，美国不同胎龄早产儿占新生儿总数比例见表 1-2-5。

我国 2002 年资料显示超早产儿、极早产儿、中晚期早产儿占新生儿总数的比例分别为：0.08%、0.94%、6.77%；2005 年资料为 0.3%、0.9%、6.9%。显示我国超早产儿的比例明显低于美国超早产儿所占的比例。

表 1-2-5　1990~2014 年美国不同胎龄早产儿占新生儿总数比例　　　单位:%

	1990	2000	2006	2007	2013	2014
超早产儿	0.77	0.72	0.76	0.77	0.70	0.69
极早产儿	1.21	1.21	1.29	1.27	0.92	0.91
中期早产儿	1.40	1.49	1.62	1.60	1.17	1.15
晚期早产儿	7.30	8.22	9.15	9.04	6.83	6.82
合计	10.68	11.64	12.82	12.68	9.62	9.57

2005 年澳大利亚统计活产早产儿占出生新生儿总数比例为:超早产儿 0.9%,极早产儿 0.8%,中晚期早产儿 6.4%;2009 年为超早产儿 0.9%,极早产儿 0.8%,中晚期早产儿 6.5%;2016 年超早产儿和极早产儿占 1.6%,中晚期早产儿占 6.9%。超早产儿占出生新生儿总数的比例较我国高,较美国低,早产儿的增长以中晚期早产儿为主。

【注意事项】

1. 不同国家和地区,不同种族和人群,城市和农村,早产发生率和早产原因各不相同,每个国家和地区应该有各自的调查数据。

2. 不同时期,社会环境、生活方式和疾病谱在变化,早产发生率和早产原因处于动态变化,应定期调查早产流行病学数据。

3. 过去 20 年大多数国家和地区早产发生率明显上升,但最近数年逐渐处于平稳;如采取积极预防措施,会有所降低。

4. 随着社会环境、生活方式、思想观念的变化,在早产儿胎龄分布中,小胎龄早产儿(胎龄 <28 周)比例有所增加。

【关键点】

1. 近 20 多年来,全球大部分国家和地区早产发生率呈上升趋势,平均为 10% 左右。

2. 我国尚无全国性早产儿发生率调查数据,但多数报道为 7%~8%,平均为 7.1%,其中二级医院调查结果为 5%~6%,三甲医院调查为 9%~10%。

3. 需要进行大型多中心前瞻性研究获取早产儿相关资料数据,了解早产儿发生率的现状,研究早产风险因素,制定并实施预防策略,以达到降低早产儿发生率的最终目标。

(陈 超)

参考文献

1. FREY HA, KLEBANOFF MA. The epidemiology, etiology, and costs of preterm birth. Semin Fetal Neonatal Med, 2016, 21 (2): 68-73.

2. WHO. Born too soon: the global action report on preterm birth. 2012.

3. BLENCOWE H, COUSENS S, CHOU D, et al. Born too soon: the global epidemiology of 15 million preterm births. Reprod Health, 2013, 10 Suppl 1: S2.

4. LIU L, OZA S, HOGAN D, et al. Global, regional, and national causes of under-5 mortality in 2000-15: an updated systematic analysis with implications for the Sustainable Development Goals. Lancet, 2016, 388 (10063): 3027-3035.

5. BECK S, WOJDYLA D, SAY L, et al. The worldwide incidence of preterm birth: a systematic review of maternal mortality and morbidity. Bull World Health Organ, 2010, 88 (1): 31-38.

6. BLENCOWE H, COUSENS S, OESTERGAARD MZ, et al. National, regional, and worldwide estimates of preterm birth rates in the year 2010 with time trends since 1990 for selected countries: a systematic analysis and implications. Lancet, 2012, 379 (9832): 2162-2172.

7. ZEITLIN J, SZAMOTULSKA K, DREWNIAK N, et al. Preterm birth time trends in Europe: a study of 19 countries. BJOG, 2013, 120 (11): 1356-1365.

8. HAMILTON BE, MARTIN JA, OSTERMAN MJ, et al. Births: Final Data for 2018. Natl Vital Stat Rep, 2018; 67 (1): 1-55.

9. MARTIN JA, HAMILTON BE, OSTERMAN MJ, et al. Births: final data for 2013. Natl Vital Stat Rep, 2015, 64 (1): 1-65.

10. GYAMFI-BANNERMAN C, ANANTH CV. Trends in spontaneous and indicated preterm delivery among singleton gestations in the United States, 2005-2012. Obstet Gynecol, 2014, 124 (6): 1069-1074.

11. CHAWANPAIBOON S, VOGEL JP, MOLLER AB, et al. Global, regional, and national estimates of levels of preterm birth in 2014: a systematic review and modelling analysis. Lancet Glob Health, 2019, 7: e37-46.

12. VISSER L, DE BOER MA, DE GROOT CJM. Analysis of publication interest on preterm birth over two decades. Matern Child Health J. 2019, 23 (10): 1392-1399.

13. ZOU L, WANG X, RUAN Y, et al. Preterm birth and neonatal mortality in China in 2011. Int J Gynaecol Obstet, 2014, 127 (3): 243-247.

14. 张沂洁, 朱燕, 陈超. 早产儿发生率及变化趋势. 中华新生儿科杂志, 2021, 36 (4): 74-77.

15. 刘兰, 刘建蒙, 刘英惠, 等. 中国 10 县 (市) 1993-2005 年单胎儿早产流行状况研究. 中华流行病学杂志, 2007 (11): 1051-1054.

16. 中华医学会儿科学分会新生儿学组. 中国城市早产儿流行病学初步调查报告. 中国当代儿科杂志, 2005 (01): 25-28.

17. 李娟, 王庆红, 吴红敏, 等. 2005 年中国城市产科新生儿出生状况调查. 中国当代儿科杂志, 2012 (01): 7-10.

18. 王庆红, 杨于嘉, 魏克伦, 等. 2005 年中南地区产科新生儿流行病学调查. 中国当代儿科杂志, 2011 (06): 458-461.

19. 高平明, 张水堂, 麦智广, 等. 佛山市 52 所医院新生儿疾病谱调查. 实用儿科临床杂志, 2008 (14): 1080-1081.

20. 王希, 康楚云, 高燕秋, 等. 中国 3 省市 21 家医院早产发生的相关因素及结局研究. 中国生育健康杂志, 2014 (1): 1-5.

21. 张小松, 赵更力, 杨慧霞, 等. 15 家城市医疗机构早产发生情况及影响因素分析. 中华围产医学杂志, 2016 (6): 456-461.

第 **2** 章

早产的高危因素

第一节　母体因素

【导读】

早产迄今仍是母胎医学健康领域最严峻的挑战之一,发病率高,可使用治疗药物少。认识早产的高危因素,有利于掌握早产疾病的预测、预防措施。母体因素属于早产高危因素中最可预测(predictable)、却最不可预防(non-preventable)的部分。临床医师可通过对导致早产风险的母体因素的了解,为备孕、妊娠妇女提供最完整适当的咨询信息。

【概述】

许多母体因素影响自发性早产的发生。这些因素有孕妇特征,例如年龄、种族、民族和体型;不良嗜好,包括酒精、尼古丁及药物滥用;以及遗传、环境及心理等。

【孕妇特征】

1. **年龄**　孕妇年龄过小(<17 岁)或过大(>35 岁),发生自发性早产的风险增加。美国国家卫生研究院 2017—2019 年的统计显示,40 岁及以上孕妇早产率最高(14.5%),其次依序是 20 岁以下(10.4%)、30~39 岁(10.3%)和 20~29 岁(9.5%)。生理不成熟及社会经济因素可能导致青少年妊娠,自发性早产的风险增加。高龄孕妇合并慢性疾病、代谢综合征、肥胖症的概率高,自发性早产风险增加。

2. **种族/民族**　不论其他社会影响因素如何,种族(race)和民族(ethnicity)都与自发性早产的发生率有关。黑色人种自发性早产的风险较其他种族高。美国疾病控制与预防中心(The Centres for Disease Control and Prevention, CDC)研究显示,2005—2009 年不同人种的早产率依序为:黑色人种平均自发性早产率为 18.6%,印第安人为 13.9%,拉丁裔美国人为 12.8%,白色人种为 11.5%,亚洲人早产率为 10.8%。排除社会、教育、经济、医疗因素差异,美国黑人孕妇早产率仍较其他人种高。

3. **体型**

(1)身高:许多研究证实早产的风险随着孕妇身高的增加而递减。2016 年瑞典 Derraik 等的一项全国性的大规模队列研究显示,孕妇身高每降低 1cm,分娩胎龄便缩短 0.2 天($P<0.000 1$);具体而言,身材矮小(<155cm 或<-2.0SDS 低于整体平均值)孕妇比平均身高(-0.5~0.5SDS)的孕妇有更高的早产(OR 1.65)或极早产(OR 1.47)风险;与身材高大

（≥179cm）的孕妇相比，身材矮小的孕妇分娩早产儿（*OR* 2.07）或极早产儿（*OR* 2.16）的概率更高。2018 年，Li 等的中国湖北省健康婴儿队列研究，孕妇依身高四分位数（<158cm、158cm、160cm 和>164cm）分组，分析显示身高<158cm 组的孕妇早产风险比身高>164cm 组高出 46%（*OR* 1.46；95% *CI* 1.16-1.83）。身高每增加 1cm，早产风险降低 3%（*OR* 0.97；95% *CI* 0.95-0.99）。2018 年，Voigt 等的另一个研究显示，早产的发生率随孕妇身高增加而递减。身高 150cm 的孕妇早产发生率为 5.9%，身高 185cm 的孕妇早产发生率则减少到 3.1%。

（2）体重 / 体重指数：孕前、孕期体重或体重指数（BMI）异常（过重或偏轻）是自发性早产的危险因素。孕期低 BMI，即 BMI<18.5kg/m²，增加早产风险。孕前超重或肥胖也与早产风险增加有关，尤其是与极早产相关。体重和早产风险的关系呈现两级相关，而非线性相关，故难以确定体重与早产之间的相关强度。孕前低体重可能和社会经济状况、种族 / 民族，甚至孕期体重增加有关。而肥胖症孕妇往往因妊娠合并症而增加医源性早产的概率。

【不良嗜好】

1. **酒精**　多数队列研究表明，饮酒与早产风险之间存在 J 型关联，即少量至中量饮酒降低早产风险，大量饮酒升高风险。丹麦 Kesmodel 等进行的一项对 18 228 名单胎妊娠的队列研究显示，孕 16~30 周每周饮酒 10 份（drinks）或以上，早产风险分别高出 2.9 倍和 3.6 倍，而每周饮酒 1~2 份者比每周饮酒少于 1 份者的早产风险降低 31%。2019 年，Ikehana 等进行的一项日本的大规模出生队列研究结果指出，孕早期饮酒与早产风险无关，而孕中期和孕晚期饮酒与早产风险呈 J 型关联。与不饮酒者相比，孕中期和晚期大量饮酒（每周 ≥300g 乙醇）的早产风险高出 3 倍，而少量饮酒（每周 1~149g 乙醇）者早产风险较不饮酒者低。高量酒精导致早产风险的机制，可能与增加前列腺素的分泌从而增强子宫收缩有关。前列腺素还可增加环状 3′,5′- 腺苷单磷酸酯的活性，进而减少细胞分裂。动物实验中发现，酒精摄入增加可导致严重血管内凝血，减少胎盘血流量。Iwama 等进行的另一项日本的队列研究报告显示，孕中期和晚期饮酒（≥150g 乙醇 / 周）与妊娠高血压疾病风险增加有关，而妊娠高血压疾病亦是早产的危险因素之一。对于少量饮酒与早产风险降低相关的现象，目前并没有确凿的生物学机制可以解释。日本的队列研究发现，孕中期和孕晚期少量饮酒者的高血压疾病发生率较少，可能与早产率低有关。

2. **尼古丁**　既往已有大量研究表明吸烟与早产（37 周前出生）发病率有关。全球孕产妇吸烟率为 2%，欧洲最高达 8%。尽管许多高收入国家的孕产妇吸烟率正在下降，但在社会经济地位较低的妇女中，这种下降速度较慢。而在某些低收入和中等收入国家，孕产妇吸烟率仍保持不变，甚至上升。2020 年，Stock 等进行的一项应用超过 2 500 万例美国出生证明数据的超大型队列研究证实，早产与孕妇吸烟时间和强度存在相关性。与不吸烟者相比，任何妇女在受孕前 3 个月内吸烟并持续到妊娠期前 3 个月，早产风险增加（*OR* 1.17）。如果在孕中期继续吸烟，早产风险进一步增加（*OR* 1.45）。在妊娠期间开始戒烟的孕妇，即使她们原本吸烟量很少或在妊娠后很早就开始戒烟，早产风险仍然较高；与不吸烟者相比，每天

1~2 支烟并在孕早期戒烟的女性早产风险略为增加（*OR* 1.13）。相较之下，每天吸烟 20 支或更多的重度吸烟者，如果在妊娠前 3 个月戒烟，与孕前不吸烟者的早产风险相似（*OR* 1.01）。这显示，妊娠期间甚至孕前（3 个月）吸烟并没有可允许的安全剂量。迄今，大部分研究都为妊娠期吸烟与早产之间存在剂量反应关系的观点提供了令人信服的证据。女性在妊娠期间吸烟量越大、时间越长，相关的发病率就越高，婴儿死亡人数也更多。妊娠期是戒烟干预最有效的时期。研究发现，与其他时期比较，妇女在妊娠期间戒烟的意愿最高。即便如此，该干预措施仍有很大的改进空间，75% 的孕前吸烟者在妊娠早期仍继续吸烟，85% 的妊娠早期吸烟者会持续吸烟到孕晚期。

3. **药物滥用 / 依赖** 文献已证明妊娠期间药物滥用 / 依赖（drug abuse/dependence）会增加早产的风险。大多数药物可以自由通过胎盘屏障，改变胎盘运转功能、子宫血流和胎儿氧合，进一步导致早产。既往研究显示，使用可卡因（cocaine）、安非他明（amphetamine）或大麻（cannabis）的孕妇发生自发性早产的风险增加。Baer 等进行的一项研究针对美国加州 2 890 555 名孕妇电子病历提供的药物滥用 / 依赖、妊娠分娩期（32 周前、32~36 周、37 周前和 37~38 周）和合并症（未足月胎膜早破，胎膜完整的自然分娩）资料分析早产风险。结果显示 1.7%（*n* =48 133）孕妇有药物滥用 / 依赖的记录，自发性早产比率从 11.6%（大麻）到 24.3%（可卡因），而没有药物滥用 / 依赖记录者的自发性早产率则为 6.7%。3% 有药物滥用纪录的孕妇在 32 周前分娩，未使用药物者则为 0.9%，调整母体因素后，早产风险高出 1.8 倍（*aRR* 1.8，95% *CI* 1.7-2.0）。所有药物调整后的相对风险在 1.3（其他药物）到 2.3（可卡因）之间。使用可卡因的孕妇，5% 在 32 周前分娩（*aRR* 2.3，95% *CI* 1.9-2.9）。无论单独还是混合使用包括阿片类（opioid）、可卡因、大麻、安非他明等在内的药物，孕妇发生 <32 周自发性早产的风险均较高（*aRR* 1.3-2.6）。使用药物的孕妇 13.3% 发生 32~36 周早产，其中包括使用大麻者占 9%，使用可卡因者占 19%、使用苯丙胺者占 16.7%、使用多种药物混合者占 16.5%，而未使用药物者则为 5.8%（*aRR* 1.6；95% *CI* 1.5-1.6）。使用阿片类药物孕妇发生 <32 周胎膜早破风险较高（*aRR* 1.5-3.0）。无药物滥用或依赖的孕妇中 <7% 在 37 周前分娩，药物滥用或依赖的孕妇则有 16.2% 发生自发性早产（*aRR* 1.6；95% *CI* 1.5-1.6）。自发性早产风险因药物而异，从大麻的 11.6% 至可卡因的 24.3% 不等（*aRR* 1.1-1.9）。

【遗传】

1. **双胎及家族研究** 许多已知环境因素会导致早产，但越来越多的证据强调遗传因素亦与早产有关。早产往往在同一家庭不同成员中发生。母亲或姐妹有早产史的妇女发生早产风险高于一般孕妇。许多双胎研究都指出早产有显著的遗传特征，然而，此类研究观察到的母体遗传性估计值差异甚大，约 15% 到 30%~40%。主要原因是，这些估计值可能存在无法解释的潜在混杂因素；例如，所观察到的母体遗传效应可能包括胎儿基因组的影响，以及从母亲传承至女儿的生活行为因素。York 等的一项应用瑞典数据库（*n*=24 400）的大型双胎 - 子代扩展性研究表明，影响分娩孕周的遗传因素中，胎儿遗传因素占 13.1%。然而，

Svensson 等的另一项针对 630 000 个家庭的大型研究观察到胎儿遗传因素对早产的影响较小,而母体遗传可用以解释 25% 的早产因素。父系遗传导致早产效应的研究很少,现有的研究发现其影响可以忽略不计(6%)。

2. 孕产妇全基因组关联研究　全基因组关联研究(genome-wde association studies,GWAS)是指在全基因组层面上,开展多中心、大样本、反复验证的基因与疾病的关联研究,是通过对大规模的群体 DNA 样本进行全基因组高密度遗传标记(如 SNP 或 CNV 等)分型,从而寻找与复杂疾病相关的遗传因素的研究方法,全面揭示疾病发生、发展与治疗相关的遗传基因。科学界通常应用 GWAS 来寻找疾病常见的基因变异,该方法往往受限于有效样本数的选择,故筛选的常见等位基因对疾病表型倾向的影响可能相当薄弱。最初几个基于母体基因组的 GWAS,受限于样本数(Zhang 等 n=1 881、Mykin 等 n=3 022),并未发现与早产风险的显著关联性。迄今,Zhang 等完成了最大样本的孕产妇早产风险 GWAS,包括 43 568 位欧洲血统孕妇,其中 3 331 位报告其第一次活产单胎分娩<37 周。针对 8 643 名孕妇(2 565 早产个案)样本进一步测试前期发现的位点。合并样本分析后发现,六个基因位点(EBF1,EEFSEC,AGTR2,WNT4,ADCY5 和 RAP2C 与妊娠持续时间显著相关,其中三个(EBF1,EEFSEC 和 AGTR2)与早产相关。胎儿基因组也发现相同的基因变异;然而,其有效的关联效应样本数,大约是母体基因变异的一半。这表明此关联是由母体基因组所驱动的(母体等位基因频率升高导致胎儿等位基因频率被动升高)。从遗传关联角度来看,早产代表了胎龄连续性特征的尾部。目前尚不能确定在一般人群中观察到的等位基因变异是否能有效地反映出该复杂的量化表型性状结果。

3. 胎儿/后代全基因组关联研究　Myking 等的第一个基于自发性早产(<37 周)的胎儿基因组 GWAS 并未能识别出相关基因组。来自 Zhang 等的胎儿基因组第二个 GWAS 调查了<34 周的自发性早产,找出两个变异基因。由于样本只有 916 例(新生儿总样本量 1 851),以及其他限制并不能代表真正的关联性。Rappoport 等开展一个更大样本的 GWAS,调查 25~30 周之间的自发性早产病例,总样本量为 13 944,其中 1 349 人符合早产标准,分为五个血统组,研究报告两个关联位点(rs17591250 和 rs1979081)。由于这个研究仅在五个小样本之间找到关联性,研究结果可能仅表明不同血统个案存在不同等位基因,只能用以解释不同人群中的早产率差异。迄今为止,Liu 等开展的胎儿 GWAS 包括 84 689 名儿童,其中 4 775 名早产儿,1 139 名为早期早产(<34 周),该研究表明 2q13 胎儿基因组标记与妊娠持续时间之间具关联性。此外,该位点也被认为与超过 42 周的过期妊娠相关。总体而言,该研究发现 7.3% 的妊娠持续时间差异可由常见的胎儿遗传变异来解释。不过,后续并没有类似的早产或早期早产关联的重复性研究,而与胎龄相关的等位基因也并未明确与早产或早期早产的关联。这表明影响早期极端胎龄的遗传变异可能与影响一般胎龄的遗传变异并不相同。总之,目前胎儿 GWAS 对早产的研究,总体上仍缺乏临床应用的说服力。

4. 拷贝数变异　部分研究人员试着从拷贝数变异(copy number variation,CNV)寻找自发性早产的原因,但很少有人从全基因组的角度研究去探讨早产的 CNV,而仅是关注于特定的候选 CNV。Uzun 等的一项采用全基因组方法的 CNV 研究发现,与足月分娩的 1 018 位孕妇相比,<34 周分娩的 454 位孕妇(其中大多数是自然分娩)的基因组中没有特定的 CNV 关联,各组之间的总体 CNV 也没有任何差异。Zheng 的一项对 CNV 候选区域开展针对参与毒素代谢的谷胱甘肽 -S- 转移酶(GST)基因的研究,发现在谷胱甘肽 -S- 转移酶 theta1(GSTT1)处约 28kb 与 <37 周自发性早产相关的母体 CNV 微缺失。Liu 等的 Meta 分析证实其关联性,但 GSTT1 的 CNV 缺失很常见(15.8%),即使相关性存在,在该常见的典型变异范围内,仅呈现微弱效应(OR1.18)。

【环境】

1. 职业 Casas 等对 13 个欧洲国家的 220 000 多名孕妇进行队列研究,比较妊娠期间从事职业孕妇与未从事职业孕妇自发性早产的风险。研究发现,从事职业活动者的总体自发性早产风险和未从事职业活动者(找工作中、休育儿假、居家)相比,风险降低(aOR 0.86;95% CI 0.81-0.91),本研究已校正产妇年龄、体重指数、教育水平、产次、吸烟、儿童性别和原国籍等混杂因素。然而,该队列中 47.8% 妇女从事的职业被归类为非体力负荷工作(管理、IT、教学、行政)。身心健康状况良好的妇女更容易融入工作环境并保持工作状态。因此,与未工作妇女相比,工作对降低自发性早产风险更有好处。Palmer 等一项针对工作的体力负荷与早产之间关联性的 Meta 分析指出,每周工作超过 40 小时的孕妇,<37 周的早产风险略有增加(RR 1.10;95% CI 1.01-1.21)。Mamelle 等针对不同的工作条件,进行自发性早产风险评估发现,轮班工作(包括上夜班)(RR 1.03;95% CI 0.94-1.16)、长时间站立(≥4 小时 /d)(RR 1.09;95% CI 0.92-1.23)和负荷重物(RR 1.02;95% CI 0.90-1.30)并未增加自发性早产的风险。

2. 交通运输 迄今,除了几项关于孕妇开车的车祸研究外,并没有关于妊娠期间交通运输、长途或经常旅行与早产风险之间关系的研究。2013 年 Vladutiu 在美国进行了一项回顾性研究,该研究确定了 2000—2008 年间 878 546 名开车孕妇在妊娠期间发生的事故:2.8% 在妊娠期间发生交通事故,0.1% 在妊娠期间发生 2 起以上事故。发生事故孕妇的自发性早产率增加(OR 1.23;95% CI 1.19-1.28),发生 2 次事故者更高(RR 1.54;95% CI 1.24-1.90)。

3. 飞航 按照国际惯例,大多数航空公司允许 <36 周的单胎妊娠孕妇及 <28 周的正常双胎妊娠孕妇登机,但保险公司会要求搭乘飞机孕妇提供无早产风险的医疗证明。Magann 等对 9 项研究进行回顾分析发现,经常搭乘飞机的孕妇发生 <37 周自发性早产风险较高(RR 1.44;95% CI 1.07-1.93)。Chibber 的一项病例对照研究发现搭乘飞机旅行的孕妇发生 34~37 周早产的风险增加(aOR 2.21;95% CI 1.08-4.52),但 <34 周的早产风险并没有增加(OR 2.01;95% CI 0.59-6.12)。Chibber 的研究表明,妊娠期有搭乘飞机经历的初产妇妊娠持续时间较短(36.1 ± 0.8 周 vs. 39.2 ± 2.1 周)。

4. 运动 Kramer 等的 Cochrane 评价并未发现孕妇每周运动 2~3 次、每次持续 30 分钟~1 小时会增加自发性早产风险（*RR* 1.82 ; 95% *CI* 0.39-2.57）。Barakat 等的随机试验结果显示，孕中晚期每周进行 3 次、每次 35 分钟的肌肉训练运动并未增加 < 37 周自发性早产的风险（进行运动 2.8% *vs.* 未进行运动 4.3%，*P*=0.32）。Tinloy 等一项针对 3 000 多名孕妇的队列研究表明，在孕晚期每周运动 150 分钟以上者，与每周运动少于 60 分钟的孕妇相比，自发性早产风险并无差异。很多国家包括澳大利亚、加拿大、丹麦、美国、法国、英国等已制定孕期运动指南，其中澳大利亚、丹麦和法国允许正常孕妇参加体育运动竞赛，而部分国家规定，有心血管疾病、多胎妊娠、子痫前期、妊娠高血压、有早产和胎膜早破风险等绝对禁止运动。

5. 性生活 迄今，关于性生活对早产风险影响的研究陈旧且数量稀少。1984 年，Klebanoff 等在 The Lancet 杂志上发表一项对超过 39 000 名孕妇进行的前瞻性研究，评估妊娠期间每月性生活次数（无，1~2 次，2~4 次，超过 4 次 / 月）对早产的影响。研究结果表明，孕期频繁性生活（>4 次 / 月）与妊娠期延长有关（*P*<0.001）。不过，本研究并未针对各组进行早产风险评估。Kurki 等发现妊娠期间性生活与细菌性阴道病的发生无关，也不增加早产风险。Mills 等进行的一项回顾性研究中发现，早产低风险单胎孕妇，孕期禁欲和孕期正常性生活的自发性早产风险一致。Yost 等进行的一项双盲随机试验，评估孕期性生活对具有 < 32 周早产史的孕妇复发自发性早产风险的影响，结果显示，孕期性生活并未增加自发性早产复发的风险。

6. 营养 世界卫生组织的数据显示，妊娠早期、中期、晚期的基础代谢分别增加 5%、10% 和 25%。这种增加与孕期心血管、肾脏和呼吸系统的活动增加以及母体和胎儿组织的合成有关。单胎妊娠推荐体重增加范围是 10~14kg，目标胎儿出生体重 3.3kg。因此，对于至预产期预估体重增加 12kg 的孕妇，WHO 建议孕中期每天额外摄入 360kcal 的能量，孕晚期每天额外摄入 475kcal，孕早期因能量需求低，并不需额外摄入。Savitz 等发现，孕前 BMI < 18.5kg/m² （*aOR* 1.6 ; 95% *CI* 1.2-3.4）和妊娠期间体重的增加不足（*aOR* 1.7 ; 95% *CI* 1.0-2.7）与自发性早产相关。McDonald 等的 Meta 分析结果显示，超重和肥胖与总体早产风险无关（*RR* 1.06 ; 95% *CI* 0.87-1.30），但增加医源性早产风险（*RR* 1.30 ; 95% *CI* 1.23-1.37），这可能与肥胖相关的产科代谢和心血管并发症有关。

7. 饮食类型 一项针对挪威 66 000 名单胎妊娠孕妇的前瞻性队列研究，比较三种饮食模式对早产的影响。研究将饮食模式分为 3 组：谨慎（富含水果、蔬菜和全谷物的饮食，加工肉类含量低），西式（富含精致的咸甜蛋糕、巧克力、薯条、白面包、加工肉类的饮食及甜饮料，鱼和谷物含量低）和传统（土豆、大米、鱼、人造黄油含量高的饮食），结果发现"谨慎"饮食与自发性早产风险（*HR* 0.85 ; 95% *CI* 0.75-0.96）和总体早产风险（*HR* 0.88 ; 95% *CI* 0.80-0.97）下降有关。"传统"饮食则与总体早产风险降低相关（*HR* 0.91 ; 95% *CI* 0.83-0.99），而"西式"饮食与早产之间没有独立关联。目前尚无研究证实叶酸、维生素 D、ω-3 等必需的多不饱和脂肪酸补充对降低自发性早产风险有益。总体而言，富含水果、蔬菜和全谷物的饮食可能与自发性早产风险降低有关,而维生素 D 和 ω-3 补充则对降低早产风险没有影响。

【心理因素】

1. 抑郁、焦虑和压力 心理困扰是一个复杂的术语,包括轻重不等、表现多样的反应,例如抑郁(depressions)、焦虑(anxiety)和压力(stress),这些反应可能由各种现象引起,包括人际关系、工作压力、生活困扰、健康状态和逆境等。目前大多数关于早产与心理的研究使用的是包含心理症状的问卷调查,并非基于精神病学诊断或治疗。有研究针对 14 项前瞻性队列研究的系统回顾表明,妊娠期间的抑郁症与早产风险增加有关,*OR* 1.13(95% *CI* 1.03-1.25)至 3.39(95% *CI* 3.24-3.56);焦虑与早产显著相关,*OR* 1.48(95% *CI* 0.96-2.28)至 2.73(95% *CI* 1.03-7.23);妊娠期间压力与早产之间存在关联,*OR* 1.14(95% *CI* 1.00-1.29)至 1.75(95% *CI* 1.20-2.54)。

2. 妊娠前的心理障碍 Haas 等和 Phillips 等两篇研究均未发现妊娠前的抑郁症状与早产之间存在显著关联,该两项研究使用相同量表(CES-D 量表),但具有不同的临界值,并且存在显著偏差。而 Gavin 等的另一项包含 555 名美国女性的前瞻性研究发现,妊娠前的抑郁症状(修正的 CES-D 量表范围为 0~20)与早产之间存在微弱关联(*OR* 1.04,95% *CI* 1.01-1.07)。除此之外,早产可能和童年负面经历有关,包括经历过言语、身体或性暴力,身体或情感忽视,目睹家庭暴力等。

【注意事项】

1. 虽然少量饮酒可能降低早产风险,但考虑到其他不良的生育结局如胎儿酒精综合征、多发性出生缺陷和发育障碍,应谨慎解释妊娠期间少量饮酒的影响。

2. 戒烟可降低早产风险,世界许多地区将戒烟行为支持作为产前保健的一部分,并得到 WHO 的认可。一些地区将行为支持与尼古丁替代疗法相结合,该做法被证明对一般成年人群有效。然而,尼古丁替代疗法尚未被研究证实有效。

3. 双胎及家族研究显示,自发性早产风险遗传因素的重要性依次为孕妇、胎儿、母系或父系遗传。若为医源性早产,则胎儿遗传因素所占比重大幅提升。

4. 大多数国际医学学会建议孕妇每周进行 2~3 次、每次 15~60 分钟的中等强度运动。其中,接触性运动、剧烈运动、精力快速耗费的球类运动、具有腹部创伤、跌倒和水上运动、潜水运动列为相对禁忌。总体而言,在妊娠期间定期运动并不会增加<37 周自发性早产的风险。

5. 即使有早产史,妊娠期间的性生活也不会增加早产风险。目前没有关于性生活对宫颈短孕妇早产风险影响的研究数据。

【关键点】

1. 母体因素属于早产高危因素中最可预测、却最不可预防的部分,有些是可改变的,有些是无法改变。妊娠前或妊娠早期识别自发性早产的危险因素,对可改变因素及时采取有效干预措施,有助于预防 sPTB 的发生。

2. 自发性早产母体相关风险因素包括不可变因素和可改变因素,前者包括年龄、种族和遗传等,后者包括不良嗜好、心理因素、营养等。

3. 具有普遍健康益处并可能会降低 PTB 风险的干预包括戒烟、治疗药物滥用、治疗无症状菌尿和保持正常 BMI。

(郑博仁)

参考文献

1. COBO T, KACEROVSKY M, JACOBSSON B. Risk factors for spontaneous preterm delivery. Int J Gynaecol Obstet, 2020, 150 (1): 17-23.
2. BAER RJ, CHAMBERS CD, RYCKMAN KK, et al. Risk of preterm and early term birth by maternal drug use. J Perinatol, 2019, 39 (2): 286-294.
3. KVARATSKHELIA N, TKESHELASHVILI V. Impact Of Biomedical And Behavioral Factors On Preterm Birth. Georgian Med News, 2020,(308): 19-25.
4. WADON M, MODI N, WONG HS, et al. Recent advances in the genetics of preterm birth. Ann Hum Genet, 2020, 84 (3): 205-213.
5. STANEVA A, BOGOSSIAN F, PRITCHARD M, et al. The effects of maternal depression, anxiety, and perceived stress during pregnancy on preterm birth: A systematic review. Women Birth, 2015, 28 (3): 179-93.

第二节　生育史

【导读】

既往自发性早产史是复发性早产(recurrent preterm birth)的主要危险因素,其他生育史包括流产史、医源性早产史等,对自发性早产(spontaneous preterm birth,sPTB)亦有一定影响。对于早产,生育史可能通过潜在因素持续影响,也可能通过突发因素偶发影响。详细探索孕产史对早产的影响,可能为早产的临床干预提供一种参考依据。

【概述】

既往流产史及早产史是最重要的早产高危因素,其中早产史包括自发性早产和医源性早产。除此之外,例如辅助生殖技术等的妊娠前准备,多胎妊娠或生育缺陷的胎儿状况,也是早产的高危因素。

【生育史】

1. **既往自发性早产史**　自发性早产史是导致后续妊娠复发早产的主要危险因素,而早产也往往复发在相同胎龄。Bloom 等应用医院病历资料,分析了 15 945 名连续分娩的孕妇,发现与第一次单胎妊娠在>35周后分娩者相比,第一次单胎妊娠在<35周前分娩者,再次妊娠发生自发性流产的风险显著增加(OR 5.6,95% CI 4.5-7.0),复发胎膜完整自发性早产的 OR 为7.9(95% CI 5.6-11.3),复发胎膜早破早产的 OR 为5.5(95% CI 3.2-9.4),而前一胎为双胎早产分娩者再次妊娠发生自发性流产的 OR 为 1.9(95% CI 0.46-8.14)。此研究并显示后续复发早产的胎龄,49% 在前次早产分娩胎龄的前后 1 周,70% 在前后 2 周。然而,本队列研究亦表明前次早产史只能用于预测再次妊娠发生早产人群中的 10%。Esplin 等使用回顾性队列研究设计,评估第 1 次分娩和第 2~4 次妊娠分娩的自发性早产风险相关性。研究结果显示,第 1 次或第 2 次妊娠分娩<34周,再次妊娠自发性早产的复发风险最高。34 周前自发性早产是早期自发性早产复发的最高风险因素(OR 13.56;95% CI 11.5-16.0),而且后续早产胎龄和前次分娩胎龄几乎一致。研究表明,既往自发性早产和本次妊娠间没有成功的足月妊娠,或多次自发性早产史,复发自发性早产的相对风险极高。许多大型队列研究显示,1 次 sPTB 后的 sPTB 复发率是 15%~30%,2 次 sPTB 后复发率甚至更高。美国国家儿童健康与人类发展研究院(National Institute of Child Health and Human Development, NICHD)主持的一项早产预测研究结果显示,妊娠 28、30、32、35 和 37 周前自发性早产的发生率分别为 0.8%、1.1%、1.9%、5.1% 和 11.9%。与无 sPTB 相比,既往有 sPTB 孕妇在此次妊娠期间早产的发生风险增加 2.5 倍(21.7% vs. 8.8%;P ≤ 0.001),既往早期 sPTB(妊娠 23~27 周)的孕妇再次妊娠,早产复发风险更高(27.1% vs. 8.8%;P ≤ 0.001),且与当前妊娠早期自发性早产(<28 周)的相关性最高(RR 22.1)。Lykke 等的一项基于丹麦出生登记的队列研究显示,第一次妊娠在 32~36 周之间分娩使第二次妊娠的早产风险从 2.7% 增加到 14.7%(OR 6.12;95% CI 5.84-6.42);第一次<28周前分娩则使第二次自发性早产的风险增加到 26.0%(OR 13.1;95% CI 10.8-5.9)。Kristensen 等研究表明,第一次妊娠发生自发性早产者再次妊娠发生自发性早产的风险是第一次妊娠医源性早产妇女的 2 倍(11.3% vs. 6.4%)。日本一项回顾性队列研究表明,多次自发性早产史、无足月妊娠分娩经历和妊娠间隔较短是再次妊娠复发自发性早产的独立危险因素。2016 年 Fesseso 一项针对四个国家(捷克共和国、新西兰、斯洛文尼亚、瑞典)和美国一个州(加利福尼亚)的 410 万例单胎妊娠的研究发现,复发自发性早产的 RR 在 4.5-7.1 之间,而足月分娩史可降低后续自发性早产的风险。Drassinower 等一项小型回顾性队列研究发现,既往合并无痛性宫颈扩张的自发性早产,与既往早产胎膜早破或既往单纯自发性早产相较,再次妊娠发生自发性早产的风险显著升高(分别为 55.2%、27.2% 和 32.2%)。Menzies 等的一个系统评价和 Meta 分析显示,既往双胎早产与随后单胎妊娠的自发性早产风险增加有关。与既往双胎足月分娩比较,既往双胎自发性早产随后发生单胎妊娠自发性早产的风险较高(OR 4.34;95% CI 2.83-6.65),既往双胎早产发生在 34~37 周、30~34 周、<30 周,随后发生单胎妊娠自发性早产的 OR 分别为 2.13(95% CI 1.21-3.74)、5.18(95% CI 2.78-9.64)和 9.78(95% CI 4.99-18.98)。Schaaf 等的另一项队列研究发现既往单胎自发性早产,后续双胎早产风险显著升高(56.9% vs. 20.9%;OR 5.0;95% CI

3.8-6.6),双胎自发性早产风险取决于既往单胎早产的临床特征,既往自发性早产比医源性早产对后续双胎妊娠的自发性早产风险影响更高。

2. **医源性早产史** Laughon 等进行的一个的"连续妊娠研究"发现,前一胎自发性早产、医源性早产和无记录分娩指征的早产,后续妊娠自发性早产比率分别为 31.6%、23.0% 和 27.4%。既往自发性早产,后续妊娠发生自发性早产和医源性早产的相对风险(RR)分别为 5.64(95% CI 5.27-6.05)和 1.61(95% CI 0.98-2.67)。既往医源性早产,后续妊娠发生自发性早产和医源性早产的 RR 分别为 2.70(95% CI 2.00-3.65)和 9.10(95% CI 4.68-17.71)。

3. **流产史** Saccone 等的一篇系统评价分析了清宫术后的妊娠结局,纳入 100 多万例女性(31 项研究涉及终止妊娠,5 项涉及自然流产),结果发现,与对照组相比,有清宫术史的女性在后续妊娠中,早产风险出现了小幅但有统计学意义的升高(5.7% *vs.* 5.0%;OR 1.44,95% CI 1.09-1.90)。其他研究显示,接受药物流产的女性与没有药物流产的女性相比,未来发生自发性早产的风险亦有提高。Lemmers 等对队列和病例对照研究进行了系统回顾和 Meta 分析,纳入了 21 项报告,涉及 1 853 017 名女性,结果显示,相较无手术史者,有清宫术者发生 <37 周早产 OR 为 1.29(95% CI 1.17-1.42),而 <32 周早产 OR 为 1.69(95% CI 1.20-2.38),<28 周早产 OR 为 1.68(95% CI 1.47-1.92),即使仅接受药物流产或人工流产而无子宫搔刮,后续自发性流产风险仍然增加(OR 1.19,95% CI 1.10-1.28),具有多次子宫搔刮史者后续自发性早产(<37 周)的 OR 为 1.74(95% CI 1.10-2.76)。总体而言,有子宫搔刮史者后续妊娠的自发性早产 OR 为 1.44(95% CI 1.22-1.69)。

4. **死胎史** Smith 等的研究无意中发现,死胎史似乎是随后妊娠发生自发性早产的危险因素。团队检索英国国家产妇出院、围产期死亡和死亡证明的数据库,对 1985—2001 年间在苏格兰连续生育的 258 096 名妇女进行研究。结果发现有死胎史的妇女下一次妊娠时自发性早产的风险显著提高(OR 2.53,95% CI 1.82-3.53,$P<0.000\ 1$)。

【**妊娠准备**】

1. **再次妊娠间隔** 以往文献多次报道,分娩出活产新生儿后不久再次妊娠,发生自发性早产的风险增加。事实上,世界卫生组织也建议妇女在活产后至少间隔 24 个月再准备妊娠。一些研究人员认为,短妊娠间隔和产科并发症之间的明显联系只是反映了,短间隔在易出现不良妊娠结局的妇女中流行是基于混杂因素(例如,母亲年龄较小、社会经济地位较低、生活方式不良和既往妊娠结局较差)而不是基于生物学现象。一些研究支持该假设,研究表明,比较不同女性的妊娠间隔时(母亲间分析),短间隔的不良结局风险增加,但比较同一女性不同妊娠的妊娠间隔时(母亲内分析),短间隔的不良结局风险降低。一项大型队列研究进行了母亲间分析和母亲内分析,结果均发现短妊娠间隔(<6 个月)与早产风险增加有关,这提示生物学现象(而不仅仅是母体因素)可能促成了这种关联。另一项研究纳入经产妇 700 000 余例头胎和二胎活产同胞子女对,99% 的母亲为中国汉族且不满 35 岁,发现相比间隔 18~23 个月,较短(<6 个月)或较长(≥36 个月)的妊娠间隔增加了早产(OR 1.96,95% CI

1.87-2.06)和低出生体重(*OR* 1.88,95% *CI* 1.79-1.98)等不良出生结局的风险。匹配的同胞子女分析显示关联性减弱(早产:*OR* 1.4,95% *CI* 1.3-1.51；低出生体重:*OR* 1.3,95% *CI* 1.21-1.40),支持生物学因素的影响,但提示未经评估的混杂因素也可能促进了这一关联,需要进一步研究。

2. **辅助生殖技术** 有研究表明,与自然受孕相比,通过辅助生殖技术(assisted reproductive technology,ART)受孕后自发性早产的风险提高。根据既往研究,胚胎培养基、体外培养至囊胚阶段以及胚胎冷冻保存等几个因素,与 ART 治疗后的自发性早产有关。Pandey 等的一项 Meta 分析涵盖 22 项研究,包括 27 819 例体外受精(in-vitro fertilization,IVF)/卵胞质内单精子注射(intra cytoplasmic sperm injection,ICSI)妊娠,发现接受 IVF/ICSI 受孕者在 37 周内分娩的风险较自然受孕者高(*RR* 1.54,95% *CI* 1.47-1.62)。同样的,Qin 等的一项前瞻性队列研究比较了 1 260 名 IVF 后妊娠的妇女、1 899 名低生育力妇女和 2 480 名正常生育力妇女的围产期结局,发现 IVF 中自发性早产的 *OR* 为 2.19(95% *CI* 1.59-3.02)。Marino 等的一项澳大利亚数据库关联研究表明,经 IVF/ICSI 受孕者自发性早产风险较高:新鲜胚胎移植的 IVF 妊娠的早产 *OR* 为 2.20(95% *CI* 1.79-2.70),冷冻/解冻胚胎移植的 IVF 妊娠的早产 *OR* 为 2.02(95% *CI* 1.49-2.75);新鲜胚胎移植的 ICSI 妊娠的早产 *OR* 为 1.63(95% *CI* 1.24-2.15),而冷冻/解冻胚胎移植的 ICSI 妊娠的早产风险并无显著差别,*OR* 1.08(95% *CI* 0.60-1.94)。以上这些研究表明,ART 可能会增加单胎妊娠早产的风险,但在冷冻/解冻胚胎移植的情况下,风险可能会降低。早产的一些风险因素(如母亲年龄较大)和行为因素(如吸烟)也可能是不孕症患者出现自发性早产风险的原因。冷冻/解冻胚胎移植可能会降低风险,因为它更接近于模拟非辅助妊娠中的激素水平,并且避免了雌二醇和 VEGF 水平升高对胎盘形成的潜在影响。

【胎儿】

1. **多胎妊娠** 多胎妊娠占所有出生人口的 2%~3%,却占有 37 周前出生人口的 17% 和 32 周前出生人口的 23%。辅助生殖技术的广泛应用是导致多胎妊娠发生率大幅增加的主要原因,同时,ART 的普及也导致自发性流产及医源性流产的增加。一直以来,医学界对双胎、多胎妊娠的预产期是否应等同于单胎妊娠仍有争议。多胎妊娠往往较单胎妊娠更早、更频繁地启动生理性的子宫扩张现象。子宫肌层的增强拉伸诱导间隙连接的形成、催产素受体的上调以及炎性细胞因子、前列腺素和肌球蛋白轻链激酶的产生,从而导致子宫收缩和宫颈扩张。Lee 等研究指出,单胎妊娠分娩的平均胎龄为 38.8 周,相较之下,双胎妊娠的平均分娩胎龄为 35.3 周,三胎妊娠为 32.2 周,四胎妊娠为 29.9 周。

Refuerzo 等研究发现,双胎妊娠孕 32~33 周的早产率为 14.5%,34~36 周的早产率为 49.8%,而足月出生率仅为 35.7%。而 Kaufman 等统计显示,三胎妊娠孕 32~33 周早产率高达 35.5%,34~36 周早产率 43.6%,而足月出生率下降至 20.9%。Martin 等分析指出,32 周前早产的发生率,双绒毛膜双胎为 5%,单绒毛膜双胎则为 10%。Carite 等对 2 155 名三胎妊娠进行前瞻性研究显示,平均分娩胎龄为(31±3)周。Tandberg 等在挪威进行一项基于人群的队列研究,调查结果也有类似发现,三胎的发生率为 2.7/10 000,分娩时的平均胎龄在(32.1±3.3)周。研究证实 ART 提高自发性早产风险,同样的,ART 也导致双胎及多胎妊娠率的上升。

医学界进一步评估自然受孕及 ART 受孕多胎妊娠的自发性早产风险。Nassar 等对 56 名 IVF 双胎与 112 名非 IVF 双胎进行的一个病例对照研究发现,IVF 双胎的早产率(51.5%)比非 IVF 双胎(22.3%)高。IVF 双胎的分娩胎龄较非 IVF 双胎低(IVF 35±3 周 *vs.* 非 IVF 36±3 周)。自发性和指征性的引产率相似(自发性:IVF 69.6%;非 IVF 67.9%;指征性:IVF 5.4%;非 IVF 6.3%)。Tandberg 等对挪威的 365 个 IVF 三胎与 1 007 个非 IVF 三胎的研究发现,两者具有相似的早产倾向,分娩时的平均胎龄为(31.8±3.3)周。

2. 出生缺陷　胎儿出生缺陷不仅增加医源性早产的风险,也增加自发性早产的风险。Dolan 等的一项大型前瞻性多中心试验的结果显示,先天异常单胎在 37 周前早产的风险是一般单胎的 2.7 倍(95% *CI* 2.3-3.2),在 34 周前早产的风险是 7.0 倍(95% *CI* 5.5-8.9),在 32 周前早产的风险增加 11.5 倍(95% *CI* 8.7-15.2)。Purisch 等进行的一项基于人群的队列研究,针对妊娠合并 8 种主要先天性畸形中的一种或多种的自发性早产的相对风险进行评估,8 种个体畸形包括脊柱裂、膈疝、肾发育不全、其他泌尿生殖系统异常、气管食管瘘 / 食管闭锁、脐膨出 / 腹裂、心脏缺陷和唇裂 / 腭裂,每种单纯畸形的自发性风险都显著增加,而多发畸形妊娠的自发性早产风险更高,*aOR* 8.0(95% *CI* 4.6-14.1)。Berger 等一项回顾性研究,依照先天性胎儿畸形的种类,分析其早产率及自发性早产的风险,结果发现早产率为 29%,其中 15.0% 是自发性早产,胃肠道异常(包括腹壁缺损)自发性早产风险增加 2.62 倍(95% *CI* 1.52-4.53),骶尾部畸胎瘤异常自发性早产的风险增加 4.50 倍(95% *CI* 1.26-16.05),颈部肿块的早产风险增加了 3.66 倍(95% *CI* 1.06-12.64)。研究表明,近 1/3 的胎儿先天异常未能足月妊娠,早产的风险因胎儿异常的不同而不同。

【注意事项】

1. 有自发性早产既往史,或医源性早产所伴随的妊娠并发症和合并症既往史,往往是再次妊娠妇女就诊的主诉。临床上应该对这些既往史进行详细的记载,完成仔细的评估,并安排精准的后续介入措施。

2. 既往有极早期早产的初产妇(extremely preterm first birth)后续妊娠再度发生自发性早产的风险很高。

3. 因胎盘异常或胎盘异常导致的妊娠并发症与极早期早产的相关性大于与晚期早产的相关性,后续妊娠再次发生极早期早产的风险亦较高。

【关键点】

1. 早产复发的最强危险因素是既往自发性早产史,且常发生于上次早产时的相同孕周。发生过一次早产后复发的概率是 15%~30%,若发生过 2 次则复发概率可达 60%。足月分娩会降低以后发生早产的风险。

2. 避免妊娠间隔<6个月,最好是避免<12个月,可能有助于降低早产风险。

3. 单胎妊娠的早产风险低于多胎妊娠,预防多胎妊娠可降低早产风险,尤其是对于高序多胎妊娠。

(郑博仁)

参考文献

1. KOIRE A, CHU DM, AAGAARD K. Family history is a predictor of current preterm birth. Am J Obstet Gynecol MFM, 2021, 3 (1): 10027.

2. SU D, SAMSON K, GARG A, et al. Birth history as a predictor of adverse birth outcomes: Evidence from state vital statistics data. Prev Med Rep, 2018, 11: 63-68.

3. CAVORETTO P, CANDIANI M, GIORGIONE V, et al. Risk of spontaneous preterm birth in singleton pregnancies conceived after IVF ICSI treatment: meta-analysis of cohort studies. Ultrasound Obstet Gynecol, 2018, 51 (1): 43-53.

4. BU Z, ZHANG J, HU L, SUN Y. Preterm Birth in Assisted Reproductive Technology: An Analysis of More Than 20, 000 Singleton Newborns. Front Endocrinol (Lausanne), 2020, 11: 558819.

5. FUCHS F, SENAT MV. Multiple gestations and preterm birth. Semin Fetal Neonatal Med, 2016, 21 (2): 113-120.

第三节 子宫及宫颈

【导读】

自发性早产高危因素中,最直接关联的是胎儿在母体内的居住环境——生殖系统,尤其是子宫(异常、肿瘤),最重要的当然就是避免胎儿出生太早(born too soon)的关键结构——宫颈。宫颈功能不全、宫颈长度缩短、宫颈缩短的孕周过早都可能导致流产、早产,复发性流产、早产的发生。

【概述】

妇女生殖结构异常明显影响早产。这些因素包括子宫结构,例如先天性子宫异常、子宫肿瘤;宫颈结构,例如短宫颈、宫颈功能不全。

【子宫】

1. **先天性子宫异常** 先天性子宫异常(congenital uterine anomalies)是由于胚胎发育过程中的米勒管(Müllerian ducts)融合或分化异常所形成,一般人群中异常比例为 1%~10%,不孕妇女人群为 2%~8%,有流产或早产史人群中为 5%~30%。通常,先天性子宫异常的分类是基于米勒管发育的失败程度。女性生殖道在胚胎期前6周形成两条米勒管,女性在缺乏抗米勒管激素(anti-Müllerian hormone,AMH)情况下,米勒管尾部融合成为子宫和阴道上1/3,未融合的上段成为输卵管。子宫隔膜(由两个米勒管的上部融合形成)随后经历再吸收或管道化,成为单个子宫腔。融合的米勒管下端与泌尿生殖窦对接形成阴道板,然后阴道板形成阴道;阴道上部来自米勒管,下部来自泌尿生殖窦。

米勒管发育分为三个阶段,其中任何一个阶段的断层都会导致不同形态的先天性子宫异常。美国生殖医学学会(American Society for Reproductive Medicine,ASRM)对先天性子宫异常进行分类如下:发育不全(hypoplasia)/缺损(genesis)、单角子宫(unicornuate)、双子宫(didelphus)、双角子宫(bicornuate)、子宫纵隔(septate)、弓形子宫(arcuate)和己烯雌酚(DES)药物相关的子宫异常。先天性子宫异常发生率低,不同类型异常发病率可能因不同诊断方法的应用以及不同分类系统的使用及定义而有差别。所有类型的先天性子宫异常都被认为是不孕症、复发性流产、早产和胎儿先天畸形的潜在原因。不同类型的先天性子宫异常会导致不同程度的不良生育结局。

Chan等对3 805名先天性子宫异常的女性进行的系统评价指出,有宫腔缺陷的女性,例如子宫纵隔和部分子宫纵隔,生育能力最差,受孕率降低(OR 0.86;95% CI 0.77-0.96),孕早期流产风险增加(OR 2.89;95% CI 2.02-4.14)、自发性早产风险提高(OR 2.14;95% CI 1.48-3.11)。完全性子宫纵隔与部分子宫纵隔比较,前者发生自发性早产的风险更高。米勒管融合过程中的缺陷形成的先天性子宫异常,例如双角子宫、单角子宫和双子宫,并不会降低生育能力,但会增加孕期的不良结局,增加自发性早产的风险。双角子宫和单角子宫孕妇增加妊娠早期流产风险(分别为OR 3.4;95% CI 1.18-9.76和OR 2.15;95% CI 1.03-4.47)和自发性早产风险(分别为OR 2.55;95% CI 1.57-4.17和OR 3.47;95% CI 1.94-6.22)。而双子宫妇女自发性早产的风险又比双角子宫和单角子宫患者高(OR 3.58;95% CI 2.0-6.4)。Airoldi等进行的一项对64名患有先天性子宫异常孕妇进行的前瞻性研究,评估了在妊娠14~23周之间进行的阴道超声宫颈长度测量,用以评估自发性早产(<35周)的风险,宫颈长度<25mm的发生率为16%(10/64),其自发性早产的发生率为11%。研究表明宫颈长度较短的孕妇发生自发性早产的风险(RR 13.5;95% CI 3.49-54.74)[50%(5/10)]显著高于宫颈长度正常的孕妇[4%(2/54)]。Hughes等于2020年发表的一项队列研究评估先天性子宫异常、宫颈长度和自发性早产的相关性。结果显示自发性早产(<37周)发生率依序为单角子宫(n=3/5,60%)、双子宫(n=6/15,40%)、双角子宫(n=9/51,18%)及子宫纵隔(n=2/15,13.33%)。单角子宫和双子宫发生<34周早产的风险相等(20%),双角子宫则较低(9.8%)。

2. 子宫肌瘤 可能有多达10%的孕妇患有子宫肌瘤(uterine fibroids),高龄和肥胖孕妇合并子宫肌瘤的可能更高。子宫肌瘤可能直接影响子宫腔、胎盘和胎儿,也可能导致子宫肌层僵硬,对催产素反应较差,进而导致产科并发症。子宫肌瘤亦为自发性早产的风险因素之一。

2008 年,Klatsky 等进行的一项系统评价研究指出,子宫肌瘤妇女的整体早产率(<37 周)为 16%,OR 为 1.5(95% CI 1.3-1.7),该研究并未针对年龄和 BMI 等潜在混杂因素进行调整。2018 年,Textor 等的病例系列报告显示,患子宫肌瘤妇女的早产率为 28%,该研究不包括没有肌瘤的对照组,因此无法评估自发性早产的风险。大多数的此类研究使用的是不同的早产分类,因此无法进行归类分析。Arisoy 等的病史队列分析研究显示,妊娠合并子宫肌瘤<37 周早产的 OR 为 4.7(95% CI 1.9-11.6),<34 周早产的 OR 为 4.3(95% CI 2.0-13.9),<32 周早产的 OR 为 3.3(95% CI 0.8-13.4)。Blitz 等的队列研究将早产分组,发现妊娠合并子宫肌瘤发生 34~36 周早产的 OR 为 1.61(95% CI 1.16-2.23),发生 32~33 周早产 OR 为 2.99(95% CI 1.65-5.40),发生 28~31 周早产 OR 1.47(95% CI 0.59-3.67),发生 20~27 周早产 OR 1.81(95% CI 1.49-2.19)。相对的,Lai 等的队列研究则显示,妊娠合并子宫肌瘤发生愈早,孕期的早产风险愈高。

Karlson 等(2020 年)进行了一项大型病史队列研究,对具有临床意义的子宫肌瘤与产科结局之间的关联进行调查,结果显示,妊娠前诊断子宫肌瘤的女性与未诊断子宫肌瘤的女性相比,总体早产风险增加(OR 2.3；95% CI 1.30-3.96)。本研究早产定义为 20~37 周分娩,并根据国际分类将早产分为三类：中期早产：34~37 周；极早产：28~34 周；超早产：22~28 周。研究结果显示妊娠合并子宫肌瘤发生中期早产的风险没有增加,OR 0.6(95% CI 0.20-1.96),而极早产、超早产及极早产和超早产合并组的风险显著增加,分别为 OR 4.00(95% CI 1.75-9.13),OR 20.1(95% CI 8.04-50.22)和 OR 6.5(95% CI 3.51-12.19)。对于妊娠后才诊断子宫肌瘤的女性组,早产风险并未增加。妊娠前接受过子宫肌瘤切除术女性组的总体早产风险增加 OR 1.8(95% CI 1.24-2.65),极早产增加 OR 2.8(95% CI 1.55-5.22)。

3. 子宫内膜异位症 / 子宫腺肌病　子宫内膜异位症(endometriosis)和子宫腺肌病(adenomyosis)是好发于育龄妇女的慢性疾病。子宫内膜异位症的特征是在子宫外存在子宫内膜样组织,通常在盆腔中,子宫腺肌病则是子宫内膜组织往子宫肌层内生长。一般育龄妇女人群,子宫内膜异位症发生率约 10%,不孕症妇女的子宫内膜异位症发病率可高达 35%~50%。文献报道子宫腺肌病患病率介于 5%~35%。

Zullo 等进行的一项针对 24 项研究,包括 1 924 114 名女性的 Meta 分析显示,子宫内膜异位症的女性发生自发性早产(OR 1.63；95% CI 1.32-2.01)的风险显著提高。该研究并未评估子宫腺肌病对自发性早产风险的影响。Bruun 等进行了一项系统评价和 Meta 分析,主要目的是评估子宫内膜异位症和子宫腺肌病与自发性早产风险之间的关系。针对子宫内膜异位症的 16 项研究 Meta 分析表明,与没有子宫内膜异位症的女性相比,患有子宫内膜异位症的女性自发性早产风险更高(OR 1.47,95% CI 1.28-1.69)。针对子宫腺肌病的四项研究调查的 Meta 分析显示,与没有子宫腺肌病的孕妇相比,患有子宫腺肌病孕妇自发性早产的风险更高(OR 3.09,95% CI 1.88-5.09)。一项针对亚洲女性,由 Yamaguchi 等完成的日本全国前瞻性出生队列研究,从 93 668 例单胎分娩的自我报告问卷确定了 314 例子宫腺肌病妊娠,进行多元逻辑回归分析后显示,妊娠合并子宫腺肌病是自发性早产的危险因素(<37 周 *aOR*:2.49,95% *CI* 1.89-3.41;<34 周 *aOR* 1.91,95% *CI* 1.02-3.55)。

【宫颈】

1. **妊娠期宫颈长度的变化**　通过现代的医疗科技,医学界能更清楚地掌握妊娠期间的宫颈变化,尤其是宫颈长度(cervical length),并建立妊娠相关的连续性宫颈长度正常值,据此作为宫颈较短者自发性早产风险的评估标准。阴道超声是测量宫颈长度的最佳方法。大多数研究表明宫颈长度在整个妊娠期间生理性缩短。一项针对自发性早产患病率为 4.3% 的 2 500 名孕妇族群的多中心前瞻性研究显示,Iams 等观察到平均宫颈长度从 24 周时的 35.2±8.3mm,下降到 28 周时的 33.7±8.5mm。Salomon 等对 16~36 周之间的 6 614 次宫颈长度测量研究,发现第 16、20、24、28、32 和 36 周宫颈长度中位值分别为 43(31~53)mm、42(38~48)mm、40(35~45)mm、37(28~43)mm、34(29~40)mm 和 31(22~36)mm。Iams 等的研究同时表明,自发性早产的相对风险随着宫颈的缩短而增加。24 周测量宫颈较短的孕妇与宫颈长度高于第 75% 位数的孕妇比较,宫颈较短孕妇的早产相对风险如下:宫颈长度≤第 75 百位数(40mm)的孕妇为 1.98,≤第 50 百位数(35mm)为 2.35,≤第 25 个百位数(30mm)为 3.79,≤第 10 百位数(26mm)为 6.19,≤第 5 百位数(22mm)为 9.49 百分位数,≤第 1 百位数(13mm)为 13.99。28 周不同的宫颈长度,早产相应的相对风险为宫颈长度≤第 75 百位数(40mm)的孕妇为 2.80,≤第 50 百位数(35mm)为 3.52,≤第 25 个百位数(30mm)为 5.39,≤第 10 百位数(26mm)为 9.57,≤第 5 百位数(22mm)为 13.99 百分位数,≤第 1 百位数(13mm)为 24.94。

2. **宫颈功能不全**　宫颈功能不全(cervical insufficiency 或 cervical incompetency,CI),美国妇产科医师学会(ACOG)定义为在没有子宫收缩的情况下,宫颈在孕中期无法维持妊娠。通过阴道超声进行宫颈长度测量,可以在早期无症状阶段协助评估宫颈功能不全,从而可以采取预防措施来降低早产的风险。有自发性早产史的女性在 16 至 24 周时的宫颈长度与 35 周前发生早产的风险呈负相关。一项前瞻性研究,针对 183 例有 32 周前早产分娩史的单胎妊娠、从 16 至 19 周开始至 24 周进行连续性的阴道超声测量宫颈长度,初始阴道超声宫颈长度<25mm 者,在 35 周前早产分娩的相对风险率(*RR*)为 2.5(95% *CI* 2.1-5.0)和阳性预测率(PPV)为 75%,自发性早产的患病率为 26%。研究亦显示,延续至 24 周的阴道超声宫颈长度测量显著提高了早产预测的效能,此时测量的宫颈长度<25mm 者,在 35 周前早产分娩 *RR* 为 4.5(95% *CI* 2.1-5.0)。宫颈长度<25mm 时,37% 的早产发生在 26 周前,19% 发生在 26~34 周。既往自发性早产次数及分娩孕周均未改变短宫颈对复发早产的预测值。Crane 等行阴道超声宫颈长度测量,用以评估无症状高危女性复发自发性早产风险的系统评价(包括六项研究,涉及 663 名孕妇),<20 周宫颈长度<25mm 的阳性似然比(+LR)为 11.30(95% *CI* 3.59-35.57),20~24 周短宫颈的阳性似然比则为 2.86(95% *CI* 2.12-3.87)。无症状的自发性早产高危妇女,阴道超声宫颈长度测量时发现自发性或在宫底压力下的宫颈内口漏

斗>5mm 也与复发早产相关。有宫颈锥形切除（conization）手术史或子宫畸形史的女性，也证实 16~24 周的宫颈长度与自发性早产风险呈现负相关。研究显示，持续至 24 周的阴道超声宫颈长度测量，最早检测到短宫颈（<25mm）的平均胎龄为 18.7±2.9 周，每 2 周监测 1 次至 24 周可显著提高检测效益。检测到短宫颈的胎龄越早，自发性早产的风险越高，反之亦然；宫颈长度每增加 1mm，35 周前发生早产分娩的风险降低 6%（OR 0.94；95% CI 0.92-0.95），检测到短宫颈时的孕周每增加 1 周，早产风险降低 5%（OR 0.95；95% CI 0.92-0.98）。许多研究显示，阴道超声宫颈长度测量在评估双胎妊娠自发性早产的风险评估上也展现了良好效能。To 等的最大规模研究表明，双胎妊娠在 22~24 周的宫颈中位长度为 35mm，而宫颈长度 ≤25mm、20mm 和 15mm 在双胎妊娠的发生率分别为 16%、8% 和 5%。宫颈长度阈值与<32 周的自发性早产呈现负相关，宫颈长度为 10mm、20mm、25mm 和 40mm 的双胎妊娠妇女，早产发生率分别为 66%、24%、12% 和<1%。Conde-Agudelo 和 Lim 等的 Meta 分析亦证实了该观点：宫颈长度阈值制订为 35mm，预测双胎妊娠 34 周前分娩的灵敏度（sensitivity）与特异度（specificity）分别为 78% 和 66%；30mm 的阈值分别为 41% 和 87%；25mm 的阈值分别为 36% 和 94%；20mm 的阈值，则分别为 30% 和 94%。通常宫颈缩短开始于子宫颈连接子宫的部位，而宫颈扩张也从内口开始延伸至外口，对于这些与自发性早产发生最显著的结构变化，并无法通过常规的体格检查进行评估，唯有依靠阴道超声测量宫颈长度。

3. 短宫颈　阴道超声宫颈长度测量是评估早产风险的最有效工具。数个研究显示，孕中期宫颈长度与自发性早产发生之间具有显著相关性。Benghella 等在一项对 39 284 名单胎妊娠进行的前瞻性多中心研究发现，22~24 周的宫颈长度呈常态分布，平均为 36mm，大约有 1% 的孕妇宫颈长度 ≤15mm。妊娠 14 周前，宫颈长度通常在正常范围，只在既往有孕中期流产史或宫颈锥切术史的孕妇中才会发现宫颈长度<25mm 的现象。此外，30 周后，因为要为足月分娩做准备，宫颈通常会逐渐缩短，因此，30 周后宫颈长度可能生理性的<25mm，故对无症状孕妇自发性早产的预测价值不高。

对早产低危人群，推荐在 18~22 周开始进行宫颈长度筛查。宫颈缩短的孕周越早或宫颈越短，自发性早产风险也越大，然而，连续测量宫颈长度并不会提高对早产风险评估的预测值。因此，仅在 18~22 周间进行一次阴道超声宫颈长度测量即可。对早产低危人群筛查时可制订一个较低的宫颈长度阈值，以最小化假阳性率，既往研究发现无自发性早产史或宫颈功能不全史的孕妇中只有 1%~2% 在 24 周前的宫颈长度 ≤15mm，因此，15mm 似乎是最佳阈值。

【注意事项】

1. 孕 24 周前宫颈长度缩短可预测自发性早产，且宫颈越短，该风险越高。但孕 30 周后宫颈逐渐缩短可能是正常的，这不能预测自发性早产。

2. 若孕 24 周前阴道超声测量宫颈长度 ≤25mm，则无论哪类人群（既往早产、无既往早产、双胎妊娠），都可诊断为短宫颈。

3. 常规进行经阴道超声宫颈长度测量筛查后,应遵循严谨的常规、准则及流程提供后续的介入措施。

【关键点】

1. 围绕自然流产、自发性早产、复发性流产、复发性早产等不良产科结局的最重要解剖因素就是宫颈-即宫颈先天发育不全或宫颈功能不全。

2. 宫颈因素是众多早产高危因素中可以预测(孕中期阴道超声宫颈长度测量),也可以预防(宫颈环扎、孕激素补充)的。

(郑博仁)

参考文献

1. ACOG. Prediction and Prevention of Spontaneous Preterm Birth: ACOG Practice Bulletin Summary, Number 234. Obstet Gynecol, 2021, 138 (2): 320-323. e65-e90.
2. AKHTAR MA, SARAVELOS SH, LI TC, et al. Royal College of Obstetricians and Gynaecologists. Reproductive Implications and Management of Congenital Uterine Anomalies: Scientific Impact Paper No. 62 November 2019. BJOG, 2020, 127 (5): e1-e13.
3. BRUUN MR, ARENDT LH, FORMAN A, et al. Endometriosis and adenomyosis are associated with increased risk of preterm delivery and a small-for-gestational-age child: a systematic review and meta analysis. Acta Obstet Gynecol Scand, 2018, 97 (9): 1073-1090.
4. VILLE Y, ROZENBERG P. Predictors of preterm birth. Best Pract Res Clin Obstet Gynaecol, 2018, 52: 23-32.
5. BERGHELLA V, SACCONE G. Cervical assessment by ultrasound for preventing preterm delivery. Cochrane Database Syst Rev, 2019, 9 (9): CD007235.

第四节　感染

【导读】

感染相关性早产(infection-related preterm birth)即由感染因素导致的自发性早产。感染导致自发性早产风险的高低次序为,全身性感染、生殖道感染、羊膜腔内感染/炎症。

【概述】

早产发动经常与母体的全身性感染有关,包括泌尿道感染、肺炎、阑尾炎及牙周病。此外,宫内感染导致的羊膜腔内感染或绒毛膜羊膜炎,以及阴道微生物病变亦为导致早产的常见重要原因。

【全身性感染】

1. **泌尿道感染**　目前尚不清楚无症状性菌尿是否为自发性早产的独立危险因素。

Meis 等通过英国卡迪夫出生统计资料,对 1970—1979 年间超过 25 000 例分娩进行最大规模的前瞻性研究,数据根据人口和社会因素进行调整后,显示无症状性菌尿与早产的总体发生率(aOR 1.21,95% CI 0.96-1.53)及自发性早产(aOR 1.07;95% CI 0.78-1.46)的发生率无统计学意义的显著增加。多项观察性研究表明,孕期肾盂肾炎和早产发生具有相关性;部分研究显示,发生急性肾盂肾炎孕妇的早产风险明显高于无肾盂肾炎的孕妇,急性肾盂肾炎被认为是早产发生的重要独立危险因素。然而,与无症状性菌尿与早产相关性研究一样,这些研究也存在很大的异质性和偏倚,故难以确立肾盂肾炎对早产风险的真正影响。

2. **肺炎** Cunningham 等(2001)研究表明,孕妇发生肺炎与早产发生存在相关性,主要是因为胎儿无法耐受母体缺氧和酸中毒所致。McColgin、Glee 和 Brian 等研究指出,妊娠合并肺炎的早产率为 36%。Goodrum 研究表明,妊娠 25~30 周患有肺炎的孕妇,早产发生率为 71%。2020—2021 年针对妊娠期间合并新型冠状病毒感染(COVID-19)的研究显示,重度或危重感染的孕妇早产风险明显增加,可能与个体发热和低氧血症有关,但研究存在未区分自发性早产和医源性早产的局限性。美国对 COVID-19 孕妇进行的三项大型队列研究发现,早产率分别为 7.2%(与未感染 COVID-19 的 5.8% 早产率相比)、12.9%(与全国 10.2% 早产率相比)和 14.8%(与未感染 COVID-19 的 10.2% 早产率相比)。

3. **阑尾炎** Ibiebebe 等一项针对 2002—2014 年澳大利亚新南威尔士州 1 124 551 例单胎孕妇的研究,将患有阑尾炎和接受阑尾切除术的妊娠(1 024 例)与没有阑尾炎的妊娠进行早产发生率的比较,结果显示孕期阑尾炎与早产风险增加相关(整体风险率 aHR 1.73,95% CI 1.42-2.09;矫正风险率 aHR 2.08;95% CI 1.60-2.72)。

4. **牙周病** 牙周病(periodontal disease)或牙周炎(periodontitis)是常见的孕期疾病。两项系统评价表明牙周病与不良妊娠结局,包括自发性早产之间的关联,但并未提供确凿的直接证据。2019 年 Edwan 等一项针对产妇牙周炎和早产相关性的系统评价,从 3 104 篇文章中,最后筛选出 20 篇符合质量标准的文章进行 Meta 分析,结果显示 60% 的研究中发现母体牙周炎和早产之间存在正相关。在随机效应模型下,Meta 分析出 OR 为 2.01(95% CI 1.71-2.36),表明牙周炎孕妇早产风险增加一倍。

【生殖道感染】

1. **细菌性阴道病** Harass 等进行的一项针对细菌性阴道病(bacterial vaginosis,BV)与早产风险相关性的 Meta 分析研究,纳入 18 项包括 20 232 名妊娠<37 周、胎膜完整、已完成细菌性阴道病筛查的前瞻性研究或临床试验,结果显示孕期发生细菌性阴道病使早产风险增加 2 倍以上(OR 2.19;95% CI 1.54-3.12),同时也显著增加自然流产(OR 9.91;95% CI 1.99-49.34)和母体感染风险(OR 2.53;95% CI 1.26-5.08)。

2. **其他的生殖道感染** 除细菌性阴道病外,其他可能增加自发性早产风险的致病菌包括,B 组链球菌(group B streptococcal,GBS)、沙眼衣原体(Chlamydia trachomatis)、淋病奈瑟菌(Neisseria gonorrhea)、梅毒螺旋体(Microspironema pallidum)、阴道毛滴虫(Trichomonas vaginalis)、

脲原体(*Ureaplasma species*)和流感嗜血杆菌(*unencapsulated Haemophilus influenzae*);然而,大多数这些感染与自发性早产的因果关系尚未得到证实。生殖道念珠菌种定植(candida specie colonization)并非自发性早产的风险因素。

【宫内感染】

1. **绒毛膜羊膜炎** 绒毛膜羊膜炎(chorioamnionitis,CA)是导致早产的常见原因。Bastek 等一项针对 871 次妊娠的前瞻性研究发现,患有组织学绒毛膜羊膜炎的早产发生率是无绒毛膜羊膜炎的 2 倍;而组织学绒毛膜羊膜炎与未足月胎膜早破的关联性更强。绒毛膜羊膜炎可能通过母体炎症反应诱发早产,细菌感染后,释放内毒素(endotoxins)和外毒素(exotoxins)刺激蜕膜和胎膜释放细胞因子(cytokines),从而引起子宫收缩或胎膜破裂。不过,绒毛膜羊膜炎只是宫内感染(intrauterine infection)或羊膜腔内感染(intraamniotic infection,IAI)导致自发性早产或未足月胎膜早破的一个过程。绒毛膜羊膜炎也是一个定义较模糊的诊断,可以依据临床表征、血液标志物,或者病理组织诊断。

2. **羊膜腔内感染/炎症** 研究表明,胎膜完整的自发性早产,临床上诊断羊膜腔内感染的患病率约为 30%,而未足月胎膜早破羊膜腔内感染率高达 60%。通过微生物侵入羊膜腔(microbial invasion of the amniotic cavity,MIAC)的方式来诊断羊膜腔内感染,则发现 MIAC 发生在 10%~14% 的胎膜完整的自发性早产,30%~50% 发生在未足月胎膜早破早产中。羊膜腔内感染除了导致绒毛膜羊膜炎外,也导致羊水、胎盘、胎儿、胎膜、蜕膜或这些组织的联合感染。因此,最近美国国立儿童健康与人类发展研究所、国际母胎医学学会、美国儿科学会和美国妇产科学会的联合研讨会中,建议将绒毛膜羊膜炎更名为羊膜内感染和炎症(intraamniotic infection and inflammation,TripleI),以更准确地反映疾病过程。专家小组同时建议将羊膜腔内感染分为三类:①单独的产妇发热(isolated maternal fever);②疑似羊膜腔内感染;③确诊羊膜腔内感染。而这三种状况和自发性早产风险的关联性逐渐增高。新定义根据临床和实验室/病理结果区分疑似和确诊的羊膜腔内感染,并提供标准化的产时发热体温标准。单独的产妇发热定义为单次口腔温度为 39℃或更高,或口腔温度为 38~38.9℃,30 分钟后复测该温度仍持续存在。疑似羊膜腔内感染是基于临床标准,包括产妇产时发热合并以下一项或多项异常:产妇白细胞增多、宫颈脓性分泌或胎儿心搏过速。确诊羊膜腔内感染是基于羊水测试结果(革兰氏染色或确诊感染的培养结果)或胎盘病理学证明胎盘感染或具有炎症的组织学证据。在临床实践中,通过胎盘的组织病理学确诊羊膜腔内感染,只能于产妇分娩后检查,且无法改变母胎的积极性治疗。因此,在有更好的、侵入性更低的产前诊断工具可用之前,对羊膜腔内感染及时辨识和预测,对母胎进行积极对症治疗,才能保障母胎安全。

【生殖道微生物组】

1. **阴道微生物组** 微生物组(microbiome)的研究应用开启了生殖健康临床应用的新领域。微生物组包括寄居在人体内的所有微生物(细菌、病毒和真菌)。据估计,人体肠道中就有超过100万亿的共生非致病菌。研究显示,多样化的细菌群落对个体的正常生理功能至关重要,研究中的无菌小鼠则表现出许多缺陷,包括代谢、行为、体重组成、免疫系统和胃肠道的改变。除了肠道菌落外,人体的各部位包括口腔和阴道皆具有其特定的微生物组,并执行着其居住生态部位特定的基本功能。长期以来,医学界一直认为微生物,尤其是病原微生物会导致早产,最近该观点已逐渐被更全面性的微生物组学观点取代。正常细菌群落的破坏,被认为与早产的易感性、早产风险增高或早产发生有关,这主要与宿主炎症反应的启动或传播有关。因此,微生物群落通过改变人体的炎症和代谢环境,从而增加早产风险,而非通过单独且可识别的特定病原微生物直接导致早产。由于微生物类型和密度在个体之间,随着时间的推移可能出现极大的差异,因此在探索微生物组与早产风险的因果关系之前,必须要先了解健康个体中菌落形态和正常范围。目前通过 DNA 宏基因组测序(DNA metagenomic sequencing)技术可以对微生物组菌群落进行更广泛的整体性调查。通常使用的两种技术包括 16S 核糖体 RNA 基因测序(16S ribosomal RNA genesequencing)和总体宏基因组学(whole shotgun metagenomics sequencing;WGS)测序。然而 WGS 测序比 16S 测序成本更高,且所需生物信息计算量更大,使得该技术尽管具有优势,但在临床应用领域上不如 16S 测序技术普及。

2. **育龄妇女的阴道微生物组** 阴道微生物菌群在女性的生殖健康起着不可或缺的作用。阴道微生物群的典型特征是多种乳杆菌(lactobacillus)属占优势,这些乳杆菌属使阴道上皮释放糖原(glycogen),分泌乳酸。乳酸的积累使阴道环境酸化至最佳 pH 值(<4.5),进一步阻止其他病原体物种(细菌和真菌)在阴道的生长和定植。乳酸本身也被证明具有抗微生物特性,可以抑制泌尿道致病性大肠埃希菌(*Escherichia coli*)和其他阴道非典型群落,例如细菌性阴道病。因此,医学研究热衷于充分了解健康阴道微生物组的成分,以便通过微生物组来促进妇女健康和预防母胎相关疾病,包括自发性早产。一项针对近 400 名育龄妇女的研究表明,优势的单一物种通常占整个菌群的 90% 以上,最常见的乳杆菌种类包括卷曲杆菌(*Lactobacillus crispatus*)、惰性乳杆菌(*Lactobacillus iners*)、詹氏乳杆菌(*Lactobacillus jensenii*)和加氏乳杆菌(*Lactobacillus gasseri*)。相比之下,一些女性的阴道微生物群被发现具有相对较低水平的乳杆菌和物种多样性总体增加的特征,包括厌氧阿托波氏菌(*Atopobium*)、加德纳菌(*Gardnerella*)和普雷沃氏菌(*Prevotella*)。这些菌群与阴道 pH 值增加和 Nugent 评分增加有关,这两者都被用于诊断细菌性阴道病。正常的阴道微生物群因种族而异。纵向研究亦表明,阴道微生物组的稳定性可能会受到月经和性活动的影响。

3. **妊娠期间的正常微生物组** 由于妊娠的生理和代谢环境,女性在妊娠期间的正常菌群也进行重塑。妊娠期间,肠道,阴道和口腔群落微生物群变化的研究较为普遍。对于自发性早产的风险评估则以阴道微生物组为主。与肠道微生物组相比,整体阴道微生物组在妊娠期间相对稳定,从孕早期到晚期,其丰富度和多样性均下降。迄今,大多数队列研究均表明,乳杆菌属是妊娠期阴道内的主要微生物群。根据整体微生物群组成和丰度,阴道微生物群被分为五种群落状态类型(community statetypes,CSTs),其中三种以乳杆菌属为主,惰性乳杆菌（CSTIII）是最主要的菌种。

4. 微生物菌落类型　2014年,16S核糖体RNA（16S rRNA）测序首次被用于评估阴道微生物组与自发性早产之间的关系。迄今共有18项研究,对3000多名孕妇进行了评估。大多数研究表明阴道微生物组对自发性早产存在影响,但结果缺乏共性。这些研究也显示妊娠期间健康的阴道以乳杆菌属为主,包含多达80种不同的乳杆菌和其他细菌分类群,但目前尚未有对测序数据进行分析归类,以确定与自发性早产风险相关联的最佳方法。迄今为止,部分定性和半定量分析研究表明,卷曲乳杆菌、加氏乳杆菌和詹氏乳杆菌的相对丰度增加可能与自发性早产风险降低有关;相对的,细菌性阴道病（BV）相关厌氧菌的相对丰度增加则可能增加自发性早产风险。2021年,Goodfellow等针对既往发生<34周自发性早产或未足月胎膜早破的高危妊娠妇女,再次妊娠后进行阴道微生物组的16S rRNA基因测序和16S定量PCR分析,用以分析自发性早产或未足月胎膜早破的复发与否。结果显示阴道微生物组类型和多样性与早产复发风险无关。与没有复发早产的孕妇相比,早产复发孕妇的阴道细菌丰度（8.64 *vs.* 7.89 log10 cells/mcl,*aOR* 1.90,95% *CI* 1.01-3.56,*P*=0.047）和乳酸杆菌浓度（8.59 *vs.* 7.48 log10 cells/mcl,*aOR* 2.35;95% *CI* 1.20-4.61,*P*=0.013）较高。经过分类后,早产的复发风险与每种阴道微生物组类型的细菌丰度皆相关,其中具有显著意义的是以惰性乳杆菌占优势者（*aOR* 3.44;95% *CI* 1.06-11.15,*P*=0.040）。具有厌氧菌失调或惰性乳杆菌优势妇女的阴道微生物组丰度比以卷曲乳杆菌或其他乳酸杆菌为主的妇女更高（8.54、7.96、7.63和7.53 log10 cells/mcl）。该研究表明,阴道微生物组丰度与自发性早产风险呈负相关;而以惰性乳杆菌以外的乳酸杆菌占优势的阴道微生物组形态则可能减缓孕妇受高丰度菌群的影响,降低自发性早产风险。

【注意事项】

1. 感染相关性早产往往发生于孕早期,而与极早期早产和新生儿并发症及死亡更具相关性。

2. 发生孕期宫内感染,无论是否表现出早产或胎膜早破症状,临床上必须同时思考感染扩散发展的可能,从而在发生更严重并发症前,例如孕妇败血症或胎儿重度感染,采取适当措施。

【关键点】

1. 母体的全身性感染包括泌尿道感染、肺炎、阑尾炎及牙周病等,主要增加医源性早产风险。

2. 现行医学指南不建议通过与早产相关致病源有关的生殖道感染的筛查,如细菌性阴道病,进行自发性早产高危人群的筛查。

3. 阴道微生物组菌落类型和形态可能与自发性早产相关,但仍需大样本、高质量研究来证实。

（郑博仁）

参考文献

1. MANRIQUE-CORREDOR EJ, OROZCO BELTRAN D, LOPEZ-PINEDA A, et al. Maternal periodontitis and preterm birth: Systematic review and meta analysis. Community Dent Oral Epidemiol, 2019, 47 (3): 243-251.

2. DI MASCIO D, KHALIL A, SACCONE G, et al. Outcome of coronavirus spectrum infections (SARS, MERS, COVID-19) during pregnancy: a systematic review and meta analysis. Am J Obstet Gynecol MFM, 2020, 2 (2): 100107.

3. MAKI Y, FURUKAWA S, NAKAYAMA T, et al. Clinical chorioamnionitis criteria are not sufficient for predicting intra-amniotic infection. J Matern Fetal Neonatal Med, 2020, 8: 1-6.

4. CHU DM, SEFEROVIC M, PACE RM, et al. The microbiome in preterm birth. Best Pract Res Clin Obstet Gynaecol, 2018, 52: 103-113.

5. FETTWEIS JM, SERRANO MG, BROOKS JP, et al. The vaginal microbiome and preterm birth. Nat Med, 2019, 25 (6): 1012-1021.

2

早产的高危因素

第3章

早产的病因与发病机制

【导读】

妊娠时,母亲和胎儿之间的稳定状态由神经内分泌因素、免疫因素及各种外在因素等共同维持,多种细胞因子、免疫活性细胞、组织损伤与抗损伤机制和多条信号传导通路等牵涉其中。

早产则是上述各种稳定状态平衡的打破,最终诱发过早的胎儿娩出。由此将早产界定为一个多因素引起,以胎儿过早娩出为临床结局的综合征。对早产的认识必须从多个层面上进行深入的解析。

【概述】

早产的病因繁多,包括感染因素、免疫因素、局部解剖学因素、内分泌因素及母体、胎儿因素,均可独立或联合诱发早产,而且早产发生的过程中涉及多种细胞因子的激活及多条信号通路的参与。因此,早产是一个多因素引起的综合征。但不同的因素诱发早产的机制不完全相同,近年来随着对早产认识的不断深入以及科研技术水平的提升,对早产的病因及分子分型的研究也取得了一定的进展,带动了临床预测及治疗理念的变迁。

【早产的病因】

1. 自发性早产形成的病因　自发性早产(spontaneous preterm birth,sPTB)占早产总体发生率的 70%~80%。在对病因的查找中发现有些母体医源性因素也是诱发自发性早产的病因,所以,在早产的病因查找及识别中需要将母胎作为一个整体去考虑,凡是诱发宫颈承托力下降、胎膜早破及不可抑制宫缩的因素,均是诱发早产的病因。综合国内外早产的临床及基础研究,引起自发性早产的病因归纳如下。

(1)具有早产病史。

(2)二次妊娠间隔<8 个月或者>5 年。

(3)产妇的妊娠年龄较正常者过小(<18 岁)或过大(>35 岁)。

(4)多胎妊娠:双胎妊娠早产的发生率大于 50%;三胎及以上妊娠几乎 100% 发生早产。

(5)产妇存在较为严重的生殖道感染或全身炎症。

(6)产妇存在子宫和宫颈畸形或影响其功能的基础疾病。

(7)出现持续的蜕膜出血。

(8)孕前体重指数过低($BMI<18kg/m^2$)或过高($BMI>28kg/m^2$)。

(9)母体孕酮作用不足和血清铁、叶酸浓度低等。

(10)胎盘功能减退、胎儿生长受限等诱发的早产。

(11)产妇自身疾病,如甲状腺疾病、哮喘、糖尿病和高血压等。

(12)环境因素、不良生活习惯或心理社会压力。

(13)产妇种族差异。

(14)免疫因素。

上述病因独立或联合均可诱发宫颈承托力下降、胎膜早破及不可抑制的宫缩,导致早产发生,因此在对产妇进行产前保健时应注意询问早产的病因。

2. 未足月胎膜早破早产形成的病因　未足月胎膜早破(preterm prelabor rupture of the membrane,PPROM)是导致早产的一种重要原因,占总体早产患者的 30% 左右,目前认为其包含于自发性早产中,但鉴于临床较为常见,故这里将 PPROM 的病因重点列出。胎膜早破后继发感染、宫腔残余羊水减少及母胎其他继发于 PROM 的异常是此类患者终止妊娠的主要指征。基于国内外临床及研究,导致 PPROM 的主要病因包括如下几个方面。

(1)胎膜早破史。

(2)产妇营养不良。

(3)有吸烟史或其他不良生活习惯史。

(4)宫颈功能不全。

(5)纵隔子宫和单/双角子宫等子宫畸形。

(6)存在宫内感染或者细菌型阴道病。

(7)缺乏微量元素或者维生素。

(8)多胎妊娠、羊水过多等导致子宫过度膨胀的因素。

(9)产妇受到外力打击或外伤。

(10)辅助生殖受孕者。

(11)其他:严重宫腔粘连、子宫腺肌病、影响宫腔扩张的子宫肌瘤等基础疾病。

3. 医源性早产形成的病因　医源性早产(iatrogenic preterm delivery,IPD)通常指由于孕妇母体疾病或是胎儿自身的健康因素而无法继续妊娠,且在妊娠未满 37 周前通过引产或者剖宫产等方式终止妊娠者。医源性早产大约占早产总体患者中的 20%~30%。其主要病因包括如下几个方面。

(1)子痫前期。

(2)胎盘早剥、胎盘肿瘤、胎盘水肿或感染等。

(3)具有前置胎盘出血或不明原因的出血症状。

(4)前置血管。

(5)羊水过少。

(6)母胎免疫耐受异常或既往有妊娠中晚期的死胎病史。

(7)严重的血型不合性或其他原因引起的胎儿严重溶血。

(8)需要提前出生后纠正的胎儿先天缺陷。

(9)胎儿窘迫或胎儿生长受限。

(10)其他妊娠合并症或者并发症需要终止妊娠挽救母胎生命。

【早产发生的机制】

在早产的发生机制中,医源性早产牵涉到各类母胎疾病的发生发展过程,将在各类疾病中进行描述。本节重点讲自发性早产和未足月胎膜早破早产的发生机制。

随着分娩动因的研究进展,对早产的发生机制也有了新的认识,其中50%的早产具有明确的诱因,包括感染、内分泌、机械因素、遗传、环境、心理等因素有关。尚有一部分早产诱因不清,被认为是特发性早产。因此,利用现代技术进行早产的分子分型,将更有利于理解早产发生的机制。目前关于早产发生的机制(图3-0-1)有几个主要学说。

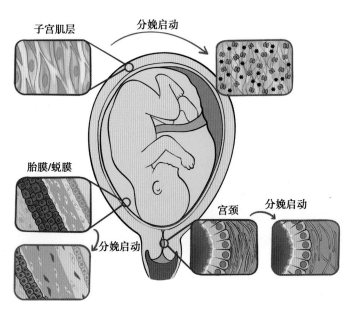

图 3-0-1　自发性早产的机制

1. 免疫 - 炎症学说　妊娠的维持依赖于母胎之间免疫耐受和激活的精细平衡,在抵御病原微生物威胁的同时,避免对半同种异体的胎儿产生排斥反应。一旦免疫平衡被打破,激活的固有免疫细胞和适应性免疫细胞迁移能力增强,大量浸润到母胎界面分泌炎性细胞因子,形成炎症微环境触发分娩。感染、无菌性炎症、压力等刺激因素均可引起该通路的过早激活从而导致早产。

2. 参与早产发动的免疫细胞及其相关的炎性细胞因子　近年来的研究表明,以维持妊娠为目的的母体细胞免疫和体液免疫功能的变化,在早产分娩发动中起重要作用,表现在母体免疫细胞及功能的变化、母胎交互对话和局部微环境的变化。

母体免疫细胞及功能的变化：主要表现为巨噬细胞(macrophages)和自然杀伤细胞(natural killer cell,NK 细胞)、T 型和 B 型淋巴细胞及各种细胞因子的变化。

巨噬细胞是母胎界面来源于骨髓造血干细胞的第二类固有免疫细胞,其具有抗原呈递、吞噬及分泌细胞因子的功能,在宿主防御、免疫应答、炎症反应、血管生成和组织修复等过程中发挥重要作用。有研究者利用小鼠早产模型,鉴定了巨噬细胞为诱导早产分娩发动的主要因素。在脂多糖(LPS)诱导小鼠早产发动之前,使用抗 F4/80 消耗巨噬细胞,可降低小鼠对早产的敏感性。巨噬细胞可能通过分泌炎性细胞因子(如肿瘤坏死因子 TNFα、IL-1、IL-6 和 IL-8)和上调子宫收缩相关基因,如基质金属蛋白酶(MMPs)参与 PTB 的发生。特别是 IL-1 在炎症诱导的 PTB 中起重要作用。同样,IL-6 是另一个在分娩启动和 PTB 致病过程中重要的细胞因子,IL-6 缺陷的小鼠会延迟分娩,而且对 LPS 诱导的早产也具有抵抗性。在胚胎植入期的蜕膜组织中,发现巨噬细胞向具有促炎作用的 M1 型极化,并分泌多种炎性因子,子宫局部呈炎症状态,从而为胚胎着床做准备;随着滋养细胞黏附并侵入子宫内膜,巨噬细胞将转变为 M1 和 M2 型共存的模式;孕中后期,子宫内膜局部以组织修复和重构为主,巨噬细胞向 M2 型极化。上述研究表明巨噬细胞亚型和促炎因子的微环境的转换参与了妊娠的维持和分娩的启动。

自然杀伤细胞(natural killer cell,NK 细胞)是存在于母胎界面蜕膜组织中的重要固有免疫细胞,具有免疫排斥杀伤作用和细胞毒作用,细胞表面 CD16、CD56 是其特异性标志。研究显示,早产患者母胎界面蜕膜组织中的 CD16$^+$ CD56$^+$ NK 细胞水平较高,提示 NK 细胞可能与早产的发生有关。NKT 细胞是存在于小鼠与人类蜕膜组织中的一类主要识别由主要组织相容性复合体 Ⅰ 类糖蛋白 CD1d 呈递的鞘糖脂的 T 细胞,其主要通过两个途径发挥杀伤作用:①通过产生以穿孔蛋白为主的物质发挥直接杀伤作用;②通过调节白介素(interleukin,IL)、肿瘤坏死因子(tumor necrosis factor,TNF)及干扰素(interferon,IFN)等细胞因子的水平促进穿孔蛋白依赖细胞的杀伤作用。同时,NKT 细胞还可通过肿瘤坏死因子依赖机制来影响内分泌系统。

此外,补体激活在早产中也起着重要作用。Soto E 等在感染诱导的人类早产发动中观察到,其中患有自发性早产的女性检验结果显示,补体产物 C3a、C4a 和 C5a 浓度增加。在动物实验中,补体受体 C5aR 缺陷的小鼠对 LPS 和 RU486 诱导的 PTB 有保护作用。

除了这些先天免疫系统参与调节 PTB 外,特异性免疫又称获得性免疫或适应性免疫,主要包括细胞免疫和体液免疫反应,也与早产发生关系密切。细胞免疫是由 T 细胞介导的适应性免疫应答,当机体受抗原刺激后,T 细胞活化、增殖、分化为效应 T 细胞,完成抗原清除及对免疫应答的调节。按照细胞表型及功能,其可分为迟发型超敏反应性 T 细胞、诱导性-辅助性 T 细胞(inducer-helper T cell,Ti/Th 细胞)、细胞毒性 T 细胞、抑制性 T 细胞及反抑制性 T 细胞 5 种亚型。其中,CD4、CD8 是 T 细胞重要的表面标志物,分别存在于 Ti/Th 细胞和抑制性 T 细胞/细胞毒 T 细胞表面。研究表明,CD4$^+$ 和 CD8$^+$T 淋巴细胞之间保持着一种动态平衡,但与足月分娩产妇相比,自发性早产产妇蜕膜组织中的 CD4⁺T 细胞增加,CD8⁺T 细胞减少,免疫平衡遭受破坏,提示早产的发生与免疫损伤有关。

但也有研究报道,早产孕妇与正常孕妇相比,其蜕膜各种免疫细胞自然杀伤细胞(NK)、B 细胞、T 细胞和恒定型自然杀伤 T 细胞(iNKT)的数量并没有改变,但早产患者的蜕膜高表达 CD1d,通过脂质抗原提呈途径使得 iNKT 细胞具有更高的激活程度,产生促炎介质参与早产发生。此外,孕晚期绒毛膜中的 B 细胞功能异常,其产生孕酮免疫调节结合因子 1 (PIBF1)的能力下降,从而失去了对子宫炎症的抑制作用,也可能与自发性早产有关。

除了母体免疫系统的激活,胎儿免疫紊乱也被认为参与了早产的发生。早产儿脐带血特征性地具有 Th1 型中枢记忆细胞群,同时具有更显著的母体细胞微嵌合现象,这些母体抗原激活胎儿 T 细胞,从而产生强烈的炎症效应,通过分泌 IFN-γ 和 TNF-α 刺激子宫肌层收缩,最终导致早产。此外,无菌性炎症也可引起早产相关的胎儿 T 细胞异常活化。

3. 早产相关炎症信号通路　炎症信号通路在早产的发生中具有较深入的研究。多种炎性信号通路及相关的分子参与早产的启动及发生的过程中。以下为其中比较有代表的通路。

Toll 样受体(Toll-like receptor,TLR)及其信号通路:Toll 样受体(Toll-like receptor,TLR)作为一类进化保守的模式识别受体(PRR),可介导先天免疫,识别微生物来源的病原体、免疫细胞、应激细胞和死亡细胞释放的等分子模式(DAMPS),启动细胞信号级联放大,产生一系列促炎细胞因子(TNF-α、IL-6)和趋化因子等调控适应性免疫应答,参与正常分娩和早产的启动。TLR4 在正常分娩和早产分娩的子宫中都被激活,在小鼠的实验中,在宫内给药后,TLR4 拮抗剂(+)-纳洛酮抑制 TLR4 信号通路,抑制炎症级联反应,对控制子宫激活和分娩的开始至关重要。最近,蜕膜内皮细胞(而非免疫细胞)表达的 TLR4 被证实是启动这种反应的关键,因为内皮特异性 TLR4 缺失的小鼠具有抵抗 LPS 诱导的炎症早产分娩发动的效应。除了 TLR4,其他 TLR 家族成员 TLR2、TLR3、TLR4、TLR9 在早产子宫平滑肌和胎盘组织中均呈高表达。同时有研究表明,胎儿的 TLR 表达水平及胎儿 TLR4 和 TLR2 等位基因多态性改变也与分娩启动有关。

TLR 的激活随后导致炎症小体的激活,并在胎盘和蜕膜中产生额外的细胞因子和趋化因子,如 IL8、CCL2、IL-1β 和 IL-6。TLR 激活还会启动免疫细胞的募集、前列腺素和 MMPs 的产生,导致宫颈成熟和子宫收缩的激活。此外,免疫细胞(如巨噬细胞)聚集于羊膜腔诱导炎症介质(如 NF-κb)的产生。NF-κb 直接与引起子宫收缩的基因启动子结合,如前列腺素 F2α 受体(PTGFR)、连接素 43(GJA1),催产素受体(OXTR)和环加氧酶 2(PTGS2;COX-2),以及促炎因子 TNFα、IL-1β、IL-6 和 IL-8 的编码基因等,导致分娩的炎症级联反应,触发早产。因此,模式识别受体 TLR 受体及通路在早产发生及启动中具有重要的作用。

脂多糖(Lipopolysaccharide,LPS)及其下游的转录因子 NF-κb、AP-1,炎性细胞因子及受体,包括 TNF-α、IL-6、IL-8 等信号通路,通过多途径参与早产的发生及发展:促进细胞的凋亡、衰老；增强金属蛋白酶的活性，促进宫颈成熟；刺激成纤维细胞和巨噬细胞聚集并释放多种酶性颗粒，参与宫颈口的扩张；诱导 PGE_2 产生，软化宫颈；诱发其他细胞因子及受体的合成及功能的调节，诱发宫缩等。

总之，早产可能是多种免疫细胞紊乱并引发过度炎症的共同结果。尽管与早产有关的风险因素（如环境污染、病原入侵等）会引起孕妇体内不同的生物学改变，但最终都会转化为诱发分娩的免疫炎症失衡，所以了解免疫细胞的耐受性是如何维持或被破坏的、炎症级联的阻断，可能是破解早产发病机制研究难题的关键环节。

4. 微生物及微生态失调机制　孕妇体内正常微生物群落的破坏被认为是早产风险因素之一，通过调控炎症和代谢来促进宿主对早产的易感性。既往研究多集中于阴道，现已逐渐扩展到胎盘、肠道、口腔等其他部位，通过 16S 核糖体 RNA 基因(16S RNA)测序和宏基因组学技术，准确而全面地对复杂微生物菌群进行鉴定和构成分析，以探寻早产的微生物病因学。

阴道非乳酸菌群落占优势可能增加早产风险，但目前仍没有一个单一的致病微生物被确认会导致早产，其原因可能在于阴道微生物的构成及稳定性在个体之间差异很大，且受日常活动影响较多，造成研究结果的不确定性。这或许提示与早产关联性更强的是阴道微生物构成的多样性，而不是特定的微生物菌群本身。

阴道内微生态失调可能增加上行感染胎膜和蜕膜的风险，通过分泌蛋白酶降解胎膜细胞外基质、产生细胞因子诱导宿主炎症反应、刺激前列腺素和蛋白酶合成等途径，激活子宫肌层收缩活动，导致早产。但在胎膜完整的情况下，阴道微生物上行感染导致早产似乎很少见，而胎盘微生物在调节早产风险中的作用或许更为重要。既往认为胎盘组织是无菌的，但新近研究证明，母体肠道、口腔等其他部位的微生物可通过血液循环途径定植于胎盘，胎盘微生物紊乱可能导致绒毛膜羊膜炎，造成宫内 IL-1、IL-6、IL-8、TNF-α 等炎性细胞因子水平上升，启动分娩。值得注意的是，胎盘微生物组在分类构成上与口腔肠道微生物组最为相似，与早产相关的胎盘致病微生物通常被鉴定为口腔 - 肠道菌群，而不是阴道菌群。提示口腔 - 肠道菌群紊乱可能与宫内微生态平衡、早产有关，例如牙周病被认为与早产存在联系，常见的牙周病病原体—牙龈卟啉单胞菌、变黑普里沃菌等水平增高可能增加早产风险。但迄今为止，尚未确定口腔微生物种群的广泛变化或急性改变是否直接或间接导致早产。但有研究发现，预防性改善牙周健康的措施，对分娩孕周并无明显影响。

总体而言，新的测序方法更深入地诠释了妊娠期母体内微生物种群多样性及功能。尽管微生物菌群失调与早产发生发展之间的机制仍缺乏系统而准确的理解，但诸多研究也肯定了微生物与早产存在潜在联系，可能为早产发病机制研究提供新的思路。

5. 遗传机制　遗传背景在某些家系中可能与早产或 PPROM 的发生有关。产妇直系姐妹有早产史的情况下，产妇的早产风险将高出 80%。来自双胎和家族的早产研究证明，基因遗传因素与早产之间存在联系，其遗传率约为 15%~35%。迄今为止规模最大（43 568 例）的孕妇全基因组关联分析发现，早期 B 细胞因子 1（EBF1）、真核硒代半胱氨酸 tRNA 特异性延伸因子（EEFSEC）和血管紧张素 II 受体 2（AGTR2）基因变异与早产具有显著的关联性，这些基因可能通过调控子宫发育、母体营养和血管功能等生物学过程而参与早产的发生。其中，EEFSEC 参与调控硒蛋白合成过程，其发生突变将降低体内硒蛋白水平，进而破坏机体对氧化还原及炎症的调节，具有潜在的早产风险。此外，全球早产率最高的国家马拉维存在极高的缺硒率也印证了这一理论。

全外显子组测序（WES）研究发现，在早产孕妇中，编码固有免疫应答负调控蛋白（CARD6、NLRP10、TLR10 等）和抗菌肽（DEFB1、MBL2 等）的基因发生了罕见突变，提示早产具有多基因基础，涉及固有免疫和宿主防御机制中多个基因的突变或损坏，也证实了早产具有炎症病因的观点。同时，早产与某些炎性疾病（如牙周病、炎症性肠病）之间存在相同的变异基因，表明它们可能具有共同的遗传基础。

随着科技水平发展，早产机制研究已从传统的候选基因分析转向了利用先进测序平台检测并分析数据的新方法，并逐渐倾向包括基因甲基化测序分析在内的基因功能研究。研究发生，组蛋白 H3K27 三甲基化（H3K27me3）通过选择性沉默肿瘤坏死因子 -α（TNF-α）、前列腺素 E_2（PGE_2）等基因以抑制 Th1 型免疫反应，维持妊娠所必需的子宫非收缩状态，而全基因组 H3K27 过早地去甲基化则导致靶基因上调、蜕膜激活从而引发早产。在非炎症性早产动物模型中，药物抑制妊娠晚期 H3K27 去甲基化，可以在保证胎儿存活的情况下，有效地防止早产，但这一机制是否适用于人类早产防治，还需要进一步探索。

结合多种类型测序数据和受试者详细临床信息的综合分析有助于提供关于早产病理生理学的关键信息。最新研究整合了 270 例早产和 521 例对照的家庭（双亲及子代）全基因组测序（WGS）、RNA 测序（RNA-seq）以及 DNA 甲基化数据，并结合临床特征，最终鉴定出早产相关基因 RAB31 和 RBPJ，分别为 RAS 致癌基因家族成员和 Notch 信号通路成员，早产相关通路则包括炎症免疫相关通路、趋化因子信号通路、γ- 干扰素（IFN-γ）信号通路、Notch1 信号通路。

如前所述，近年来的高通量测序研究进一步证实，早产具有一定的遗传性，可能与特定基因突变或甲基化存在关联，有望在此基础上探索新的早产防治策略。但值得注意的是，尽管诸多研究揭示了早产的相关基因，但在不同人种中，这些基因与早产风险的相关性仍存在差异，可能与等位基因频率、流行病学、社会文化因素有关。

6. 精神心理机制　心理因素与人体内生物学活动存在密切的双向联系。在挪威等国家的妊娠队列研究中，通过大规模问卷调查的方式，证实了妊娠期各种不良心理事件与自发性早产存在关联。据统计，妊娠期抑郁、焦虑对于早产的相对危险度分别约 1.39 和 1.50，但在不同研究中其关联强度仍存在差异。

精神心理异常可能通过神经内分泌、免疫等途径增加自发性早产的风险。妊娠期抑郁、焦虑、应激等会激活孕妇的下丘脑—垂体—肾上腺轴，触发内分泌级联反应，改变胎儿生长发育环境,刺激胎盘异常产生大量促肾上腺皮质激素释放激素,直接导致皮质醇水平上升,且妊娠期焦虑程度越高,皮质醇增加就越快,可能促进了早产的发生。此外,焦虑和抑郁还可通过影响免疫系统,造成孕妇循环内 IL-6、TNF-α 等炎性因子的增加,或通过作用于端粒酶造成胎盘细胞衰老,都可能与早产存在关联。

妊娠期抑郁、焦虑、压力等精神心理因素与早产之间存在着复杂的联系,所以,孕期保健应该向孕妇提供适当的心理指导,以减少潜在的早产风险,改善母胎结局。值得注意的是,目前,孕妇心理健康程度往往只能以评分的方式来粗略估计,受孕妇自身主观认识影响程度较大,不可避免地造成了早产心理研究的诸多不确定性,如何进行标准化的诊断、分析,可能还需要深入探索。

7. **内分泌调节机制** 影响早产子宫收缩的激素很多,大致可分三类,即兴奋性激素、抑制性激素和具有双重作用的激素。各种激素的作用都是通过激素与受体的结合后实现的。因此,受体的变化对子宫活动的调节起重要作用。根据激素作用的不同,其相应的受体也分为子宫兴奋性受体和子宫抑制性受体两大类。抑制性受体较兴奋性受体少,多是通过增加腺苷环化酶活性和通过钙离子通道的调节起作用。

【抑制性激素及其受体】
抑制性激素包括孕酮、松弛素、β- 内啡肽和甲状旁腺激素相关蛋白等。

1. **孕酮及其受体** 孕酮在维持妊娠中起着重要作用。孕激素的循环水平在怀孕期间上升:主要来源是黄体,直到大约怀孕至 8 周后主要来源为胎盘。孕酮是抑制子宫收缩最重要的激素,孕酮主要通过孕酮受体(progesterone receptor,PR)和糖皮质激素受体(glucocorticoid receptor,GR)发挥抑制子宫收缩的作用。可能的机制包括:①降低子宫的自发工作电位,使静息电位增加;②稳定与细胞膜相连的钙池,使细胞内钙的释放降低;③抑制 PG 的分泌,并激活其降解过程;④抑制间隙连接蛋白的合成,降低子宫肌兴奋的传导等;⑤通过促进松弛素合成,抑制子宫平滑肌受体的表达;⑥加强一氧化氮对子宫的松弛作用。

2. **松弛素** 松弛素(relaxin)对子宫收缩抑制作用的机制还不清楚,但由于子宫肌细胞有丰富的高亲和力的松弛素受体,故其对子宫平滑肌的调节作用可能通过受体的变化来实现。松弛素可能通过与其受体结合并介导如下作用对子宫产生抑制作用:①上调子宫肌细胞内的 cAMP 水平;②通过 cAMP 依赖性蛋白激酶抑制缩宫素诱导的磷酸肌醇的转化;③上调基质金属蛋白酶(matrix metalloproteinase,MMP)的水平,促进宫颈成熟。松弛素与子宫平滑肌间隙连接的关系也不清楚。在动物实验中证明,松弛素和孕酮有协同作用,但二者对妊娠子宫影响的相对重要性有很大的种属差异。

3. **β- 内啡肽** 妊娠期母血中 β- 内啡肽(β-endophine)主要由胎盘产生。β- 内啡肽有抑制子宫兴奋性的作用,在妊娠期高水平的 β- 内啡肽有利于保持子宫的稳定性。β- 内啡肽还对由缩宫素和 PGE_2 诱发的子宫收缩有明显的拮抗作用。

4. **甲状旁腺激素相关蛋白** 人类甲状旁腺激素相关蛋白(parathyroid hormone relative

protein,PTH-rP)由子宫内膜间质细胞和羊膜产生,有扩张血管和抑制子宫收缩的作用,被认为是妊娠期维持子宫静止的因素。PTH-rP 对子宫的抑制作用较 NO 和其他已知的舒张子宫物质的作用低。PTH-rP 是局部产生的,通过结合子宫肌上的 PTH-rP 受体,以自分泌或旁分泌的形式激活 G 蛋白,上调细胞内 cAMP 水平抑制子宫收缩。妊娠期子宫内 PTH-rP 的产生,可能是对子宫机械性张力增加和 / 或血管张力增加的反应。足月妊娠分娩时较分娩前羊水中 PTH-rP 浓度明显降低,表明在分娩时 PTH-rP 对子宫的抑制作用的撤退。

【兴奋性激素】

兴奋性激素包括前列腺素、缩宫素和内皮素等。

1. **前列腺素及其受体**　前列腺素(prostaglandins,PG)(PGE_2 和 PGF2α)不仅对子宫肌有兴奋作用,而且还有促进宫颈成熟的作用。PGE_2 和 PGF2α 主要由胎膜产生,并以自分泌和 / 或旁分泌的形式起作用。PGs 中刺激子宫平滑肌收缩的主要是 PGF2α;而 PGE_2 的主要作用是促进宫颈成熟。PGs 兴奋子宫肌作用的机制是通过:①对细胞内游离钙离子浓度的调节作用:PG 可抑制子宫平滑肌内肌质网与钙离子的结合,使细胞内游离钙离子增加;②直接作用于子宫平滑肌的收缩蛋白;③增强缩宫素的作用,并刺激缩宫素的生成与分泌;④促进子宫平滑肌细胞的间隙连接的形成。Liggins 证明,在无子宫收缩,也没有雌激素和孕激素变化的情况下,给动物注射 PGF2α 仍可见到间隙连接的增加,说明这一作用是直接的。

前列腺素通过前列腺素受体(prostanoid receptor,PGR)起作用。针对不同的前列腺素,PGE_2、PGF2α、PGD2、PGI2 和 TXA2,分别有 EP、FP、DP、IP 和 TP 受体。其中 EP 受体还分为 EP1、EP2、EP3 和 EP4 四个亚型。对子宫收缩反应是借助于 EP1、EP3、FP 和 TP 受体,而抑制反应则主要是借助于 DP、EP2 和 IP 受体。兴奋性前列腺素受体激活 PLC/IP3 传递系统,EP3 还能抑制腺苷环化酶(AC)的激活。抑制性反应的受体是借助于 AC 的激活使 cAMP 聚积。PG-R 不受甾体激素的影响,分娩前后体内雌激素和孕激素发生很大的变化,而 PG-R 则没有。

2. **缩宫素及其受体**　缩宫素(oxytocin,OT)对子宫收缩的刺激作用有很高的特异性,其作用方式主要是局部性的。缩宫素的生物效应是通过子宫肌细胞上缩宫素受体(oxytocin receptor,OTR)的变化实现的。Kimura 克隆了人类 OT-R 的 cDNA,它是编码有 388 个氨基酸的多肽,有 7 个对 G 蛋白特异的跨膜区(transmembrane-spanning regions)。在人类 OT-R 的形成与雌激素和孕激素的比值有关。Fuchs 指出,除雌激素外胎儿源的雌激素前体物质也可能影响 OT-R 的形成。在人类于妊娠第 12~13 周 OT-R 开始出现,至妊娠足月时其浓度增加 50~100 倍,而且蜕膜中的 OT-R 浓度较子宫肌高。

现已证明缩宫素的受体有两大类。一类缩宫素受体位于子宫肌上,当受体被占位后即可引起子宫收缩,而子宫肌的间隙连接蛋白可能就是缩宫素的结合部位。缩宫素与特异的受体结合后,改变受体的构型,并启动细胞膜上的离子通道开放,结果发生相关离子的跨膜运动,使膜去极化并发出动作电位。膜的电兴奋使细胞膜 Ca^{2+}-Mg^{2+}-ATP 酶的活性受到抑制,钙泵的运转受阻,加上细胞膜钙通道的开放,使细胞膜内游离钙离子浓度急剧上升。钙离子结合于细肌丝上的特异位点后,激活肌凝蛋白轻链激酶,造成粗、细肌丝的相对滑行而引起子宫肌细胞的收缩。Pliska 在动物实验上证明,子宫平滑肌上的 OT-R 有三种,其解离常数分别为 5×10nmol/L、0.4nmol/L 和 >10nmol/L。其中中亲和力的 OT-R 是启动子宫收缩的主要部分。正常情况下,子宫平滑肌上的 OT-R 只有部分被占用,其余部分为"备用受体"。"备用受体"的存在可以保证子宫对附加缩宫素刺激的有效反应。另一类缩宫素受体存在于蜕膜上。蜕膜上的缩宫素受体被占位后,可刺激前列腺素的生成,此前列腺素扩散至邻近的子宫肌,又使子宫肌对缩宫素的敏感性增加,从而加强缩宫素的子宫收缩作用。因此,前列腺素是缩宫素发挥最大生物效应的必要条件。

3. **内皮素及其受体** 1988 年 Yanagisava 首先从猪动脉内皮细胞中发现内皮素(endothelin,ET),是一个由 21 个氨基酸组成的肽。内皮素和内皮素受体(endothelin receptor,ET-R)广泛地存在于人体各组织中。内皮素可分为三种亚型,即 ET1、ET2 和 ET3。在生理状态下,胎儿胎盘单位是内皮素浓度最高的部位,主要是 ET1。在妊娠期羊膜是内皮素分泌的重要部位。羊水、胎膜、蜕膜和子宫肌层中均含有大量的 ET1,其浓度分别为正常晚期妊娠母循环中浓度的 40 倍、26 倍、23 倍和 14 倍。上述组织中 ET1 受体的浓度在妊娠期和分娩期没有明显改变,表明 ET 可能是通过旁分泌的形式对子宫活动进行调节。内皮素可能通过下列机制对子宫活动进行调节:①内皮素可直接刺激子宫平滑肌收缩。Wolff 发现 ET1 和 ET3 都可以使离体的子宫肌条收缩,ET1 的作用更为明显。内皮素促进子宫平滑肌收缩的机制是增加细胞内钙离子的浓度,促进肌凝蛋白的磷酸化。②内皮素可刺激 PG 的生成。Schrey 等在人类子宫蜕膜细胞的原代培养中证明,ET1 可刺激磷脂酰肌醇(PI)水解的作用,而且二者存在着剂量依赖关系,并通过单磷酸肌醇的蓄积和花生四烯酸释放的增加参与 PG 形成的调节。

【双重作用的激素】

1. **雌激素及其受体** 雌激素对子宫的作用是双重性的。雌二醇(E_2)有兴奋子宫的作用,而大量的雌三醇(E_3)则有抑制子宫收缩的作用。E_2 使子宫兴奋的机制为:①可使子宫肌缩宫素受体的数目增加;②可刺激 GJ 的形成;③促进 PG 的生成;④抵消孕酮对子宫的稳定作用。E_3 则无上述作用。妊娠期产生大量的 E_3 可以占据子宫肌上大部分的雌激素受体位点,而使 E_2 不能发挥作用,从而保持子宫在妊娠期的相对稳定性。由此可见,雌激素对子宫是具有双重作用的激素。

2. **促肾上腺皮质激素释放激素及其受体** 1981 年 Vale 等首先从垂体中分离促肾上腺皮质激素释放激素(corticotropin-releasing hormone,CRH),随后 Shibasaki 等于 1982 年由胎盘提取物中证明存在 CRH。后来的研究证明,只有在高等灵长类(如黑猩猩、狒狒)的胎盘才产生 CRH。胎盘 CRH 由合体滋养叶细胞产生,其 mRNA 表达及分泌的蛋白与下丘脑分泌的 CRH 相同。正常妊娠时,CRH 与 CRH 结合蛋白(CRH-binding protein,CRH-BP)结合而失去其生物活性。CRH-BP 是一种分子质量为 37kDa 的结合蛋白,其与 CRH 的解离常数

为 2×10^{-10} mol/L。CRH-BP 由肝、胎盘和脑产生，并随妊娠的进展而逐渐增加，在妊娠中期以后基本稳定在 5nmol/L 左右，于分娩前 4~6 周母血浆、羊水和脐带血中的 CRH-BP 下降，足月时母血中的 CRH-BP 水平只有妊娠中期以后的 50%，产后 5 天恢复正常。所以，从分娩前 4~6 周开始，具有生物活性的 CRH 逐渐增加。已有多个实验室证明子宫肌内有促肾上腺皮质激素释放激素受体（corticotropinreleasing hormone receptor，CRH-R）的表达，当妊娠时子宫肌表现不同的 CRH 受体图像。现已知 CRH 受体有 5 个亚型，其中以 CRH-Rl 和 CRH-R2 最为重要，但其各自的功能目前还不清楚。CRH 受体与 G 调节蛋白（G regulatory protein）偶合，它们都属于降钙素 / 血管紧张素超家族受体。在妊娠时的子宫静止期，CRH 受体通过 GαS 蛋白与腺苷环化酶偶联，使该酶激活，细胞内 cAMP 增加。妊娠晚期 CRH 受体不再与腺苷环化酶偶联，从而导致细胞内 cAMP 水平下降，而促进子宫收缩。较没有宫缩的子宫肌，在有宫缩的子宫肌中 CRHR1 的表达量明显增高。Stevens 等证明，CRH-R1 和 CRHR2 蛋白在非妊娠和妊娠子宫下段均存在，但在蜕膜和绒毛膜仅有 CRH-R1 而不存在 CRH-R2。妊娠期子宫下段 CRHR1 mRNA 表达降低，而早产分娩发动时增加，但子宫底部无变化。分娩时 CRH-R1 与 CRH 同时对分娩起调节作用。

【注意事项】

1. 在自发早产的发生中，涉及母胎交互作用的神经内分泌、子宫平滑肌的稳态失调、蜕膜组织的激活、炎症反应通路的启动、细胞因子和炎症介质的活化、免疫杀伤性细胞比例上调等多个信号通路及分子的活化，提示我们早产的防治中需要采用综合性的思路进行。

2. 因早产发生机制的不确定性，仍难以将早产的病理过程定位某一个环节上，早产发生中个体化因素仍存在较大的异质性，对早产的分子分型及精准防治仍然需要基础研究及临床研究的通力合作。

【关键点】

1. 早产是多因素，包括神经内分泌、免疫炎症、基因遗传、微生物及微生态、精神心理、环境、机械刺激等引起的复杂病理综合征，各种因素互为因果，级联反应，最终导致胎儿过早娩出。

2. 目前早产发生机制的不确定性，早产发生中个体化差异较大，早产的分子分型及精准防治仍然需要全国性大规模早产流行病学资料及种族多样化早产发生及机制的研究的深入研究。

（张卫社）

参考文献

1. 冉雨鑫,尹楠林,漆洪波. 早产发病机制的新进展. 实用妇产科杂志, 2019, 35 (07): 481-483.

2. 曹泽毅. 中华妇产科学. 3 版. 北京: 人民卫生出版社, 2014.

3. MILLER D, GERSHATER M, SLUTSKY R, et al. Maternal and fetal T cells in term pregnancy and preterm labor. Cell Mol Immunol, 2020, 17 (7): 693-704.

4. ROMERO R, DEY SK, FISHER SJ. Preterm labor: one syndrome, many causes. Science, 2014, 345 (6198): 760-765.

5. GREEN ES, ARCK PC. Pathogenesis of preterm birth: bidirectional inflammation in mother and fetus. Semin Immunopathol, 2020, 42 (4): 413-429.

6. GOMEZ-LOPEZ N, GALAZ J, MILLER D, et al. The immunobiology of preterm labor and birth: intra-amniotic inflammation or breakdown of maternal-fetal homeostasis. Reproduction, 2022, 164 (2): R11-R45.

7. TANTENGCO OAG, MENON R. Breaking Down the Barrier: The Role of Cervical Infection and Inflammation in Preterm Birth. Front Glob Womens Health, 2022, 2: 777643.

3

早产的病因与发病机制

第**4**章

早产的预测

第一节　超声指标

【导读】

随着超声在临床中的广泛应用,超声检测宫颈长度已成为孕期预测早产的一个重要指标,其测量途径包括经阴道、经腹、经会阴检查。宫颈缩短(即宫颈管消退)是早产临产的初始步骤之一,可在临产前数周出现。中期妊娠妇女宫颈长度的缩短往往预示着自发性早产的发生。宫颈管消退是从宫颈内口开始的,超声检查常在体格检查前发现孕妇宫颈管消退。结合早产的高危因素,孕期适时规范地测量宫颈长度,有助于尽早识别宫颈较短的女性,采取必要的干预措施,进而降低自发性早产的发生率。

【概述】

宫颈缩短是宫颈从内口至外口方向逐渐进展的,大多数女性可无临床表现,多在超声检查时发现。循证医学证据表明,自发性早产(spontaneous preterm birth,sPTB)风险与宫颈长度(cervical length,CL)呈负相关。当宫颈长度小于 15mm 时,sPTB 风险呈指数型升高。妊娠人群宫颈长度小于或等于 15mm 约占 1%,其中 30% 的孕妇在 34 周前发生 sPTB。阴道内使用黄体酮可降低此类人群 sPTB 的发生风险。因此,对妊娠女性宫颈长度变化的早期识别监测对预防 sPTB 具有重要意义。

超声测量宫颈长度的途径目前有三种,即经阴道超声检查(transvaginal ultrasound,TVU)、经会阴超声检查(transperineal ultrasound,TPU)、经腹超声检查(transabdominal ultrasound,TAU)。TVU 是测量宫颈长度的金标准,相比于 TPU、TAU,TVU 测量宫颈长度的可重复性更高且结果更可靠,并且对 sPTB 的预测效果亦更为敏感。美国的一项多中心临床研究发现,孕中期TVU 测量宫颈长度在所有妊娠女性中的接受度可高达 75%~99.9%,且在预测 sPTB 风险时安全可靠。但目前关于是否对所有妊娠中期女性进行常规的宫颈长度测量仍然存在争议。2015 年国际妇产科联盟推荐常规对妊娠 19~23^{+6} 周的女性进行经阴道超声宫颈长度的测量,并建议对宫颈长度小于 25mm 的妊娠女性使用阴道黄体酮干预。

【宫颈长度的分布】

正常情况下,妊娠 14~28 周时宫颈长度稳定变化符合正态分布。

对既往无 sPTB 史的妊娠 20 周左右的单胎妊娠女性,3 种常见宫颈长度阈值的百分位数为：

- 15mm——第 0.5 百分位数
- 20mm——第 1 百分位数
- 25mm——第 2 至第 3 百分位数

综合国内外学者的研究结果,将妊娠 24 周前经阴道超声测量宫颈长度 ≤ 25mm 诊断为短宫颈(short cervix)。妊娠 28~32 周后宫颈长度逐渐缩短则是正常妊娠生理表现。

【宫颈长度的测量方法及难点】

1. **宫颈长度的测量方法**　目前测量宫颈长度的方法主要有经阴道超声宫颈长度测量、经会阴超声宫颈长度测量、经腹超声宫颈长度测量,其中公认的测量宫颈长度最标准的方法是经阴道超声测量。

(1)经阴道超声测量(TVU):首选方法,具有高度的可重复性,95% 的病例,同一检查者分别测量的误差或不同检查者测量值之间的误差约为 4mm 甚至更少,且对预测自发性早产敏感性高,是目前测量宫颈长度的金标准(图 4-1-1)。

(2)经会阴超声测量(TPU):目前认为可作为 TVU 测量宫颈长度的替代检查方法,可对 80% 的病例成功进行检查,并且与经阴道超声检查获得的测量值非常相近。其主要优点是避免了超声探头对子宫颈施加压力,缺点是可能会因为耻骨联合处阴影而扫查不清宫颈内口。但有研究显示当经会阴扫查宫颈内口不清楚时,让被检查者抬高臀部有时可获得较为清楚的图像(图 4-1-2)。

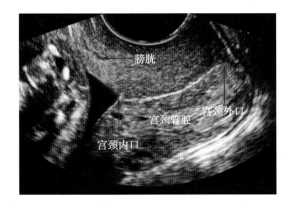

图 4-1-1　经阴道超声测量宫颈长度

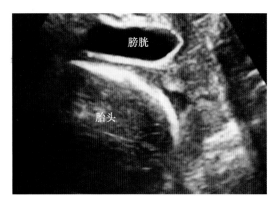

图 4-1-2　经会阴超声测量宫颈长度

(3)经腹超声测量(TAU):多数学者不推荐 TAU 测量宫颈长度,其原因如下。①为获得良好图像常需被测量者膀胱充盈后进行检查,膀胱充盈后压迫宫颈前唇会造成宫颈测量长度的增加,掩盖宫颈内口漏斗样改变。②胎儿部分可能会使宫颈显示不清,尤其是在妊娠 20 周后。③探头至宫颈的距离相对较长,使图像质量下降。④被测量者肥胖,腹壁较厚,有时难以显示,尤其对于宫颈缩短的病人。⑤操作者腹部过度加压会使宫颈长度增加或形态变化,导致测量不准确。ISUOG 指南则建议如果宫颈较短或 TAU 显示不充分时,可再考虑行 TVU 或 TPU 检查的方法(图 4-1-3)。

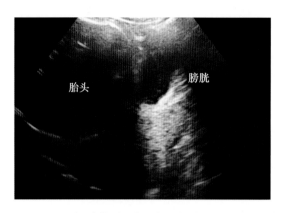

图 4-1-3　经腹超声测量宫颈长度

2. 宫颈长度的测量难点

(1)宫颈弯曲:宫颈经常呈现弯曲状态,这种情况下,宫颈长度可通过两种方法来测定。①测量宫颈内口至宫颈外口的单根直线的长度(图 4-1-4A)。②沿弯曲的宫颈管作两条在一个角相交的直线,测量这两条直线长度之和:如果夹角至宫颈内外口连线的距离大于 5mm,使用两条直线之和表示宫颈长度,这样测量更准确(图 4-1-4B)。

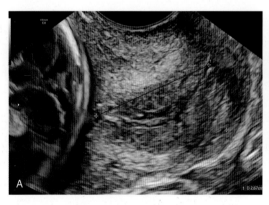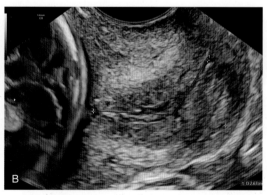

图 4-1-4　宫颈长度的测量
A.宫颈弯曲单根直线测量宫颈长度;B.宫颈弯曲两条相交直线测量宫颈长度

(2)宫颈内口漏斗样改变(Funneling):羊膜囊向宫颈管内突出,宫颈内口扩张,在超声下表现为宫颈内口漏斗样改变(图 4-1-5A)。根据漏斗与宫颈闭合段轴线关系的形状,宫颈可呈现"T""Y""V""U"形(图 4-1-5B),"T"代表宫颈管与宫腔交汇的区域关系正常,而"U"代表宫颈管几乎完全消退,提示自发性早产的风险最高。几乎所有宫颈缩短的病例都合并宫颈内口漏斗形成,但是宫颈长度正常合并漏斗形成的病人,其发生 sPTB 的风险不增加。

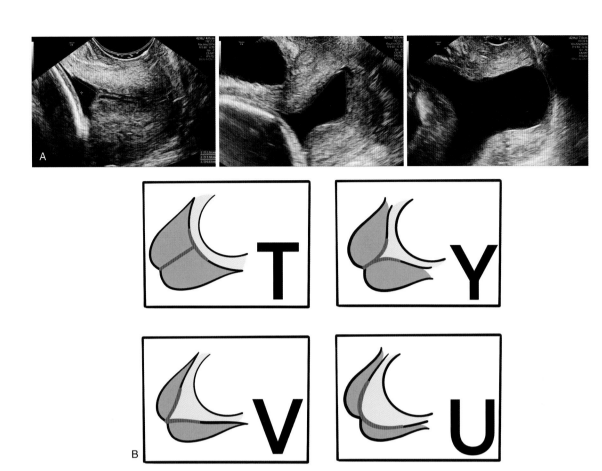

图 4-1-5　宫颈内口的不同改变

A. TVU 宫颈内口漏斗样改变；B. TVU 宫颈形态呈"T""Y""V""U"形改变

【经阴道宫颈长度测量技术的操作步骤】

方法参考 Fetal Medicine Foundation（FMF）规范，具体步骤如下（视频 4-1-1）。

1. 所有宫颈长度测量均采取经阴道超声。

2. 检查前，排空膀胱。

3. 孕妇取膀胱截石位。

4. 选取阴道超声探头，套上干净的一次性避孕套。

5. 确保孕妇舒适的状态下，将超声探头伸入阴道，置于阴道前穹窿处。

视频 4-1-1
经阴道超声测量
宫颈长度

6. 轻轻转动超声探头至宫颈矢状长轴面，清晰显示宫颈内口、外口、全部宫颈管及前羊膜囊。操作中可参照子宫内膜的超声回声，避免将子宫下段与宫颈内口混淆。

7. 将探头稍退后使宫颈图像模糊，再以适当的力量推进探头，重新获得清晰的图像，此举应避免向宫颈加压，造成人为地增加宫颈长度。通常无加压情况下，宫颈前、后唇的厚度应相等。

8. 放大图像，使宫颈图像至少占 3/4 的图像视野。

9. 测量宫颈长度。宫颈内口至外口之间最短的直线距离。

10. 以上述方法至少测量宫颈长度 3 次,选取图像最适宜、宫颈最短值作为宫颈长度记录值,以毫米(mm)表示。

11. 整个测量过程持续至少 3 分钟,要明确有无宫颈漏斗形成(Funneling)。宫颈漏斗形成为部分前羊膜囊凸入内口的表现。当宫颈内口开大 ≥5mm,即认为漏斗形成。若存在漏斗形成,则取宫颈功能长度作为宫颈长度记录值,定义为漏斗最低点至外口的直线最短距离。同时记录漏斗形态、漏斗宽度、漏斗长度及漏斗形成百分比(Funneling%)。

【宫颈长度在 sPTB 中的预测价值】

宫颈长度筛查的敏感性和阳性预测值(PPV)因人群而异。

1. 宫颈长度在单胎妊娠中的预测价值

(1)单胎妊娠且无 sPTB 史:主张在 20 周左右(18~24 周)进行 TVU 筛查短宫颈(≤25mm)。在不进行干预的情况下,短宫颈预测之后发生 sPTB 的敏感性高达 35%~45%,阳性预测值高达 20%~30%。对筛查出的短宫颈孕妇使用阴道黄体酮治疗,可降低 sPTB 的风险。

(2)单胎妊娠且有 sPTB 史:这类人群可能同时存在宫颈功能不全,发生再次早产的风险往往较高,预测的敏感性可达 70%。既往 sPTB 的发生时间越早,则宫颈筛查开始时间就应越早。推荐在妊娠 14~16 周开始进行 TVU 宫颈长度筛查。对于短宫颈(≤25mm)且具有 sPTB 史的女性,可通过实施宫颈环扎术以降低复发 sPTB 的风险。

(3)单胎妊娠、无生产史,但有 sPTB 的危险因素:主张与无 sPTB 史相同的筛查方法,对筛查出的短宫颈孕妇可进行阴道黄体酮治疗。

2. 宫颈长度在多胎妊娠中的预测价值 与单胎妊娠相比,多胎妊娠出现短宫颈的风险增加。一项多中心研究发现,18% 的双胎妊娠在孕 22~24 周会出现宫颈短,发生 sPTB 的风险是单胎妊娠的 8 倍。此外也有研究发现,宫颈长度是预测双胎妊娠发生 sPTB 的独立危险因素。虽然对于双胎妊娠合并短宫颈使用阴道黄体酮或行宫颈环扎术预防 sPTB 的作用尚缺乏大数据研究,但是部分随机试验发现双胎妊娠合并短宫颈行干预治疗可降低 sPTB 的发生率,因此国内外学者主张在妊娠 18~24 周行胎儿超声结构检查时同时筛查宫颈长度。但是不对三胎及以上的妊娠进行短宫颈筛查,因为尚无充分资料可体现筛查宫颈长度、补充黄体酮或环扎术的有效性。

【宫颈长度的普查与选择性筛查】

随机对照试验证据表明,对妊娠中期的女性常规行经阴道超声宫颈长度测量,发现宫颈长度 ≤25mm 时予阴道用黄体酮可有效降低早产的发生。鉴于此相关的医学学组提出了关于实施宫颈长度普查的政策和建议,但迄今为止有关是否对妊娠中期女性常规行宫颈长度的检查仍然存在较多争议。SMFM 推荐对既往有 sPTB 史的单胎妊娠女性,常规在妊娠 16~23^{+6} 周行 TVU 宫颈长度筛查,临界值为 25mm。无 sPTB 史的单胎妊娠女性,则在妊娠 18~24 周行 TVU 宫颈长度筛查,临界值为 20mm,根据宫颈长度测量结果予阴道黄体酮或宫颈环扎预防早产的发生。FIGO 推荐对妊娠 19~23^{+6} 周的所有女性常规进行 TVU 宫颈长度筛查。《早产临床诊断与治疗指南(2014)》认为,鉴于我国国情以及尚不清楚对早产低风险人群常规筛查宫颈长度是否符合卫生经济学原则,目前不推荐对早产低风险人群常规筛查宫颈长度。对于双胎妊娠,2016 年 ISUOG 指南指出,在妊娠 20~22 周常规行 TVU 宫颈长度测量可预测极早产的发生。国内多数学者则主张,双胎妊娠在 18~24 周行超声结构筛查的同时测量宫颈长度,宫颈长度<25mm 则是预测早产的最理想指标。

尽管对妊娠中期经阴道超声宫颈长度的普查尚存争议,但相关的循证医学证据显示基于母体病史特征制订的早风险评分系统并不能有效预测 sPTB。TVU 宫颈长度的测量具有高度可重复性,安全可靠、可接受度高,同时可减少妊娠期 40% 短宫颈的漏诊率,对这类人群使用干预措施可有效降低 sPTB 的发生风险,符合成本效益,因此我们主张对所有妊娠女性行常规筛查。

【宫颈长度测量时机与频率流程图】

经阴道超声测量宫颈长度的时机与频率流程见图 4-1-6。

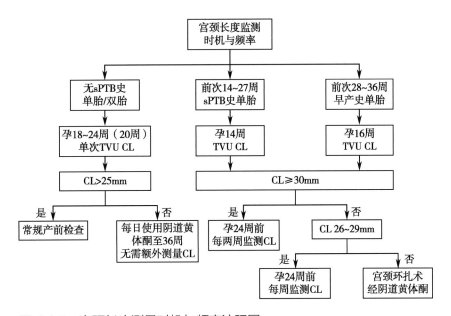

图 4-1-6　宫颈长度测量时机与频率流程图

【注意事项】

为确保测量的准确性,经阴道宫颈长度测量时应注意以下几点。

1. 避免过度地对宫颈施加压力,以免人为地增加宫颈长度。

2. 宫缩间期,动态观察宫颈的变化,测量时间至少 3 分钟,测量次数至少 3 次,调整宫颈图像占整个图像视野至少 3/4,取最短长度作为最后的测量结果。

3. 尽可能全面地标识出与自发性早产相关的超声表现,包括宫颈的形态、漏斗的深度和宽度、宫颈内口的沉淀物。

1. 测量宫颈长度最好的方法是经阴道超声测量。

2. 经阴道超声测量宫颈长度有高度的可重复性,同一检查者分别测量的误差或不同检查者测量值之间的误差约为4mm,甚至更少。

3. 自发性早产的风险与宫颈长度呈负相关。结合宫颈长度和产科病史,妊娠16~24周时宫颈长度≤25mm,可预测自发性早产。

4. 普遍的筛查宫颈长度,目前尚存在争议,多数学者支持对有早产高危因素的人群才进行筛查。但已有证据显示普遍宫颈长度筛查孕妇可接受度高,可减少40%短宫颈的漏诊率,对筛查出的短宫颈孕妇使用干预措施可有效降低自发性早产的风险。

(刘 铭)

【参考文献】

1. BUTT K, CRANE J, HUTCHEON J, et al. 374-Universal Cervical Length Screening. J Obstet Gynaecol Can, 2019, 41 (3): 363-374. e1.

2. DUTTA RL, ECONOMIDES DL. Patient acceptance of transvaginal sonography in the early pregnancy unit setting. Ultrasound Obstet Gynecol, 2003, 22 (5): 503-507.

3. KHALIFEH A, BERGHELLA V. Not transabdominal !. Am J Obstet Gynecol, 2016, 215 (6): 739-744. e1.

4. SON M, MILLER E S. Predicting preterm birth: Cervical length and fetal fibronectin. Semin Perinatol, 2017, 41 (8): 445-451.

5. KHALIL A, RODGERS M, BASCHAT A, et al. ISUOG Practice Guidelines: role of ultrasound in twin pregnancy. Ultrasound Obstet Gynecol, 2016, 47 (2): 247-263.

第二节 生化和分子指标

【导读】

生化和分子指标是经阴道超声测量宫颈长度以外的早产预测方式,二者也可联合使用以预测早产。但早产是一种多因素引起的综合征,病因复杂,到目前为止发现的生化和分子指标在早产预测的准确性上有所不同,能够达到临床应用价值的指标并不多。

虽然目前临床上已使用生化指标预测早产,但由于灵敏度和特异度欠佳,对临床实践工作并无较高的指导意义。另外,由于早产高危因素众多、分类多样,单独使用任何一种生化指标都无法对早产进行精确高效地预测,临床医生也一直困惑该如何选择生化指标才能够达到最好的预测效果,今后的发展趋势可能是使用多种生化指标联合阴道超声测量宫颈长度来进行预测。

【概述】

临床上常见的生化预测指标主要有子宫颈阴道分泌物中的胎儿纤维连接蛋白（fetal fibronectin，fFN）、磷酸化胰岛素样生长因子结合蛋白 1（phosphorylated insulin-like growth factor binding protein，phIGFBP-1）、胎盘 α 微球蛋白 1（placental alpha microglobulin 1，PAMG-1）等。除了以上几种常见的早产预测生化指标外，相关研究还发现有其他具有潜在预测价值的指标，比如母体血清、羊水和宫颈阴道分泌物炎症指标、DNA 和 RNA 分子指标、人绒毛膜促性腺激素（human chorionic gonadotropin，hCG）等，但这些指标应用于临床的价值有待进一步验证。

【常见生化和分子指标】

1. 胎儿纤维连接蛋白　胎儿纤维连接蛋白（fetal fibronectin，fFN）是细胞外基质糖蛋白的一种，分布于胎盘组织、蜕膜及羊水中，由羊膜细胞和细胞滋养细胞分泌，可促进巨噬细胞的巨噬作用，以及促进绒毛膜和蜕膜之间的黏附，在维持妊娠过程中发挥着重要作用。对于妊娠 18~36 周之间的正常孕妇，其子宫颈阴道分泌物中的 fFN 水平很低，随着预产期的临近呈上升趋势；但当胎膜损伤或绒毛膜-蜕膜界面发生炎症时，可导致 fFN 经组织间隙进入阴道，因此检测时表现为 fFN 水平升高，预示早产的风险增加。

是否针对所有孕妇进行常规 fFN 筛查仍然存在争议。目前有昆士兰卫生组织（Queensland Health，QLD）发布的指南推荐使用 fFN 筛查，而美国妇产科医师协会（American College of Obstetricians and Gynecologists，ACOG）和中国的指南并未推荐常规使用。

1991 年，Lockwood 等首次提出妊娠中晚期子宫颈阴道分泌物中的 fFN 可以识别具有早产高风险的孕妇，随后 fFN 被美国食品药品管理局（Food and Drug Administration，FDA）批准用于早产的预测。经过多年的使用和发展，fFN 的检测方式也在不断改进。

fFN 检测有定性和定量两种方法。两者的阴性预测值均达到了 96% 及以上，但阳性预测值不容乐观，定性检测 7 天内发生早产的阳性预测值只有 25% 左右（fFN 阈值为 50ng/ml）。定量检测有早产症状的孕妇 14 天内自发性早产的阳性预测值有所增加（fFN 阈值为 500ng/ml），但也不足 50%。需要注意的是，fFN 定量检测花费高，低浓度时用于风险评估的意义不大。2020 年《昆士兰临床指南：早产临产和分娩》（*Queensland Clinical Guideline：Preterm labour and birth*）更支持 fFN 定量检测，指南认为定量检测提供的定量结果，不仅可以改善早产风险的评估，还可以确定靶向干预的孕妇，减少不必要的转运，并最终降低长期花费，在预测早产方面比定性检测更有优势。

虽然 fFN 筛查预测早产的准确性尚有待进一步验证，但是当检测结果是阴性时，可以作为排他性诊断，起到减轻孕妇精神压力的作用，而且也可以避免不必要的临床干预。fFN 的禁忌证包括宫颈长度 >3cm、胎膜破裂、宫颈环扎术后。阴道流血、性交、阴道指检、经阴道超声、存在润滑油、消毒液、肥皂液等因素也会影响 fFN 的检测结果，因此 fFN 检测前应避免这些因素。

欧洲围产医学协会（European Association of Perinatal Medicine，EAPM）和美国妇产科医师协会的早产指南均指出，单独应用 fFN 对早产的阳性预测值较低，建议 fFN 检测与经阴道超声测量宫颈长度联合应用以提高预测早产的能力。

2. 磷酸化胰岛素样生长因子结合蛋白 1 磷酸化胰岛素样生长因子结合蛋白 1（phosphorylated insulin-like growth factor binding protein-1，phIGFBP-1）是一种 28kDa 大小的蛋白质，由胎儿、母亲肝脏和母体蜕膜细胞产生。母体血清也分泌 phIGFBP-1，但浓度极低，仅相当于蜕膜细胞中的 1/1 000~1/100。正常情况下妊娠 22 周后在宫颈分泌物中不会检测到 phIGFBP-1，但宫缩时或炎症反应等因素让绒毛膜 - 蜕膜界面基质受损分离后，phIGFBP-1 会释放至宫颈阴道分泌物中，成为早产即将发动的客观标志。

phIGFBP-1 检测可在妊娠 22~36 周进行，该方法经窥阴器获取阴道拭子，基于免疫色谱法的试纸法检测结果可在 5 分钟内获得。phIGFBP-1 不受羊水、精液等因素影响，但在宫颈分泌物中留置 18 小时后会降解。

Kekki 等人于 2001 年首次发现子宫颈分泌物中 phIGFBP-1 检测结果呈阳性时，早产风险增加，孕妇表现为胎膜完整、有早产症状。2016 年，Tripathi 等人的研究纳入了单胎妊娠 28~36 周合并先兆早产的孕妇，对床旁快速检查宫颈分泌物 phIGFBP-1 和 fFN 预测早产的效果进行了比较，结果显示，IGFBP-1 对预测 34 周前早产及 7 天内的分娩，比 fFN 有更高的敏感性和阴性预测值。国内陶赛等人也有研究发现，与足月产组相比，早产组孕妇 phIGFBP-1 具有更高的阳性率，且 phIGFBP-1 阳性组孕妇于 28~32 周、33~37 周的早产发生率均明显高于 phIGFBP-1 阴性组。因此，该研究认为 phIGFBP-1 在早产孕妇宫颈分泌物中浓度升高可作为早产发生的预测指标。

但最近一项系统评价的结果发现，子宫颈 phIGFBP-1 检测对预测无症状孕妇和早产临产孕妇发生 <37、34 和 32 周早产的准确性均很低，敏感性和特异性也较差。而对于有早产症状孕妇，子宫颈 phIGFBP-1 阴性检测结果提示预测是否会在 48 小时内分娩的准确性比较高，具有潜在的实用价值，但仍需进一步验证。Fuchs 等人也认为 IGFBP-1 单独或联合宫颈长度测量对有症状且胎膜完整早产孕妇的预测准确性较低。他们发现 180 例早产孕妇中有 21 例（11.7%）IGFBP-1 阳性，在检测后 7 天、14 天内的自发性早产发生率为 7.8% 和 10.6%，妊娠 34 周和 37 周前的自发性早产发生率分别为 12.9% 和 28.8%。

总体而言，从目前的循证证据来看，IGFBP-1 对有症状和无症状孕妇早产风险的总体预测能力有限，目前并未被广泛接受用于临床，因此不建议常规使用 phIGFBP-1 预测早产。

3. 胎盘 α 微球蛋白 1 近年来，越来越多的国家和地区通过检测胎盘 α 微球蛋白 1（placental alpha microglobulin 1，PAMG-1）以确定或排除胎膜早破。PAMG-1 是由蜕膜细胞合成的另一种糖蛋白，在羊水中浓度较高。当胎膜完整时宫颈阴道分泌物中的 PAMG-1 浓度极低，但如果发生胎膜早破，宫颈阴道分泌物中的 PAMG-1 浓度是破裂前的 1 000~10 000

倍。故而 PAMG-1 被选择作为检测胎膜早破的标记物。

与传统检测阴道液 pH 值诊断胎膜早破的方法相比,PAMG-1 具有更高的灵敏度,可以检测破口小、破口位置高、阴道排液量少的胎膜早破。2015 年,国内有研究表明 PAMG-1 检测胎膜早破的灵敏度、准确度和阴性预测值明显高于 pH 试纸和 hCG 等方法,并建议将 PAMG-1 检测与 pH 试纸联合应用以提高胎膜早破诊断的准确性。

PAMG-1 不仅可以预测胎膜早破,还可以用来预测早产。最新的研究数据显示,PAMG-1 可能有助于预测胎膜完整的有先兆早产症状孕妇的分娩时间,提示 PAMG-1 联合宫颈长度测量可能具有更高的早产预测价值。Nikolova 等人的研究表明在预测 7 天内即将发生的早产方面,PAMG-1 比 fFN 具有更高的阳性预测值。与 fFN 相比,PAMG1 检测可能受到性行为的影响较少,而性行为会增加 fFN 的假阳性率。

Nikolova 等人对 PAMG-1 预测 7 天或 14 天内早产的效果进行了评估,研究纳入了胎膜完整、宫颈长度 ≤3cm 的先兆早产孕妇。研究发现 PAMG-1 预测 7 天内早产的敏感度、特异度、阳性预测值和阴性预测值分别为 90%、93.8%、97.4% 和 78.3%;预测 14 天内早产分别为 80%、96.1%、93.6% 和 87%。但这些研究结果仍需进一步的多中心大样本临床试验进行验证。

另外,由于羊水中含有较高浓度的 PAMG-1,子宫收缩时可能导致羊水"微漏",有研究发现合并子宫收缩的先兆早产孕妇比无宫缩的孕妇具有更高的 PAMG-1 阳性率,因此临床上也可见到即使胎膜完整,也会出现 PAMG-1"假阳性"的情况。

PAMG-1 检测无需使用窥阴器,仅需阴道拭子直接插入阴道获取样本,5 分钟内可获得检测结果,操作简单、快速、方便。使用 PAMG-1 诊断胎膜早破的临界值是 5.0ng/ml。因母血中也存在低浓度的 PAMG-1,一旦样本被孕妇的血液污染就极易出现假阳性结果,所以有阴道流血者不适宜采用 PAMG-1 检测来预测早产的发生。

4. 母体血清、羊水和宫颈阴道分泌物炎症指标 临床上有一部分早产由炎症引发。感染发生时,母体内会出现一系列炎症级联反应,母体与胎儿界面细胞因子间的平衡受到破坏,伴随着细胞黏附因子、趋化因子、促炎细胞因子和白细胞活化的增加,会刺激羊膜、绒毛膜、底蜕膜及子宫肌层释放前列腺素和基质金属蛋白酶等物质,从而引起子宫收缩和随后的宫颈改变,发动分娩。近年颇受关注的早产预测的炎症或感染指标主要包括白介素(IL)、趋化因子、细胞因子、防御素、碱性磷酸酶等。

Hillier 等人的研究针对 50 例孕 20~33 周早产妇女评估了羊水中多种细胞因子的水平,研究结果显示 IL-6(白介素 -6)表达上调与早产的关系最密切。Lucaroni 等人关于预测早产的生物指标进行了系统分析,发现 IL-6 表达上调的孕妇发生早产的概率是 IL-6 正常者的 2~3 倍;IL-8 和 TNF-α 在预测早产方面也有着较高的阳性似然比。HeRRer 等人的研究表明与足月分娩的孕妇相比,先兆早产孕妇血清中 CRP(C- 反应蛋白)、IL-1β(白介素 -1β)、IL-6、IL-7(白介素 -7)、IL-8(白介素 -8)和 IL-10(白介素 -10)会出现表达上调。Conde-Agudelo 和

Goldenberg 等人的研究发现:IL-2、粒细胞集落刺激因子、基质细胞衍生因子1α、干扰素-γ、基质金属蛋白酶-8(MMP-8)、细胞蛋白酶抑制因子、可溶性血管细胞黏附因子-1、可溶性细胞间黏附分子、铁蛋白及碱性磷酸酶与自然早产的发生相关。

近年来,炎症或感染指标在早产预测研究中备受关注,炎症性因子浓度水平检测有望成为临床潜在筛查先兆早产孕妇的独立指标。目前发现的与早产相关的炎症或感染指标较多,如何筛选出准确性高、适用于临床的指标是现阶段研究面临的问题。

5. 分子指标　随着分子生物学技术的发展,母体外周血成为科学家们关注的焦点。1997年,香港中文大学 Dennis Lo(卢煜明)首次从孕妇血浆和血清中提取到胎儿 DNA。随后,母体外周血中提取的胎儿 RNA 和 DNA 在临床上被用于检测胎儿的性别及遗传病、基因病等。

在临床上广泛应用母体外周血胎儿 DNA 检测遗传病时,有研究人员发现胎儿 DNA 在早产孕妇外周血中的含量超过足月孕妇2倍多,这提示母体外周血的胎儿 DNA 或 RNA 有可能成为诊断和预测早产的生物标志物。

2018年,斯坦福大学的 Ngo 等人通过对38名早产高风险孕妇的外周血游离 RNA(cell-free RNA,cfRNA)进行测序,发现有7个 cfRNA(CLCN3、DAPP1、PPBP、MAP3K7CL、MOB1B、RAB27B 和 RGS18)与早产发生的关系最为密切,利用这7个 cfRNA 建立的预测模型可提前2个月准确预测早产风险,阳性预测值为57%~86%,阴性预测值为93%~94%。虽然该研究存在一定局限,比如样本量不足、研究组和对照组孕妇均为早产高风险人员、人群比较单一等,但其在早产无创性诊断的研究和临床应用方面起到了一定的推动作用。该研究发现的临床转化和应用价值,还需要更多的研究进一步验证。

也有研究人员在早产胎盘组织中发现了表达差异的 microRNA,并在随后证明妊娠早期母体外周血 microRNA 可能成为预测早产的无创性生物标志物,该发现在早产预测研究中具有重要意义。但由于 microRNA 种类繁多,还需要进一步筛选并确定精准的某一种或几种与早产发生最相关的 microRNA,其潜在临床预测价值也需多中心大样本临床研究加以验证。

6. 人绒毛膜促性腺激素　Bagga R 等人发现从宫颈阴道分泌物中检出人绒毛膜促性腺激素(human chorionic gonadotropin,hCG)与先兆早产孕妇的早产风险增加有关。他们的研究结果显示,hCG 预测48小时内分娩的敏感性为95.8%、特异性为73.7%、阳性预测值为53.5%、阴性预测值为98.2%,7天内分娩的敏感性为85.7%、特异性为80%、阳性预测值为69.8%、阴性预测值为91.2%。将其与宫颈长度测量联合应用预测48小时和7天内分娩的敏感性、特异性、阳性预测值和阴性预测值分别为95.83%、77.63%、57.5%、98.33%和88.57%、86.15%、77.5%、93.33%。

因此,hCG 单独用于无症状孕妇早产预测的阳性价值有限,但与宫颈长度测量联合应用的阳性价值较高,所以 Bagga 等认为 hCG 和宫颈长度测量联合应用可以作为早产预测的床旁快速检测,以提高早产预测的准确性。同时,由于 hCG 价格便宜,有学者认为可使用 hCG

替代费用较高的 fFN 检测。但目前关于 hCG 用于早产预测的研究较少,仍需更多更大样本量的研究对其准确性进行验证。

7. 其他指标　相关研究表明,血清蛋白、遗传因素、血管内皮生长因子(VEGF)、胎盘生长因子(PGF)、可溶性 VEGF 受体 -1(sFlt-1)等指标都可能是早产的一个潜在预测因素。然而,这些指标在预测早产的临床实践中尚未发挥积极作用,仍需进一步研究证明其临床价值。

【适宜人群】

无早产症状的早产高危孕妇和有早产症状的孕妇都是早产高危人群。无早产症状的早产高危孕妇包括有多胎妊娠、子宫畸形、早产史、晚期流产史、子宫颈手术史、至少 2 次选择性人工流产史的但本次妊娠未表现出早产症状的孕妇。有早产症状的孕妇包括:①本次妊娠满 28 周后至 37 周前出现子宫收缩;②可伴有少量阴道流血或阴道排液;③表现为持续的腰痛、下腹部或盆腔有坠胀感、轻度腹部绞痛等症状的孕妇。现有 ACOG 和中国早产相关指南不推荐常规使用任一生化指标或分子指标预测早产。虽然澳大利亚昆士兰早产相关指南推荐进行 fFN 筛查,但并未推荐其他生化指标或分子指标筛查。

【注意事项】

1. 从目前的研究来看,现有生化指标或分子指标预测早产尚不满意,比如 fFN 的阴性预测价值较好,但阳性预测值不高。

2. 早产由多因素引起,要提高早产预测的准确性,有效降低早产发生率,必须从错综复杂的病史中排查早产风险因素,分析诱发早产的机制,从而选择最适合的早产预测指标进行动态检测,避免发生不必要的早产,同时,也应避免过度的干预治疗。

3. 因早产发病因素多且机制复杂,多种指标联合应用或与宫颈长度测量联合应用以提高早产预测的准确性是目前比较推荐的方式。研究证实,fFN 联合宫颈长度、phIGFBP-1 联合宫颈长度预测早产的阳性预测值及阴性预测值高于单一指标。

【关键点】

1. 所有的生化指标和分子指标单独使用效果或联合使用效果仍需更多的临床试验进一步验证。

2. 国内指南尚不推荐普遍进行生化指标或分子指标筛查。

(漆洪波)

4

早产的预测

参考文献

1. Queensland Clinical Guidelines. Preterm labour and birth. Guideline No. MN20. 6-V9-R25. Queensland Health. June 2020.
2. DI RENZO GC, CABERO ROURA L, FACCHINETTI F, et al. Preterm Labor and Birth Management:

Recommendations from the European Association of Perinatal Medicine. J Matern Fetal Neonatal Med, 2017, 30 (17): 2011-2030.

3. ACOG. Practice Bulletin No. 234: Prediction and prevention of spontaneous preterm birth. Obstet Gynecol 2021, 138: e65-e90.

4. NGO T, MOUFARREJ MN, RASMUSSEN MH, et al. Noninvasive blood tests for fetal development predict gestational age and preterm delivery. Science, 2018, 360 (6393): 1133-1136.

5. LEOW SM, DI QUINZIO MKW, NG ZL, et al. Preterm birth prediction in asymptomatic women at mid-gestation using a panel of novel protein biomarkers: the Prediction of Preterm Labor (PPeTaL) study. Am J Obstet Gynecol MFM, 2020, 2 (2): 100084.

第5章

早产的预防

第一节 早产的三级预防

【导读】

早产是产科常见的并发症,是导致新生儿死亡及其他不良结局的重要原因,近年来呈逐渐上升趋势,严重影响人口出生质量,加重全球社会医疗负担。早产是一系列社会环境因素和生物医学因素综合作用的妊娠结果,重视早产的三级预防,多学科协作,个性化管理,规范诊治,才能真正降低早产及早产儿的发病率,改善母婴结局。世界卫生组织(WHO)已将每年的 11 月 17 日定为"世界早产(儿)日"。

【概述】

早产的一级预防是针对所有育龄人群,努力发现并消除早产的相关高危因素,包括年龄、体质、心理压力、生活环境,以及既往史、感染、不孕治疗、多胎妊娠、胎膜早破、全身疾病和妊娠并发症(如高血压、高血糖)等方面。建议加强科普宣传教育,让全民了解早产的相关危险因素,适龄生育,养成健康的饮食生活习惯,戒烟少酒,远离有害污染环境,孕前积极治疗基础疾病,慎重选择不孕症的治疗方法,严格掌握辅助生殖技术(assisted reproductive techniques,ART)的指征,提倡单囊胚移植,减少激素用量和宫腔操作次数,将生理及心理调整至最佳状态再受孕,从而减少早产的高危因素。

早产的二级预防就是针对具有早产高危因素的孕妇,开展预防措施降低早产发生率。早产的预防及治疗是降低早产发生率的关键,但早产是多因素参与、多环节作用的结果,很难用单一的因素或药物达到预测和预防的目的。因此,建议开展孕期健康宣传教育,区域建卡孕期保健,系统管理高危孕妇,积极治疗妊娠合并症及并发症,重视心理疏导及营养指导,合理进行早产的预测,并给予有效的预防措施,尽量减少难免早产的发生。

早产儿的并发症多,死亡占围产儿死亡总数的 85% 以上,部分早产儿遗留神经系统后遗症。早产的三级预防就是当早产已无法再预防时,尽量改善母婴的不良结局(图 5-1-1)。

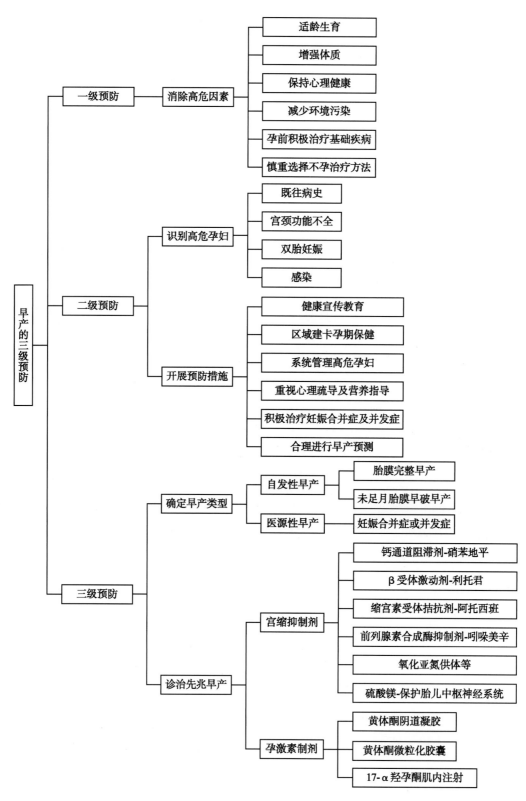

图 5-1-1　早产的三级预防

一、早产的一级预防

1. **年龄** 国际妇产科联盟(FIGO)将35岁以上的孕产妇定义为高龄孕产妇。研究发现,25~29岁孕妇的各方面条件较好,结构性心脏病等心血管并发症的发生率最低,早产及低出生体重儿的发生率最低,为妊娠及分娩的最适年龄;≥35岁孕妇组发生早产的危险性是20~34岁孕妇组的2倍,而且,早产的风险随着孕妇年龄的增加而增加,35~39岁 *OR* 1.0,>40岁 *OR* 1.4,>45岁 *OR* 1.5~2.0。高龄妇女的卵巢功能随着年龄增长下降,血清抗米勒管激素(anti-Müllerian hormone,AMH)水平降低,需ART治疗的更多,不良妊娠结局增加,心理压力大;而且,高龄孕妇妊娠合并症和并发症较多,如高血压、糖尿病、子宫肌瘤、心理压力大,宫颈弹性减弱、生殖道感染及胎膜早破等,≥40岁高龄经产妇妊娠糖尿病(gestational diabetes mellitus,GDM)发病率是适龄组的近3倍;这些均为早产的高危因素。

丈夫年龄>45岁的孕妇出现早产的可能性比丈夫年龄30岁左右的高10%~30%。因为随着年龄的增加,男性生殖器官功能下降导致精子营养和防御功能降低、生殖道接触的辐射等有害因子更多、精子遗传物质发生有害突变的风险增加等。丈夫年龄<20岁也会因心智、脾性不成熟,生活习惯不健康等因素给孕妇带来不良影响,导致早产的风险相对增高。

2. **体质** 营养状况可以通过身高、体重、体重指数(BMI)、营养摄入量和各种血清指标来评估,并与早产相关,孕前体重<45kg(*OR* 4.9)、身高<150cm(*OR* 3.4),BMI<19.5kg/m² (*OR* 2.91)。体质差、孕前BMI低的女性可能摄入较少的维生素和矿物质,从而使血流量减少,抵抗力下降,感染增加,发生早产的风险也增加。

而肥胖会降低生育能力,增加受孕所需的时间;肥胖孕妇的妊娠合并症(如2型糖尿病和慢性高血压)发生率高,早产的风险大,同时肥胖使胎儿畸形的超声检出率下降,神经管畸形的风险增高(*OR* 2)。

3. **心理压力** 国内外近几年孕产期心理健康问题不断突显,40%孕妇在孕早期已产生心理压力,孕晚期则上升至70%。国外产后抑郁症的发病率为10%~15%,国内为14.7%,却只有3.8%知道自己产后抑郁并意识到严重性。孕产期存在心理问题会增加妊娠高血压、妊娠糖尿病等产科并发症。当经济状况差、住房不稳定和物质严重匮乏等社会环境、行为方式因素使孕妇处于应激状态时,不仅导致胎盘循环障碍,还会导致胎盘-胎儿-肾上腺-内分泌轴紊乱,过早、过多分泌促性腺皮质激素释放激素(CRH)和雌激素,使宫颈过早成熟并诱发宫缩。暴露于2个或更多的不良童年经历可将早产的发生率提高2倍,且童年时期的不良事件每增加1次,早产的风险就会增加18%。同时,孕期经历负性生活事件(如家庭成员生病、死亡、家庭关系破裂、经济困难等)会使早产的危险增加2.56倍,且相关事件的发生每大于5次,早产的发生率就增加7%。即使对社会人口统计学、医学和行为风险因素的影响进行调整后,心理或社会压力大的母亲也有将近2倍的早产风险。

抑郁症和早产之间联系的机制尚不清楚,但抑郁情绪与自然杀伤细胞活性降低、血浆促炎细胞因子及其受体浓度升高、血清中炎症标记物(如 C 反应蛋白)的浓度增加之间存在联系,故炎症可能在一定程度上介导抑郁症和早产之间的关系。抑郁症与吸烟、药物和酒精使用的增加有关,但在调整了吸烟、药物和酒精使用的研究中,抑郁症和早产之间的联系仍然存在,表明这种关系可能是由多种混杂因素引起的。而且,丈夫消极的心理状态,以及孕妇妊娠期无丈夫的陪伴,均会显著增加早产等不良妊娠结局的发生率。丈夫受教育程度较低和无固定工作也是孕妇早产的相关危险因素。

4. **生活环境**　吸烟、饮酒、空气污染物、职业接触放射物等均会导致早产。美国早产产妇中 32.3% 有主动或被动吸烟的经历。因为烟雾中存在大量儿茶酚胺甲基衍生物和对苯二酚,可产生导致 DNA 损伤及子宫收缩的活性氧,继而增加早产风险,同时,吸烟可使胎盘绒毛面的微绒毛变短、胎盘中血管形成减少、绒毛基质胶原含量增加等,导致胎盘过早钙化和梗死,从而引发早产。备孕期丈夫饮酒会导致精子生物学特性和生殖内分泌水平发生变化,从而改变印迹基因和表观遗传修饰,最终发生早产。

在调整了其他混杂因素后,孕早期暴露于臭氧、一氧化碳、二氧化氮、二氧化硫、细颗粒物及悬浮颗粒物等空气污染物会使母体血液携氧功能明显降低、血液黏稠度变大,导致子宫供氧不足,从而影响胎盘的营养物质传递,而且还可通过影响母体的下丘脑 - 垂体后叶素 - 性腺轴,破坏母体的正常内分泌生理功能及宿主防御机制,最终导致早产;且随着相关污染物浓度的升高,发生早产的危险性也相应增加。长期接触含有机磷、有机氯及己烯雌酚等药物,也可导致早产。

现代生活中电脑、手机、微波炉等造成的电磁污染也不容小视。长期接受噪声会破坏孕妇的正常内分泌功能,增加紧张性激素的分泌,孕妇易烦躁,胎儿胎动频繁、胎心基线升高,严重者会诱发子宫收缩而引起早产等不良结局。

5. **不孕治疗**　不孕症人群存在较多的基础疾病,ART 中体外受精胚胎移植术(in vitro fertilization and embryo transfer,IVF-ET)的单胎妊娠组与等待 IVF 时自然妊娠组的早产率相同,但高于普通人群的早产率(*OR* 1.55)。IVF 妊娠组的胎膜早破及产后出血发生率明显高于自然妊娠组,尤其是女性因素不孕者,如子宫内膜异位症、输卵管因素、盆腔炎症等,这表明不孕症本身就是早产的一个危险因素。IVF 孕妇妊娠高血压疾病的风险增加(*OR* 1.48),可能与孕妇高龄(50%>34 岁,19%>40 岁)、初产、多胎、生育能力降低、潜在的慢性疾病、血管内皮细胞功能异常、胎盘功能异常及促排卵过程激素环境异常(高雌激素、高孕激素、高胰岛素样生长因子)等有关。IVF 双胎妊娠的 GDM 发病率是自然妊娠双胎的 2.2 倍,IVF 妊娠的 GDM 发生率显著增加可能与孕妇年龄偏大、高体质量指数、多胎妊娠等有关;一部分 PCOS 患者,肥胖比例高,多伴有胰岛素抵抗;促排卵治疗及妊娠早期黄体支持治疗及不同的药物种类导致体内激素水平增高;胰岛素生长因子及胎盘功能异常等均可导致 GDM 的发生。而且,ART 妊娠还有更多其他产科并发症,如双(多)胎妊娠(*OR* 10~20)、前置胎盘(单胎 *OR* 6,双胎 *OR* 3)、胎盘早剥、晚期妊娠出血、胎膜早破(*OR* 1.49)以及剖宫产和引产等医学干预,即便是单胎妊娠,ART 妊娠的也较自然妊娠的妊娠期并发症发生率高,故发生自发性早产(spontaneous preterm birth,sPTB)(OR 2~3)和医源性早产的风险都更高。

不孕症的促排卵、配子和胚胎培养条件及培养基、胚胎冷冻和冻融等治疗方法均可使早产的风险增加。ART 促排卵会改变体内的激素环境,可能导致质量较差的卵母细胞得以生长发育并被使用;ART 促排卵卵泡期末期血清孕酮升高,影响子宫内膜容受性和着床窗口,致子宫内膜和胚胎发育不同步;使用促性腺激素刺激卵巢释放松弛素,致宫颈不成熟、操作过程中盆腔内及宫颈出血、损伤、继发感染等;还可能出现体内激素急剧升高,导致血管内皮功能障碍相关的妊娠高血压、肠道菌群失衡的 GDM、未足月胎膜早破的发病率增加,这些均增加早产风险。新鲜胚胎移植妊娠的早期游离 β-人绒毛膜促性腺激素浓度增加,妊娠相关血浆蛋白 a 降低,均表明胎盘异常可能。囊胚移植还与颈项透明度测量值增加有关,这可能是由于胚胎发生或胎盘生长延迟所致,从而使胎儿出现低氧血症或发生胎盘慢性炎症,可见,胎盘发育在 ART 后妊娠的 sPTB 的发病机制中起关键作用。

二、早产的二级预防

1. 既往病史 与早产密切相关的既往病史包括早产或流产史、子宫及宫颈手术史。既往早产史是再次妊娠发生早产的独立危险因素,复发率约 15%~50%,风险取决于既往分娩的次数和孕龄。文献报道,早产复发风险与前次早产的孕龄成反比。复发的机制并不太清楚,可能与持续或复发性宫内感染,以及导致早产的潜在疾病(如糖尿病、高血压或肥胖等)的持续存在有关。而且,第一次早产的女性比第一次足月分娩的女性更有可能出现较短的分娩间隔,从而增加早产的风险。在排除其他影响因素后,分娩间隔小于 6 个月的早产风险增加 2 倍以上。短妊娠间隔会减少产妇补充已消耗储存的必需维生素、矿物质和氨基酸的机会,孕期适当补充孕激素有望降低 sPTB 的复发率。

生殖系统发育畸形或手术史(宫颈)可使早产的风险增加。目前临床上治疗宫颈上皮内瘤变(cervical intraepithelial neoplasia,CIN)2 级及 3 级常用宫颈病灶切除性治疗,包括子宫颈冷刀锥切术(cold-knife conization,CKC)、子宫颈环形电切术(loop electrosurgical excision procedure,LEEP)和激光锥切术,由于切除或破坏了部分宫颈,导致妊娠的机械性支持缺乏及宫颈抵御细菌逆行感染的生理屏障破坏,随后造成宫颈功能不全(cervical incompetence,CI)、宫颈瘢痕、胎膜早破、早产、低出生体重儿及围产期病死率的风险增加。宫颈锥切术使流产、早产和胎膜早破的风险增加 4~7 倍;接受一次以上锥切手术后早产的风险增加了 10 倍;≥2 次 LEEP 史的孕妇术后早产风险增加了约 4 倍,与有 1 次 LEEP 史的孕妇相比,早产风险也增加了 1 倍;LEEP 和 CKC 均与低出生体重有关,以 CKC 最为显著。一项大样本病例回顾研究发现,ART 双胎妊娠孕妇中,有宫颈锥切的 sPTB 发生率为 58.2%,而对照组为 41.3%(OR 1.94),早期早产(<32 周)的发生风险也同样翻倍,ART 单胎妊娠孕妇中宫颈锥切

术后 sPTB 的比例也为 13%。此外，宫颈活检也与 sPTB 增加有关。

系统评价药物治疗宫颈 CIN 2 级及 3 级的 RCT 显示，药物对 HSIL 患者宫颈病灶组织学消退的有效率与手术治疗在统计学上无明显差异，但可显著降低不良妊娠结局风险。因此，建议对于有生育要求的 HSIL 妇女，孕前尽量先药物治疗，待分娩结束后若疾病有进展或继续药物治疗无效，再手术治疗。

2. 宫颈功能不全　宫颈功能不全（cervical insufficiency，CI）是早产的危险因素。CI 是先天性发育不良或继发于分娩、流产或手术操作的损伤，造成宫颈结构异常或功能障碍，导致宫颈内口松弛、羊膜囊膨出、胎膜早破等，是晚期流产及早产的主要因素，发生率为 0.1%~1.0%。临床表现为妊娠中晚期出现无痛性宫口扩张、子宫颈管缩短、羊膜囊膨出、胎膜早破，进而发生流产、早产。多囊卵巢综合征（PCOS）、宫颈锥切术、肥胖和双胎 / 多胎妊娠是 CI 的高危因素，而 ART 妊娠的孕妇常常存在这些高危因素。文献报道，ART 妊娠孕妇发生 CI 的风险高于自然妊娠的孕妇。

可以推荐妊娠 20~23^{+6} 周阴道超声测量宫颈长度 ≤ 25mm 为预测阈值，宫颈长度 <15mm 孕妇早产的可能性增大；宫颈长度 20~30mm 者可检测 fFN，如 fFN 呈阳性或 fFN 水平 >50μg/L，应给予预防早产的措施；宫颈长度 >30mm，即使有症状，除非未足月胎膜早破，早产可能性极低。对有先兆早产症状者应动态监测宫颈长度，宫颈内口漏斗状扩张可能是暂时的，与 <35 周早产之间并无独立相关性，也和最终的分娩孕周无相关性，只有伴宫颈长度缩短才有意义。先兆早产且宫颈长度 15~30mm 时，阴道液中胎盘 α 微球蛋白 -1（PAMG-1）预测 sPTB 的价值较大。另外，妊娠中期宫颈缩短也是产后病理诊断绒毛膜羊膜炎的独立危险因素，对于妊娠中期超声发现宫颈缩短的孕妇需注意监测感染征象。

CI 的孕产妇，常用经阴道宫颈环扎 McDonalds 术式和 Shirodkar 术式预防早产，经腹（开放性手术或腹腔镜手术）宫颈环扎术建议仅用于经阴道环扎失败者。孕前已诊断者可在妊娠 12~14 周择期行宫颈环扎术，妊娠中期筛查时发现宫颈缩短者行治疗性宫颈环扎术，妊娠中期宫口开大羊膜囊膨出者行紧急宫颈环扎术，但应鉴别是否是先兆早产的宫缩所致的宫颈缩短和宫口扩张，充分告知及评估利弊，避免宫颈环扎术的过度应用及环扎术后并发症。目前，已开发一种丝素蛋白配制的可注射水凝胶，模拟人体宫颈组织的体内力学性能，以增加宫颈组织体积并改善宫颈力学性能，但仅用于怀孕大鼠或兔子等动物实验，以及子宫切除术后的体外注射，有待于进一步研究并应用于临床。

孕期长期站立是早产的高危因素，特别是每周站立超过 40 小时者，但卧床休息尤其绝对卧床对有早产高危因素的人群不但没有益处，反而可能有害，可考虑适当使用托腹带。另一种方法，子宫颈托被认为可能有益于在妊娠期间支撑子宫颈，而且出血和感染等不良后果的风险较小。已经有几种不同几何形状的子宫颈托用于预防 sPTB，最常见的是 Arabin 子宫颈托，但最近的研究表明，超声测定后根据个体解剖结构定制的子宫颈托能更好地了解子宫和子宫颈重量的最佳分布，可显著降低宫颈短且无 sPTB 史孕妇的早产发生率。但目前子宫颈托的临床应用价值仍存在较大争议,临床医生需谨慎选择。

3. 双胎妊娠 随着 ART 的不断发展,全球各个国家的双胎妊娠率均明显增加,比自然妊娠高 10~20 倍。多胎妊娠由于子宫过度膨胀,宫腔压力过高,子宫平滑肌伸展过度,是早产的一个独立危险因素。早产是双胎妊娠最主要的并发症,自然妊娠双胎的早产风险也比单胎妊娠高。2018 年美国双胎早产发生率高达 60.32%,是单胎的 6 倍。2019 年中国不同地区、不同级别的 48 家医疗单位的双胎早产发生率为 58.71%。绒毛膜性在一定程度上也决定了双胎妊娠的分娩孕周。单绒毛膜性双胎妊娠胎盘表面存在广泛血管交通,临床上易发生双胎输血综合征(twin-to-twin transfusion syndrome,TTTS)、选择性胎儿生长受限(fetal growth restriction,FGR)等并发症,终止妊娠的孕周也相对早于双绒毛膜性双胎,更是早产的高危因素(OR 1.82)。

sPTB 在双胎早产中所占比例较高,但晚期早产(>34 周)的原因主要是医源性早产,约占 1/3,多胎妊娠的 GDM(国外 32.%~21.5%,国内 26.4%)、妊娠高血压疾病、胎盘早剥、前置胎盘(OR 2)等并发症发生率增多,从而显著提高早产和低出生体重儿发生率。与单胎早产相比,ART、羊水过多、胎膜早破、GDM、妊娠期肝内胆汁淤积症等高危因素与双胎早产的关系更加密切。即使控制了母亲的年龄和孕产次后,ART 妊娠发生子痫前期的风险也高(OR 2.1),且双胎妊娠子痫前期的发生风险比单胎妊娠高(OR 2.6),导致了较多<35 周的早产(双胎 34.5%,单胎 6.3%)和胎盘早剥(双胎 4.7%,单胎 0.7%)等并发症的发生。IVF 双胎妊娠与单胎妊娠孕妇妊娠高血压疾病的发生率分别为 12.4% 和 5.7%,且发病早、程度重,易出现心肺并发症及子痫。双胎妊娠孕妇发病后病情发展迅速,孕妇体内蛋白在短时间内随尿液大量丢失,部分患者血压难以控制,伴多器官功能障碍,从而导致医源性早产。

双胎妊娠胎膜早破的发生率为 13.99%,未足月胎膜早破的发生率为 12.89%,可导致近 1/3 的早产,是诱发早产的最直接因素。双胎妊娠出现胎膜早破的时间较单胎妊娠提前,且双胎妊娠一旦出现胎膜早破,发生早产的风险明显增加,围产儿死亡的风险也显著增加,故双胎妊娠早期早产(<32 周)是单胎妊娠的 8 倍。

推荐对双胎妊娠的孕产妇进行高危管理;给予心理疏导并得到家属的理解和支持;妊娠 11~14 周间超声确定绒毛膜性;对无并发症的双绒毛膜双胎,从孕 24 周开始,每 3~4 周做一次超声评估胎儿生长;16~24 孕周经阴道超声显示宫颈长度≤25mm 者,可每日阴道使用黄体酮 200~400mg,必要时可持续用到 34~36 孕周;当宫颈长度≤15mm 或宫颈扩张≥1cm 时可考虑行宫颈环扎术;尚无足够证据推荐对双胎妊娠、宫颈缩短孕妇使用子宫托;有其他早产高危因素(如早产史、子宫过度扩张、既往宫颈手术)的孕妇则需进一步评估;即使是有宫颈缩短或其他早产高危因素的双胎孕妇,也不建议卧床休息或限制活动,适当的运动还可以减少孕期并发症的发生率。

4. 感染 与 sPTB 关系最密切的感染性疾病为绒毛膜羊膜炎,B 组链球菌是常见的病原体之一,感染途径多为上行性感染。但因常规培养技术很难检测到,故宫内感染不止仅为文献报道的占早产25%~40%，羊水中解脲脲原体培养阳性或中期妊娠羊膜穿刺术时解脲脲原体聚合酶链反应阳性的孕妇，通常在数周后出现sPTB或胎膜早破。15%胎膜完整的孕产妇剖宫产时绒毛膜羊膜中培养出细菌；多达70%的足月择期剖宫产孕产妇的胎膜中用荧光原位杂交结合细菌DNA保守区特异性的DNA探针（16S核糖体RNA）检测到有细菌；在剖宫产胎膜完整的早期早产孕产妇中，超过80%的人发现了胎膜中细菌和羊水中的相关炎症反应，这些发现表明，仅绒毛膜羊膜中存在细菌，不足以引起炎症反应、胎膜早破和早产，但细菌感染会导致早产。

生殖道感染多见于<30周的早产孕产妇，而且，异常菌群出现的时间越早，早产的风险越大。生殖道微生物的亚临床感染可增加早产的发病率，如：细菌性阴道病（7%~30%），滴虫性阴道炎（OR 13.1），外阴阴道假丝酵母菌病，支原体、衣原体（OR 2.1）以及梅毒和淋病（OR 2.1）感染。孕期生殖道支原体及衣原体感染可导致子宫内膜炎、绒毛膜羊膜炎、胚胎停育、流产、早产、未足月胎膜早破等，以及胎儿与新生儿呼吸道疾病，而阴道的B组链球菌也已证明与早产风险增加有关。同时，感染的相关因素，如阴道pH值>5，胺试验阳性，严重阴道出血，低龄（<20岁）以及不良孕产史等均可使早产风险增加。其他部位的感染，如肾盂肾炎和无症状菌尿、肺炎和阑尾炎也会促进早产的发生。流感、败血症、李斯特菌病、肺炎等全身性和羊膜腔外感染，都与PTB有关。牙周病也可使早产风险加倍。

尽管抗生素使用可降低母亲感染，但对新生儿结局并无明显改善，还与新生儿坏死性小肠炎的高发生率相关，可能造成长期危害。因此，美国妇产科学会（ACOG）的早产指南并不推荐早产且胎膜未破孕妇使用抗生素延长孕周。但早产胎膜早破与B组链球菌感染的则与之相反。妊娠早期生殖道菌群异常，即使随后恢复正常，仍可增加晚期流产和早产的风险，20周前进行感染筛查和治疗可降低早产；妊娠晚期感染常已造成组织损伤，此时抗生素使用则无效，因此，推荐在妊娠早期感染未造成组织不可逆损伤时使用抗生素。

感染和感染驱动的炎症反应激活被认为是sPTB的主要危险因素。促炎细胞因子的增加与子宫激活和早产有关，而抗炎细胞因子的产生已被证明在妊娠期子宫静止中起着重要作用，如肿瘤坏死因子（TNF）-α、白细胞介素（IL）-1β、核因子（NF）-κB等。这些炎性介质通过正反馈作用进一步刺激母胎界面释放更多的炎性介质，如IL-6、IL-8、前列腺素等，放大炎性反应，介导分娩的启动。其中，妊娠中期宫颈分泌物中IL-6的升高与<35周sPTB的发生相关。阴道分泌物高磷酸化胰岛素样生长因子结合蛋白-1（phosphorylated insulin-like growth factor binding protein，phIGFBP-1）、基质金属蛋白酶（MMP）、唾液雌三醇也可以用于早产的预测。妊娠22~36周，用phIGFBP-1预测7~14天内发生早产的灵敏度为67%，特异度为77%。但目前大多数研究结果只能预测7~14天内将要发生的早产，此时再给予干预可能已为时过晚。

三、早产的三级预防

早产根据病因不同分为 sPTB (70%~80%)，包括胎膜完整早产、未足月胎膜早破早产（preterm premature rupture of membrane，PPROM）以及医源性早产（iatrogenic preterm delivery，IPD），后者是有其他妊娠合并症或并发症，继续妊娠将严重危及母婴安全，需提早终止妊娠，多具有明确的导致早产的复杂的产科病理因素。建议首先是能明确早产的类型（表 5-1-1）；其次是积极诊治及管理妊娠合并症及并发症，诊治先兆早产或早产临产，适当延长孕周，及时促胎肺成熟；最后是开展院前急救，多学科联合，提高早产儿存活率，减少伤残率及近远期并发症，降低孕产妇的患病率。

表 5-1-1　早产的类型

假临产	先兆早产	早产临产	难免早产	特殊类型早产
不规律宫缩，宫颈管未变短	规律或不规律宫缩，宫颈管进行性缩短，宫口开大不超过 1cm	规律宫缩，>4 次 /30min，宫颈管缩短 ≥75%，宫口开大 2cm 或以上	较强的规律宫缩，1 次 /2~3min；宫口开大 4cm 或以上	宫口开大，但没有明显宫缩

1. **妊娠期合并症及并发症**　由于妊娠合并症及并发症的影响，超过 1/3 的早产是医源性早产，近一半的医源性早产与高血压相关，1/5 的医源性早产与产前出血相关。一项比较研究 2 641 例 ART 单胎妊娠和 5 282 例自然受孕单胎妊娠的孕产妇的回顾性队列显示，ART 受孕者妊娠高血压疾病的发生率高（*OR* 1.99）。排除了可能存在的混杂因素，包括 PCOS、孕妇年龄 ≥40 岁、一级亲属糖尿病史、孕前糖尿病、GDM 病史和巨大儿分娩史，215 例自然妊娠和 95 例 IVF 妊娠的横断面研究表明，ART 妊娠的 GDM 发生率增加。

妊娠高血压疾病基本的病理变化主要是全身小血管痉挛、内皮损伤及局部缺血。可致使孕妇心、脑、肝、肾、内分泌发生严重损伤及 FGR，还会诱发小动脉血管痉挛，减少胎盘的血流灌注，加剧胎儿缺氧缺血状态，从而增加早产、胎儿窘迫、围产儿死亡等不良结局的风险，且发病率呈逐年上升趋势，严重威胁孕产妇和围产儿的生命安全，病情越重，相关并发症也越多，孕产妇及胎儿所受的影响就越大。早发型重度子痫前期是导致不良妊娠结局和医源性早产的重要原因，<34 周的子痫前期，可迅速发展为低蛋白血症及心、肝、肾等重要脏器功能损害，导致孕妇无法继续耐受妊娠状态，常需医疗干预终止妊娠。

我国 GDM 的发生率高达 3%~5%，肥胖和高龄是其易感因素。血管基底膜增厚和微血管阻塞等微血管病变是造成妊娠糖尿病母儿并发症的病理基础。大部分患者虽无明显临床症状，但可引发不良妊娠结局，并发妊娠高血压疾病的风险是非糖尿病的 2~4 倍；血糖控制不佳者易发生感染，甚至诱发酮症酸中毒；羊水过多发生率较非糖尿病孕妇多 10 倍。无论是合并症糖尿病或并发糖尿病，均容易出现早产、流产或其他合并症，以及新生儿先天发育异常、死产、产伤、巨大儿或围产期死亡等不良结局。

其次，与医源性早产密切相关的还有双胎妊娠、胎盘因素、胎儿宫内窘迫、胎儿生长受限、妊娠期肝内胆汁淤积症等，建议孕前积极治疗基础疾病，提高孕产妇及家属的自我保健意识，个体化的高危管理及干预，针对病因积极处理，正确把握分娩时机，既确保母婴安全，又减少不必要的医源性早产。

2. 胎膜早破　　未足月胎膜早破是指妊娠 37 周前发生的胎膜破裂，发生率约为 3%，但与 30% 的早产相关，并与新生儿呼吸窘迫综合征、神经系统发育迟缓、新生儿感染及孕产妇产褥感染等一系列并发症密切相关，主要是由生殖道感染、羊膜腔压力增高、胎膜受力不均等因素所致，其处理原则根据孕周及当地新生儿救治水平而有所不同。妊娠 34 周后胎膜早破且胎肺已成熟者，可以终止妊娠；<34 周或胎肺不成熟者，推荐使用宫缩抑制剂延迟分娩以促胎肺成熟；孕周越小，新生儿各器官发育越不成熟，预后越差，26~34 周促胎肺成熟的同时积极使用宫缩抑制剂延长孕周，但应将相关并发症的风险告知患者及家属。

各国指南均推荐胎膜早破早产用抗生素预防感染，建议做药敏试验后选择敏感的广谱抗生素。尽早使用抗生素不仅能有效降低母胎感染率，还可以有效延长胎膜早破早产的潜伏期，降低破膜后 48 小时和 7 天内的分娩率，从而延长孕周。胎膜早破早产的延长孕周与感染是相互矛盾的，即使是用抗生素预防感染，仍容易发生感染的并发症。ACOG 指南指出，当出现规律宫缩后，宫缩抑制剂并不能延长孕周、改善新生儿结局，还可能增加绒毛膜羊膜炎发生的风险，尤其是妊娠 28 周后的胎膜早破者，这可能是由于分娩前临床无症状的绒毛膜羊膜炎，导致子宫对宫缩抑制剂无反应，且掩盖了无感染孕妇应用宫缩抑制剂延长孕周的效果；而且，胎膜早破早产是由于前列腺素和炎症因子释放以及宫内感染诱发早产临产，因此，当出现亚临床或临床绒毛膜羊膜炎、宫内状态不良、胎盘早剥和脐带脱垂等高风险时，应禁用宫缩抑制剂，尽早终止妊娠，保证母婴健康。

3. 宫缩抑制剂　　宫缩抑制剂是指具有不同程度抑制子宫平滑肌收缩作用的一类药物，常用于缓解各种原因导致的过早发生的子宫收缩，避免<34 周或更提前的早产发生。广义的宫缩抑制剂包括钙通道阻滞剂、β 受体激动剂、前列腺素合成酶抑制剂和催产素受体拮抗剂、硫酸镁、一氧化氮供体、孕激素制剂、松弛素等，临床最常用的为硝苯地平、盐酸利托君、吲哚美辛和阿托西班等。

WHO 将钙通道阻滞剂的硝苯地平列为首选推荐的宫缩抑制剂，临床常用于治疗高血压等心血管系统疾病，因为对该药物的根深蒂固的认识和受说明书影响，国内很多产科医生仍对"降压药"抑制宫缩心存疑虑。钙通道阻滞剂能阻滞经膜转运的钙离子流动，不但阻止钙从细胞外钙池进入胞质，且可阻止细胞内钙库的钙释放，从而抑制钙离子依赖性的肌球蛋白和肌动蛋白相互作用，起到松弛平滑肌、抑制宫缩的效果。研究表明，硝苯地平可以阻止前列腺素和催产素刺激子宫引起的收缩，且可根据宫缩的情况调节用药剂量。经肠道和肾脏代谢，衰退时间约为 80 分钟。硝苯地平总有效率明显优于硫酸镁、特布他林，与 β 受体激动剂比没有显著差异,但不良反应和母儿不良结局显著低于β受体激动剂,包括降低早产儿常见的坏死性小肠炎、脑室出血、呼吸窘迫综合征等严重并发症。硝苯地平使用方法较为简单,只需患者按量按时口服即可,一次 20mg 口服,每日 4 次,在改善孕妇宫缩情况的同时保护新生儿神经系统,药物价格便宜,适合基层医院推荐给孕妇使用,可作为临床一线的宫缩抑制剂,在孕产妇宫颈未开大前越早治疗效果越好,但使用时应密切监测血压下降情况。

利托君作为β受体激动剂,是美国食品药品管理局(FDA)唯一批准用于抑制宫缩的药物,也是近年来国内预防早产应用较多的宫缩抑制剂。硫酸沙丁胺醇和另一种平喘药特布他林也属于该类制剂。选择性β$_2$受体激动剂和子宫体平滑肌的细胞膜受体相结合,肌层环腺苷酸水平含量增加,大部分钙离子与肌浆内质网相结合,游离钙变少;另一方面对腺苷酸环化酶有一定激活效果,进而抑制子宫收缩。但β受体激动剂会产生头痛、心悸、胸痛、高血糖、低血钾、恶心、呕吐、肢体震颤等一系列不良反应,且基于药物脱敏功效,可能迅速耐受,临床疗效有局限,还可能引起肺水肿、严重心律失常、低血压、横纹肌溶解等威胁孕妇生命健康的并发症,因此在越来越多的指南和专家共识中都建议不再多用该类药物预防早产,强调应严格根据孕妇心率等条件给药,尤其需谨慎用于多胎妊娠、高血压等血流动力异常的孕妇。FDA 在 2011 年已警示,特布他林口服制剂不用于早产治疗,其静脉制剂仅用于产时胎儿宫内复苏时的抑制宫缩。

缩宫素受体拮抗剂是 2012 年被英国皇家妇产科学院(RCOG)推荐的治疗早产首选药物,2017 年欧洲围产医学协会(EMPM)在早产管理中建议将阿托西班作为一线应用宫缩抑制剂。但因价格较高昂,国内使用的依从性较差,广泛推广应用有局限性。早产的孕产妇具有较高的催产素敏感性和催产素受体密度,阿托班西是一种抗缩宫素、利尿激素的混合型受体拮抗剂,能竞争性地和子宫肌层及蜕膜缩宫素受体相结合,降调受体的效果,减少子宫肌层的收缩,但并不影响前列腺素 E$_2$ 的释放,能够保持胎儿动脉导管的通透性,作用靶点的选择性更强,不良反应小,只有少数患者可能伴发轻微的呼吸困难、母胎心动过速,但不伴肺水肿、心律失常,甚至死亡等不良反应。研究表明,缩宫素受体拮抗剂有效性与β肾上腺素能受体激动剂的相似,但延迟 7 天未分娩率(62.0%)明显高于β受体激动剂组(49%),孕产妇不良反应也明显更低,特别是心血管反应事件发生率(8.3%)明显低于β受体激动剂组(81.2%),差异均具有统计学意义($P<0.05$),而且不良反应程度轻微,没有因副作用而停药的病例,用于防治早产更佳,特别是在具有心血管合并症风险的患者(如多胎妊娠、心脏病等)。也可用于前置胎盘出血的孕产妇,因利托君和硫酸镁有扩张血管作用,出血难止,使用时应小心。

临床上,用于早产治疗药物的类型还有前列腺素合成酶抑制剂、氧化亚氮供体等,孕产妇正常分娩前及宫缩时,组织和体液的前列腺素及其合成酶含量迅速上升,给前列腺素合成酶抑制剂后,前列腺素合成减少,肌细胞间隙减少,细胞内部释放钙离子,肌浆蛋白轻链激酶活性下降,可起到抗分娩效果,典型药品有吲哚美辛。氧化亚氮供体是一种强烈的平滑肌舒张剂,松弛血管,可达到一定程度抑制宫缩的效果。

目前硫酸镁是美国早产治疗中比较常用的药物,ACOG 实践指南支持妊娠 24~34 周且 7 天内可能早产的孕妇短期(48 小时内)使用硫酸镁,以保护胎儿中枢神经系统,降低早产儿的脑瘫风险及脑瘫的严重程度。硫酸镁存在一定的毒性,用于防治早产的有效浓度应控制在 1.8~3.0mmol/L,超过 3.5mmol/L 可能出现中毒症状。同时警惕硫酸镁使用后出现轻度头晕、恶心呕吐、嗜睡、视物模糊等不良反应,发生率约 15%;孕产妇长时间使用硫酸镁有骨质疏松的风险。美国食品药品管理局(FDA)警告,长期应用硫酸镁可引起胎儿骨骼脱钙,造成新生儿骨折,将硫酸镁从妊娠期用药安全性分类中的 A 类降为 D 类。

4. 孕激素　孕激素主要用于有早产高危风险及先兆早产的孕妇,包括宫颈锥切术史(如冷刀锥切术、电环形切除术)或子宫解剖异常(如双子宫、双角子宫、子宫纵隔、子宫肌瘤)以及既往有 sPTB、宫颈缩短、未足月胎膜早破、多胎妊娠等病史。各国孕激素预防自发性早产(sPTB)推荐的指征不一样(表 5-1-2),指征不同,用药的效果差异比较大。

表 5-1-2　各国孕激素预防 sPTB 推荐的指征

ACOG,FDA	2011 年 EAPM	2012 年 SMFM	2020 年 SOGC	2021 年 FIGO	2014 年中国
有 sPTB 史,可用至妊娠 37 周	阴道超声宫颈长度<15mm,单胎妊娠初产妇	无 sPTB 史,孕中期阴道超声宫颈长度<20mm,单胎妊娠	有 sPTB 史,超声宫颈长度≤25mm,单胎或双胎(或多胎妊娠)	有 sPTB 史,超声宫颈长度<30mm	有晚期流产或早产史,无症状,孕 24 周前宫颈长度<25mm

sPTB:自发性早产;ACOG:美国妇产科医师学会;FDA:美国食品药品管理局;EAPM:欧洲围产医学会;SMFM:母胎医学学会;SOGC:加拿大妇产科医师协会;FIGO:国际妇产科联盟。

随着孕周的增加,胎儿逐渐成熟,胎儿下丘脑 - 垂体 - 肾上腺轴的功能逐渐脱离母亲控制,导致孕激素减少、雌激素增加,并可激活蜕膜产生 IL-6、IL-8、GCSF(粒细胞集落刺激因子)、TNF-α、TGF-β 及 EGF 等细胞因子,如通过加强前列腺素的合成和分泌,促使分娩发动。孕激素可降低间隙连接的通透性,对胎盘 - 胎膜的神经内分泌激素分泌、平滑肌细胞各种受体的形成及多种活性分子的释放具有调控作用。具有早产高危因素的孕产妇预防性使用孕酮,可防止胎膜外植体发生细胞凋亡,降低平滑肌兴奋性,抑制子宫肌层收缩,降低对催产素敏感性,维持子宫静止状态,阻止宫颈成熟,预防未足月胎膜早破。目前公认的预防早产的孕激素主要有肌内注射的 17α 羟孕酮、黄体酮阴道凝胶制剂、微粒化黄体酮胶囊。一般优选天然黄体酮或其衍生物,从妊娠 16~24 周开始,直至妊娠 34~36 周结束。可选择黄体酮阴道凝胶每天 90mg 阴道给药(妊娠 20~23^{+6} 周,甚至 36^{+6} 周);黄体酮阴道微粒化胶囊每天 100~200mg 阴道给药(妊娠 24~34 周);17-α 羟孕酮每周肌内注射 250mg(妊娠 16~20 周至 36 周或分娩)。但因早产发生是多因素、多环节及多种生物活性分子的参与过程,孕激素的精准用药有待进一步的研究探讨。

约 30% 短宫颈的孕妇有早产史,大量证据表明孕激素可有效预防既往 sPTB 史或宫颈短(≤25mm)孕妇发生早产,可显著降低<34 周(*OR* 0.43)和<37 周(*OR* 0.51)的早产风险,但没有足够的证据证明可预防宫颈长度正常的孕妇 sPTB,即便是有宫颈锥切术史或子宫解剖异常的孕妇。宫颈缩短的双胎妊娠、宫颈环扎术后的孕产妇辅助孕激素治疗尚缺乏充足依据。阴道孕激素可作为宫颈环扎术替代治疗方案。对于接受阴道孕激素治疗的孕妇,宫颈环扎术或宫颈托并不能改善预后。没有证据表明母亲在产前使用孕激素预防早产在婴儿神经系统或生长发育方面是利还是弊,但使用阴道孕激素预防 sPTB 与新生儿先天畸形或神经发育不良结局无关。

【注意事项】

1. 早产一级预防的关键是加强孕育常识的普及,个性化指导性生活,积极治疗基础疾病,慎重选择不孕治疗方案,严格把握 ART 的指征,加强心理健康辅导,有利于在孕前或孕早期纠正早产可控危险因素。

2. 对于孕期合并早产高危因素,如 sPTB 史、宫颈功能不全、双胎妊娠、感染等不可控因素者,应准确识别,联合物理指标和生化指标进行预测,适时给予孕激素、宫颈环扎术等干预措施,尽可能延长孕周。

3. 未足月胎膜早破,应尽早给予抗生素预防感染,严密监测感染性指标,及时终止妊娠,只有经过充分评估后无禁忌证,方可考虑期待疗法。

4. 应详细告知孕产妇及家属各种宫缩抑制药物的基本知识,分析孕产妇的经济状况、病情、药物禁忌,选择安全有效的药物,以此延长孕周,改善早产儿的预后,进而减少新生儿发病率、死亡率。

5. 根据患者的症状和体征,识别早产的类型,有针对性地进行干预,包括宫缩抑制剂的使用、促胎肺成熟、硫酸镁保护胎儿脑神经等,必要时开展院前急救,对于改善围产儿结局具有积极意义。

【关键点】

1. 早产是一种多因素参与、多环节作用导致的综合征,最好能在孕前就努力发现并消除早产的高危因素。

2. 系统管理具有早产高危因素的孕妇,合理预测并给予有效预防措施,以降低难免早产的发生率。

3. 明确早产的类型,准确判断先兆早产或早产临产,积极处理并做好围产期管理,可提高早产儿存活率,减少伤残率及近远期并发症,降低孕产妇的患病率。

(郑剑兰)

参考文献

1. JACKSON M, SIMHAN HN. ACOG Practice bulletin: Prediction and Prevention of Spontaneous Preterm Birth. Obstetrics and Gynecology, 2021, 138 (2): e65-e89.

2. DA FONSECA EB, DAMIÃO R, MOREIRA DA. Preterm birth prevention. Best Pract Res Clin Obstet Gynaecol, 2020, 69: 40-49.

3. ZIERDEN HC, SHAPIRO RL, DELONG K, et al. Next generation strategies for preventing preterm birth. Adv Drug Deliv Rev, 2021, 174: 190-209.

4. DASKALAKIS G, GOYA M, PERGIALIOTIS V, et al. Prevention of spontaneous preterm birth. Arch Gynecol Obstet, 2019, 299 (5): 1261-1273.

5. JAIN V, MCDONALD SD, MUNDLE WR, et al. Guideline No. 398: Progesterone for Prevention of Spontaneous Preterm Birth. J Obstet Gynaecol Can, 2020, 42 (6): 806-812.

6. 谢幸, 孔北华, 段涛. 妇产科学. 9 版. 北京: 人民卫生出版社, 2018: 154-156.

7. 中华医学会妇产科学分会产科学组. 早产临床诊断与治疗指南. 中华妇产科杂志, 2014, 49 (7): 481-485.

8. 魏军, 刘彩霞, 崔红, 等. 双胎早产诊治及保健指南 (2020 年版). 中国实用妇科与产科杂志, 2020, 36 (10): 949-956.

9. ROMERO R, CONDE-AGUDELO A, DA FONSECA E, et al. Vaginal progesterone for preventing preterm birth and adverse perinatal outcomes in singleton gestations with a short cervix: a meta-analysis of individual patient data. Am J Obstet Gynecol, 2018, 218 (2): 161-180.

10. SHENNAN A, SUFF N, LEIGH SIMPSON J, et al. the FIGO Working Group for Preterm Birth. FIGO good practice recommendations on progestogens for prevention of preterm delivery. Int J Gynecol Obstet. 2021; 155 (1): 16-18.

11. DI RENZO GC, CABERO RL, FACCHINETTI F, et al. Preterm labor and birth management: recommendations from the European Association of Perinatal Medicine. J Matern Fetal Neonatal Med, 2017, 30 (17): 2011-2030.

12. ZHUANG H, HONG S, ZHENG L, et al. Effects of cervical conisation pregnancy outcome: A meta-analysis. J Obstet Gynaecol, 2019, 39 (1): 74-81.

第二节　孕激素

【导读】

　　孕激素(progesterone)的运用是早产预防的重要措施之一。目前孕激素主要用于既往有孕中期流产、自发性早产病史和/或孕中期经阴道超声发现宫颈缩短(≤25mm)的单胎孕妇,对于双胎及多胎孕妇也可选择性使用。建议采用经阴道使用孕酮,至于肌内注射 17α 羟己酸孕酮酯(17-OHPC)的应用存在分歧。孕激素预防早产建议从妊娠 16~24 周开始,直至妊娠 34~36 周。孕激素预防早产应该配合宫颈长度监测、宫颈环扎以及消除其他危险因素的措施,应该注意掌握适应证、禁忌证。本节简要叙述孕激素用于早产预防的一般特征及作用机制、适应证、禁忌证、各国相关指南介绍、梳理孕激素运用早产预防的流程。

【概述】

自发性早产的预防措施包括使用孕激素、宫颈环扎术及子宫颈托等。近年来随着各种临床研究的报道,产科医务工作者对于自发性早产有了更深入的认识,国内外相关指南对于自发性早产的预防也有了较为明确的意见及建议,但是鉴于患者临床情况复杂、各级医师对于自发性早产的预防及诊治的理念及技术不尽相同,导致各种预防措施的混乱运用。

【孕激素的一般特征及作用机制】

孕激素类药物分为天然孕激素及合成孕激素。黄体酮(孕酮)是由卵巢黄体和胎盘分泌的一种天然孕激素;而合成孕激素多为孕酮或睾酮衍生物,具有雄激素样作用,可能增加子代出生缺陷风险。黄体酮是目前用于黄体支持及防治流产及早产的主要孕激素。1999 年,美国 FDA 经过详细评估后认为暴露于黄体酮或 17-OPHC 的妊娠母亲不增加子代的出生缺陷率。

研究发现,妊娠期孕激素的作用主要有:①促使子宫内膜在雌激素作用的增生期基础上向分泌期转化,为受精卵植入做好准备;②在囊胚植入胎盘形成后,降低子宫平滑肌的兴奋性及子宫对缩宫素的敏感性,减少子宫收缩;促使宫颈闭合、黏液减少并变稠,精子不易穿透;抑制输卵管肌节律性收缩的振幅等,以保证受精卵及胎儿在子宫腔内安全生长;③妊娠后通过促进母胎界面 CD56$^+$ 淋巴细胞分泌孕酮诱导封闭因子,促进母胎界面的免疫耐受,防止胚胎排斥;④与雌激素协同,促使乳房发育,为产乳做好准备。

然而,阴道黄体酮或 17-OPHC 预防自发性早产的主要机制包括:①降低细胞内 Ca^{2+} 浓度,减少子宫肌层收缩,维持子宫静息状态;②拮抗全身性和子宫或宫颈内部促炎症信号通路,防止宫颈过早成熟和胎膜外植体发生细胞凋亡。这与孕激素的一般作用有所不同。

关于孕激素在黄体支持以及维持早期妊娠及防治流产方面,我国学术界先后于 2015 年及 2016 年发布了《黄体支持与孕激素补充共识》及《孕激素维持早期妊娠及防治流产的中国专家共识》,2021 年中国医师协会生殖医学专业委员会颁布了《孕激素维持妊娠与黄体支持临床实践指南》。基于指南,我们注意到孕激素防治早产与防治流产的用药方案有很多相似之处,本节主要介绍孕激素在自发性早产防治中的运用。值得注意的是,尽管孕激素在防止自发性流产或早产都有较多的应用,但早产作为一种多因素综合征且发病机制尚未完全明确,孕激素仅是其中一种重要防治手段,切勿把孕激素视为万能药物,盲目扩大用药指征及用药疗程。

目前临床上常用的孕激素有黄体酮、地屈孕酮、阴道黄体酮凝胶、阴道微粒化黄体酮及 17-OPHC 等,其中阴道黄体酮凝胶、阴道微粒化黄体酮均经阴道途径给药,又称为阴道黄体酮(vaginal progesterone)。孕激素包括注射剂、片剂、丸剂、胶囊剂、缓释剂及栓剂六种剂型;

孕激素的给药途径包括口服、注射及阴道用药三种。通常黄体酮口服溶解性及吸收性均较差，在肠道内及肝脏内存在首过效应而被代谢失活，生物利用度降低。据研究，黄体酮进入血液后仅有 1%~5% 呈游离状态并发挥生物调节活性，而 95% 黄体酮与性激素结合蛋白结合经肝脏代谢，其代谢产物主要经肾脏排泄，半衰期约为 15 分钟。而经过微粒化处理或应用油性载体则可改善黄体酮的溶解及吸收等问题，提高其生物利用度。天然微粒化黄体酮可经阴道吸收，避免口服用药的肝脏首过效应，持久平稳地靶向治疗，保证局部高浓度，从而降低全身不良反应，提高药物的生物利用度。下面简要介绍几种常用孕激素的特点。

1. **黄体酮**　目前黄体酮有胶丸、凝胶剂及针剂三种。在防治流产方面这三种剂型都可以选择，在防治早产方面则选用胶丸及凝胶剂。

黄体酮胶丸内容物由微粒化黄体酮、花生油和大豆磷脂组成，是用明胶制皮膜应用现代纳米技术，将黄体酮经超音速气流粉碎成纳米级超微粒制成的剂型，通常剂量为 100mg 或 200mg。微粒化黄体酮胶丸既可以口服也可以经阴道给药，口服可能会造成恶心、呕吐而影响其吸收利用或进一步加重患者的早孕反应。阴道使用黄体酮则可避免上述不良反应，且给药后阴道黏膜迅速吸收，2~6 小时后血浆浓度即可达到最高水平，推荐使用方法为每晚 100~200mg，阴道放置，这也是目前临床上防止自发性早产最为常用的给药途径。

阴道黄体酮凝胶是将黄体酮与形成凝胶的辅料制成的半固体制剂。通常凝胶剂局部用于皮肤及体腔，如鼻腔、阴道和直肠，可通过皮肤及黏膜吸收。阴道黄体酮凝胶具有持续释放的特性，能够延长黄体酮的吸收，其吸收半衰期为 25~50 小时，清除半衰期为 5~20 分钟。阴道黄体酮凝胶单剂量为 90mg/ 支，主要用于辅助生殖中黄体酮的补充治疗，也用于宫颈功能不全及早产的防治。

黄体酮针剂为黄体酮的灭菌油溶液，规格为 10mg 及 20mg，肌内注射后迅速吸收。肌内注射黄体酮安全有效，但存在注射部位局部疼痛、不能长期使用的问题。临床上偶见因为长期注射黄体酮导致臀部红肿、硬结甚至无菌性脓肿，黄体酮针剂多用于黄体支持及自发性流产的防治，不建议长期使用。

2. **地屈孕酮**　地屈孕酮是 6- 去氢孕酮经过紫外线照射后形成的旋光异构体，其 C9 羟基由 α 位转变为 β 位，C10 甲基由 β 位转变为 α 位，C6-7 间多 1 个双键，又称为反式孕酮，体内代谢产物为 16α、20α 和 C21 甲基羟基地屈孕酮，仍为反式孕酮结构，可视为天然孕激素，没有雌激素及雄激素效应，并且地屈孕酮结构的细微改变使其具有口服吸收、代谢稳定、对孕激素受体具有高选择性的特点，孕激素活性高于天然黄体酮 20 倍，生物利用度增高约为 28%。地屈孕酮为口服片剂，单剂为 10mg，临床上地屈孕酮用途较广泛，可用于治疗内源性孕酮不足引起的疾病，如痛经、子宫内膜异位症、继发性闭经、月经周期不规则、功能失调性子宫出血、经前期综合征，也可用于孕激素缺乏所致的先兆流产或习惯性流产、黄体不足所致不孕症。关于地屈孕酮在黄体支持及自然流产中运用，我国指南及专家共识已经有详细描述，在此不再赘述。临床上也有将地屈孕酮用于早产的防治，但是目前尚缺乏强有力的证据支持,尚需开展相关的高质量临床研究验证。

3. 17α羟己酸孕酮酯　17α羟己酸孕酮酯(17-OPHC)属于第四代孕激素类药物,与黄体酮受体的结合更加具有选择性,而与其他甾体激素受体几乎不结合,且无雄激素、雌激素或糖皮质激素活性,不影响脂代谢,作用更接近天然孕酮。其结构中含有17位酯链,口服吸收困难,多制成油溶液供肌内注射。肌内注射后在局部沉积贮存,缓慢释放,发挥长效作用,维持时间达1~2周以上。可用于治疗月经不调、功能性子宫出血、子宫内膜异位症、习惯性流产,也可以用于预防具有自发性早产病史的孕妇早产的复发。2011年美国FDA批准17-OPHC肌注用于预防早产的发生,2018年FDA批注17-OPHC每周皮下注射的使用,但美国FDA咨询委员会药品评价与研究中心(Center for Drug Evaluation and Research,CDER)在2020年10月提议将17-OPHC撤市,主要依据是PROLONG试验的阴性结果。目前由于ACOG和SMFM尚未修改有关17-OPHC降低早产风险的推荐意见,因此尚未被撤市。总之,17-OPHC在早产防治领域中的应用颇具争议,使用前景不乐观,国内亦无该药。

【孕激素的适应证】

我国2014年《早产临床诊断与治疗指南》里列举了早产的常见危险因素,包括以下几个方面:①有晚期流产和/或早产病史者;②孕中期阴道超声检查发现子宫颈长度<25mm者;③有子宫颈手术史者:如宫颈锥切术、环形电极切除术,子宫发育异常者;④孕妇年龄过小或过大者:孕妇≤17岁或>35岁;⑤妊娠间隔过短者;⑥过度消瘦的孕妇:体重指数<19kg/m²,营养状况差;⑦多胎妊娠者;⑧辅助生殖技术助孕者;⑨胎儿及羊水量异常者:胎儿结构畸形和/或染色体异常、羊水过多或过少者;⑩有妊娠并发症或合并症者;⑪有烟酒嗜好或吸毒者。在其他国家早产指南中对于早产的危险因素也有类似描述。尽管我国指南几乎囊括了所有可能引起早产的危险因素,并且指出具备以上危险因素的患者发生早产的风险增加,危险因素越多风险越高,但是目前对于上述危险因素并没有明确的权重,临床工作中也不能将孕激素无限制地用于具备上述危险因素的孕妇。需要重视的是,具有晚期流产或者早产病史、孕中期宫颈缩短、具有宫颈或者宫腔手术史、多胎妊娠、具有妊娠并发症或者合并症等因素,孕激素用于预防这类危险因素所致的自发性早产可能具有优势,此外在备孕期及整个孕期都应该努力消除或者减轻上述危险因素可能带来的影响,注重早产的综合防控。

关于孕激素用于预防早产的发生,各国指南均有所涉及,但是其适应证、用药方案及疗程不尽相同。2014年中国《早产临床诊断与治疗指南》中指出预防早产的特殊类型孕酮有3种:阴道微粒化黄体酮、阴道黄体酮凝胶、17-OPHC。三种药物各自的适应证略有不同:①对有晚期流产或早产史的无早产症状者,不论宫颈长短,均可推荐使用17-OPHC。②对有前次早产史,此次妊娠24周前宫颈缩短<25mm,可经阴道给予微粒化孕酮胶囊200mg/d或孕酮凝胶90mg/d,至妊娠34周。③对无早产史,但妊娠24周前阴道超声发现宫颈缩短<20mm,推荐使用微粒化孕酮胶囊200mg/d阴道给药,或阴道孕酮凝胶90mg/d,至妊娠36

周。鉴于双胎妊娠中早产的发生率高，危害较大，因此中国妇幼保健协会双胎妊娠专业委员会于 2020 年特别颁布了《双胎早产诊治及保健指南》，该指南指出：①对于双胎妊娠，建议经阴道超声测量宫颈长度预测双胎早产，应从妊娠 14 周开始，截断值为 25mm。②也可采用胎儿纤连蛋白（fetal fibronectin，fFN）预测双胎早产，结合宫颈长度能增强预测价值。③对于妊娠 16~24 周经阴道超声显示宫颈长度 ≤25mm 的双胎孕妇，推荐每日阴道使用黄体酮 400mg 预防自发性早产，从妊娠 16~24 周开始，持续用到妊娠 34~36 周。④预防性宫颈环扎不能预防双胎早产，但是如果宫颈长度<15mm 或宫颈扩张>10mm 的双胎孕妇进行宫颈环扎术能获得较大收益。

2021 年 ACOG 更新了《早产的预测与预防》指南，该指南对于早产预测及预防给予了以下建议：①对于无自发性早产史的单胎孕妇建议在孕 18~23 周筛查宫颈长度，如果宫颈长度<25mm 可以使用阴道黄体酮，但不建议使用 17-OPHC，如果宫颈长度<10mm，宫颈环扎获益可能性大，可考虑宫颈环扎。②对于有自发性早产史的单胎孕妇，建议从妊娠 16 周开始每 1~4 周经阴道超声测量宫颈长度直至妊娠 24 周，考虑使用 17-OPHC 或者阴道黄体酮；如果宫颈长度<25mm 可考虑宫颈环扎，如尚未使用孕激素也可考虑使用阴道黄体酮。③对于双胎妊娠，建议在孕 18~23 周进行宫颈长度筛查，但不建议常规使用阴道孕酮预防双胎早产，且不推荐使用 17-OPHC。对于高序列多胎妊娠（胎儿数目 ≥3）尚缺乏最佳的宫颈长度筛查方法和早产干预措施的相关研究。④具有医源性早产史的孕妇尽管自发性早产的风险增加，但是并没有足够证据建议妊娠中期监测宫颈长度来预测早产发生，更应强调尽量消除早产复发的危险因素，积极处理控制基础疾病，孕期严密监测母胎状况。

2020 年加拿大妇产科协会（SOGC）颁布了第 398 号题为《孕酮预防自发性早产》的指南，取代了 2008 年的 202 号指南，该指南提出如下建议：①对于单胎妊娠且宫颈长度较短的孕妇（孕 16~24 周，经阴道超声检查宫颈长度 ≤25mm），建议采用阴道孕酮预防自发性早产。②对于有早产史的妇女，建议采用阴道孕酮预防自发性早产。③对于双胎妊娠（并推断多胎妊娠）及宫颈管缩短（孕 16~24 周之间，经阴道超声宫颈长度 ≤25mm）的孕妇，建议采用阴道孕酮预防自发性早产。④对于既往早产史或目前妊娠 16~24 周发现宫颈长度 ≤25mm 的单胎妊娠患者，当考虑宫颈环扎时，阴道使用孕酮同样是一种有效或可能更为优越的替代疗法。⑤对于使用孕酮预防自然早产的患者，不推荐行宫颈环扎或使用宫颈托，除非是基于查体的紧急宫颈环扎。⑥对于既往有早产史、宫颈管缩短或多胎妊娠而导致自发性早产风险增加的患者，不建议卧床休息或减少活动。⑦使用孕酮预防单胎妊娠自发性早产时，建议使用阴道微粒化黄体酮，每日剂量为 200mg。⑧使用孕酮预防多胎妊娠自发性早产时，建议使用阴道微粒化黄体酮，每日剂量为 400mg。⑨应在孕 16~24 周开始使用阴道黄体酮，时机主要取决于危险因素。⑩考虑到个体化的危险因素，阴道黄体酮可持续应用至妊娠 34~36 周。

2019 年英国国家卫生与临床优化研究所（NICE）更新的《早产和分娩》指南（*Quality*

standard on preterm labour and birth），并对于早产的预防措施提出如下意见：①对于存在 ≤ 34周早产史或者 ≥ 16 周的中期妊娠流产史的妇女，如果在妊娠 16~24 周之前经阴道超声测量宫颈长度 ≤ 25mm，可以预防性使用阴道黄体酮或者预防性宫颈环扎术。②对于存在 ≤ 34周早产史或 ≥ 16 周的中期妊娠流产史的妇女或者妊娠 16~24 周之前经阴道超声测量宫颈长度 ≤ 25mm，考虑预防性经阴道使用孕酮。③经阴道使用孕酮应在孕 16~24 周之间开始，持续到孕 34 周。④对于前次妊娠为未足月胎膜早破或者存在宫颈损伤病史的妇女，如果在妊娠 16~24 周之前经阴道超声发现宫颈长度 ≤ 25mm，可以考虑预防性宫颈环扎术。

2017 年澳大利亚及新西兰皇家妇产科医师协会（RANZCOG）指南《孕酮 - 用于预防妊娠中期和妊娠晚期早产》（*Progesterone-Use in the second and third trimester of pregnancy for the prevention of preterm birth*）明确建议，对于孕中期经阴道超声测量宫颈长度短的无症状孕妇或者存在单胎自发性早产史的孕妇可使用阴道黄体酮预防早产。对于双胎孕妇是否使用阴道黄体酮预防早产，该指南没有明确推荐。该指南也指出虽然美国建议使用 17-OPHC 预防早产，但是澳大利亚没有该药。对于阴道黄体酮使用的剂量，目前尚未统一，每日剂量90~400mg 均有研究报道。在所报道的研究中阴道黄体酮的应用时机也有差异，最早始于孕16 周，也有晚至孕 37 周停药，目前孕中期使用孕激素对于母胎都是安全的，尚无子代致畸的报道。

2017 年法国妇产科医师协会（the French College of Gynaecologists and Obstetricians（CNGOF））发布了《自发性早产的预防》（*Prevention of Spontaneous Preterm Birth*）。该指南指出，对于无早产史的单胎孕妇不建议使用 17-OPHC 预防早产，而对于无早产史但妊娠 16~24 周宫颈长度 <20mm 的无症状孕妇，可以每日使用阴道微粒化黄体酮直至妊娠 36 周预防早产。尽管有一项研究表明，具有一次或一次以上妊娠 34 周前早产史的孕妇，使用 17-OPHC 后降低了妊娠 34 周前早产的发生，降低了早产儿发病率，但是并不推荐常规使用该药预防此种情况的早产（专家观点）。该指南分别叙述了在有早产史的单胎孕妇、有早产史且妊娠中期宫颈长度 <25mm 单胎妊娠、无症状的双胎妊娠、宫颈短于 25mm 的双胎妊娠以及三胎妊娠等特殊群体，无论是注射用 17-OPHC 还是阴道黄体酮均未证明可以预防早产，因此在上述情况中不推荐使用孕激素。

以上分别罗列了世界各国早产指南中如何使用孕激素预防早产的内容，可以看出关于孕激素预防早产的运用各国指南不尽相同，包括孕激素适应证、孕激素种类、剂型及剂量、使用时机、停药时机等均存在差异。总体而言，使用孕激素预防早产概括如下：①对于单胎妊娠，各国指南基本达成共识，使用孕激素尤其是阴道黄体酮可以预防早产，主要是针对既往有自发性早产史或者妊娠 16~24 周发生宫颈短的单胎孕妇；②对于双胎妊娠，妊娠中期经阴道超声发现宫颈短，可采用阴道黄体酮预防自发性早产，使用剂量尚存在一定争议，目前推荐的剂量有 200mg/d 或 400mg/d；③预防早产的孕激素种类包括阴道微粒化黄体酮、阴道黄体酮凝胶和 17-OPHC，以阴道黄体酮最为常用，17-OPHC 预防早产的价值尚存在争议；④关于孕激素预防早产的用药时机,尚未统一:建议自妊娠 16~24 周开始,尽早开始为宜,可以用至妊娠 34~36 周。

【孕激素使用的禁忌证】

尽管孕激素用于预防早产总体是安全有效的,特别是阴道用黄体酮可经阴道黏膜吸收后直接转运到子宫,全身不良反应少,药物生物利用度高,各国指南也指出目前没有子代致畸的报道,但是临床工作中仍应该注意不应盲目扩大孕激素的使用指征,注意有无用药禁忌。通常而言孕激素使用的禁忌证为:①对药物制剂成分(黄体酮或任何其他赋形成分)过敏者;②不明原因阴道流血;③妊娠期或应用性激素时发生或加重的疾病(或症状)者,如严重瘙痒症、阻塞性黄疸、妊娠期疱疹、卟啉病和耳硬化症患者;④异位妊娠、疑似妊娠滋养细胞疾病或者生殖系统之外的疾病引起的不明原因血 hCG 水平升高者;⑤胚胎已死亡或者难免流产,若阴道流血持续增多,考虑流产不可避免者;⑥脑膜瘤;⑦其他:胎膜早破、胎儿畸形、绒毛膜羊膜炎等。

临床需要慎用孕激素的情况主要包括:①严重肝损伤、肾病或心脏病性水肿、高血压、脑血管意外患者。②自身免疫性疾病:系统性红斑狼疮患者使用孕激素应慎重。而在其他自身免疫性疾病,包括类风湿性关节炎、多发性硬化、自身免疫性甲状腺疾病、干燥综合征、系统性硬化症等,缺乏明确的孕激素禁忌使用的依据。③血栓性疾病病史者,存在或疑似发生动静脉血栓的患者,既往有静脉炎、脑血管意外等病史的患者应慎用。

【补充孕激素预防早产的建议】

作为预防早产的一项重要措施,针对不同人群,孕激素的使用有不同的建议,本节详细介绍了各国指南的要点。现参考 2021 年 ACOG 自发性早产的预测和预防指南,总结了对不同人群补充孕激素预防早产的建议(表 5-2-1)。

表 5-2-1 补充孕激素预防早产的建议

指征	孕激素补充建议	处理
单胎妊娠,既往单胎 sPTB* 史,宫颈长度正常	建议	①使用阴道黄体酮;②或选择 17-OHPC 250mg/ 次,一周 1 次,从妊娠 16~20 周开始使用,持续至 36 周或分娩,并在妊娠 24 周前间隔 1~4 周监测宫颈长度;③若宫颈长度 ≤25mm 可考虑行宫颈环扎术
单胎妊娠,既往双胎 sPTB* 史,宫颈长度正常	可考虑	①使用阴道黄体酮;②或选择 17-OHPC 250mg/ 次,一周 1 次,从妊娠 16~20 周开始使用,持续至 36 周或分娩,并在妊娠 24 周前间隔 1~4 周监测宫颈长度;③若宫颈长度 ≤25mm 可考虑行宫颈环扎术
单胎妊娠,既往无 sPTB* 史,宫颈长度 ≤25mm	建议	阴道黄体酮 90~200mg/d,从发现宫颈缩短开始使用,持续至 36 周或分娩

指征	孕激素补充建议	处理
多胎妊娠(双胎或三胎),既往无 sPTB* 史,宫颈长度正常	不建议	孕激素及宫颈环扎均不推荐
双胎,既往有 sPTB* 史	可考虑	①使用阴道黄体酮;②或选择 17-OHPC 250mg/ 次,一周1次,从妊娠16~20周开始使用,持续至36周或分娩,并在妊娠24周前间隔1~4周监测宫颈长度
双胎,短宫颈(CL≤25mm)	可考虑	①可选择使用阴道黄体酮;②不推荐宫颈环扎术
未足月胎膜早破	不建议	—
fFN 阳性	不建议	—
先兆早产或早产临产	不建议	—

* 指既往有妊娠中期流产史或自发性早产史。

参考来自:American College of Obstetricians and Gynecologists'Committee on Practice Bulletins—Obstetrics. Prediction and Prevention of Spontaneous Preterm Birth:ACOG Practice Bulletin,Number 234.*Obstet Gynecol.* 2021;138(2):e65-e90.

【注意事项】

1. 早产的预防是一个系统工程,应该从备孕期开始尽量消除危险因素,孕早期做好系统评估,孕中期重点防控直至孕晚期妊娠 34~36 周早产风险消除。

2. 备孕期及孕早期应该全面排查早产的危险因素,尽量消除一切危险因素,如积极治疗慢性疾病、调整饮食结构、合理增长体重、戒烟戒酒等。应该仔细注意孕妇既往妊娠、流产、分娩及子宫、宫颈相关手术史,需要特别关注具有早产高危因素的人群,如有晚期流产或早产病史、宫颈损伤或者宫颈手术、多次宫腔手术或者宫腔操作史、多胎妊娠等。

3. 对于具有早产危险因素的单胎孕妇建议孕中期经阴道超声测量宫颈长度,如果宫颈长度短于25mm,可依据孕妇具备的危险因素使用阴道黄体酮或宫颈环扎手术。阴道黄体酮可选用阴道微粒化黄体酮每日 200mg 或者阴道黄体酮凝胶每日 90mg,直至妊娠 34~36 周。

4. 对于多胎孕妇建议妊娠中期经阴道超声测量宫颈长度,如宫颈长度≥25mm,不需特殊处理,定期监测即可;如宫颈长度在 15~25mm 可考虑使用阴道黄体酮,直至妊娠 34~36 周;如宫颈长度<15mm 或宫口开大 1cm,可考虑经阴道宫颈环扎术。

5. 妊娠中期使用阴道黄体酮应掌握其适应证及禁忌证,总体而言副作用较少,全身不良反应少,药物生物利用度高。但部分孕妇在使用期间亦可出现阴道流血、水样白带或者阴道炎症状,此时应及时行妇科检查,明确阴道流血原因、排除胎膜早破、明确阴道炎症,必要时暂停孕激素使用,给予针对性处理。

5

早产的预防

【关键点】

1. 早产预防贯穿备孕期及整个孕期。备孕期及孕早期应该全面评估孕妇是否存在早产危险因素,并且尽可能消除相关危险因素。对于存在早产危险因素的孕妇,可考虑孕中期定期采用阴道超声测量宫颈长度。

2. 孕激素的运用是预防早产的重要措施之一。孕激素预防早产应联合宫颈长度监测、宫颈环扎以及消除其他危险因素等措施,同时应掌握其适应证、禁忌证及副作用。

3. 孕激素主要用于既往有自发性早产史和 / 或孕中期经阴道超声发现宫颈长度 ≤25mm 的单胎孕妇。对于双胎及多胎孕妇也可选择性使用,但存有争议。

4. 孕激素预防早产建议首选阴道黄体酮,剂量为 90~200mg/d,从 16~24 周或者发现宫颈短开始使用,持续至 34~36 周或分娩。

(姚 强 刘 铭)

参考文献

1. 孙赟, 刘平, 叶虹, 等. 黄体支持与孕激素补充共识. 生殖与避孕, 2015, 35 (1): 1-8.
2. 陈子江, 林其德. 孕激素维持早期妊娠及防治流产的中国专家共识. 中华妇产科杂志, 2016, 51 (7): 481-483.
3. 中华医学会妇产科学分会产科学组. 早产临床诊断与治疗指南 (2014). 中华妇产科杂志, 2014, 49 (7): 481-485.
4. 中国妇幼保健协会双胎妊娠专业委员会. 双胎早产诊治及保健指南 (2020 年版). 中国实用妇科与产科杂志, 2020. 36 (10): 949-956.
5. ACOG guideline No 234 Prediction and Prevention of Spontaneous Preterm Birth. OBSTETRICS & GYNECOLOGY 2021; 138 (2): e65-e90.
6. SOGC guideline No 398 Progesterone for Prevention of Spontaneous Preterm Birth. J Obstet Gynaecol Can 2020; 42 (6): 806-812.
7. LOÏC S, MARIE-VICTOIRE S, PIERRE-YVES A, et al. Prevention of spontaneous preterm birth: Guidelines for clinical practice from the French College of Gynaecologists and Obstetricians (CNGOF). European Journal of Obstetrics&Gynecology and Reproductive Biology, 2017, 210: 217-224.

第三节　经阴道宫颈环扎术

【导读】

宫颈环扎术 (cervical cerclage) 是一种常见的手术操作,旨在为弱化的宫颈提供机械支撑,延长分娩孕周,以达到防治因宫颈功能不全而导致妊娠中期流产及早产的目的。术者需严格把握手术指征,选择适宜病例,决定恰当手术时机,掌握手术操作技巧,规范围手术期管理,重视手术并发症防治,最终目标是改善围产结局。宫颈环扎术主要分为经阴道宫颈环扎术及经腹宫颈环扎术,本节将重点介绍经阴道宫颈环扎术。

【概述】

经阴道宫颈环扎术是指经阴道对宫颈进行环形缝扎,以机械性增加宫颈抗张强度的一种手术操作。作用原理是对弱化的宫颈提供一定程度的结构支撑,更重要的还有助于维持宫颈长度和保留宫颈黏液栓,从而为上行性感染提供机械性屏障。1955 年,Shirodkar 首次报道经阴道环形缝扎宫颈成功救治宫颈功能不全的病例,随后 McDonald 进一步简化为一种不需要分离宫颈的荷包缝合术式,因操作便捷而被临床广泛应用。由于宫颈环扎术的适宜人群及有效性一直颇具争议,且手术存在一定风险,因此手术医生应基于循证证据进行个体化评估,选择适宜病例,避免过度干预,掌握手术操作技巧并加强围手术期管理,重视手术并发症防治以力争避免不良围产结局的发生。

【适应证】

1. 以病史为指征 又称预防性宫颈环扎术,主要基于以下病史特点。

(1)既往有 3 次及以上妊娠中期流产或早产史。

(2)既往有 1 次或多次无痛性宫颈扩张导致的妊娠中期流产史,排除临产和胎盘早剥因素。

(3)既往环扎指征为妊娠中期无痛性宫颈扩张。

2. 以超声为指征 又称治疗性宫颈环扎术,指既往有妊娠 34 周前自发性早产史的单胎妊娠,本次妊娠 24 周前宫颈长度 ≤25mm。

3. 以体格检查为指征 又称紧急性或救援性宫颈环扎术,主要表现为妊娠中期无痛性宫颈扩张。

【禁忌证】

1. 早产临产。

2. 胎盘早剥。

3. 临床绒毛膜羊膜炎。

4. 活动性阴道出血。

5. 未足月胎膜早破。

6. 胎儿窘迫。

7. 致死性胎儿畸形。

8. 死胎。

9. 存在不适宜继续妊娠的并发症或合并症。

【手术时机】

宫颈环扎术的孕龄限制尚未达成共识,手术时机主要依据宫颈环扎指征决定,但亦需结合术前准备完成情况及术者经验等个体化评估。

1. **以病史为指征** 由于大多数非整倍体导致的自然流产发生于妊娠早期,所以一般不在妊娠 12 周前实施宫颈环扎。另外,妊娠早期超声还可以诊断胎儿颈项透明层(NT)增厚、严重胎儿畸形及非整倍体染色体异常。因此,基于病史为指征的手术时机通常建议为妊娠 12~14 周。

2. **以超声为指征** 对于有妊娠中期流产或早产史者,建议在妊娠 16~24 周动态监测宫颈长度已达成共识,结合国外 24 周及之上新生儿存活率高,故基于超声为指征的宫颈环扎术国外通常建议在妊娠 24 周前实施,亦有国际指南放宽至 26 周。鉴于国内外早产儿救治水平的差异,国内不少专家放宽环扎时限至 28 周前,我们建议 26~28 周的环扎需慎重评估。

3. **以体格检查为指征** 国外指南多数建议的手术时机为妊娠 16~24 周,超过 24 周需谨慎。英国国家卫生与临床优化研究所(NICE)指南则推荐手术孕周可延长至 27^{+6} 周。妊娠 24~28 周是否行宫颈环扎术仍存有争议,因为此时手术可能导致胎膜破裂而发生极早产,反而可能会增加新生儿发病率和死亡率,故需结合手术医生的临床经验,个体化评估后方能决定。

【术前管理】

1. **胎儿评估** 术前超声检查确认胎儿存活性和孕龄,评估是否存在可能影响患者继续妊娠的胎儿结构畸形或染色体异常。

2. **感染筛查** 术前是否常规行感染指标筛查,多个指南对此持否定态度。2019 年加拿大妇产科医师学会(SOGC)则建议术前常规筛查,包括阴道微生物培养及尿培养,若阳性则根据药敏结果进行足疗程抗感染治疗。对于术前是否常规行羊膜腔穿刺术排除羊膜腔内感染,不同指南的观点较为一致:基于病史及超声为指征的宫颈环扎术,因宫口闭合羊膜腔感染率低,羊膜腔穿刺术反而可能增加妊娠丢失的风险,而且羊水生化检测及常见微生物的培养临床预测价值低,故通常不推荐常规行羊膜腔穿刺术;对基于体格检查为指征的宫颈环扎术,研究发现宫口扩张至 2cm 及之上时,羊膜腔感染发生率可高达 10%~50%,此时做羊膜腔穿刺术可能更有意义。另外,当怀疑感染但临床不能确诊时,可考虑行羊膜腔穿刺术,但有研究建议不应为等待微生物培养结果而推迟手术。

3. **排除胎膜早破** 当宫颈外口扩张至一定程度时,阴道后穹窿可能聚集由完整胎膜渗出的黏液样稀薄液体,此时需明确胎膜是否破裂。鉴别方法可通过阴道窥阴器检查是否有活动性液体自宫颈口流出,如无活动性液体流出,再通过超声动态评估羊水量,若羊水量处于正常范围内的下限,可进一步结合生化指标检测。

4. **术式选择** 最常用的两种经阴道宫颈环扎术为 McDonald 术式与 Shirodkar 术式,源于这两种术式的几种改良缝合方式也已经报道。Shirodkar 术式需分离宫颈前部的膀胱和后部的直肠,尽可能地靠近宫颈内口水平放置环扎线,而 McDonald 术式是无需分离任何宫颈组织的荷包缝合,更便于实施,但迄今尚无足够证据表明哪种术式更具优势。术式的选择主要基于一般外科原则和术者的经验及偏好,但由于宫颈环扎的目的是加强宫颈抗张强度,维持一定的宫颈长度,而缝线位置≥18mm病例的早产率(4%)远低于缝线<18mm者(33%),因此我们更倾向于Shirodkar术式。当然,也有医师更倾向于McDonald术式,原因在于后者的手术操作和环扎线的去除更加容易。

5. **麻醉选择** 研究并未发现椎管内麻醉和全身麻醉在手术效果方面的差异,因此多数指南认为两种麻醉方式均可。根据我们的经验,短效区域麻醉足以实施宫颈环扎术,故通常建议首选腰麻。

6. **器械准备** 宫颈环扎术的缝线包括丝线、尼龙线、金属线以及Mersilene带等,其中较为常用的是5mm Mersilene带(图5-3-1)和10号丝线,尚无研究证据表明哪种缝线更具优势,临床多数根据术者的喜好选择。原则上,缝线的选择应以有涩度而不滑,宽度适中易固定而不损伤组织为佳。缝针一般无特殊要求,但无论实施何种宫颈环扎术,建议缝针不宜过大或过长,常选择直径2cm的半圆弧胖圆针(图5-3-2),一般不推荐使用角针。我们常用的宫颈环扎器械如图(图5-3-3)。

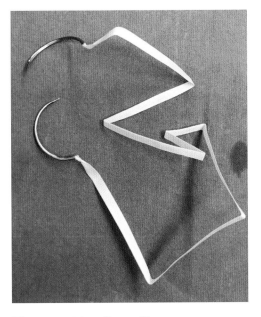

图 5-3-1 Mersilene 带

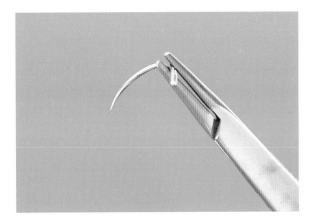

图 5-3-2 缝针

7. **知情同意** 充分告知实施经阴道宫颈环扎术的指征、可能效益及相关风险,并提供可替代方案,经患方知情同意选择后方可实施手术。

【**手术步骤**】

本节重点讲述预防性宫颈环扎术的手术操作步骤(视频5-3-1),其他手术操作内容详见第十一章第三节。

1. 麻醉满意后,患者取膀胱截石位。

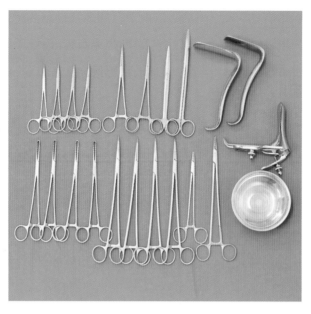

图 5-3-3　宫颈环扎包

2. 常规外阴消毒铺巾,留置导尿管。

3. 消毒阴道和宫颈在窥阴器直视下充分消毒阴道、宫颈及穹窿。

4. 手术方式

(1)McDonald 手术:消毒后充分暴露宫颈,用卵圆钳或 Allis 钳夹宫颈前唇及宫颈后唇轻轻向下牵拉。宫颈前面进针处紧贴膀胱宫颈反折处下缘,宫颈后面紧贴阴道直肠反折下缘,注意避开膀胱、直肠和宫颈 3 点和 9 点处子宫血管区,自宫颈 11 点处进针,环宫颈缝绕4~6 针,最后在 1 点处出针。宫颈上相邻的出针和进针间距应小于 1cm。每次进针的深度要适当,要足够深环扎到足够多的宫颈组织,以防撕裂和移位,但亦不能太深以防穿透宫颈管以避免增加胎膜破裂风险,尤其是对那些宫颈长度已经发生变化的患者。牵拉环扎线并反向按压宫颈组织,检查环扎线有没有松弛,然后在宫颈前面打结。逐渐将环绕宫颈的缝线收紧,将宫颈管缩小,在阴道前穹窿部打结,留约 2~3cm 线头方便以后拆线(图 5-3-4)。

(2)Shirodkar 手术:①消毒后充分暴露宫颈,用卵圆钳或 Allis 钳夹宫颈前唇,横行剪开宫颈前唇的阴道黏膜约 2~3cm 左右,上推膀胱。钳夹宫颈后唇,横行剪开宫颈后唇黏膜2~3cm 左右,下推直肠。②用手指或长钳夹住纱布在宫颈前唇钝性分离膀胱和宫颈前壁,在宫颈后唇钝性分离直肠和宫颈后壁。应向后分离足够远,使术者可以触及宫颈内口水平上的子宫骶韧带和主韧带在宫颈的止点。③沿剪开的宫颈前唇自宫颈 1 点进针,11 点出针。再沿着剪开的宫颈后唇横行进针 0.5cm 左右,由后向前进针,于宫颈 1 点方向打结,留约 2~3cm 线头方便以后拆线。④最后,用可吸收线连续缝合黏膜并包埋线结(图 5-3-5)。缝合时,注意尽可能靠近宫颈内口的前壁侧缘进针,至宫颈内口水平的后壁切口侧缘出针。如果缝扎线达不到宫颈内口,也至少尽可能在距离宫颈外口 2cm 的位置进出针。如宫颈组织太薄弱,则直接从剪开的宫颈前面向后进针,再从剪开的宫颈后面向前出针,"U"字缝合并打结,最后连续缝合黏膜并包埋线结,这就是改良式 Shirodkar 手术(图 5-3-6)。

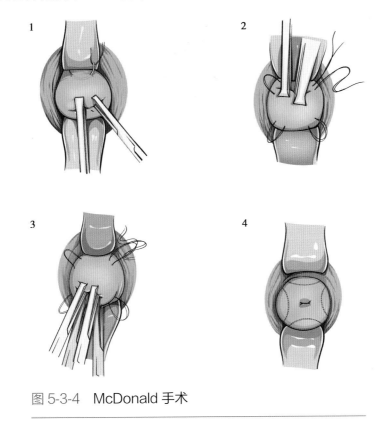

图 5-3-4　McDonald 手术

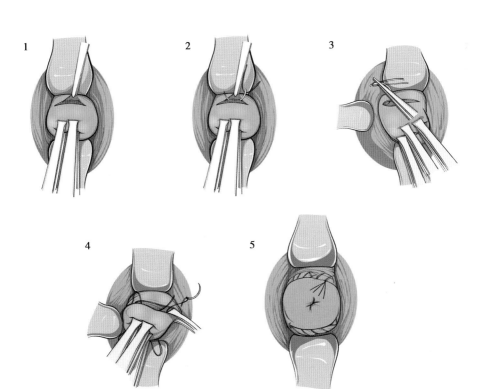

图 5-3-5　Shirodkar 手术

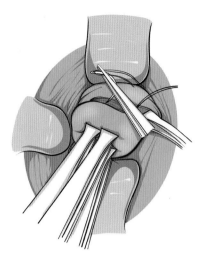

图 5-3-6　改良 Shirodkar 手术

5. 缝扎结束,止血,再次消毒,并观察宫颈色泽有无变化。

6. Shirodkar 手术术毕,进行直肠指检,以确保未损伤直肠。

【术后管理】

1. **抗生素**　由于缺乏前瞻性的研究数据,目前循证证据不足以支持宫颈环扎术常规使用抗生素,尤其是对于那些胎膜完整的患者而言没有明显获益。但妊娠期宫颈缩短本身可能增加生殖道上行性感染概率。因此,当患者出现宫颈缩短或者宫颈外口扩张时应合理使用抗生素,以降低围手术期感染和感染性流产的发生率。另外,由于阴道内寄存大量定殖菌群,经阴道宫颈环扎术归属为清洁 - 污染手术,故根据《妇产科抗生素使用指南》的观点,临床实践中即使针对基于病史的预防性环扎,我们也会选择预防性使用抗生素,一般选择广谱抗生素。

2. **宫缩抑制剂**　宫颈环扎术后常规应用宫缩抑制剂尚缺乏有效证据。对基于病史为指征的宫颈环扎术后不需要常规使用宫缩抑制剂,而基于超声及体格检查为指征的宫颈环扎术后可酌情使用,尤其强调以体格检查为指征的宫颈环扎或环扎术后出现宫缩时。因术时前列腺素水平一过性升高可能会诱发宫缩,吲哚美辛作为前列腺素合成酶抑制剂,可以缓解患者宫缩、改善不适症状、消除紧张情绪,故推荐围手术期使用。

3. **阴道黄体酮**　孕激素可降低细胞内 Ca^{2+} 的浓度,减少子宫肌层收缩性。宫颈局部使用可抑制促炎因子的生成,降低前列腺素的释放,防止宫颈成熟和扩张。已有研究证实对有自发性早产史的单胎孕妇,孕期补充阴道黄体酮可使早产风险降低大约30%。但目前相关研究尚未证实宫颈环扎术后继续补充阴道黄体酮的有效性,故并不推荐术后常规使用阴道黄体酮,仅个别指南明确推荐使用。我们在知情同意的前提下,对术前已经接受黄体酮补充治疗的孕妇,术后则继续应用黄体酮,但不在围手术期开始治疗,也不推荐术后常规使用。

4. **感染监测**　孕期实施宫颈环扎术并不增加宫内感染风险,但宫颈缩短本身就可能增加生殖道上行性感染的概率。据报道,以病史为指征的宫颈环扎术和以其他指征接受环扎术的患者,绒毛膜羊膜炎感染率中位数分别为 2% 和 25%,且已有基于不同手术指征的患者接受环扎术后发生严重脓毒血症的报道。因此,还是需重视宫颈环扎术后感染的监测和防治,尤其当患者出现阴道出血、胎膜破裂、发热等不适症状时,主要监测血、泌尿生殖道等的感染指标。

5. **宫颈长度监测** 宫颈环扎术后需注意宫颈长度的超声监测,尤其是接受紧急宫颈环扎术者,监测频率为每 1~2 周一次,亦可延长至 3~4 周,主要依据环扎指征、环扎方式以及孕周等个体化制定。当在妊娠较早期发生缝线移位时,临床医生需谨慎决定是否再次实施缝扎手术。当宫颈长度<10mm 可有效预测妊娠 36 周之前早产的发生,这为产前糖皮质激素使用和决策宫内转运时机提供了依据。

6. **其他** 便秘、血栓的防治及性生活的管理。尚无证据表明孕期限制活动和卧床休息可预防早产的发生,相反可能会增加孕期血栓风险,会明显影响孕妇的心理状态,对于预防性宫颈环扎的患者更鼓励下床活动,对于治疗性和紧急环扎术后同样鼓励下床活动,但注意适当休息。亦没有证据表明性生活会对围产期结局产生不利影响,但我们建议在择期环扎术后至少禁止性生活 1 周。

【环扎线拆除时机】

对于无并发症者,一般建议在妊娠 36~38 周拆除宫颈环扎线;若发生难免流产或者临产,则立即拆除。对于选择在妊娠 39 周及之后行剖宫产分娩者,可以考虑术中拆除缝线,但是必须考虑妊娠 37~39 周自然临产的可能,也要考虑异物造成宫颈炎症 / 感染以及侵蚀邻近组织的风险。

胎膜破裂本身并不是拆除环扎线的指征,对于孕周不足 32 周胎膜破裂的患者,如无明显感染征象,可继续带线期待治疗,但需监测和预防感染。一旦发现临床感染迹象,应立即拆除环扎线。

【手术并发症】

经阴道宫颈环扎术并发症主要包括绒毛膜羊膜炎、未足月胎膜早破、宫颈环扎线移位以及宫颈损伤出血等(图 5-3-7)。不同研究报道宫颈环扎术并发症发生率差异较大,总体发生率约为 0.6%~6%,与手术指征及时机有关,发生率与孕周及宫颈扩张程度正向相关。术前严格掌握适应证与禁忌证,选择适宜手术时机,重视泌尿生殖道感染的筛查与治疗,术时掌握手术步骤及技巧,术后加强监测及管理,可有效减少并发症的发生。当出现不可避免的早产临产、严重感染倾向或宫颈损伤时应考虑及时拆除宫颈环扎线。

1. **绒毛膜羊膜炎** 宫颈环扎术并没有明显增加感染风险,但妊娠期宫颈缩短本身可能增加生殖道上行性感染概率。据报道,以病史为指征和以非病史为指征的宫颈环扎术患者,绒毛膜羊膜炎感染率中位数分别为 2% 和 25%,术前进行泌尿生殖道感染的筛查与治疗,术中酌情使用抗生素预防感染,术后加强感染指标检测,适时调整抗生素的使用,可降低绒毛膜羊膜炎的发生。

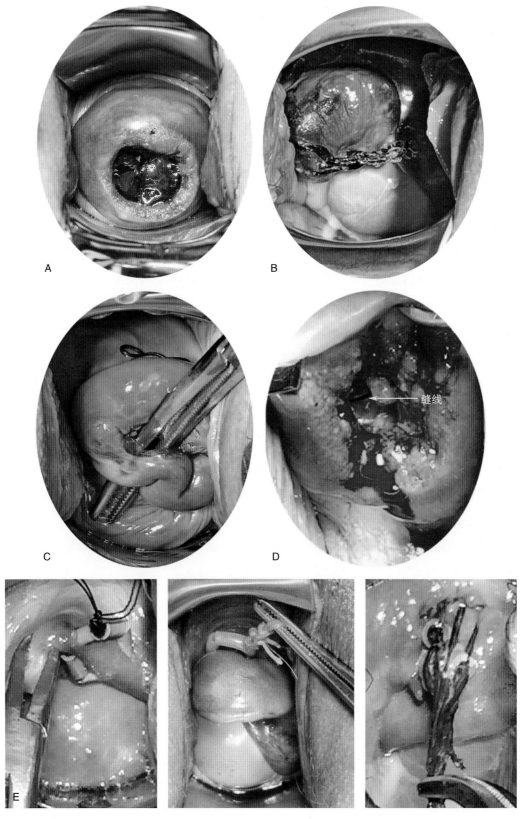

图 5-3-7 临床常见并发症

A. 绒毛膜羊膜炎；B. 宫颈部分坏死；C. 宫颈撕裂；D. 缝线移位至颈管内；E. 橡胶圈环扎后羊突伴宫颈损伤。

2. **未足月胎膜早破** 以病史为指征的宫颈环扎术胎膜早破发生率约为 2%，以超声为指征者约为 30%~35%。胎膜破裂是基于体格检查行宫颈环扎术患者的主要风险，尤其是宫颈扩张显著或羊膜囊凸出的患者，其发病率占此类手术的 65%。未足月胎膜早破的妊娠结局与发生孕周密切相关，其发生时是否拆除环扎线尚有争议，拆除环扎线可能会导致更早的分娩，但异物留置也有增加感染性并发症的风险。为减少不良妊娠结局的发生，术者应熟练掌握手术技巧、术中避免暴力操作，加强围手术期的管理。根据孕周决定治疗方案，详见第六章第二节。

3. **缝线移位** 发生率约为 3%~13%，常发生在妊娠晚期。若在妊娠 24 周前发生缝线移位，手术医生需综合评估是否进行二次宫颈环扎术。国内传统的宫颈环扎方式是环扎线外面套用橡胶圈后再环扎，目的是减少环扎线切割宫颈。临床发现该环扎方式并没有达到设想目的，似乎更容易移位和造成宫颈撕裂，也没有相关的文献证据支持，故不建议使用。

4. **宫颈损伤** 发生率不到 5%，常发生在妊娠晚期，主要因宫缩出现但拆线不及时引起。准确判断拆线时机、及时拆除宫颈环扎线，可减少宫颈组织受损的发生。发生宫颈损伤，手术医生需仔细检查宫颈受损部位、范围，必要时缝合修补，尽量减少严重不良后果的发生。

5. **其他** 邻近脏器损伤包括膀胱、直肠、输尿管，较少见，危及生命的并发症如大出血、子宫破裂、败血症等极为罕见，但也有所报道，手术医生需警惕此类并发症的发生。

【管理流程图】

经阴道宫颈环扎术的管理流程见图 5-3-8。

【注意事项】

1. 无论是宫颈环扎的术式选择还是围手术期管理均存在很大争议，因此在决策时需充分知情同意，应提供替代方案供选择。

2. 虽然目前尚缺乏 McDonald 式与 Shirodkar 术式哪种更具优势的证据，但有研究发现保留的宫颈长度越长早产风险越低，而环扎的作用原理也是为了更好地加强宫颈内口张力，因此手术时要求环扎线尽量靠近宫颈内口。根据上述再结合临床实践，规范培训的前提下，笔者所在中心更倾向于选择 Shirodkar 术式。

3. 掌握手术操作技巧仅是宫颈环扎术成功的一部分，更重要的是对宫颈环扎术的整体管理，包括适宜病例的选择、感染筛查、手术并发症的防治及其他围手术期的管理等。

4. 术前管理中最难判断的是宫颈外口扩张时，阴道少量流水是完整羊膜的渗漏液还是胎膜破裂，到底能否实施宫颈环扎术。这取决于临床医生的经验和仔细判断。

【关键点】

1. 经阴道宫颈环扎术指经阴道对宫颈进行环形缝合加强宫颈的手术，旨在为弱化的宫颈提供机械支撑，可预防妊娠丢失或早产。

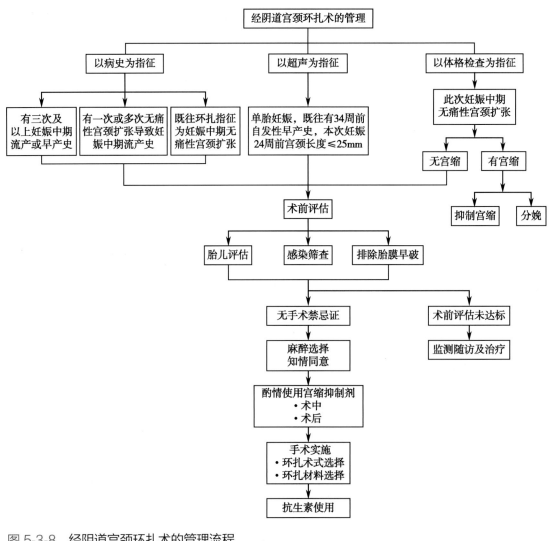

图 5-3-8 经阴道宫颈环扎术的管理流程

2. 经阴道宫颈环扎术适应证主要包括以病史、超声及体格检查三种指征。禁忌证主要包括早产临产、胎盘早剥、临床绒毛膜羊膜炎、活动性阴道出血、未足月胎膜早破等。

3. 术前需确认胎儿存活性和孕龄，超声评估是否存在胎儿结构畸形或染色体异常，排除感染及宫颈环扎禁忌证，选择合适的手术方式、手术时机及麻醉方式，并充分知情同意。

4. 目前研究表明 McDonald 和 Shirodkar 两种术式的妊娠结局或并发症差异无统计学意义，术者可基于一般外科原则和个人的经验及偏好选择。我们中心的观点更倾向于选择 Shirodkar 术式。

5. 无论是抗生素的使用，还是宫缩抑制剂的选择、阴道黄体酮的使用，以及感染指标是否常规监测等，都存在不少争议。需根据环扎时机、环扎指征及环扎方式等个体化选择。建议术后常规监测宫颈长度以指导糖皮质激素的使用，以及必要时行重复宫颈环扎。

6. 一般建议于妊娠 36~38 周择期拆除环扎线，或在早产临产发动时立即拆除。若胎膜早破，孕周不足 32 周且无明显感染征象可继续带线期待治疗，若妊娠 ≥32 周或出现临床感染迹象应立即拆除环扎线。

7. 手术并发症的管理主要为绒毛膜羊膜炎、未足月胎膜早破、缝线移位、宫颈裂伤等,与环扎指征、环扎时机和环扎方式有关。因此,需重视适宜病例的选择及围手术期的管理以减少并发症的发生。当出现不可避免的早产临产、严重感染倾向或宫颈损伤时应及时拆除宫颈环扎线。

经阴道宫颈环扎术过程见视频 5-3-1。

视频 5-3-1
经阴道宫颈
环扎术

（刘 铭）

【参考文献】

1. 刘兴会, 徐先明, 段涛, 等. 实用产科手术学. 2 版. 北京: 人民卫生出版社, 2020.
2. ElejNational Collaborating Centre for Women's and Children's Health (UK). Preterm Labour and Birth. London: National Institute for Health and Care Excellence (UK); 2015 Nov.
3. ACOG Practice Bulletin No. 142: Cerclage for the management of cervical insufficiency. Obstet Gynecol, 2014, 123: 372-379.
4. BROWN R, GAGNON R, DELISLE MF. No. 373-Cervical Insufficiency and Cervical Cerclage. J Obstet Gynaecol Can, 2019, 41 (2): 233-247.
5. SHENNAN A, TO M. Green-top guideline No 60: cervical cerclage. London: RCOG, 2012.

第四节　经腹宫颈环扎术

【导读】

宫颈环扎术是目前治疗宫颈功能不全的唯一手术和有效方法。手术方式除了传统的经阴道宫颈环扎术,还有经腹宫颈环扎术。经腹宫颈环扎术能确保环扎带部位在主韧带和宫骶韧带上方,达宫颈内口水平,尽可能加强宫颈管的张力,阻止子宫下段延伸和宫颈口扩张,协助宫颈内口承担妊娠后期胎儿及胎儿附属物的重力。

【概述】

近年来,随着腹腔镜技术的迅速发展,腹腔镜外科技术在多个领域逐渐替代了传统的经腹手术。1998 年美国 Scibetta 等首次报道腹腔镜宫颈环扎术(laparoscopic transabdominal cervicoisthmic cerclage, LTCC),自此腹腔镜宫颈环扎术逐渐推广,且多项研究证实与传统开腹手术具有相同的效果。在腹腔镜手术的基础上,多家中心以机器人辅助的方式进行经腹宫颈环扎术,也显著降低了流产率和早产率。这几项经腹宫颈环扎术手术入路不同,但解剖基础、手术策略与技巧基本相同,本节以腹腔镜环扎术为例进行阐述。

由于经腹宫颈环扎术存在一定的手术风险,且通常需要经腹拆除环扎带或行剖宫产分娩,因此手术医生应谨慎进行个体化评估,选择适宜病例,避免过度干预,掌握手术操作技巧并加强围手术期管理,重视手术并发症防治以争取最佳的围产结局。腹腔镜宫颈环扎术根据妊娠状态的不同,分为非孕期腹腔镜宫颈环扎术和妊娠期腹腔镜宫颈环扎术,两者手术步骤及技术难点有所不同,多数情况下为预防性宫颈环扎术。

(一) 非孕期腹腔镜宫颈环扎术

【适应证】

1. 明确诊断宫颈功能不全,但因宫颈切除术等解剖因素限制无法行经阴道宫颈环扎术。

2. 既往经阴道宫颈环扎术失败史。

腹腔镜宫颈环扎术的优点在于:①非孕期可在子宫峡部水平或孕期在接近宫颈内口的水平实施环扎术,减少了缝线移动的风险;②直接在宫颈内口水平阻止了宫颈漏斗的形成,阻止了宫颈管的开放;可将缝线留在原位,有益于再次妊娠。但亦存在缺点:①创伤较大;②分娩时需剖宫产;③若胎儿畸形,则需再次经腹拆除缝线,增加创伤。因此,经腹宫颈环扎需谨慎选择病例,保障宫颈功能不全患者救治的同时减少创伤。

【禁忌证】

1. **盆腔感染** 确定患者存在宫颈或宫腔感染的情况下,应避免进行择期手术。

2. 异常子宫出血,病因不明者。

3. 合并不适宜妊娠的内外科合并症。

【手术时机】

任何符合适应证的宫颈功能不全者均可考虑在非孕期行腹腔镜宫颈环扎术,一般在计划妊娠前或胚胎移植前进行手术。如存在宫腔粘连等宫腔病变,建议在宫腔异常纠正后行宫颈环扎术。

【术前管理】

1. **宫腔评估** 非孕期腹腔镜宫颈环扎术前建议进行宫腔镜检查,评估宫腔形态,如存在宫腔粘连或影响宫腔形态的占位性病变,建议环扎术前进行治疗,并在治疗后复查宫腔镜,恢复正常后再进行腹腔镜宫颈环扎术。

2. **麻醉选择及器械准备** 腹腔镜手术通常选择全身气管内麻醉。腹腔镜宫颈环扎术的缝线通常选用 5mm Mersilene 带,非孕期腹腔镜环扎术通常需要两根缝线,并在术前将双针缝针掰直(图 5-4-1)。在常规腹腔镜手术器械包的基础上,注意备齐两把腹腔镜持针器,以加强

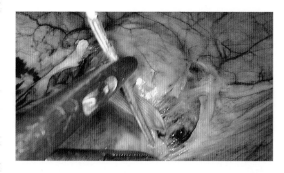

图 5-4-1 将缝针掰直以利于环扎过程中垂直进针、垂直走针

打结时的抓握力度。如患者存在盆腔炎性疾病后遗症或盆腔粘连等情况,备超声刀及双极电凝仪分离粘连、快速止血。

3. 知情同意　充分告知实施腹腔镜宫颈环扎术的指征、可能作用及相关风险,并提供可替代方案,经患方知情同意选择后方可实施手术。

【手术步骤】

1. 麻醉满意后,患者取膀胱截石位。

2. 常规外阴消毒铺巾,以金属导尿管行一次性导尿或留置导尿。

3. 手术方式　消毒阴道,放置举宫器。置入腹腔镜器械后,辨认子宫峡部及子宫血管部位。传统做法以单极分离膀胱腹膜反折,充分暴露双侧子宫血管及子宫峡部。将双针 Mersilene 带的两针分别于峡部左右侧的子宫血管内侧垂直进针,紧贴子宫,尽量避免穿入子宫肌层,出针部位在同侧骶韧带附着点外上方与子宫动脉之间。展平、拉直缝线,近缝针处剪断 Mersilene 带,取出两针以避免影响第二道缝线。同样方法紧贴第一道缝线进针点上缘进针,展平、拉直缝线。取出举宫器,宫腔镜检查确认缝线未穿透峡部子宫肌层。放置举宫器,近第二道缝线缝针处剪断 Mersilene 带,取出两针。两道缝线分别在子宫峡部后方打 5~6 个结,留约 1~2cm 线头方便以后拆线。

4. 缝扎结束,止血,再次消毒,并观察子宫体色泽有无变化。复查宫腔镜检查,确定缝针线未穿透宫腔。具体操作过程见视频 5-4-1。

注意:①改良后的术式可不打开膀胱腹膜反折,不暴露子宫血管,或仅打开双侧子宫血管表面腹膜辨认子宫动脉。②可根据术者经验和进出针的满意程度决定宫腔镜检查时机,初学者建议穿刺完每一道缝线后都进行宫腔镜检查,明确缝线未穿透肌层再取针打结;经验丰富者可穿刺完每一道缝线即取针打结,手术完成后再进行宫腔镜检查,甚至不进行宫腔镜检查。③打结时双手均以持针器持线,可增加力度;初学者或对于存在明显宫颈组织缺陷的患者,比如宫颈切除术后或剖宫产术后,可在拉紧缝线时用 6 号扩宫棒作为指引,以 6 号扩宫棒略有阻力通过为准。

视频 5-4-1
非孕期腹腔镜
宫颈环扎术

【术后管理】

1. 预防性抗感染　目前循证证据不足以支持宫颈环扎术常规使用抗生素。另一方面,术中需举宫、探宫及宫腔镜检查,考虑阴道内寄存大量定植菌群,腹腔镜宫颈环扎术归属为清洁 - 污染手术,故临床实践中也会选择预防性使用抗生素,一般选择广谱抗生素,不超过48 小时。

2. 妊娠间隔　因手术不损伤宫体部肌层,术后第 2 个月患者可开始试孕。目前无证据证明间隔时间影响妊娠结局或合并症的发生。

3. 孕期管理　腹腔镜宫颈环扎术后妊娠期间无需长期卧床,尚无证据证明定期宫颈长度的超声监测可使患者受益。大多数腹腔镜宫颈环扎术后孕妇可正常生活、工作。妊娠期间孕妇应按常规进行产检,警惕宫缩、阴道流血流液等先兆流产或早产的征象。

【手术并发症】

1. 出血　腹腔镜宫颈环扎部位定位于子宫血管内侧,因此定位不清、血管显露不明或进针方向深度不当都有可能造成血管损伤以致出血。如出针位置理想,拉紧缝线打结后通常可同时起到止血作用。如出针位置不当,则应退针重新穿刺,出血部位电凝止血。另外,Mersilene 线的针较大,特别是掰成直针后增加了出针过程中对卵巢、肠管及盆腹腔血管的损伤风险。因此出针过程中应将针尖全程置于视野内,并且出针后注意松针、拉线。手术结束前应全面检查盆腹腔,及时发现积血或出血部位。

2. 缝线移位、切割　腹腔镜宫颈环扎术后术者常规通过宫腔镜检查排除术中缝线穿透宫腔或宫颈管。术后子宫增大,比如妊娠,或宫腔操作,比如过度扩宫或宫腔镜电切等,可能导致缝线移位(图 5-4-2)。一旦发现缝线移位,应手术拆除缝线,如后续仍有生育要求,可拆除缝线后进行再次环扎。如剖宫产终止妊娠,且无后续妊娠计划,可于剖宫产术中拆除缝扎线;不建议在没有生育要求情况下长期保留环扎线。

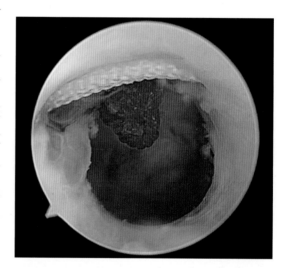

图 5-4-2　腹腔镜宫颈环扎术后,剖宫产娩出一胎。2 年后备孕二孩,宫腔镜检查发现剖宫产瘢痕憩室下缘缝线(白色)显露

3. 邻近脏器损伤　邻近脏器损伤包括膀胱、直肠、输尿管、髂内外血管等,较少见,但时有报道,手术医生需警惕此类并发症的发生。

（二）孕早期腹腔镜宫颈环扎术

【适应证】

1. 同非孕期经腹腔镜宫颈环扎术。

2. 知情同意。

【禁忌证】

1. 宫内感染。

2. 孕早期存在阴道流血、腹痛等先兆流产征象。

3. 超声未见胎心搏动。

4. 存在不适宜继续妊娠的并发症或合并症。

5. 致死性胎儿畸形。

6. 高序多胎妊娠。

【手术时机】

一般建议在妊娠 7~10 周进行,最好不超过 13 周,否则随子宫体积增大,使操作困难。

不过根据术者经验,可延长至14~15周进行。

【术前管理】

1. **妊娠状态评估**　孕期腹腔镜宫颈环扎术前进行盆腔超声检查,评估宫内妊娠情况。若孕周较小,超声尚未见胎心搏动,建议适当观察等待;如孕周过大,建议孕中期行经阴道宫颈环扎或开腹环扎。

2. **麻醉选择及器械准备**　腹腔镜手术通常选择全身气管内麻醉。腹腔镜宫颈环扎术的缝线通常选用5mm Mersilene带,孕期腹腔镜环扎术则保留单线单针,针掰为保留少许弧度的雪橇状(图5-4-3),剪除对侧针。在常规腹腔镜手术器械包的基础上,注意备齐两把腹腔镜针持,以加强打结时的抓握力度。孕期手术备超声刀,必要时双极电凝止血,避免使用单极设备,以减少对妊娠子宫的影响。

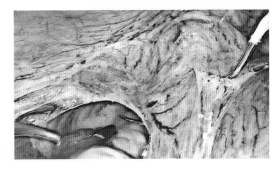

图 5-4-3　雪橇针及其走针

3. **知情同意**　充分告知实施腹腔镜宫颈环扎术的指征、可能作用及相关风险,并提供可替代方案,经患方知情同意选择后方可实施手术。

【手术步骤】

1. 麻醉满意后,患者取膀胱截石位。

2. 常规外阴消毒铺巾,以金属导尿管行一次性导尿或留置导尿。

3. **手术方式**　①取脐上切口置入腹腔镜,置入相应穿刺器及器械,超声刀于圆韧带近1/3处切断,向前切开阔韧带前叶,于无血管区打开阔韧带后叶,暴露子宫动静脉。②剪去Mersilene线的一枚缝针,保留的缝针略掰直,保留针尖部分弧度,使针呈雪橇状,于子宫左侧动静脉内侧紧贴子宫肌层自前向后垂直进针,从左侧阔韧带开口取针拉线,线尾保留一定长度备打结。将缝针沿左侧阔韧带开口,送回子宫后方。经右侧阔韧带开口辨认牵出缝针至宫颈右前方,紧贴子宫肌层、子宫右侧动静脉内侧自后向前进针,展平、拉紧缝线后于子宫颈部前方打5~6个结。③用同一针线、按上述方法,紧贴第一道缝线穿刺点上方进针缝扎第二道缝线。2-0Vicryl线缝合相应圆韧带断端,关闭阔韧带缺损。

4. 缝扎结束,止血,并观察子宫体色泽有无变化。如出现子宫体色泽变化,考虑血管受压,应逐次剪开、拆除缝线,重新进行缝合。具体操作步骤见图5-4-4,视频5-4-2。

注意:①为了尽量减少对子宫体的机械刺激,术中尽量避免器械直接触碰子宫体;确实需要移动子宫时,以器械钳夹牵拉圆韧带断端提拉子宫体。②孕期手术不能举宫,下推膀胱及选择进针点时为了更好地辨认子宫峡部,可用宫颈钳钳夹小纱球,经阴道上推前穹窿,以做指引。③经腹宫颈环扎术的进针方向可由前至后,也可由后至前,可根据手术经验及习惯选择。

ER 5-4-2

视频 5-4-2
孕早期腹腔镜
宫颈环扎术

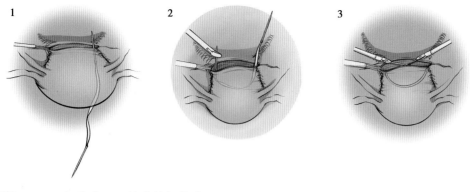

图 5-4-4　经腹宫颈环扎术的操作步骤

【术后管理】

1. **抗生素**　由于缺乏前瞻性的研究数据,目前循证证据不足以支持孕早期腹腔镜宫颈环扎术常规使用抗生素。作为清洁-污染手术,临床实践中一般选择广谱抗生素进行短期预防性使用。

2. **宫缩抑制剂**　孕早期腹腔镜宫颈环扎术后常规应用宫缩抑制剂尚缺乏有效证据。一般术前不使用宫缩抑制剂,考虑孕激素对于稳定子宫平滑肌的作用,一般在术后使用口服黄体酮或地屈孕酮 3~7 天,后续使用根据患者宫缩情况决定。尚无证据提示,某一宫缩抑制剂或孕激素制剂孕期常规使用可改善结局。

3. **感染监测**　因为手术不穿透阴道黏膜、不留置缝线于阴道内,因此并不增加宫内感染风险,但宫颈缩短本身就可能增加生殖道上行性感染的概率,一旦发生明确宫内感染且抗生素治疗无效,可能引起严重的脓毒血症,危及母胎生命,需尽快做好腹腔镜或者开腹拆除环扎线的准备。因此,需重视腹腔镜宫颈环扎术后感染的监测和防治,尤其当患者出现阴道流血流脓、胎膜破裂、发热等不适症状时,应严密监测血、泌尿生殖道等的感染指标。

4. **宫颈长度监测**　术后不常规监测宫颈长度;如出现宫缩或者超声发现宫颈内口扩张、羊膜囊突出宫颈管内,可根据具体情况进行产科监护。

5. **其他**　腹腔镜宫颈环扎术后不建议常规卧床,因为长期卧床可能会增加孕期血栓风险,且明显影响孕妇的心理状态,因此鼓励患者下床活动、正常工作生活,但注意适当休息。没有证据表明性生活会对围产期结局产生不利影响,但我们建议在择期环扎术后至少禁止性生活 2 周。

【手术并发症】

孕早期腹腔镜宫颈环扎术并发症与非孕期腹腔镜宫颈环扎术类似,主要包括出血、邻近脏器损伤、缝线移位等。但是由于孕期盆腔充血,且不能举宫,因此手术难度远大于非孕期的腹腔镜宫颈环扎术,稍有不慎,造成出血和邻近脏器损伤的概率也会增加。除此之外,考虑手术对妊娠子宫的刺激,需关注围手术期先兆流产、胚胎停止发育的问题。

(三) 腹腔镜宫颈环扎带拆除术

【手术时机及适应证】

1. 产科评估提示难免流产或宫内感染,母体情况稳定拟经阴道娩出胎儿。

2. 孕中期发现胎儿畸形需行引产术。

【禁忌证】

1. 产科评估应剖宫取胎尽快娩出胎儿。

2. 存在其他不能耐受腹腔镜手术的内外科基础疾病。

【手术步骤】

1. 手术前充分告知患者病情及风险,签署知情同意协议。

2. 麻醉满意后,患者取膀胱截石位。

3. 常规外阴消毒铺巾,以金属导尿管行一次性导尿或留置导尿。

4. 手术过程:①根据孕周和宫高取脐上缘或上腹部切口置入腹腔镜,置入相应穿刺器及器械。探查盆腹腔,评估粘连情况,必要时进行粘连分离。②如为非孕期环扎,通常打结位于宫颈后方,可略侧转手术台,从子宫侧后方置入腹腔镜及器械,从宫颈后方辨认、定位环扎线结,持针器钳夹固定防止回缩。超声刀切开线结表面腹膜及粘连组织,牵拉线结,使其与子宫壁间产生间隙。③剪刀剪断缝扎线圈,抽出缝扎线。确认取出缝扎线与此前缝扎线圈数一致。创面双极电凝止血。

【管理流程图】

经腹宫颈环扎术的管理流程如图 5-4-5。

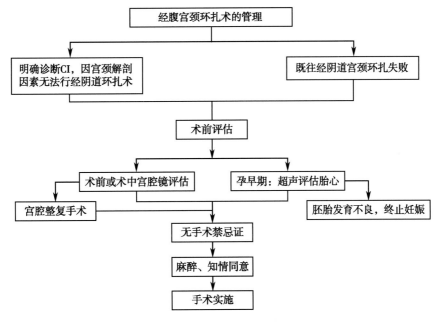

图 5-4-5 经腹宫颈环扎术的管理流程

【争议热点】

1. 由于宫颈功能不全仍缺乏统一定义,不同国家指南对宫颈功能不全的诊断标准也所有不同,目前被普遍接受的主要包括基于病史、超声及体格检查这三种标准,其中反复妊娠中期流产史或自发性早产史、无痛性宫颈扩张、及经阴道超声标准化测量的宫颈长度是诊断宫颈功能不全的重要依据。对于传统的非孕期检查,包括子宫输卵管造影测定宫颈管宽度、8 号 Hegar 宫颈扩张器无阻力通过宫颈管、经宫颈峡部牵拉球囊或 Foley 导尿管的施力评估等方法,证据已不再支持用于宫颈功能不全的诊断标准。

因此,临床实践中需详细询问病史,尤其是对有妊娠中期流产史、自发性早产史及既往发生无痛性羊膜囊突出而最终流产的患者,需仔细分析流产过程,鉴别流产原因,对宫颈功能不全的诊断至关重要。

对具有不良孕产史或宫颈功能不全高危因素的患者,即使宫颈功能不全诊断不十分明确,也需加强该类患者的孕期管理。在临床实际工作中,需要关注该类患者及其家庭所承担的精神心理负担与焦虑情绪,尤其要重视这一群体的心理创伤和诉求,避免只看到"疾病"未满足严格诊断,而忽略了"病人"的痛苦和诉求。尤其对于诊断依据不十分明确,尤其是研究证据存在争议时,考虑到预防性宫颈环扎的副作用较小,故可以在患者充分知情同意的前提下,适当放宽宫颈环扎指征。

对于宫颈功能不全患者需行腹腔镜手术治疗时,笔者团队建议在实施预防性宫颈环扎之前,可以考虑行宫腔镜检查,以便及时发现宫腔粘连或宫腔内占位性病变并给予相应治疗。

2. 宫颈环扎手术的方式应该经阴道进行,还是经腹 / 腹腔镜进行,一直以来存在争议。经腹宫颈环扎术因创伤较大,且与腹腔镜宫颈环扎术相比妊娠结局改善无差异,因此已基本被腹腔镜代替。经腹宫颈环扎仅适用于孕周过大、不宜进行腹腔镜、同时宫颈解剖异常的少数患者。经阴道环扎术的优势在于创伤小、可在孕中期进行、可作为紧急环扎的方法、且临产时可经阴道拆线后经阴道分娩。但是同时,经阴道环扎的前提是宫颈组织解剖结构完整,而且经阴道环扎只能缝扎穹窿部,而难以到达峡部水平;阴道内留存缝线等异物也增加了感染的可能。目前对于宫颈解剖异常,比如宫颈广泛切除术后的患者,以及前次妊娠经阴道环扎失败的患者,优选腹腔镜宫颈环扎术,以实现更高解剖位置水平的缝扎。除此之后,非孕期腹腔镜宫颈环扎术可能降低患者孕期的焦虑,有利于孕妇的身心健康。

3. 宫颈锥形切除术可能导致宫颈功能缺陷从而影响患者后续的妊娠,但其风险与多因素相关,包括原发疾病的级别和范围、切除范围以及手术医生的经验等。有研究表明,对于锥切术后超声宫颈长度小于 2.5cm 的患者,预防性宫颈环扎术可能有益于改善妊娠结局。

4. 腹腔镜宫颈环扎的时机可在非孕期或者孕早期。虽然部分手术医生认为孕期组织松软利于手术,但是孕期盆腔充血,出血概率较高,且因不能摆动子宫,操作受限制,术野也受限制,增加了周围脏器损伤的风险;最重要的是,孕期手术,特别是子宫手术对胚胎/胎儿的影响难以预计。除此之外,文献报道非孕期和孕期腹腔镜宫颈环扎后延长孕周无差异。因此我们建议尽量在非孕期进行腹腔镜宫颈环扎术。

5. 多胎妊娠　因为子宫过度扩张可能是早产的原因,因此多胎妊娠晚期流产和早产的原因,有可能不是或不只是宫颈功能不全。研究发现三胎妊娠实施择期宫颈环扎术后的平均足月妊娠时间、32 周前的早产率、新生儿出生体质量或新生儿住院率与未手术组相比差异无统计学意义,提示三胎妊娠患者不宜行环扎术。由于多数关于多胎妊娠的宫颈环扎术数据基于经阴道环扎,其结论是否能外推到腹腔镜宫颈环扎还需更多的数据。

不管怎样,对于多胎妊娠,在子宫颈环扎前,建议选择性地减胎至少 1 个,特别是曾单胎妊娠发生过流产的患者。当然,宫颈功能不全或有早产风险的患者,接受辅助生殖时,应强烈建议行单胚胎移植,以避免多胎妊娠情况下行减胎术。临床中,宫颈功能不全、双胎妊娠孕妇孕早期坚决要求腹腔镜宫颈环扎的,应尽量在孕 8 周前施术,避免增大的子宫影响手术操作,增加流产和组织器官损伤的风险。

6. 近年来机器人手术在妇科逐渐开展,陆续有团队将其用于宫颈环扎术。据文献总结,机器人宫颈环扎术同样可显著减少宫颈功能不全相关的晚期流产和早产,且技术难度较腹腔镜宫颈环扎术低。

7. 经腹宫颈环扎的缺点之一在于,经腹宫颈环扎术后一旦发现胎儿发育畸形需引产、或者出现难免流产或先兆流产,必须采用腹腔镜或开腹拆除环扎带或行剖宫产分娩。目前有针对这一问题进行改良的病例报道。改良后的术式,从后穹窿 4 点将 Mersilene 针的缝线刺入盆腹腔,后在后穹窿 7 点将气腹针穿刺进入盆腔,拔出针芯保留针鞘,将 Mersilene 带绕过子宫峡部前壁后,缝针及线从气腹针鞘内穿出,拉紧缝线后在阴道内打结。因此,拆线时可在阴道内进行。该改良术式同时具备环扎部位高和可经阴道拆线的优点。其手术安全性和有效性、手术后感染、疼痛等合并症情况尚需更多经验证实。

【经验分享】

1. 无论是经腹宫颈环扎的手术指征判断、术式选择还是围手术期管理均存在很大争议,因此在决策时需充分知情同意,应提供替代方案供选择。

2. 非孕期腹腔镜宫颈环扎术中,因为前后涉及两根线、四根针,都集中在盆腔,可能出现抓错线或者抓错针的情况,JMIG 还就此发表了视频。为了避免这样的问题出现,一定要保持思路清晰,最好养成自己的习惯动作,有意识放针,避免随意丢针的情况;在完成第一道穿刺之后,如进出针位置非常理想,可以先剪去第一道线的双针以与第二针区分。确实出现抓错针的情况,也不必着急立刻完全退针重新缝合,因为可能会导致穿刺部位出血;可以观察是否有其他补救方案,比如 JMIG 展示的方法,部分剪开错缝造成的线结,将普通 2-0 针线固定在 Mersilene 线断端上,通过 2-0 针将 Mersilene 线按正确路径和方向引过之前的穿刺部位。

3. 孕期出现宫内感染或胎膜早破时，判断是否拆除环扎带以及拆除时机很重要。考虑脓毒血症、子宫破裂等严重合并症对母体的重大不良影响，以及腹腔镜手术的微创性，评估时应将产科情况、母体安全放在首位，及时拆除环扎带，避免因手术时机拖延造成严重不良后果。

【注意事项】

1. 部分文献提示单一缝扎线圈与部分病例环扎失败相关，因此，情况允许时建议环扎两道线圈。

2. 非孕期环扎术后，早孕胚胎停育可正常行清宫术。注意操作轻柔，再次妊娠前复查宫腔镜检查了解宫腔情况及环扎带情况。

3. 孕期腹腔镜环扎因环扎部位邻近子宫动脉，打结后应特别注意对子宫血供的判断，必要时略下推膀胱腹膜反折、推开穿刺及出针部位腹膜后重新穿刺。打结前注意避免周围组织嵌入缝扎线圈导致血管受牵拉受压或扭曲，从而影响子宫血供。

4. 曾有剖宫产史者，一旦发生难免流产，应及时拆除环扎带，以避免瘢痕子宫破裂风险的增加。

5. 无论是宫颈环扎手术指征的把握和手术方式的选择，还是环扎围手术期的管理均存在很多争议，故需要术者遵循循证证据，综合评估后制订个体化方案，充分告知病情及治疗方案，尽量避免过度干预。指征明确的患者，建议尽量非孕期环扎，减少手术相关风险。

6. 孕期宫颈环扎术一般在妊娠 10 周前实施，孕周越大，手术难度越大，风险越高。术前超声检查需确认胎儿存活性，排除胎儿结构畸形或染色体异常。

7. 环扎术后不建议绝对卧床休息，需适当活动，大多数孕妇可正常工作、生活，如常产检。

8. 重视环扎术后并发症的防治，一旦发现临产启动或者明显的感染迹象，应该全面评估，及时拆除环扎带，必要时终止妊娠，以免造成子宫破裂和脓毒血症等严重并发症。

【关键点】

1. 经腹宫颈环扎术多采用腹腔镜进行，也可考虑机器人手术，手术技术成熟、安全。

2. 对于宫颈组织明显缺失或前次妊娠经阴道环扎失败的患者，首选腹腔镜宫颈环扎术。

3. 为了保障手术效果和安全性，开展腹腔镜宫颈环扎术前必须具备扎实的腹腔镜手术技术基础，理解手术理念和操作原理。

参考文献

1. Elej National Collaborating Centre for Women's and Children's Health (UK). Preterm Labour and Birth. London: National Institute for Health and Care Excellence (UK), 2015.

2. ACOG Practice Bulletin No. 142: Cerclage for the management of cervical insufficiency. Obstet

Gynecol, 2014, 123: 372-379.

3. BROWN R, GAGNON R, DELISLE MF. No. 373-Cervical Insufficiency and Cervical Cerclage. J Obstet Gynaecol Can, 2019, 41 (2): 233-247.

4. SHENNAN A, TO M. Green-top guideline No 60: cervical cerclage. London: RCOG, 2012.

5. MOAWAD GN, TYAN P, BRACKE T, et al. Systematic review of transabdominal cerclage placed via laparoscopy for the prevention of preterm birth. J Minim Invasive Gynecol 2018, 25 (2): 277-86

6. TYAN P, MOURAD J, WRIGHT B, et al. Robot-assisted transabdominal cerclage for the prevention of preterm birth: A multicenter experience. Eur J Obstet Gynecol Reprod Biol. 2019, 232: 70-74.

7. ZHANG X, TONG J, MA X, et al. Evaluation of cervical length and optimal timing for pregnancy after cervical conization in patients with cervical intraepithelial neoplasia: a retrospective study. Medicine 2020, 99: 49 (e23411).

8. NISSE V. CLARK, AND JON I. EINARSSON. Laparoscopic abdominal cerclage: a highly effective option for refractory cervical insufficiency. Fertil Steril_2020, 113: 717-22.

9. PROTOPAPAS A, KYPRIOTIS K, SAMARTZIS K, et al. Laparoscopic Cervical Cerclage: Do Not Catch the Wrong Needle, or What to Do Next if It Happens！. J Minim Invasive Gynecol. 2021, 28 (5): 943-944.

10. 姚书忠. 宫颈机能不全诊治过程中存在的争议和思考. 中国实用妇科与产科杂志, 2017, 33 (01): 31-35.

（张焕晓　姚书忠）

第五节　子宫颈托

【导读】

早产预防的综合措施包括消除危险因素、使用孕激素、宫颈环扎术、子宫颈托等。已有的临床研究显示子宫颈托运用于妊娠中期宫颈缩短或者宫颈功能不全的患者能够降低自发性早产的发生,改善围产结局,但是也有相应研究认为子宫颈托没有预防早产的作用。鉴于目前相关研究结果仍然存在矛盾,目前各国指南及专业组织并没有明确推荐将子宫颈托运用于产科临床,当然子宫颈托作为一种临床新技术值得深入研究。本节重点介绍子宫颈托的相关概况及运用要点,期待各医疗机构能深入开展关于产科运用子宫颈托的高质量研究,为宫颈功能不全及具有早产高风险的患者提供切实有效的预防手段。

【概述】

目前认为早产是一种与子宫过度膨胀、孕激素作用减弱、宫颈疾病、感染或炎症、母胎耐受性降低、胎儿免疫系统过早激活等多种因素相关的综合征,此外遗传及环境因素也参与了早产的发生。由此推论预防早产不能通过单一的干预措施解决。已有研究证明,孕激素及宫颈环扎术对于预防特定情况的患者发生早产是有效的,并且已经纳入各国及专业组织的相关指南。近年来尽管有较多研究报道子宫颈托用于预防高危患者发生早产的作用,但是其适用患者、结果、结论均存在一定矛盾，广大产科医务工作者对于子宫颈托的使用尚不清楚。因此本节重点介绍使用子宫颈托预防早产的相关问题，期望读者进一步了解使用子宫颈托的适应证、禁忌证、使用方法、注意事项及取出时机等，也希望产科医务工作者能够开展相关高质量研究，进一步评估使用子宫颈托预防早产的有效性。

【子宫颈托的概况】

1959 年，Cross 就在柳叶刀杂志上介绍了将环形子宫颈托用于存在宫颈撕伤、宫颈功能不全以及双子宫孕妇的经验。随后的一些研究者也相继报道了不同类型的子宫颈托用于宫颈功能不全患者的经验，据推测这类子宫颈托有减少宫颈内口压力、防治胎膜外凸的作用，也有改变宫颈管倾斜度以及压迫宫颈的作用，当然这些作用并没有明确的实验证实。早期发表的文章中使用的"子宫颈托"都是源于治疗子宫脱垂的子宫托，自 20 世纪 70 年代开始在东欧国家逐渐出现针对宫颈功能不全的子宫颈托，同一时期来自西德的 Hans Arabin 设计了一款弹性硅胶材质的圆锥状子宫颈托，即 Arabin 子宫颈托，随后开始出现研究者使用 Arabin 子宫颈托预防自发性早产的病例报道，并且逐渐使用阴道超声评判 Arabin 子宫颈托放置的位置。全球已有较多使用子宫颈托用于宫颈功能不全患者以及预防自发性早产的报道，其中不乏较高质量的随机对照研究以及 Meta 分析，但是各项研究结论仍然存在矛盾。

2017 年，JAMA 上发表的一篇单中心非盲法临床研究评价了子宫颈托预防自发性早产的作用，该研究纳入了没有早产病史但是孕 18~23^{+6} 周发现宫颈长度 ≤ 25mm 的 300 名无症状孕妇，随机分为使用子宫颈托组及对照组各 150 名，结果显示使用子宫颈托降低了小于孕 34 周的早产率（RR 为 0.48）。

2020 年 Agustin 等发表在 AJOG 上的一篇系统回顾及 Meta 分析评价子宫颈托用于无症状的早产高危患者的效果。该研究纳入了 12 项原始研究，共计 4 687 名妇女，结果显示在宫颈 ≤ 25mm 的单胎孕妇以及宫颈 < 38mm 或 ≤ 25mm 的双胎孕妇中，使用子宫颈托与不使用子宫颈托相比，其发生孕 34 周之前早产的风险相似；并且使用子宫颈托与经阴道使用孕激素相比，其发生孕 34 周之前早产风险也相似。而使用子宫颈托的患者较不使用子宫颈托或经阴道使用孕激素的患者更容易出现阴道分泌物，因此该文章认为现阶段的证据表明子宫颈托没有预防早产的作用。

从上文叙述的一些研究结果发现，目前关于子宫颈托到底能否预防自发性早产，或者对于宫颈功能不全是否有作用，各项研究结论并不一致，究其原因可能与纳入研究的病例数、病例特征、混杂因素以及结果评价均有关系。在临床实践中不能仅凭某些研究结果就断然否定或者肯定子宫颈托的作用，下面就各国机构及相应专业组织针对早产及宫颈功能不全的相关指南中运用子宫颈托的评价加以阐述，供读者进一步参考。

早在 2014 年我国即颁布了《早产临床诊断与治疗指南》，目前该指南尚未更新，在这个指南中提到"有研究报道，对妊娠 18~22 周，宫颈长度 ≤ 25mm 者，使用特殊的子宫颈托能明显减少孕 34 周前早产的风险。一项前瞻性对照研究显示，对多胎妊娠孕妇预防性应用子宫颈托并不能降低早产,但还需进一步积累证据。"2020年我国《双胎早产诊治及保健指南(2020年版)》中则指出不推荐单纯使用子宫颈托预防双胎早产,该指南采纳的证据是2019年英国国家卫生与临床优化研究所(National Institute for Health and Clinical Excellence, NICE)的双胎指南。目前我国没有单独的宫颈功能不全指南及专家共识,因此国内暂时没有针对宫颈功能不全患者使用子宫颈托的建议。

2022年国际妇产科超声学会(The International Society of Ultrasound in Obstetrics & Gynecology, ISUOG)发布了《超声在预测自发性早产中的价值》(*ISUOG Practice Guidelines: role of ultrasound in the prediction of spontaneous preterm birth*)的指南,该指南指出应该在妊娠中期开始经阴道超声(TVS)测量宫颈长度来预测早产的发生。TVS的宫颈长度测量应该标准化,操作者应该经过系统培训,宫颈长度测量至少进行3次,应取其中最短值用于报告和临床管理。无论危险因素如何,宫颈长度≤25mm可作为对无症状单胎妊娠采取预防早产措施的临界值。目前证据并不支持在宫颈长度<25mm的无症状患者中使用子宫颈托预防早产,除非是用于临床研究。该指南还指出TVS测量宫颈长度也是筛查双胎早产的首选方法,25mm是孕18~24周双胎宫颈长度的分界线。对于宫颈长度≤25mm的双胎妊娠可考虑经阴道预防性使用黄体酮,对于孕24周前出现宫颈扩张的无症状双胎妊娠,可考虑使用基于阴道检查的环扎术、抗生素和宫缩抑制剂的联合策略,但是关于子宫颈托在宫颈缩短的多胎妊娠中的有效性存在相互矛盾的数据,因此该指南不认可子宫颈托在多胎妊娠中的临床应用。

2021年美国妇产科医师学会(ACOG)颁布的《早产的预测与预防》[*ACOG: Practice bulletin for the prediction and prevention of spontaneous preterm birth*(2021)]指南中列举了近期子宫颈托用于妊娠中期发现宫颈缩短,但是没有早产病史的单胎孕妇的一些RCT及Meta分析,认为现有的数据显示子宫颈托不能有效预防宫颈缩短但没有早产病史的单胎孕妇发生早产,因此ACOG不推荐将子宫颈托用于此类孕妇。同样该指南也列举了一些子宫颈托运用于双胎妊娠的研究,认为总体而言研究质量不高,结论差强人意,因此目前ACOG也不推荐将子宫颈托用于宫颈缩短的双胎孕妇。

2019年2月加拿大妇产科医师协会(SOGC)颁布的《宫颈功能不全与宫颈环扎》(*SOGC clinical practice guideline: No.373-Cervical Insufficiency and Cervical Cerclage*)的指南中认为现有证据没有显示出子宫颈托用于预防双胎早产的效果,对于伴宫颈缩短的双胎患者也没有效果。1个月后(2019年3月)SOGC又发布了题为《宫颈长度的全面监测》[*SOGC: Committee opinion on universal cervical length screening*(2019)]的专家共识,指出关于子宫颈托有效性研究的结果是矛盾的,因此不支持将子宫颈托用于宫颈缩短的患者,而且加拿大卫生部没有批准子宫颈托的使用。

2019年英国国家卫生与临床优化研究所(NICE)更新的《早产与分娩》指南[*NICE: Quality standard on preterm labour and birth*(2016, *updated* 2019)]对于早产的预防措施仅提到

了经阴道使用孕酮及宫颈环扎术,没有提及子宫颈托的使用。

2019 年 NICE 的《双胎及三胎妊娠》指南[*National Institute for Health and Care Excellence* (*NICE*): *Guideline on twin and triplet pregnancy* (*2019*)]中也指出不常规将子宫颈托、卧床休息、宫颈环扎及口服宫缩抑制剂用于双胎或者三胎妊娠早产的预防。

2017 年欧洲围产协会(European Association of Perinatal Medicine,EAPM)《早产和生育管理》指南(*Preterm Labor and Birth Management*)中指出尽管子宫颈托预防早产有一定希望,潜在的性价比也不错,但是现有的在宫颈缩短的单胎及双胎孕妇中使用的有效性研究结果是矛盾的,需要进一步的随机对照研究来证明其有效性,在今后的研究中应该鼓励并且统一培训使用者。

综上所述,尽管目前已经有较多的文章研究子宫颈托在预防自发性早产以及宫颈功能不全患者中的运用,但是其结果、结论及有效性尚存在一定的争论,目前各国及相关组织指南尚不支持子宫颈托的临床广泛运用。作为一种可能有潜在作用并且无创的方法,子宫颈托值得在临床中进一步研究。对于子宫颈托的临床研究应该注重试验设计,最好为前瞻性多中心随机对照研究,应该注意试验组及对照组病例选择及入组,试验过程中严密监测副作用,注重试验结束后相关指标的统计及分析,期待最终能够将子宫颈托的临床作用研究透彻,并进一步指导临床工作。下面以 Arabin 子宫颈托为例介绍子宫颈托的临床运用。

【 子宫颈托的作用机制 】

早期研究使用的子宫托用于治疗子宫及盆腔脏器的脱垂,而针对孕妇特殊设计的 Arabin 子宫颈托主要用于可疑宫颈功能不全或者孕中期发现宫颈缩短的孕妇,以下为可能的作用机制包括。

1. 子宫颈托压紧宫颈并改变宫颈管的倾斜角度,从而分担宫颈内口承受的重力及压力,将重力及压力转移至子宫前下段。

2. 子宫颈托降低胎膜对机械压力、感染及炎症相关损害的敏感性,并且阻止宫颈管缩短及宫颈口扩张。

3. 子宫颈托维持子宫颈的闭合状态,防止宫颈黏液栓脱落,从而阻止上行性感染。

【 子宫颈托的适应证 】

1. 子宫颈托适于可疑宫颈功能不全的早产高危人群,在临床研究中可用于孕中期发现宫颈长度 ≤ 25mm 的单胎以及双胎孕妇。

2. 对于陈旧性宫颈撕裂伤、宫颈锥切或 LEEP 术后导致宫颈阴道部缩短以及其他不适合采用宫颈环扎手术的孕妇,在充分医患沟通的情况也可使用子宫颈托。

3. 对于放置孕周目前尚无统一标准,主要取决于发现宫颈缩短及宫颈内口开大时间,但不应超过孕 34 周。

【 子宫颈托的禁忌证 】

1. 难免流产患者。

2. 早产临产患者。

3. 合并感染的患者。

4. 合并胎膜早破的患者。

5. 存在明显宫缩、阴道流血等流产及早产表现。

6. 经术者评估成功率不高的患者。

7. 未取得患者知情同意。

8. 未通过医疗机构医学伦理及技术审批。

【子宫颈托的副作用】

通常选择恰当型号并且正确放置子宫颈托后患者耐受性较好,没有明显不适感觉。其可能的副作用如下。

1. 使用子宫颈托后阴道分泌物明显增多。

2. 患者阴道病原微生物阳性率较高。

3. 长时间放置子宫颈托后,部分孕妇宫颈会出现一定程度的增厚或水肿。

【子宫颈托的知情同意书签署】

鉴于目前国内尚未大规模开展子宫颈托的临床应用,子宫颈托预防自发性早产的运用应该按照新技术进行管理,应该经过医疗机构的医学伦理委员会审核及医务部的技术审核,建议统一培训操作者,严格掌握使用适应证,排除禁忌证,签署相关的知情同意书,重点交代患者病情、现有的治疗方案以及替代治疗方案,客观交代可能的效果及副作用,尊重患者及家属的知情选择权。

【子宫颈托的选择】

Arabin 子宫颈托具有不同的型号及尺寸,子宫颈托的近端内径分为 32mm 和 35mm,远端内径分为 65mm 和 70mm,高度分为 17mm、21mm、25mm 和 30mm,上方的圆孔有利于阴道排液。不同型号的子宫颈托适用于不同孕妇,需根据实际情况选择,为了尽量获得良好效果,应该遵循说明书的建议。选择的原则是:

1. 近端内径 32mm 的型号适用于孕期没有明显宫颈漏斗的孕妇。

2. 若宫颈水肿或有"U"形或"V"形漏斗,近端内径 35mm 的型号可减少羊膜囊压力及放置过程中前列腺素的释放。

3. 对于初产妇而言,65mm 的远端内径足够保持子宫颈托在阴道内的形态。

4. 对于体型高大的孕妇或经产妇需选择 70mm 远端内径的子宫颈托。

5. 高度为 17~21mm 的子宫颈托可减少不良反应。

6. 高度为 25mm 的子宫颈托多用于双胎或羊水过多等子宫张力高者。

7. 高度为 30mm 的子宫颈托用于孕期有子宫脱垂症状者。

【子宫颈托的操作方法】

1. 签署知情同意书。

2. 建议在无菌操作间或者手术室进行子宫颈托的放置。

3. 再次核对患者信息,复习阴道分泌物检查结果,复习阴道超声资料及图像,选择合适型号的子宫颈托。

4. 患者排空膀胱,取膀胱截石位,常规消毒铺巾。

5. 再次消毒阴道,使用无菌窥阴器窥视阴道及宫颈状况。

6. 嘱患者放松,操作者双手带上无菌手套,用左手轻柔分开患者大阴唇及小阴唇,用右手持子宫颈托,润滑后,轻柔地将子宫颈托置于阴道内,并尽可能高而紧地将子宫颈托较小开口(近端)固定在阴道穹窿宫颈内口周围,较大开口端(远端)朝向宫颈外口(图 5-5-1)。

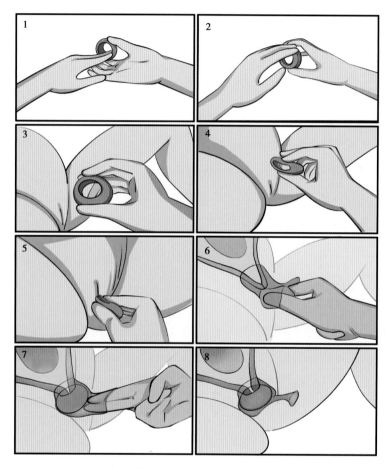

图 5-5-1　子宫颈托的放置流程

7. 放置过程中应该注意观察患者情况,做好医患沟通,取得患者配合,尽量减轻患者不适。

【使用子宫颈托后的注意事项】

1. 术毕窥视确认子宫颈托放置于宫颈处,并阻止羊膜囊凸出宫颈口。

2. 术后观察患者有无疼痛、阴道流血、流液或宫缩等情况。

3. 术后应避免性生活。

4. 当患者有不适或考虑子宫颈托移位时,可重新调整位置。

5. 术后患者应该定期产检。

【子宫颈托的取出】

目前取出子宫颈托的时机尚无统一标准,通常孕37周应该取出。若出现胎膜早破、阴道流血、感染、难免流产、早产临产或医师认为需终止妊娠等情况时,需要及时取出子宫颈托。

取出子宫颈托前应小心推回宫颈。如果取出困难,应使用无损伤剪刀剪开子宫颈托,不能使用暴力手段。取出子宫颈托的过程不需要麻醉。

【使用子宫颈托的管理流程图】

子宫颈托目前尚未在产科临床广泛开展,属于临床新技术,其使用应该按照新技术进行管理,需要经过医疗机构的医学伦理委员会审核及医务部的技术审核,使用前应该统一培训操作者,严格掌握使用适应证,排除禁忌证,签署相关的知情同意书,重点交代患者病情、现有的治疗方案及替代治疗方案,客观地交代可能的效果及副作用,尊重患者及家属的知情选择权。建议各家医疗机构制定相应的管理流程。图5-5-2示使用子宫颈托的管理流程。

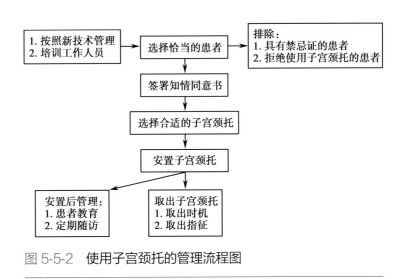

图 5-5-2 使用子宫颈托的管理流程图

【注意事项】

1. 目前有研究认为子宫颈托在预防自发性早产以及宫颈功能不全患者中有一定作用,但是也有研究认为子宫颈托没有上述作用。目前国内外相关指南尚未形成统一的推荐意见,值得进一步开展临床研究。

2. 建议医疗机构开展子宫颈托预防早产时按照临床新技术进行管理,制定管理流程,需要经过医疗机构的医学伦理委员会审核及医务部的技术审核,统一培训相关工作人员。

3. 安置子宫颈托前应该严格掌握适应证、禁忌证,选择恰当的患者,安置前应该签署患者知情同意书。

4. 安置子宫颈托时应该注意无菌技术,操作者应该接受相关培训,保证正确安放。

5. 应该建立使用子宫颈托的患者随访档案,以便追踪患者安置术后病情变化以及最终效果。

6. 做好安置子宫颈托的术后患者教育,掌握取出指征及时机。通常孕 37 周应该取出子宫颈托。若出现胎膜早破、阴道流血、感染、难免流产、早产临产或医师认为需终止妊娠等情况时,需要及时取出子宫颈托。

【关键点】

1. 早产预防需要综合运用消除危险因素、动态评估宫颈变化、孕激素使用、宫颈环扎术等技术。

2. 已有的临床研究显示子宫颈托对于孕中期宫颈缩短或宫颈功能不全的患者预防自发性早产有一定作用。但也有研究认为子宫颈托没有预防早产的作用。目前各国指南没有明确推荐将子宫颈托用于产科临床。建议医疗机构开展高质量临床研究,积累运用经验。

3. 如果需要使用子宫颈托应该按照临床新技术进行管理,需要经过医学伦理委员会审核及医务部技术审核,制定规范的流程及工作手册,统一培训操作者,严格掌握使用适应证,排除禁忌证,签署知情同意书,安置过程注意无菌技术,安置后加强患者随访,密切追踪可能的不良反应及效果。掌握取出时机及指征。

(姚 强)

参考文献

1. SACCONE G, MARUOTTI GM, GIUDICEPIETRO A, et al. Effect of Cervical Pessary on Spontaneous Preterm Birth in Women With Singleton Pregnancies and Short Cervical Length: A Randomized Clinical Trial. JAMA, 2017, 318 (23): 2317-2324

2. CONDE-AGUDELO A, ROMERO R, NICOLAIDES KH. Cervical pessary to prevent preterm birth in asymptomatic high-risk women: a systematic review and meta-analysis. AJOG, 2020, 223 (1): 42-65.

3. 中华医学会妇产科学分会产科学组. 早产临床诊断与治疗指南 (2014). 中华妇产科杂志, 2014, 49 (7): 481-485.

4. 中国妇幼保健协会双胎妊娠专业委员会. 双胎早产诊治及保健指南 (2020 年版) 中国实用妇科与产科杂志, 2020, 36 (10): 949-956.

5. DI RENZO GC, CABERO ROURA L, FACCHINETTI F, et al. Preterm Labor and Birth Management: Recommendations from the European Association of Perinatal Medicine. Journal of Maternal-Fetal and Neonatal Medicine, 2017, 30 (17): 2011-2030.

第**6**章

早产的诊断

早产包括自发性早产及医源性早产。自发性早产约占早产的 70%~80%,包括早产临产及未足月胎膜早破。医源性早产指以母体或胎儿因素为医疗指征的分娩,即各类母体并发症及合并症如子痫前期、前置胎盘、胎盘早剥、胎儿生长受限、胎盘及脐带因素,危及母体和或胎儿安危,在足月前计划分娩引起的早产,约占早产的 20%~30%。

第一节 自发性早产

【导读】

自发性早产指因各种病理因素导致的胎儿于妊娠 37 周前分娩,相应产儿称为早产儿。早产儿器官发育欠成熟为新生儿死亡及近远期并发症的重要原因。近年来早产儿的存活率已经得到了显著的提高,但相应带来的医疗及家庭负担及新生儿远期并发症仍不容忽视。关注早产,从预防做起,尽量延长孕周改善妊娠结局为产科临床的工作重点之一。本节将从自发性早产的影响因素、诊断展开以规范临床诊疗。

【概述】

孕妇妊娠 28 周后,于妊娠 37 周前规律宫缩伴宫颈管进行性缩短及开放为早产临产(preterm labor)。部分国家及地区已将早产的时间下限定义为妊娠 20~24 周(详见第一章第一节)。早产的原因多种多样,最终结局为宫缩被提前激活,宫颈提前展平并开放,从先兆早产至早产临产的进程可能是几天或几周时间。国内早产占总分娩数的 5%~15%。自发性早产的关键为识别早产高危孕妇,明确诊断后给予对应治疗。治疗原则为在胎膜完整且母体情况稳定的前提下,应争取延长孕周至 34 周及以上,合理使用宫缩抑制剂为先兆早产的主要治疗手段,并注意适时给予糖皮质激素促胎儿肺成熟治疗。

【先兆早产】

胎膜完整自发性早产发生前多伴有先兆早产(threatened preterm labor)症状,以孕妇临床表现为首要:如下腹痛(月经样下腹隐痛、阵发性腹痛)、腰腹酸胀感、下腹坠胀感、阴道分泌物增多、阴道流血等。部分孕妇出现症状前无明显诱因,单纯表现为辅助检查异常,如超声检查提示宫颈管缩短。临床上较为疑惑的是因先兆早产的表现缺乏特异性又缺乏可靠的辅助检查，常常过分重视，而导致过度诊断。由先兆早产进展至早产临产的时间个体差异大，现研究提示存在先兆早产症状者，仅 18% 会在 37 周前分娩，3% 会在出现症状后 2 周内分娩，故识别有早产临产倾向的先兆早产并针对性进行处理为临床关注点。

【接诊处理】

1. 孕周评估　我国目前建议将妊娠达 28 周或估计新生儿体重 ≥ 1 000g 作为早产的下限，但部分经济发达省市的早产儿救治可提早到妊娠 24 周，甚至更早。其实，孕周下限的考虑主要取决于各地区的医疗水平，特别是小于妊娠 28 周分娩的医疗机构所能提供的早产儿重症支持及家庭的抢救意愿。尽量真实的孕周估计是评估胎儿存活能力的重要依据，为临床诊疗基础。一般根据末次月经或孕期超声推算孕周。月经规则者按末次月经推算孕周，即内格勒规则，末次月经的第 1 天，日数 +7 日，月数减 3 或加 9。月经欠规则者根据妊娠早期超声(14 周前)，用头臀径(crown-rump length,CRL)，即胚胎头极外缘至臀部的最长直线测量值推算孕周最为精确，误差在 4 日以内，具体公式为 CRL+6.5cm；孕 14 周后需用双顶径、头围、腹围和股骨长度综合判断孕周；总体而言，14 周前超声确定的孕周较可靠，孕周增大，超声判断孕周和预产期的准确度逐渐下降。辅助生殖技术助孕者根据胚胎移植时间及移植胚胎类型推算孕周，新鲜周期移植为移植日期加 266 日为预产期；若为冷冻卵裂期第 3 日胚胎移植，日期加 263 日为预产期；若为冰冻囊胚第 5 日胚胎，移植日期加 261 日为预产期。

2. 病史早产危险因素回顾　虽然部分早产为特发性，但病史对应相关危险因素的了解对早产的诊断及诊断后的关注重点仍有意义。导致早产的主要因素是宫内感染、蜕膜出血、子宫过度膨胀以及母体或胎儿应激、宫颈功能不全。

(1)感染相关病史：泌尿生殖道及全身的感染发生时，可促使相关炎症因子释放，导致早产的发生。早产孕妇的绒毛膜羊膜炎发生率较足月分娩孕妇明显增加。研究提示 50% 的妊娠 30 周前的自发性早产与感染相关，以泌尿生殖道感染最常见，还有细菌性阴道病、滴虫、衣原体、淋病等，其他部位感染触发全身炎症反应者亦可引起早产如：牙周炎，内外科急腹症(阑尾炎、胆囊炎、胰腺炎、胃肠炎)。病史采集时应关注有无泌尿生殖道感染相关症状，如阴道分泌物异常增多伴异味、外阴瘙痒或尿频、尿急尿痛病史，或起病前有无其他系统感染病史。

(2)蜕膜出血：蜕膜血管损伤导致的隐性胎盘早剥或胎膜下血肿形成，可伴有或不伴有显性的阴道流血。其他胎盘早剥的高危因素包括子痫前期、胎膜早破、既往胎盘早剥史、胎盘功能不良等。询问病史应明确外来因素诱发如外伤、腹部撞击史导致的创伤史。应关注胎盘早剥危险因素，如既往胎盘早剥或胎儿生长受限史，此次子痫前期相关病史。

(3)子宫过度膨胀：当宫腔内膨胀，子宫肌及胎膜的过度扩张牵拉可促发缩宫素受体上调、前列腺素释放导致子宫肌收缩引发早产。关注孕妇有无子宫畸形、此次妊娠多胎妊娠或羊水过多等。

(4)母体及胎儿应激因素：母体及胎儿相关应激导致下丘脑 - 垂体 - 肾上腺(hypothalamic-pituitary-adrenal,HPA)轴过早激活可导致自发性早产发生。胎儿相关应激较母体应激更常见。子宫胎盘缺血可促发胎儿HPA轴激活,常见的因素为妊娠高血压疾病尤其子痫前期、胎儿生长受限、肝内胆汁淤积症等。母体相关应激包括:重大心理及社会应激,如抑郁症、不良嗜好如抽烟、酗酒、滥用药物或吸毒等。

(5)宫颈功能不全相关病史:如既往自发性早产或晚期流产史,孕前宫颈相关创伤史如宫颈锥切、反复经宫颈的宫腔手术如人流术或宫腔镜手术史,此次妊娠宫颈管进行性缩短等相关病史。

3. 查体

(1)孕妇基础生命体征评估:血压、脉搏、呼吸、体温、精神状态。尤其需关注体温及血压情况,排除感染及警惕妊娠高血压相关疾病。

(2)常规产科查体:宫高腹围检查、听诊胎心、腹部压痛检查,胎儿大小及胎方位评估,通过宫高、腹围检查的结果,可以简单评估一下胎儿生长发育情况。

(3)宫缩状态:重点关注宫缩频次、规律性及强度。宫缩为临产的必备条件,多为痛性宫缩,需与生理性宫缩鉴别,生理性宫缩多表现为孕晚期出现的无痛性宫缩(Braxton Hicks contractions),以不规则宫缩为主,不伴有宫颈管的进行性改变。当宫缩频次进行性增加、强度进行性增强及持续时间延长时,临产的可能性大。

(4)阴道检查:指诊,判断宫颈容受情况、宫口扩张状态、宫颈的质地及朝向、胎先露高低。宫颈管从未成熟至分娩前状态,需要数日甚至数周时间,而临产后宫颈从分娩前状态到宫口开放仅需数小时,进展较快。临床上对有阴道分泌物异常者建议行阴道窥诊:检查阴道分泌物有无异常、异味等,排除各种阴道感染,并留取标本行相应分泌物微生物检查;阴道排液增多需排除胎膜早破;阴道流血者需直视下判断出血部位,来自宫腔或宫颈(宫颈息肉、宫颈糜烂),部分尿道肉阜亦可与阴道流血混淆。全面、完整、有效、快速的阴道检查是诊断先兆早产与早产的关键。

4. 辅助检查

(1)宫颈管长度:经阴道超声检查宫颈管长度有助于支持或排除早产的诊断,妊娠34周前的短宫颈(<30mm)均提示早产风险升高,而长宫颈(≥30mm)则对早产具有较高的阴性预测值。最新的回顾性队列研究提示:先兆早产孕妇宫颈长度≤25mm者和宫颈长度>25mm者妊娠37周前分娩率分别为60.8%、29.2%($P=0.000\,2$),妊娠34周前分娩率分别为33.8%、6.7%($P=0.019\,4$),妊娠31周前分娩率分别为18.9%、4.2%($P=0.010\,9$)。

(2)宫颈弹性检查:宫颈软化为宫颈成熟的标志之一,近期较多研究认为应用超声检查评估宫颈弹性对预测妊娠结局如是否早产具有一定的临床价值。应用超声检查技术来评估宫颈弹性包括应变弹性成像(strain elastography,SE)和剪切波弹性成像(shear wave elastography,SWE)。但目前尚未建立SE及SWE评估妊娠宫颈的临床标准,评估部位、检测方法等仍未完全规范,需要更多的临床研究开展明确。

(3)胎儿及附属物超声检查:因为部分早产与胎儿缺陷相关,因此要强调评估胎儿大小与孕周是否符合,胎儿结构检查有无明显畸形存在。检查胎盘附着位置与宫颈内口的关系,胎盘与宫壁间是否有异常回声以排除胎盘因素(如胎盘早剥)引起的早产。进行羊水量评估,羊水过多为早产的危险因素之一,羊水过少者需排除胎儿畸形及胎膜早破后的继发性羊水过少。

(4)生物标志物:胎儿纤维连接蛋白(fetal fibronectin,fFN)为预测早产的生物标记物,是位于蜕膜-绒毛膜交界处的细胞外基质蛋白,当发生炎症或宫缩时可导致蜕膜-绒毛膜交界处结构破坏,从而 fFN 释放进入宫颈阴道分泌物。通常 fFN 浓度 ≥50ng/ml 视为 fFN 阳性,fFN 检测容易受多种因素影响,如近期性生活、分泌物带血、阴道指检后容易导致假阳性结果;相反,经阴道使用药物或阴道冲洗后容易导致假阴性结果。总体而言,fFN 阴性结果的排除性诊断对临床意义更大。胰岛素样生长因子(phosphorylated insulin-like growth factor binding protein-1,pIGFBP-1)可以提示胎膜破裂,也可作为预测早产风险的标志物,有较广的临床使用价值。

(5)生殖道感染相关检查(建议参考第九章第一节):考虑先兆早产者应例行检查排除生殖道感染因素:宫颈分泌物行一般细菌培养及药敏检查、支原体及衣原体检查、淋球菌检查、B 组链球菌(group B streptococcus,GBS)培养。通常 GBS 的建议筛查孕周为妊娠 36~37^{+6} 周左右,先兆早产者通常尚未行 GBS 检查,建议有条件完善 GBS 检查以确定早产临产时是否需要抗生素治疗,预防 GBS 垂直传播。对于先兆早产有规律宫缩伴宫颈管改变者,短期内分娩可能性大,可考虑借助核酸快速扩增技术进行快速检验(表 6-1-1)。

表 6-1-1 接诊评估

先兆早产症状	下腹痛、规律宫缩、腰腹坠胀感、阴道分泌物增多、阴道流血
孕周评估	上限妊娠未达 37 周,下限基于诊疗单位的新生儿的救治能力
病史询问	
既往病史	既往晚期流产史、早产史、宫颈手术史
母体相关因素	子宫畸形、高龄或低龄妊娠、BMI 低于 18.kg/m^2 或超过 25kg/m^2、不良嗜好
此次妊娠情况	双胎或多胎妊娠、羊水过多、妊娠合并症和并发症情况(子痫前期、胎儿生长受限等)
感染相关因素	泌尿生殖道感染 / 其他部位感染
其他	创伤或应激病史
查体	
一般查体	母体生命体征
产科查体	宫高腹围、宫缩情况、子宫压痛、子宫异常张力
阴道检查	分泌物状态、留取标本、宫颈长度及宫颈扩张程度
辅助检查	
超声	宫颈管长度、胎儿及附属物情况
fFN	
病原学检查	宫颈分泌物一般行细菌培养及鉴定,检查 B 组链球菌和病原 DNA

【诊断】

1. 国内指南建议

(1)第9版教科书《妇产科学》定义的早产临产为妊娠达到28周但未满37周分娩者，出现规律性痛性宫缩(20分钟≥4次，或60分钟≥8次)伴宫颈进行性缩短；宫口扩张大于1cm；宫颈管容受超≥80%。

(2)2014年中国指南建议有规律宫缩的同时，虽无宫颈扩张，但经阴道超声检查提示宫颈管长度≤2cm诊断先兆早产。胰岛素样生长因子(phosphorylated insulin-like growth factor binding protein-1，pIGFBP-1)可以作为预测早产风险的标志物；fFN因阳性预测值低，阴性预测价值高，不建议作为启动早产治疗的指标；经阴道超声检查宫颈管长度对预测早产有一定的作用，但阴性预测的价值更高，妊娠达32周后因宫颈生理性缩短，宫颈长度的测量价值有限，不建议作为启动早产治疗的指导指标。

(3)宫口扩张大于4cm伴或胎膜破裂，则为难免早产。

2. 其他国家指南

(1)ACOG指南将早产临产定义为妊娠达到20周未满37周者，出现规律宫缩伴宫颈管进行性改变，宫口扩张≥2cm，当宫口扩张超过3cm则提示宫缩被抑制的可能性较小，早产不可避免。

(2)昆士兰卫生组织(Queensland Health，QLD)指南《早产临产与分娩》(*Queensland Clinical Guidelines.Preterm labour and birth*)建议当孕妇出现规律宫缩伴宫颈改变(2~4小时内宫颈状态变化或宫口扩张)、fFN≥50ng/ml、伴随其他母儿情况需要密切监护，建议住院观察并个体化启动早产相关治疗。

(3)英国国家卫生与临床优化研究所(National Institute for Health and Care Excellence，NICE)建议，规律宫缩伴宫颈改变的妊娠30周前的孕妇住院，启动早产相关治疗；妊娠达30周后者伴早产症状且经阴道超声检查提示宫颈管长度短于1.5cm，应考虑诊断先兆早产并启动相关治疗，当经阴道超声检查困难时建议行fFN检测，阳性时提示有早产风险启动早产治疗；但不建议联合宫颈管长度监测及fFN来作为诊断早产的依据(表6-1-2)。

表6-1-2 妊娠34周前胎膜完整早产住院保胎治疗指征

国家(城市或组织)	起始孕周/周	规律宫缩	宫颈管长度	宫口开放	fFN
中国	28	必备	容受>80% (32周后宫颈长度≤2cm不建议作为启动早产治疗的依据)	>1cm	参考
ACOG	20	必备	进行性缩短	≥2cm	
NICE	24	必备	妊娠<30周有宫颈管改变 妊娠≥30周，宫颈管长度<1.5cm或fFN阳性		
昆士兰	22	必备	宫口扩张2~4小时内宫颈及宫口变化		>50ng/ml

3. 临床上,相较于早产临产的临床表现,先兆早产的临床表现预测价值较差,往往造成过度诊断及过度治疗。妊娠中期无临床症状的宫颈改变(宫颈消退及扩张)可能增加早产风险,但也有研究认为此为正常的解剖变化,应结合既往是否有分娩史及宫颈手术史综合判断,不建议单纯以宫口扩张作为早产临产的诊断依据。对于规律宫缩且伴有可观测到的宫颈进行性改变者有早产风险,关于早产临产的诊断,国内以宫口 ≥ 1cm 为界,ACOG 不建议宫口扩张 ≤ 2cm 者给予宫缩抑制剂治疗,亦有研究者建议以宫口扩张 3cm 作为早产临产的界限。基于临床经验,对于妊娠 34 周前明确有痛性规律宫缩者,不拘泥于宫颈口开放程度来决策诊疗的启动;如有宫颈管消退、宫颈质地软、宫口开放即可考虑予以住院观察并启动早产治疗,伴有阴道流血或宫颈黏液栓排出或短期内可观测到宫颈管明显变化者,则更支持早产临产的诊断。

【不同胎数的分诊策略】

对于有规律宫缩的胎膜完整自发性早产的孕妇,根据胎数进行分诊。

1. 单胎妊娠

(1)孕周 ≥ 34 周早产临产应入院观察,以备分娩,不建议使用宫缩抑制剂,是否行促胎肺治疗存在争议,详见第七章第三节胎儿促肺疗程。

(2)孕周不足 34 周

1)宫口扩张 ≥ 1cm:支持早产临产应入院治疗,无需再行宫颈管长度及宫颈 fFN 的测定。

2)宫颈扩张 < 1cm 同时宫颈长度 ≥ 30mm:无论 fFN 结果如何,早产风险较低(7 日内早产风险约 5%),短期观察宫颈无进行性缩短者,确认胎儿宫内状态良好,排除早产相关因素如胎盘早剥、胎膜早破、绒毛膜羊膜炎等可居家观察,无需送检 fFN。宫颈长度 20~30mm 者早产风险高于长宫颈管者,建议结合宫颈 fFN 测定,若 fFN 阳性则可启动早产相关治疗,fFN 阴性短期观察病情稳定者居家观察。宫颈管长度 < 20mm 者早产风险较高(7 日内早产风险约 25%),无需行 fFN 测定启动早产相关治疗。

2. 双胎妊娠　因双胎的早产风险高于单胎妊娠,对双胎妊娠而言,宫颈管长度的阈值略大于单胎妊娠。

(1)孕周 ≥ 34 周,宫口扩张 ≥ 1cm 处理同单胎妊娠。

(2)孕周不足 34 周,宫口扩张 ≥ 1cm,早产临产,宫颈管长度的测量及 fFN 的测定不会增加诊断的准确性,及早启动早产相关治疗。宫颈扩张 < 1cm,宫颈管长度 > 35mm 的女性若在 4~6 小时的观察后经指检发现宫颈无变化,则其早产风险较低,只要确定胎儿状况良好,母体状态稳定且母体无其他问题,可居家观察。宫颈管长度 25~35mm 的女性应接受 fFN检测,若结果阳性,则开始干预以减少早产相关并发症;若结果阴性,则在观察 6~12 小时后让患者出院。宫颈长度 < 25mm 的女性早产风险高,应尽早开始干预以减少早产相关并发症。

【胎膜完整早产的诊断及处理流程】

见图 6-1-1,图 6-1-2。

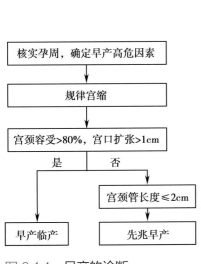

图 6-1-1 早产的诊断

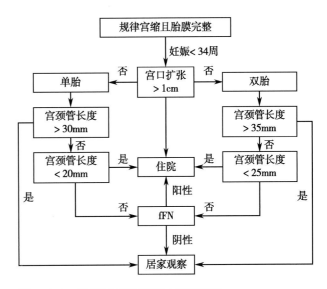

图 6-1-2 胎膜完整早产的处理流程

【注意事项】

1. 有先兆早产征象的孕妇,仅一小部分最终会走向早产临产。目前,临床对先兆早产有相当比例为过度治疗。

2. 早产治疗的切入点在先兆早产尚未进行到早产临产者,尽量准确地评估并给予治疗措施,才能避免过度治疗及造成医疗资源浪费。

3. 自发性早产的诊断下限孕周没有明确规定,取决于诊疗单位对新生儿的救治能力及家庭对早产儿的救治意愿。医护人员应客观地提供早期早产儿的抢救成功率,以提供患方考虑。

4. 虽然孕期宫颈管扩张及消退为早产的危险因素,但对于无早产高危因素者,常规监测宫颈管长度并不能改善妊娠结局。

【关键点】

1. 早产的上限孕周明确为 37 周,下限界定不一。我国早产下限为 28 周,其他国家提前至 24 周甚至 20~23 周。

2. 先兆早产的定义为当出现痛性规律宫缩或宫颈管进行性改变时可诊断。

3. 早产临产定义亦存在争议,一般认为当出现规律宫缩并伴有宫颈管缩短时,宫口扩张 1cm 以上时可诊断,亦有以宫口扩张 2cm 或 3cm 为界限者。

4. 早产原因众多,临床需尽可能针对原因进行产科处理,方能有效改善临床结局。

(贺 晶)

参考文献

1. MCINTOSH J, FELTOVICH H, BERGHELLA V, et al. The role of routine cervical length screening in selected high-and low-risk women for preterm birth prevention. American journal of obstetrics and gynecology, 2016, 215 (3): B2-7.

2. 胡娅莉. 早产临床诊断与治疗指南 (2014). 中华妇产科杂志, 2014, 49 (07): 481-485.

3. ACOG Committee Opinion No. 765: Avoidance of Nonmedically Indicated Early-Term Deliveries and Associated Neonatal Morbidities. Obstetrics and gynecology (New York. 1953), 2019, 133 (2): 156-163.

4. The American College of Obstetricians and Gynecologists. Practice Bulletin No. 159: Management of Preterm Labor. Obstet Gynecol, 2016, 127 (1): e29-e38.

5. HO N, LIU C, NGUYEN A, et al. Prediction of time of delivery using cervical length measurement in women with threatened preterm labor. The journal of maternal-fetal & neonatal medicine, 2021, 34 (16): 2649-2654.

6. Queenslanc Clinical Guidelinse. Preterm labour and birth. Guideline No. MN20. 6-V9-R25. Queenslancd Health. 2020.

7. SARRI G, DAVIES M, GHOLITABAR M, et al. Guideline Development Group. Preterm labour: summary of NICE guidance. BMJ, 2015, 351: h6283.

8. 谢幸, 孔北华, 段涛. 妇产科学. 9 版. 北京: 人民卫生出版社, 2018: 95.

第二节　未足月胎膜早破

【导读】

30%~35% 的早产为未足月胎膜早破导致。未足月胎膜早破有多种诱因,以感染因素最常见。妊娠 37 周前孕妇有阴道排液病史伴羊水成分的检出可明确诊断。

【概述】

未足月胎膜早破(preterm prelabor rupture of the membrane, PPROM)为发生于妊娠 37 周前的胎膜破裂。PPROM 的发生率,约占总妊娠的 3%。双胎妊娠的发病率高于单胎妊娠,约 7%~20%。典型的临床表现为阴道排液,液体为透明或淡黄色,一阵涌出或间歇流出,湿透衣物,活动后或增加腹压时明显,部分仅感觉会阴潮湿感。有多量阴道排液者较易诊断,而少量流液常常明确诊断困难,会借助羊水结晶或 pH 值试纸等,但现有的对羊水成分的监测手段敏感性及特异性存在不足。

【孕周评估】

根据孕周大小可将 PPROM 分为胎儿生存极限前 PROM(孕 20~24 周),远离足月的 PROM(孕 24~31 周),近足月的 PROM(孕 32~36 周)。远离足月的 PPROM(孕 24~31 周),

按照我国情况可以分为孕24~27周和28~31周,近足月的PPROM又分为孕32~33周和孕34~36周。

【危险因素评估】

多种原因造成胎膜的稳定性下降可导致胎膜破裂,危险因素与早产相似,以感染性因素最常见(生殖道感染:细菌性阴道病、性传播疾病等,建议参考本章第一节),其他为应力改变、产前出血、创伤等。病史采集时应关注以下情况。

1. **母体因素** 反复阴道流血、阴道炎症未控制、长期应用糖皮质激素、腹部创伤、腹部压力改变(反复咳嗽、便秘)、吸烟、滥用药物、孕期同房史。前次妊娠有胎膜早破史可增加3倍的风险。

2. **子宫胎盘因素** 绒毛膜羊膜炎、子宫畸形、宫颈功能不全、宫颈环扎术后、子宫颈既往手术史(如锥切)、子宫过度膨胀(羊水过多或多胎妊娠)、胎位异常、孕期蜕膜出血(阴道流血或超声检查提示的胎膜后血肿)可增加7倍未足月胎膜早破风险。

3. **医疗相关侵入性操作** 羊膜腔穿刺术后,为胎儿生存极限前胎膜早破的常见诱因,总体羊水渗漏的发生率约1%,但因穿刺口较小,且远离宫颈口,一般可自行闭合,妊娠结局较良好。脐静脉穿刺术或胎儿镜及胎儿宫内手术的胎膜早破率较羊膜腔穿刺术高,且破裂口更大。宫颈环扎术后胎膜早破,一般为较少见的并发症,创口靠近宫颈,预后最差。

【体格检查】

1. **全身检查** 生命体征,有无发热,血压脉搏情况,宫高、腹围检查,宫缩情况及腹部阳性体征(如压痛等)。如有发热伴脉搏增快,需警惕绒毛膜羊膜炎的发生。

2. **阴道检查** 外阴消毒后行阴道窥诊,见阴道后穹窿液体聚集,其内可见胎脂成分或液体自宫颈口渗出为胎膜早破诊断的金标准,无需再进行辅助检查项目验证。无明显阴道内液体者可配合腹部按压或Valsalva动作(深吸气后紧闭声门,再用力做呼气动作)观察有无液体自宫颈口流出,其他观察项目为宫颈口有无扩张、宫颈管的消退情况、胎儿肢体或脐带有无鼓出宫颈口,阴道分泌物有无异味及明显宫颈炎症等。阴道指诊主要目的为通过评估宫口开放的程度、先露的高低、先露的方位来判断阴道分娩的概率以及产程进展情况。因有增加上行性感染风险,除非临产,不建议常规进行指诊,以免增加感染风险,但对于无条件进行阴道窥诊者,建议胎膜早破后行阴道指诊,排除明显的脐带脱垂等情况。

【辅助检查】

1. **超声检查** 羊水量测定,当提示羊水过少,或较相应孕周明显减少为胎膜早破的支持诊断证据。羊水过少的定义为最大羊水池深度<2cm或羊水指数≤5cm。超声检查羊水量减少不能用于直接诊断PPROM。孕中期羊水过少常常是足月前胎膜早破的主要表现之一,值得注意的是PPROM后羊水过少者在延长孕周过程中有脐带压迫,胎儿宫内窘迫甚至胎心消失风险,长期的羊水过少状态可能导致胎儿解剖学和功能上的异常,如肢体畸形及肺宫内不良,胎膜早破伴有羊水过少者可增加8倍左右胎盘早剥风险,保胎时间较羊水量正常

或稍偏少者明显缩短，也就是说，胎膜早破羊水量的测定有诊断与评估预后的双重作用。其他超声检查重点包括：胎儿有无畸形，胎方位及胎先露情况，胎盘状态评估等，特别警惕当宫腔内压力急剧变化时可引起胎盘早剥。

2. pH 值试纸测定　羊水的 pH 值为 7.1~7.3，碱度明显高于正常阴道 pH 值 3.8~4.2。pH 值测定通常使用硝嗪或石蕊试纸，诊断胎膜早破的敏感度为 90%，假阳性率为 17%。该检查具有局限性，羊水间歇流出、胎膜早破时间长或有其他液体稀释时可出现假阴性结果，当阴道内混有其他碱性物质，如血液、精液或肥皂液时，又可出现假阳性结果，细菌性阴道病时亦可使阴道碱度增加，造成假阳性结果。

3. 羊水结晶检查　主要原理为羊水干燥后可在镜下观察到羊齿状的小结晶。当羊水涂抹量不足或混合阴道分泌物及血液时可出现假阴性结果，而雌激素水平较高的宫颈黏液可造成假阳性结果。通常诊断胎膜早破的敏感度为 51%~98%，假阳性率为 6%。

4. 生物标记物的检查　胰岛素样生长因子结合蛋白 1（insulin-like growth factor binding protein 1，IGFBP-1）由蜕膜细胞释放，不受精液及血液影响，胎盘 α 微球蛋白 -1 蛋白（placental alpha microglobulin-1 protein，PAMG-1）由蜕膜及胎盘细胞释放，羊水内含量高。其敏感性及特异性已被证实，但在有规律宫缩的胎膜完整孕妇中观察到假阳性，不推荐用于有宫缩可疑胎膜早破孕妇。目前上市的胎膜早破诊断试剂盒，其诊断效率仍有待评估。

5. 胎心监护　无应激试验评估胎儿宫内状态，有无胎儿宫内窘迫，需要提醒的是，如果 PPROM 后做 OCT，要特别注意子宫收缩频率的控制。

6. 羊膜腔内染料注射　往羊膜腔内注射燃料后于阴道内置白色棉条，观察有无棉条染色，因为有创操作，且可造成感染及人为羊膜创伤，已被淘汰使用。

【PPROM 的诊断】

妊娠 37 周前孕妇出现阴道排液症状，伴阴道检查见阴道后穹窿羊水池为诊断金标准。阴道排液史结合超声评估羊水量情况：羊水过少为支持性诊断，羊水量介于正常与过少之间结合羊水结晶或 pH 试纸情况，有条件者可使用其他生物标记物检查来进行排除诊断。羊水量多于正常量者，暂不考虑胎膜早破，密切关注阴道排液情况，动态超声随访羊水量变化情况（图 6-2-1）。

PPROM 期待过程中最需警惕绒毛膜羊膜炎（chorioamnionitis，CA）的发生，临床表现主要包括：

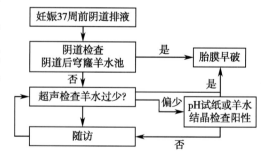

图 6-2-1　未足月胎膜早破的诊断流程

孕母体温升高≥38℃，母体血白细胞计数≥15×10⁹/L，母体心动过速≥100 次 /min，胎儿心动过速≥160 次 /min，子宫激惹，脓性或恶臭羊水。绒毛膜羊膜炎可能是 PPROM 的病因也可能是 PPROM 的结局。发生 PPROM 后 1 周内出现绒毛膜羊膜炎，提示亚临床绒毛膜羊膜炎可能在胎膜早破发生前即存在。绒毛膜羊膜炎可导致母体脓毒血症，导致胎儿宫内不良结局,影响胎儿远期预后。在 PPROM 的治疗过程中,如何早期识别进行干预至关重要,部分无母体显性临床表现者不排除已发生隐性胎儿宫内感染,即使孕周延长仍不能改善围产儿严重并发症(脓毒血症、早发癫痫、脑室内出血、脑白质周围软化),远期脑瘫也与胎儿宫内感染相关。胎儿附属物的病理检查:建议 PPROM 分娩后留取病理组织标本送检,以评估绒毛膜羊膜炎情况,可作为产后临床诊断的补充。

期待过程中其他关注要点为有无胎儿窘迫、胎盘早剥,对于胎先露异常者更需警惕脐带脱垂。

【PPROM 的鉴别诊断】

阴道排液需与漏尿、阴道炎导致的分泌物增多、宫颈黏液、汗液鉴别。

1. 羊水的性状为透明状,不伴感染时为无味液体,渗漏与膀胱是否充盈无关,常在增加腹压时明显,呈持续性或间歇性渗出。

2. 漏尿亦可表现为腹压增加后流液,但与膀胱充盈相关,液体性状色黄,有尿骚味,当膀胱排空后膀胱渗液停止,阴道检查后穹窿无羊水池、羊水结晶阴性、超声检查羊水量正常,膀胱流出液内有肌酐成分。

3. 阴道炎症分泌物增多时为稀薄状分泌物,多伴有异味及瘙痒症状,无阴道后穹窿积液,宫颈口无液体流出,正常阴道内分泌物色白,黏稠但不稀薄,pH 值低于羊水 pH 值,伴有炎症者可见阴道局部充血,分泌物增多色黄或伴豆腐渣样,有异味改变,阴道分泌物检查提示阴道炎可提供鉴别,超声检查无羊水过少。

4. 宫颈黏液较多时亦可表现为阴道排液症状,但分泌物色清,呈黏稠状,羊水结晶及羊水量判断可鉴别。

5. 汗液导致会阴潮湿者,阴道检查无阴道后穹窿羊水池现象。

【注意事项】

1. 决定 PPROM 预后的关键因素是孕周与胎儿宫内发育情况。胎膜早破发生孕周越早,胎儿越不成熟,胎儿宫内发育越差,往往也更预示着胎儿预后不良。孕周是决定预后的关键性因素。

2. 关注妊娠期生殖道感染相关问题,早期筛查,适时干预为预防 PPROM 的关键。

3. 反复少量阴道排液者现有的分泌物检查方式均有局限性,对于小孕周者 pH 试纸测定及羊水结晶检查可存在假阴性结果,应关注主诉、查体及羊水量变化情况综合决策。

4. 考虑 PPROM 的孕妇,进行查体时应尽早留取分泌物标本进行病原学检查,采集标本过程中应遵循规范,避免污染。

【关键点】

1. **未足月胎膜早破** 为妊娠达 37 周前因各种原因引起的胎膜自发性破裂。

2. **PPROM 的危险因素** 生殖道感染为最主要的危险因素;机械性因素,如羊膜腔压力增大(子宫畸形、多胎妊娠、羊水过多);创伤(羊水穿刺)等。

3. PPROM 的诊断 妊娠 37 周前孕妇出现阴道排液症状,伴阴道检查见阴道后穹窿羊水池发现为诊断金标准。

(贺 晶)

参考文献

1. THOMSON AJ. Care of women presenting with suspected preterm prelabour rupture of membranes from 24^{+0} weeks of gestation: green-top guideline No. 73. BJOG: an international journal of obstetrics and gynaecology, 2019, 126 (9): 152-166.
2. ACOG Practice Bulletin, Number 217: prelabor rupture of the membranes. Obstetrics and gynecology, 2020, 135 (3): 80-97.
3. RAMSAUER B, VIDAEFF AC, HOSLI I, et al. The diagnosis of rupture of fetal membranes (ROM): A meta-analysis. Journal of perinatal medicine, 2013, 41 (3): 233-240.
4. 谢幸, 孔北华, 段涛. 妇产科学. 9 版. 北京: 人民卫生出版社, 2018: 154.
5. 中华医学会妇产科学分会产科学组. 胎膜早破的诊断与处理指南 (2015). 中华妇产科杂志, 2015, 50 (01): 3-8.
6. 坎宁根, 列维诺, 布鲁姆. 杨慧霞, 漆洪波, 郑勤田, 译. 威廉姆斯产科学. 25 版. 北京: 人民卫生出版社, 2020: 685.

第7章

早产的临床处理

第一节 处理原则

【导读】

自发性早产的主要治疗措施包括使用宫缩抑制剂抑制宫缩,糖皮质激素促胎肺成熟,硫酸镁保护胎儿脑神经,必要时使用抗生素。早产儿的预后与新生儿的救治水平有很大关系,因此建议及早宫内转运至三级医疗单位。另外,注意多学科合作及个性化处理,才能进一步降低早产发生率,改善母胎结局。

【概述】

随着围产医学及新生儿重症监护救治技术的进展,全球范围内早产儿死亡率明显降低,各种严重早产儿疾病的发生率有下降趋势,如何在存活率提高的同时,降低各种严重疾病发生率,改善神经发育预后,对提高患儿生存质量和人口素质具有重要意义,已成为全球关注的重要问题。目前,临床上对于先兆早产的干预措施主要包括卧床休息、给予宫缩抑制剂、促胎肺成熟治疗、抗生素的应用等,部分人群需给予宫颈环扎术及孕激素治疗。

【一般处理】

虽然很多先兆早产孕妇为避免早产而减少活动、甚至卧床休息保胎,但是没有证据表明限制孕妇活动、卧床休息和常规住院监测可以改善先兆早产孕妇的妊娠结局。荟萃分析表明,卧床休息和宫缩监测对于无高危因素的孕妇早产率以及新生儿 NICU 入住率并无明显降低。长期卧床休息还会增加血栓相关性疾病的风险,并且可导致孕妇骨质疏松、肌肉萎缩等,给个人及家庭带来心理和社会压力。因此,如无其他早产高危因素,不需要常规限制活动。对于有早产高危因素的女性,如有一次及多次早产临产史,应在妊娠期控制运动及体育活动的强度,尤其不适宜力量训练和举重物等活动,适当减少消遣性运动或职业性活动。

纠正孕妇不良生活习惯,并对其做出相应的生活指导,如戒烟、戒酒、合理饮食及运动等,尤其是有早产高危因素的孕妇。因体质量过轻或肥胖均会增加早产的风险,针对消瘦及肥胖人群,对其进行医学营养及运动指导。孕期摄入适量复合维生素及钙剂可以降低妊娠期并发症(如早产、子痫前期等)发病率及新生儿发病率。

加强对孕妇的宣教,提高其对正常及异常腹痛的辨别能力,减轻紧张焦虑情绪,减少不必要的干预。对孕妇进行焦虑抑郁测评,对轻度焦虑或抑郁人群进行简单心理疏导,避免妊娠期加重。

【糖皮质激素】

1972年,Liggins等首次发现了产前糖皮质激素(antenatal corticosteroid,ACS)可促进胎儿肺发育成熟,降低新生儿呼吸窘迫综合征(respiratory distress syndrome,RDS)的发生率及病死率。之后临床上对存在早产风险的孕妇开始广泛使用ACS以促进胎儿肺成熟。现有大量循证医学证据表明,ACS治疗可降低早产儿RDS、脑室内出血(intraventricular hemorrhage,IVH)、急性坏死性小肠结肠炎(necrotizing enterocolitis,NEC)、早产儿视网膜病变的发病率及早产儿死亡率。ACS应用是促进胎儿成熟、改善早产儿预后的重要产前干预措施,是早产儿存活的独立保护因素。

地塞米松和倍他米松一直是ACS治疗的首选药物。人体中糖皮质激素的代谢受11β-羟基类固醇脱氢酶(11β-hydroxysteroid dehydrogenase,11β-HSD)的影响,妊娠期胎盘中2型11β-HSD的活性很高,可将糖皮质激素转化为无活性的氧化代谢产物,从而使胎儿免受母体高水平糖皮质激素的影响。而地塞米松和倍他米松很少被灭活,可以活性形式经胎盘进入胎儿体内发挥作用。此外,地塞米松和倍他米松均属长效糖皮质激素,可以在给药后较长时间维持一定的血药浓度,他们对糖皮质激素受体有很高的亲和力,但对盐皮质激素活性很低,免疫抑制活性也相对较弱。因此,在妊娠期使用糖皮质激素促进胎肺成熟时应首选倍他米松或者地塞米松。

ACS治疗适用于无感染征象的胎膜早破、合并妊娠高血压疾病、妊娠糖尿病、胎儿生长受限的先兆早产患者或因其他原因需要提前终止妊娠的患者。多胎妊娠产前糖皮质激素治疗的证据尚不充分,但鉴于单胎使用糖皮质激素效果明确,大多数专家仍推荐对有早产风险的多胎妊娠给予ACS治疗。但如果有明确绒毛膜羊膜炎的证据,禁用ACS治疗。

观察性数据表明,新生儿获益在ACS给药后数小时内开始出现,给药后24小时后至7天内药效最大,给药后24小时以内药效不够充分,且在7天后可能下降。多数指南建议,孕周在24~34^{+6}周之间、在未来7天内有早产风险者,可考虑使用单疗程ACS治疗。可根据当地医疗水平、新生儿救治水平,酌情提前使用。

关于产前应用糖皮质激素对子代的安全性,一直是关注的热点,主要集中在对神经系统和生长发育的影响。生理水平的糖皮质激素对于中枢神经系统的正常发育有不可替代的调节作用,但过高水平的糖皮质激素则可能导致子代神经发育异常。宫内糖皮质激素对胎儿各脏器的分化发育有一定促进作用,但过高水平糖皮质激素则可能会导致胎儿发育障碍。目前各国指南均不推荐定期重复用药,但由于使用ACS治疗后新生儿获益在ACS治疗7日后下降,WHO和ACOG指南建议:对于孕24~33^{+6}周、且7天内有早产风险者,若距离上次ACS治疗大于14天,可考虑再使用1个疗程ACS治疗;若早产的临床诊断明确,最短可距离上次应用7天第二次予以单次ACS疗程。因此,平衡即将发生的早产风险和避免不必要的额外ACS疗程,是产科医生面临的一个挑战。

产前糖皮质激素治疗详见本章第三节。

【宫缩抑制剂】

宫缩抑制剂不能消除诱发早产的原发病因,也不能逆转宫颈管消失及宫口扩张,使用宫缩抑制剂仅是短时间延长分娩时间,为完成促胎肺成熟治疗以及转运孕妇到有早产儿抢救条件的医院分娩赢得时间。

当先兆早产或先兆流产时,只有在胎儿具有存活能力之后才考虑使用宫缩抑制剂,先兆早产患者使用宫缩抑制剂的上限一般是孕34周,因为孕34周之后不再需要为糖皮质激素治疗争取时间,且当宫缩抑制剂的不良反应大于延长孕周的益处时,就不再适宜使用宫缩抑制剂。

目前国内使用的宫缩抑制剂主要分为钙通道阻滞剂、缩宫素受体拮抗剂、β_2-受体激动剂、前列腺素合成抑制剂。代表药物分别为硝苯地平、阿托西班、利托君、吲哚美辛。

硝苯地平抑制宫缩、延长孕龄的作用和盐酸利托君没有显著差异,而其不良反应和母儿不良结局显著低于盐酸利托君,包括降低早产儿常见的坏死性小肠炎、脑室出血、呼吸窘迫综合征等严重并发症。WHO已经将硝苯地平列为首选推荐的宫缩抑制剂。由于硝苯地平可口服给药及其护理等成本较低,因而更适用于临床治疗。

阿托西班是一种选择性缩宫素受体拮抗剂,可抑制自发和缩宫素诱导的宫缩,但不抑制前列腺素诱导的宫缩。由于作用靶点的选择性更强,阿托西班在临床应用中的表现优于其他宫缩抑制剂。研究表明,在维持治疗方面,阿托西班是唯一一种优于安慰剂的宫缩抑制剂。但在新生儿预后方面,阿托西班并没有显著改善。由于缩宫素受体主要局限于子宫和乳房的肌上皮细胞,因此对母体的副作用很小。阿托西班在欧洲临床使用较为普遍,英国皇家妇产科学院和欧洲围产医学协会推荐阿托西班作为一线药物。由于低孕龄妇女子宫肌层的缩宫素受体密度低,且顾虑阿托西班的安全性,美国食品药品管理局未批准在孕28周前使用阿托西班。

盐酸利托君可降低48小时内和7天内发生早产的风险,但不能降低37周之前的早产率。对新生儿病死率和发病率无明显改善。盐酸利托君的孕妇不良反应较多,偶有严重的心肺不良反应。

吲哚美辛是临床应用较多的前列腺素抑制剂,能明显降低48小时内与7天内发生的早产,但不能显著降低孕37周内的早产。吲哚美辛的母体不良反应较小,但吲哚美辛会穿过胎盘,对婴儿的潜在不良影响包括动脉导管过早闭合导致肺动脉高压、持续动脉导管未闭、坏死性小肠结肠炎和脑室内出血。孕32周前使用或使用时间不超过48小时,不良反应较小;孕32周之后使用,或治疗超过48小时,可引起胎儿动脉导管提前关闭,也可因减少胎儿肾血流量,导致羊水过少,增加新生儿坏死性肠炎、新生儿颅内出血和动脉导管早闭的风险,从而升高围产儿病死率。迄今为止进行的吲哚美辛临床试验规模太小,无法提供有关对婴儿潜在影响的更多信息。

硫酸镁不是首选宫缩抑制剂，不推荐用于抑制宫缩的维持治疗。但基于国内外临床上使用硫酸镁抑制宫缩的用药实践，硫酸镁在抑制宫缩、延长孕周上有一定的效果，且具有保护胎儿脑神经的作用，可在母胎风险小于早产风险之前，于24~34周之间短期(48小时)使用，争取糖皮质激素治疗的时机。

宫缩抑制剂不能显著降低围产儿或新生儿死亡率，不能显著改善早产儿的预后，也不能够通过延长孕周直接改善新生儿预后，且对后代的远期影响证据有限。因此，宫缩抑制剂不推荐维持治疗。

宫缩抑制剂相关内容详见本章第二节。

【硫酸镁】

1992年，Kuban等为评估早产儿颅内出血的危险因素，发现无论孕妇是否患子痫前期，胎儿早产前硫酸镁暴露可降低颅内出血的风险。其后有许多研究报道，产前硫酸镁暴露可降低脑室周围白质软化、脑室内出血和脑瘫的发生率，降低早产儿死亡率。

硫酸镁的不良反应可能与胎儿血清浓度有关，胎儿脐带血中镁离子浓度与其母血清浓度相似，高镁离子浓度可引起胎儿心率减慢，胎心率变异异常，生物物理评分异常。胎儿高镁血症可能持续到生后3~7天，可引起反射迟钝、呼吸抑制、肌张力低下。回顾性流行病学研究报告显示，长期大量硫酸镁宫内暴露，可能导致胎儿及新生儿骨质减少和骨折。因此，FDA在2013年建议硫酸镁治疗早产不宜超过5~7天，并将药物分类从A类改为D类。然而，短期使用硫酸镁未发现其对胎儿和新生儿骨质减少和骨折的影响。

推荐对32周前的早产，无论单胎或多胎妊娠孕妇，常规应用硫酸镁作为中枢神经系统保护剂，可降低早产儿脑瘫的风险及严重程度。越小孕周的早产患者，硫酸镁的中枢神经系统保护作用越显著。对有紧急早期早产风险者，无论是否存在明确产科用药指征(例如子痫前期)，均推荐给予硫酸镁治疗。加拿大、澳大利亚及美国的妇产科专业学会分别制订了产前硫酸镁应用指南，指出低剂量硫酸镁应用对早期早产儿的脑保护作用，预计短期分娩妊娠妇女可产前应用硫酸镁，推荐使用的妊娠周数并未统一(加拿大推荐妊娠周数≤32周、澳大利亚推荐≤30周)。我国2014年颁布的早产诊疗指南提出，孕32周前的早产者应常规使用硫酸镁作为胎儿神经系统保护剂治疗，但32周后是否使用还未达到共识。

硫酸镁相关内容详见本章第四节。

【抗生素】

宫内感染是早产的一个重要原因。有研究表明，自发性早产孕妇预防性使用抗生素和安慰剂相比，在延长孕周、孕妇感染率、围产儿死亡率、早产儿近期并发症(新生儿呼吸窘迫综合征、脑室内出血、坏死性结肠炎、新生儿败血症等)和远期神经系统并发症发生率等方面，两组差异无统计学意义。因此，不推荐对自发性早产且胎膜完整的孕妇预防性使用抗生素来延长孕周和改善新生儿结局。但是，如果观察到宫内感染的临床征象(包括发热、子宫压痛、阴道分泌物异味等)；或存在感染的实验室证据，则必须立即给予相应的抗生素治疗。

对 PPROM 孕妇给予预防性抗生素治疗,可明显降低孕妇绒毛膜羊膜炎、新生儿肺炎、新生儿败血症和大脑损伤发生率以及早产儿肺表面活性物质使用率。因此,建议对 PPROM 患者给予预防性抗生素治疗。大环内酯是针对胎膜早破早产推荐的首选抗生素,不推荐对胎膜早破早产选用阿莫西林克拉维酸钾,避免新生儿罹患坏死性小肠结肠炎的风险。此外,对合并 B 组链球菌感染的孕妇也建议使用抗生素,并以青霉素类作为首选。

抗生素相关内容详见本章第五节。

【孕激素】

孕激素能够降低子宫平滑肌兴奋性及其对缩宫素的敏感性,抑制子宫收缩。其主要作用机制是:①减少子宫平滑肌细胞之间由连接蛋白形成的缝隙连接;②孕激素的抗炎症作用使内源性前列腺素释放减少;③孕激素的代谢产物氢化黄体酮可抑制缩宫素受体的信号传递。

孕激素常用于孕早期黄体功能不足和胚胎移植后的支持治疗,对有显著早产高危因素的患者也可应用。常用的孕激素类药物包括 17α- 羟己酸孕酮酯、微粒化黄体酮胶囊、孕酮凝胶等。

孕激素类药物对于具有早产高危因素的人群,可以降低早产率,但在改善新生儿结局方面证据不足。ACOG(2012 年)指南推荐使用阴道孕酮降低具有自发性早产病史的单胎妊娠女性复发性早产的风险,治疗可始于 16~24 周,不需要考虑宫颈长度。也可以用来预防在妊娠 24 周前宫颈<20mm 的单胎妊娠女性的自发性早产。不建议作为多胎妊娠的干预措施。孕酮可以和其他保胎药物同时使用,无明显不良反应。由于自发性早产病因及发病机制复杂,因此,补充孕酮这样的单一干预并不能使所有处于危险中的妇女受益。孕激素是目前唯一可以用来预防高危孕妇早产的宫缩抑制药物,但很少在先兆早产中作为宫缩抑制剂单独使用。

孕激素相关内容详见第五章第二节。

【紧急宫颈环扎术】

紧急子宫颈环扎术的治疗效果长期以来一直存在激烈的争议。因而,在子宫颈有一定程度扩张的孕妇中并没有广泛使用。有不少研究评价了紧急环扎术对于早产的治疗效果,发现确实可以起到延长孕龄改善妊娠预后的作用。英国皇家妇产科协会(ROCG)指南中认为紧急子宫环扎术与其他保守性期待治疗相比可以延长 5 周孕龄,可以使孕 34 周前的早产发生率下降一半。2015 年英国国家卫生与临床优化研究所(NICE)发布的早产指南也肯定了紧急宫颈环扎术的价值,指出目前有证据支持对孕中期早产临产、宫口开大、胎膜完整且突出的孕妇,实施紧急治疗性宫颈环扎术有利于改善围产儿结局。但适用对象的选择、作用价值衡量尚有待进一步研究。紧急子宫颈环扎术的优劣还需更多的临床资料总结才能得出结论。

【宫内转运】

早产儿的预后与新生儿的救治水平有很大关系,早产儿出生后的及时监测及神经发育损害的合理处理尤为重要。在我国 NICU 未能普及的情况下,及时促胎肺成熟,及早宫内转运至三级医疗单位是十分重要的。

如果孕周小,当所在医院新生儿科救治能力有限时,应尽快地转运至有新生儿救治能力的三级医院。当出现早产临产,早产无法避免时,产科医生应当设法延长孕周,防止即刻早产,为早产儿的存活争取促胎肺成熟时间,同时也为转运争取时间。转运早产临产的孕妇前应积极详细询问病史,结合当日的彩超,做好转院准备。转运途中,需密切关注孕产妇的生命体征以及胎儿情况,做好随时急救准备。

【终止妊娠的时机及方式】

对于自发性早产分娩时机的选择包括:①对于不可避免的早产,应停用一切宫缩抑制剂;②当延长孕周的风险明显增加时,应及时终止妊娠;③妊娠<34 周时根据个体情况决定是否终止妊娠。如有明确的宫内感染则应尽快终止妊娠;④对于妊娠 ≥ 34 周的患者,不需常规保胎。

分娩方式的选择应与孕妇及家属充分沟通,综合考虑各种临床因素,根据孕龄、胎方位、胎儿数以及胎心监护等情况进行合理判断。目前并无证据支持剖宫产可改善早产儿预后。WHO 建议,无论是头位还是臀位的早产,除非具有产科剖宫产指征,不首选剖宫产作为终止妊娠的方式。

具有早产风险或有医疗指征早产的高危孕妇何时终止妊娠,选择何种分娩方式不能完全由产科医生决定,新生儿科应当参与讨论。对可能发生的问题有评估、有准备,降低早产儿的死亡率和近、远期病率需要从产房或手术室开始,得到新生儿科医生的及时处理和加倍呵护甚为重要,取得家长的配合,合理的训练及培养观察能力也同样重要。对早产儿应建立较长时期的随诊计划,以便及早发现问题及早干预。

不建议极早产儿使用常规器械分娩,对于早产胎儿,因静脉窦脆弱采用胎头吸引助产增加颅内出血的风险。英国皇家妇产科学院发布的指南不建议在孕 34 周以下使用胎头吸引术。孕 34 周后,当骨形成满意时,理论上胎头吸引术是可能的,但其安全性也尚未明确。

【注意事项】

1. 对于孕 24~33^{+6} 周、且 7 天内有早产风险者,若距离上次 ACS 治疗大于 14 天,可考虑再使用 1 个疗程 ACS 治疗;若早产的临床诊断明确,最短可距离上次应用 7 天第二次予以单次 ACS 疗程。

2. 宫缩抑制剂主要是为促胎肺成熟治疗和胎儿宫内转运争取时间,因此不推荐维持治疗。

3. 推荐对 32 周前的早产,无论单胎或多胎妊娠孕妇,常规应用硫酸镁作为中枢神经系统保护剂,可降低早产儿脑瘫的风险及严重程度。

4. 孕激素类药物对于具有早产高危因素的人群,可以降低早产率,但在改善新生儿结局方面证据不足。

5. 紧急子宫颈环扎术的治疗效果长期以来一直存在激烈的争议。

【关键点】

1. 因我国不同地区早产儿抢救水平的差异,为提高早产儿的存活率,对早产高危人群的早期预防管理就显得尤为重要。

2. 为减少早产的发生,医疗单位可联合宣传机构普及孕前教育,提高国民健康意识。

3. 医疗机构应当完善孕前风险评估及指导,规范早产的管理流程,根据现有的检测手段,避免过度干预,对高危人群做到早识别、早预防、早干预、延长孕周、降低早产的发生率,降低早产儿的死亡率及发病率,改善不良妊娠结局。

4. 目前对早产的研究仍在继续,若能发现更有效的预测手段,提早对高危人群进行干预,可极大地降低早产的发生率,改善早产儿预后。

(刘兴会)

参考文献

1. FIGO Working Group on Good Clinical Practice in Maternal-Fetal Medicine. Good clinical practice advice: antenatal corticosteroids for fetal lung maturation. Int J Gynaecol Obstet, 2019, 144 (3): 352-355.
2. Committee on Obstetric Practice. Committee Opinion No. 713: Antenatal corticosteroids therapy for fetal maturation. Obstet Gynecol, 2017, 130 (2): e102-e109.
3. 胡娅莉, 杨慧霞, 段涛, 等. 早产临床诊断与治疗指南 (2014). 中华妇产科杂志, 2014, 49 (7): 481-485.
4. American College of Obstetricians and Gynecologists'Committee on Practice Bulletins—Obstetrics. Prediction and prevention of spontaneous preterm birth: acog practice bulletin, number 234. Obstet Gynecol, 2021, 138 (2): e65-e90.
5. CNGOF. Prevention of spontaneous preterm birth: guidelines for clinical practice from the French College of Gynaecologists and Obstetricians (CNGOF). Eur J Obstet Gynecol Reprod Biol, 2017, 210: 217-224.

第二节　抑制宫缩

【导读】

宫缩抑制剂治疗的主要目的包括:争取时间给予糖皮质激素促胎肺成熟;争取时间给予硫酸镁保护胎儿神经系统;同时保证有时间向三级医疗机构转诊。由于没有足够的证据表明持续应用宫缩抑制剂对改善孕产妇及新生儿不良结局有切实益处,因此不推荐长时间使用。

【概述】

宫缩是早产最常见的先兆,抑制子宫收缩一直是治疗干预的重点。宫缩抑制剂可以降低48小时内和7天内的分娩率,使用宫缩抑制剂是为了防止即刻早产,为完成促胎肺成熟治疗,以及转运孕妇到有早产儿抢救条件的医院分娩赢得时间。但宫缩抑制剂不能显著降低围产儿或新生儿死亡率,不能显著改善早产儿的预后,也不能够通过延长孕周直接改善新生儿预后,且对后代的远期影响证据有限。

【使用时机】

当先兆早产或先兆流产时,理论上,更多学者建议在胎儿具有存活能力之后才考虑使用宫缩抑制剂,欧洲围产医学协会及英国皇家妇产科医师学会建议孕22周之后可考虑使用宫缩抑制剂,美国妇产科医师学会及美国母胎医学会建议其使用的孕周应在24周及以上。但在我国的临床实践中,宫缩抑制剂的应用可能更早。因此,应结合当地医疗条件和孕妇及家属的期望值综合分析后决定。但值得注意的是:孕周过小的先兆早产或先兆流产往往同胚胎异常、感染、子宫畸形等相关,宫缩抑制剂的治疗没有确切的意义,反而可能引发一系列严重不良反应。

有个别情况,可在胎儿具有存活能力之前就考虑使用宫缩抑制剂,即具有明确外源性早产诱因,例如妊娠合并卵巢囊肿或妊娠合并阑尾炎,需盆腹腔手术治疗,因术后疼痛刺激可能诱发宫缩,可短暂使用宫缩抑制剂,但这种干预的效果还未得到证实。

先兆早产患者使用宫缩抑制剂的上限一般是孕34周,因为孕34周之后不再需要为糖皮质激素治疗争取时间,且当宫缩抑制剂的不良反应大于延长孕周的益处时,就不再适宜使用宫缩抑制剂。有延长孕周的禁忌证时,不应使用宫缩抑制剂。使用宫缩抑制剂还应参考孕妇及其家属的意见。

【使用宫缩抑制剂的适应证】

妊娠34周前,出现规律宫缩和/或宫颈发生动态变化(缩短或消失,扩张速度增加)。在有监测条件的医疗机构,对有规律宫缩的孕妇,可根据动态监测宫颈长度变化的结果决定是否使用宫缩抑制剂。当需要防止即刻早产,为完成促胎肺成熟治疗,以及转运孕妇到有早产儿抢救条件的医院分娩赢得时间,就应积极使用宫缩抑制剂。

【禁忌证】

1. 孕妇因素　重度子痫前期或子痫、产前出血导致孕妇血流动力学不稳定、孕妇合并严重内科合并症(如心脏病)、胎盘早剥、宫口扩张4cm及以上。

2. 胎儿因素　致死性胎儿畸形、严重的染色体异常、死胎、绒毛膜羊膜炎、胎儿窘迫。

【特殊情况下如何使用宫缩抑制剂】

对34周之前的未足月胎膜早破患者,应用宫缩抑制剂可能会降低48小时内的分娩率,但也会增加宫内感染的发生风险。目前各国指南基本都建议,对孕34周之前的未足月胎膜早破可短期使用宫缩抑制剂,为产前糖皮质激素治疗争取时间,尤其是在孕周较小或需要宫内转运的情况下。使用时需谨慎,如有感染或胎盘早剥的迹象,应避免使用。对妊娠34~36^{+6}周的未足月胎膜早破患者,均不推荐使用宫缩抑制剂。

多数宫缩抑制剂都将产前出血性疾病在说明书中列为禁忌,但是产前出血性疾病的保守治疗常需要应用宫缩抑制剂。因为出血会刺激宫缩,宫缩也会加重出血,适当地使用宫缩抑制剂可以防止因宫缩诱发的进一步出血,并且赢得促胎肺成熟治疗时机。

前置胎盘伴少量出血时,若需保守治疗,可使用宫缩抑制剂。用药过程中切记严密监测出血的动态变化和母儿一般情况,当出血严重、合并孕妇血流动力学改变和胎盘灌注不足等表现时,所有的宫缩抑制剂都不能使用。而且前置胎盘使用宫缩抑制剂时,仍然随时可能因大量出血需要剖宫产终止妊娠,针对此种情况,术中、术后需加强止血措施,包括加强宫缩,加强手术止血措施等。

绝大多数的胎盘早剥病例禁止使用宫缩抑制剂,因为部分胎盘早剥存在宫内隐匿性出血,使用宫缩抑制剂可能会掩盖疾病的进展和严重程度。因此,当胎盘早剥采取保守治疗时,需要十分谨慎地使用宫缩抑制剂,现有的小规模的研究证实,这种情况下小心使用宫缩抑制剂对母儿是安全的。

多胎妊娠使用宫缩抑制剂需谨慎。虽然硝苯地平和阿托西班在多胎妊娠中已被广泛应用,但没有明确证据表明宫缩抑制剂可降低多胎妊娠的早产风险或改善新生儿结局。在多胎妊娠中,使用硝苯地平、β_2 肾上腺素能受体激动剂可能会增加产妇并发症风险,如肺水肿。

【宫缩抑制剂的联合使用】

没有证据表明联合使用宫缩抑制剂比单独使用效果更好,且多数宫缩抑制剂由于作用靶点的选择性不强,都有明显的心血管系统等不良反应,联合用药不能提高治疗效果反而可能会增加不良反应及不良事件的发生。2016 年美国 ACOG 指南推荐,若硫酸镁治疗效果不满意,必要时可加用吲哚美辛抑制宫缩。但由于吲哚美辛对胎儿的潜在不良影响,在使用这种联合治疗早产时应仔细权衡其潜在的益处和风险后使用。

【宫缩抑制剂的维持治疗】

有系统评价将盐酸利托君、硫酸镁、硝苯地平维持治疗与安慰剂或不治疗的结局进行比较,结果显示维持治疗不能降低孕 37 周之前的分娩率,出生时平均孕周也没有显著差异。新生儿死亡率没有显著差异,新生儿严重并发症(包括 RDS、NEC、新生儿脓毒症、脑室周出血、NICU 住院或 NICU 平均住院时间)也没有显著差异。阿托西班维持治疗是唯一在延长孕周中被证明优于安慰剂的,但新生儿预后并没有显著改善。

很多情况下,先兆早产的宫缩只是潜在原发疾病的表现,例如宫内亚临床感染、不典型的早期胎盘早剥等,适时终止妊娠对母儿预后都有益处,盲目延长用药时间很可能会因为掩盖症状,导致严重的不良结局。并且将用药时间限制在 48 小时内也能够大幅减少因药物不良反应导致的风险和伤害。因此,不推荐抑制宫缩超过 48 小时的维持治疗和预防性用药。

【常见的宫缩抑制剂】

目前临床上常见的宫缩抑制剂种类较多,β_2 肾上腺素能受体激动剂、钙离子通道阻滞剂、缩宫素受体拮抗剂、硫酸镁、前列腺素合成酶抑制剂、一氧化氮供体等。不同的药物均有其自身的优缺点,现详述如下。几种常用的宫缩抑制剂的不良反应及使用禁忌证详见表 7-2-1。常用宫缩抑制剂的用法及用量详见表 7-2-2。常用宫缩抑制剂与安慰剂 / 不治疗疗效的比较详见表 7-2-3。常用宫缩抑制剂疗效相互比较结果详见表 7-2-4。

1. β_2 肾上腺素能受体激动剂 β_2 肾上腺素能受体激动剂通过与子宫平滑肌细胞膜上的 β_2- 肾上腺素能受体结合,并使细胞内环磷酸腺苷(c-AMP)水平升高,c-AMP 水平的增加激活蛋白激酶,导致细胞内蛋白质磷酸化,由此产生的细胞内游离钙水平下降,抑制肌球蛋白轻链激酶活化,进一步抑制了肌动蛋白和肌球蛋白之间的相互作用,抑制平滑肌收缩,从而达到抑制宫缩的目的。但 β_2 受体激动剂对子宫平滑肌的这种作用较短暂,体外和体内试

表 7-2-1　常用的宫缩抑制剂

药物名称	孕妇不良反应	胎儿 / 新生儿不良反应	禁忌证
盐酸利托君	心动过速、气短、恶心、头痛、低血钾、高血糖、偶有肺水肿、心肌缺血、心律失常、死亡	胎儿心动过速、低血糖、低血钾、低血压、高胆红素,偶有脑室周围出血	任何原因的大出血、血流动力异常、控制不佳的甲状腺功能亢进、控制不满意的糖尿病、闭角型青光眼
硝苯地平	恶心、头晕、头痛、头晕、面部潮红、心悸、低血压,偶有充血性心力衰竭和心肌梗死	目前尚无	低血压、心脏病,特别是充血性心力衰竭或左心室功能不全
阿托西班	高敏感性及注射部位的反应	目前尚无	尚无绝对禁忌证
硫酸镁	出汗、面色潮红、恶心、呕吐、视物模糊	NST 无反应型概率增多,胎心基线变异减少,生物物理评分可发现胎儿呼吸样运动减少、四肢肌张力减弱,胎儿宫内暴露超过 7 天,新生儿骨骼异常明显增加	重症肌无力、心肌损伤或心脏传导异常、肾功能不全
吲哚美辛	恶心、胃食管反流、胃炎、呕吐;血小板功能异常	胎儿动脉导管收缩、羊水过少、早产儿肺动脉高压、持续动脉导管未闭、坏死性小肠结肠炎和脑室内出血	羊水过少、凝血功能障碍、肝肾功能不全、心力衰竭、消化道出血或溃疡、支气管哮喘、使用阿司匹林诱发过敏或哮喘患者、胎儿先天性心脏病、胎儿生长受限、肾脏异常、绒毛膜羊膜炎、羊水过少和双胎输血综合征

表 7-2-2 **常用宫缩抑制剂的用法及用量**

分类	常用药物	用法用量
β 受体激动剂	盐酸利托君	从 0.1mg/min 开始静脉滴注,维持在 0.15~0.35mg/min,待宫缩停止后持续滴注 12 小时;或 10mg 口服,每 2~6 小时一次,每日不超过 120mg
钙通道阻滞剂	硝苯地平	口服 20~30mg 的初始负荷剂量,然后每 4~6 小时再口服 10~20mg,最长持续 48 小时,最大剂量为 180mg/d
缩宫素受体拮抗剂	阿托西班	起始量 6.75mg 单次快速静脉输注,随后以 300μg/min 的速度持续输注 3 小时,再以 100μg/min 的速度连续输注 45 小时
硫酸镁	硫酸镁	通常以静脉给药、30 分钟内完成硫酸镁 4~5g 负荷剂量,而后以 1~2g/h 的速度持续输注
环氧合酶抑制剂	吲哚美辛	50~100mg 的负荷剂量(可经口或直肠给药),之后每 4~6 小时口服 25mg,一般用药不超过 48 小时

表 7-2-3 **常用宫缩抑制剂与安慰剂 / 不治疗疗效的比较**

	盐酸利托君	硝苯地平	阿托西班	吲哚美辛
48 小时内分娩率	降低	降低	降低	降低
7 天内分娩率	降低	降低	降低	降低
37 周之前分娩率	无明显差异	降低	降低	无明显差异
新生儿死亡率	无明显差异	无明显差异	无明显差异	与用药孕周相关
新生儿病率	无明显差异	降低	无明显差异	与用药孕周相关

表 7-2-4 **常用宫缩抑制剂相互比较**

	盐酸利托君 vs. 硝苯地平	盐酸利托君 vs. 阿托西班	硝苯地平 vs. 阿托西班
48 小时内分娩率	无明显差异	无明显差异	无明显差异
7 天内分娩率	硝苯地平优于盐酸利托君	无明显差异	无明显差异
37 周之前分娩率	硝苯地平优于盐酸利托君	阿托西班优于盐酸利托君	无明显差异
新生儿死亡率	无明显差异	无明显差异	无明显差异
新生儿病率	硝苯地平优于盐酸利托君	无明显差异	硝苯地平优于阿托西班

验都观察到耐受现象。另外机体其他组织器官如心脏、血管等均含有肾上腺素能 β_2 受体，与之结合后也可引起血管平滑肌松弛，导致子宫胎盘供血增加，增加胎盘血液循环量。由于肝脏组织和骨骼肌中磷酸化酶被活化，可引起肝脏合成和分解糖原的平衡被打破，合成减少分解增多，增加母体血糖水平。β_2 肾上腺素受体激动剂类药物通过胎盘屏障，可引起胎儿心动过速和出生后高胰岛素血症和低血糖。

曾经在国内大量使用的 β_2 肾上腺素能受体激动剂包括硫酸沙丁胺醇和特布他林。2011 年，美国食品药物管理局（FDA）发布了关于使用特布他林治疗早产的警告，因为有报道称特布他林对孕妇有严重的副作用。

现在使用较多的代表药物是盐酸利托君。盐酸利托君是美国食品药品管理局（FDA）唯一批准用于抑制宫缩的药物。系统评价结果显示，盐酸利托君可降低 48 小时内发生早产的风险、7 天内发生早产的风险，但不能降低 37 周之前的早产率。对新生儿病死率和发病率无明显改善。虽然和安慰剂相比，利托君能够减少先兆早产患者即刻分娩的风险，可以有效延长孕周达 48 小时以上，但是和其他类型的宫缩抑制剂比较优势并不明显。本节将介绍盐酸利托君的使用方法。

（1）禁忌证：妊娠 20 周前；延长妊娠对孕妇和胎儿构成危险的情况，包括：分娩前任何原因的大出血，特别是前置胎盘及胎盘早剥，因为其心血管效应可能干扰母体对随之而来出血的应激能力并混淆临床表现；多胎妊娠、心脏病、高血压、肺动脉高压等血流动力异常的；控制不佳的甲状腺功能亢进；控制不满意的糖尿病；胎儿窘迫；绒毛膜羊膜炎；闭角型青光眼；对药物任何成分过敏。

（2）孕妇的不良反应：肾上腺能受体激动剂的母体不良反应均与刺激肾上腺素能受体有关，刺激 β_1 肾上腺素能受体导致孕妇心率加快，心排血量增加；刺激 β_2 肾上腺素能受体，引起外周血管舒张，舒张期低血压和支气管松弛。这两种心血管效应的结合导致心动过速、心悸和血压降低。

孕妇常见的不良反应有心动过速、胸痛、气短、恶心、头痛、鼻塞、低血钾、高血糖等，偶有严重的心肺不良反应，如肺水肿、心肌缺血、心律失常，甚至孕产妇死亡。

（3）胎儿 / 新生儿的不良反应：由于 β_2 肾上腺素能受体激动剂能通过胎盘，因此胎儿也会出现胎儿心动过速等类似母体的不良反应。胎儿及新生儿方面主要有心动过速、低血糖、低血钾、低血压、高胆红素，偶有脑室周围出血等。

（4）用法：将盐酸利托君 100mg 与生理盐水或 5% 葡萄糖液 500ml 配成溶液，予以静脉滴注。一般起始剂量为 5~8 滴 /min，每 10~15 分钟增加 4~6 滴，最大滴数一般不超过 35 滴 /min，以宫缩被抑制的药物剂量维持，然后在宫缩稳定后逐渐减量，一般使用时间不超过 48 小时。使用过程中应密切询问主诉，观察生命体征及心肺听诊，如心率超过 120 次 /min，或诉心前区疼痛则停止使用。

如需换用口服制剂，在静脉输注结束前 30 分钟至 1 小时内予以口服制剂。最初 24 小时内,每 2 小时 1 片,以后根据宫缩情况,依次减量至每 4 小时、6 小时、8 小时、12 小时 1 片,维持 3~7 天以维持疗效,直至停药。

(5)注意事项

1)用药前需要询问病史,了解有无心血管系统疾病病史,需行心肺听诊,建议行心电图和心脏彩超了解有无心脏疾病。

2)用药期间密切询问孕妇症状(特别是气促、胸痛等),建议持续心电监护,特别关注患者心率,用药期间患者心率最好不超过 120 次/min。

3)用药期间监测孕妇液体出入量,控制每日液体总量,警惕肺水肿。

4)定期查血电解质,特别关注有无低钾血症。

5)糖尿病患者注意监测血糖。

6)双胎孕妇慎用。

2. 钙通道阻滞剂 钙通道阻滞剂能与平滑肌细胞膜上的钙通道蛋白结合,阻止钙离子内流进入细胞,降低胞质内钙离子浓度,进一步抑制钙依赖肌球蛋白轻链激酶磷酸化,从而抑制子宫平滑肌兴奋性收缩。

硝苯地平是最常用的宫缩抑制剂类药物。已经有大量的研究和系统评价证实,与安慰剂或不治疗相比,硝苯地平能显著降低 48 小时内的早产率,能减少新生儿呼吸窘迫综合征,坏死性小肠结肠炎和脑室出血,两组间死产发生率和新生儿死亡无显著差异(1+级)。硝苯地平抑制宫缩、延长孕龄的作用和 β₂ 受体激动剂没有差异,而其不良反应和母儿不良结局显著低于 β₂ 受体激动剂,包括降低早产儿常见的坏死性小肠炎、脑室出血、呼吸窘迫综合征等严重并发症。WHO 已经将硝苯地平列为首选推荐的宫缩抑制剂。本节主要介绍硝苯地平的使用方法。

(1)禁忌证

1)孕妇禁忌证:已知对该药过敏或低血压;心脏病,特别是充血性心力衰竭或左心室功能不全。双胎妊娠应谨慎使用,因为有肺水肿的风险。

2)胎儿禁忌证:子宫胎盘血流障碍,胎儿窘迫,胎儿心动过速。

(2)孕妇的不良反应:硝苯地平是一种外周血管扩张药,可导致孕妇平均动脉压下降,可引起恶心、头晕、头痛、面部潮红、心悸等症状。严重的并发症包括显著的低血压、充血性心力衰竭和心肌梗死。

(3)胎儿/新生儿的不良反应:动物实验表明,应用钙通道阻滞剂使子宫血流和胎儿血氧饱和度降低,但是,这种现象却没有在人类中证实。

硝苯地平可以穿过胎盘,动物研究报告了大剂量使用硝苯地平,胎儿血氧饱和度降低和胎盘血流量异常。但是,用药期间对人类胎儿系统、脐带及子宫胎盘血流的多普勒检查均无明显改变,产时脐血及经皮获得的血样也未证实胎儿低氧及酸中毒。因此,目前没有应用硝苯地平导致人类胎儿低氧及酸中毒的证据,目前也没有硝苯地平对儿童远期不良影响的报道(2+级)。

(4)用法:硝苯地平的用法尚未统一,英国皇家妇产科协会(ROCG)指南推荐硝苯地平起始剂量为 20mg 口服,然后每次 10~20mg,每天 3~4 次,根据宫缩情况调整,可持续 48 小时。昆士兰指南建议每日最大剂量为 160mg,否则会增加孕妇不良事件。

(5)注意事项

1)服药中注意观察血压,防止血压过低。

2)同时使用钙通道拮抗剂和硫酸镁可能加剧肌肉收缩抑制并导致呼吸麻痹,须慎用。

3)从用药规范的角度来看,必须知悉硝苯地平没有被批准用于早产治疗。

3. 缩宫素受体拮抗剂 在正常分娩时,缩宫素通过诱导子宫平滑肌细胞的磷脂酰肌醇转化为三磷酸肌醇,三磷酸肌醇与肌质网中的一种蛋白质结合,使钙离子释放到细胞质中,从而使子宫平滑肌收缩。缩宫素受体拮抗剂与缩宫素竞争受体,与肌层和蜕膜中的缩宫素受体结合,防止细胞内游离钙水平的增加,阻断内源性缩宫素对子宫平滑肌的收缩作用,达到降低子宫张力、抑制宫缩的效果。

阿托西班是一种选择性缩宫素受体拮抗剂,可抑制自发和缩宫素诱导的宫缩,但不抑制前列腺素诱导的宫缩。由于作用靶点的选择性更强,阿托西班在临床应用中的表现优于其他宫缩抑制剂。研究表明,在维持治疗方面,阿托西班是唯一一种优于安慰剂的宫缩抑制剂。在降低 48 小时内的分娩率方面,阿托西班与盐酸利托君、硝苯地平具有类似的效果。在降低 7 天内分娩率方面,硝苯地平和阿托西班优于其他宫缩抑制剂。但在新生儿预后方面,阿托西班并没有显著改善。

由于缩宫素受体主要局限于子宫和乳房的肌上皮细胞,因此对母体的副作用很小。阿托西班与盐酸利托君相比,应用阿托西班最大的优点是能显著降低因母体不良反应而停用的风险。

阿托西班在欧洲临床使用较为普遍,英国皇家妇产科学院和欧洲围产医学协会推荐阿托西班作为抗早产的一线药物。由于低孕龄妇女子宫肌层的缩宫素受体密度低,且顾虑阿托西班的安全性,美国食品药品管理局未许可在孕 28 周前使用阿托西班。本节主要介绍阿托西班的使用方法。

(1)禁忌证:目前认为阿托西班的使用尚无绝对禁忌证。

(2)母体不良反应:阿托西班对母体的副作用很小,主要的不良反应是高敏感性及注射部位的反应。目前尚无严重母体心血管事件的报道,且阿托西班不良反应的总体发生率明显低于其他治疗早产的药物。

(3)胎儿/新生儿不良反应:阿托西班能通过胎盘,胎儿体内血药浓度约为母体水平的 12%。该药尚未证实能导致新生儿心血管或酸碱平衡的改变。阿托西班与 β 受体激动剂进行比较,新生儿死亡率和新生儿发病率组间无明显差异(1+ 级)。

(4)用法:使用微量泵泵入,一般起始剂量 6.75mg 静脉滴注 1 分钟,之后以 18mg/h 的速度维持 3 小时,后以 6mg/h 的速度持续泵入,持续 45 小时(最高 330mg)。

4. **硫酸镁** 镁离子可能在质膜电压门控通道水平与钙离子竞争,前者使质膜超极化,并通过这个位点与细胞内的钙离子竞争,从而抑制肌凝蛋白轻链激酶的活性,干扰肌球蛋白轻链激酶的活性,进而降低肌层收缩力。硫酸镁能够降低中枢神经兴奋性,减少耗氧量;扩张血管,增加中枢供氧;抑制机体炎症反应对神经系统的损害,有研究显示,在妊娠 32 周前先兆早产的孕妇中使用硫酸镁,可显著降低新生儿脑瘫的发生率。ACOG 及美国母胎医学会将硫酸镁作为存在 7 天内早产风险的孕妇短期延长孕周的首选药物,为产前应用糖皮质激素争取时间。但由于曾经因为大剂量长期使用硫酸镁对胎儿骨骼的影响,硫酸镁已从宫缩抑制剂中剔除。在我国,经过多年的临床实践证明,硫酸镁在抑制宫缩、延长孕周上有一定的效果,虽然目前还缺乏硫酸镁与安慰剂对照的资料证据,但是已经有研究显示,与不治疗相比,硫酸镁在延长孕周 24~48 小时的效果是有显著优于不治疗。在抑制宫缩方面,硫酸镁和盐酸利托君的效果无显著差异,硫酸镁的不良反应却低于盐酸利托君,因此硫酸镁仍然可作为妊娠不足 32 周的宫缩抑制剂。

(1)禁忌证:硫酸镁不能用于重症肌无力的妇女。由于其影响心肌收缩,也应避免在已知心肌损伤或心脏传导异常的妇女中使用。镁由肾脏排除,因此,肾功能受损的妇女血清镁会出现蓄积,易产生镁毒性,因此应减少或停用维持剂量。硫酸镁与钙通道阻滞剂可以协同作用以抑制肌肉收缩,从而导致呼吸抑制,因此应避免硫酸镁和硝苯地平合用。

(2)母体的不良反应:出汗和面色潮红是其最常见的不良反应,此外偶有恶心、呕吐、视物模糊等。

(3)胎儿 / 新生儿不良反应:镁离子作为一种小分子物质通过胎盘屏障到达胎儿血液循环相对容易,在胎儿体内也可起到抑制肌肉组织兴奋性的作用,胎儿可出现无应激试验无反应型的概率增多,胎心基线的变异减少,生物物理评分可发现胎儿呼吸样运动减少、四肢肌张力减弱。如在用药治疗过程中分娩,新生儿出生后可以有呼吸抑制、Apgar 评分降低、新生儿肠蠕动减慢、腹胀等,但不增加围产儿的病死率。

近年来,回顾性流行病学研究报道,当胎儿宫内暴露硫酸镁超过 7 天以上,新生儿骨骼异常明显增加,且出生时未暴露于硫酸镁的新生儿和暴露于硫酸镁的新生儿之间的镁、钙、磷和骨钙素(骨形成的标志物)的血清值比较差异有统计学意义。因此,美国食品药品管理局反对在预防早产时静脉使用硫酸镁超过 5~7 天。

(4)用法:先将硫酸镁 4~5g 加入 5% 葡萄糖 100ml 中配成溶液,作为负荷剂量,在 30 分钟内滴完。然后将硫酸镁 10g 加入 5% 葡萄糖 500ml 中,作为维持剂量,以 1~2g/h 持续静脉泵入,根据宫缩及流血情况调节输入速度。注意每天的硫酸镁用量一般不超过 25g。

(5)注意事项

1)因超过 48 小时的维持用药不能明显降低早产率,但明显增加药物不良反应,故不推荐 48 小时后的宫缩抑制剂维持治疗。

2)如果在先兆早产的情况下使用硫酸镁保护胎儿神经,而患者宫缩仍无法抑制,则可以考虑短期使用不同的药物抑制宫缩。然而，由于潜在的严重母体并发症，β-肾上腺素能受体激动剂和钙通道阻滞剂应避免与硫酸镁合用。在孕32周前，吲哚美辛与硫酸镁联合使用是一个潜在的选择。

3）通常治疗所需的血镁浓度与中毒浓度接近，故在用药过程中要警惕急性镁中毒的发生，即观察孕妇呼吸、尿量、膝反射的情况。若出现呼吸<16次/min，尿量<20ml/h，膝反射消失，需立即停药，并给与钙剂对抗。

5. 前列腺素抑制剂 前列腺素合成酶是花生四烯酸转换为前列腺素的关键酶，而前列腺素有刺激宫缩的作用。前列腺素抑制剂是非选择性环氧合酶抑制剂，通过抑制环氧合酶，减少花生四烯酸转化为前列腺素，从而抑制子宫收缩。以阿司匹林、吲哚美辛、双氯芬酸为代表的一类抗炎药物，通过抑制环氧合酶，减少内源性前列腺素的合成，从而抑制子宫收缩。

吲哚美辛是临床应用较多的前列腺素抑制剂。循证研究表明，吲哚美辛与安慰剂相比，吲哚美辛能明显降低48小时与7天内发生的早产，但不能显著降低孕37周内的早产。中国、加拿大、美国、英国的指南建议用于32周前的先兆早产，昆士兰指南建议用于28周前的先兆流产。本节主要介绍吲哚美辛的使用方法。

（1）禁忌证

1）孕妇禁忌证：羊水过少，凝血功能障碍，肝肾功能不全，心力衰竭，退行性心肌变化，消化道出血或溃疡，支气管哮喘，使用阿司匹林诱发过敏或哮喘患者。

2）胎儿禁忌证：先天性心脏病（宫内动脉导管过早闭合，三尖瓣功能不全及肺动脉高压等）、胎儿生长受限、肾脏异常、绒毛膜羊膜炎、羊水过少和双胎输血综合征。

（2）孕妇不良反应：吲哚美辛的母体不良反应较小，最常见的母体不良反应为消化道刺激症状，如恶心、胃酸反流、胃炎等。吲哚美辛与安慰剂相比，因不良反应需要停止治疗的比例无显著差异。

（3）胎儿/新生儿不良反应：吲哚美辛会穿过胎盘，对婴儿的潜在不良影响包括动脉导管过早闭合导致肺动脉高压、持续动脉导管未闭、坏死性小肠结肠炎和脑室内出血。孕32周前使用或使用时间不超过48小时，不良反应较小；孕32周之后使用，或治疗超过48小时，可引起胎儿动脉导管提前关闭，也可因减少胎儿肾血流量，导致羊水过少，增加新生儿坏死性肠炎、新生儿颅内出血和动脉导管早闭的风险，从而升高围产儿病死率。因此，妊娠32周后用药，需要监测羊水量及胎儿动脉导管宽度。当发现胎儿动脉导管狭窄时立即停药。迄今为止进行的吲哚美辛临床试验规模太小，无法提供有关对婴儿潜在影响的更多信息。

（4）用法：吲哚美辛起始剂量为50~100mg经阴道或直肠给药，也可口服，然后每6小时给药25mg，可维持48小时。2017欧洲围产医学指南建议总剂量不超过1 000mg，持续时间最长不超过5天。

（5）注意事项

1）只有在羊水量正常时才能使用吲哚美辛，在羊水过少的情况下，应停止治疗，或减少剂量。

2）使用吲哚美辛后，胎儿及新生儿不良反应的发生多数和孕 32 周后用药及治疗超过 48 小时有关。因此，如果不可避免地要使用该类药物，一定注意这两个重要的时间节点。

3）此药属于超药物说明用药，FDA 妊娠风险类别 C 级。

4）与阿司匹林合用可增加出血风险。

6. 一氧化氮供体 是一种血管内皮扩张因子，通过鸟苷酸环化酶改变妊娠子宫平滑肌的收缩。

一氧化氮供体的代表药物为硝酸甘油。有研究表明经皮硝酸甘油对短期延长孕周有效，特别是那些孕周小于 28 周的妊娠。然而，使用硝酸甘油母体心血管不良反应显著增多。故使用此药需要更多的数据来证明其有效性和安全性。

【注意事项】

1. 宫缩抑制剂一般可在孕 24 周之后开始使用，但在我国临床实践中，其使用孕周可能更早，因此应结合当地医疗条件和孕妇及家属的期望值综合分析后决定使用时机。

2. 对孕 34 周之前的未足月胎膜早破可短期使用宫缩抑制剂，对妊娠 34~36^{+6} 周的未足月胎膜早破患者均不推荐使用宫缩抑制剂。

3. 联合用药不能提高治疗效果，反而可能会增加不良反应及相关不良事件的发生。

4. 基于现有证据，一般不推荐抑制宫缩超过 48 小时的维持治疗和预防性用药。

【关键点】

1. 宫缩抑制剂与安慰剂比较，37 周前的分娩率、新生儿死亡率和发病率没有显著差异。

2. 没有证据表明一种抗宫缩药物在延长孕周方面显著优于其他药物，如果决定使用一种抗宫缩药物，硝苯地平和阿托西班在延长孕周方面似乎具有更多优势。与盐酸利托君或吲哚美辛等药物相比，使用阿托西班孕产妇不良反应更少，发生罕见严重不良事件的风险更低。有限的证据表明，使用硝苯地平比其他宫缩抑制剂发生新生儿呼吸窘迫综合征、坏死性小肠结肠炎和脑室出血的风险更低。关于这些抗宫缩药物对婴儿影响的长期随访数据不足，无法得出可靠的结论。

3. 宫缩抑制剂使用时间一般不超过 48 小时，不推荐维持治疗。宫缩抑制剂联合使用可能会增加不良反应，一般不建议联合用药。

7

早产的临床处理

参考文献

1. 胡娅莉, 杨慧霞, 段涛, 等. 早产临床诊断与治疗指南 (2014). 中华妇产科杂志, 2014, 49 (7): 481-485.

2. American College of Obstetricians and Gynecologists'Committee on Practice Bulletins—Obstetrics. Prediction and prevention of spontaneous preterm birth: ACOG practice bulletin, number 234. Obstet Gynecol, 2021, 138 (2): e65-e90.

3. American College of Obstetricians and Gynecologists'Committee on Practice Bulletins—Obstetrics. Practice Bulletin No. 171: Management of preterm labor. Obstet Gynecol, 2016, 128 (4): e155-164.

4. CNGOF. Prevention of spontaneous preterm birth: Guidelines for clinical practice from the French College of Gynaecologists and Obstetricians (CNGOF). Eur J Obstet Gynecol Reprod Biol, 2017, 210: 217-224.

5. DI RENZO GC, CABERO ROURA L, FACCHINETTI F, et al. Preterm labor and birth management: recommendations from the European Association of Perinatal Medicine. J Matern Fetal Neonatal Med, 2017, 30 (17): 2011-2030.

（刘兴会）

第三节 促胎肺成熟

【导读】

对有即将早产风险的妇女使用产前糖皮质激素可降低新生儿发病率和死亡率。推荐孕 24~33^{+6} 周、7 天内有早产风险者使用单疗程的糖皮质激素治疗。对孕 28 周前的极早产、孕 34~36^{+6} 周晚期早产和孕 39 周前足月剖宫产使用单疗程糖皮质激素治疗可降低新生儿并发症，但其远期影响尚不确定，需要更多大样本的研究。

【概述】

糖皮质激素（glucocorticoid, GC）是肾上腺皮质产生的主要激素，它是一种甾体类化合物，具有抗炎、抗过敏、免疫抑制、抗微生物毒素和抗休克等生物学功能。人工合成糖皮质激素用于治疗有早产风险的孕妇已有近 40 年历史，在妊娠过程中对胎儿各脏器的分化发育都有一定促进作用。

早在 1969 年，Liggins 等在利用孕羊研究分娩动因时发现，暴露于糖皮质激素的胎羊，其早产生存率提高。1972 年，Liggins 等首次发现了产前糖皮质激素（antenatal corticosteroid, ACS）可促进胎儿肺发育成熟，降低新生儿呼吸窘迫综合征（respiratory distress syndrome, RDS）的发生率及病死率。之后临床上对存在早产风险的孕妇开始广泛使用 ACS 以促进胎儿肺成熟。现有大量循证医学证据表明，ACS 治疗可降低早产儿 RDS、脑室内出血（intraventricular hemorrhage, IVH）、急性坏死性小肠结肠炎（necrotizing enterocolitis, NEC）、早产儿视网膜病变的发病率及早产儿死亡率。ACS 应用是促进胎儿肺成熟、改善早产儿预后的重要产前干预措施，是早产儿存活的独立保护因素。但糖皮质激素的不良反应也不容忽视，应掌握糖皮质激素使用指征、准确判断胎龄及预测早产指征，权衡利弊后谨慎使用。

【机制】

胎儿在宫内长期处于低糖皮质激素水平的环境，胎儿下丘脑 - 垂体 - 肾上腺轴（hypothalamic-pituitary-adrenal, HPA) 是静止的, 在胎儿循环中发现的大多数糖皮质是母体来源的。母亲体内糖皮质激素水平是胎儿的 3 倍, 因为胎盘中的 2 型 11β- 羟基类固醇脱氢酶 (11β-hydroxysteroid dehydrogenase, 11β-HSD) 把从母体传递的大部分糖皮质激素转化为失活的 11- 酮体代谢产物。胎儿足月后至分娩发动前, 体内循环的糖皮质激素、促肾上腺皮质激素及促肾上腺皮质激素受体水平显著升高, 为胎儿宫外生活做好准备。这些影响包括: ①肺结构的改变和增加表面活性物质的产生以产生自主呼吸; ②肝脏中调节葡萄糖代谢的酶的变化, 出生后可随时供应葡萄糖; ③肠绒毛增生, 诱导消化酶产生, 使新生儿转向肠内喂养; ④在骨髓中诱导血红蛋白从胎儿到成人的转变。对于早产儿而言, 产前使用糖皮质激素相当于外源性补充其生理需要量, 地塞米松相当于 2 型 11β-HSD 的阻断剂, 为胎儿娩出后提升体内糖皮质激素水平做好充分准备。

RDS 是早产儿生后最常见的呼吸系统疾病, 其原因是早产儿肺发育未成熟, 肺泡Ⅱ型上皮细胞合成分泌的表面活性物质不足所致。而表面活性物质是一种天然存在的磷脂, 可以降低肺泡的表面张力, 防止肺泡塌陷。表面活性物质在孕 24~25 周开始合成, 直到孕 35 周左右才迅速增加。因此, 胎龄越小, 越容易发生 RDS。ACS 促进胎儿肺发育的可能机制主要包括以下几方面: ①加速肺结构发育、改变肺组织形态: 通过使肺泡间质减少、肺泡壁变薄, 从而缩窄血气屏障, 扩大肺泡腔, 改善肺功能。②促进肺表面活性物质的合成及释放: 通过诱导肺泡Ⅱ型上皮细胞分化, 增加肺表面活性物质的产生, 降低肺泡表面张力, 防止呼气末肺泡萎陷, 稳定肺泡内压和减少液体向肺泡渗出。③激活内皮型一氧化氮合酶, 影响肺血流, 提高出生时肺的适应能力。④上调上皮细胞 Na^+ 通道数量, 可清除肺泡腔的液体, 改善肺通气 / 灌注。然而, 这些变化的发生, 需要肺已达到能对糖皮质激素产生生物反应的发育阶段。

【药物种类】

地塞米松和倍他米松一直是 ACS 治疗的首选药物。人体中糖皮质激素的代谢受 11β- 羟基类固醇脱氢酶 (11β-hydroxysteroid dehydrogenase, 11β-HSD) 的影响, 妊娠期胎盘中 2 型 11β-HSD 的活性很高, 可将糖皮质激素转化为无活性的氧化代谢产物, 从而使胎儿免受母体高水平糖皮质激素的影响。氢化可的松、泼尼松及甲泼尼龙在胎盘被 2 型 11β-HSD 广泛灭活, 很少进入胎儿体内, 而地塞米松和倍他米松很少被灭活, 可以活性形式经胎盘进入胎儿体内发挥作用。此外, 地塞米松和倍他米松均属长效糖皮质激素, 可以在给药后较长时间维持一定的血药浓度, 他们对糖皮质激素受体有很高的亲和力, 但对盐皮质激素活性很低, 免疫抑制活性也相对较弱。倍他米松和地塞米松它们在化学结构上只有一个甲基的区别, 但倍他米松具有更低的清除率和更大的分布容积, 半衰期也更长。因此在妊娠期使用糖皮质激素促进胎肺成熟时应首选倍他米松或者地塞米松。

【效果】

给予 ACS 后数小时内即开始有新生儿获益, 第 1 剂给药后 24 小时之内药效还不够充分,第 1 剂给药后 2~7 日内,药效最大,在第 1 剂给药 7 日后药效下降。因此用糖皮质激素治疗即使不到 24 小时,仍能显著减少新生儿发病率和死亡率。因此,即使先兆早产孕妇已临产,也要立即开始糖皮质激素治疗。然而,对于已早产临产的孕妇,即使增加单次用药剂量或缩短用药间隔时间,并没有证明表明有额外的好处。另外,并非先兆早产住院都需要立即使用糖皮质激素,若估计 7 天内不会发生分娩,可暂缓使用。

临床常用的倍他米松混悬液 1ml 由倍他米松磷酸钠 3mg 和醋酸倍他米松 3mg 组成。倍他米松磷酸钠可溶,所以能快速吸收;而醋酸倍他米松仅是微溶性的,所以药效更持久。其生物半衰期是 35~43 小时。起效和作用持续时间受注射部位的血供影响。母亲肌内注射后 1 小时,脐血药物浓度约是母体血药浓度的 20%。有研究显示,倍他米松在首剂给药后 1~3 天内,它可减少胎儿的身体运动和呼吸运动以及胎儿心率的变化,但不会影响胎儿多普勒监测结果,不影响胎儿结局。在监测胎儿情况时,必须对这一现象做出适当的解释。地塞米松与倍他米松只有一个基团的差异,其作用基本相似。地塞米松较倍他米松起效更快,作用时间更短,因此地塞米松给药间隔更短,且给药所需次数更多。

对于因内科疾病而接受了大剂量氢化可的松、泼尼松及甲泼尼龙治疗的女性,当需要促进胎肺成熟时,推荐仍按标准疗程的倍他米松或地塞米松进行治疗。

【用法及用量】

1. 倍他米松,12mg 肌内注射,每隔 24 小时一次,共 2 次。
2. 地塞米松,6mg 肌内注射,每隔 12 小时一次,共 4 次。

【适应证】

ACS 治疗适用于无感染征象的胎膜早破、合并妊娠高血压疾病、妊娠糖尿病、胎儿生长受限的先兆早产患者或因其他原因需要提前终止妊娠的患者。多胎妊娠产前糖皮质激素治疗的证据尚不充分,但鉴于单胎使用糖皮质激素效果明确,大多数专家仍推荐对有早产风险的多胎妊娠给予 ACS 治疗。

【禁忌证】

不得因担心诱发母体或胎儿感染而延迟给予 ACS 治疗,但如果有明确绒毛膜羊膜炎的证据,禁用 ACS 治疗。虽然糖皮质激素会对血糖产生影响,但糖尿病不是 ACS 治疗的禁忌证,对于控制不佳的糖尿病患者,必须密切监测血糖,必要时加用胰岛素。相比于其他糖皮质激素类药物,倍他米松和地塞米松本身的盐皮质激素活性较低;因此,高血压并不是 ACS 治疗的禁忌证。

【用药时机】

观察性数据表明,新生儿获益在 ACS 给药后数小时内开始出现,给药后 24 小时后至 7 天内药效最大,给药后 24 小时以内药效不够充分,且在 7 日后可能下降。

观察性研究显示,与未接受任何 ACS 治疗的婴儿相比,产前接受了 1 剂糖皮质激素但在第 2 剂给药之前分娩的婴儿结局更好。实验室数据显示,早在第 1 次注射后 6 小时就可出现早期生理效应。细胞培养模型显示,表面活性物质生成的生化刺激仅发生于给药后7~8日内。

多数指南建议,孕周在24~34^{+6}周之间、在未来7天内有早产风险者,可考虑使用单疗程ACS治疗。可根据当地医疗水平,新生儿救治水平,酌情提前使用。

但通常难以准确估计哪些患者将在7天内分娩。即将分娩可能性较高的一些情况包括:出现早产临产征象伴宫颈扩张≥3cm的患者、早产胎膜早破的患者,或有妊娠并发症(如伴严重表现的子痫前期、前置胎盘出血)而需要在48小时内终止妊娠以改善母婴结局的患者。但先兆早产并不意味着需要立即使用一个疗程的ACS。

【ACS 的短期和长期益处】

在短 - 中期益处方面,孕34周前ACS治疗与新生儿期透明膜病、脑室出血(IVH)、坏死性小肠结肠炎(NEC)和新生儿死亡显著减少相关。并可能减少脑瘫,提高远期精神运动发育评分和无后遗症生存率。孕34周后给予ACS治疗,可减少严重的新生儿呼吸窘迫综合征的发病率,但没有明显减少消化系统发病率或神经系统发病率。

远期益处方面,产前应用糖皮质激素可降低2岁左右的死亡和/或神经发育异常风险,且未见对2岁及以后神经发育的不良影响。5年随访未见由于产前应用糖皮质激素导致脑性瘫痪和行为发育障碍风险显著增加。

【ACS 治疗母体短期和长期不良反应】

ACS治疗后,许多孕妇会发生暂时性高血糖,这种类固醇效应大约开始于第1剂药物后大约12小时,且可能持续5天。对于糖尿病患者,ACS治疗期间应给予严密监测和治疗。若未行糖尿病筛查,建议筛查时间在开始ACS治疗之前,或给予第1剂药物后至少间隔5天。

已有关于孕妇肺水肿的病例报告,主要与ACS联合宫缩抑制剂治疗相关,尤其是在有绒毛膜羊膜炎、液体过剩或多胎妊娠的情况下。

ACS治疗后24小时内白细胞总数可增加约30%,淋巴细胞计数显著降低。这些改变会在3日内恢复到基线水平,但这一改变可能使宫内感染的诊断变得复杂。

使用倍他米松后宫缩可能略微增多,尤其对于多胎妊娠及孕龄逐渐增加时。机制尚不明确。

【ACS 治疗胎儿 / 新生儿短期不良反应】

ACS治疗可能会引起暂时性胎心率和胎动改变。胎心监测最一致的表现是用药后第2日和第3日胎心基线变异降低,甚至NST无反应型,一般到治疗后4~7日恢复至基线水平。在此期间行生物物理评分,可能因胎儿呼吸样运动及身体运动减少导致评分降低。一些动物实验证实,胎心率和胎动变化可能反映了大脑对ACS的直接生理反应,或者可能由胎儿血管阻力和血压暂时性增加间接导致。

产前地塞米松暴露的新生儿出生后更易发生低血糖的倾向,其机制可能是使用地塞米松可使胎儿脐血C肽和葡萄糖处于一个较高的水平,导致新生儿出生后体内出现一过性的高胰岛素血症,从而发生低血糖。

另外,最受关注的 ACS 治疗的新生儿短期不良反应——感染和肾上腺抑制,迄今为止的证据表明,单疗程 ACS 治疗不增加宫内感染概率,也没有出现严重的肾上腺功能抑制。

【ACS 治疗胎儿 / 新生儿长期不良反应】

多数研究结果表明,孕 34 周前单疗程 ACS 治疗对生长发育、肺功能、运动、认知及神经发育没有显著的不良影响。孕 34 周后 ACS 治疗,虽然可以一定程度上减少新生儿病率,但可能增加成年期胰岛素抵抗的风险。生理水平的糖皮质激素对于中枢神经系统的正常发育有不可替代的调节作用,但过高水平的糖皮质激素可能对神经发育和生长发育产生不良影响,可能增加胰岛素抵抗、成人高血压的风险。ACS 治疗对青春期以后的神经发育结局的长期影响,以及超早产儿的远期影响尚不完全清楚。

【不同孕周的用药策略】

随着对极早产婴儿的新生儿护理的进步,ACS 在围产期妊娠中的使用范围也在增加。鉴于不同国家或地区的医疗水平不同,所参考的文献依据不同,以及社会理念存在的差异,各国指南所建议的糖皮质激素开始和结束使用的孕周并不完全相同。

1. 孕 28 周之前　胎龄<23 周时通常不适合接受 ACS 治疗,因为这类胎儿仅存在少量原始肺泡。美国妇产科医师学会(ACOG)及国际妇产科联盟(FIGO)推荐,孕 24 周以下且在 7 日内有分娩风险,是否使用 ACS 取决于患者及其家属对早产儿的救治态度及医院的救治水平。应充分告知该胎龄使用 ACS 可能有益于生存,但幸存儿发生重大远期并发症的风险较高,包括严重 IVH、囊性脑室周围白质软化、NEC、经培养证实的感染、严重早产儿视网膜病变及慢性肺疾病。在充分告知幸存儿可能的近远期并发症,并与新生儿科医生充分沟通后,患者仍要求进行积极的新生儿复苏,可考虑使用 ACS 治疗。孕 22 周以下者不推荐使用。

对于达到孕 24 周、在 7 天内有分娩风险的孕妇,包括胎膜早破和多胎妊娠的孕妇,国外多数指南均建议产前常规推荐使用 ACS 治疗。随着我国医疗水平的提高,我国对 28 周前的极早产已逐渐重视。在经济发达地区,许多胎龄<28 周的活产新生儿已接受治疗,而且接受治疗的超早产儿数量逐年增加。但目前对<孕 28 周产前使用糖皮质激素早产儿的远期随访研究较少,故糖皮质激素对子代的远期作用仍有待进一步研究。临床工作中,针对该胎龄的治疗应结合患者及家属意愿、当地医疗条件及患者的临床特征。

2. 孕 28~33^{+6} 周　国内外所有指南均建议,所有孕 28~35^{+6} 周的先兆早产且在 7 天内有分娩风险的孕妇,应当给予 1 个疗程的 ACS 治疗。

3. 孕 34~36^{+6} 周　孕 34~36^{+6} 周是否使用 ACS 治疗存在争议,有研究表明该妊娠阶段发生严重呼吸系统疾病的风险较低,ACS 治疗的短期获益较少,发生潜在的远期神经精神疾病的风险可能相对较高。世界卫生组织(WHO)2015 年更新的关于改善早产结局干预措施的指南,及皇家妇产科学院(RCOG)2010 年发布的关于 ACS 的指南均不推荐晚期早产采取

ACS 治疗。我国早产指南建议孕 35 周之前均使用 ACS 治疗。美国母胎医学会(SMFM)、美国妇产科医师学会(ACOG)及英国国家卫生与保健评价研究院(NICE)均建议,对于这个胎龄的早产临产或早产胎膜早破的患者,可考虑使用 ACS 治疗,但不应为了能够使用 ACS 而通过保胎治疗来延迟分娩。已接受了一个疗程 ACS 的患者不应再次使用 ACS。其他还有一些早产指南建议,对于 34~36^{+6} 周时有早产风险的妊娠,不要普遍应用 ACS,仅在有严重呼吸窘迫综合征高危因素下可酌情使用。

4. 孕 37~38^{+6} 周 已证明,ACS 能降低早产儿的发病率和死亡率,但足月后使用 ACS 治疗的适应证仍存在争议。

与阴道分娩婴儿相比,剖宫产婴儿发生呼吸窘迫综合征、新生儿短暂性呼吸急促和新生儿 NICU 入院的风险更高,这些风险对于分娩发动之前计划剖宫产出生的新生儿来说更高。因为分娩发动后,胎儿体内糖皮质激素水平会显著增高,糖皮质激素会激活肺泡上皮细胞的钠通道,促进肺泡液的排出。但分娩未发动的计划剖宫产,体内糖皮质激素水平仍然较低,更容易因肺泡液潴留和儿茶酚胺缺乏引起呼吸系统并发症。这代表了 ACS 对计划的足月剖宫产的潜在益处。英国皇家妇产科学会(RCOG)和欧洲围产医学分会(EAPM)均建议 39 周前择期剖宫产的孕妇使用糖皮质激素,可降低 NICU 入院的风险。

但关于这些足月新生儿的长期随访数据有限,因为 ACS 治疗仅减少因暂时性轻度呼吸问题入住新生儿重症监护病房(NICU)的风险,但同时使这些妊娠暴露于糖皮质激素的潜在长期危害中,尤其是后代的神经发育不良结局。

随着孕周增加,择期足月剖宫产新生儿发生呼吸系统并发症的风险减少,在孕 39 周后实施择期剖宫产可显著减少新生儿的发生率和病死率。因此建议择期剖宫产应该推迟到孕 39 周以后,孕 39 周之前的择期剖宫产,可使用糖皮质激素促胎肺成熟。

【重复用药】

对于有先兆早产的妇女,是否应该在第一疗程 ACS 治疗后重复使用糖皮质激素治疗仍有争论。

关于产前应用糖皮质激素对子代的安全性,一直是关注的热点,主要集中在对神经系统和生长发育的影响。宫内糖皮质激素对胎儿各脏器的分化发育有一定促进作用,但过高水平糖皮质激素则会导致胎儿发育障碍,其潜在机制可能与母体高水平糖皮质激素通过胎盘到达胎儿血中,抑制胎儿下丘脑—垂体—肾上腺皮质轴,进而影响诸多器官发育有关。有研究报道,多疗程 ACS 治疗可降低新生儿出生体重、身长和头围。孕期多次 ACS 治疗,其胎儿生长受限的风险可能会更高。糖皮质激素对神经发育的影响可能与其削弱神经发生和诱导神经元凋亡有关。在脑发育的关键时期,胎儿暴露于外源性糖皮质激素可能对边缘系统(主要是海马)产生深远影响,导致未来认知、行为、记忆、自主神经系统协调性的长期改变。动物研究显示,产前大量糖皮质激素暴露可影响后代神经系统发育,导致下丘脑 - 垂体 - 肾上腺轴负反馈敏感性下降、血皮质醇水平升高,还可能与成年后心血管系统疾病、胰岛素抵抗和糖代谢紊乱相关。这一方面的研究还在继续，且目前关于超早产儿的研究资料不足。在相关证据明确安全性之前，我们应当有指征地、谨慎地在产前使用糖皮质激素治疗。

目前各国指南均不推荐定期重复用药。但由于使用 ACS 治疗后，新生儿获益在 ACS 治疗 7 日后下降。WHO 和 ACOG 指南建议，对于孕 24~36^{+6} 周、且 7 天内有早产风险者，若距离上次 ACS 治疗大于 14 天，可考虑再使用 1 个疗程 ACS 治疗；若早产的临床诊断明确，最短可距离上次应用 7 天第二次予以单次 ACS 疗程。因此，平衡即将发生的早产风险和避免不必要的额外 ACS 疗程是产科医生面临的一个困难的临床挑战。

【羊膜腔注射糖皮质激素】

目前，关于糖皮质激素羊膜腔注射促进胎肺成熟的效果和安全性，还缺乏临床试验的数据，各国指南均未推荐其具体用法，临床中应谨慎使用。

羊膜腔注射糖皮质激素后，药物可直接作用于胎儿，可能的吸收途径包括：①经由胎盘的血管或胎膜吸收进入胎儿体内；②胎儿呼吸样运动时，随羊水直接进入气管和肺组织；③胎儿吞咽时，随羊水进入消化道。动物实验结果表明，羊膜腔注射糖皮质激素促胎肺成熟有一定效果，但并不优于母体肌内注射，对胎儿的安全性也有待进一步考察。

羊膜腔注射糖皮质激素所需药物剂量较小，且较少进入母体，故母体全身不良反应较小。有研究显示，对于血糖控制不满意的妊娠糖尿病患者，羊膜腔注射糖皮质激素可有效促进胎肺成熟，且对孕妇血糖代谢影响小。但这一结论尚缺乏大样本随机对照试验的支持。

【特殊情况】

ACS 治疗后可引起孕妇高血糖。开始治疗后，母亲的血糖很快就会升高，并且可以持续升高 5 天。在 ACS 给药期间以及之后的几天内，应监测血糖，直到血糖水平恢复到 ACS 治疗前的水平。糖尿病孕妇在此期间可积极控制饮食和增加胰岛素治疗。

对于早产胎膜早破的孕妇，单疗程的 ACS 治疗可降低 RDS、脑室周围出血、NEC 和新生儿死亡的风险，且不会增加产妇或新生儿感染的风险。2019 年 FIGO 指南推荐，孕 24~33^{+6} 周的 PPROM 孕妇使用单疗程 ACS，若距首次应用 ACS>14 天，且估计 7 天内分娩的孕妇可再次 ACS 治疗，且较单疗程 ACS 并不增加绒毛膜羊膜炎的发生率。但不推荐临床绒毛膜羊膜炎的 PPROM 孕妇为应用 ACS 而推迟分娩，对于急性绒毛膜羊膜炎孕妇宜尽快分娩。

双胎及多胎妊娠早产的发生率高于单胎，因此双胎、多胎产前使用 ACS 的比例明显高于单胎。目前，双胎或多胎 ACS 的应用方案及疗程与单胎相同，但效果是否一致尚存争议。

【注意事项】

1. 关于重复疗程的治疗，不建议常规使用，建议根据孕周、与第 1 个疗程间隔的时间以及再次发生早产可能的风险决定。不推荐常规超过 2 个疗程治疗。

2. 对于已早产临产的孕妇，推荐仍按标准疗程的倍他米松或地塞米松进行治疗。

3. 伴糖尿病的妊娠女性有指征时应使用 ACS 治疗，糖皮质激素对血糖水平的影响开始于第 1 剂后 12 小时左右，可能持续 5 日。应密切监测血糖，必要时使用胰岛素。

4. 对于单胎妊娠和多胎妊娠的 ACS 治疗,推荐相同的给药方案。

5. 没有明确感染征象的胎膜早破、妊娠高血压疾病、胎儿生长受限等先兆早产者推荐使用糖皮质激素。

6. 对于超重或肥胖的女性推荐仍按标准疗程进行治疗。

7. 对于因内科疾病而接受了大剂量氢化可的松、泼尼松及甲泼尼龙治疗的女性,当需要促胎肺成熟时,推荐仍按标准疗程进行治疗。

8. ACS 治疗可能一过性影响胎心率和胎儿活动。

9. 不论孕妇是否合并糖尿病,使用 ACS 治疗后短期内分娩的孕妇,应监测其新生儿是否发生低血糖。

【关键点】

1. 对孕 24~33^{+6} 周有早产风险的孕妇,推荐给予单疗程 ACS 治疗。孕 24 周之前可根据患者及家属意愿,根据当地卫生资源和医疗水平,尤其是新生儿科水平,平衡风险利弊后再定。34 周之后是否给予 ACS 治疗存在争议。

2. 不推荐定期重复用药。但对于孕 24~33^{+6} 周、且 7 天内有早产风险者,若距离上次 ACS 治疗大于 14 天,可考虑再使用 1 个疗程 ACS 治疗;若早产的临床诊断明确,最短可距离上次应用 7 天第二次予以单次 ACS 疗程。

(刘兴会)

参考文献

1. Good clinical practice advice: Antenatal corticosteroids for fetal lung maturation. Int J Gynaecol Obstet, 2019, 144 (3): 352-355.

2. Committee on Obstetric Practice. Committee opinion no. 713: antenatal corticosteroids therapy for fetal maturation. Obstet Gynecol, 2017, 130 (2): e102-e109.

3. 中华医学会妇产科学分会产科学组. 早产临床诊断与治疗指南 (2014). 中华围产医学杂志, 2015, 18 (4): 241-245.

4. 中华医学会妇产科学分会产科学组. 胎膜早破的诊断与处理指南 (2015). 中华妇产科杂志, 2015, 50 (1): 3-8.

第四节 保护胎儿脑神经

【导读】

脑性瘫痪(cerebral palsy,CP)是早产儿常见且严重的并发症,严重威胁早产儿健康,越来越多证据表明,产前应用硫酸镁进行中枢神经保护可减少早产儿 CP 的发生率及其严重程度。本章将就硫酸镁在中枢神经保护作用的研究现状,讨论其使用的适宜孕周、时机和方案,以期更新我国医务工作者对产前应用硫酸镁进行中枢神经保护的认识,在临床决策过程中,制定个性化的治疗方案。

【概述】

据世界卫生组织统计,我国早产绝对数量居世界第二。与早产相关的临床严重神经系统不良结局包括 CP 和运动损伤,其他不良结局包括失明、耳聋、发育迟缓、认知延迟、学习成绩差和行为障碍。

CP 是一组持续存在的中枢性运动和姿势发育障碍、活动受限症候群,该症候群是由于发育中的胎儿或婴幼儿脑部非进行性损伤所致。CP 的运动障碍常伴有感觉、知觉、认知、交流和行为障碍,以及癫痫和继发性肌肉、骨骼问题。CP 的发病率为活产儿的 2~2.5 倍,与足月儿相比,孕 34~36 周分娩的早产儿 CP 风险增加 3 倍,孕 30~33 周分娩的早产儿 CP 风险增加 8~14 倍,孕 28~30 周分娩的早产儿 CP 风险增加 46 倍,<孕 28 周分娩的超早产儿 CP 风险增加 30~80 倍,因此早产成为 CP 最常见的原因,且 CP 发生风险与分娩孕周相关。新生儿脑瘫对于患者的家庭以及社会造成极大的情感以及经济负担。2003 年,美国疾控中心调查发现,美国每年因新生儿脑瘫导致的经济损失费用高达 115 亿美元。

虽然目前尚无治愈 CP 的方法,但早期诊断和干预可改善神经可塑性和功能,因此有效的预防措施显得尤为重要。产前应用硫酸镁对早产儿进行中枢神经保护得到越来越多的关注。硫酸镁是产科常用药物,1925 年首次被用于控制惊厥发作,之后被广泛用于子痫前期和子痫的解痉治疗。在治疗中发现,子痫前期孕妇分娩的早产儿中枢神经系统不良结局的发生率低于相同孕周未合并子痫前期孕妇分娩的新生儿。1995 年,一项基于加利福尼亚 CP 项目数据进行的病例对照研究证实,产前使用硫酸镁与出生体质量<1 500g 的婴儿 CP 发生率低相关。随后在 2002—2008 年,有 5 项关于硫酸镁用于胎儿中枢神经保护的随机对照研究。2009 年的 3 项荟萃分析使该领域的研究达到一个里程碑,所有分析都指出产前使用硫酸镁可保护胎儿神经从而降低儿童 CP 的风险。

对于产前使用硫酸镁进行胎儿中枢神经保护的机制、时机、方案、适应证及禁忌证等问题各大指南均提出了相应建议。2014 年《我国早产临床诊断与治疗指南》即推荐硫酸镁作为胎儿中枢神经系统保护剂。2019 年,加拿大妇产科医生协会(The Society of Obstetricians and Gynaecologists of Canada,SOGC)归纳和整理了硫酸镁胎儿中枢神经保护作用的临床研究证据。2021 年,国际妇产科联盟(the International Federation of Gynecology and Obstetrics,FIGO)推出关于早产预防的一系列实践推荐,该系列推荐由 FIGO 早产工作组整合 WHO、政府健康机构、各专业学会以及来自全球协作网络数据做出的实践推荐,全文共做出 9 类推荐,其中即有关于硫酸镁使用的推荐。

【产前使用硫酸镁进行胎儿脑保护的机制】

硫酸镁对早产儿中枢神经保护作用的机制尚未完全明确。现有研究提示镁在许多细胞内过程中发挥作用,并且动物研究显示其有中枢神经保护作用。早产儿脑损伤主要包括脑室内出血、脑白质软化以及复合性损伤三大类,感染和脑细胞缺血缺氧是导致脑损伤的两大原因,两者都可以通过不同的通路释放多种炎症细胞因子、兴奋性代谢产物、氧自由基以及氮自由基从而损伤少突神经细胞。早在 1995 年,Marret 等即发现硫酸镁对未成熟脑组织具有中枢神经保护作用,但当时对于这种中枢神经保护作用机制还没有一个明确的定论。硫酸镁中枢神经保护是多个作用机制叠加而成。

1. **硫酸镁对脑血流的影响** 早产儿脑血管自主调节能力不足,脑组织易发生缺血缺氧再灌注损伤。镁离子是三磷酸腺苷(ATP)辅助因子,镁主要与大脑中的 ATP 等螯合剂结合,是超过 300 种酶的促反应辅助因子,可全面抑制钙离子流动,舒张血管,改善脑组织微循环。已有动物实验表明,硫酸镁可以使血管平滑肌放松,缺血缺氧损伤后应用硫酸镁,可以稳定全身血压,缓解脑血管收缩,恢复缺血后大脑灌注。不过,现仍没有确切证据证明硫酸镁的上述机制在未成熟动物大脑组织中的作用。

2. **抑制兴奋性神经递质** 镁离子附着在 N- 甲基 - 天冬氨酸上的谷氨酸受体上的内通道部位,诱导增强突触前腺苷受体,或非竞争性阻断电压门控钙通道。大脑发生缺血缺氧损伤时,兴奋性氨基酸的释放是重要的损伤机制。在兔全脑缺血 - 再灌注模型中,硫酸镁可降低海马区天冬氨酸和甘氨酸的浓度,而灌注模型中氨基丁酸的浓度相应增高。硫酸镁可以抑制突触后钠离子内流,稳定细胞膜,阻止细胞膜除极。还可以非竞争性结合谷氨酸受体天冬氨酸,减少钙离子内流;此外还可抑制海藻氨酸诱导的神经元死亡,减少乳酸堆积,减轻兴奋性氨基酸的神经毒性,对局灶性脑缺血有显著的中枢神经保护作用。

3. **抑制自由基生成** 镁离子可以减少缺血或炎症后再灌注期间自由基和促炎细胞因子的产生。大鼠实验发现,神经元在经过缺血缺氧打击以及再灌注过程中,细胞膜上的多种离子转运复合体发生功能紊乱,导致神经元内钙离子超载,进一步使一氧化氮合成酶表达增多,合成过量氧自由基及氮自由基,介导神经细胞损伤。硫酸镁通过钙离子拮抗作用,抑制细胞内钙超载,并进一步减少自由基的生成,调节脑细胞膜离子通透性,以减少神经细胞缺血缺氧性损害,且这种作用与硫酸镁的剂量呈正相关。

4. **抑制神经细胞凋亡** 镁离子可以防止内皮细胞、神经元、星形胶质细胞的死亡。细胞凋亡是脑缺血过程中神经损害的主要形式,而 Bcl-2 蛋白的过度表达能抑制神经细胞的凋亡。已有多个动物实验表明,硫酸镁能通过上调 Bcl-2 蛋白的表达,从而保护神经细胞线粒体的完整性,抑制神经细胞凋亡。

5. **镁离子抑制钙流入细胞** 镁离子可以缓解机体中单一组细胞、脑组织中氨基酸引起的细胞钙超载程度,缓解脑水肿。

【产前使用硫酸镁进行胎儿脑保护的疗效分析】

硫酸镁中枢神经保护作用的证据是基于随机对照研究和这些研究的 Meta 分析的结果。专门评估硫酸镁的中枢神经保护作用的研究主要有以下 3 项：澳大拉西亚联邦硫酸镁协作试验（ACTOMgSO$_4$），BEAM 试验（Beneficial Effects of Antenatal Magnesium Sulfate，BEAM），以及 PREMAG（Preface：Electron Microscopy & Analysis Group，PREMAG）。这三项试验都指出就暴露于硫酸镁的整个群体而言，"任何脑瘫"均显著减少（RR 0.68，95% CI 0.54-0.87），产前使用硫酸镁可保护胎儿脑神经从而降低儿童 CP 的风险。因其胎儿中枢神经保护作用，产前使用硫酸镁时，预防 1 例新生儿死亡或 CP 的需治人数（number needed to treat，NNT）为 43（基于镁试验组总体事件率为 14.9%，安慰剂治疗对照组为 17.2%），预防 1 例 CP 的 NNT 为 63（基于镁试验组总体事件发生率为 3.4%，安慰剂治疗对照组为 5.0%）。在神经保护作用试验亚组，"任何脑瘫"均显著减少（RR 0.71，95% CI 0.55-0.91）和"中度/重度脑瘫"（RR 0.64，95% CI 0.44-0.92）均显著减少。2017 年一项 IPD（antenatal magnesium individual participant data）的荟萃分析再次证实，产前使用硫酸镁可降低任何原因导致的早产新生儿 CP 的发病率，并降低胎儿/婴儿死亡或 CP 的综合风险。

此外，国内也有一系列研究证实，硫酸镁对有早产风险孕妇胎儿中枢神经保护具有积极的正面作用。这些研究报道使用硫酸镁治疗新生儿缺氧缺血性脑病疗效显著，无明显不良反应，可有效改善临床症状。镁离子对脑损伤有保护作用，孕妇产前补镁提高新生儿血镁浓度，缺氧性脑损伤血清镁浓度降低，孕妇产前应用硫酸镁可降低低出生体重新生儿脑损伤的发生率。针对早产、早产胎膜早破风险孕妇，应用硫酸镁，使胎儿暴露于硫酸镁，可分别降低严重脑瘫和中-重度脑瘫 30% 和 40%~45% 的发生率，但不增加围产儿和胎死宫内风险。

【产前使用硫酸镁进行胎儿脑保护的适应证及禁忌证】

适应证：关于应用硫酸镁的孕周存在一些不确定性。在相关研究中尚未明确具有生存能力的最小孕周，需产科与新生儿科团队协商为家庭提供咨询，根据家庭具体情况制定个性化方案，如果家庭选择积极抢救新生儿，建议积极使用硫酸镁进行中枢神经保护。虽然有一项前瞻性观察研究纳入了最早妊娠 22 周的孕妇，但目前关于硫酸镁中枢神经保护的随机试验均不包括妊娠<24 周的孕妇。

目前各个研究中研究对象的孕周上限不同，范围为 30~33^{+6} 周，故各国关于硫酸镁用于早产胎儿中枢神经保护没有一致的关于孕周上限的意见。2015 年，世界卫生组织关于改善早产儿结局的干预措施推荐中建议，在<孕 32 周使用硫酸镁行胎儿中枢神经保护。

目前尚不确定硫酸镁的中枢神经保护作用是否取决于出生时的孕周。在对 4 项使用硫酸镁进行胎儿中枢神经保护的随机试验中孕周的亚组分析发现，所有孕周亚组（<28 周，<30 周，<32 周，<34 周）应用硫酸镁治疗后，新生儿 CP 的发生率均明显降低。2019 年，SOGC 指南建议从胎儿具有存活能力至孕 33^{+6} 周之间即将分娩的孕妇，均应考虑产前使用硫酸镁以达到胎儿中枢神经保护的目的（Ⅱ-1B）。所以 2019 年 SOGC 指南将产前使用硫酸

镁保护胎儿神经的孕龄上限修订为 34 周。

推荐对于预计或计划在 24 小时内分娩的孕妇,孕 32^{+0} 周之前胎儿存活者应使用硫酸镁,在 $32\sim33^{+6}$ 周之间应考虑使用硫酸镁进行胎儿中枢神经保护。

孕周使用下限:若胎儿达到了可体外存活的胎龄下限且很可能在 24 小时内分娩,建议产科应与新生儿科讨论,并针对可能的管理策略共同为母亲及亲属进行咨询。综合现有研究资料,建议孕 24 周内不推荐使用,孕 24~26 周根据患者意愿、胎儿珍贵程度结合当地的医疗条件,可以考虑救治,孕 26~28 周可以考虑积极救治。

禁忌证:Ⅱ~Ⅳ级心脏病[美国纽约心脏病协会(NYHA)分级]、肺动脉高压、重症肌无力、严重急性肺病、肾功能障碍等孕妇禁用硫酸镁。

【产前使用硫酸镁进行胎儿脑保护的使用方案】

1. **时机** 对于即将早产(≤33^{+6} 周)的女性,应考虑产前使用硫酸镁进行胎儿中枢神经保护。其中"即将早产"至少包含以下一种情况:①宫颈扩张≥4cm,伴或不伴未足月临产前胎膜早破;②胎儿或母体指征所致的计划性早产。

硫酸镁治疗尽量仅用于处于即将分娩高风险的女性,而不是用于单纯诊断为先兆早产或早产胎膜早破而无早产临产的女性。对于因胎儿或母体因素导致的计划性分娩,推荐尽可能在接近分娩前 4 小时以内使用硫酸镁。如果由于母体或胎儿的状况需要尽快终止妊娠,不应为了使用硫酸镁而延迟分娩。

目前没有足够证据表明产前硫酸镁用于胎儿中枢神经保护需重复疗程,但根据硫酸镁的母体血清半衰期为 4 小时及抑制母体细胞因子产生是一种重要的中枢神经保护机制,结合 BEAM 试验证据,如果使用硫酸镁后没有分娩,在最初硫酸镁输注已中断>6 小时后,再次出现 24 小时之内即将发生早产且孕周仍然<34 周的情况时,可以考虑重复使用全剂量硫酸镁一疗程。

2. **用量** 目前各国对于硫酸镁的应用方法还没有完全一致的意见,产前硫酸镁的益处(beneficial effects of antenatal magnesium sulfate,BEAM)试验的二次分析比较了不同输注持续时间(<12 小时、12~18 小时和>18 小时)对母体和围产儿结局的影响,发现死亡或 CP 的发生风险并无差异。也有研究显示硫酸镁暴露过量同样可能发生脑损伤。早产儿出生前硫酸镁暴露量>45g 可增加脑损伤的发生率,硫酸镁在治疗早产中的安全剂量范围需进一步评估,应注意避免硫酸镁使用过量的问题。

目前我国对于硫酸镁用于早产儿脑中枢神经保护方面的使用剂量以及时间并没有统一的标准,仅建议 24 小时内总用量不超过 30g。多数指南建议硫酸镁的使用剂量为静脉注射 4g 负荷剂量(缓慢给药超过 20~30 分钟),随后通过静脉途径维持 1g/h 剂量,维持剂量:1g/h,静脉滴注 24 小时即可。

3. **停药时机** 如已使用 24 小时最大剂量的患者应停用硫酸镁,或者用药期间已经分娩则停止给药。

4. 监测 当使用硫酸镁保护胎儿神经时,医务人员需对孕产妇进行严密的监测,具体应当参照硫酸镁治疗子痫前期 / 子痫妇女的管理。所有患者均应密切监测呼吸、尿量和深腱反射,必要时及时检测血镁离子浓度。当存在膝反射(反射消失是高镁血症的首发表现)、呼吸 ≥ 16 次 /min、尿量超过 ≥ 17ml/h 或 ≥ 400ml/24h,才能继续进行维持治疗。建议床旁备有 10% 葡萄糖酸钙,以便硫酸镁中毒急救时使用。当硫酸镁仅用于胎儿中枢神经保护时,基于硫酸镁预防和治疗子痫的经验,除非使用维持输注并且有证据表明肾功能受损,否则不需要监测母体血清镁水平。使用硫酸镁进行中枢神经保护的即将早产女性还需要持续监测胎心率。尽管有病例报告同时使用硫酸镁和硝苯地平或其他钙通道阻滞剂导致的神经肌肉阻滞,但相关文献的对照研究未能证明神经肌肉阻滞风险增加,所以,如果因保胎或降压使用硝苯地平,同时使用硫酸镁进行胎儿中枢神经保护并无禁忌。

【产前使用硫酸镁进行胎儿脑保护的不良反应】

1. 对孕产妇的影响 产前应用硫酸镁孕产妇尚未发现严重不良反应,但会出现瘙痒、刺痛、恶心呕吐、潮红、出汗、头痛、头晕、嗜睡、低血压、呼吸抑制、心动过速、注射部位不适、口干或口渴、视力模糊等轻微不良反应,但均为一过性反应,治疗停止后很快消失。低体重指数的孕妇发生上述不良反应的风险显著大于正常或超重的孕妇。

2. 对胎儿 / 新生儿的影响

(1)对新生儿脏器的影响:目前的研究显示,应用硫酸镁对新生儿脏器无明显的不利影响,包括呼吸窘迫综合征、辅助通气使用率或坏死性小肠结肠炎等。但不同孕周是否存在最佳剂量差异、能否预防早产儿相关远期并发症等问题仍需要进一步研究。

(2)对新生儿骨骼的影响:自 20 世纪 80 年代就有研究指出,硫酸镁可能导致新生儿骨骼异常,美国食品药物管理局从 2013 年起将硫酸镁用于孕期的使用安全等级从 A 类药物降为 D 类,这意味着产科医师以及新生儿科医师更应该警惕硫酸镁对胎儿 / 新生儿的潜在影响,这可能与钙 - 镁离子在人体内的竞争作用有关:①镁离子竞争肾脏内亨勒袢对钙离子的重吸收通道;②镁离子经胎盘进入胎儿体内抑制甲状旁腺素的分泌导致血钙降低,尿钙升高;③镁离子竞争或替换骨骼表面的钙离子。肾小管的重吸收作用是调整血清镁离子浓度的主要途径,这种重吸收作用在早产儿和足月儿间没有明显差异。已有多个研究表明,使用硫酸镁预防多胎妊娠的先兆早产会导致新生儿出现更加严重的骨骼异常,这可能与多胎妊娠孕妇摄入钙不足以及孕期肝素的应用有关。经影像学检查研究显示,因硫酸镁的应用导致的新生儿骨骼异常在出生后多可自行恢复,最短于出生后 2 周恢复,最长至出生后 3 年未再发现,但各个研究的随访时间较短,案例较少,且对孕期钙摄入量、肝素应用时间等影响因素未充分分析,所以不足以确定其结果的真实性,我们仍应高度重视硫酸镁可能对新生儿骨骼的影响。

(3)对新生儿呼吸抑制的影响:因各种适应证而产前使用硫酸镁,对胎心率、胎心变异和胎心加速的影响微小,不需要干预。用于胎儿神经保护的产前硫酸镁并不影响新生儿 5 分钟 Apgar 评分<7 分的发生率(*RR* 1.03；95% *CI*：0.90-1.18；3 项研究共 4 387 名新生儿)、新生儿张力减退发生率(*RR* 1.02，95% *CI*：0.77-1.36；1 项研究共 2 444 名新生儿)或需要持续通气支持率(*RR* 0.94；95% *CI*：0.89-1.00；3 项研究共 4387 名女性)，且并未报道出生时需要对新生儿进行复苏。BEAM 试验的亚组分析发现，脐带血镁水平与面罩通气、气管插管或胸外按压的需求之间无相关性。硫酸镁暴露不增加新生儿呼吸抑制的风险。推荐新生儿复苏的决定不应受是否接受硫酸镁用于胎儿中枢神经保护治疗的影响。

【产前使用硫酸镁进行胎儿脑保护与糖皮质激素联合使用】

一项前瞻性研究报道，在 22~26^{+6} 周早产的妊娠中，与产前仅用糖皮质激素或仅用硫酸镁或不治疗相比，硫酸镁及糖皮质激素联合治疗使严重不良结局减少了 30%~50%，严重不良结局包括校正年龄 18~26 月龄时死亡或存在严重神经发育损害。极早产儿的死亡和神经发育损害风险很高，因此上述结果表明必须通过联合治疗来尽量降低并发症发生率和死亡率。

【产前使用硫酸镁进行胎儿脑保护与宫缩抑制剂联合使用】

现已不再推荐使用硫酸镁作为宫缩抑制剂使用。早产临产女性在使用硫酸镁保护胎儿脑神经的同时，还应使用宫缩抑制剂，选择原则应给予最有效且副作用最小的药物。硫酸镁与 β 受体激动剂或钙通道阻滞剂同时给药时，母体的副作用会增加。目前，关于钙通道阻滞剂和硫酸镁联合使用的数据很少，然而，病例报告显示，症状性低钙血症、低血压和心脏抑制的风险增加。因此，对于妊娠<32 周且适合保胎的女性，同时接受硫酸镁用于胎儿中枢神经保护，可以使用缩宫素受体拮抗剂(阿托西班)、吲哚美辛抑制宫缩。需要强调的是，硫酸镁用于胎儿中枢神经保护是短时间使用(24 小时)。

【注意事项】

1. 目前各国对于硫酸镁的治疗剂量、时限、应用的时机以及是否重复用药尚有不同见解。硫酸镁在治疗过程中有可能对母儿产生不良反应，因此，进一步明确硫酸镁的最小有效剂量十分必要。

2. 考虑我国国情，建议下限孕周使用 24~26 周，但需结合父母意愿、医疗机构对早产儿的医治能力等综合考虑。

3. 建议分娩前应进行多学科合作，产科和新生儿科医生应与患者和家属进行充分的医患沟通，让患方知情选择。

4. 我国目前尚未进行多中心、大规模的前瞻性研究，已有的相关研究对于硫酸镁的使用指征不同，且并未对早产儿进行胎龄与体重的再分组，仅以脑瘫的发生率为观察指标，并未对脑瘫的分类及严重程度作出进一步统计，且追访时间较短。因此，亟待进一步设计合理的前瞻性研究，根据我国孕产妇病情特点制订出中国的早产硫酸镁应用指南。

【关键点】

1. 大量研究证实，产前使用硫酸镁可保护胎儿中枢神经从而降低儿童 CP 的风险。

2. 推荐对于预计或计划在 24 小时内分娩的孕妇,<孕 32 周之前胎儿存活者应使用硫酸镁,在 32~33^{+6} 周之间应考虑使用硫酸镁进行胎儿中枢神经保护。当计划分娩时,应尽可能在分娩前 4 小时开始。

3. 使用剂量为静脉注射 4g 负荷剂量(缓慢给药超过 20~30 分钟),随后静脉滴注维持(1g/h),直至分娩;如果未分娩,则静脉滴注 24 小时停止。

4. 当使用硫酸镁保护胎儿神经时,医务人员需对孕产妇进行严密的监测,具体应当参照硫酸镁治疗子痫前期 / 子痫妇女的管理。

5. 早产临产女性在使用硫酸镁保护胎儿脑神经的同时,可以使用宫缩抑制剂,但应注意避免副作用的叠加。

(漆洪波 高 岩)

参考文献

1. SHENNAN A, SUFF N, JACOBSSON B. FIGO good practice recommendations on magnesium sulfate administration for preterm fetal neuroprotection. Int J Gynecol Obstet, 2021, 155: 31-33.
2. MAGEE LA, DE SILVA DA, SAWCHUCK D, et al. No. 376-Magnesium Sulphate for Fetal Neuroprotection. J Obstet Gynaecol Can, 2019, 41 (4): 505-522.
3. 胡娅莉. 早产临床诊断与治疗指南 (2014). 中华围产医学杂志, 2015, 18 (04): 241-245.
4. WOLF HT, HUUSOM LD, HENRIKSEN TB, et al. Magnesium sulphate for fetal neuroprotection at imminent risk for preterm delivery: a systematic review with meta-analysis and trial sequential analysis. BJOG, 2020, 127 (10): 1180-1188.
5. TING JY, KINGDOM JC, SHAH PS. Antenatal glucocorticoids, magnesium sulfate, and mode of birth in preterm fetal small for gestational age. Am J Obstet Gynecol, 2018, 218 (2S): S818-S828.

第五节　抗感染

【导读】

早产是一种由炎症、母胎免疫排斥、激素紊乱等多种病理因素共同作用而导致的综合征,目前机制尚不完全清楚。但其中感染所致因素却比较明确,占早产原因的 25%~40%。孕妇在妊娠期有生殖道或泌尿系统感染、发热或急性全身严重感染均可以诱发早产。感染通过激活免疫系统,诱导炎症介质的产生,释放多种细胞因子,如白介素(IL)-1β、肿瘤坏死因子 -α(TNF-α)、IL-6、IL-8 和粒 - 巨噬细胞集落刺激因子(granulocyte-macrophage colony stimulating factor,GM-CSF),引起前列腺素释放,促进子宫收缩和宫颈成熟,引起早产。泌尿生殖道感染也可局部作用于宫颈,产生蛋白水解酶,削弱保护性宫颈黏液栓的产生,促进微生物感染上生殖道,导致胎膜早破从而引发早产。在本章节,我们对早产相关的感染因素进行阐述和讨论,旨在为其对因处理提供理论支持,并为未知病因的探索奠定基础。

【概述】

流行病学、病理学、微生物学、生物化学及动物实验等研究证实,临床及亚临床的宫内感染与自发性早产(sPTB)有关,绒毛膜羊膜炎动物模型宫内抗生素的干预治疗可预防早产,也进一步证实宫内感染与早产的相关性。早产与感染的关系错综复杂,感染可以导致早产发生,早产原因之一的短宫颈也可以导致上行性感染发生。感染因素的排查和预防与及时诊断和治疗对于早产的治疗很重要。本章节将分别介绍生殖道微生物种群和妊娠期可以使用的抗生素种类,与早产相关的产科感染问题——未足月胎膜早破、早产临产、紧急宫颈环扎术的抗感染治疗,无症状菌尿筛查和流产早产相关阴道感染的筛查和防治。

一、微生物与抗生素

有文献报道,需氧菌中的 β 链球菌和厌氧菌中类杆菌是导致早产感染的常见病原菌。感染来源于宫颈、阴道的微生物,部分来自宫内感染,多数与宫颈阴道菌群有关。

【微生物】

长期以来,人们普遍认为在健康状态下包括宫腔、输卵管、卵巢等在内的女性上生殖道为无菌环境,细菌的存在只与病理状态相关,如阴道细菌上行导致感染和炎症等。随着分子生物学及测序技术的应用,越来越多研究证明,健康女性的上生殖道中普遍有细菌定植,存在明显的低生物量微生物群和特定的微环境因子。但在子宫内膜、输卵管、卵巢等部位是否存在"核心微生物群",以及"核心微生物群"的组成特征仍然是亟待解决的问题之一。

早期的观点认为,羊水、胎盘及胎膜均是无菌的,1982 年 Kovalovszki 等首次发表文献报道,通过培养方法发现胎盘上定植的细菌;之后越来越多的证据显示,即使在没有感染的情况下,胎盘、胎膜也非无菌状态,足月分娩妇女的羊水标本中也有细菌存在,提示生理状态下宫内存在细菌定植。宫内细菌主要来源于阴道及子宫颈逆行感染,也可来源于口腔、肠道等其他非生殖系统的感染等;另外,非生殖道系统的细菌代谢产物也可通过血液途径作用于子宫颈及子宫局部,导致子宫颈成熟及分娩发动。目前认为,特征性的阴道菌群及宫内菌群结构与自发性早产相关,肠道、口腔及尿道的菌落也可能与早产的发生风险有关。

有文献将正常育龄期妇女的阴道菌群分成五种群落类型(community state type,CST),其中 I、II、III、V 型 CST 分别由卷曲乳杆菌(*L. crispatus*)、加氏乳杆菌(*L. gasseri*)、惰性乳杆菌(*L. iners*)和詹氏乳杆菌(*L. jensenii*)占主导,以卷曲乳杆菌或詹氏乳杆菌占优势的阴道 CST 类型更稳定,而 IV 型 CST 以乳杆菌丰度降低、与细菌性阴道病(bacterial vaginosis,BV)相关的厌氧菌丰度增加为特征。正常妇女阴道菌群的结构具有种族差异,亚裔妇女中 IV 型 CST 者仅占 10%,而非洲和西班牙裔妇女中 IV 型 CST 者的比例可达 30%。

多项研究发现,孕妇阴道菌群的多样性及丰度较非孕妇女低,且随孕周增加可能呈逐渐下降的趋势,有助于增强孕妇对病原微生物的抵抗力。妊娠期阴道菌群的生理变化在维持妊娠中有重要作用,但如果某些细菌过度生长、菌落结构发生变化则可导致菌群紊乱。

Acosta 等报道了与产科重症感染相关的常见细菌包括大肠埃希菌(21.1%)、A 组链球菌(8.8%)、B 组链球菌(8.2%)、其他链球菌(5.7%)、葡萄球菌(6.3%)、混合感染(5.2%)、其他(6.9%)、病原体未知(6%)和没有实验室确诊的微生物(36.2%)。

还有研究表明产科感染常见致病菌为:大肠埃希菌、B 组链球菌、金黄色葡萄球菌等;也有研究发现,除此三种细菌以外,肠球菌、阴道加德纳菌、消化链球菌、双路类杆菌、脆弱类杆菌、梭杆菌属、人型支原体、解脲支原体也有发现。

【抗生素】

1. 抗生素妊娠期应用原则　妊娠期的母体、胎盘和胎儿形成一个复杂多单元的结构,妊娠期用药需要充分考虑药物在母体 - 胎儿间的药动学特点,以及机体敏感性、妊娠胎龄等因素的特殊性。权衡利弊,个体化制定给药方案,确保妊娠期用药的安全性和有效性。由于药物上市前临床试验多将妊娠期及哺乳期妇女作为排除人群,不纳入研究,妊娠期及哺乳期药物风险多缺乏临床数据。

1979 年,美国食品药品管理局(FDA)根据动物实验和临床用药经验总结将药物对胎儿的危险度分为 A、B、C、D、X 五类,为妊娠期安全用药提供了参考。其分级标准如下。

A 类:在足够多的有恰当对照组的研究中,妊娠妇女未见到有胎儿畸形增加的风险。

B 类:在动物实验中未见到对胎儿的影响,但缺乏恰当的孕妇的对照研究;或动物实验显示对胎儿有副作用,但这些副作用并未在恰当的孕妇的对照研究中得到证实。

C 类:动物实验中证明对胎儿有副作用,但缺乏恰当的孕妇的对照研究;或没有进行动物实验,也缺乏恰当的孕妇的对照研究。

D 类:有恰当的孕妇的对照研究或临床观察证实对胎儿有危险,但当用药的益处远远超过对胎儿潜在的危害时,应充分权衡利弊后慎重使用。

X 类:动物或孕妇的对照研究或临床观察证明对胎儿有致畸作用,该类药物禁用于已妊娠或将妊娠的妇女。

随着医学技术的进步,FDA 分类因为临床循证医学参考数据不足,很少更新,越来越难以满足临床应用,FDA 于 2015 年发布新孕妇用药规则(Pregnancy,Lactation,and Reproductive Potential:Labeling for Human Prescription Drug and Biological Products-content and Format,PLLR),建立了阐述式药物风险分类方法。同时,Thomas W. Hale 博士于 2019 年出版了第 2 版《Medication and Mothers Milk》,针对哺乳期用药进行评级,Hale 哺乳期风险分类中,L1~L5 风险逐级增大。Briggs 妊娠期及哺乳期药物风险分类方法是基于药物目前的临床试验及动物实验数据,对药物进行风险评估,其中同时对风险药物暴露孕周及动物实验妊娠风险评估进行分类阐述,对风险的描述格式更为统一。

建议在妊娠期应用某种药物时,首先考虑其与妊娠相关因素;明确妊娠期血容量和代谢变化特点,可能需要增加药物频率或剂量;注意查看其说明书上的"特殊人群用药"项目中妊娠、哺乳期和生殖潜能内容。同时,要做到与孕产妇充分的知情告知,尽量信息对称,致畸因素涉及范围广,有些药物虽然可能没有致畸性,但可以增加自发性流产、早产等发生率。某些药物可以通过胎盘屏障,对胚胎、胎儿、新生儿产生不利影响。

依据我国《抗菌药物临床应用指导原则(2015 年版)》,妊娠期抗菌药物的应用需考虑药物对母体和胎儿两方面的影响。

(1)对胎儿有致畸或明显毒性作用者,如利巴韦林,妊娠期禁用。

(2)对母体和胎儿均有毒性作用者,如氨基糖苷类、四环素类等,妊娠期避免应用;但在有明确应用指征,经权衡利弊,用药时患者的受益大于可能的风险时,也可在严密观察下慎用。氨基糖苷类等抗菌药物有条件时应进行血药浓度监测。

(3)药物毒性低,对胎儿及母体均无明显影响,也无致畸作用者,妊娠期感染时可选用。如青霉素类、头孢菌素类等 β- 内酰胺类抗菌药物。

2. 妊娠期常见可选用的抗生素有

(1)青霉素类:FDA 分类为 B 类药物。青霉素类可分为:①主要作用于革兰氏阳性菌的青霉素,如青霉素 G、普鲁卡因青霉素、苄星青霉素、青霉素 V。②耐青霉素酶青霉素,如苯唑西林、氯唑西林、氟氯西林等。③广谱青霉素,包括:对部分肠杆菌科细菌有抗菌活性,如氨苄西林、阿莫西林;对多数革兰氏阴性杆菌包括铜绿假单胞菌具抗菌活性,如哌拉西林、阿洛西林、美洛西林。

(2)头孢菌素类:FDA 分类为 B 类药物。头孢菌素类根据其抗菌谱、抗菌活性、对 β- 内酰胺酶的稳定性以及肾毒性的不同,目前分为四代。

第一代头孢菌素主要作用于需氧革兰氏阳性球菌,仅对少数革兰氏阴性杆菌有一定抗菌活性;常用的注射剂有头孢唑林、头孢拉定等,口服制剂有头孢拉定、头孢氨苄和头孢羟氨苄等。

第二代头孢菌素对革兰氏阳性球菌的活性与第一代相仿或略差,对部分革兰氏阴性杆菌亦具有抗菌活性;注射剂有头孢呋辛、头孢替安等,口服制剂有头孢克洛、头孢呋辛酯和头孢丙烯等。

第三代头孢菌素对肠杆菌科细菌等革兰氏阴性杆菌具有强大的抗菌作用,头孢他啶和头孢哌酮除肠杆菌科细菌外,对铜绿假单胞菌亦具较强抗菌活性;注射品种有头孢噻肟、头孢曲松、头孢他啶、头孢哌酮等,口服品种有头孢克肟和头孢泊肟酯等,口服品种对铜绿假单胞菌均无作用。

第四代头孢菌素常用者为头孢吡肟,对肠杆菌科细菌作用与第三代头孢菌素大致相仿,其中对阴沟肠杆菌、产气肠杆菌、柠檬酸菌属等部分菌株作用优于第三代头孢菌素,对铜绿假单胞菌的作用与头孢他啶相仿,对革兰氏阳性球菌的作用较第三代头孢菌素略强。

(3)头霉素类:头霉素类品种包括头孢西丁、头孢美唑、头孢米诺等。其抗菌谱和抗菌作用与第二代头孢菌素相仿,但对脆弱拟杆菌等厌氧菌抗菌作用较头孢菌素类强。头霉素类对大多数超广谱 β- 内酰胺酶(ESBLs)稳定,但其治疗产 ESBLs 的细菌所致感染的疗效未经证实。

(4)β- 内酰胺类 /β- 内酰胺酶抑制剂:目前临床应用的主要品种有阿莫西林 / 克拉维酸(注:妊娠期应避免使用阿莫西林克拉维酸复合制剂,因其会增加新生儿坏死性小肠结肠炎(NEC)风险)、氨苄西林 / 舒巴坦、头孢哌酮 / 舒巴坦、替卡西林 / 克拉维酸和哌拉西林 / 他唑巴坦。

氨苄西林 / 舒巴坦对甲氧西林敏感葡萄球菌、粪肠球菌、流感嗜血杆菌、卡他莫拉菌、淋病奈瑟菌、脑膜炎奈瑟菌、大肠埃希菌、沙门菌属等肠杆菌科细菌、脆弱拟杆菌、梭杆菌属等厌氧菌具良好的抗菌作用。

头孢哌酮 / 舒巴坦、替卡西林 / 克拉维酸和哌拉西林 / 他唑巴坦对甲氧西林敏感葡萄球菌、流感嗜血杆菌、大肠埃希菌、克雷伯菌属、肠杆菌属等肠杆菌科细菌,铜绿假单胞菌以及拟杆菌属等厌氧菌具有良好的抗菌活性。氨苄西林 / 舒巴坦、头孢哌酮 / 舒巴坦对不动杆菌属具有抗菌活性。头孢哌酮 / 舒巴坦对嗜麦芽窄食单胞菌亦具抗菌活性。

(5)碳青霉烯类:碳青霉烯类抗菌药物分为具有抗非发酵菌和不具有抗非发酵菌两组,前者包括亚胺培南 / 西司他丁(FDA 分类为 C 类药物)(西司他丁具有抑制亚胺培南在肾内被水解作用)、美罗培南(FDA 分类为 B 类药物)、帕尼培南 / 倍他米隆(倍他米隆具有减少帕尼培南在肾内蓄积中毒作用)、比阿培南和多立培南;后者为厄他培南(FDA 分类为 B 类药物)。亚胺培南、美罗培南、帕尼培南、比阿培南等对各种革兰氏阳性球菌、革兰氏阴性杆菌(包括铜绿假单胞菌、不动杆菌属)和多数厌氧菌具强大抗菌活性,对多数 β- 内酰胺酶高度稳定,但对甲氧西林耐药葡萄球菌和嗜麦芽窄食单胞菌等抗菌作用差。厄他培南与其他碳青霉烯类抗菌药物有两个重要差异:血半衰期较长,可一天一次给药;对铜绿假单胞菌、不动杆菌属等非发酵菌抗菌作用差。

(6)青霉烯类:青霉烯类抗菌药物目前临床应用仅有口服品种法罗培南。法罗培南对链球菌属、甲氧西林敏感葡萄球菌、流感嗜血杆菌、卡他莫拉菌和大肠埃希菌、克雷伯菌属等多数肠杆菌科细菌具有良好抗菌活性,对不动杆菌属、铜绿假单胞菌抗菌活性差,对拟杆菌属等厌氧菌亦有良好抗菌活性。法罗培南对超广谱 β- 内酰胺酶等多数 β- 内酰胺酶稳定。

(7)单环 β- 内酰胺类:FDA 分类为 B 类药物:单环 β- 内酰胺类对肠杆菌科细菌、铜绿假单胞菌等需氧革兰氏阴性菌具有良好抗菌活性,对需氧革兰氏阳性菌和厌氧菌无抗菌活性。该类药物具有肾毒性低、免疫原性弱以及与青霉素类、头孢菌素类交叉过敏少等特点。现有品种为氨曲南。

(8)氧头孢烯类:氧头孢烯类对肠杆菌科细菌、流感嗜血杆菌、脑膜炎奈瑟菌、链球菌属、甲氧西林敏感葡萄球菌和拟杆菌属等厌氧菌具有良好抗菌活性,但对铜绿假单胞菌活性较弱。现有品种为拉氧头孢和氟氧头孢。

（9）大环内酯类：大环内酯类有红霉素、麦迪霉素、乙酰麦迪霉素、螺旋霉素、乙酰螺旋霉素、交沙霉素、柱晶白霉素等沿用大环内酯类，以及阿奇霉素、克拉霉素、罗红霉素等新大环内酯类。该类药物对革兰氏阳性菌、厌氧菌、支原体及衣原体等具抗菌活性。阿奇霉素、克拉霉素、罗红霉素等对流感嗜血杆菌、肺炎支原体或肺炎衣原体等的抗微生物活性增强、口服生物利用度提高、给药剂量减小、不良反应亦较少、临床适应证有所扩大——注意：肝病患者和妊娠期患者不宜应用红霉素酯化物；妊娠期患者有明确指征用克拉霉素（FDA 妊娠安全性分级为 C 级，可通过胎盘）时，应充分权衡利弊，决定是否采用。哺乳期患者用药期间应暂停哺乳。

（10）硝基咪唑类：硝基咪唑类有甲硝唑（FDA 分类为 B 类药物）、替硝唑（FDA 分类为 C 类药物）和奥硝唑等，对拟杆菌属、梭杆菌属、普雷沃菌属、梭菌属等厌氧菌均具高度抗菌活性，对滴虫、阿米巴和蓝氏贾第鞭毛虫等原虫亦具良好活性——妊娠早期（3 个月内）患者应避免应用。哺乳期患者用药期间应停止哺乳。需特别强调的是，目前我国甲硝唑及替硝唑的说明书仍描述为妊娠期及哺乳期禁用，因此临床使用时需充分知情告知，获得患者的签字同意才可以使用。

（11）林可酰胺类：林可酰胺类有林可霉素及克林霉素（FDA 分类为 B 类药物），克林霉素的体外抗菌活性优于林可霉素，临床使用克林霉素明显多于林可霉素。该类药物对革兰氏阳性菌及厌氧菌具良好抗菌活性，目前肺炎链球菌等细菌对其耐药性高——妊娠期患者确有指征时慎用。哺乳期患者用药期间应暂停哺乳。

（12）糖肽类：FDA 分类为 C 类药物。糖肽类抗菌药物有万古霉素、去甲万古霉素和替考拉宁等。所有的糖肽类抗菌药物对革兰氏阳性菌有活性，包括甲氧西林耐药葡萄球菌属、JK 棒状杆菌、肠球菌属、李斯特菌属、链球菌属、梭状芽孢杆菌等。去甲万古霉素、替考拉宁的化学结构、作用机制及抗菌谱与万古霉素相仿——妊娠期患者应避免应用。确有指征应用时，需进行血药浓度监测，据以调整给药方案。哺乳期患者用药期间应暂停哺乳。

二、未足月胎膜早破

大量证据表明，PPROM 和羊水微生物培养阳性、临床绒毛膜羊膜炎和组织学绒毛膜炎相关，PPROM 与生殖道感染亦相关，PPROM 可能是感染的原因：破膜后防御屏障被破坏，病原菌易上行；也可能是感染的结果：生殖道炎症上行是胎膜破裂的主要原因。PPROM 者病原微生物培养的阳性率为 32.4%，而完整胎膜自发性早产者阳性率仅为 12.8%。研究发现在破膜发生后，行羊膜腔穿刺进行相关的感染指标检测和病原菌的培养，在 30%~50% 的 PPROM 羊膜腔内可以找到感染的证据。随着胎膜早破的发生，如果不进行抗炎治疗，上行性的细菌侵袭可以导致 60% 的宫内感染。羊膜腔内感染可导致新生儿近期并发症，包括新生儿肺炎、脑膜炎、败血症和死亡，以及远期婴儿并发症，如支气管肺发育不良和脑瘫。有研究发现，宫内感染导致的组织学绒毛膜羊膜炎（histologic chorioamnionitis，HCA）使子代发生脑瘫的风险升高 4.7 倍。因此，诊断为 PPROM 的孕妇入院后应立即预防性使用抗生素。其应用目的有三:一是治疗急性绒毛膜羊膜炎或亚临床感染,防止亚临床感染进一步发展为严重的感染。二是预防绒毛膜羊膜炎及胎儿的宫内感染。对于绒毛膜羊膜炎在先,胎膜早破在后或发生胎膜早破后有明确的感染证据,如孕妇体温异常升高伴有血常规异常等,应用抗生素的目的则是治疗而不是预防。而对于无明确的感染证据的 PPROM 孕妇应用抗生素的目的则是预防母胎感染,特别是上行感染;或防止亚临床感染进一步发展为严重的感染。三是可以预防母体子宫内膜炎和严重的产褥感染。但即使应用抗生素,胎盘组织病理性绒毛膜羊膜炎的发生率仍随着破膜时间的延长而增加,研究发现,破膜时间超过 72 小时后分娩者的胎盘组织病理性绒毛膜羊膜炎是破膜 24 小时内分娩者的 3 倍之多。

未足月胎膜早破 PPROM 应用抗生素治疗,可以延长孕周,减少母胎感染,有效减少发生早产主要并发症的可能性,如新生儿呼吸窘迫综合征、脑室内出血、坏死性小肠结肠炎等的发生。另外,抗生素可保护胎儿免受子宫内或出生后的获得性感染。

研究发现,对 PPROM 孕妇给予预防性抗生素,可明显降低孕妇绒毛膜羊膜炎(RR 0.66,95% CI 0.46-0.96)、新生儿肺炎(RR 0.67,95% CI 0.52-0.85)、新生儿败血症(RR 0.79,95% CI 0.63-0.99)和大脑损伤(RR 0.81,95% CI 0.68-0.98)发生率以及早产儿肺表面活性物质使用率(RR 0.83,95% CI 0.72-0.96)。但截至目前,最佳抗生素的选择尚不明确,仍需进一步的实验探索更为恰当的治疗方式。

注意:在预防性使用抗生素前应先行血常规、C 反应蛋白(CRP)值、尿常规及阴道分泌物检测及培养。若发现细菌,则行药敏试验,以指导宫内感染及新生儿早期感染用药。

羊膜腔内感染(intraamniotic infection,IAI),也称绒毛膜羊膜炎(chorioamnionitis,CA),是由羊水、胎盘、胎儿、胎膜或蜕膜等部位中任意一个或多个部位共同发生的炎症感染。绒毛膜羊膜炎的诊断目前还是莫衷一是,既怕过度诊断和治疗导致抗生素滥用,又怕延误诊治导致母儿严重后果。目前倾向于诊断治疗要早,当怀疑绒毛膜羊膜炎的时候,就可以在做培养的同时用抗生素。

2015 年中华医学会妇产科学分会产科学组制定的《胎膜早破的诊断与处理指南》,定义绒毛膜羊膜炎为:孕妇体温升高(体温 ≥37.8℃)、脉搏增快(≥100 次/min)、胎心率增快(≥160 次/min)、宫底有压痛、阴道分泌物异味、外周血白细胞计数升高(≥15×10^9/L 或核左移)。孕妇在体温升高的同时伴有上述 2 个或以上的症状或体征可以诊断为临床绒毛膜羊膜炎。

2017 美国妇产科医师学会(ACOG)将羊膜内感染分为以下三类。

(1)孤立性母亲发热:没有明显的其他临床原因,单次测口腔温度超过 39.0℃。若体温超过 38.0℃,但是低于 39.0℃,应于 30 分钟后再测量口温。重复量测温超过 38.0℃,即确定发热。

(2)疑似羊膜内感染:包括母体产时发热和以下一种或多种症状:母体白细胞增多、化脓性宫颈分泌物,或胎儿心动过速。

(3)确诊羊膜内感染:基于羊水试验结果(革兰氏染色、葡萄糖水平或培养结果符合感染)或胎盘病理,显示胎盘感染或炎症的组织学证据——有益于研究,但管理患者时意义有限,也不会改变产妇产后的治疗方案。

上述除了孤立性母体发热——除非能明确诊断并记录发热是由其他因素(甲亢,脱水等)引起,否则都建议马上应用抗生素和退热处理。因为数据显示,经阴道分娩者患子宫内膜炎的可能性较小,所以产后不需要继续使用抗生素。对于剖宫产分娩者,术后应至少追加一次抗生素。当然,如果产后存在其他母体高危因素,如菌血症或产后持续发热,应据具体情况决定抗生素的继续治疗,ACOG治疗疑似羊膜腔内感染的常用抗生素见表7-5-1。

表 7-5-1　2017 年 ACOG 治疗疑似羊膜腔内感染的常用抗生素

主要方案	
推荐抗生素	剂量
氨苄西林	每 6 小时静脉注射 2g
庆大霉素	2mg/kg 静脉注射,然后每 8 小时 1.5mg/kg 或每 24 小时静脉滴注 5mg/kg
推荐抗生素(轻微的青霉素过敏)	剂量
头孢唑林	每 8 小时静脉注射 2g
庆大霉素	2mg/kg 静脉注射,然后每 8 小时 1.5mg/kg 或每 24 小时静脉滴注 5mg/kg
推荐抗生素(严重青霉素过敏)	剂量
克林霉素	每 8 小时静脉注射 900mg
万古霉素 *	每 12 小时静脉注射 1g
庆大霉素	2mg/kg 静脉注射,然后每 8 小时 1.5mg/kg 或每 24 小时静脉滴注 5mg/kg

剖宫产术后:建议追加一次剂量的治疗方案。至少一次增加克林霉素 900mg i.v. 或甲硝唑 500mg i.v.。

阴道分娩后:不需要额外剂量;但如果给予则不能用克林霉素。

* 如果患者定植了对克林霉素或红霉素都有耐药性的 B 组链球菌,或患者定植了 B 组链球菌且抗生素敏感性未知,则应使用万古霉素(除非有克林霉素诱导耐药试验且呈阴性)。

替代方案	
氨苄西林舒巴坦	每 6 小时 3g 静脉注射
哌拉西林 - 他唑巴坦	每 6 小时 3.375g 静脉注射或每 8 小时 4.5g 静脉注射
头孢替坦	每 12 小时 2g 静脉注射
头孢西丁	每 8 小时 2g 静脉注射
厄他培南	每 24 小时 1g 静脉注射

剖宫产术后:追加一次剂量。不需要额外增加克林霉素。

阴道分娩后:不需要额外剂量,但如果给予则不能用克林霉素。

2020 年昆士兰《早产临产与分娩》绒毛膜羊膜炎的治疗
在广谱静脉注射抗生素覆盖下加速分娩进程
PPROM 后发动宫缩应该考虑有绒毛膜羊膜炎
氨苄西林（或阿莫西林）2g 静脉初始剂量，然后 1g 静脉滴注 q.6h.；庆大霉素 5mg/kg 静脉 q.d.；甲硝唑 500mg 静脉滴注 q.12h.
如果对青霉素过敏，建议： 　林可霉素 600mg 静脉滴注 q.8h.；或克林霉素 600mg 静脉滴注 q.8h.； 　庆大霉素 5mg/kg 静脉滴注 q.d.； 　甲硝唑 500mg 静脉滴注 q.12h.
生后继续使用抗生素治疗
妇女不发热并且可耐受口服药物治疗时考虑改口服抗生素继续治疗

2019 年法国妇产科学院定义 IAI 为：满足下列所有条件时：孕产妇 T ≥ 38.0℃（需间隔 30 分钟后再次确认，且需排除非妇产科疾病引起的发热）；以下三者至少满足两者：①持续胎儿心动过速（>160 次 /min）；②子宫痛或有痛性宫缩或自发性临产；③脓性羊水。CNGOF 认为：无症状的患者若血浆 CRP<5mg/L 可以排除宫内感染，白细胞计数变化及其他炎症指标的临床意义十分有限且为非特异性，尤其在使用糖皮质激素的情况下（参考：给药 24 小时后，白细胞计数将上升，并在给药 3 天后恢复到基线水平），某些药物或其他情况可以引起孕妇脉搏增快或胎心率增快，如 β 受体激动剂可以导致孕妇脉搏及胎心率增快。

2020 年昆士兰卫生组织（Queensland Health，QLD）《早产临产与分娩》（*Queensland Clinical Guidelines. Preterm labour and birth*）指南概括为绒毛膜羊膜炎的症状包括：孕妇发热>38.0℃（出现在 95%~100% 的病例）；产妇心动过速，> 每分钟 100 次 /min（出现在 50%~80% 的病例）；胎儿心动过速，>160 次 /min（出现在 40%~70% 的病例）；子宫压痛；阴道分泌物异味；白细胞计数增加（>15 × 10⁹/L）；C 反应蛋白升高（CRP）。

一旦诊断为宫内感染，应立即予以抗生素静脉给药，分娩过程中也应持续使用。目前发现 GBS 与大肠埃希菌（*Escherichia Coli*）是导致新生儿细菌感染的主要病原菌，在预防性用药时要特别注意这两种致病菌的预防。

2019 英国皇家妇产科医师学会（Royal College of Obstetricians and Gynaecologists，RCOG）指南《24 周后疑似未足月胎膜早破的管理》[*Green-top guideline for the care of women presenting with suspected preterm prelabour rupture of membranes from 24+0 weeks of gestation* (2019)] 推荐：诊断 PPROM 后，应予抗生素连续应用 10 天；若 PPPROM 不足 10 天时分娩，应用药至第一产程活跃期。抗生素首选红霉素 250mg，q.i.d.；不耐受者可应用青霉素。其余备选的抗生素正在研究中（表 7-5-2）。

2020 年美国妇产科医师协会（American College of Obstetricians and Gynecologists，ACOG）

《胎膜早破临床实践指南(2020)》[*ACOG:Practice bulletin on prelabor rupture of membranes (2020)*]推荐:<34周的PROM孕妇,期待治疗期间建议给予氨苄西林联合红霉素静脉滴注,随后口服阿莫西林和红霉素,疗程为7天。无论之前是否进行过抗B组链球菌的治疗,未足月PROM胎儿可存活时,产时应预防GBS的垂直传播。如前所述:阿莫西林-克拉维酸复合制剂的使用可增加坏死性小肠结肠炎的发生率,不推荐使用(表7-5-3)。

表 7-5-2　胎膜早破患者抗生素预防性应用推荐

指南分类	抗生素使用方法推荐
2020 ACOG《胎膜早破》[1]	静脉滴注氨苄西林(2g/6h)和红霉素(250mg/6h)共48h,后口服阿莫西林(250mg/8h)和红霉素(333mg/8h),持续5天 红霉素不可用或不耐受的情况下,用阿奇霉素(如单次口服阿奇霉素1g)作为替代 对β-内酰胺类抗生素过敏的患者,没有充分的替代方案,药物根据过敏反应的严重程度和GBS抗生素敏感性结果做出选择
2019 RCOG《妊娠24周后疑似未足月胎膜早破的临床管理》[2]	红霉素250mg红霉素,每天4次,连续10天或直到妇女正式分娩(以较早者为准);青霉素可用于不能耐受红霉素的妇女
2019 法国(CNGOF)《早产胎膜早破》[3]:	阿莫西林(肠外)或第三代头孢菌素(肠外);红霉素(单独或合用),7天疗程
2020 年昆士兰《早产临产与分娩》[4]	如果发生早产或有PTB迫在眉睫的风险,给予产时抗生素预防,以预防早期B组链球菌疾病,无论GBS状态或膜状态如何

1. *ACOG:Practice bulletin on prelabor rupture of membranes (2020).*
2. *Royal College of Obstetricians and Gynaecologists (RCOG):Green-top guideline for the care of women presenting with suspected preterm prelabour rupture of membranes from 24+0 weeks of gestation (2019).*
3. *Preterm premature rupture of the membranes:Guidelines for clinical practice from the French College of Gynaecologists and Obstetricians (CNGOF).*
4. *Queensland Clinical Guidelines. Preterm labour and birth.*

表 7-5-3　2020 年美国妇产科医师学会早产胎膜早破时抗生素的使用指征

>34 周妊娠的未足月胎膜早破	期待治疗或立即分娩(根据情况/指征进行引产或剖宫产); 之前未给予糖皮质激素治疗,将在24小时至7天内引产或分娩且无绒毛膜羊膜炎证据者,应使用单疗程糖皮质激素; 根据指征进行GBS筛查和预防; 若有羊膜腔感染,应立即治疗(并尽快分娩)

早期 PPROM（妊娠 24~33⁺⁶ 周）	首选期待治疗；若无禁忌证，推荐使用抗生素延长 PPROM 潜伏期；若有羊膜腔感染，应立即治疗（并尽快分娩）； 初次就诊时进行 GBS 培养，并按指征给予 GBS 预防治疗； 如果无禁忌证，妊娠 32 周前有分娩风险者，应使用硫酸镁进行胎儿神经保护
围存活期 PROM（妊娠小于 23~24 周）	与孕妇及家属充分沟通；期待治疗或引产；抗生素最早在妊娠 20 周开始； 胎儿 23 周前，不推荐进行 GBS 预防治疗以及糖皮质激素、宫缩抑制剂、硫酸镁进行神经保护的治疗措施

上述多个国家指南上出现的对 β- 内酰胺类抗生素过敏患者选用克林霉素加庆大霉素的治疗方案，要注意的是：药品说明书和中国药典都明确规定：克林霉素可增强骨骼肌松弛药、氨基糖苷类抗生素的神经肌肉阻断作用，应避免合用。因为联合应用可因为累加和协同效应而出现肌肉松弛加重、呼吸抑制或麻痹等致命的风险，且兼顾目前的医患环境，故一般不作为首选。如果一定要联用，最好先向患方说明该联合方案的必要性和可能增加的相关不良反应风险，并签署知情同意书后使用。

同时，庆大霉素 FDA 分类属 D 类，可透过人类胎盘。理论上妊娠期间使用庆大霉素可能导致胎儿耳毒性和肾毒性，但这些作用尚未在临床上记录。国内厂家在甲硝唑的说明书中均标注为"妊娠期禁用"，但其在 FDA 的药物妊娠分级中为 B 级。多篇指南提出，虽然甲硝唑能够通过胎盘，在动物实验（小鼠、大鼠、豚鼠、仓鼠、兔）的研究中发现了甲硝唑的胚胎毒性和致畸作用，但目前多项关于妊娠妇女的横断面和队列研究尚未发现该药有致新生儿畸形或致突变影响的证据。因此，为了保护医患双方的权益，最大程度避免纠纷，建议妊娠期应用庆大霉素、甲硝唑需执行知情选择原则。

注意：我国 2015 年胎膜早破的诊断与处理指南建议，由于我国抗生素耐药非常严重，在参考 ACOG 等推荐的抗生素方案的前提下要依据个体情况选择用药和方案。

无论之前是否进行过抗 B 组链球菌的治疗，未足月 PROM 胎儿可存活时，产时应预防 B 组链球菌（*Group B Streptococcal*，GBS）的垂直传播。

三、早产与 B 组链球菌

B 组链球菌（group B *streptococcal*，GBS）又称无乳链球菌，是一种兼性革兰氏阳性菌。GBS 是一些女性肠道和阴道微生物群的生理成分。胃肠道是 GBS 的储存器官和泌尿生殖道携带的来源。阴道和直肠 GBS 定植可能是间歇性、暂时性或持续性的。孕妇的阴道或直肠定植率为 10%~30%。中国孕妇带菌率约为 11.3%。

GBS 在一定条件下可以从黏膜生物群落的无症状共生菌转变为致病细菌。侵袭性 GBS

病指在正常情况下无菌部位取样培养呈 GBS 阳性,并伴随相关临床表现。GBS 可引起孕妇尿路感染、羊膜腔感染或子宫内膜炎,甚至导致早产和死产。若不加以干预,大约 50% 的 GBS 定植孕妇把细菌传播给新生儿。垂直传播通常发生在分娩期间或胎膜破裂后。在没有产前抗生素预防的情况下,1%~2% 的新生儿会出现早发型 GBS 感染(group B streptococcal early-onset disease,GBS-EOD),出现败血症和中枢神经系统感染,严重时甚至死亡,存活者可因炎症损伤导致神经系统后遗症。

无论采取阴道分娩或剖宫产分娩,推荐在妊娠 35~37 周对孕妇进行 GBS 常规筛查。取材方法从阴道下 1/3 和直肠内同时采集标本培养:用拭子在阴道下 1/3 取样,然后用同一拭子通过直肠括约肌在直肠内取样。取材过程中不需要使用阴道窥器。细菌培养是孕妇产前 GBS 筛查的标准方法,还可通过培养后应用直接乳胶凝集法检测或核酸扩增试验检测。行产前 GBS 筛查时,需要标注孕妇是否青霉素过敏。若已知孕妇对青霉素严重过敏,应明确告知实验室分离 GBS,进行克林霉素和红霉素药敏试验,检测 GBS 菌株对克林霉素和红霉素是否敏感。

注意:有妊娠期 GBS 菌尿或既往有新生儿 GBS 感染病史孕妇直接进行产时抗生素预防,无需进行 GBS 筛查。

当孕妇出现早产首发症状时,应立即做 GBS 筛查,同时给予经验性抗感染治疗。如果估计早产不会很快发生,停止抗生素预防,根据新的培养结果指导后续抗生素应用。如果 GBS 培养阳性,直接进行产时抗生素预防。如果 GBS 培养阴性,5 周内再次发生早产,无需进行产时 GBS 抗生素预防。如果在 GBS 检测阴性后 5 周及以上未分娩,需要重复进行 GBS 检测。对因医学指征需要提前分娩者,在预产期前 5 周内进行 GBS 筛查。

早产胎膜早破如果考虑期待处理,应立刻进行 GBS 培养检测,并应用抗菌谱覆盖 GBS 的抗生素。如果早产胎膜早破怀疑合并羊膜腔感染者,选择覆盖 GBS 的广谱抗生素。

【GBS 预防治疗用药指征】

1. 孕 35~37 周 GBS 筛查为阳性的孕妇,或既往有新生儿 GBS 病史者,或此次孕期患 GBS 菌尿者,在发生胎膜早破或进入产程后,建议针对 GBS 预防性使用抗生素。

2. GBS 定植状态不详的孕妇,若有以下高危因素:产时发热 ≥38℃、早产不可避免、未足月胎膜早破、胎膜破裂 ≥18 小时,建议预防性使用能够覆盖 GBS 的广谱抗生素。

3. GBS 定植状态不详的孕妇,若无高危因素,但前次妊娠有 GBS 定植史,可在知情同意后,经验性针对 GBS 预防性应用抗生素。

4. 妊娠期 GBS 菌尿行中段尿液培养 GBS 阳性,且有泌尿系统感染症状,或者尿培养 GBS 菌落计数 ≥10⁴ 菌落形成单位(colony forming unit,CFU)/ml。

【GBS 抗生素预防治疗方案】

详见表 7-5-4。

表 7-5-4　GBS 抗生素预防治疗方案

方案	治疗方法
推荐方案	青霉素 G,初次剂量 500 万 U 静脉滴注,然后 250 万 ~300 万 U 静脉滴注 q.4h.,直至分娩
替代方案	氨苄西林,首剂 2g 静脉滴注,后每 4 小时 1g 静脉滴注,直至分娩
青霉素过敏	
过敏风险低	头孢唑啉,首剂 2g,静脉滴注,后每 8 小时 1g 静脉滴注,直至分娩
过敏风险高且 GBS 对克林霉素敏感	克林霉素,每 8 小时 900mg 静脉滴注,直至分娩
过敏风险高且 GBS 对克林霉素耐药或敏感性未知	万古霉素,每 8 小时静脉滴注 20mg/kg,每次最大剂量 2g,每次滴注时间大于 1 小时;对于单次剂量超过 1g 的孕妇,滴注持续时间延长至 2 小时,或输液速度为 500mg/30min,肾功能不全患者应根据肾功能计算用药剂量。直至分娩
过敏风险不明	可选择:①行青霉素过敏试验;②使用头孢唑啉;③药敏试验证实对克林霉素敏感者可使用克林霉素;④药敏试验证实对克林霉素不敏感者可使用万古霉素
怀疑宫内感染	覆盖包括 GBS 在内的多种微生物的广谱抗生素
妊娠期 GBS 菌尿	青霉素首选,治疗 4~7 日,停药 1 周后及每月应复查尿培养;若青霉素过敏,可根据药敏结果选用抗生素,不建议使用克林霉素治疗

四、胎膜完整的先兆早产

尽管现已明确亚临床生殖道感染与早产的发病机制相关,尽管抗生素使用可以降低母亲感染,但尚无循证依据表明抗生素治疗可预防急性早产临产患者的早产。对于自发性早产且胎膜完整的孕妇不应使用抗生素来延长孕周和改善新生儿结局:研究显示对新生儿结局无明显提高,且抗生素使用可能造成长期危害。

一项纳入 14 项 RCT 的系统评价,对比自发性早产孕妇使用预防性抗生素和安慰剂的分娩结局,发现在延长孕周、孕妇感染率、围产儿死亡率、早产儿近期并发症(新生儿呼吸窘迫综合征、脑室内出血、坏死性结肠炎、新生儿败血症等)和远期神经系统并发症发生率等,两组无统计学差异。因此,不推荐对自发性早产且胎膜完整的孕妇预防性使用抗生素来延长孕周和改善新生儿结局。但是,如果观察到宫内感染的临床征象(包括发热、子宫压痛、阴道分泌物异味等),或存在感染的实验室证据,则必须立即给予相应的抗生素治疗。表 7-5-5 为胎膜完整情况下先兆早产患者的抗生素使用推荐。

表 7-5-5　胎膜完整的先兆早产抗生素使用

胎膜完整的先兆早产抗生素使用	
早产临产	筛查 GBS,同时预防 GBS 治疗
疑诊绒毛膜羊膜炎	覆盖包括 GBS 在内的多种微生物的广谱抗生素
没有临产,没有绒毛膜羊膜炎,胎膜完整	停抗生素治疗

五、宫颈环扎术

择期宫颈环扎术的抗生素使用有争议,不建议常规使用。但经阴道宫颈环扎术归属为清洁-污染手术,可以选择预防性使用广谱抗生素。对于 B 超指征的宫颈环扎术,以及羊膜囊外凸到阴道后实施的紧急宫颈环扎术,建议用广谱抗生素,以覆盖生殖道常见致病菌,详见本书第五章第三节。

六、无症状菌尿筛查

妊娠期女性发生无症状菌尿(asymptomatic bacteriuria,ASB)是与围产期不良结局密切相关的亚临床感染之一。未治疗的无症状菌尿可导致 30% 的孕妇发展成有症状的膀胱炎,其中 50% 患者可发展为肾盂肾炎,妊娠期尿路感染的住院率为 2.9%。

严重妊娠期尿路感染(urinary tract infection,UTI)可引起感染性休克、妊娠高血压疾病、贫血。无症状菌尿的孕妇产出早产儿或低体重儿的概率是没有菌尿的女性的 20~30 倍。

因干预措施可以降低母儿上述并发症,美国、加拿大、英国等国家及 WHO 均已建议将其列为常规产检项目,但目前国际上仍未达成共识。2019 年美国传染病学会(Infectious Diseases Society of America,IDSA)建议孕早期第一次检查即筛查,其他国家也建议在孕期尽早实施筛查。

尿培养是诊断 ASB 的金标准。因 ASB 是一种微生物学诊断,收集尿液尽量减少污染。无论是孕妇自行留取清洁中段尿或通过导尿均可,若为前者,建议重复留取标本 2 次提高检出率,并及时运送至实验室以限制细菌繁殖。采集的尿液需低温保存,并于采集后 30 分钟内送检。

美国传染病学会的 ASB 诊断标准:若为自行留取清洁中段尿,需两份尿标本中均分离出同一细菌,并且菌落形成单位 $\geqslant 10^5$/ml;若为单次导尿标本,尿标本中分离出一种细菌,菌落形成单位 $\geqslant 100$/ml。

如果培养的病原菌为 B 组链球菌>1 万 CFU/ml,也需要治疗,见表 7-5-5。

妊娠期 ASB 的首要致病菌以大肠埃希菌为主。此外还包括其他的革兰氏阴性细菌(如克雷伯菌、奇异变形杆菌)和一些革兰氏阳性细菌(如 B 组链球菌、金黄色葡萄球菌)等。

对于 ASB 孕妇,建议进行 4~7 天的抗菌药物治疗,而不是较短的持续时间。注意:治疗的最佳时间因给予的抗菌药物而不同。推荐阿莫西林 500mg 口服,每 8 小时一次;头孢氨苄 500mg 口服,每 8 小时一次;还可以选择磷霉素氨丁三醇(B 类药物,有说明书提示妊娠期妇女禁用本药注射制剂,慎用本药的口服制剂)、呋喃妥因(遗传性葡萄糖 -6- 磷酸脱氢酶缺乏者禁用。B 类药物,在孕早期只有在没有其他替代药物时使用;有建议在怀孕最后 3 个月不用)、头孢克肟等药物。治疗疗效结束后 2 周、6 周复查菌尿仍为阴性,方可认为治愈。

有研究建议患者于停药 1 周后复查尿培养,以后每月复查 1 次,直到妊娠结束。对于反复出现无症状性细菌尿者,可以在妊娠期间采取抗生素预防措施,于每晚睡前服用 50~100mg 呋喃妥因或头孢氨苄 250~500mg。

上述抗生素的应用多为 3~5 天,也有指南建议 4~7 天为一个疗程,连续 1~2 疗程可以更好地根除细菌。治疗 1~2 周后复查尿培养,阳性则更换抗生素治疗 7~14 天,随后予抑菌治疗 [睡前口服呋喃妥因(遗传性葡萄糖 -6- 磷酸脱氢酶缺乏者禁用)]50mg 或头孢呋辛 125~250mg),直到产后 6 周。

七、生殖道感染筛查

建议有症状者或者既往有流产或早产病史的高风险孕妇进行阴道感染相关筛查。

1. **需氧型阴道炎(AV)** 是以阴道内乳杆菌减少或缺失,需氧菌增多引起阴道炎症。AV 患者阴道菌群多样性增加,病原体相对复杂,以 B 组链球菌、大肠埃希菌、金黄色葡萄球菌、粪肠球菌、咽峡炎链球菌、肺炎克雷伯菌等多种需氧菌和兼性厌氧菌增多常见。AV 不仅可导致患者外阴阴道不适,还与盆腔炎症性疾病、不孕症以及流产、早产、胎膜早破、绒毛膜羊膜炎、新生儿感染、产褥感染等不良妊娠结局有关。AV 也会增加性传播病原体(如 HPV、HIV、阴道毛滴虫、沙眼衣原体等)的感染风险。

【筛查原则】

暂不建议常规筛查,建议有症状者或者既往有流产或早产病史的高风险妊娠妇女进行筛查。

【治疗】

头孢呋辛 250mg,口服,2 次 /d,连用 7 天。或者:2% 克林霉素软膏 5g,阴道用药,1 次 /d,连用 7~21 天。应用微生态制剂可能可以改善阴道微生态。治疗后复查阴道微生态检测,评估阴道菌群恢复情况。

2. **细菌性阴道病(BV)** BV 为阴道内正常菌群失调所致的一种混合感染,是育龄妇女最常见的阴道炎症。正常阴道内以产生过氧化氢的乳杆菌占优势,细菌阴道病时,加德纳菌、厌氧菌以及人型支原体等微生物大量繁殖,而阴道内能产生过氧化氢的乳杆菌减少或消失。随着这些微生物的繁殖,阴道分泌物 pH 值升高,胺类物质、有机酸和一些酶类增加,破坏了宿主的防御机制,促使宫颈、阴道微生物进入上生殖道,并进一步发展为胎膜早破、绒毛膜羊膜炎和早产,亦与产褥感染有关。但目前研究对高危早产孕妇(有早产史、胎膜早破史)

进行筛查及治疗 BV 能否改善早产并发症尚无定论。

（1）筛查原则：有症状的孕妇以及无症状、但既往有感染相关流产或早产病史等高风险孕妇均需筛查。

（2）治疗：有症状的患者；既往有特发性早产或妊娠中期流产史者，妊娠期显微镜诊断为 BV 时无论是否伴有症状均需治疗，治疗方案见表 7-5-6。

表 7-5-6 细菌性阴道病治疗方案

方案	推荐方案	替代方案
2021 中国指南[1]	甲硝唑 400mg，口服，每日 2 次，连用 7 日；或 克林霉素 300mg，口服，每日 2 次，连用 7 日； 应当复查，若 BV 复发应进一步治疗。	
2018 欧洲新版指南[2]	甲硝唑 400~500mg，口服，每日 2 次，连用 5~7 日；克林霉素 300mg，口服，每日 2 次，连用 7 日； 应当在 1 个月后进行复查，若 BV 复发应进一步治疗。	
2015 美国 CDC 指南[3]	甲硝唑 500mg，口服，每日 2 次，连用 7 日；或 0.75% 甲硝唑凝胶 5g，阴道用药，每日 1 次，连用 5 日；或 2% 克林霉素乳膏 5g，睡前阴道用药，连用 7 日	克林霉素 300mg，口服，每日 2 次，连用 7 日；或克林霉素阴道栓 100mg，睡前阴道用药，连用 3 日
2021 美国 CDC 指南[4]	甲硝唑 500mg 口服，每日 2 次，连服 7 日；或 0.75% 甲硝唑凝胶 5g 阴道用药，每日 1 次，连用 5 日；或 2% 克林霉素乳膏 5g 睡前阴道用药，连用 7 日	克林霉素 300m 口服，每日 2 次，连服 7 日；或克林霉素栓剂 100mg 阴道用药，每晚 1 次，连用 7 日

注：1 指中国指南《细菌性阴道病诊治指南（2021 修订版）》。
2 指国际抗性传播感染联盟（International Union against Sexually Transmitted Infections，IUSTI）和世界卫生组织（WHO）的《关于阴道炎症的管理指南》（*European guideline on the management of vaginal discharge*，2018）。
3 指 2015 年美国疾病控制和预防中心（Centers for Disease Control and Prevention，CDC）的《细菌性阴道病诊治指南》（*Sexually Transmitted Diseases Treatment Guidelines-Bacterial vaginosis*，2015）。
4 指 2021 年美国疾病控制和预防中心（Centers for Disease Control and Prevention，CDC）更新的《细菌性阴道病诊治指南》（*Sexually Transmitted Infections Treatment Guidelines*，2021）。2021 版 CDC 指南不推荐对无症状女性（有早产高风险或低风险）常规筛查 BV。

3. 阴道毛滴虫病（trichomoniasis） 系由阴道毛滴虫（*trichomonas vaginalis*）感染所致。传统上诊断为"滴虫阴道炎"。由于阴道毛滴虫可同时感染生殖道及泌尿道，可引起尿道炎或膀胱炎，而大部分患者无症状，本病现在更多被称为"阴道毛滴虫病"。妊娠期阴道毛滴虫病发病率为 1.7%~3.2%。阴道毛滴虫病属于性传播感染（sexually transmitted infection，STI）常与细菌性阴道病、沙眼衣原体感染和淋病并存。妊娠合并阴道毛滴虫病患者早产、胎膜早破、低出生体重儿、新生儿滴虫感染和新生儿死亡发生率增高。

(1)筛查原则:有症状的妊娠女性,应进行检测。不建议常规筛查。

(2)治疗:妊娠期推荐方案为:甲硝唑,400mg,口服,b.i.d.,连用7日;或甲硝唑,2g,单次口服。妊娠期应用硝基咪唑类药物需权衡利弊,知情选择,尽量避免在妊娠早期应用硝基咪唑类药物,在妊娠中晚期应用甲硝唑(FDA分类为B类药物)通常是安全的。需特别强调的是,目前我国甲硝唑及替硝唑的说明书仍描述为妊娠期及哺乳期禁用,因此临床使用时需充分知情告知,获得患者的签字同意才可以使用。在治疗后2~4周重复检测评价疗效。

4. **外阴阴道假丝酵母菌病(vulvovaginal candidiasis,VVC)** 80%~90%的VVC的病原体为白念珠菌,10%~20%为光滑假丝酵母菌、近平滑假丝酵母菌及热带假丝酵母菌等。妊娠期女性因其激素水平改变、容易合并糖代谢异常及免疫系统异常等,使VVC发病率高于非妊娠期女性。妊娠期VVC通过内源性和外源性两种途径传播,妊娠期VVC与不良妊娠结局相关:胎膜早破、绒毛膜羊膜炎、产褥感染、早产、新生儿真菌感染、低出生体重等,而治疗可以减少其发生率。

原则如下。

(1)筛查原则:有症状的妊娠女性,应进行检测。不建议常规筛查。

(2)治疗:对妊娠期无症状阴道假丝酵母菌定植是否进行治疗仍存在争议。ACOG认为,10%~20%女性阴道内有假丝酵母菌和其他酵母菌定植寄生,因此假丝酵母菌培养阳性但无症状体征者无需治疗。妊娠期的症状性VVC需要积极治疗。也有认为妊娠晚期用药有助于防止阴道分娩时传播给新生儿,减少新生儿鹅口疮和尿布皮炎的发生。

VVC治疗国内外均推荐使用低剂量、长疗程的方案,以最大限度地减少药物暴露。建议在孕妇中使用为期7天的局部唑类治疗方案,可以使用局部外用药缓解外阴症状。阴道内唑类用药,包括1%克霉唑乳膏5g、2%咪康唑乳膏5g、咪康唑栓剂100mg等。妊娠期复发性VVC行强化治疗阶段可根据症状将用药时间延长至10~14天,巩固治疗阶段则可选择克霉唑阴道栓剂500mg每周用药。流行病学研究表明,单剂量150mg氟康唑可能与自然流产和先天性畸形有关,因此妊娠期禁用。

5. **妊娠合并衣原体性阴道炎(CT)** 妊娠期宫颈CT感染率为2%~10%,约30%~40%可上行感染子宫内膜。妊娠期衣原体感染可引起流产、早产、胎膜早破、死产、低体重儿、新生儿结膜炎、新生儿肺炎甚至新生儿死亡,同时产褥感染和经阴道分娩者子宫内膜炎发生率增高。

(1)筛查原则:高危孕妇应进行CT的筛查,尤其是妊娠晚期。

(2)治疗:美国疾病控制中心推荐的首选治疗方案为:红霉素500mg口服每日4次,连用7日;另外也可选择红霉素250mg口服每日4次、连用14日;或琥珀酸乙酯红霉素800mg口服每日4次、连用7日;或琥珀酸乙酯红霉素400mg口服每日4次、连用14日;或阿莫西林500mg口服每日3次、连用7~10日。妊娠期衣原体治愈率通常低于非妊娠女性,尤其是使用备选药物阿莫西林的患者。基于这个原因,推荐对所有患病孕妇进行是否治愈的检验,并且应当在完成后 3 周。

6. 妊娠合并生殖支原体(*Mycoplasma genitalium*,MG)感染　　常见的与泌尿生殖道感染有关的支原体有解脲支原体(*U. urealyticum*,Uu)、人型支原体(*M. hominis*,Mh)、生殖支原体(*M. genitalium*,Mg)。微小脲原体(*Ureaplasma parvum*,Up)是解脲支原体的一个亚型。2018 年欧洲性传播感染(sexually transmitted infection,STI)指南编辑委员会不建议筛查和治疗人型支原体、微小脲原体、解脲脲原体。近年来,有大量证据证明生殖支原体 Mg 有很重要的临床意义。但是否导致围产期并发症还存在争议,需要继续深入研究。

生殖支原体感染的女性患者中约 40%~75% 患者为无症状感染,常见症状包括阴道分泌物、尿痛、宫颈炎、下腹痛、月经间期出血和性交后出血。并发症有盆腔炎性疾病(pelvic inflammatory diseases,PID)、反应性关节炎、早产、流产等。

(1)筛查原则:不推荐对无症状人群进行常规筛查。推荐核酸扩增试验(nucleic acidamplification test,NAAT)作为 MG 的实验室诊断方法,建议对所有 MG 阳性的样本进行大环内酯耐药突变位点的检测,并考虑引入喹诺酮类耐药相关突变的检测。检测标本建议女性首选阴道、次选宫颈拭子,尿液样本。

(2)治疗:对已行大环内酯耐药位点检测且无耐药的患者,欧洲指南推荐的一线治疗方案为阿奇霉素首日 500mg,第 2~5 天 250mg,每日 1 次。但对大环内酯耐药的 MG 感染,考虑到药物对妊娠的风险可能超过感染本身,可待分娩后再开始治疗。建议对治疗的患者常规进行检测判愈(test of cure,TOC),首次 TOC 的时间不应早于治疗开始后 3~4 周。

八、妊娠合并牙周病

牙周病包括牙龈炎和牙周炎,全球妊娠期妇女牙周病的患病率为 20%~50%。女性妊娠期间,口腔卫生维护不良,雌激素和孕激素以及前列腺素水平的变化和母体免疫能力下降的变化会影响牙周组织,使孕期妇女更易患牙周炎甚至形成妊娠期牙龈瘤。牙周致病菌通过菌血症以及增加母体和胎儿循环中炎症因子等可以导致早产、低出生体重儿等。

常见的牙周致病菌具核梭形杆菌(*Fusobacterium nucleatum*,Fn)是宫内感染最常见的菌种之一,与 10%~30% 的早产相关,而在正常阴道菌群中不存在。多项研究提示,母体牙周炎与早产之间存在正相关关系。使用复方氯己定漱口水来辅佐治疗牙周病的随机对照试验的系统评价发现,每天使用复方氯己定漱口水或者非酒精性抗菌漱口水可降低早产的发生率。但多项牙周病的治疗研究显示出不完全统一的结果。

因为妊娠期间孕妇牙周炎的控制有利于孕妇的牙周健康以及全身健康,有利于减少母体向胎儿的细菌传播,2013 年美国牙科协会(ADA)和美国妇产科医师协会(ACOG)提出:妊娠期间母亲的牙周治疗是安全的,可以很好地改善母亲的口腔卫生状况,延缓或防止细菌在胎儿体内的定植,从而减少多种并发症的发生。所以提倡孕前及孕期保持良好的口腔卫生,定期接受牙周检查及治疗。

【注意事项】

感染作为早产的关键风险因素,其致病菌种类、途径、机制极其复杂。相应炎症指标的监测可以指导临床工作,亚临床感染的诊断指标不理想,同时作为感染诊断的金标准——微生物培养的阳性率比较低,需要临床工作者在此方面进行相关的研究。有地区在提早筛查早产高危因素,及早治疗相关感染,以保障母胎安全,但目前对于抗生素的使用时机和持续时间、耐药菌的识别及处理、抗生素对胎婴儿的近远期影响等问题,仍存在争议,需积极寻找有效的诊疗方案,以获得最大的临床效益。

【关键点】

1. 产科感染常见致病菌为大肠埃希菌、B组链球菌、金黄色葡萄球菌等。

2. 妊娠期抗菌药物的应用需考虑药物对母体和胎儿两方面的影响,与孕产妇充分的知情告知,尽量信息对称,使用有些药物需要签署相关知情同意书。

3. 未足月胎膜早破(PPROM)是早产的主要原因之一,入院后应立即预防性使用抗生素,在预防性使用抗生素前应先行血常规、C反应蛋白(CRP)值、尿常规及阴道分泌物检测及培养。注意羊膜腔内感染(IAI),也称绒毛膜羊膜炎(CA)的预防和排查,及时终止妊娠。

4. 当孕妇出现早产首发症状时,应立即做GBS筛查,同时给予经验性覆盖GBS的抗感染治疗。推荐在妊娠35~37周对孕妇进行GBS常规筛查。GBS筛查为阳性的孕妇,或既往有新生儿GBS病史者,或此次孕期患GBS菌尿者,在发生胎膜早破或进入产程后,建议针对GBS预防性使用抗生素,GBS定植状态不详的孕妇,若有以下高危因素:产时发热≥38℃、早产不可避免、未足月胎膜早破、胎膜破裂≥18小时,建议预防性使用能够覆盖GBS的广谱抗生素。

5. 不推荐对自发性早产且胎膜完整的孕妇预防性使用抗生素来延长孕周和改善新生儿结局。但如果观察到宫内感染的临床征象(包括发热、子宫压痛、阴道分泌物异味等),或存在感染的实验室证据,则必须立即给予相应的抗生素治疗。

6. 择期宫颈环扎术的抗生素使用有争议,不建议常规使用。但经阴道宫颈环扎术归属为清洁-污染手术,可以选择预防性使用广谱抗生素。对于B超指征的宫颈环扎术,以及羊膜囊外凸到阴道后实施的紧急宫颈环扎术,建议用广谱抗生素,以覆盖生殖道常见致病菌。

7. 无症状菌尿(ASB)筛查在一些国家已经推荐为常规,对于ASB孕妇,建议进行4~7天的抗菌药物治疗,并复查,可以降低孕妇严重泌尿系感染。

8. 建议有症状的孕妇筛查阴道感染,诊断为需氧型阴道炎(AV)、细菌性阴道病(BV)、阴道毛滴虫病(trichomoniasis)、外阴阴道假丝酵母菌病(VVC)则进行治疗。对于无症状、但既往有感染相关流产或早产病史等高风险孕妇是否需筛查阴道炎目前尚未达到共识。

9. 妊娠合并衣原体性阴道炎(CT)高危孕妇进行筛查,若确诊即治疗并随访。

10. 妊娠合并生殖支原体(Mycoplasma genitalium,MG)感染有症状孕妇进行筛查,若确诊即治疗并随访。如果对于阿奇霉素耐药则待分娩后治疗。

11. 妊娠合并牙周病建议孕前及孕期保持良好的口腔卫生,定期接受牙周检查及治疗。

（王谢桐　刘群英）

参考文献

1. 国卫办医发 [2015]43 号附件. 抗菌药物临床应用指导原则 (2015 年版).
2. ACOG. Practice Bulletin, Number217: prelabor rupture of membranes. Obstet Gynecol, 2020, 135 (3): e80-e97.
3. ACOG. Committee Opinion No. 712: intrapartum management of intraamniotic infection. Obstet Gynecol, 2017, 130 (2) e95-e101.
4. SCHMITZ THOMAS, SENTILHES LOÏC, LORTHE ELSA, et al. Preterm premature rupture of the membranes: Guidelines for clinical practice from the French College of Gynaecologists and Obstetricians (CNGOF). European Journal of Obstetrics & Gynecology and Reproductive Biology, 2019, 236: 1-6.
5. ACOG. Prevention of group B streptococca learly-onset disease in newborns: ACOG Committee Opinion Summary, Number782. Obstet Gynecol, 2019, 134 (1): 206-210.

第六节　胎儿监护及评估

【导读】

胎儿监护是妊娠期及产时监测和评估胎儿宫内安危的重要手段。自数胎动、超声多普勒监测胎儿血流频谱、生物物理评分及改良的生物物理评分、电子胎心监护是目前广泛应用的监护手段。识别导致胎儿氧供异常的高危因素、合理应用胎儿监护技术、把握监护的时机和频率、适时终止妊娠可以显著改善围产结局。

【概述】

随着超声技术和电子胎心监护技术的发展,除了对胎儿生长发育指标的评估愈加准确外,对胎儿血流动力学的改变、生物学功能的了解也逐渐深入,在恰当的时机予以合适的监护,可以及时了解宫内胎儿安危,在胎儿宫内出现异常和危急情况之前适时终止妊娠,可以挽救胎儿生命,明显降低围产儿的发病率和死亡率,尤其是生育理念以及我国生育政策的改变,产科面临越来越多的高危妊娠和高龄产妇,做好胎儿宫内状况的监测显得尤为重要。近几十年来,人们对胎儿宫内状况的关注促进了监护技术的发展,监护设施的配备也逐渐普及到各级的助产机构,但临床上对监护技术的应用还存在认知差异,对监护时机、监护指征、监护结果的解读以及如何依据监护结果进行合理处置还需要规范和培训;由于缺乏相关新技术应用、具有高质量的临床研究,临床上过度或者不规范使用胎儿监护技术比较普遍。因此本节梳理相关胎儿监护技术和方法,并给客观评价,为临床合理使用提供参考。

一、胎儿监护技术及评价

(一)产前胎儿监护的时机与方法

产前胎儿宫内状况的监护及评估的方法主要有:自数胎动、超声检查、超声多普勒血流监测、胎儿生物物理评分及改良的生物物理评分和电子胎心监护。

1. **自数胎动** 自数胎动是最为广泛应用也是最为简单、低成本的产前胎儿监护方法,但其受孕妇主观因素的影响较大,且缺乏较为客观地评估标准。尽管有研究认为自数胎动与围产儿结局无关,但在临床实践中,发生死胎的孕妇中多有死胎前几天出现胎动减少的主诉,因此自数胎动仍被推荐为产前监护的常用方法之一。

(1)时机:一般妊娠20周左右起孕妇可自觉有胎动,随着孕周的增加,胎动愈为明显和活跃,次数增加,至妊娠30~32周胎动次数相对稳定。理论上只要胎儿出生后有存活的概率,就应该开始自数胎动,近年我国新生儿救治技术发展迅速,在救治条件完善的医院28周以上早产儿的救治成功率已接近国际水平。因此自妊娠28周开始进行规律的自数胎动,是较为合理的监护时机,但对于合并有多个影响胎儿宫内安危的高危因素时,可以在28周前即开始监护胎动情况。

(2)方法:目前没有统一或公认的自数胎动的方法,不同指南或文献的推荐也不一致。自数胎动时一般选择左侧卧位,计数标准可参考下述之一:若2小时内可感受到不少于10次胎动则可认为是正常的;或者一周内选择3天进行持续1小时的胎动计数,若胎动次数与既往相比无明显减少则可认为是正常的;或者每天3次,每次1小时,胎动计数大于10次视为正常。需要强调的是不论采用哪种胎动计数法,在没有一个令人放心的计数值时,尤其是出现胎动减少时应提高警惕并及时就诊,并做进一步的评估。

2. **胎儿超声多普勒血流监测的时机与方法** 超声作为无创性的监测技术,在产前的应用越来越广泛,而超声多普勒血流监测主要应用于胎儿生长受限(fetal growth restriction,FGR)的血流动力学监测,可以为后续的处理提供有价值的证据。

(1)时机:监测时机取决于存活新生儿的预后、胎儿死亡的风险、母亲疾病的严重程度、监护结果假阳性导致医源性早产儿的并发症等。对于高危妊娠(妊娠高血压、羊水过少、胎儿畸形、双胎输血综合征等)的胎儿,需定期进行超声评估生长状况,尤其是一旦确诊FGR时即应开始监测,超声除了观察胎儿的生长发育指标和羊水量外,还要进行多普勒超声监测胎儿的血流动力学。

(2)方法:常用的监测指标包括脐动脉和胎儿大脑中动脉的S/D比值、RI值(阻力指数)、PI值(搏动指数)、脐静脉和静脉导管的血流波形等,其中S/D为收缩期峰值流速(S)/舒张末期峰值流速(D),RI为[S-D]/S,PI为[S-D]/平均流速。不同孕周的S/D、PI与RI值不同。正常生长胎儿以高速舒张期血流为特征,而出现生长受限或胎盘功能障碍时胎儿则会出现低舒张期血流甚至舒张期血流消失。较公认的判断胎儿血流频谱异常的标准如下：①脐动脉的舒张末期血流速度波形消失或倒置，预示胎儿在宫内处于缺血缺氧的高危状态；②当胎儿大脑中动脉的 S/D 比值降低，提示血流在胎儿体内重新分布，预示胎儿宫内缺氧；③出现脐静脉或静脉导管搏动时预示胎儿处于濒死状态；④脐动脉血流指数大于各孕周的第 95 百分位数或超过平均值 2 个标准差，预示胎儿宫内状况不佳。

3. 胎儿生物物理评分及改良生物物理评分的时机与方法 生物物理评分（biophysical profile，BPP）是综合电子胎心监护及超声监测胎儿某些生理活动，以判断胎儿有无急、慢性缺氧的一种产前监护方法，其评估指标包括无应激试验（non-stress test，NST）、胎儿呼吸运动、胎动、胎儿张力和羊水深度共 5 项指标，改良的生物物理评分（modified biophysical profile，MBPP）则以 NST 及羊水深度作为监测指标，用于评估胎儿是否出现宫内缺氧状况。

（1）时机：具体监护时机原则上与超声多普勒血流监测相似。一般应用于产前监护过程中出现胎儿缺氧风险增加的情况，如胎儿生长受限、高危妊娠及延期妊娠等。BPP 评分降低与新生儿酸中毒和围产儿死亡率增加有关。但 BPP 的检查耗时较长，以及实际操作中存在一定的不确定性，故其在临床上的应用日趋减少。

（2）方法：生物物理评分应采用 Manning 评分法（表 7-6-1），结果判定分类为：满分为 10 分、BPP ≥ 8 分为正常、BPP=6 分为不确定性、BPP ≤ 4 分为异常；另外只要有羊水过少（最大羊水池深度 ≤ 2cm）就视为异常，需进一步评估。鉴于 BPP 耗时较长和检查过程的不确定性，目前不少学者主张用 MBPP 代替 BPP，MBPP 纳入两项评估指标，一项是反映胎儿酸碱平衡状态的 NST，另一项是反映胎盘功能的最大羊水池深度（deepest vertical pocket，DVP），DVP ≤ 2cm 为羊水过少的诊断标准。如果 NST 为反应型 +DVP（>2cm）则视为 MBPP 正常，如果 NST 和羊水量两项指标任一项有异常就视为 MBPP 异常。

表 7-6-1　Manning 评分法

指标	评分 2 分	评分 0 分
NST	20~40 分钟内加速 ≥ 2 次（加速 ≥ 15 次 /min，持续 ≥ 15 秒）	不足 2 次加速
胎儿呼吸运动	30 分钟内一次或多次持续 30 秒及以上的节律性呼吸运动	呼吸运动小于 30 秒
胎儿运动	30 分钟内有 3 次或以上肢体运动	小于 3 次肢体运动
胎儿张力	一次或多次胎儿肢体伸展后恢复屈曲	无伸展屈曲活动
羊水深度	最大羊水池深度 >2cm	最大羊水池深度 ≤ 2cm

4. 电子胎心监护——无应激试验（NST）的时机与方法 电子胎儿监护在产前和产时的应用越来越广泛，已经成为产科医生不可缺少的辅助检查手段。其优点是能连续观察并记录胎心率（fetal heart rate，FHR）的动态变化，同时描记子宫收缩和胎动情况，反映三者间

的关系。无应激试验（non-stress test，NST）的原理是基于胎儿在无酸中毒和中枢神经系统没有受抑制的情况下，胎动时胎心率会出现短暂加速，提示胎儿宫内状态良好，无酸碱平衡失常。

（1）时机：有研究发现 24~28 周行 NST，50% 表现为无反应型，28~32 周则有 15% 表现为无反应型。故对于低危孕妇，过早过多的 NST 并不会增加临床获益，反而因过度的监护而增加孕妇的紧张情绪，增加不必要的干预和导致医疗资源的滥用和浪费。我国的孕期保健指南推荐低危孕妇 36 周后开始每周监护一次即可。对于有妊娠合并症或者并发症者，由于存在影响胎儿氧供的病理因素，可以将监护时机提前，对大多数高危妊娠，妊娠 32 周或更晚开始产前胎儿监护是合适的，具体开始监护的时机取决于高危因素的多少、风险度以及胎儿氧供的受累程度。在多胎妊娠或有特别高危的情况（例如慢性高血压伴 FGR）需要 32 周前终止妊娠者，电子胎心监护可以提前实施。

（2）方法：行 NST 时孕妇取舒适的体位，宫缩探头置于宫底，胎心探头置于下腹胎背处，两个探头描记得曲线要清晰连续。一般测试时间至少需要 20 分钟，当遇到胎儿处于睡眠周期时监测时长需 ≥40 分钟。评判 NST 的指标分别为：胎心率基线、基线变异、胎心加速、胎心减速，各指标的评判标准详见表 7-6-2，其中胎心加速的标准依据孕周不同而有所不一致。

表 7-6-2　电子胎儿监护的评价指标

名称	定义
胎心率基线	指 10 分钟内除外胎心周期性或者一过性变化及显著胎心变异的胎心率平均水平，至少观察 2 分钟。 正常胎心率基线：110~160 次 /min　胎心过速：胎心率基线>160 次 /min 胎心过缓：胎心率基线<110 次 /min
基线变异	指胎心率基线存在的振幅及频率的波动。按照胎心率基线的振幅波动分为：①消失型：缺乏变异；②微小变异：变异幅度 ≤5 次 /min；③中等变异（正常变异）：变异幅度 6~25 次 /min；④显著变异：变异幅度>25 次 /min（见图 7-6-1）
胎心加速	指胎心率的突然的显著的增加。 孕 32 周及以上的胎心加速标准：胎心加速>15 次 /min，持续时间>15 秒，但不超过 2 分钟 孕 32 周以下的胎心加速标准：胎心加速>10 次 /min，持续时间>10 秒，但不超过 2 分钟 延长加速：胎心加速持续 2~10 分钟。胎心加速 ≥10 分钟则考虑胎心率基线变化
早期减速	指伴随宫缩胎心率的对称性、渐进的减慢及恢复。胎心率渐进性的减慢指从开始到胎心率最低点的时间 ≥30 秒，胎心率的减慢程度是从开始下降到胎心率最低点，早期减速的最低点与宫缩高峰一致；大部分早期减速的开始、最低值及恢复与宫缩的开始、峰值及结束相一致

名称	定义
晚期减速	指伴随宫缩胎心率的对称性、渐进的减慢及恢复。胎心率渐进性的减慢指从开始到胎心率最低点的时间≥30秒,胎心率的减慢程度是从开始下降到胎心率最低点。晚期减速的发生延后于宫缩,胎心率最低点晚于宫缩高峰。大部分晚期减速的开始、最低值及恢复延后于宫缩的开始、峰值及结束
变异减速	指胎心率的突然的显著的减慢。胎心率突然的减慢指从开始到胎心率最低点的时间<30秒,胎心率的减慢程度是从开始下降到胎心率最低点。变异减速程度应≥15次/min,持续时间≥15秒,但不超过2分钟。变异减速与宫缩无固定关系
延长减速	指胎心率显著的减慢。延长减速程度应≥15次/min,持续时间≥2分,但不超过10分钟,胎心减速≥10分钟则考虑胎心率基线变化
正弦波	胎心基线呈现平滑的正弦波样摆动,频率固定,3~5次/min,持续≥20分钟
宫缩	正常宫缩:观察30分钟,10分钟内有5次或者5次以下宫缩。 宫缩过频:观察30分钟,10分钟内有5次以上宫缩。当宫缩过频时应记录有无伴随胎心率变化

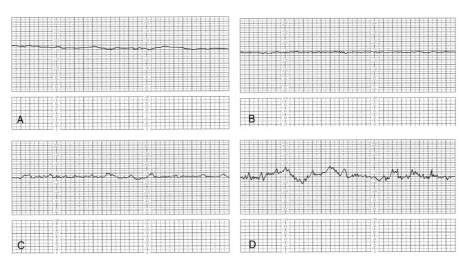

图 7-6-1　基线变异分类
A. 消失型;B. 微小变异;C. 中等变异;D. 显著变异

完成 NST 后要进行图形的判读,有三种判读结果,分别为正常(反应型)、不典型(可疑型)、异常(无反应型)。胎儿睡眠周期、中枢神经系统受抑制、酸中毒等会影响 NST 的结果。NST 反应型提示胎儿宫内状态良好,NST 可疑型、无反应型则需要进一步评估。具体判读标准和评估建议推荐参照 2007 年加拿大妇产科医师学会指南(SOGC),详见表 7-6-3。

表 7-6-3　NST 的结果判读及处理

参数	正常 NST（先前的"有反应型"）	不典型 NST（先前的"可疑型"）	异常 NST（先前的"无反应型"）
基线	110~160 次 /min	100~110 次 /min 160 次 /min ＜30 分 基线上升	胎心过缓＜100 次 /min 胎心过速＞160 次 /min 超过 30 分钟 基线不确定
变异	6~25 次 /min（中等变异） ≤5 次 /min（无变异及最小变异）小于 40 分钟	40~80 分钟内 ≤5 次 /min （无变异及最小变异）	≤5 次 /min ≥80 分钟 ≥25 次 /min ＞10 分钟 正弦型
减速	无减速或偶发变异减速持续短于 30 秒	变异减速持续 30~60 秒	变异减速持续时间超过 60 秒 晚期减速
加速（足月胎儿）	40 分钟内两次或者两次以上加速超过 15 次 /min，持续 15 秒	40~80 分钟内两次以下加速超过 15 次 /min，持续 15 秒	大于 80 分钟两次以下加速超过 15 次 /min，持续 15 秒
小于孕 32 周的胎儿	40 分钟内两次或者两次以上加速超过 10 次 /min，持续 10 秒	40~80 分钟内两次以下加速超过 10 次 /min，持续 10 秒	大于 80 分钟两次以下加速超过 10 次 /min，持续 10 秒
处理	观察或者进一步评估	需要进一步评估	采取行动： 全面评估胎儿状况 BPP 评分 及时终止妊娠

　　5. 电子胎心监护 - 宫缩应激试验的时机与方法　　宫缩应激试验（contraction stress test，CST）的原理是基于胎心率对宫缩的反应，子宫收缩时胎儿氧合状态会短暂恶化，当胎儿氧供不理想的情况下，宫缩诱发的短暂缺氧会使胎心率异常，出现变异减速、晚期减速等，提示胎儿不能耐受宫缩导致的短暂的缺氧，需要紧急处理。OCT（oxytocin challenge test，OCT）也称缩宫素激惹试验，其原理是用缩宫素诱导宫缩并用电子胎心监护仪记录胎心率的变化。

　　(1)时机：OCT 可用于产前监护及催引产时胎盘功能的评估，最常用于当孕妇有妊娠合并症或并发症、需要实施催引产提前终止妊娠时，其次是在产前监护过程中，出现一些不确定的监护结果，需要行 OCT 进一步确定胎儿的氧供状况。

　　(2)方法：在实施 OCT 前需先行 NST，然后予以小剂量缩宫素点滴（2.5U 缩宫素 + 乳酸钠林格注射液 /0.9% 生理盐水 500ml），缩宫素浓度为 5mU/ml，从 12~24ml/h（即 1~2mU/ml）开始，根据宫缩、胎心情况调整速度，一般每隔 15~30 分钟调整 1 次，每次增加 12~24ml/h 为宜，至每 10 分钟有 3 次宫缩（持续 40~60 秒）为止，滴数不再增加，最大给药剂量通常不超过

240ml/h。

OCT 的判读标准主要基于是否出现晚期减速和变异减速,判读标准可分为"阴性"(无晚期减速或明显的变异减速)、"阳性"50% 以上的宫缩伴晚期减速、即使宫缩频率<3 次 /10min)、"可疑阳性"(间断出现晚期减速或明显的变异减速)、"可疑过度刺激"(宫缩过频>5 次 /10min 或每次宫缩时间>90 秒时出现胎心减速)、"不满意"(宫缩频率<3 次 /10min 或出现无法解释的图形)五类。

胎心率基线有变异或胎动后 FHR 加快,无晚期减速,为 OCT 阴性,提示胎盘功能良好。反之 OCT 阳性提示胎儿宫内氧供异常,需要紧急处理。其他类型的 OCT 则需要根据孕妇的情况、孕周并结合其他的监护手段做综合评估。

(二) 产时胎儿监护的时机与方法

产时胎儿监护的方法主要有:多普勒胎心监测、间歇或持续电子胎心监护和超声。超声在产时仅处于初期应用阶段,研究结果显示对产程进展的客观评估是优于目前的阴道检查,但受限于仪器和助产人员的技术要求,目前还不能在临床广泛应用。因此本章节仅讨论产时的胎心监测。

1. **产时胎心监测的时机** 关于产时的胎心监测,目前没有研究证据显示产程中持续胎心监测比间断胎心听诊(听诊时间大于 60 秒)可更好地改善围产儿预后。因此对于低危孕妇,产时推荐间断胎心听诊。需要注意间断胎心听诊必须包括宫缩的前、中、后。推荐第一产程潜伏期(宫口<6cm)每 30~60 分钟听诊一次胎心,并及时记录;活跃期(宫口 ≥ 6cm)每 30 分钟听诊一次胎心,并记录;第二产程每 10 分钟听诊一次胎心,并记录;对于相对高危孕妇,需要适当增加听诊频率,必要时有条件的医疗机构可在孕妇病情需要时行持续电子胎心监护,如果间断听诊发现异常,应立即进行持续电子胎心监护。

产时电子胎心监护的时机取决于孕妇合并高危因素的情况。一般来讲,所有孕妇进入产房的第一时间需要做一次电子胎心监护,也称为"入室监护",行入室监护的地点必须具备孕妇和新生儿的急救设施,包括能够开展急诊剖宫产和新生儿复苏的相关设施,以保证在入室监护异常的情况下能够在最短时间内实施抢救。后续的胎儿监测则实行个体化的监测方案,一般来讲,对于低危患者,可采取间断监护的方式,而对于高危患者(有任何可能导致胎儿宫内缺氧的高危因素者),推荐采取持续监护。

2. **产时胎心监护的方法** 产时胎心监护可以分为内监护和外监护两种形式。外监护为使用多普勒胎心听诊仪和胎心监护仪直接获取胎心率,而内监护是将监测电极放置在胎儿先露部来获取胎心率,目前临床上主要采用外监护。

目前有多种技术可以实施电子胎心监护,最常用的是单机胎心监护仪,该类型胎心监护仪为独立操作,需床边分析或将结果打印出来进行判读,仪器可挂墙或置于推车上,根据需要到孕妇床旁监护;其次是胎监中央监护系统,该系统可捆绑多个单机,配备有主屏幕,并可在产房的每一个功能区域备有显示屏,同时显示多台胎心监护仪的实时结果并报警,以保证产房医护人员可实时掌控每一位患者的监护情况,特别适用于同时多人需要监护的情形;再其次是无绳胎心监护仪,该类型胎心监护仪可独立操作也可多机操作,主要特征是胎心与宫缩探头不需要外连接线,孕妇监护时可在一定距离内自由活动,不受传统胎心监护仪连接线的约束,特别适用于自由体位分娩的孕妇使用。

所有监护仪器的具体监护方法同 NST,正常电子胎心监护的结果预示胎儿宫内状况良好,异常的监护结果则提示胎儿有宫内缺氧和酸碱平衡失调的风险,但异常的监护图形往往表现多样化,且程度轻重不一,如果不及时识别,常会延误处理,发生不良结局,故产时的电子胎心监护必须有胎心率曲线和宫缩曲线,尽可能保证描记曲线的连续性,确定胎监图上的时间正确,确定监护图纸的患者信息正确,所监护的图纸应予以保留或存盘。

3. 产时电子胎心监护图形的判读 产时电子胎心监护的判读标准可参照 2009 年美国妇产科医师学会(American College of Obstetricians and Gynecologists,ACOG)指南及 2015 年中华医学会围产医学分会制定的《电子胎心监护应用专家共识》的产时电子胎心监护三级评价系统,判读结果可分为Ⅰ级、Ⅱ级、Ⅲ级,不同的级别临床处理原则不同。具体判读方法详见表 7-6-4。

表 7-6-4　产时胎监评价

结果判读	胎监图形特征
Ⅰ级胎监	同时满足以下条件:
	(1)基线:110~160 次 /min
	(2)变异:正常变异(6~25 次 /min)
	(3)加速:有或无
	(4)早期减速:有或无
	(5)晚期或变异减速:无
Ⅱ级胎监	除Ⅰ级或Ⅲ级以外的图形,包括以下任何一项:
	(1)基线:胎儿心动过缓但不伴变异缺失;胎儿心动过速
	(2)基线变异:变异缺失不伴反复性减速、微小变异或显著变异
	(3)加速:刺激胎儿后仍缺失
	(4)周期性或偶发性减速:反复性变异减速伴微小变异或正常变异、延长减速、频发晚期减速伴正常变异、变异减速有其他特征:如恢复基线缓慢,异常尖峰或双肩峰
Ⅲ级胎监	出现以下任何一项:
	(1)胎心基线变异缺失伴频发晚期减速、频发变异减速或胎儿心动过缓
	(2)正弦波形

二、胎儿监护异常的干预措施

在大多数情况下,正常的产前胎儿监护结果是非常可靠的(低假阴性率),有研究显示,校正致死性畸形和胎儿死亡的不可预测原因后,NST 的阴性预测值为 99.8%,CST、BPP 和 MBPP 的阴性预测值大于 99.9%。即正常的产前胎儿监护结果,在 1 周内发生死胎的概率极低。但对于异常的监护结果,则需要采取相应措施。

（一）产前胎儿监护异常的处理原则

产前胎儿监护结果异常,首先需要评估母亲的状况,了解目前存在哪些影响胎儿安危的高危因素;其次需要排除假阳性率。胎动异常大致可分为胎动频繁或胎动减少,但胎动次数超过哪个阈值为胎动频繁,至今国际上没有统一的界定,而临床上与死胎风险增加相关的主要为胎动减少,需要强调的是不论采用哪种胎动计数法,在没有一个令人放心的计数值时,尤其是出现胎动减少时应提高警惕并及时就诊,并做进一步的评估,予以 NST 或 MBPP。监护结果正常者,可继续妊娠,且建议之后行每周一次的评估;如果异常则需要进一步的 CST 或者 BPP,BPP 为 4 分者是终止妊娠的指征,即使孕周小于 32 周也需要考虑。

NST 结果与新生儿出生后 Apgar 评分相关,NST 异常的新生儿出现窒息、死亡等不良结局的风险更高,然而 NST 仍具有较高的假阳性率,研究数据表明因 NST 异常而考虑胎儿窘迫导致剖宫产率、医源性早产率明显上升。然而当前我国高龄产妇、经产妇妊娠及其他高危产妇的比例大大增加,导致胎儿由于母体因素、胎盘因素等出现的宫内窘迫风险随之升高,因此对于高危人群提前进行胎心监护能够有效识别胎儿宫内缺氧,采取干预措施或提前终止妊娠,以避免胎死宫内、新生儿窒息、死亡或新生儿远期发育不良的不良结局。在对异常监护结果采取临床处理措施时,要结合母亲的高危因素决定终止妊娠的时机。

（二）产时胎儿监护异常的处理原则

产时电子胎心监护图形的评价采用 ACOG 的三级评价系统:Ⅰ级胎监为正常,提示胎儿酸碱平衡状态良好,定期监护即可,无需特殊干预。Ⅱ级胎监为可疑的类型,需要持续监护和再评估,评估时需充分考虑产程、孕周,必要时给予实施宫内复苏措施,如仍无改善或发展为Ⅲ级胎监,则应立即分娩。Ⅲ级胎监为异常的类型,提示胎儿出现异常的酸碱平衡状态,必须立即实施宫内复苏措施,同时尽快终止妊娠。

无论是Ⅱ级还是Ⅲ级胎监,在采取宫内复苏措施的同时要做好迅速终止妊娠的准备,需要训练有素的产科医护、儿科和麻醉团队的良好配合。一般来说从出现Ⅲ级胎监到胎儿娩出的时间越短,新生儿预后不良的风险越低。推荐经历过宫内缺氧过程的新生儿,出生后常规行脐带血血气分析。

（三）胎儿监护异常时的复苏措施及评价

1. **吸氧** 是临床最常用的复苏措施,但是并没有数据证实吸氧对胎儿缺氧的有效性和安全性。临床上仅推荐应用于母亲低氧血症或麻醉前的准备。

2. **体位复苏** 孕妇改变体位,如左侧卧或右侧卧,可减少对下腔静脉的压迫,改善子宫胎盘血流。

3. **补液** 血容量不足会影响胎盘的血供,口服或静脉补液均可维持母亲充足的血容量,以保证胎盘的血供。

4. 抑制宫缩 每次宫缩胎儿会经历短暂的缺氧和缺氧,但宫缩过后胎盘血供会很快恢复。如果出现宫缩过频(>5 次 /10min),宫缩间歇期太短导致胎儿氧供不能及时恢复,易出现胎儿缺氧的表现。宫缩剂的使用、胎盘早剥等情况下易出现宫缩过频,应停用缩宫素或降低缩宫素静脉滴注速度、停用促宫颈成熟药物或其他可能促进宫缩的因素,对于其他复苏方式无效且无使用促进宫缩药物者,可使用宫缩抑制剂以减少宫缩和缓解脐带受压。

5. 监测母亲血压 母亲的心肺功能是胎儿氧供的根本保证。任何导致母亲心肺功能异常的疾病均可影响胎儿的氧供。例如母亲心力衰竭、肺栓塞、羊水栓塞等。硬膜外麻醉中局麻药的使用(如利多卡因和布比卡因)会引起交感阻滞从而引起母亲低血压,导致暂时子宫胎盘灌注不足以及胎心改变。因此产程中母亲血压的监测非常重要。

6. 阴道检查 胎监有异常表现时应及时进行阴道检查以了解有无脐带脱垂、宫口扩张过快或胎头下降过快,并评估头盆情况、予头皮刺激等。

7. 发热 母亲产时发热,会导致胎心率异常。推荐使用退热剂以快速降温,不建议使用温水或酒精擦浴,因为这些措施降温效果并不确切。

8. 羊膜腔灌注 胎心监护出现频发变异减速时,可考虑羊膜腔灌注减轻脐带受压,但此方法国内外均极少使用。

(四)特殊情况的处理

1. 间歇性变异减速 是产时最常见的异常胎监图形,但不影响围产儿预后,通常不需要特殊处理。

2. 反复性变异减速 此时要特别注意减速出现的频率、减速的幅度、持续时间、宫缩以及胎心率基线等,若反复性变异减速伴有胎心加速(自发或外界刺激后出现)或 / 和基线的中度变异则提示胎儿酸碱平衡正常可能性大,若变异减速频率逐渐增加、幅度逐渐加深、持续时间逐渐延长,而胎心加速和基线变异逐渐减弱则要高度警惕胎儿酸中毒。变异减速往往是由于脐带的受压,因此出现频发变异减速需要缓解脐带受压的情况,最简单和直接的措施是改变体位,其次是羊膜腔灌注,但由于技术操作的难度,临床少开展。

3. 频发晚期减速 晚期减速往往提示子宫胎盘灌注不良,引起晚期减速的常见原因包括母亲低血压、母亲低氧血症或子宫收缩过频等,与胎儿酸中毒关系密切,此时必须采取宫内复苏措施包括改变体位、补液、吸氧、抑制宫缩等,同时继续进行评估,应特别关注有无胎心加速或基线的中度变异。如果频发晚期减速持续存在、无胎心加速并伴有基线微小变异要高度警惕胎儿酸中毒;若频发晚期减速持续存在、无胎心加速并伴有基线变异缺失则提示胎儿严重的酸中毒,需尽快终止妊娠。

4. 胎儿心动过速 首先要寻找导致胎心过速的原因,常见的原因有感染、药物、母亲合并症(如甲亢)、产科并发症如胎盘早剥、各种原因导致的胎儿失血、胎儿心脏传导系统异常所致心动过速(多数情况下心率 >200 次 /min)等。胎儿心动过速本身不能预测胎儿低氧血症和酸中毒,但如果合并胎心率基线微小变异、变异缺失或频发晚减,则是重要的提示。

5. 胎儿心动过缓和延长减速　产前的胎儿心动过缓往往与胎儿先天性心脏疾患有关,但产时出现的胎儿心动过缓则多是突发事件,与心脏发育异常无明显关系。出现胎心过缓或延长减速的最常见原因包括母亲低血压、脐带脱垂、胎盘早剥、胎头下降过速、宫缩过频或子宫破裂等。若胎监一旦显示这两种图形,尤其是在Ⅱ级胎监的基础上出现并伴有基线微小变异或变异缺失,必须立即采取措施及时终止妊娠。

6. 微小变异　胎心率基线的变异在产时也会受产程的长短、宫缩的频率和强度、母亲用药(阿片类药物、硫酸镁)、胎儿睡眠-觉醒周期、胎儿酸中毒等多种因素的影响,因此在出现微小变异时需评估并排查可能的原因,同时必须做好密切监护。一般情况下使用阿片类药物1~2小时后对胎心率基线的影响会逐渐消退;硫酸镁则可导致胎心在短时间变异明显减少,但胎心率下降不明显,且随孕周增加,对胎心加速增加幅度的抑制更明显;胎儿睡眠-觉醒周期一般约20分钟,一般不超过60分钟,觉醒后基线应转为中度变异。如果怀疑微小变异可能与胎儿缺氧有关,则应予以宫内复苏处理,处理后基线仍未转为中度变异,也没有胎心加速,则需刺激胎儿诱发加速。经排查可能原因和实施各种宫内复苏措施后基线微小变异仍未改善,需高度怀疑胎儿宫内缺氧,应采取措施终止妊娠。

7. 宫缩过频　是否需要干预取决于有无伴随胎监的异常,特别要辨别有无胎心率的加速和基线变异的情况。自然临产出现宫缩过频伴有反复性胎心减速需要评估和处理,而使用缩宫素进行催引产者即使是在Ⅰ级胎监的情况下出现宫缩过频也需减少缩宫素的剂量,伴有Ⅱ级或Ⅲ级胎监的情况下必须停用缩宫素,并实施宫内复苏。若上述措施还不能改善异常胎监,则需应用宫缩抑制药物。

三、早产儿监护的相关问题

【产前监护时机】

28周以前的极早早产是否进行监护,一直缺乏高质量的文献支持,应该由产科医生、儿科医生和产妇及家属讨论后共同决定,此外还必须结合所在医疗中心的产科及儿科诊疗水平,考虑分娩方式、早产儿存活可能性以及远期并发症。

对于妊娠28~32周之间的低危及一般高危孕妇,通常不提倡进行胎心监护,但对于先兆早产、合并高血压等高危孕妇或发现胎儿生长受限时,可考虑从28周起开始监护,监护应从胎儿娩出后可获益的孕龄开始。胎心监护的一般推荐频率为每周1次,出现胎监结果不佳、母儿并发症病情进展等则增加监护频率。

对于妊娠32周以后的低危孕妇,不推荐从32周起行常规胎心监护,大多数高危产妇应从妊娠32周期开始胎心监护,开始监护后应每周进行胎心监护,对于合并症病情进展或胎儿生长状况合并妊娠期高危因素者则应增加监护频率。

【终止妊娠时需关注的问题】

不典型及异常 NST 结果提示胎儿宫内缺氧及酸碱平衡失调可能,但胎心率的调节受胎儿氧供和神经系统成熟度等因素的影响,孕周越小,胎儿器官发育越欠成熟,出现不典型或异常图形的概率越高。因此,对未足月的胎儿实行胎心监护,要充分考虑孕周的影响。例如处于睡眠周期的胎儿会呈现胎心率基线的微小变异,足月儿的睡眠周期大约为 20~40 分钟,而早产儿可能会长达 40~60 分钟;极早早产当中最常见的异常胎监表现是减速和胎儿心动过缓,其次才是胎儿心动过速和微小变异或变异缺失,早产儿与足月儿相比变异减速也更常见(早产为 55%~70%,足月 20%~30%)。因此当出现异常图形时,首先要仔细评估胎儿氧供路径中的各个环节,分析哪个环节的异常导致了异常的监护结果,然后才采取相应的宫内复苏措施,如果这种异常持续存在,应行宫内复苏或 B 超脐血流、生物物理评分、大脑动脉血流监测、胎儿生长状况等辅助检查进一步确定胎儿情况,综合母亲孕期合并症与并发症的情况,在宫内复苏的同时积极联系儿科医生,做好终止妊娠及新生儿抢救准备。

【早产产程中的胎心监护】

对于早产在产程中应当采用怎样的胎心监护胎心频率与时间,目前尚无统一推荐意见。早产产妇应当视为高危产妇,因为早产更容易因母体并发症、胎儿未发育成熟而出现宫内缺氧,且早产在产程中更容易出现胎心变异减速。因此,应当根据产妇状况、胎儿宫内状况、妊娠周数及医疗机构资源综合决定产时胎心监护的频率与时间。当胎心监护出现异常时,是否需要采取助产手段或剖宫产终止妊娠应综合考虑宫内复苏结果、母体状况等决定。

【关键点】

1. 各类胎儿监护方法的合理应用是改善围产结局的重要保证。

2. 早产儿有与足月儿不同的生理和病理特征,随着新生儿救治技术的提升以及高危妊娠的增加,早产的发生率有增加的趋势。

3. 超声多普勒血流频谱监测和电子胎心监护技术对早产儿的宫内安危状况评估有重要价值,产科医生要与超声医生充分沟通,掌握各个监护指标的临床意义,把控监护时机、监护指征,正确解读监护结果,规范依据监护结果的处置流程,为改善早产儿预后积累临床数据。

(王子莲)

参考文献

1. 杨慧霞, 李笑天, 王子莲等. 电子胎心监护应用专家共识. 中华围产医学杂志, 2015, 18 (07): 486-490.

2. American College of Obste-tricians and Gynecologists. Antepartum Fetal Surveillance: ACOG Practice Bulletin Summary, Number 229. Obstet Gynecol, 2021, 137 (6): 1134-1136.

3. American College of Obste-tricians and Gynecologists. Indications for outpatient antepartum fetal surveillance.

Committee Opinion No. 828. Obstet Gynecol, 2021, 137 (6): e177-197.

4. LISTON R, SAWCHUCK D, YOUNG D; Society of Obstetrics and Gynaecologists of Canada; British Columbia Perinatal Health Program. Fetal health surveillance: antepartum and intrapartum consensus guideline. J Obstet Gynaecol Can. 2007; 29 (9 Suppl 4): S3-S56.

第七节　宫内转运

【导读】

宫内转运(In-utero transfer)是指根据母儿病情需要,在分娩前进行的上下级医院间、专科医院间或综合医院与专科医院间的转院诊治过程。宫内转运的目的是将合并高危因素的孕妇转运到设有 NICU(neonatal intensive care unit,NICU)的三级助产医疗机构,使母儿得到更好的监护和治疗,并可在分娩时为孕妇和新生儿提供优质的医疗服务,对无法避免的早产儿进行高质量复苏和抢救,改善围产结局,降低孕产妇和围产儿的死亡率和发病率,对于提高出生人口素质发挥重要作用。

【概述】

早产孕妇转运主要由于当地医院缺乏早产儿的抢救设备和抢救力量薄弱,转至上级医院可以提供更优质的早产儿监护和治疗,改善早产儿结局,提高早产儿存活率。转运方式可分为两种,一种是将高危孕妇转运到具备 NICU 条件的医疗助产机构,在国内大多为基层医院转到三级甲等医院,在国外主要是从社区医院转运到区域医疗中心或专科治疗中心。另一种转运方式是孕妇在基层医院早产分娩后,将早产儿转运到上级的儿科医院。通过向上级医院转运,能有效降低早产儿死亡率和不良并发症的发生率。前一种转运又称为宫内转运,这种转运方式对医疗设备要求相对简单,对于早产儿出生时的抢救复苏更为有利,围产结局相对较好,但需产科医生评估母儿病情稳定能耐受转运后方可实施。后一种转运通常是由于早产迫在眉睫,母儿病情无法耐受宫内转运过程中可能出现的不良事件,故实施早产儿转运,近期在中国一项多中心的队列研究表明,孕妇宫内转运后在三级医院出生与在当地医院出生转运到三级医院,两者早产儿预后不同,后者早产儿死亡率和严重大脑损伤发生率明显增加,这可能与三级医院产科医生的分娩前处置得当和新生儿科医生出生当时复苏和抢救经验丰富有关,还与转运过程中的监护和处置欠缺有关。本章节主要讨论宫内转运。

中国医师协会推荐对于<32 周、有早产风险的孕妇,建议宫内转运至有孕产妇和早产儿救治能力的助产机构实施分娩。与新生儿出生后转运相比,宫内转运能进一步降低新生儿死亡率。

【转诊体系建设】

中国的医疗水平地区差异性较大,同一地区不同级别的助产医疗机构抢救早产儿能力也参差不齐。通常三级医院的医疗资源充足、早产儿抢救经验丰富,围产儿的结局要好于基层医院,因此建立早产孕妇、早产儿的转诊体系对于降低早产儿不良结局有着重要意义。

对于一线城市医疗资源相对丰富,有早产风险的孕妇可转运至配备三级 NICU 的三级综合医院产科,或三级妇产医院(妇幼保健院)。为保障宫内转运的顺利实施,各地区可建立区域化早产儿联动会诊和转诊机制。区域内基层医院和三级医院可以建立转诊体系,每家三级医院对口管辖相应的基层医院,建立和健全早产孕妇宫内转运和救治协作网。2018 年国家卫生和计划生育委员会明确了所有的省(区、市)、市(地、州)、县(市、区)行政区域应当至少设立 1 个服务能力不低于相应层级的危重新生儿救治中心。医疗机构可以根据区域医疗服务需求、区域卫生规划和医疗机构设置规划,结合自身功能定位确定新生儿救治中心服务能力的层级标准。根据孕妇预期早产孕周、早产儿估计出生体重和是否合并胎儿高危疾病,转诊至不同层级的区域医疗中心。转诊体系建设完善后,为高危孕产妇和早产儿的转诊提供了极大的方便和保障。

同一地区内上下级医院转运路途通常耗费 1~2 小时,对于医疗资源相对落后的地区,转诊可能涉及跨城市、跨区域,跨区域转诊可能需要更长的转诊时间。除了转诊以外,还可以以区域医疗救治中心为核心,通过定期对基层医院的产科、新生儿科医师开展技术培训和继续教育来提高本区域早产儿抢救能力。

【宫内转运指征】

宫内转运的指征主要是包括母体和胎儿存在高危因素,需要医源性早产终止妊娠;或母体存在早产高危因素,此次妊娠早产可能性较大;或孕妇出现先兆早产症状且 7 天内分娩可能。以下几点是宫内转运需考虑的。

1. **孕周** 宫内转运在转运过程需保障母儿安全,要严格掌握转运指征。每家助产医疗机构对于自身早产儿抢救能力要有充分评估,对于 28~34 周之间早产儿存活率、严重不良结局发生率要有详细的数据统计,基于这些统计数据用来确定所在医院的转诊孕周,作为可能早产孕妇的宫内转运指征。通常转诊孕周 28~34 周,目前国内孕 24~28 周新生儿抢救能力逐步提升,某些三级医院该孕周新生儿存活率可达 70%~80% 以上,以前对这一孕周范围的孕妇通常选择放弃抢救,而现在可通过宫内转运至三级医院提高早产儿的存活率。

2. **合并早产高危因素的孕妇** 建卡初诊评估孕妇是否存在早产高危因素,包括早产史、孕中期流产史、生殖系统发育畸形、宫颈手术史、此次多胎妊娠、合并生殖道感染等。对于合并高危因素的孕妇,可以在孕 12 周开始定期监测宫颈长度,如进行性缩短,可在未出现明显早产征兆前就转诊到上级医院进一步产检,以避免出现早产症状后转运途中的风险。

3. **先兆早产症状孕妇** 相当一部分孕妇无明显早产高危因素,突发先兆早产的临床表现包括规律宫缩、见红、胎膜早破、绒毛膜羊膜炎短期内需终止妊娠等。这些有症状的孕妇需要当地产科医生和儿科医生立即判断是否有转诊指征,包括转诊孕周、是否近期分娩的风险等。据文献报道仅有规律宫缩的先兆早产孕妇 50%~80% 最终不发生早产,目前没有很好的预测指标来提示 7 天内早产的风险,临床上比较通用的方法是 fFN 定量检测和宫颈长度监测,这两个指标简单可行,阴性预测价值高,可减少不必要的宫内转运,降低医疗成本耗费。

4. 7 天内早产的风险。

5. 孕妇和家属对胎儿的积极救治态度。

【宫内转运禁忌证】

1. 母体生命体征不稳定,如产前出血合并低血压,妊娠高血压疾病血压控制不稳定等。

2. 胎心监护提示 Ⅱ 或 Ⅲ 类胎监,需立即终止妊娠。

3. 早产临产宫缩,宫口扩张 3cm 以上。或宫口虽未达 3cm,但头盆关系好、经产妇等短时间内可能阴道分娩。

4. 胎儿存在无法医疗干预的致死性疾病,但需和胎儿医学专家和儿科医生多学科会诊后确定。

【宫内转运前评估】

因为转运过程可能需要较长时间,特别是地区之间的转诊,为保障转运过程中的母儿安全,基层医院接诊先兆早产孕妇后需充分评估,才能转运到医疗条件更好的上级医院。与孕妇和家属充分沟通宫内转运的利和弊,取得家属理解后才能实施转运。

1. 母体评估

(1)母体生命体征是否稳定,要考虑到妊娠合并症和并发症等高危因素对生命体征的影响。例如前置胎盘产前出血的先兆早产孕妇,需评估产前出血量,转运途中会不会大量出血、生命体征是否稳定,能否耐受转诊运输等。

(2)宫缩频率、质地、宫颈管容受情况有无进行性改变。

(3)可以做 fFN 试纸测试,如阴性则转运相对安全。

(4)有条件的可行超声宫颈长度测定。

2. 胎儿评估 主要包括胎儿监护、超声检查胎儿宫内状况、有否存在胎儿窘迫需要立即终止妊娠等情况。

【宫内转运前谈话】

产科医生和儿科医生需和孕产妇充分沟通近期早产分娩的可能性、早产儿的不良结局、所在医院不同孕周特别是 32 周以前早产儿抢救的存活率及不良结局发生率等问题,制定相应早产处理方案。谈话方式和沟通技巧非常重要,相当一部分特别是 32 周之前的孕妇和家属由于无法接受早产儿可能出现的严重并发症或无法负担抢救费用而放弃抢救,这就使得基层医院的早产儿死亡率明显增加。所以基层医院除了告知早产儿预后以外,更要告知宫内转运至上级医院可作为一种选择方式,可能改善早产儿结局和存活率,特别是一些孕 24~28 周围存活期的切盼儿。2021 年中国医师协会新生儿科医师分会组织对全国新生儿科和产科医师的调查结果显示,产、儿科医师对出生胎龄 ≤26 周早产儿的救治意愿整体低于发达国家水平。有研究显示,产科医师在产前咨询时更关注产前抗生素使用、产妇风险和剖宫产风险;而新生儿科医师更关注新生儿复苏、并发症和姑息疗法等问题。通过新生儿科医师参与的产前咨询,家属可以获得新生儿救治成功率和预后等更全面和准确的信息,便于通过与医师共同探讨,更客观地作出是否救治的决定。

谈话涉及转运路途中可能发生早产等突发情况及不良结局,征得孕妇和家属同意和理解。转运前事先和转诊医院联系,初步告知病情,经对方医院安排取得同意后方能转诊。

【宫内转运前和转运中的处理和监测】

转运前可予促胎肺成熟、抑制宫缩、硫酸镁保护脑神经等治疗方案。抑制宫缩剂并不能降低早产的发生率,但能降低宫缩频率,利于先兆早产孕妇的宫内转运。

转运过程中需对母儿状况进行严密监测,包括母体生命体征、宫缩情况、宫口进展、胎心持续监护。转运过程中如使用硫酸镁,还需注意孕妇膝反射防止镁中毒。

【宫内转运的抢救设备和人员】

先兆孕妇转运过程中可能发生早产,因此转运救护车中必须配备早产儿的抢救设备和抢救人员,备早产接生和早产儿复苏抢救。

1. 抢救设备　一旦早产难免,转运救护车就是移动产房,转运床就是临时产床,因此转运车上需配备早产分娩相关用品。

(1)阴道分娩接生所需产包及其他物品、消毒用品、预防产后出血的药物、输液泵。

(2)监护设备包括便携式的心电监护仪监测产妇生命体征,电子胎心监护仪对胎心和宫缩情况进行持续监护。

(3)早产儿抢救用品,见表7-7-1。

表 7-7-1　新生儿抢救箱清单

位置	名称(规格,数量)
第一层	新生儿复苏流程 ×1
	灭菌脐带线 ×1
	医用脐夹 ×1
	盐酸肾上腺素 1ml×1
	盐酸纳洛酮 0.4mg×1
	1ml 针筒 ×1
	砂轮 ×1
第二层	5号电池 ×2
	丝胶带 ×1
	喉镜柄 ×1
	喉镜头(中 ×1 小 ×1)

位置	名称(规格,数量)
第三层	复苏气囊 + 连接管 ×1
	婴儿鼻氧管 ×1
	面罩(中 ×1,小 ×1)
	口咽通气(大 ×1,中 ×1,小 ×1)
	一次性吸痰管 ×2
	一次性吸痰包 ×2
	气管插管(2.5# ×2,3.0# ×2,3.5# ×2)
其他	插管钳 ×1
	脐静脉导管 ×1

2. 转运人员包括一名产科医生和助产士,做好早产儿的接生和基本处理准备。有条件的可再配备一名新生儿科医生,以备早产儿的抢救。

【注意事项】

转运时需携带当地转运病史记录和转院单,包括入院情况、治疗方案及治疗结果。转运到达后,需与接诊医院主管医师进行病史交接,患者病史、转运指征、转运前病情评估情况、转运途中的患者病情变化、生命体征、胎儿宫内状况改变以及转运途中处理等病史交接,转运人员方可离开。

【关键点】

1. 宫内转运是将因母儿因素可能发生早产,特别是 32 周以前分娩的孕妇转运到设有 NICU 的助产医疗机构,目的是提高早产儿存活率、改善围产结局、降低孕产妇和围产儿的死亡率和发病率,对于提高出生人口素质发挥重要作用。

2. 宫内转运转诊体系建设为高危孕产妇和早产儿的转诊提供了极大的方便和保障。

3. 孕妇和胎儿存在高危因素需要医源性早产终止妊娠,或孕妇出现先兆早产症状且 7 天内分娩可能,经产科和新生儿科共同评估后可考虑宫内转运。对于母体生命体征不稳定、胎心监护异常需立即终止妊娠、早产临产孕妇短时间内可能阴道分娩的情况,宫内转运存在风险,需慎重评估。

4. 严格掌握转运指征、全面做好转运前的安全评估、加强转运时的监护、完善转运后的交接等多环节管理是保障宫内转运安全进行的关键点。

(黄一颖)

7

早产的临床处理

参考文献

1. 国家卫生和计划生育委员会. 危重新生儿救治中心建设与管理指南. 发育医学电子杂志, 2018, 6 (1): 7-14.
2. PAN S, JIANG S, LIN S, et al. Outcome of very preterm infants delivered outside tertiary perinatal centers in China: a multi-center cohort study. Transl Pediatr, 2021, 10 (2): 306-314.
3. WATSON H, MCLAREN J, CARLISLE N, et al. All the right moves: why in utero transfer is both important for the baby and difficult to achieve and new strategies for change. F1000Res. 2020; 9: F1000 Faculty Rev-979.
4. ACOG Practice Bulletin Management of Preterm Labor. Obstetrics & Gynecology, 2016, 128, 4: e155-e164.
5. Queensland Clinical Guidelines. Preterm labour and birth. Guideline No. MN20. 6-V9-R25. Queensland Health. 2020.

第八节 产时处理

【导读】

早产临产孕妇通常合并一些早产相关的高危因素,如胎膜早破、宫内感染,多胎妊娠、宫颈功能不全、子宫畸形等。早产儿器官发育不够成熟,产程中对缺氧耐受较差,新生儿发病率和死亡率增高,这些因素决定着早产孕妇在围产期容易出现母儿不良结局,因此早产临产后在母儿监护、分娩时机、分娩方式、产时管理等方面有其特殊性。特别是早产儿产房分娩过渡期的规范化管理对于提高早产儿的救治存活率和降低其严重并发症的发生率有着重要意义。本章节重点从以上几个方面讲述早产的产时管理。

【概述】

早产临产孕妇通常合并母儿高危因素,早产儿产程中对于宫缩压力和缺氧耐受较差,容易出现新生儿窒息、颅内出血、缺血缺氧性脑病等不良后果,母儿监护在早产产时管理中有着重要意义。早产孕妇分娩时机需权衡延长妊娠后母体疾病加重风险和早产儿发育不成熟的风险,包括孕周、是否合并胎膜早破、宫内感染以及其他产科高危因素,还与当地早产儿抢救力量密切相关。当孕妇存在终止妊娠指征或早产不可避免时,阴道分娩过程中必须加强母儿监护,如出现胎心异常或母体并发症,应及时结束分娩。早产分娩方式与孕周、胎先露、是否多胎妊娠、有否合并其他产科高危因素相关,一般单胎头位无严重合并症和并发症的早产孕妇可选择阴道分娩。早产剖宫产时,由于下段形成不良需注意子宫切口选择,当合并胎先露异常时需注意胎儿娩出的技巧。产后积极预防感染同时予以宫缩剂预防产后出血的发生。

【母儿监护】

早产胎膜早破合并感染未有效控制,或且短期内未及时终止妊娠,可能产生母儿不良结局。如孕产妇脓毒症、感染性休克、胎儿宫内缺氧、新生儿感染窒息等。因此临产后需严密监测母儿情况,及早发现早期预警指标的异常,避免严重感染的发生。

1. 胎儿监护 由于早产通常会合并一些高危因素,如胎膜早破继发感染、羊水过少等,且早产儿对于宫缩的耐受力较弱,因此早产临产后需进行持续胎儿监护,及时发现胎儿窘迫。最常见的胎监异常表现为胎儿心动过速、复发性可变减速、复发性晚期减速等。由于早产儿的交感神经占优势,容易出现胎儿心动过速。早产儿对缺氧耐受性差,因此当胎心基线升高、变异性降低时需实时观察其变化以及产程进展,判断是否需要短时间终止妊娠。

2. 母体监护 先兆早产孕妇临产后,比足月临产孕妇更需要严密的监护。除了常规的产程进展的监测以外,因为早产可能合并宫内感染,在加强胎儿监护的同时也要加强孕妇监护,包括体温、心率、呼吸、氧饱和度等生命体征的监测,常可发现感染的早期迹象。当出现生命体征异常时,需进一步完善相关检查,包括产科体检和血化验。常规的感染监测指标包括复查血常规、C 反应蛋白、降钙素原等。提示宫内感染可能的临床诊断指标如下:①体温升高 ≥38℃,②脉搏 ≥110 次 /min,③胎心率>160 次 /min 或<120 次 /min,④血白细胞升高达 15×10^9/L 或有核左移,⑤ C 反应蛋白水平上升,⑥羊水有异味,⑦子宫有压痛。

除了上述常规监测指标以外,应特别关注血压和氧饱和度。当出现上述感染指标异常、无法解释的血压和氧饱和度异常时,需警惕脓毒症和感染性休克的发生,进一步完善器官功能评估和检查、血气等。2017 年澳大利亚和新西兰产科医学会(SOMANZ)和 2019 年美国母胎医学会(SMFM)相继发布了孕产妇脓毒症的管理和评估。澳大利亚和新西兰产科医学会考虑到产科人群的特殊性,提出产科改良版快速序贯器官衰竭(omqSOFA)评分和产科改良序贯器官衰竭(omSOFA)评分。omq-SOFA 评分包括收缩压、呼吸频率、精神状态评估。若 omq-SOFA 评分 ≥2 分,应怀疑脓毒症,下一步应对多器官功能进行评估(即 omSOFA 评分)。omSOFA 包括氧合指数、血小板计数、总胆红素、平均动脉压、中枢神经系统、肌酐等六个指标的评估,对 omSOFA 评分 ≥2 分提示可能已存在多器官功能障碍。一旦考虑感染性休克,需第一时间升级抗生素控制感染,同时容量复苏恢复组织氧供和逆转器官功能,启动危重孕产妇的多学科抢救。

【终止妊娠时机的选择】

1. 对于不可避免的早产,应停用一切宫缩抑制剂。

2. 当合并产科高危因素,延长妊娠的风险大于胎儿不成熟的风险时,应选择及时终止妊娠。

3. 存在明确的宫内感染征象则应尽快终止妊娠。如母体发热、心动过速、胎儿心动过速、子宫压痛、阴道分泌物异味等,无论孕周如何,都要及时终止妊娠。

4. 对于 ≥34 周的胎膜未破的孕妇可以顺其自然,不积极安胎治疗。

5. 对于 ≥34 周的胎膜早破的孕妇,可选择终止妊娠。如母儿状况平稳,无明显感染征象,谈话知情同意的情况下,期待观察可作为一种选择方式。期待疗法延长孕周可减少早产儿相关并发症,但期待观察的过程中可能出现宫内感染、脐带脱垂受压、胎盘早剥等不良结局。那么立即终止妊娠是否能明显降低绒毛膜羊膜炎、新生儿感染围产儿死亡的发生率?2016 年 Morris 等在 *Lancet* 上发表了关于一项关于 2004—2013 年期间 1 839 个孕 34~36^{+6} 周胎膜早破无感染征象孕妇的多中心随机分组研究,涉及 11 个国家,65 个医疗中心,随机分为立即终止妊娠组和期待观察组,期待观察组可降低新生儿呼吸窘迫综合征发生率,并没有明显增加新生儿感染发生率和围产儿死亡率,立即终止妊娠组明显增加了剖宫产率。因此对于 ≥34 周胎膜早破的先兆早产孕妇,无明显宫内感染、胎儿窘迫等禁忌证,可选择期待观察。

【产程管理】

1. 单胎头位孕妇早产临产后的产程处理,原则上同足月临产。特殊高危早产孕妇产时管理,见本章节后续讲述。

未临产早产胎膜早破孕妇比较安全的引产方式是催产素引产,但早产孕妇通常合并一些容易导致引产失败的因素,如胎头高浮、宫颈条件不佳、宫缩乏力、对催产素不敏感等问题,因此如果低剂量催产素 2.5U 加入 500ml 补液中不能诱发有效宫缩时,可改用高剂量催产素 5U 加入 500ml 补液,逐渐增加浓度直至出现有效宫缩,一般最大给药浓度不超过 20mU/min。在催产素引产过程中需注意宫缩、宫口进展情况,胎心监护出现异常需排除有否脐带先露或脐带脱垂。

2. 产程中抗生素的应用 先兆早产的孕妇 GBS 定植不详的情况下,如出现产时发热 ≥38℃、早产不可避免、未足月胎膜早破、建议预防性使用能够覆盖 GBS 的广谱抗生素。抗生素选择详见早产临产处理抗感染章节。

3. 由于早产儿对缺氧耐受性差,阴道分娩应密切监测胎心、慎用可能抑制胎儿呼吸的镇静剂,如哌替啶等。

【分娩方式的选择】

分娩方式的选择应与孕妇及家属充分沟通,需根据胎先露、有否剖宫产指征、产程进展等综合评估决定。单胎头位建议阴道分娩,如果有母儿剖宫产指征,应在估计早产儿有存活可能性的基础上实施。阴道分娩第二产程不提倡常规行会阴侧切术,但如果产道未完全扩张,胎儿必须尽快娩出时可行会阴侧切术。由于早产儿颅内出血风险增加,接产操作时动作轻柔,避免胎头突然迅速娩出。

早产难产的分娩方式包括阴道助产和剖宫产,由于早产孕妇软产道形成和扩张不同于足月孕妇,同时早产儿器官发育欠成熟,产程中对于宫缩和产道挤压耐受性较差,因此早产难产分娩过程需关注以下情况。

1. 阴道助产(产钳、胎吸)　早产儿不是产钳助产的禁忌证,产钳的应用指征与足月分娩基本相同。但需注意早产孕妇可能产道未充分扩张,实施产钳时注意避免严重的产道撕裂的发生。通常认为胎吸不适合 34 周以前的早产儿,可能增加新生儿头皮损伤、颅内出血、帽状腱膜下出血、颅骨骨折的发生率。

2. 剖宫产　由于子宫下段未很好形成,特别是合并胎先露异常时,娩出胎儿前需充分评估子宫切口选择。如果未足月子宫下段横切口宽度不足以娩出胎儿或胎位异常娩出困难时,可选择做子宫下段向宫体部延伸的直切口。宫体部直切口对于下次妊娠存在一定的影响,如子宫破裂、胎盘种植异常等风险,因此早产孕妇剖宫产切口需充分评估、慎重选择子宫体部直切口。

【极早产儿产房过渡期管理】

极早产儿指胎龄<32 周的早产儿,极早产儿出生时普遍需要呼吸循环支持,包括持续气道正压通气、延迟脐带结扎和体温控制等。在促进胎儿到新生儿呼吸循环转变的同时,保护极早产儿正在发育的肺、脑等重要脏器,减少早产儿死亡和严重并发症。极早产儿产房过渡期指极早产儿由宫内过渡至宫外,建立自主呼吸和胎儿循环过渡至新生儿循环的关键时期。对这一时期的规范化管理有利于提高极早产儿的救治存活率和降低其严重并发症的发生率。

1. 延迟脐带结扎(delayed cord clamping,DCC)　时间>60 秒。DCC 可补充早产儿生后肺血管扩张增加的肺循环血量,缓解有效循环血量减少,促进胎儿循环向新生儿循环平稳过渡;减少机体血压波动,减少早产儿严重并发症。对无条件实施 DCC 的胎龄 ≥ 28 周早产儿建议用脐带挤压代替;对胎龄<28 周早产儿使用脐带挤压需十分谨慎,因脐带挤压可能增加胎龄<28 周早产儿脑室内出血风险。

2. 体温管理　研究证实通过塑料薄膜包裹、控制环境温度和湿度、预热接触新生儿物品、加温湿化吸入气体等集束化措施维持早产儿目标体温在 36.5~37.5℃。建议将产房环境温度设置为 25~30℃,相对湿度设置为 50%~60%。

3. 呼吸管理　大多数极早产儿出生后需要呼吸支持才能完成过渡。对生后有自主呼吸且心率 ≥ 100 次/min 的极早产儿,应尽早给予经鼻持续气道正压通气(nasal continuous positive airway pressure,nCPAP)。起始压力为 6~8cmH$_2$O(1cmH$_2$O=0.098kPa),有条件时,可在 DCC 的同时实施 nCPAP 呼吸支持。nCPAP 可促进极早产儿出生后自主呼吸建立,其提供的持续恒定的气道压力既能清除肺液、建立功能残气量,又能最大限度减少肺损伤。产房要完善新生儿无创呼吸机/有创呼吸机相关用品配备,包括新生儿专用负压吸引器、吸引管、面罩、不同型号喉镜镜片及气管插管导管等。

4. 循环管理　心率是评估新生儿生后是否成功完成宫内外转换的重要指标,也是指导早产儿过渡和复苏的重要监测指标。产房常规配备脉搏血氧饱和度仪监测早产儿心率,有条件的单位可用心电监护仪开展三导联心电图监测心率。

【特殊高危孕妇的早产分娩处理】

1. 双胎妊娠分娩（图 7-8-1）

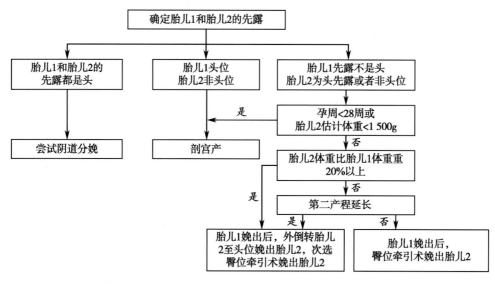

图 7-8-1　双胎分娩的选择路径

（1）分娩前准备：双胎妊娠（无并发症和合并症）并不是促宫颈成熟的禁忌证（如前列腺素类药物，球囊引产），其安全性与单胎一样，使用方法也与单胎相同。催产素对双胎引产同样有效及安全。由于双胎分娩产后出血风险增加，因此分娩前需备血，开放静脉。临产后可以进食清流质，进入活跃期后可采取禁食，补液以备急诊手术。产房里准备一台便携式超声机器以随时确认胎方位、做臀牵引术、内外倒转术时对胎儿进行实时监护。

（2）第一产程：双胎的产程尚无定论。通常与单胎处理类似，但双胎由于子宫过度膨大，可能导致宫缩乏力产程延长，可予催产素加强宫缩。临产后使用双胎胎心监护（2 个胎心探头，1 个宫缩探头），建议产时连续的胎心监护，可以在产程中评估胎儿宫内安危。在产房中分娩双胎是可行的，但必须保证在出现急症时能快速将病人转运至产房手术室行急诊剖宫产。否则可以考虑在手术室分娩双胎。

（3）第二产程：第一胎儿头位分娩：同单胎。第二胎儿分娩时可能发生胎位变化，据报道，产前为头 / 头位，当第一胎儿分娩后 12% 第二胎儿变为非头位，或第一胎儿娩出后出现宫缩乏力胎先露无法下降，致第二胎儿阴道分娩困难，因此第一胎儿分娩后要关注以下几个方面：①固定第二个胎儿为纵产式。②超声和胎监确认胎先露和胎心率。③2 个胎儿分娩的间隔时间：如果胎心监护正常，并没有明确规定 2 个胎儿分娩间隔时间，大多数临床医生认为控制在 30 分钟内，因此可在第一个胎儿娩出 15 分钟后如果仍没有有效宫缩，可予催产素加强宫缩。如果第二个胎儿是头位而且入盆，可予人工破膜，但胎头未入盆者不建议人工破膜，避免脐带脱垂的发生。④非头位第二个胎儿的分娩：第一个胎儿娩出后，超声监护发现第二个胎儿为臀位时，可立即行臀位牵引术，以免宫口回缩导致后出胎头困难。当第二个胎儿估计体重大于第一个胎儿20%,或第一个胎儿分娩时第二产程延长时,臀位牵引应慎重。臀位牵引术前可予宫缩抑制剂,如β受体激动剂。连硬外麻醉或蛛网膜下腔麻醉有镇痛效果但不能松弛子宫,必要时需要全身麻醉。如果第二个胎儿横位,可在超声监护下行内倒转后臀位牵引术。也可行外倒转为头位后阴道分娩。⑤紧急剖宫产:双胎第二胎分娩实施紧急剖宫产发生率在4%~10%。主要的原因为母体并发症、异常胎先露、脐带脱垂、阴道分娩过程受阻或失败及异常胎心率。

2. **臀位分娩**　单胎臀位(有一定存活率孕周26~28周以上):目前没有明确证据表明早产臀位剖宫产分娩的围产结局优于阴道分娩,但要告知臀位阴道分娩过程中风险,如脐带脱垂、产程较长宫缩乏力、早产儿胎头和胎臀比例差异较大且头颅骨及颅内血管脆弱,分娩时可能后出胎头困难、新生儿重度窒息、产伤、死产等不良结局。因此需根据当时产程情况,产道条件、胎儿体重、胎臀先露姿势、孕妇对胎儿的切盼程度等多种因素综合考虑,充分沟通后决定分娩方式。通常临产上对于早期臀位早产,估计胎儿1 500g以下以剖宫产为宜,但对于极早产胎儿由于成活率低,需与家属充分沟通后选择分娩方式。

3. **孕24~26周近存活期分娩(previable birth)**　在国内既往对于孕26周以前的先兆流产特别是胎膜早破的孕妇,由于流产儿的存活率低,孕妇和家属通常会选择放弃胎儿和抢救。随着新生儿抢救力量的提升,孕24~26周的新生儿存活率明显提高,在有些具备NICU条件的医疗助产机构存活率可达60%~70%,因此孕24~26周也被称为近存活期分娩孕周。随着存活率提高,近存活期新生儿严重不良结局的发生率是值得关注的问题,在发达国家这一比例可达20%~40%,包括新生儿神经系统病变、新生儿呼吸窘迫综合征RDS、脑室内出血、坏死性小肠结肠炎、视网膜病变等。因此,对于孕24~26周可能分娩的孕妇如何进行产科干预是产科医生值得关注的新问题。

(1)产科干预取决于哪些因素:新生儿预后和多种因素相关,孕周确认、出生体重、是否多胎妊娠、所在医院新生儿抢救力量等。产科医生、新生儿科医生和孕妇需根据该地区人群总体数据预测、个体化差异等进行充分谈话和沟通,孕妇对于胎儿的切盼程度和再次妊娠的困难程度也是产科干预的重要考虑因素。如谈话结果是积极救治新生儿的话,产科医生需给予相应干预,包括安胎、促胎肺成熟、硫酸镁脑神经保护、GBS预防感染等措施。

(2)剖宫产的选择:孕24~26周是否因胎儿因素选择剖宫产?这一孕周由于子宫下段未完全形成,可能需要做宫体部肌层直切口,相对于下段横切口来说宫体部直切口围手术期的损伤更大,对于下次妊娠影响也较大,下次妊娠分娩需要再次剖宫产、早产、子宫破裂、胎盘种植异常风险都相应增加。所以需权衡新生儿预后和母体损伤的风险,综合考虑当地新生儿抢救能力和孕妇对于胎儿切盼程度后决定,如抢救能力有限,孕妇要求积极救治胎儿,可实施宫内转运至具备NICU的上级医疗机构待产,改善围产结局,降低围产儿的死亡率和发病率。

【分娩镇痛】

分娩镇痛以硬膜外阻滞麻醉相对安全,一方面可减轻分娩疼痛、更为重要的是为臀牵引术、内外倒转术、手术助产、紧急剖宫产提供迅速麻醉。详见第八章。

【分娩后管理】

早产分娩的产妇产后易继发宫缩乏力、产后出血,因此加强抗感染的同时应用宫缩剂预防产后出血的发生。分娩后胎盘、胎膜和脐带行病理检查,剖宫产术中行宫腔细菌培养可以帮助确诊,并可作为选用抗生素时的参考。

【注意事项】

1. 早产临产孕妇通常合并一些早产相关的高危因素,如胎膜早破、宫内感染、多胎妊娠、宫颈功能不全、子宫畸形等。早产儿器官发育不够成熟,产程中对缺氧耐受较差,这些因素决定着早产孕妇在围产期容易出现母儿不良结局,因此早产孕妇阴道分娩过程中需加强母儿监护。

2. 早产孕妇终止妊娠时机需权衡延长妊娠的风险和胎儿不成熟的风险,包括孕周、是否合并胎膜早破、宫内感染以及其他产科高危因素,还与当地早产儿抢救力量密切相关。

3. 单胎头位孕妇早产临产后的产程处理,原则上同足月临产。由于早产儿颅内出血风险增加,接产操作时动作轻柔,避免胎头突然迅速娩出。

4. 双胎妊娠、臀位早产孕妇分娩时容易出现宫缩乏力产程延长、产道撕裂、产后出血、新生儿娩出困难需紧急剖宫产、新生儿窒息、产伤等严重后果,因此双胎和臀位早产分娩需要有经验的高年资助产团队进行评估和管理。

5. 对于孕 24~26 周可能分娩的孕妇,如何进行产科干预要根据孕周、出生体重、是否多胎妊娠、所在医院新生儿抢救力量、孕妇对于胎儿的切盼程度和再次妊娠的困难程度综合考虑后决定。

【关键点】

1. 当孕妇存在终止妊娠的产科指征或早产不可避免时,阴道分娩过程中必须加强母儿监护,如出现胎心异常或母体并发症,应及时结束分娩。

2. 早产分娩方式与孕周、胎先露、是否多胎妊娠、有否合并其他产科高危因素相关,一般单胎头位无严重合并症和并发症的早产孕妇可选择阴道分娩。早产剖宫产时,由于下段形成不良需注意子宫切口选择,当合并胎先露异常时需注意胎儿娩出的技巧。

3. 胎龄<32 周极早产儿产房过渡期是由宫内过渡至宫外,建立自主呼吸和胎儿循环过渡至新生儿循环的关键时期。对这一时期的规范化管理包括体温、呼吸、循环、抢救药品等有利于提高极早产儿的救治存活率和降低其严重并发症的发生率。

(黄一颖)

参考文献

1. MORRIS JM, ROBERTS CL, BOWEN JR, et al. Immediate delivery compared with expectant management after preterm pre-labour rupture of the membranes close to term (PPROMT trial): a randomized controlled

trial. PPROMT Collaboration. Lancet, 2016, 387: 444-452.

2. 中国医师协会新生儿科医师分会, 中国医院协会妇产医院管理分会围产医学学组, 中国妇幼保健协会新生儿保健专业委员会. 极早产儿产房过渡期管理专家共识. 中华围产医学杂志, 2022, 25 (6): 401-411.

3. 中华医学会围产医学分会胎儿医学学组. 双胎妊娠临床处理指南（第一部分）：双胎妊娠的孕期监护及处理. 中华妇产科杂志, 2015, 50 (08): 561-567.

4. EASTER SR, LIEBERMAN E, CARUSI D. Fetal presentation and successful twin vaginal delivery. Am J Obstet Gynecol, 2016, 214 (1): 116. e1-116. e10.

5. Periviable birth. Obstetric Care Consensus No. 4. American College of Obstetricians and Gynecologists. Obstet Gynecol, 2016, 127: 1-10.

第九节　延迟脐带结扎

【导读】

新生儿脐带结扎是促使胎儿转变成新生儿的标志性医疗操作。目前新生儿出生后适宜的脐带结扎时间尚存在争议。近年来研究发现延迟脐带结扎在增加新生儿有效循环血容量、增加血红蛋白及铁储备、减少新生儿贫血、改善心功能及氧合、增强免疫能力等方面具有显著的作用，且尚未发现延迟结扎脐带对新生儿及其母亲产生的严重不良影响。延迟脐带结扎逐渐成为产科实践主流，本章节将详细介绍延迟脐带结扎。

【概述】

根据脐带结扎时间可分为立即脐带结扎（immediate cord clamping, ICC）和延迟脐带结扎（delayed cord clamping, DCC）。DCC 是指胎儿娩出后至少 30 秒或等到脐带搏动停止结扎脐带。20 世纪中期前，延迟脐带结扎被定义为出生后 5 分钟以上结扎脐带。进一步研究发现胎盘中 80~100ml 血液在出生后的前 3 分钟从胎盘转移到新生儿，且以生后 1 分钟为主。健康足月婴儿中，高达 90% 的血容量转移在最初几次呼吸中实现。为此脐带结扎时间逐渐缩短，延迟脐带结扎的时间发生改变。大量证据表明延迟脐带结扎能够促进胎盘输血，增加新生儿血容量、增强血流动力学稳定和动脉血氧含量，帮助新生儿更好适应宫外环境。临床医生应基于循证证据个体化评估，选择适宜人群在产科实践中进行推广。

【新生儿脐带结扎前后生理变化】

胎儿向新生儿过渡涉及许多生理变化，特别是呼吸和心血管系统。出生前，胎儿通过脐静脉从胎盘获得含氧量高的血液，充满液体的肺部不发生气体交换。为了确保不是所有进入胎儿右心的血液都像出生后一样流向肺部，胎儿循环形成独特的分流道：卵圆孔和动脉导管。卵圆孔存在于左右心房间，保证下腔静脉血液优先从右心房分流至左心房，而动脉导管则确保右心室大部分心输出量绕过肺循环而进入降主动脉。因此胎儿时期，只有 7%~8%

的联合心室输出量灌流肺部。

出生时,肺取代胎盘为血液供氧,新生儿循环随着卵圆孔和动脉导管的关闭而改变。如何确保这些变化在恰当的时间内发生以减轻和预防新生儿不良结局成为关注焦点。

胎盘循环的停止和呼吸的建立是引起新生儿心血管变化的刺激因素。新生儿呼吸建立前结扎脐带,由于脐静脉血流消失,肺循环尚未建立,左心室排出量显著减少,导致新生儿脑血流量减少。同时由于胎盘循环的停止,心率和全身血压发生波动,随后左心排出量下降,然后在开始呼吸时左心室排血量增加后上升。所有这些因素都可能导致新生儿颅脑损伤,特别是心肺发育不成熟的早产儿。相反,在脐带结扎前进行肺通气和建立肺循环,可以更好地氧合和完成左心室前负荷从脐静脉向肺静脉的逐步过渡,从而最大限度减少缺血缺氧的发生,减轻全身血流和脑血流波动。目前的临床实践已逐步从出生后立即脐带结扎向新生儿通气后脐带结扎过渡。

【延迟脐带结扎时间及适应证】

近年来研究已明确与 ICC 相比,早产儿 DCC 死亡率及主要并发症患病率更低,DCC 带来的益处与足月儿相同。为此,DCC 的适应人群包括足月儿及早产儿。

DCC 用于剖宫产胎盘输血的有效性一直受到质疑。根据分娩方式分层的 DCC 和 ICC 试验发现,剖宫产分娩的新生儿血细胞比容或红细胞体积没有显著改善。目前关于剖宫产行 DCC 是否改善胎盘输血的研究数据有限,剖宫产时是否行 DCC 尚无推荐。

目前不同国家及机构对于延迟脐带结扎的时间尚未统一。2014 年 WHO 推荐对于不需要正压通气的足月或早产新生儿,建议延迟脐带结扎至少 1 分钟;若足月或早产新生儿需要正压通气时,应结扎并切断脐带以便进行有效的通气;新生儿在完全晾干后仍不能自主呼吸时,应先通过摩擦刺激背部 2~3 次,然后结扎脐带开始正压通气。国际复苏联络委员会(ILCOR)建议对于出生时不需要复苏的足月和早产新生儿延迟脐带结扎至少 30 秒。美国妇产科医师学会(ACOG)和美国儿科学会(AAP)推荐对于足月和早产新生儿,出生后至少延迟脐带结扎 30~60 秒。而美国护士与助产士学会则建议出生后延迟脐带结扎 2~5 分钟。目前国内尚无关于延迟脐带结扎的指南及共识,综合国外指南并结合我国临床实践,推荐对于不需要复苏的足月及早产新生儿,延迟结扎脐带至少 60 秒。

【操作方法】

新生儿在延迟结扎时的位置一般处于或低于胎盘水平。剖宫产时,新生儿可以放在母亲的腹部或腿上,或由外科医生或助手抱在靠近胎盘的水平位置。阴道分娩时,新生儿可放置在母亲腹部或胸部。延迟结扎脐带期间,应开始对新生儿进行早期护理,包括擦干和刺激第一次呼吸或啼哭,母婴皮肤早接触等。延迟脐带结扎操作见图 7-9-1,视频 7-9-1。

【相对禁忌证】

鉴于延迟脐带结扎对新生儿的潜在风险,以下情况禁止 DCC。

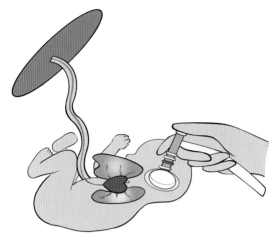

视频 7-9-1
延迟脐带结扎

图 7-9-1　延迟脐带结扎操作示意图

1. 合并糖尿病产妇的新生儿、胎儿生长受限或小于胎龄儿、高海拔地区出生的新生儿。这些新生儿在宫内为提高携氧能力已处于高血细胞比容状态,DCC 可能加重其红细胞增多症的发生风险。

2. 胎儿窘迫,新生儿出生后需要立即窒息复苏者。

3. 前置胎盘、胎盘早剥等导致母体血流动力学不稳定者。

4. 脐带撕脱。

5. 多胎妊娠。目前 DCC 研究对象主要集中在单胎妊娠,多胎妊娠相关研究很少。由于多胎妊娠早产风险增加,早产儿可从 DCC 中获得特别的益处。但对于单绒毛膜多胎妊娠,可能不利于血流动力学稳定。目前,还无足够的证据推荐多胎妊娠行 DCC。

【无活力新生儿 DCC】

目前对于无活力新生儿的脐带管理存在争议。尽管 ICC 有助于早期复苏,但它剥夺了新生儿从胎盘输血中获得的益处。而这些无活力新生儿可能是胎盘输血的最大受益者,不仅因为胎盘可以继续帮助气体交换,还因为循环中增加的血量可以改善氧合和心血管适应性。此外,输注的自体干细胞可以减轻和修复可能存在的脑损伤。

遗憾的是,DCC 大多数研究未将该类新生儿纳入试验,相关研究数据有限。因此,国外机构基本不推荐无活力新生儿 DCC。WHO 推荐对于需要正压通气的足月或早产新生儿,结扎并切断脐带以便进行有效的通气。新生儿复苏计划(the neonatal resuscitation program, NRP)指南则建议对这类新生儿延迟脐带结扎 30 秒,同时进行刺激和吸入气道。对脐带未结扎的新生儿进行辅助通气具有一定的挑战。研究已证明为延迟脐带结扎的早产儿进行辅助通气是可行的,但实际操作中难以将早产儿放置在复苏台上。

【DCC 对新生儿影响】

1. 增加新生儿血红蛋白及铁储备,减少新生儿生理性贫血发生。胎儿分娩后,延迟脐带结扎通过胎盘输血将新生儿血容量增加 30%~40%,大大提高新生儿血红蛋白浓度,增加铁储存并在婴儿早期至 6 个月内预防铁缺乏。

2. 增加新生儿循环血容量,减少输血需求。新生儿娩出后 3 分钟内胎盘血液约 100ml 由胎盘转移至新生儿,1 分钟内血液转移约 80ml,故大部分的胎盘输血发生在出生后 1 分钟内,DCC 通过胎盘输血增加新生儿血容量,降低输血需求和输血量。

3. 改善循环,降低脑室内出血(intraventricular hemorrhage,IVH)的发生风险。DCC 增加新生儿血容量,稳定全身血流及脑血流变化,降低脑组织缺血缺氧的发生,降低 IVH 的发生,尤其改善早产儿的脑氧合。

4. 降低坏死性小肠结肠炎(necrotizing enterocolitis,NEC)的发生风险。研究发现 DCC 可能降低早产儿 NEC 发病风险。

5. 促进肺通气和肺循环的建立,降低新生儿呼吸窘迫综合征发生风险。延迟结扎脐带降低肺循环阻力,有利于胎盘输血,从而增加新生儿的组织器官灌注,肺灌注在促进肺液吸收以及增加组织器官供氧等方面具有重要作用。同时脐带延迟结扎增加新生儿血容量,红细胞携氧能力提高进一步改善氧合,减少早产儿呼吸暂停发生及对氧和辅助呼吸支持的需求。

6. 促进神经心理发育。新生儿多数发生铁缺乏所致生理性贫血,早期铁缺乏可能与婴幼儿不可逆的认知,运动和行为发育受损有关。DCC 通过胎盘输血增加新生儿血红蛋白浓度及铁含量,为大脑中代谢最活跃的少突胶质细胞提供重要的早期铁营养,进一步对神经发育结果产生积极影响或提供神经保护的潜力。

7. 增强免疫功能。脐带血中含丰富的造血干细胞成分、免疫球蛋白等免疫成分,胎儿娩出后延迟结扎脐带,较长时间的胎盘输血有助于免疫球蛋白和干细胞的转移,增强新生儿器官功能障碍的修复能力,降低新生儿对相关疾病的易感性。

【DCC 对新生儿潜在风险】

1. **延迟复苏** 理论上而言,延迟脐带结扎可能影响新生儿复苏,目前大多数新生儿复苏指南不推荐对需要复苏的新生儿实行 DCC。临床 DCC 推广的主要困扰亦来源于此。但实际上 DCC 可能使新生儿获得更大的益处,可选择实施 DCC 的同时行床旁复苏。鉴于临床实践及医患沟通考虑,床旁复苏实施可行性低,对于需要立即复苏的新生儿,DCC 需谨慎。

2. **新生儿低体温** 新生儿的体温与其患病率和死亡率密切相关,而 DCC 可影响新生儿与母体的早期接触或辐射台上的升温操作,但目前研究数据有限,需进一步数据支持。

3. **新生儿黄疸** 延迟脐带结扎使新生儿获得更多血液及红细胞,胎盘血液灌注和血容量的增加,可能与新生儿红细胞增多症和高胆红素血症及光疗需求增加相关。大量研究表明,实施脐带延迟结扎的新生儿血胆红素水平有可能在正常范围内增加,与生后 48 小时血清胆红素水平的显著增加或高胆红素血症的光疗发生率增加无关。

【DCC 对母体影响】

既往有观点认为,早作为积极处理第三产程的措施,脐带结扎可以减少产后出血,延迟脐带结扎可能增加产后出血的风险。然而,近期研究数据显示延迟脐带结扎与第三产程延长、产后出血或分娩时出血量增加的风险无关,延迟脐带结扎产妇术后第一天血红蛋白水平与 ICC 组无差异。然而,当出血风险增加(如前置胎盘)或母胎血运受阻(胎盘早剥)时,为了及时有效处理母体情况,需谨慎选择延迟脐带结扎。

【脐带挤压】

脐带挤压(umbilical cord milking,UCM)主要包括两种方式:完整脐带挤压(intact umbilical cord milking)和剪断脐带挤压(cut-cord milking)。完整脐带挤压是指将未切断的完整脐带向婴儿方向挤压,脐带快速填充后(大约 2 秒)可以再次挤压,通常 3~4 次。经过 ~4 次脐带挤压后,婴儿将获得血液约 17ml/kg。UCM 提供的血量与足月婴儿延迟脐带结扎 2 分钟的血量相似。因此完整脐带挤压有效加速胎盘输血,其效果可能与 DCC 相似。剪断脐带挤压是在远离胎儿端夹住脐带并剪断,是婴儿保留一段较长的脐带,然后将带有这段脐带的婴儿交给儿科医生,由后者解开脐带,并将脐带内所有内容挤进婴儿体内。目前为止,尚无比较两种方法的前瞻性试验。一项回顾性研究显示两者之间没有差异。一项关于足月婴儿血容量的研究表明,与一次剪断脐带挤压相比,多次完整脐带挤压获得的血量更多。

关于 UCM 临床应用尚无明确推荐,目前主要作为 DCC 的替代方案应用于剖宫产新生儿及早产儿。剖宫产时子宫被切开,可能无法保证足够的胎盘输血。与 DCC 相比,剖宫产时 UCM 通过加速胎盘输血来改善新生儿血流和器官灌注。但剖宫产时是否常规 UCM 仍需更多的长期数据。

针对早产儿,尤其是需要窒息复苏的早产儿,由于复苏需要新生儿往往无法保证延迟脐带结扎,此时 UCM 可作为替代方案选择。目前尚无研究发现 UCM 对早产儿有害。但这些试验样本量小,尤其是极早产儿的样本量小,而且缺乏长期神经发育的数据。国际复苏联络委员会表示 UCM 应用的长期安全问题未知,对于小于 29 周的极早产儿,不建议常规 UCM。最近来自早产羔羊的动物数据显示,UCM 组颈动脉压力和血流发生波动,说明 UCM 可能产生不良影响,尤其是在极早产儿中可能容易导致脑室内出血。由于研究的早产羊羔产前未使用糖皮质激素,且动物分娩前被麻醉和固定,不能直接将这些发现套用至人类新生儿。因此,UCM 对新生儿的确切生理影响有待进一步研究。

【新生儿脐带管理流程】

详见图 7-9-2。

【注意事项】

1. 尽管延迟脐带结扎给新生儿带来各种益处,但临床上 DCC 的比例仍较低,可能与医护人员对 DCC 的认识不足及基于医患沟通所致。临床中应加强宣教及学习,各机构可根据自身条件选择合适病例进行 DCC。

2. 尽管 DCC 对早产儿有益,临床工作中尤其对于极早产儿,应根据当地救治能力选择是否行 DCC,避免为了 DCC 而丧失抢救机会。

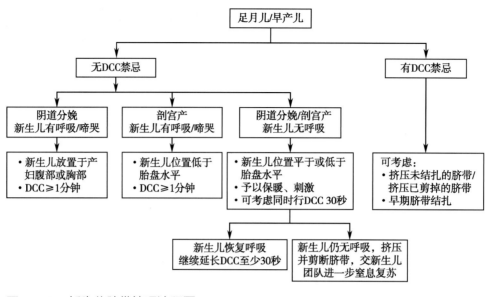

图 7-9-2　新生儿脐带管理流程图

3. 剖宫产术中是否行 UCM,可结合患者病史、具体情况进行综合决策,操作过程中应轻柔,避免暴力操作。

4. 尽管 DCC 可能对无活力新生儿有益,由于实际操作难度大,需谨慎选择。

【关键点】

1. 脐带结扎前建立呼吸可以更好地氧合和完成左心室前负荷从脐静脉向肺静脉的逐步过渡,从而最大限度减少缺血缺氧的发生,减轻全身血流和脑血流波动。

2. 综合国外指南及我国临床实践,推荐对于不需要复苏的足月及早产新生儿,延迟结扎脐带至少 60 秒。

3. 延迟脐带结扎相对禁忌证包括:合并糖尿病产妇的新生儿、胎儿生长受限或小于胎龄儿、高海拔地区出生的新生儿;胎儿宫内窘迫,新生儿出生后需要立即窒息复苏者;前置胎盘、胎盘早剥等导致母体血流动力学不稳定者;脐带撕脱;多胎妊娠。

4. 延迟脐带结扎时,新生儿放置位置一般平于或低于胎盘水平,应同时对新生儿进行早期护理,包括擦干和刺激呼吸、皮肤早接触等。

5. 关于无活力新生儿 DCC 的研究数据有限。国外多数机构不推荐对无活力新生儿行 DCC,如需行 DCC,复苏的同时延迟脐带结扎 30 秒。DCC 时行正压通气是可行的,但往往实际操作困难。

6. DCC 对新生儿的益处包括:增加新生儿血红蛋白及铁储备;增加新生儿循环血容量,减少输血需求;改善循环,降低脑室内出血及坏死性小肠结肠炎发生风险;促进肺通气和肺循环的建立;促进神经心理发育;增强免疫功能。

7. DCC 对新生儿的潜在风险主要包括延迟复苏、新生儿低体温及新生儿黄疸。

8. 脐带挤压主要包括两种方式,完整脐带挤压和剪断脐带挤压,主要应用于剖宫产新生儿及早产儿。

(张 华)

参考文献

1. KATHERIA A, HOSONO S, EL-NAGGAR W. A new wrinkle: Umbilical cord management (how, when, who). Semin Fetal Neonatal Med, 2018, 23 (5): 321-326.
2. WHO. Guideline: delayed umbilical cord clamping for improved maternal and infant health and nutrition outcomes. Geneva: World Health Organization, 2014.
3. PERLMAN JM, WYLLIE J, KATTWINKEL J, et al. Collaborators obotNRC. Part 7: neonatal resuscitation: 2015 international consensus on cardiopulmonary resuscitation and emergency cardiovascular care science with treatment recommendations. Circulation. 2015, 132 (16 Suppl 1): S204-241.
4. ACOG. American College of Obstetricians and Gynecologists'Committee on obstetric practice, delayed umbilical cord clamping after birth: ACOG committee opinion, number 814. Obstet Gynecol, 2020, 136: e100-e106.
5. WEINER G, ZAICHKIN J EDITORS. Textbook of neonatal resuscitation (NRP), 7th Edition. Elk Grove Village, IL: American Academy of Pediatrics; 2016. 326 p.

第十节 脐血血气分析

【导读】

新生儿窒息是指由于各种原因所导致的母体-胎儿间通过胎盘血流进行的气体交换发生急性障碍,引起胎儿发生严重的缺氧和酸中毒,继而出现呼吸、循环及中枢神经系统等抑制,以致出生后不能建立和维持正常呼吸的一种危急病理状态。迄今为止,国内外尚无统一的新生儿窒息诊断标准。除却 Apgar 评分,近年来脐血血气分析在新生儿窒息诊断中的临床意义和价值日益受到重视,作为评价胎儿氧合和酸碱状况的客观依据,脐血血气分析广泛应用于临床。

【概述】

新生儿脐血血气分析是指胎儿出生后立即进行脐带血的采集和血气检测。脐血血气分析结果可直接反映胎儿的氧合及代谢状况,是子宫胎盘功能和胎儿氧合及酸碱状态的客观评价标准,也是分析产程中不良事件和新生儿状况关联的重要证据。脐血血气分析不仅有助于新生儿窒息诊断、病因鉴别及判断新生儿酸中毒程度并评估预后,指导复苏及后续治疗,同时作为客观依据,可帮助处理不必要的医疗纠纷。目前脐血血气分析在部分医疗中心已成为常规检测项目,本章节将详细介绍脐血血气分析的应用。

【胎儿酸碱平衡生理学】

1. **胎儿体内酸的生成**　胎儿体内可生成可挥发性酸碳酸(H_2CO_3)和非挥发性有机酸(如乳酸、酮酸及尿酸)。胎儿组织细胞有氧氧化过程中不断产生CO_2,后者进入红细胞在碳酸酐酶作用下与水结合形成H_2CO_3,然后离解为碳酸氢(HCO_3^-)和氢离子(H^+),氢离子由缓冲剂血红蛋白缓冲,碳酸氢离子与红细胞外的氯离子进行交换转出红细胞外。当血液流经胎盘时发生逆向反应,碳酸氢离子与红细胞内的氯离子进行交换而进入细胞内,与氢离子结合形成碳酸,再分解为CO_2和水,CO_2迅速通过胎盘弥散。妊娠期母体过度通气造成肺泡和动脉中二氧化碳分压(PCO_2)降低,母胎两侧PCO_2差扩大,进一步促进CO_2的跨胎盘弥散。大多数情况下,胎儿可通过胎盘处理掉每日产生的H_2CO_3。胎盘作为胎儿的呼吸器官,像"肺"一样为胎儿提供氧气和清除CO_2,在酸碱平衡的维持中发挥重要作用。

除了H_2CO_3,胎儿体内能量物质氧化不全时会产生非挥发性酸,包括乳酸、酮酸、尿酸,由于胎儿肾脏系统主动转运系统不成熟,有机酸无法经胎儿肾脏排泄,只能通过胎盘缓慢清除,与H_2CO_3不同,有机酸跨胎盘清除极其缓慢,容易在体内蓄积导致代谢性酸中毒。

2. **胎儿体内缓冲系统**　胎儿体内存在多种缓冲剂,主要是碳酸氢盐和血红蛋白,其次是无机磷酸盐、红细胞碳酸氢盐和白蛋白,后者所起缓冲作用较小。碳酸氢盐是体内主要的缓冲剂,其浓度对界定碱缺失和碱剩余至关重要。当胎儿的血清碳酸氢盐浓度低于正常值时,发生碱缺失;高于正常时,则发生碱剩余。

3. **胎儿酸碱失衡病理生理**　分娩时由于氧耗及宫缩作用,血氧分压(PO_2)降低,二氧化碳分压(PCO_2)升高,胎儿短期出现生理性缺血缺氧,其体内pH值随着产程进展出现自然下降,直至胎儿娩出。胎儿娩出后,新生儿迅速建立自主呼吸,氧合和CO_2潴留得到改善,酸碱失衡得以恢复,因此这种短期的生理性变化不会对新生儿脏器造成功能或器质性的损害。但当各种病理因素如母体氧合受损,母体胎盘灌注不足,或胎盘向胎儿的氧合血运受阻时,绒毛间隙氧分压下降,胎儿氧合不足,有氧氧化受损,无氧酵解增加,乳酸堆积。当乳酸积累彻底消耗胎儿体内缓冲系统时,胎儿发生酸碱失衡。血气分析是了解机体有无缺氧、酸中毒及其严重程度的最简易、最直观检测方法。产时立即脐血血气分析可直接了解胎儿分娩期和新生儿出生后即刻的缺氧程度与酸碱失衡情况,有助于后续诊疗及预后评估。

【适应证】

目前关于脐血血气分析的适应证国内外尚未达成共识。2013年中国医师协会新生儿专业委员会发布的"新生儿窒息诊断和分度标准建议"将脐动脉血气分析中pH值<7.15作为新生儿窒息诊断的必要条件,建议对于存在新生儿窒息高危因素的胎儿出生后立即行脐动脉血气分析。2014年美国妇产科医师学会(American College of Obstetricians and Gynecologists,ACOG)和美国儿科学会(American Academy of Pediatrics,AAP)推荐怀疑胎儿代谢异常者,分娩后进行脐动脉血气分析,包括但不局限于以下临床情况:① Apgar 评分较

低(≥5分钟时评0~3分)的新生儿;②Ⅲ类胎心监护;③因胎儿宫内状况不良而实施手术助产者。2016年中华医学会围产医学分会新生儿复苏学组提出对出生后怀疑有新生儿窒息的新生儿,常规行脐动脉血血气分析。2021年"新生儿脐动脉血气分析临床应用专家共识"建议:对于高危分娩或出生后抑制状态及低Apgar评分的新生儿,应进行脐动脉血气分析,有条件的医疗机构建议常规开展。

结合国内外指南及共识推荐,比较明确的是存在新生儿窒息高危风险的胎儿,出生后建议直接行脐血血气分析。但临床上分娩受多因素影响且瞬息万变,除明确的高危因素外,部分看似正常的情况也可能发生胎儿不良结局。如仅针对明确的高危病例实行脐血血气分析可能有所遗漏,发生不必要的医疗纠纷。为此结合临床实践及基于医患沟通考量,各医疗中心可根据当地实际情况进行选择,对合并高危因素或可疑发生新生儿窒息的情况,可直接常规行血气分析;对于其他情况,可选择性预留脐带,根据具体情况选择性行血气分析,有条件者可常规开展。

【脐动脉与脐静脉的选择】

胎儿脐动脉血由胎儿流至胎盘绒毛间隙,反映胎儿代谢情况。而脐静脉血由胎盘流向胎儿,反映胎盘功能情况。为此脐动脉血提供的胎儿酸碱状态信息最准确,与新生儿病情最具相关性。临床上如有条件,建议同时获取脐动脉血及脐静脉血进行检测。如无法同时获取,建议首选脐动脉血。

尽管脐动脉血优于脐静脉血,如果不能获得脐动脉血样,应抽取脐静脉血。正常情况下,脐静脉血pH值高于脐动脉血pH值。研究显示脐静脉血pH值≥7.07的婴儿中,>50%的婴儿脐动脉血pH值>7.0;脐静脉血pH值≥7.14的婴儿中,>90%的婴儿脐动脉血pH值>7.0。

【脐带血采集流程】

胎儿娩出尚未建立自主呼吸前,立即用两把止血钳钳夹近胎儿侧的一段长约10~20cm的脐带,尽可能接近胎儿侧,因胎儿侧至胎盘侧脐动脉血PCO_2及pH值逐渐升高,PO_2逐渐降低,愈近胎儿侧愈能反映胎儿真实的血气状况。然后立即用肝素化的1ml注射器(玻璃注射器最佳)或专用的血气分析针采集脐动脉血,2条脐动脉均小于脐静脉,可以从任一脐动脉取样。采集的血样最好立即在产房或手术室进行床旁检测,无法直接检测者可置于冰上立即送至实验室。脐血放置过久血pH值和PO_2会逐渐降低而PCO_2逐渐升高,如无法及时检测者,血样建议放置冰箱冷藏以保持样本稳定,样本留置时间不应超过60分钟。也可以从室温保存不超过20分钟的结扎脐带中采集血样,如结扎时间已超过20分钟,采集的血样检测结果需根据pH值随时间的下降速率进行估算,pH值随着采样时间的推迟而降低,30分钟后降低0.05,60分钟后降低0.087,90分钟后降低0.112。若不及时检测,可能无法反映胎儿的实际缺氧情况(视频7-10-1)。

视频 7-10-1
脐血血气分析

【延迟脐带结扎的影响】

延迟脐带结扎通常限于出生后有活力，无需进行脐血血气分析的新生儿。目前针对延迟脐带结扎的具体时间尚无定论，推荐从 30 秒到 5 分钟不等，或等待脐带血管搏动停止后再结扎脐带。目前国内大多脐带结扎延迟时间在 2 分钟内。在延迟脐带结扎的情况下，脐血采集可在延迟脐带结扎（即出生与断脐间隔 60 秒）期间，或在脐带搏动停止结扎脐带之前进行。对于合并新生儿窒息的胎儿，新生儿复苏团队进行复苏的同时，由不参与新生儿复苏的助产士在胎盘剥离或全部娩出前的数分钟内，在胎盘相连端用肝素化的血气针穿刺脐动脉留取血样。延迟脐带结扎不影响血气分析结果，若脐带结扎延迟在 2 分钟以内，脐血酸碱状态几乎不受影响。

【结果判读】

血气分析常见指标包括血 pH 值、PO_2、PCO_2、BE、乳酸。其中最具评估价值的是 pH 值、BE 及乳酸。$PaCO_2$ 和 PaO_2 在产程中波动，仅代表取样瞬间的变化，而 pH 值和 BE 代表的是缺氧后血气变化的结果，短时间不易变化，相对稳定。pH 值最能直截了当地反映酸碱情况，BE 值有助于分辨酸中毒是呼吸性还是代谢性，对预后判断有着良好的稳定性。乳酸作为无氧代谢的产物，是反映组织低氧的指标。脐动脉血样中的乳酸来自胎儿，与 pH 和 BE 密切相关。

pH 值：新生儿窒息风险与 pH 值呈负相关，pH 值越低则窒息风险越高。国内外研究报道的脐动脉血 pH 值正常范围下限并不一致，从 7~7.2 不等。研究发现 pH 值<7.0 时新生儿神经系统并发症或死亡的总发生率增高，众多研究均将 pH 值<7.0 用来界定胎儿病理性酸中毒。目前不同国家界定酸中毒的 pH 阈值不同。2013 年我国"新生儿窒息诊断和分度标准建议"将脐动脉血 pH 值<7.15 纳入新生儿窒息必备诊断标准。而 ACOG 和 AAP 选择将 pH 值<7.0 作为新生儿窒息诊断阈值。2016 年我国"新生儿窒息诊断的专家共识"中将 Apgar 评分联合脐动脉血 pH 值<7.20 及 pH 值<7.00 纳为不同程度新生儿窒息的诊断标准。2021 年"新生儿脐动脉血气分析临床应用专家共识"将脐血 pH 值正常范围定为 7.24~7.27，pH 值<7.00 作为新生儿围产期缺氧预后不良的最高危值。尽管低 pH 值与新生儿发病风险目前相关，但 pH 值仅能反映是否存在酸中毒，进一步随访研究发现，大多数脐动脉血 pH 值<7.00 的新生儿在新生儿期无并发症，且随访至学龄时的神经系统或行为问题风险并没有升高。因此不能仅凭 pH 值判断新生儿预后。

BE：正值代表碱剩余，负值代表碱缺失或负碱剩余。负碱剩余是指与代谢性酸中毒相关的缓冲剂浓度降低（主要是碳酸氢盐），有助于辨别脐动脉酸中毒类型。呼吸性酸中毒时，pH 值降低，BE 值不降低，而代谢性酸中毒，pH 值降低的同时 BE 值降低。负碱剩余与乳酸聚集呈线性相关，并与新生儿神经系统发病风险相关。代谢性酸中毒，尤其是出生后持续的酸中毒，是新生儿并发症或死亡风险增高的强烈预测指标，而呼吸性酸中毒通常与新生儿并发症无关。研究发现脐动脉血 BE ≤ -12mmol/L 是预测中或重度新生儿并发症风险升高的合理阈值。BE 为 -16~-12mmol/L 与新生儿死亡、中至重度新生儿脑病、多器官衰竭、远期神经系统功能障碍风险增高相关,BE<-16mmol/L 时中度或重度新生儿并发症增加 4 倍。由于 BE 的结果计算受取样、计算方法、血气分析仪品牌影响,各机构出具的 BE 值不一致。2021 年"新生儿脐动脉血气分析临床应用专家共识"将 BE<-12.00mmol/L 作为新生儿围产期缺氧预后不良的最高危值。

PCO_2:PCO_2 是判读呼吸性酸中毒是否存在的指标。胎儿体内产生的 CO_2 通过胎盘快速弥散,当胎盘气体交换急性中断,继发 CO_2 潴留,PCO_2 升高。

PO_2:PO_2 是反映胎儿氧合的重要指标。胎儿期母儿通过流经胎盘的血流在绒毛间隙进行气体交换,氧由 PO_2 较高的母体侧向 PO_2 较低的儿体侧弥散,母胎间氧分压差决定氧的弥散能力。低 PO_2 不是新生儿发病和死亡的独立危险因素,预测价值较低,临床应用价值小。

乳酸:脐动脉血乳酸水平是胎儿代谢性酸中毒的标志物。但由于脐动脉血乳酸值受标本质量及检测仪器影响,测量和参数分析导致的显著变异限制了其在临床中的应用。目前其对新生儿结局的预测价值有限,不推荐常规评估。有限的数据显示正常分娩后脐动脉乳酸平均值为 2.55~4.63mmol/L,而具有预测价值的阈值范围目前尚无定论。2021 年"新生儿脐动脉血气分析临床应用专家共识"将乳酸水平 ≥6.00mmol/L,作为新生儿围产期缺氧预后不良的最高危值。

由于各研究纳入人群及研究对象标准、标本采集的部位与时间、试验检测方法等不同,脐动脉血气分析的正常范围文献报道不一致,无法给出确切的标准范围。脐动脉血气分析结果不能作为诊断新生儿窒息及判断预后的唯一指标,临床实践中临床医生不能单凭此进行预后判断及医患沟通,应结合患者病史、Apgar 评分等其他指标综合评判与告知。

【应用局限性】

1. 单纯的脐血血气分析不能作为新生儿病情判断的唯一指标,大部分代谢性酸中毒患儿预后良好,且脐动脉血 pH 值和 BE 越低,特异度越高,敏感度越低。

2. 单纯的脐血 pH 值不能区分原发性胎儿或胎盘疾病与母体酸碱紊乱的影响。

3. 脐血血气分析不一定能反映分娩后很久才出现的窒息事件或局部缺血和梗死。

4. 脐血血气分析不能判定新生儿发病原因,合并症和损害持续时间是影响神经系统和其他终末器官风险的重要生物因素。

5. pH 值、碱剩余和乳酸水平仅仅是重要临床结局的代谢标志物,包括新生儿发病、新生儿死亡和远期的神经系统发育。

【注意事项】

1. 目前对于脐血血气分析的适应证各指南推荐不一致,是否所有病例常规行脐血血气分析亦尚无定论。临床实践中即使正常的胎儿仍可能发生不良结局,脐血血气分析是产程中不良事件和新生儿状况关联的重要证据,可为后续诊疗提供依据,结合我们的临床实践建议常规开展,各单位可根据自身条件进行选择。

2. 脐血采集看似简单,但很多临床机构操作仍不规范。脐带钳夹往往随意为之,未尽可能靠近胎儿侧。对于分娩时正常胎儿,建议尽可能靠近胎儿侧采集。

3. 脐血采集血管选择的问题,脐动脉是首选。由于两条脐动脉较脐静脉细,临床操作过程中医护人员往往直接选择脐静脉进行穿刺采集,因此临床工作中建议操作前确定脐动脉位置后再进行采集。

4. 现在大部分临床机构产房都配备了血气分析仪,阴道分娩时往往能保证快速检测血样,但剖宫产时脐血采集后放置时间较长,且采集后多数室温放置。这种情况下建议脐血采集后室温保存尽可能不超过 20 分钟,如确实无法及时检测者,建议将标本及时放置于冰箱冷藏。

5. 临床工作中,血气结果分析非常重要。pH 的判断较为简单,但结合 BE、PCO_2 判断酸碱失衡具体类型是难点,掌握胎儿酸碱失衡发生的病理生理有助于判断。掌握 pH、BE 及乳酸三个指标与新生儿不良结局相关的阈值是快速判断结果的基础。

6. 尽管脐血血气分析为新生儿窒息诊断提供依据,是其预后评估的重要指标。但临床工作不能单独将血气分析结果作为病情判断的唯一指标,要结合病情及其他指标综合评估。

7. 临床上遇见与临床表现不一致的血气结果时,首先要想到脐血采集位置、采集方法是否准确,必要时重新采集重新检测。

【关键点】

1. 血气分析是了解机体有无缺氧、酸中毒及其严重程度的最简易、最直观检测方法。产时立即脐血血气分析可直接了解胎儿分娩期和新生儿出生后即刻的缺氧程度与酸碱失衡情况。

2. 对合并高危因素或可疑发生新生儿窒息的情况,建议常规行血气分析;对于正常分娩的新生儿,可选择预留脐带,根据分娩时胎儿情况选择性行血气分析,有条件者可常规开展。

3. 脐动脉血反映胎儿情况酸碱状态,与新生儿病情最具相关性。有条件者建议同时行脐动脉血及脐静脉血血气分析。如无法两者检测者,建议首选脐动脉血。

4. 脐血采集尽可能靠近胎儿侧,血样采集后应尽快检测,如无法立即检测者,建议冷藏保存,且保存时间不应超过 60 分钟。

5. 延迟脐带结扎不影响血气分析结果。

6. 延迟脐带结扎时,脐血采集可在延迟脐带结扎(即出生与断脐间隔 60 秒)期间,或在脐带搏动停止结扎脐带之前进行。对于新生儿窒息的胎儿,新生儿复苏的同时,在胎盘剥离或全部娩出前的数分钟内,选择靠近胎盘端穿刺脐动脉取血。

7. 血气分析结果中最具评估价值的是 pH 值、BE 及乳酸。三个指标的正常范围各指南推荐不一致,比较明确的是 pH 值<7.0,BE<-12.00mmol/L、乳酸水平 ≥6.00mmol/L 是预测新生儿不良结局的合理指标。

8. 脐血血气分析不能作为新生儿病情及预后判断的唯一指标,临床应结合病史等综合判断。

(张 华)

参考文献

1. 中国医师协会新生儿专业委员会. 新生儿窒息诊断和分度标准建议. 中国当代儿科杂志, 2013, 15 (1): 1.
2. 中华医学会围产医学分会新生儿复苏学组. 新生儿窒息诊断的专家共识. 中华围产医学杂志, 2016, 19 (1): 3-6.
3. ACOG. American College of Obstetricians and Gynecologists'Committee Opinion No. 348, November 2006: Umbilical cord blood gas and acid-base analysis. Obstet Gynecol, 2006, 108 (5): 1319-1322.
4. American College of Obstetricians and Gynecologists (ACOG) and American Academy of Pediatrics (AAP). Neonatal encephalopathy and neurologic outcome, Second Edition. ACOG; Washington, DC 2014. Reaffirmed 2020.
5. 中华医学会围产医学分会新生儿复苏学组. 新生儿脐动脉血气分析临床应用专家共识 (2021). 中华围产医学杂志, 2021, 24 (06): 401-405.

第十一节 医患沟通

【导读】

2020 年,《中华人民共和国民法典》的颁布,对医患沟通提出的新要求。改善医患沟通,重塑医患关系,是医务人员的必然追求。医患沟通能力是医师的核心胜任力之一,产科由于其突变性、不可控性和不可预见性,良好的医患沟通显得尤为重要。

【概述】

古希腊学家希波克拉底曾经说过:"了解什么样的人得病,比了解一个人得了什么病更重要。"这句话体现了医患沟通的精髓,在医患关系中,医生要做的不仅是了解病,更要了解人。医患沟通是以医生为主导,通过各种有效的途径进行全方位的交流,正确地指引医生为患者治疗伤病,使医患双方形成共识并建立信任合作关系。在当今的社会背景下,医务工作者应加强与患者的沟通,充分尊重患者的知情同意权,这样能使患者在诊疗过程中积极支持、配合医生的工作,使一些不必要的医患纠纷降到最低,促进社会的和谐发展。

1.《中华人民共和国民法典》对医疗机构医患沟通工作的影响 2020 年 5 月 28 日,十三届全国人大三次会议表决通过了《中华人民共和国民法典》(以下简称《民法典》),自 2021 年 1 月 1 日起施行。《民法典》第一千二百一十九条第一款对医患沟通进行了具体规定,医疗机构医患沟通工作应相应地做出以下调整。

(1)将"书面同意"修改为"明确同意":《民法典》第一千二百一十九条最大的一处修改,即是将"书面同意"修改为"明确同意"。"明确"强调的是意思表示的程度,只要有证据证明患方明白、准确表达了同意的意思即可,并非强制要求必须要以书面形式,在必要时应可以其他方式予以记录,如音频、视频等。结合卫生健康部门的相关行业规定,建议一般情况下采取书面记录,特殊情况下采取音频或者视频记录,如电话录音、监控录像等,但对于纯音频的记录方式应当注意要明确对话者的身份。对于其他电子信息沟通方式,如通讯软件、手机短信、电子邮件等,虽可在一定程度上实现有效的医患沟通,但结合到司法实践中医方举证的问题,一般情况下不建议医疗机构采用此类方式。

(2)增加了"不能向患者说明"一项:《民法典》第一千二百一十九条"不能向患者说明",即客观上已经无法向患者说明,如出现昏迷、意识丧失以及患有精神疾病等患者无法自主进行表达的情况,可以选择患者近亲属作为医患沟通患方主体的法定情形。《民法典》第一千零四十五条第二款规定的"近亲属"包括:"配偶、父母、子女、兄弟姐妹、祖父母、外祖父母、孙子女、外孙子女为近亲属"。医方依法选择"近亲属"作为医患沟通的患方主体时,应优先选择"家庭成员",方能最大限度的保护患者本人的权益,也符合民事法律的基本原则。关于"家庭成员"的范围,参照《民法典》第一千零四十五条第三款的规定,即"配偶、父母、子女和其他共同生活的近亲属为家庭成员"。

(3)说明医疗风险、替代医疗方案等情况的要求,即"具体说明":"具体说明"要求医疗机构在需要实施手术、特殊检查、特殊治疗前,必须将医疗风险和替代医疗方案细致、实在、详尽地对患方进行告知,应当达到足以让患方做出有效决策的认知程度。目前,医疗机构医患沟通文书的通常形式,是根据不同医疗措施来拟定格式文本,在医患沟通时依照拟定开展的医疗措施直接打印出来,在谈话后交由患方签字。格式文本在应用中虽然较为便捷并可以提高临床工作效率,但也有条款固定僵化、内容粗略笼统,尤其是不能体现患者个体差异等不足之处。导致在医疗损害责任纠纷案件中,医疗机构及其医务人员经常被因此认定存在"医患沟通不到位"的问题。因此,建议逐步淘汰格式文本的医患沟通记录。

2. **医患沟通的技巧** 除了专业技术,沟通是医务人员需要具备的第二种能力,医患关系在很大程度上通过沟通体现。医患沟通是医患双方为实现特定的医学目的,围绕患者的病情及其相关问题,在医疗服务活动中产生的一种人际交往活动。诊治疾病、促进患者身体健康是医务人员的天职,但患者更需要医务人员在态度和情感上的关怀和理解。因此,以患者为视角,聚焦医患沟通,提升医务人员沟通水平,对于缓解医患矛盾、构建和谐医患关系具有重要意义。

【非语言沟通技巧】

人际沟通中,表达的本质不是当事人所说的内容本身,而是渴望被理解的心情。人际沟通不畅,多半源于没有设身处地地替对方考虑,或者说没有理解对方的处境。医患矛盾的最大根源就在于患者在医患沟通中感觉没有被理解。因此,学会换位思考,是改善医患沟通的逻辑基础。

在沟通中 25% 是语言,而"非语言"则占 75%,学会正确地倾听和察言观色至关重要。患者不良的情绪需要得到理解和宣泄,期望没有得到实现,就会产生紧张的心理和一系列应激反应,出现不良情绪。倾听是一种共情,有助于病情的诊断和对患者的理解。通过倾听,患者能由衷地感觉到自己被关心、被接纳。通过倾听,医务人员可以从中捕捉到有利于诊断和治疗的信息,全面了解病情,在此基础上提高诊疗效果。

医患沟通中的眼神交流是传达共情的最好方式。医务人员的眼神交流包含了对患者的理解、尊重和真诚,是患者信任的基础。医务人员对患者的眼神交流,应该贯穿整个沟通过程,目光交流的时间应该占医患沟通的 50% 左右,而不是仅限于开头和结尾。目光接触要自然,不要咄咄逼人,要让患者感觉到眼神的亲切和真诚。

微笑是拉近医患关系的桥梁。人患病时内心脆弱,就医时紧张甚至恐惧,特别渴望得到温暖。在医患沟通重,微笑可以传达比所有语言更丰富的温暖和善意,其亲切友善的信息,能很快被患者接收到。

适当的身体接触,如:礼节性握手,患者变换体位,搀扶患者活动,帮助患者整理衣被等;或安抚性接触,如轻抚额头,手臂等,都能让患者感受到被关心,增加对医生的信任感,缓解焦虑、恐惧情绪。

【语言沟通技巧】

语言沟通的主要技巧包括控制声调和语气、使用美好语言和词汇。语速适宜更能够让患者集中注意力,这样有利于医生收集必要的信息。语调要以平调和降调为主,要坚决避免语气生硬、强求接受、压制对方情绪、大吵大嚷。

在医护人员和患者交谈的过程中,医护人员要注意将病人的谈话引导到了解病情的话题上,不能只为取悦病人而忘记谈话的目的。如果病人谈到相关的重要内容,应立即向病人确认并记录下来,让病人了解你对他的谈话内容是重视的,病人受到这样的鼓舞也会给你提供更多有价值的信息。

成年人的注意力最集中的时间在一分钟以内,在交代病情的时候,一定要珍惜这个最佳时间,要言简意赅,很好地表达中心意思,否则就很难达到预期的效果。

3. **产科的医患沟通** 产科医患沟通应该贯穿在整个孕期。从产妇在医院建档开始,医方就应积极地进行医患沟通。健康教育是医患沟通的途径,是减少和防范风险的重要措施,是建立医患互相信任的有效手段。通过健康教育,强化产妇孕期保健和风险教育,将风险教育纳入孕妇学校的教学内容,教会孕妇及其家属如何识别和防范风险。通过有效的沟通,让孕产妇及其家属清楚地了解妊娠过程存在的风险及医生需要采取的措施,一旦出现异常情况,家属要有思想准备,从而及时做出正确的选择并积极配合治疗。通过有效的沟通争取患者和家属对诊疗的理解和配合,必要时将沟通的关键内容记录在门诊病历上。

【普通的孕妇】

妊娠是一个自然的生理过程,而在某些情况下又是一个病理过程。通过健康教育,让患者及家属养成良好的生活方式,并对孕期的一些病理状态有基本识别能力。

1. 很多孕妇认为流产、早产是由于活动造成的,孕期应该减少活动,甚至卧床休息。告知孕妇限制活动、卧床休息不能改善孕妇的妊娠结局,长期卧床休息还会增加血栓相关性疾病的风险,并且可导致孕妇骨质疏松、肌肉萎缩等,如无其他早产高危因素,孕期可以正常的活动。

2. 纠正孕妇不良生活习惯,如戒烟、戒酒、合理饮食及运动等,针对消瘦及肥胖人群,对其进行医学营养及运动指导。告知吸烟、体质量过轻或肥胖均会增加早产的风险。

3. 家庭对新生儿的期望值很高,而大部分家庭又缺乏相关知识,易产生紧张及焦虑的情绪。对孕妇进行焦虑抑郁测评,对轻度焦虑或抑郁人群进行简单心理疏导,避免妊娠期加重。

4. 告知当出现腹痛、阴道流血、阴道排液等异常情况,需及时就诊,由医生做出诊治。

【有早产高危因素的孕妇】

自发性早产的原因尚不明确,已经确定的高危因素包括:产妇年龄(低龄或高龄)、既往早产或晚期流产史、多胎妊娠、妊娠间隔短、感染、营养不良、心理因素和遗传易感性等。

对于有早产高危因素的孕妇,应告知:

1. 告知由于患者有早产的高危因素,发生自发性早产的风险较大,孕期需规范产检,并进行规范化筛查、预测。应在孕期控制运动及体育活动的强度,尤其不适宜力量训练和举重物等活动,适当减少消遣性运动或职业性活动。

2. 孕中、晚期,孕妇可能出现不伴有宫颈改变及阴道出血的生理性宫缩,一旦发生此种宫缩,孕妇及家属常常因为担心早产而焦虑、紧张。通过健康教育提高其对正常及异常腹痛的辨别能力,增加对早产这种疾病的认识,减轻紧张焦虑情绪,减少不必要的干预。

3. 告知当出现腹痛、阴道流血、阴道排液等异常情况,需及时就诊,由医生做出诊治。

【孕期出现先兆流产／先兆早产症状的孕妇】

患者及家属由于缺乏与疾病相关的知识,当患者出现宫缩,即使宫颈长度没有缩短,患者仍会紧张焦虑,保胎意愿强烈,担心治疗效果,担心胎儿留有后遗症等而加重焦虑情绪。医患沟通的首要目的是让患者了解使用药物的目的及长期应用的不良反应,提高其依从性,减少过度干预,使治疗规范化。

具有早产风险或有医疗指征早产的高危孕妇新生儿科应当参与讨论和医患沟通,注意多学科合作及个性化处理,才能取得患者及家属的配合,进一步降低早产发生率,改善母胎结局。

1. 告知不是所有宫缩都会造成早产,应配合医生进行相应的筛查。

2. 出现先兆早产,宫缩抑制剂只能短时间内适当延长孕周,为促胎肺成熟、保护胎儿脑神经和宫内转运提供时间,但不能显著延长孕周,不能显著改善胎儿结局,且长期使用宫缩抑制剂可能会对孕妇和胎儿造成不良反应。

3. 当患者有明确保胎禁忌证时,不能进行保胎治疗,如宫内感染,及时终止妊娠对孕妇和胎儿都更安全。

4. 目前有确切证据证明对早产儿有效的治疗是产前糖皮质激素促胎肺成熟和硫酸镁保护胎儿脑神经,能显著改善早产儿的近远期的预后,显著降低早产儿死亡率。告知患者我们将对孕妇进行这些治疗,即使发生难免早产,可适当改善早产儿的预后,适当减轻他们的焦虑。

5. 早产儿可能发生各种近远期并发症,如新生儿肺炎、肺不张、新生儿呼吸窘迫综合征、缺血缺氧性脑病、脑白质损伤、神经发育迟滞、病理性黄疸、坏死性小肠炎感染、败血症、颅内出血、新生儿硬肿症等,严重时可能遗留脑瘫、慢性肺部疾病、感知与运动发育缺陷和学习能力低下等严重后遗症,甚至死亡。孕周越小的早产儿发生的并发症越严重,存活率越低。对于远离足月的超早产儿需特别告知幸存儿发生重大远期并发症的风险较高,包括严重IVH、囊性脑室周围白质软化、NEC、经培养证实的感染、严重早产儿视网膜病变及慢性肺疾病。

6. 当发生早产胎膜早破,因告知可能发生脐带脱垂、胎盘早剥、急性胎儿宫内窘迫甚至胎死宫内等风险,破膜后可能发生绒毛膜羊膜炎,严重者发生败血症、颅内感染等危机母儿生命。

7. 早产儿的预后与新生儿的救治水平有很大关系,早产儿出生后的及时监测及神经发育损害的合理处理尤为重要。如果孕周小,当所在医院新生儿科救治能力有限时,应建议患者及家属尽快转运至有新生儿救治能力的三级医院,并协助转诊。

8. 当患者出现难免早产,应和患者及家属充分沟通分娩方式,综合考虑各种临床因素,根据孕龄、胎方位、胎儿数以及胎心监护等情况进行合理判断。因剖宫产并不能显著改善早产儿结局,早产儿的发病率和死亡率高,为减少对孕妇的损伤,不首选剖宫产。早产儿对宫缩耐受性较差,在试产过程中可能发生严重的新生儿呼吸窘迫综合征,甚至死胎、死产。

9. 告知早产儿出生后需转新生儿科接受治疗,且所需费用高昂。

10. 与先兆早产孕妇及家属良好的沟通,是减少医患矛盾的主要途径。沟通的目的是让患者认识疾病,理解医生的治疗手段,得到患者的信任和配合。同时建议难免早产之前新生儿科医生参与沟通,让患者及家属对结局有充分的了解,可适当缓解其焦虑情绪。

【注意事项】

1. 学会换位思考,是改善医患沟通的逻辑基础。学会正确地倾听和察言观色至关重要。眼神交流是传达共情的最好方式。微笑是拉近医患关系的桥梁。适当的身体接触能让患者感受到被关心。

2. 语速适宜更能够让患者集中注意力,语调要以平调和降调为主,在交代病情的时候,要言简意赅,很好地表达中心意思。要注意将病人的谈话引导到了解病情的话题上,重要内容认真记录,让患者感觉到被重视。

【关键点】

1. 除了专业技术,沟通是医务人员需要具备的第二种能力,医患关系在很大程度上通过沟通体现。以患者为视角,聚焦医患沟通,提升医务人员沟通水平,对于缓解医患矛盾、构建和谐医患关系具有重要意义。

2. 产科医患沟通应该贯穿在整个孕期。从产妇在医院建档开始,医方就应积极地进行医患沟通。健康教育是医患沟通的途径,是减少和防范风险的重要措施,是建立医患互相信任的有效手段。

(刘兴会)

参考文献

1. 全国人大常委会法制工作委员会. 中华人民共和国民法典: 实用版. 北京: 中国法制出版社, 2020: 14-15.
2. 应松年. 行政法与行政诉讼法学. 北京: 高等教育出版社, 2017: 73.
3. 姜明安. 行政法与行政诉讼法学. 6 版. 北京: 北京大学出版社, 2015: 84.

第8章

早产分娩的麻醉

【导读】

早产分为自发性早产和医源性早产,前者包括早产临产和未足月胎膜早破,后者则是因为出现妊娠合并症或并发症,为保障母儿安全而提前终止妊娠者。作为麻醉医生,合理应用所掌握的麻醉技术不但可以为早产分娩过程提供安全的保护,甚至可能通过提前干预来终止部分患者早产进程的延续。麻醉医师应全面了解产科相关处置策略,完善评估母胎状况,规范实施麻醉及镇痛管理,以求最大程度改善母胎的结局。本章主要针对不同早产分娩方式(经阴道分娩与剖宫产)的麻醉策略,以及早产时常用药物与麻醉之间的相互作用进行相关介绍。

【概述】

早产儿由于未足月,往往体型偏小,经阴道分娩(vaginal birth,VB)可作为首选的分娩方式,配合适当的分娩镇痛技术可以让产妇在相对舒适的条件下完成高质量且安全的分娩。分娩镇痛通常分为椎管内与非椎管内镇痛技术,前者因具有确切的镇痛效果以及更高的母婴安全性,应用最为广泛,而且它还能为自然分娩中转剖宫产提供快捷且良好的麻醉保障。

早产患者有较高的紧急事件发生率,如产程中出现胎儿窘迫等异常情况,除此之外,出现胎位异常如臀位均需要采用剖宫产的方式来终止妊娠。剖宫产的麻醉方式包括椎管内麻醉与全身麻醉(以下简称全麻)。麻醉过程尤其是全麻中不单母亲经受麻醉的影响,早产儿同时面临着麻醉暴露,其预后也与之息息相关。不过担忧全麻药物可能引起的新生儿抑制作用不应当成为麻醉医师拒绝行全麻的理由,最终的麻醉选择应当建立在快速、可获取、安全、有效这些考量因素上。

一、经阴道分娩时的麻醉

早产孕妇收治入院至终止妊娠的这段时间内,往往会接受多种药物的治疗来改善早产儿的预后。这些药物包括宫缩抑制剂、硫酸镁与糖皮质激素等。这对于参与早产孕妇管理的麻醉医生提出了更高的要求,不单要熟悉自己使用的麻醉药物,还要了解产科所使用的药物与麻醉管理之间所存在的交互作用,并做出相应策略上的调整。

(一)椎管内镇痛技术

该项技术是通过将麻醉药物注入蛛网膜下隙或硬膜外腔,阻滞脊神经根并导致其支配区域产生麻醉镇痛作用。常用的方式包括持续硬膜外镇痛、脊麻 - 硬膜外联合阻滞（combined spinal-epidural，CSE），以及其他中枢椎管内技术如硬脊膜穿刺硬膜外阻滞（dural puncture epidural，DPE）、单次脊麻和连续脊麻镇痛。椎管内阻滞范围覆盖 T_{10}~S_4 神经节段即可为第一产程与第二产程提供有效的镇痛。

【适应证】

1. 孕妇自身请求。

2. 预期可能转为手术分娩的情况，如先露异常与多胎。

3. 合并可能增加产科危急事件发生率的产科疾病，如子痫前期、胎心监护异常。

4. 分娩带来的疼痛可能导致产妇原先疾病的加重，如严重的心肺疾病。

【禁忌证】

1. 绝对禁忌证　包括凝血功能异常、低血容量状态尚未纠正、穿刺部位存在感染灶、患者本身拒绝或是无法配合以及操作者无相关经验。

2. 相对禁忌证　包括颅内高压、局麻药过敏、有严重的胎儿窘迫、脊柱结构异常以及后背部手术史等。

【技术分类】

在所有技术中，单纯硬膜外镇痛与 CSE 是最常用的两种方法。两者均可提供持续可靠的镇痛效果，而且可以减少易损伤早产儿头部的急产，当阴道分娩需要转为紧急剖宫产时，现有的硬膜外导管可以满足手术麻醉所需。但是前者的起效时间略长，需要依靠大容量、低浓度的局麻药注射来缩短起效时间。而 CSE 保留硬膜外给药的持续性之外，兼有脊髓麻醉迅速产生镇痛的优点（3~5 分钟）以及有效的骶部镇痛。对于接受产科药物导致潜伏期延长而活跃期缩短的早产产妇来说，CSE 可能更为合适。相较单纯持续硬膜外镇痛，CSE 的麻醉药物用量也更少，但是由于硬膜外导管无法给予试验剂量来评估位置效果，可能对之后的应用带来未知数。此外，实施 CSE 时注入蛛网膜下隙的阿片类药物可能导致胎儿心率（fetal heart rate，FHR）异常，如胎心减速。有研究提示在单胎产妇中，胎心减速均见于实施 CSE 前全身血管阻力较高（>1 200dyne/s/cm^{-5}），且在实施后心脏每搏量及心输出量并未增加的产妇中。虽然 CSE 对于早产儿的预后尚未有研究给出答案，但值得引起我们进一步的探索。DPE 作为一项较新的技术，在产科分娩镇痛中应用逐渐增多，有研究提示 DPE 与 CSE 相比，可以减少产妇皮肤瘙痒、低血压、子宫过度收缩 / 高张力以及镇痛补救需求的发生率。但是否应当全面推广仍值得商榷，需要更多高水平研究提供数据支持。而在硬膜外镇痛的给药方式中，有研究提示程控硬膜外间歇脉冲注入技术（programed intermittent epidural bolus，PIEB）相较传统背景持续输注，具有麻醉药用量少、运动神经阻滞较轻、第二产程缩短、产妇满意率高的优势，但在关于设置模式和参数优化的细节问题上还有待深入明确。在结合患者自控硬膜外镇痛的方式后，可能将这个优势进一步扩大。此外，单次脊麻镇痛与连续脊麻镇痛也可以提供快速起效的对称性镇痛（包括骶部镇痛），但在分娩镇痛中的应用较少。

【麻醉药物】

局麻药与脂溶性阿片类药物是椎管内镇痛中的主力药物,期望应用后能让产妇获得最优的镇痛效果,最小程度的运动神经阻滞以及局麻药误入血管所引起的毒性反应,也应当尽可能减少药物经胎盘转运至胎儿体内。常用的椎管内镇痛药物用法见表 8-0-1 及表 8-0-2。

表 8-0-1　硬膜外镇痛常用药物剂量

药物	硬膜外腔	
	负荷量(浓度)	维持量(浓度)
局部麻醉药		
丁哌卡因	0.04%~0.125%	0.05%~0.125%
罗哌卡因	0.062 5%~0.15%	0.062 5%~0.125%
左旋丁哌卡因	0.04%~0.125%	0.05%~0.125%
阿片类药物		
芬太尼	0.5~2μg/ml	1~2μg/ml
舒芬太尼	0.2~0.6μg/ml	0.3~0.6μg/ml

表 8-0-2　蛛网膜下隙常用药物剂量

单次阿片类药物	单次局麻药	联合用药
舒芬太尼 2.5~7μg	罗哌卡因 2.5~3.0mg	罗哌卡因 2.5mg + 舒芬太尼 2.5μg(或芬太尼 12.5μg)
芬太尼 15~25μg	丁哌卡因 2.0~2.5mg	丁哌卡因 2.0mg + 舒芬太尼 2.5μg(或芬太尼 12.5μg)

【不良反应】

椎管内镇痛相较常规椎管内麻醉,前者由于用药量偏少且药物浓度较低,从而造成不良反应的概率相对更少一些。按照受影响对象不同,可分为产妇相关不良反应与胎儿相关不良反应。产妇相关不良反应包括低血压、发热、寒战、瘙痒、恶心呕吐、尿潴留、局麻药全身毒性反应、高平面阻滞或全脊麻、硬膜穿刺后头痛、背痛、呼吸抑制等。胎儿相关不良反应包括胎盘低灌注与胎儿心动过缓。麻醉医师应当对这些可能出现的不良反应进行及时的识别与处理,从而保障母胎双方在分娩过程中的安全。

(二)非椎管内镇痛技术

对于存在椎管内镇痛禁忌证的普通产妇来说,经静脉或是吸入麻醉药也可以完成分娩镇痛。前者使用的药物包括阿片类 / 非阿片类镇痛药以及镇静药,其中以瑞芬太尼的效果最为接近椎管内镇痛且优于其他长效阿片类药物,但可能引起产妇的呼吸抑制。吸入麻醉镇痛主要为间歇吸入亚麻醉浓度的氧化亚氮或是七氟烷,镇痛效果不如椎管内镇痛,且有造成子宫平滑肌松弛以及环境污染的担忧。对于产妇来说,麻醉药物的全身性应用可能给早产儿本已脆弱的呼吸、神经系统造成不良影响。所以在给药模式、应用时机及最佳用量上仍需要进一步研究来提供证据,在此不作过多介绍。

二、剖宫产分娩的麻醉

早产孕妇有较高的产科紧急事件发生率,如产程中出现胎儿窘迫等异常情况,除此之外,出现胎位异常如臀位多数需要采用剖宫产的方式来终止妊娠。剖宫产在早产儿分娩方式中所占的比例并不小,大约为15%~30%。有多项研究评估了阴道分娩与剖宫产分娩对于新生儿以及母亲的影响,一项纳入15 471名单胎早产病例的二次分析研究提示,剖宫产相较阴道分娩虽可能增加母亲与早产儿入住ICU以及孕产妇手术并发症的发生率,但可以显著减少死产与新生儿死亡的发生率。剖宫产的麻醉方式包括椎管内麻醉与全身麻醉(以下简称全麻)。麻醉过程尤其是全麻中不但母亲经受麻醉的影响,早产儿同时面临着麻醉暴露,其预后也与之息息相关。不过担忧全麻药物可能引起的新生儿抑制作用不应当成为麻醉医师拒绝行全麻的理由,最终的麻醉选择应当建立在快速、可获取、安全、有效这些考量因素上。

【麻醉准备】

麻醉医生在实施剖宫产麻醉前,必须对产妇的既往史与实验室检查进行仔细评估,并进行必要的体格检查。围麻醉期需要重点关注的事项包括:

1. **麻醉前用药** 由于担心药物通过胎盘对胎儿产生不良反应,剖宫产手术麻醉前通常不给予镇静类药物。但对某些特别焦虑的产妇,静脉应用少量的咪达唑仑(0.02mg/kg)与芬太尼(0.1μg/kg)是较为安全的选择,可以帮助其在清醒状态下渡过椎管内麻醉及手术的特殊时期。

2. **预防反流误吸** 早产孕妇接受的剖宫产通常为非计划性的,大多无法达到产科麻醉所要求的禁食时间,即麻醉前2小时可进食清流质,麻醉前6小时可进食固体食物,麻醉前8小时可进食脂肪餐。对于部分需要给予面罩通气的产妇来说,这一因素增加了反流误吸的发生概率。为此,ASA建议在剖宫产前可给予非颗粒性制酸剂、H_2受体拮抗剂来提升胃内pH值水平,和/或甲氧氯普胺可增加食管下部括约肌张力并促进胃排空,以上措施可以有效减少反流误吸的发生。

3. **静脉通道** 至少应当留置一根16~18G外周静脉导管以满足手术需要,根据手术室出血风险以及硫酸镁输注的需求来决定是否建立另外的静脉通路。

4. **吸氧** 最近的系统回顾提示,剖宫产过程中产妇接受氧疗与否与胎儿脐动脉pH值的改善或其他新生儿并发症的发生不相关。常规的吸氧浓度(35%~40%)并不能改善胎儿的氧合情况,而提高浓度后会导致大量的氧自由基产生,这对体内抗氧化剂不足的早产儿来说是有害的。所以除了在紧急全麻剖宫产诱导时需要给予高浓度的氧气完成去氮,无需常规给予那些非胎儿窘迫原因所进行的剖宫产产妇以吸氧来帮助预防其胎儿低氧血症及酸血症的发生。

5. 抗生素 预防性给予抗生素可以减少产妇术后子宫内膜炎与手术部位感染的风险。基于对于胎儿药物暴露的担忧,我国的《抗菌药物临床应用指导意见(2015 版)》中未明确是在断脐后还是皮肤切开前预防性使用抗生素,而美国疾病预防与控制中心建议所有的剖宫产手术应在皮肤切开前预防性给予静脉抗菌药物。

6. 监测措施 剖宫产的监测分为针对母亲与胎儿的两部分,前者包括心率、血压、心电图与氧饱和度等常规内容,当预期发生体温波动时还需进行体温监测。后者主要为剖宫产前的胎心监测。

【麻醉策略】

1. 椎管内麻醉 同分娩镇痛一样,椎管内麻醉也是剖宫产首选的麻醉方式,且应用比例呈现出逐渐增加的趋势。选用依据在于:①可以延续使用分娩镇痛时建立的硬膜外导管,还可继续为产后提供镇痛;②产妇可以在清醒状态甚至有家人的陪伴下迎接胎儿的出生;③避免了人工气道的建立;④减少了全身性麻醉用药的需求,以及经胎盘转运给胎儿的风险;⑤相较采用全麻者的产后出血、静脉栓塞症及手术切口感染发生率可能更少;⑥可能会降低产妇产后抑郁发生的风险。椎管内麻醉最常用的技术包括硬膜外、蛛网膜下隙以及腰硬联合麻醉。随着分娩镇痛应用的增加,非择期剖宫产手术使用硬膜外麻醉的比例越来越高,而且可以在术后继续进行硬膜外镇痛。但在未留有导管且手术需在较短时间内进行时,腰麻不失为一种简单而可靠的方法,它只需较低剂量的药物便可产生快速有效的阻滞效果。但应当限制反复穿刺的次数以及操作时间,避免延误转换为其他麻醉方式如全麻的时机。作为腰硬联合麻醉技术代表的 CSE 集起效快、可持续经硬膜外导管给药满足术中或术后需要的优点,可作为以上两种方法的替代方案。

椎管内麻醉的药物选择以局麻药为主,并可适当联合辅助药物如阿片类药物、肾上腺素、可乐定等来提高椎管内麻醉效果。三种麻醉方式的比较详见表 8-0-3。对于麻醉阻滞最高平面,国外通常认为需要达到 T_4 来满足剖宫产手术的需求,而我国产科麻醉专家共识则建议为 $T_6\sim T_4$。当术中手术医生的操作如将子宫暴露于腹腔外进行缝合,或是腹腔内出血刺激到膈肌腹腔面(由 $C_3\sim C_5$ 支配)和无法阻滞的迷走神经时,即使阻滞平面达到 T_4 水平,产妇仍会出现恶心、呕吐等不适反应,此时经椎管内或静脉给予阿片类药物有助于改善相应症状。

表 8-0-3　三种椎管内麻醉方式的比较

技术	常用局麻药	优点	主要缺点
硬膜外麻醉	利多卡因 罗哌卡因 左旋丁哌卡因	可先行分娩镇痛; 作用持续时间较久; 可术后镇痛	起效慢; 局麻药用量大

技术	常用局麻药	优点	主要缺点
脊髓麻醉 （腰麻）	丁哌卡因 罗哌卡因	麻醉起效快； 局麻药用量小	全脊麻风险； 持续时间有限
腰 - 硬联合	以上两类方案的联合	兼具以上两类的优点	确认硬膜外导管功能延迟

2. 全身麻醉 早产孕妇的全麻处置与足月孕妇的应用原则基本一致。适应证如下。

（1）存在椎管内麻醉的绝对禁忌证。

（2）没有充足的时间来进行椎管内麻醉或是藉由现存的硬膜外导管获得满意的手术麻醉平面。

（3）产妇无法配合椎管内操作。

（4）产妇的心肺功能不佳。

（5）预期可能会有严重出血或手术操作复杂的情况存在。

尤其在紧急剖宫产时，全麻要比椎管内麻醉起效更快（前者约为后者的 1/3 时间），而且效果明确。在一项纳入 11 539 名剖宫产早产产妇的回顾性研究中显示，17.6% 的研究对象采用的麻醉方式为全麻，接受全麻的决定因素包括更小的孕周，紧急终止妊娠的指征如脐带脱垂，非头位，子痫或 HELLP 综合征等。决定是否采用全麻方式可参考图 8-0-1。

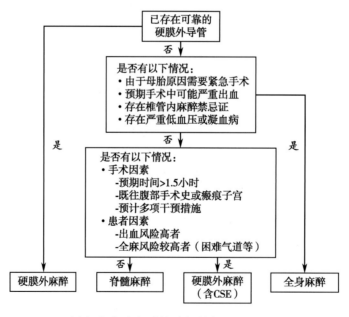

图 8-0-1 剖宫产麻醉方式的选择依据

根据我国的产科麻醉专家共识，为产妇进行麻醉诱导时，建议选择快速顺序诱导。对那些合并有严重心脏病、血流动力学不稳定的产妇，诱导时应避免快速注射药物以减轻对循环功能的抑制。可用的诱导药物包括硫喷妥钠、丙泊酚、氯胺酮或依托咪酯、琥珀酰胆碱或罗库溴铵。诱导前常规吸纯氧 3~5 分钟，或在 10L/min 的氧流量下深吸气 5~8 次充分去氮。

由于全麻从诱导到切皮所需要的时间最短,为减少对胎儿的不良影响,麻醉诱导一般应在手术的各项准备措施完成后开始。诱导完毕气管插管后可使用吸入麻醉药来维持麻醉效应,并在胎儿娩出前避免使用阿片类药物。由于孕产妇通常为潜在的困难气道人群,虽然气管插管为控制气道的首选方法,但随着声门上人工气道装置的改良,越来越多的证据支持声门上人工气道装置(如喉罩)用于剖宫产全身麻醉,特别是禁食充分、低反流风险的产妇以及前次气管插管失败时。由于全麻药物对于早产儿的抑制效应可能强于足月儿,手术中对于新生儿复苏团队的要求也会更高,麻醉医生需要与其详细交接所用的诱导及维持药物。

3. 加速康复理念 剖宫产术后加速康复(enhanced recovery after cesarean,ERAC)是借鉴加速康复外科理念所衍生出的新策略。多学科团队采取涵盖术前、术中与术后的各种手段来最大程度减小产妇剖宫产手术后的应激程度、加快术后恢复的速度以及改善母胎的预后。麻醉管理作为 ERAC 中重要的一环,麻醉医生理应发挥自身的作用。虽然 ERAC 在早产剖宫产中开展的相关研究数据并不多,但其可能的前景确实值得我们期待的。目前世界各国均有 ERAC 相关指导意见可供参考,下面就其中的麻醉部分作简单介绍(见表 8-0-4、表 8-0-5)。

表 8-0-4　剖宫产术后加速康复(SOAP 指南)中麻醉部分内容

推荐	措施	推荐级别
缩短麻醉前禁食时间	8 小时内禁固体食物、2 小时内禁清流质	Ⅱb
预防性抗生素应用	手术切皮前而不是断脐时	Ⅰ
预防脊麻相关低血压	维持血压于基线水平;预防性升压药物输注	Ⅰ
维持正常体温	各种加温措施	Ⅰ
预防术中 / 术后恶心呕吐	避免低血压;应用 2 种以上不同机制的止吐剂	Ⅰ
多模式镇痛	椎管内给予长效阿片类药物,如有禁忌证时可考虑伤口局麻药浸润或区域阻滞;无禁忌证时手术中应用非阿片类药物	Ⅰ
优化静脉补液	常规情况下术中补液不超过 3L	Ⅱa

表 8-0-5　产科快速康复临床路径专家共识中麻醉部分内容

项目	内容
麻醉方法的选择	采用椎管内麻醉、全身麻醉方式,做好术后镇痛
术中循环 / 呼吸管理	常规监测 NBP、SpO_2,必要时监测 ABP、CVP
术中容量管理	合理输注晶、胶体液及血制品
术中体温管理	避免低体温,维持产妇中心体温 36~37℃
围手术期液体治疗	术中出血<500ml 者术中术后输液 2 000ml 以内;术中出血>500ml 者不超过 2 000ml,参考术中补液输血情况,术后输液 2 000~3 000ml

【并发症】

剖宫产麻醉相关低血压是麻醉医生最常遇到的问题,尤其在椎管内麻醉阻滞平面过广时很容易发生。临床上可以通过保持产妇子宫左倾位、麻醉前适当的扩容以及合理使用升压药如去氧肾上腺素、麻黄素来预防。而在接受全麻时产妇出现气管插管失败的比例大约为 1/390,而插管失败导致的孕产妇死亡大约为 1/90。在死亡病例中,反流误吸、气道阻塞或是食管插管是主要的死亡原因。此外,紧急情况时全麻诱导与手术划皮的间隔过短,还可能导致产妇术中知晓的风险增加。对于胎儿来说,目前并没有研究结果可以证实何种麻醉方式与不良预后相关。

三、常用保胎药物与麻醉的交互作用

早产产妇收治入院至终止妊娠的这段时间内,往往会接受多种药物的治疗来改善早产儿的预后。这些药物包括宫缩抑制剂、硫酸镁与促胎肺成熟药物。这对于参与早产孕妇管理的麻醉医生提出了更高的要求,不单要熟悉自己使用的麻醉药物,还要了解产科所使用的保胎药物与麻醉管理之间所存在的交互作用,并做出相应策略上的调整。

(一) 宫缩抑制剂

宫缩抑制剂可以起到短时间内延长妊娠的作用。常用药物包括钙通道阻滞剂、β 受体激动剂、前列腺素合成酶抑制剂和催产素受体拮抗剂。

1. **钙通道阻滞剂**　钙通道阻滞剂(calcium channel block,CCB)被认为是临床保胎的一线药物,也是应用最广泛的。其作用机制是抑制钙离子通过子宫平滑肌细胞膜上的钙通道重吸收,从而抑制子宫的兴奋性收缩。各类 CCB 药物中,硝苯地平对心脏传导、血电解质水平的影响最小,对母亲的副作用也比较轻微。RCOG 推荐起始剂量为 20mg 口服,然后 10~20mg/ 次,3~4 次 /d,根据宫缩情况调整用量,通常应用不超过 2 日。

全麻下进行剖宫产手术时,CCB 类药物可与吸入麻醉药产生抑制循环系统的协同作用,临床可表现为低血压、心肌抑制与传导障碍的出现。在已存在低血压或是多胎妊娠的孕妇中尤其需要谨慎应用,动态评估血流动力学变化情况并做出相应处理。虽然硝苯地平对心肌传导的影响比其他 CCB 类要小,但仍应引起注意。

2. **前列腺素合成酶抑制剂**　又称为环氧合酶抑制剂或非甾体抗炎药(nonsteroidal anti-inflammatory drugs,NSAIDs),是另一类常用的保胎药物。通过抑制环氧合酶,减少花生四烯酸转化为前列腺素从而抑制子宫收缩。其中,最常用的是作为前列腺素合成酶抑制剂原型的吲哚美辛。具有促血小板聚集的血栓素是另一类花生四烯酸的代谢产物,NSAIDs 同样可以减少其生成从而抑制血小板的功能。虽然吲哚美辛的这一效应较为短暂,但仍引起了麻醉医生的担忧。不过现有研究论证了在接受前列腺素合成酶抑制剂治疗的患者中给予硬膜外和脊髓麻醉的安全性,目前认为前列腺素合成酶抑制剂治疗不是椎管内麻醉的禁忌证。

3. **β- 肾上腺素受体激动剂**　该类药物通过与子宫平滑肌细胞膜上的 $β_2$ 受体相结合,

提升细胞内环磷酸腺苷的水平来弱化肌球蛋白的收缩，从而抑制子宫平滑肌的收缩。由于其可能导致母亲甚至是胎儿的副作用，应用已经逐年减少。即使相对特异性激活 β_2 受体的药物如利托君和特布他林，仍能产生低血压、低血钾、高血糖等其他 β_2 受体激活的效应，以及少量 β_1 受体激活所导致的心血管不良反应。此外，肺水肿是 β- 肾上腺素受体激动剂所引起的一种可危及生命的并发症，其发生机制尚不明确，可能与血管通透性增高、水钠潴留增多等因素有关。

对于近期接受过该类药物治疗的孕妇，最好在情况允许时将麻醉推迟至产妇的心动过速得到缓解后再实施。如应用后保胎仍失败需要紧急终止妊娠时，采用对于血流动力学干扰更小的硬膜外镇痛或麻醉而非脊髓麻醉可能更为合适。当必须进行全身麻醉时，除了适当推延诱导时间，在诱导前给予合适的液体补充（如 250~500ml 的乳酸林格液）外，还应当避免使用可能加重心动过速的药物（如阿托品、格隆溴铵、泮库溴铵）。吸入麻醉药中的氟烷会使得心肌更易受到儿茶酚胺的影响而出现心律失常表现，所以在全麻时应避免使用。同时注意合理设置麻醉机通气参数避免呼吸性碱中毒的出现，因为碱血症可加重低钾血症和细胞膜的超极化。当出现低血压时，选用去氧肾上腺素进行升压可能更为合适。

（二）硫酸镁

由于担心持续使用硫酸镁对胎儿骨骼的不良影响，以及可能增加胎儿围产期的死亡率，近期国内外指南均明确指出不再将硫酸镁作为宫缩抑制剂使用。但对于<32 孕周者，硫酸镁具有保护胎儿中枢神经系统的作用，可短期内（2 天）应用。相对其他保胎药物，硫酸镁所产生的不良较少，但随着血清镁离子浓度的增加，出现毒性反应的风险可持续增加。

由于担忧硫酸镁所引起的血管舒张性低血压反应，椎管内麻醉前通常需要停用。镁离子还可引起神经肌肉接头处乙酰胆碱的释放减少，降低细胞膜的兴奋性，同时增强去极化和非去极化肌肉松弛剂的效应。因此在进行全麻诱导时，不得在给予琥珀胆碱前应用去肌颤剂量的非去极化肌肉松弛药。而在麻醉维持阶段，非去极化肌肉松弛药的剂量也不应过大，最好通过外周神经刺激器的监测来指导用量，以避免肌肉松弛药残余所导致的术后麻醉恢复期发生肌无力的风险。

【注意事项】

1. 麻醉医生需要注意的是，早产产妇宫口尚未开全时，较小的早产儿已有可能经产道娩出，所以产程较普通产妇来说可明显缩短。在医患双方共同决定全力保胎且尝试经阴道分娩的情况下，尽早放置硬膜外导管是有益的。现有的专家共识也认为在产程的任何阶段均可开始实施椎管内分娩镇痛。有些患者在接受麻醉镇痛药物后，宫缩可逐渐减弱并终止早产进程。此外，硬膜外镇痛还能降低产妇儿茶酚胺的分泌程度，改善其高血压程度并保持有效的子宫胎盘灌注，这些效应对于胎儿的预后均是有所帮助的。

2. 对于经历早产的孕产妇，仍应向其说明椎管内分娩镇痛所带来的益处，包括减少其在宫颈完全扩张前的用力，以及放松盆底和会阴部后有利于控制早产胎儿的分娩来减少颅内出血的风险。

3. 超声技术作为一项安全、无创、可反复床旁操作的技术，在临床领域中的应用越来越多。而在椎管内镇痛或是麻醉中，它可以辅助定位穿刺椎间隙，弥补依靠解剖标志确定椎间隙所可能造成的误差，并能测量穿刺点至硬膜外腔/蛛网膜下隙的距离。熟练运用超声技术可以进一步提高椎管内穿刺的成功率，以及减少并发症的发生率，减少早产孕妇的焦虑不安，值得麻醉医生好好学习掌握并合理应用。

4. 根据笔者经验，经鼻高流量吸氧(high-flow nasal oxygenation，HFNO)在快速诱导期间也是一种安全的氧合方式，可使产妇在插管后获得更高的动脉血氧分压以及呼气末氧分压，并延长麻醉诱导和插管期间安全的窒息时间，HFNO可作为传统面罩吸氧的替代选择。

5. 当决定采取剖宫产方式终止妊娠时，往往意味着母亲或是胎儿面临着严峻的情况，经常需要行子宫垂直切口的传统剖宫产方式以便手术和胎儿娩出。垂直切口常常意味着失血量较大，增加了输血以及切除子宫的风险，并明显延长了手术时长。建议在决定剖宫产的方式后由富有经验的高年资麻醉医师参与此类手术的麻醉，如果选择椎管内麻醉方式的话建议考虑CSE，术中与手术医生保持良好的沟通，对患者的状况也需要通过严密的生命体征监护及血气分析、床旁凝血功能检测等实验室检查来尽心维护。

6. 子痫前期是引起医源性早产的常见原因之一，此类患者往往需要应用硫酸镁治疗，有些甚至会持续至术中应用，麻醉医生在遇到此类情况时，应密切关注镁中毒的风险，尤其当采用全身麻醉控制呼吸时无法通过常规观察方法如呼吸频率检测、膝反射检查来判断是否存在药物过量，最好行间断血生化分析来监测血镁浓度，保障用药安全。

7. 肝素类药物虽然不属于保胎药物，但是却经常会在面临早产风险的孕妇中应用。手术医生最好在临近分娩前尽早地告知麻醉医生相关用药情况，然后根据用药时间决定椎管内穿刺的最佳时机，或是直接选择全麻的方式来辅助手术的完成。

【关键点】

1. 分娩镇痛技术是一项国内外使用非常广泛的成熟技术，不单适用于足月孕产妇，同样可以应用于早产患者。

2. 椎管内镇痛不仅可以有效缓解疼痛感，对于分娩所带来的系列不良生理心理反应有着抑制或者减轻的作用。在给予麻醉镇痛药物后，一些产妇的早产临产甚至可能终止，从而增加了胎儿进一步成熟及顺利自然分娩的概率。

3. 条件允许时，椎管内麻醉仍应当是早产患者接受剖宫产手术时的首选麻醉方式，$T_6 \sim T_4$ 是合适的麻醉阻滞平面。

4. 因紧急情况行剖宫产选择全身麻醉方式时，应当关注患者的气道保护能力，做好充分应对困难气道的准备，并与后续接手处理胎儿的新生儿科医师详细交接使用的麻醉药物。

5. 在早产临产妇的管理中，麻醉医生所起到的角色并不单单是完成实施麻醉操作满足阴道分娩或手术需求，还需要熟悉产科常用保胎药物的药理特性，以及其与麻醉药物之间的相互作用。

6. 对于常用的几类保胎药物,应当重点关注其在麻醉过程中对于呼吸循环功能所产生的抑制作用,并给予相应的支持治疗以保证母婴的安全。尤其在使用硫酸镁时,注意其毒性作用可能被全麻作用所掩盖造成严重的后果,必要时依靠实验室检查来协助评估。

参考文献

1. THANH BYL, LUMBIGANON P, PATTANITTUM P, et al. Mode of delivery and pregnancy outcomes in preterm birth: a secondary analysis of the WHO Global and Multi-country Surveys. Sci Rep, 2019, 9 (1): 15556.

2. CHAU A, BIBBO C, HUANG CC, et al. Dural Puncture Epidural Technique Improves Labor Analgesia Quality With Fewer Side Effects Compared With Epidural and Combined Spinal Epidural Techniques: A Randomized Clinical Trial. Anesth Analg, 2017, 124 (2): 560-569.

3. ANIM-SOMUAH M, SMYTH RM, CYNA AM, et al. Epidural versus non-epidural or no analgesia for pain management in labour. Cochrane Database Syst Rev, 2018, 5 (5): CD000331.

4. VALENSISE H, LO PRESTI D, TIRALONGO GM, et al. Fetal heart rate deceleration with combined spinal-epidural analgesia during labour: a maternal haemodynamic cardiac study. J Matern Fetal Neonatal Med, 2016, 29 (12): 1980-1986.

5. KOCAREV M, KHALID F, KHATOON F, et al. Neuraxial labor analgesia: a focused naRRative review of the 2017 literature. CuRR Opin Anaesthesiol, 2018 Jun, 31 (3): 251-257.

6. EDIPOGLU IS, CELIK F, MARANGOZ EC, et al. Effect of anaesthetic technique on neonatal morbidity in emergency caesarean section for foetal distress. PLoS One, 2018, 13 (11): e0207388.

7. The American Society of Anesthesiologists. Practice guidelines for preoperative fasting and the use of pharmacologic agents to reduce the risk of pulmonary aspiration: application to healthy patients undergoing elective procedures: an updated report by the american society of anesthesiologists task force on preoperative fasting and the use of pharmacologic agents to reduce the risk of pulmonary aspiration. Anesthesiology, 2017, 126 (3): 376-393.

8. LIU ZQ, DU WJ, YAO SL. Enhanced recovery after cesarean delivery: a challenge for anesthesiologists. Chin Med J (Engl), 2020, 133 (5): 590-596.

9. BOLLAG L, LIM G, SULTAN P, et al. Society for Obstetric Anesthesia and Perinatology: consensus statement and recommendations for enhanced recovery after cesarean. Anesth Analg, 2021, 132 (5): 1362-1377.

10. ZHOU S, ZHOU Y, CAO X, et al. The efficacy of high flow nasal oxygenation for maintaining maternal oxygenation during rapid sequence induction in pregnancy: A prospective randomised clinical trial. Eur J Anaesthesiol, 2021, 38 (10): 1052-1058.

(刘志强)

第9章

感染与早产

第一节　生殖道感染

【导读】

早产的发生涉及多种因素,感染是早产最重要的诱因之一。子宫腔内、胎儿及其附属物的感染即绒毛膜羊膜炎,经常与感染性早产相伴随。生殖道感染按发生部位分为上生殖道感染和下生殖道感染;按发生的病原体可分为非特异性感染和特异性感染,特异性感染包括通过性传播途径的梅毒、淋病、艾滋病、衣原体及支原体等疾病和定植在下生殖道的 B 型链球菌等病原体引起的感染。

感染可通过病原体入侵,定植在蜕膜、羊膜腔及胎儿附属物等大量繁殖直接导致局部组织的损伤,也可间接通过各种活性细胞的趋化、聚集及多种细胞因子的释放,加重局部组织的损伤,诱发炎症反应和子宫平滑肌的收缩。借助这些病理变化过程中局部和全身的母胎变化、各种因子的改变,可以达到筛查早产高危孕妇和预测早产发生的目的。

【概述】

生殖道感染的病原体种类多,绝大部分微生物可以在妊娠期生殖道出现,甚至有些感染无明显的症状和体征,但却可以诱发早产;而有些感染有明显的症状和体征,却与早产的关系不甚密切;且生殖道感染为多种病原体引起的混合感染。因此,本节重点是结合国内外临床指南、专家共识、临床研究等结果,重点阐述与早产关系比较密切的生殖道感染,期望从生殖道感染的角度为早产的预测、预防提供参考。

细菌性阴道病(bacterial vaginosis,BV)是下生殖道感染中公认与早产有密切关系,而且常见的阴道感染性疾病。BV 特征是产生乳酸的乳酸杆菌减少,厌氧菌过度生长,导致阴道环境改变和相关菌群比例的失调,表现为阴道微生态或阴道微生物组发生异常变化是 BV 患者的共同特征,无法用单一菌群为主的异质阴道微生物组进行诊断,也无固定的一种病原微生物作为 BV 的诊断特征。

妊娠期监测中以母体原发病的发展、胎儿发育及宫内情况的监测为主要内容。分娩期尽可能缩短胎膜破膜距分娩的时间,尽量避免使胎儿暴露于血液和体液危险增加的操作,并注意保护新生儿眼和脸部。对不能阴道分娩的患者建议选择择期剖宫产。产后常规不推荐 HIV 感染的母亲进行母乳喂养。并对 STD 母亲分娩的新生儿常规进行宫内感染的排查,对无法排除宫内感染新生儿进行预防性治疗,并将母子纳入 STD 的随访系统中进行管理和追踪。

羊膜腔感染的诊断可依据高危因素、临床指标、感染指标进行确诊,其中亚临床感染的早期识别具有重要意义;不论任何孕周,只要羊膜腔感染诊断确立,均应尽早终止妊娠。围产期选择广谱、胎盘穿透力强的抗生素及尽早明确病原体和药敏,采用针对性的治疗是改善母婴结局的关键。

一、细菌性阴道病

目前,诊断 BV 的 Amsel 标准和 Nugent 评分标准在 BV 患者阴道微生物组的细菌种属的组成侧重上存在差异。阴道本身就存在多种微生物,对于直接导致 BV 的细菌种属组尚未达成共识,且 50%~75% 的患者无典型症状,孕妇本人及医务人员对阴道检查多存在顾虑,因此 BV 的病因诊断困难、漏诊率高。

妊娠期雌、孕激素水平的变化,阴道局部黏膜免疫功能的改变,子宫颈黏液及阴道分泌物增多,增加了 BV 的易感性,所以妊娠期 BV 发病率升高。BV 孕妇阴道液中白细胞介素、肿瘤坏死因子等细胞因子的水平升高,可以导致宫颈承托力下降,诱发胎膜早破和早产。

【筛查】

BV 是引起上行性宫内感染的主要原因之一。Watts 等回顾性调查 462 例剖宫产病例,BV 发生率为 21%,据此分为 BV 组和正常组,羊膜腔感染的发生率分别为 22% 和 4%($P < 0.001$),显示产妇患 BV 者产时、产后羊膜腔感染的发生率明显升高。Krohn 报道美国阴道感染与早产研究协作组进行 11 989 例的大宗资料研究结果显示,妊娠 23~26 周患 BV 与产时羊膜腔感染高度相关,BV 组发生 PROM 是对照组的 11 倍,说明 BV 是宫内感染发生的高危因素。目前,没有足够的证据和公认的数据支持常规筛查或无症状的 BV 孕妇治疗可以改善妊娠结局。同时,无症状性 BV 的风险小,约 1/2 的孕妇 BV 会自行缓解或消退;加之 BV 使用抗生素有效性为 80% 左右,而耐药及耐药感染的风险比较高。因此,临床不建议对孕妇进行 BV 的常规筛查和无症状孕妇进行 BV 的治疗,尤其是早产低风险的无症状孕妇不应常规筛查或治疗 BV。但强调对于有症状的孕妇以及无症状但既往有感染相关流产或早产病史等高风险的孕妇需进行筛查和治疗。

【诊断】

BV 目前有两种诊断标准,Amsel 标准和 Nugent 评分标准。Amsel 标准临床应用较多,Nugent 评分标准适用于有条件的医院和科研单位。

Amsel 诊断标准:4 项临床特征,包括阴道分泌物性状、pH 值、线索细胞阳性和胺臭味试验阳性,至少 3 项阳性即可诊断。必备条件线索细胞阳性(即线索细胞数量>20% 阴道上皮细胞总量),其他条件为胺臭味试验阳性,阴道分泌物 pH 值>4.5,阴道分泌物呈均质、稀薄、灰白色。

Nugent 诊断标准：采用 Nugent 评分标准进行诊断，总分范围为 0 至 10 分，评分 0 至 3 分为正常，4 至 6 分为中间态，≥7 分即可诊断 BV（表 9-1-1）。

表 9-1-1　阴道分泌物革兰氏染色 Nugent 评分标准

评分	乳杆菌样菌	加德纳菌及类杆菌	染色不定的弯曲小杆菌
0	4+	0	0
1	3+	1+	1+ 或 2+
2	2+	2+	3+ 或 4+
3	1+	3+	
4	0	4+	

注：按每 10 个油镜视野下（×1 000 倍）观察到的每种细菌形态的平均数量进行评分：0：未见细菌；1+：小于 1 个细菌；2+：1~4 个细菌；3+：5~30 个细菌；4+：大于 30 个细菌。

两标准比较及鉴别诊断：Amsel 标准相比 Nugent 评分标准，诊断更客观和统一。BV 应与其他阴道炎相鉴别（表 9-1-2）。

表 9-1-2　BV 与其他阴道炎的鉴别诊断

	BV	外阴阴道假丝酵母菌病	滴虫性阴道炎
症状	阴道分泌物增多，无或轻度瘙痒	重度瘙痒，烧灼感	阴道分泌物增多，不同程度瘙痒
分泌物性状	阴道分泌物呈均质、白色，腥臭味	白色，豆腐渣样	稀薄、脓性，泡沫状
阴道黏膜	正常	水肿、红斑	散在出血点
阴道 pH 值	>4.5	<4.5	>5
胺臭味试验	阳性	阴性	阴性
显微镜检查	线索细胞，极少量白细胞	芽孢及假菌丝，少量白细胞	阴道毛滴虫，多量白细胞

【治疗】

BV 主要通过药物治疗，有效治疗能够减少不良妊娠结局和减少其他性传播疾病的感染风险。妊娠期治疗药物的选择，需要考虑孕龄、病情的严重性及既往治疗的情况，权衡药物的利弊，充分知情告知后选择药物。

1. 口服给药　目前的研究数据未发现甲硝唑及克林霉素存在明显的致畸作用，妊娠期用药可选择甲硝唑 400mg 口服，2~3 次/d，连服 7 日；或克林霉素 300mg 口服，2 次/d，连服 7 日。

2. 阴道给药　甲硝唑泡腾片 200mg 每晚 1 次，阴道给药，连用 7~14 日；2% 克林霉素软膏涂布阴道，每次 5g，每晚 1 次，连用 7~14 日；

3. 口服与阴道的疗效　两个途径用药的疗效相当。对单纯的 BV 感染、不伴胎膜早破，可以选择阴道给药；对于顽固性病例、伴胎膜早破或羊膜腔感染者，优选全身用药，但也需要注意局部的清洁。

【随访】

妊娠期 BV 治疗后需随访治疗效果。急性患者一般在停药后 1 周进行复查。治疗后可复查阴道微生态检测，评估阴道菌群恢复情况及疗效，同时对顽固性病例进行宫内感染、早产的预测和预防。

二、妊娠合并性传播疾病

性传播疾病（sexually transmitted diseases，STD）是指通过性行为或类似性行为传染的一组疾病，包括细菌、病毒、螺旋体、支原体、衣原体、真菌、原虫及寄生虫等多种病原体引起的 20 余种疾病。妊娠期妇女因内环境和免疫功能改变，易受各种病原体的感染或潜伏感染的影响，导致妊娠期 STD 发生率增加，不仅影响孕妇身心健康，而且可通过垂直传播感染宫内的胎儿，引起早产，导致胎儿和新生儿感染，甚至出现远期并发症，尤以淋病、梅毒、艾滋病造成的母婴危害最为明显。

妊娠可加速 STD 的发展，并可传染给胎儿，孕前和孕早期的筛查是减少母婴垂直传播，减少由此导致不良妊娠结局的关键。对于拒绝终止妊娠或有条件继续妊娠的患者，如治疗药物对胚胎无影响，可尽早治疗，而对于需要采用对胚胎有影响的药物（如抗病毒治疗）则建议在妊娠 12 周以上实施，以降低母婴垂直传播的概率和并发症的发生。

（一）妊娠合并淋病

【病因及传播途径】

淋病（gonorrhea）是由革兰氏染色阴性的淋病双球菌，亦称淋病奈瑟菌（*neisseria gonorrhea*）引起的泌尿、生殖系统化脓性感染，包括有症状的泌尿生殖器淋菌感染和无症状的泌尿生殖器淋菌感染。

人类是淋菌唯一的天然宿主，离开人体环境，淋菌非常脆弱，一般消毒剂易将其杀死。妇女感染后主要表现为宫颈炎、盆腔炎，严重者呈播散性淋菌感染。淋病的传染源是淋病患者，有症状及无症状的患者均具有传染性。孕妇对淋菌有易感性，可通过性交直接接触、通过接触淋病分泌物污染的衣物及分娩过程中新生儿接触污染的阴道分泌物等三种传播途径，母体经胎盘传染给宫内胎儿的概率极低。

【发病机制】

淋病奈瑟菌对柱状上皮及移行上皮有特殊的亲和力。淋病奈瑟菌的外膜主要成分有膜蛋白Ⅰ、Ⅱ、Ⅲ，脂多糖及菌毛。菌毛、膜蛋白Ⅱ及淋病奈瑟菌所产生的 IgA_1 蛋白酶可促使淋病奈瑟菌黏附于柱状上皮及移行上皮而被上皮细胞吞饮，在上皮细胞内大量繁殖，引起细胞损伤崩解，深至黏膜下层；与此同时，淋病奈瑟菌的脂多糖内毒素与体内补体协同作用，介导免疫反应,共同引起局部炎症反应,导致局部中性粒细胞浸润、黏膜细胞脱落溶解,形成脓液。镜下见黏膜及黏膜下组织充血、水肿、渗出、坏死、上皮脱落、白细胞聚集。妊娠期淋病很少上行至盆腔引起感染,大多感染外生殖器和尿道或无症状携带者;偶可见淋菌病感染上生殖道引起子宫内膜炎、急性输卵管炎、输卵管积脓,脓液由伞端流入盆腔,致成盆腔炎、盆腔脓肿或腹膜炎;甚至播散性淋病,造成全身淋菌的播散性感染。

【临床表现】

淋病潜伏期 1~10 日,平均 3~5 日,多数孕妇感染淋病奈瑟菌后无临床症状,易被忽略,但仍具有传染性。

1. 下生殖道感染　妊娠期淋病最常见的表现为下生殖道感染,可表现为宫颈管黏膜炎、尿道炎、前庭大腺炎,又称无合并症淋病,可出现脓性阴道分泌物、前庭大腺腺体开口部位红肿和溢脓及排尿时尿道口烧灼感或膀胱刺激征等淋菌性尿道炎症状,挤压尿道口、尿道旁腺或前庭大腺可有脓液溢出。

2. 上生殖道感染　若无合并症淋病未经治疗,淋病奈瑟菌可上行感染盆腔脏器导致淋菌性盆腔炎,引起子宫内膜炎、输卵管炎、输卵管积脓,甚至形成输卵管卵巢脓肿、盆腔脓肿,脓肿破裂可导致盆腔腹膜炎称为合并症淋病(complicated gonococcal infections)。因孕期性生活受限,孕妇发生淋病性上生殖道感染的机会低于非孕妇女,但有无症状淋病的孕妇,在产后可因出血、疲劳等抵抗力下降,发生淋病性上生殖道感染的可能。

3. 播散性淋病　播散性淋病(disseminated gonococcal infection,DGI 或 disseminated gonococcal disease,DGD)指淋病奈瑟菌通过血循环传播,引起全身淋病奈瑟菌性疾病。1%~3% 淋病可发生播散性淋病,出现高热、寒战、皮疹、全身不适、食欲缺乏等全身症状,表现为淋菌性皮炎、关节炎、脑膜炎、胸膜炎、肺炎、心内膜炎、心包炎等全身病变。重者可出现全身中毒症状。播散性淋病在妊娠期发生少见,多见于产后、流产后诱发的患者。

【淋病对妊娠的影响】

妊娠期任何阶段的淋病对母儿预后均有影响。

1. 对孕产妇影响　孕早、中期淋病可导致宫颈管黏膜炎,诱发感染性流产和流产后感染;孕晚期可导致早产、胎膜早破、宫内感染和产后感染;分娩时由于产道损伤、产妇抵抗力差、产褥期淋病易扩散,引起产妇子宫内膜炎、输卵管炎,严重者导致播散性淋病。

2. 对胎儿和新生儿影响　淋病可引起胎儿流产、宫内发育受限,羊膜腔感染、胎膜早破、早产、新生儿感染,甚至败血症;且分娩过程中约 1/3 新生儿通过孕妇软产道时可感染淋病,新生儿出现淋菌性眼炎,若治疗不及时,可发展成角膜溃疡,角膜穿孔而失明;亦可感染出现淋菌性肺炎,甚至全身感染。

【诊断】

妊娠期淋病,多无明显症状,对可疑患者病原体的分离和培养是主要的诊断手段。

1. 分泌物涂片检查　取尿道或宫颈分泌物,涂片行革兰氏染色,油镜下可见满视野多叶形白细胞,胞质内有许多对革兰氏阴性双球菌。此法对女性患者的检出率低,且宫颈管分泌物中的有些细菌与淋病奈瑟菌相似,可有假阳性,只作为筛查手段。

2. 淋病奈瑟菌培养　诊断淋病的金标准。对临床可疑、涂片阴性或需要药物敏感试验者,取宫颈分泌物培养。先拭去宫颈口分泌物,用棉拭子插入宫颈管内 1.5~2cm,转动多次,停留约 20~30 秒再取出,取出的宫颈分泌物应注意保温、保湿,取材后立即接种,培养阳性率可达 80%~90.5%。妊娠期注意避免棉拭子触及胎膜,以免诱发胎膜早破。对已有播散性淋病者,也可在高热时取血作淋病奈瑟菌培养。若需要确证试验,可对培养的淋病奈瑟菌行糖发酵试验及直接免疫荧光染色检查。

3. 核酸检测　应用分子生物学技术(如 PCR 技术、测序技术等)检测淋病奈瑟菌 DNA 片段可帮助诊断。此方法的敏感性及特异性高,但有一定假阳性率,且需要具备开展分子检验的条件。

【治疗】

妊娠期淋病治疗原则是及时、足量、规范应用抗生素,同时兼顾对妊娠的影响,尽量选用对胎儿影响较小的抗生素。

1. 淋病治疗　淋病治疗中敏感抗生素的应用是关键,由于耐青霉素的菌株增多,目前首选的抗生素以第三代头孢菌素为主。无合并症淋病推荐大剂量单次给药方案,达到足够血液浓度以杀死淋病奈瑟菌;合并症淋病应连续每日给药,保持足够治疗时间;由于 20%~40% 淋病同时合并沙眼衣原体感染,因此,可同时应用抗衣原体药物。根据淋病的感染部位对抗生素的应用如下。

(1)宫颈炎、尿道炎、前庭大腺炎:①首选头孢曲松钠 250mg 单次注射或头孢噻肟钠 1g 单次肌内注射;②头孢菌素类过敏者,可选用大观霉素 4g,单次肌内注射;③不能排除衣原体感染者,加用阿奇霉素 1g 单次口服。

(2)淋菌性盆腔炎:头孢曲松钠 500mg,每日 1 次,肌内注射,连续 10 日;或大观霉素 2g,每日 1 次,肌内注射,连续 10 日。同时加用甲硝唑 400mg,每日 2 次,口服,连续 10 日。

(3)播散性淋病:头孢曲松钠 1g,每日 1 次,肌内注射或静脉注射,连续 10 日以上;或大观霉素 2g,每日 2 次肌内注射,连续 10 日以上。若考虑合并有衣原体感染,可同时加服阿奇霉素 1g,单次口服。

2. 分娩方式的选择　淋病非终止妊娠及剖宫产指征,但妊娠合并淋病孕妇临产时,如正值淋菌性阴道炎、宫颈炎急性期,黏膜充血水肿严重,可适当放宽剖宫产指征,避免阴道壁和宫颈的严重裂伤。

3. 新生儿的处理　对所有淋病孕妇所生的新生儿应用 1% 硝酸银液滴眼,预防淋菌性眼炎。若淋病孕妇未经治疗,所分娩的新生儿应给予预防性治疗,头孢曲松钠 25~50mg/kg(不超过 125mg),静脉注射或肌内注射,单次给药。

妊娠期淋病可通过直接接触、间接接触和经淋病母体产道而感染,切断其传播途径,并对可疑衣物保持干燥,注意消毒,可减少其感染机会。其次,对妊娠期高危患者进行筛查、尽早确诊或排除淋病感染,以便对于已确诊或可疑淋病孕妇及其生育的新生儿进行针对性治疗或预防性治疗,是减少母婴垂直传播的关键。

(二)妊娠合并梅毒

【病因及传播途径】

梅毒(syphilis)是由梅毒苍白密螺旋体(treponema pallidum,TP)亚种所引起的一种慢性传染性疾病。梅毒螺旋体几乎可累及全身各器官,可产生各种症状和体征,临床表现多样,并可通过胎盘传染给胎儿,导致流产、早产、死产和先天性梅毒,危害孕产妇和胎婴儿健康。梅毒螺旋体在体外干燥条件下不易生存,一般消毒剂及肥皂水即能将其杀死;但其低温下可长期存活,如4℃存活3个月,-78℃保存数年,仍有传染性。

梅毒螺旋体传染方式如下。

1. 性接触直接传播 是最主要的传播途径,占95%以上;未经治疗的患者在感染后1年内最具传染性,随病期延长,传染性越来越小,病期超过4年者基本无传染性。

2. 间接感染 通过内衣裤及日常用品,医务人员、实验室工作人员,接触患者或含有螺旋体的标本,不慎而受染。

3. 通过胎盘传染给婴儿 患梅毒的孕妇,即使病期超过4年,其苍白螺旋体仍可通过妊娠期的胎盘感染胎儿引起先天梅毒。

4. 血液传播 通过输入有传染性梅毒患者的血液及血制品而感染。

【发病机制】

正常人的皮肤和黏膜对梅毒螺旋体是一屏障,皮肤黏膜通过性交或接触受损后,梅毒螺旋体趁机侵入体内,经皮肤淋巴间隙扩散,很快到达局部淋巴结。进入淋巴结的螺旋体,经2~3日侵入血液循环并传播到全身。此时人体无任何反应。大约经2~4周的潜伏期,被螺旋体侵入处发生炎症反应,出现结节、浸润及溃疡。

【临床表现】

梅毒的发病是梅毒螺旋体与机体免疫力相互作用的过程。随梅毒螺旋体与免疫力的消长,梅毒的表现多种多样,症状和体征时隐时现,进展缓慢,病程长。根据梅毒传播途径及感染时间的不同,临床将梅毒分为先天性梅毒和后天性梅毒两种类型。

1. 先天性梅毒 先天性梅毒是指梅毒螺旋体由母体经胎盘进入胎儿血循环所致的感染。现已证实在孕6周开始梅毒即可感染胎儿引起流产。孕16~20周以后梅毒螺旋体可播散到胎儿所有器官,引起肺肝脾胰和骨等病变。妊娠各期梅毒均可传给胎儿,尤以二期梅毒孕妇的传染性最强,未经治疗的几乎100%胎儿感染。未经治疗的一、二期梅毒孕妇的早产率高达50%。早期潜伏梅毒的孕妇,虽临床无任何临床表现,但感染胎儿的可能性>80%,

并有 20% 早产。晚期潜伏梅毒的患者虽性接触已无传染性,但传给胎儿的机会仍有 10%。可出现下列表现:

(1)胎儿期:先天性梅毒在胎儿期可表现为肝脏肿大,胎盘增厚,胎儿水肿,宫内生长迟缓,非免疫性溶血,流产、早产、死胎等。

(2)新生儿期:早期先天性梅毒表现为肝脾肿大、皮疹(脓疱疹、脱皮、斑丘疹)、黄疸、慢性鼻炎、脑膜炎、肠梗阻或出血、间质性肺炎、肺脓肿、白内障、脑积水等,晚期先天性梅毒表现为间质性角膜炎、马鞍鼻、Hutchinson 牙、军刀状胫(胫骨前凸)、耳聋、智力发育迟缓,甚至死亡等。

2. 后天性梅毒 后天性梅毒是指个体通过性接触或非性接触途径感染的梅毒,亦称获得性梅毒。根据其有无传染性而分为早期梅毒与晚期梅毒。病程在两年以内称早期梅毒,包括一期梅毒、二期梅毒和早期潜伏性梅毒。病程在两年以上称晚期梅毒,包括三期梅毒及晚期潜伏梅毒。潜伏梅毒是指梅毒感染后未治疗或治疗不彻底,临床无症状,梅毒血清反应阳性,且可排除其他导致梅毒血清反应阳性疾病的存在。各期梅毒的主要表现如下。

(1)一期梅毒:多发生于不洁性交后 2~4 周,主要表现为硬下疳(hard chancre),为侵入部位发生炎症反应所致。硬下疳初为小红斑或丘疹,迅速破溃形成糜烂或溃疡,可出现在外生殖器及肛门等部位,典型的硬下疳为单发,直径 1~2cm 大小,圆形或椭圆形,境界清楚,边缘稍高于皮面,表面有肉红色的糜烂面或浅表溃疡、无痛、创面清洁,有少量浆液性渗出物(内含大量螺旋体),周边及基底浸润明显,具软骨样硬度。硬下疳出现 1~2 周后局部淋巴结肿大。硬下疳不经治疗可在 2~8 周内自然消失,不留痕迹或仅留有轻度浅表瘢痕。硬下疳的初期,大部分人的梅毒血清反应呈阴性,以后阳性率逐渐增高,到硬下疳出现 6~8 周后,全部患者血清反应变成阳性。

(2)二期梅毒:主要表现为皮肤梅毒疹,包括斑疹、斑丘疹、丘疹鳞屑性梅毒皮疹及脓疱疹等,常出现于躯干、四肢等部位,皮疹特点为对称、泛发、多形性。皮疹持续 2~3 周可自然消退。若一期梅毒未经治疗或治疗不规范,潜伏期梅毒螺旋体继续增殖,约在硬下疳出现 2~12 周(多在 6~8 周)或感染后 6~12 周(多在 7~10 周),大量密螺旋体通过血循环达全身,诱发全身各器官的损害和表现,甚至出现神经梅毒的症状。现在经积极的预防、消梅和驱梅等运动,已经非常罕见。

(3)三期梅毒:主要表现为永久性皮肤黏膜损害,并可侵犯多种组织器官危及生命。基本损害为慢性肉芽肿,局部因动脉内膜炎所致缺血而使组织坏死,导致全身各器官的损害和后遗症的表现。

3. 实验室检查

(1)病原学检查:检测早期梅毒皮肤黏膜病损处、渗出液或淋巴结穿刺液中有无梅毒螺旋体,常用暗视野显微镜检查,亦可用直接荧光抗体试验检查,寻找病原体。

(2)梅毒血清学检查:密螺旋体进入机体后产生两种抗体,非特异的抗脂质抗体(反应素)和抗梅毒螺旋体特异性抗体。

1)非特异的抗脂质抗体检查:包括:①性病研究实验室试验(venereal disease research laboratory,VDRL);②血清不加热反应素玻片试验(unheated serum regain test,USR);③快速血浆反应素(rapid plasma regain,RPR)环状卡片试验。敏感度高而特异性低,感染4周即可出现阳性,但也有假阳性。适用于普查、婚检、产前检查等筛查及疗效观察和判定。

2)抗梅毒螺旋体特异性抗原抗体检查:包括:①密螺旋体血凝试验(treponema pallidum hemagglutination assay,TPHA);②荧光密螺旋体抗体吸收试验(fluorescent treponemal antibody absorption test,FTAABS)。直接用经过处理的密螺旋体作为抗原检测受检者是否存在特异性抗体,具有快速、敏感、特异性强的特点,用于证实试验,由于抗体存在时间长,抗体滴度与疾病活动无关,不适用于疗效观察。

(3)脑脊液检查:怀疑神经梅毒者应行脑脊液检查。神经梅毒患者脑脊液中淋巴细胞 $\geq 10 \times 10^6$/L,蛋白量>50mg/dl,VDRL阳性。

【诊断与鉴别诊断】

妊娠期梅毒的诊断需要确认梅毒感染的时间、临床分期及胎儿是否受累及受累程度。妊娠期梅毒多无症状,往往在死胎、新生儿异常或血清学筛查阳性时才发现。因此,国家规定对每一个孕妇在孕前或孕早期进行梅毒的筛查,对筛查阳性的患者,根据性病接触史、临床表现列为疑似病例;联合特异性血清学试验阳性或暗视野显微镜检查发现密螺旋体则为确诊病例,若脑脊液检查阳性为神经梅毒。对确诊病例,根据其病程、全身各器官受累情况进行临床分期,并借助超声影像学检查排除胎儿受累。目前存在病例以一期梅毒多见,需要与生殖器疱疹、外阴癌、宫颈癌鉴别。

【处理】

妊娠期梅毒的治疗原则与非孕期相似,早期、规范、充足、追踪观察、彻底治疗。在首剂治疗过程中由于大量密螺旋体被杀灭,释放异体蛋白质,可能导致头痛、发热、肌肉痛等称吉海反应(Jarisch-Herxheimer reaction)。妊娠期梅毒应兼顾产科处理和新生儿的治疗,按国家最新规定,只要诊断为梅毒孕妇,均应在孕早或孕中期、孕晚期接受二个疗程的规范驱梅治疗。

1. **早期梅毒** 苄星青霉素G 240万U,单次肌内注射,亦可在1周后重复1次。

2. **晚期梅毒** 苄星青霉素G 240万U,肌内注射,每周1次,连用3次。

3. **神经梅毒** 青霉素G 300万~400万U,静脉注射,每4小时1次,连用10~14日或普鲁卡因青霉素240万U,肌内注射,每日1次,加用丙磺舒500mg,口服,每日4次,连用10~14日。

4. **性伴侣的治疗** 性伴侣应进行梅毒的检查和治疗,治疗期间禁止性生活。

5. **青霉素过敏者的治疗** 首选青霉素脱敏和脱敏后青霉素治疗。脱敏失败,可选红霉素或阿奇霉素500mg,每日4次,口服,连用15~30日;妊娠期禁用盐酸四环素或多西环素。

6. **产科处理** 梅毒孕妇的产科处理,主要是积极治疗梅毒,减少宫内感染的发生;其次是监测胚胎或及胎儿的发育,早期检出出生缺陷和宫内缺氧的胎儿,降低流产和死胎的发生率;梅毒非剖宫产指征,但产时应严密监测产程和胎儿宫内情况。产后留取脐血、胎盘送检,获得先天性梅毒确诊的依据。

7. **新生儿的处理** 对梅毒血清学检查阳性孕妇所分娩的新生儿,应进行非梅毒螺旋体实验进行定量评价。如脐血或新生儿血 RPR 或 VDRL 抗体滴度较母血增高 4 倍以上,即可诊断为先天梅毒。对先天梅毒儿应进行脑脊液(CSF)检查、血常规检查。根据临床需要可做其他检查,如长骨 X 线检查、X 线胸片、肝功能检查、颅脑超声、眼底检查、脑干视觉反应检查等。经检查诊断或高度怀疑先天梅毒的新生儿需要进行治疗:CSF 异常者,普鲁卡因青霉素 5 万 U/(kg·d),肌内注射,连用 10 日;CSF 正常者,普鲁卡因青霉素 5 万 U/(kg·d),单次肌内注射;如不能进行脑脊液检查者,按脑脊液异常者治疗。如母亲产前已得到恰当治疗且无梅毒复发及再感染证据,征求新生儿家属是否对新生儿进行有关临床和实验室检测(CSF 检查、血常规检查),可选择苄星青霉素 5 万 U/kg,单次肌内注射。

【治愈标准】

治愈标准有临床治愈及血清治愈。一期梅毒(硬下疳)、二期梅毒及三期梅毒(包括皮肤、黏膜、骨骼、眼、鼻等)损害消退、症状消失为临床治愈。若抗梅毒治疗后 2 年内,梅毒血清学试验由阳性转为阴性,脑脊液检查阴性为血清治愈。

【随访】

梅毒经充分治疗后,应随访 2~3 年。第 1 年每 3 个月随访 1 次,以后每半年随访 1 次,包括临床及血清非密螺旋体抗原试验。若在治疗后 6 个月内梅毒症状、体征持续存在或血清滴度未下降 4 倍,应视为治疗失败或再感染,除需重新加倍治疗外,还应考虑作脑脊液检查,以排除有无神经梅毒。多数一期梅毒在 1 年内,二期梅毒在 2 年内血清学试验转阴。少数晚期梅毒血清非密螺旋体抗体滴度低水平持续 3 年以上,可判为血清固定,但应严密观察,若滴度上升,则予复治。梅毒妇女建议在规范治疗 2 年后,评估达到临床及血清治愈后再考虑妊娠;如经 2 年随访,无法达到临床治愈,被判定为血清固定,在排除复发后可考虑妊娠,但孕期应严密监测。

梅毒血清学阳性孕妇分娩的新生儿,在婴儿出生后 1、2、3、6 和 12 月复查 1 次 RPR 滴度,直到结果转阴或滴度下降 4 倍。CSF 细胞数增高的婴儿应每 6 个月复查 1 次,直至 CSF 细胞数正常为止。

【预防】

患病 3 个月内,凡接触过传染性梅毒的性伴侣,夫妻双方应予检查、确诊及治疗。治疗期禁止性生活。孕前进行梅毒的筛查,对筛查阳性患者进行规范的治疗,达到血清治愈后再考虑妊娠。对孕前无筛查的患者,建议孕早期常规筛查,筛查阳性患者进行梅毒确诊实验,已确诊的患者,如非胎儿珍贵,可行人流术;胎儿珍贵的孕妇在治疗的基础上,严密监护胎儿宫内发育和胎儿附属物的变化；出生后排除先天梅毒，并进行追踪观察。

（三）获得性免疫缺陷综合征合并妊娠

【病因及发病机制】

获得性免疫缺陷综合征（acquired immunodeficiency syndrome，AIDS），又称艾滋病，是由人免疫缺陷病毒（human immunodeficiency virus，HIV）引起的性传播疾病。HIV 属逆转录 RNA 病毒，细胞膜芽生，毒粒大小为 100~140nm，病毒蛋白有核蛋白、膜蛋白、酶蛋白三种，分为 HIV-1、HIV-2 两个亚型。HIV 病毒体外层的脂蛋白包膜中嵌有 gp120 和 gp41 两种糖蛋白，gp120 与宿主淋巴细胞表面的 CD4 糖蛋白有嗜亲性，可与其特异性结合；而 gp41 介导病毒包膜与其宿主细胞膜融合；借此选择性地侵入 CD4$^+$ 淋巴细胞，在病毒逆转录酶的作用下，合成 DNA，并整合到宿主细胞的染色体，继而在细胞内复制、形成完整的病毒体释放出细胞外，感染新的细胞，也可呈潜伏感染状态，随细胞分裂而进入子代细胞，最后 CD4$^+$ 淋巴细胞耗竭，免疫功能严重破坏，并发各种条件致病菌的感染和肿瘤，导致死亡。

【传播途径】

HIV 可存在于感染者的血液、精液、阴道分泌物、眼泪、尿液、乳汁、脑脊液中，其主要感染途径如下。

1. **性接触直接传播** 艾滋病患者及 HIV 携带者均具有传染性，包括同性接触及异性之间接触。

2. **血液传播** 见于吸毒者共用注射器，接受 HIV 感染的血液或血制品，接触 HIV 感染者的血液、黏液等。

3. **母婴垂直传播** HIV 感染孕妇在妊娠期 HIV 能通过胎盘传染给胎儿，或分娩时经软产道及出生后经母乳喂养感染新生儿。

【临床表现】

从感染 HIV 到发展为艾滋病的潜伏期长短不一，短至几个月，长达 17 年，平均 10 年。由于 HIV 感染后期常发生各种机会性感染及恶性肿瘤，因此，临床表现多样。妊娠期 HIV 的临床表现与非孕期相似。

1. 我国《HIV/AIDS 诊断标准及处理原则》标准中，将艾滋病分为 3 个阶段。

（1）急性 HIV 感染期：部分患者在感染 HIV 初期无临床症状，但大部分 HIV 感染后 6 日～6 周可出现急性症状，主要有以下表现。①发热、乏力、咽痛、全身不适等上呼吸道感染症状；②个别有头痛、皮疹、脑膜脑炎或急性多发性神经炎；③颈、腋及枕部有肿大淋巴结，类似传染性单核细胞增多症；④肝脾肿大。上述症状可自行消退。约在感染 HIV2~3 个月后出现 HIV 抗体阳性，95% 感染者在 6 个月内 HIV 抗体阳性。从感染 HIV 至抗体形成的时期，称为感染窗口期。窗口期 HIV 抗体检测阴性，但具有传染性。

（2）无症状 HIV 感染：临床常无症状及体征。血液中不易检出 HIV 抗原，但可以检测到 HIV 抗体。

(3)艾滋病：艾滋病临床表现为：①原因不明的免疫功能低下；②持续不规则低热超过1个月；③持续原因不明的全身淋巴结肿大(淋巴结直径>1cm)；④慢性腹泻超过4~5次/d,3个月内体重下降>10%；⑤双重感染：由于HIV感染后引起细胞免疫功能缺陷,导致双重感染。常见合并口腔假丝酵母菌感染、肺孢子菌肺炎、巨细胞病毒感染、弓形虫病、隐球菌脑膜炎、进展迅速的活动性肺结核；⑥继发肿瘤,主要是皮肤黏膜的Kaposi肉瘤、淋巴瘤等；⑦中青年患者出现神经系统症状,如痴呆、脊髓病、末梢神经病,找不到原因。⑧其他并发症,如慢性淋巴性间质性肺炎。

2. 实验室检查

(1)病原检查：病毒分离培养、核酸检测阳性是诊断HIV感染最可靠的方法,但敏感度低。

(2)病毒相关抗原、抗体检测：HIV相关抗原p24、HIV特异抗体检测可作为初筛试验和确认试验。

【HIV感染对妊娠的影响】

1. HIV对妊娠的影响　HIV感染本身对妊娠无直接影响,包括胎儿出生体重、分娩孕龄及流产率等方面,但可导致胎儿孕期、产时和产后感染。另外由于HIV患者抵抗力低下,易发生机会感染或感染难以控制,间接可导致妊娠期感染、流产、早产等不良妊娠的概率增加。

2. 妊娠对HIV的影响　妊娠本身存在免疫抑制,可加速HIV的病情发展,导致HIV患者免疫力下降、崩溃,导致机会性感染、全身严重感染及恶性肿瘤等各种疾病的发生,增加母儿死亡率。

【诊断】

妊娠期HIV的诊断与非妊娠期相同,根据病史、临床表现及实验室检查进行诊断。我国有关《HIV/ADIS诊断标准及处理原则》的诊断标准如下。

1. 急性HIV感染期

(1)流行病学史：①同性恋或异性恋者有多个性伴侣史,或配偶、性伴侣抗HIV抗体阳性；②静脉吸毒史；③用过进口第Ⅷ因子等血液制品；④与HIV/AIDS患者有密切接触史；⑤有梅毒、淋病、非淋菌性尿道炎等性传播疾病史；⑥出国史；⑦HIV抗体阳性者所生的子女；⑧输入未经HIV抗体检测的血液。

(2)临床表现：具有上述临床表现,可有不同的机会感染症状等。

(3)实验室检查：①周围血白细胞及淋巴细胞总数起病后下降,以后淋巴细胞总数上升,可见异型淋巴细胞；②CD4/CD8>1；③感染初期HIV抗体阴性,2~3个月后,最长可达6个月HIV抗体阳性,在感染窗口期抗体阴性；④少数人感染初期血液HIVp24抗原阳性。

2. 无症状HIV感染期　流行病学史同急性HIV感染。无任何临床表现。实验室检查如下：①抗HIV抗体阳性,经确证试验证实；②CD4淋巴细胞总数正常,CD4/CD8>1；③血清 p24 抗原阴性。

3. 艾滋病期 流行病学史与急性 HIV 感染相同,有艾滋病的临床表现。实验室检查:①抗 HIV 抗体阳性,经确证试验证实;②血液 p24 抗原阳性;③CD4 淋巴细胞总数$<200/mm^3$ 或 $200~500/mm^3$;④CD4/CD8<1;⑤周围血 WBC、Hb 下降;⑥β_2 微球蛋白水平增高;⑦可找到艾滋病合并感染的病原学或肿瘤的病理依据。

4. 病例分类 ①HIV 感染者需具备抗 HIV 抗体阳性,急性 HIV 感染系高危人群在追踪过程中抗 HIV 抗体阳转;②若有流行病学史,或有艾滋病的临床表现,并且同时具备艾滋病实验室检查中的①、③、⑦项为艾滋病。

【鉴别诊断】

应与原发性免疫缺陷病、继发性免疫缺陷病(因皮质激素、化学疗法、放射疗法或患有恶性肿瘤及严重的蛋白热能性营养不良引起的继发性免疫缺陷病)、血液病、传染性单核细胞增多症、中枢神经系统疾病相鉴别。

【处理】

妊娠期 HIV 的处理同非妊娠期,无治愈方法,处理主要包括 HIV 的治疗和产科处理,但 HIV 感染孕产妇若在产前、产时或产后正确应用抗病毒药物治疗,其新生儿 HIV 感染率可显著下降。

1. 一般治疗 对 HIV 感染和艾滋病患者给予积极的心理治疗,嘱其注意休息,加强营养及劳逸结合,避免传染他人。

2. 药物治疗

(1)孕产妇的抗病毒治疗:核苷逆转录酶抑制剂(NRTI)齐多夫定(zidovudine,ZDV)对 HIV 母婴垂直传播的防治作用是肯定的,并且属于妊娠期 C 类药物,是唯一经 FDA 批准用于治疗 HIV 感染的药物。CD4T 细胞计数$>200/ml$ 妊娠妇女,从妊娠 14~34 周开始服用 ZDV,200mg,每日 3 次,或 300mg,每日 2 次;至分娩。如入院时已临产,立即口服 ZDV 300mg,联合拉米夫定(3TC)150mg;之后,ZDV 300mg+3TC 150mg,至产后 1 周。

(2)新生儿和婴儿的抗病毒治疗:选择人工喂养的新生儿,出生后尽早(6~12 小时)内服用奈韦拉平(NVP),每日 1 次或 ZDV 每日 2 次,至出生后 6 周。选择母乳喂养的新生儿,出生后尽早(6~12 小时内)服用 NVP 每日 1 次,至母乳喂养停止后 1 周。

3. 其他治疗 加强营养,应用免疫调节药物干扰素、IL-2、丙种球蛋白、中药香菇糖片、丹参、黄芪等,加强全身支持,治疗机会感染及肿瘤。

4. 产科处理

(1)艾滋病患者和 HIV 抗体阳性者均不宜妊娠,一旦妊娠应早期终止;如继续妊娠,应告知胎儿感染及妊娠期疾病加速发展的危险。

(2)艾滋病孕妇推荐择期剖宫产减少胎儿感染的机会;如胎膜已破,尽可能缩短破膜距分娩的时间,尽量避免使胎儿暴露于血液和体液危险增加的操作,如胎儿头皮电极、胎儿头皮 pH 值测定、滞产等。并注意分娩时新生儿眼和脸的保护。

(3)艾滋病孕妇乳汁可传播 HIV,因此,在非婴儿救命情况下,不推荐 HIV 感染之母亲进行母乳喂养。

(4)艾滋病孕妇分娩的新生儿,均应按高危儿转入新生儿病房,排除宫内感染,建议在产后 8~12 小时给新生儿开始服用 ZDV,每次 2mg,每 6 小时 1 次,持续 6 周,其保护率可达 67.5%。

(5)艾滋病孕妇产后注意卫生宣教,减少产褥感染。

【预防】

由于艾滋病无治愈方法,重在预防。妊娠期艾滋病的预防同非孕期,另外注意。

1. 对所有婚前检查的夫妻和孕前检查的妇女进行 HIV 的筛查,如孕期无筛查,强调孕早期筛查,一旦筛出阳性,确诊的患者建议终止妊娠。

2. 对确诊的 HIV 孕妇,继续妊娠者应转至专业机构进行 HIV 规范治疗和母婴阻断,孕期避免羊水穿刺、胎儿镜等有创的产科检查。

3. HIV 孕妇在情况允许的情况下,应选择有母婴阻断措施的医院住院分娩,并在分娩全过程及产后进行 HIV 规范治疗和随访。

三、羊膜腔感染

妊娠期病原微生物进入羊膜腔引起胎儿及其附属物和母体的感染,导致孕产妇和胎儿或新生儿出现一系列的症状和体征,称为羊膜腔感染(intra-amniotic infection,IAI),亦称为羊膜腔感染综合征(intra-amniotic infection syndrome,IAIS),与绒毛膜羊膜炎、羊膜炎有相似的含义。IAI 的发生率约为 0.5%~1.5%。

妊娠期特殊的免疫状态,尤其在合并细菌性阴道病、胎膜早破和糖尿病等高危因素的基础上,阴道内源性或及外源性病原体可借助经胎盘感染、上行性感染和上行性胎膜外感染等途径侵入羊膜腔内,导致羊膜腔感染,出现孕产妇和胎儿或新生儿一系列感染继发的症状和体征。

尽管 IAI 感染的病原体、感染时的孕龄及感染的程度决定了其对妊娠结局的影响,但因 IAI 的诊断,尤其是亚临床感染的早期识别是决定妊娠能否继续、早期治疗的关键。因此,近年来对 IAI 的诊断、病原体类型的鉴定及妊娠结局的判断均受到临床的关注。

【羊膜腔感染的病原体种类】

引起 IAI 的病原体包括了外源性和内源性两个来源,两种来源或一种来源的几种病原体可独立存在,亦可混合感染。病原体的种类包括了各种细菌、病毒、真菌、衣原体、支原体、螺旋体等。因健康育龄妇女阴道内存在各种微生物,因此,引起 IAI 的常见病原体种类繁多(表 9-1-3),每种病原体可独立致病,亦可混合感染。

表 9-1-3　引起 IAI 的病原体及类别

微生物类别	常见种类
细菌类	革兰氏阳性需氧菌：粪肠球菌、金黄色葡萄球菌、表皮葡萄球菌、B 组溶血性链球菌、无乳链球菌、消化球菌、消化链球菌等
	革兰氏阴性需氧菌：大肠埃希菌、加德纳菌、产气肠杆菌、肺炎克雷伯菌、阴沟杆菌、奇异变形菌、摩氏摩根菌、脆弱拟杆菌、卵形假杆菌、多形拟杆菌、普通拟杆菌、坏死梭杆菌等
	其他细菌：类杆菌属、类白喉杆菌、结核分枝杆菌等
病毒	单纯疱疹病毒、水痘 - 带状疱疹病毒、柯萨奇病毒、细小病毒、风疹病毒、巨细胞病毒、乙型肝炎病毒、流感病毒、人类免疫缺陷病毒等
其他微生物	弓形虫、梅毒螺旋体、支原体、衣原体、真菌等

【羊膜腔感染的途径】

1. 经胎盘感染　孕妇感染病原微生物后，病原微生物经血液循环途径，尤其是分子量小的病毒可直接通过胎盘屏障感染胚胎或胎儿，而细菌、原虫、螺旋体等需在胎盘部位形成定植病灶后再感染胚胎或胎儿。

2. 上行性感染　临产后宫颈口扩张，前羊膜囊下极与寄生在阴道内的内源性菌群接触，使该处的包蜕膜变性、韧性降低，病原微生物可通过该处进入羊膜腔内引起感染。胎膜早破时胎膜屏障功能被破坏则更易发生 IAI。

3. 上行性胎膜外感染　寄生在阴道内的内源性菌群或病原微生物通过阴道进入子宫颈管后，沿胎膜外经胎盘进入胚胎或胎儿，造成感染，如胎膜与宫壁有分离面、创面反复流血，则感染概率增加。

【羊膜腔感染的高危因素与发病机制】

通过 IAI 感染高危因素的临床资料分析，证实 IAI 的发生与胎膜早破（premature rupture of membranes，PROM）、细菌性阴道病（bacterial vaginosis，BV）、某些医源性操作及宿主抵抗力下降有密切的关系。

1. 胎膜早破　PROM 是引起 IAI 的因素之一。完整的胎膜是一道十分重要的防御屏障，且羊水中约含有 25 种酶、β 溶素和免疫球蛋白等，以及羊水中锌与肽类的结合，锌和磷合适的比例等都参与了羊水的抑菌系统。羊水中的溶菌酶可抑制大肠杆菌、金黄色葡萄球菌、肠球菌、变形杆菌、白念珠菌等生长。在妊娠 25 周至足月，溶菌作用最强，足月后下降，羊水中的溶菌酶含量比母血高 1~2 倍。羊水的 pH 值为 8~9，阴道的 pH 值为 3.5~4.5。PROM 发生后，羊水改变了阴道的 pH 值，由弱酸性变为弱碱，有利于细菌的繁殖。同时羊膜腔的微生态环境因 PROM 也发生了改变，阴道内微生物可沿生殖道上行，导致羊膜腔感染。

2. 细菌性阴道病　BV 是引起上行性宫内感染的主要原因之一。Watts 等回顾性调查

462 例剖宫产病例,BV 发生率为 21%,据此分为 BV 组和正常组,IAI 的发生率分别为 22% 和 4%($P<0.001$),显示产妇患 BV 者产时、产后 IAI 的发生率明显升高。Krohn 报道美国阴道感染与早产研究协作组进行 11 989 例的大宗资料研究结果显示,妊娠 23~26 周患 BV 与产时 IAI 高度相关,BV 组发生 PROM 是对照组的 11 倍,说明 BV 是 IAI 发生的高危因素。

3. 医源性操作　产时阴道检查、肛查次数,宫内监护的持续时间与 IAI 的发生有关。Newton 等报道,IAI 组平均阴道检查 7.5 次,而非 IAI 组平均阴道检查 4.9 次,宫内导管持续放置时间分别为 6.2 小时和 2.0 小时,阴道检查次数及宫内导管放置时间两组间均有显著差异($P<0.05$)。有学者报告宫内监护>13 小时及阴道检查>6 次发生 IAI 和产后子宫内膜炎的机会明显增加。

4. 宿主抵抗力下降　阴道、宫颈、蜕膜和羊膜、绒毛膜的局部机械屏障作用及生殖道的微生物学、免疫学等方面对感染有防御作用。已知的局部防御作用包括:①某些微生物(如乳酸杆菌)可降低阴道大肠埃希菌、A 和 B 组链球菌、淋球菌和沙眼衣原体的数量;②宿主分泌免疫球蛋白和有关的酶类,对细菌有很强的杀灭作用;③阴道黏膜下的 CD4 和 CD8 淋巴系统对下生殖道病原菌有识别和应答作用。

当发生滞产时,由于疲劳体能消耗、酸中毒可导致母体抵抗力下降,同时由于滞产,势必会导致医疗操作增加,尤其合并糖尿病、重度贫血和长期接受糖皮质激素治疗的孕妇等由于抵抗力降低,易发生 IAI。

【临床表现】

羊膜腔感染的临床表现差异比较大,可从无症状到严重的脓毒症,多数情况下呈亚临床感染经过,因此,IAI 的早期识别和诊断是减少其对母婴危害的关键。

1. 母体或胎儿心动过速　IAI 患者母体心率超过 100 次/min 或胎儿心率超过 160 次/min,又无其他原因解释,常为 IAI 发生的早期表现,尤其对于有 IAI 发生高危因素的患者,监测母胎心率可作为 IAI 早期识别的信号之一。

2. 母亲发热　轻度或局限的 IAI 常不伴有母亲体温的改变,只有较重的 IAI 患者可出现母亲发热,以体温 ≥ 37.8℃ 作为异常判断的临界点,严重者甚至出现高热,热型可表现为稽留热或间歇热。因此,母亲发热可作为 IAI 严重程度判断的一个尺度,但应排除其他原因导致的体温升高。

3. 子宫壁张力增加和压痛　IAI 患者母体子宫壁受炎症因子刺激,张力可增加,甚至可伴有宫壁的压痛,但常常因表现轻微或无表现而被忽视。

4. 阴道分泌物改变　IAI 患者阴道分泌物多增多,胎膜早破患者可表现为流出的羊水浑浊,呈淘米水样、脓性或脓水样,甚至呈脓性胶冻样。

【宫内感染的辅助检查及相关检查指标】

1. 感染有关的生化检查及指标　包括白细胞计数及分类、C 反应蛋白(C-reaction protein,CRP)、白介素 -6(interleukin-6,IL-6)、血清降钙素原(procalcitonin,PCT)等。

2. **感染有关的影像学检查** 主要包括超声检查和心电图检查等。

(1)超声检查:包括彩色多普勒检查,可显示子宫血流、宫内胎儿及其附属物的情况,有无宫内缺氧等。

(2)心电图检查:母体心电图检查可显示母体心率过速、排除心律失常和器质性心脏病。

3. **感染有关的病原学检查** 包括病原体的培养、相应抗原、抗体的检测等。

(1)羊水或宫内感染灶组织、分泌物的培养:培养阳性是确诊的依据,必要时重复培养。

(2)感染灶分泌物或冲洗液的涂片:可快速地确定感染病原体的类别。

(3)病原体抗原或抗体的检查:针对特异病原体抗原或抗体等的检测,协助诊断。

(4)侵袭性真菌感染诊断的参考指标:1,3β-D 葡聚糖(G 试验)、甘露聚糖和抗甘露聚糖抗体(GM 试验)可作为侵袭性真菌感染诊断的参考指标。

4. **各种相关检测指标的应用价值** IAI 的诊断,虽然通过宫颈、羊水及脐血等标本获取病原体、病原体特异性抗原或抗体(IgM 和 IgG)及病原体的核酸片段是确诊 IAI 的金标准,但因病原体的培养结果至少要等待 48~72 小时,特异性抗原或抗体(IgM 和 IgG)仅限于几种特殊的病原体,而病理组织学检查只能在产后进行。因此,近年来母体外周血及羊水中炎症相关的蛋白、细胞因子的测定,在快速诊断 IAI 中受到了关注。

(1)母体外周血中 CRP 测定:CRP 是在感染急性期由肝脏分泌的一种蛋白质,属非特异性反应,在感染的 6~12 小时内出现异常。临床 IAI,CRP 阳性率 100%,是 PROM 并发感染时最敏感的指标(敏感性 95%);对亚临床 IAI,CRP 阳性率 87%,均无假阳性。在临床 IAI 诊断前 24~48 小时,74% 的病例,CRP 异常增高,且 CRP 异常增高者,多数保胎无效。因此,CRP 可预测 IAI 发生、协助诊断和估计保胎的成功率,但特异性不强,需排除其他 CRP 升高的因素。

(2)羊水中白介素 -6 :羊水及母体外周血中炎症相关的细胞因子的测定,可有助于 IAI 的诊断,其中 IL-6 水平被认为是宿主对感染和组织损伤起反应的主要介质,可由羊膜、蜕膜及滋养细胞产生,中晚期妊娠时羊水中 IL-6 浓度极低,当病原微生物侵入羊膜腔时浓度显著上升。有临床研究发现以羊水中 IL-6 ≥ 600pg/ml 为截断值,诊断 IAI 敏感性可达 100%,特异性为 89%,且 92% 的孕妇保胎失败。因此,羊水中 IL-6 浓度是目前认为快速诊断 IAI 的最敏感的实验指标,但因羊水标本获得的有创性,限制了其临床应用,而孕妇外周血中 IL-6 浓度亦可协助 IAI 的诊断。

(3)其他快速检测指标的应用和联合应用:其他致炎因子、微生物代谢产物及羊水中微生态变化的各种指标均在 IAI 诊断中具有一定的临床意义,且在 IAI 诊断中各种检测指标可独立或联合应用。

【诊断】

IAI 的诊断,依据诱发因素、临床表现和辅助检查,一般诊断不难,关键在于早期诊断,尽可能在亚临床感染阶段检出,降低母婴严重感染的发生率及不良妊娠结局。

1. **亚临床IAI** 又称隐性IAI,是指病原体侵入羊膜腔后,引起机体特异性的免疫应答,只引起轻微的组织损伤或反应,因而在临床上不显出任何症状、体征,只能通过生化检测和免疫学检查等才能发现。亚临床IAI诊断的标准,对有IAI的诱因的患者,排除相关影响因素后,符合下列中三条之一即可诊断:①感染有关的血生化检查及指标中有1项以上异常;②感染有关的影像学检查中至少有1项异常;③感染有关的病原学检查中至少一项检查阳性。

2. **临床IAI** 又称显性IAI,是指病原体侵入羊膜腔后,不仅引起机体产生特异性的免疫应答,导致组织损伤,而且临床上可出现感染特有的症状、体征及血生化和免疫学的改变。临床IAI诊断的标准,需要符合临床指标中2项以上条件和感染指标中1项以上条件即可诊断。IAI相关的临床指标:①中心体温>37.8℃;②母亲心率>110次/min或胎儿心率>160次/min,无其他原因可解释;③呼吸频率>24次/min;④羊水脓性;⑤子宫压痛。IAI相关的感染指标:①外周血白细胞计数>15×10^9/L,或<4×10^9/L,或未成熟粒细胞>10%;②CRP升高,大于正常标准的2个标准差;③PCT升高,大于正常标准的2个标准差;④羊水涂片或培养阳性;⑤宫腔内组织病检炎症反应阳性。

【鉴别诊断】

宫内感染的临床症状相对单一,独立存在时不易与其他疾病混淆,但当有IAI诱因存在时,需要与其他妊娠合并症进行鉴别。

1. **发热相关性疾病** 胎膜早破的孕妇,期待治疗过程中出现发热、头痛等不适,检查母体胎心增快,化验检查提示白细胞总数及分类增高,需要进一步检查羊水性状、胎儿宫内情况、母体呼吸道、泌尿道等局部表现,确定是IAI,或是其他部位感染引起的发热,或是二者并存。

2. **心率增快相关性疾病** 胎膜早破的孕妇入院时发现母体心率增快,化验检查提示白细胞总数及分类正常,需要进一步检查排除母体心率增快的原因,如贫血、甲亢、心律失常、宫缩抑制剂影响等因素,监测CRP和炎症因子等水平,排除亚临床感染的可能。

3. **胎儿窘迫** IAI孕妇容易发生胎儿宫内窘迫,而胎儿宫内窘迫又可导致羊水性状和胎心的改变,所以尽早识别IAI患者的胎儿宫内窘迫是避免死胎和死产的重要环节。

【宫内感染对孕产妇及胎婴儿的不良影响】

宫内感染对孕产妇及胎婴儿的不良影响取决于感染的微生物种类、数量、毒力及病程,可表现在产前、产时和产后。IAI的不良影响,按微生物种类可分为细菌感染、病毒感染和其他类型的感染。本节主要讨论细菌感染,其他相关内容见本章第二、三节。

1. **宫内感染对孕产妇的不良影响**

(1)孕期:IAI可导致胎盘和胎膜感染、梗死和与宫壁的粘连,导致流产、胎膜早破、胎盘早剥、胎盘剥离不全和残留等。

(2)产时:IAI可影响子宫的收缩,导致滞产、宫缩乏力、胎盘滞留或剥离不全,引起产时和产后出血等。

（3）产后：可影响子宫的恢复，导致子宫复旧不良、晚期产后出血；可延续为子宫、输卵管及盆腔内生殖器的感染，甚至全身感染。

2. 宫内感染对胎婴儿的不良影响

（1）孕早期：主要表现为流产、胚胎发育迟缓或停止发育；

（2）孕中期：可导致羊水量异常、胎膜早破、流产、胎儿发育异常、死胎和胎儿感染；

（3）孕晚期：胎膜早破、早产、羊水量异常、胎儿发育异常、胎儿和新生儿的围产期感染，新生儿窒息、甚至死亡或遗留后遗症。

3. 特殊类型的细菌感染

（1）B 组链球菌（group B streptococci，GBS）：β- 溶血的革兰氏阳性链球菌，亦称无乳链球菌。寄生于正常人的下生殖道和胃肠道，对绒毛膜的吸附及穿透力最强，易感染孕产妇，累及胎儿或新生儿，导致泌尿系统感染、羊膜绒毛膜炎、产褥感染、孕产妇败血症等，与早产、胎膜早破、新生儿败血症等有密切关系。Yow 等的研究发现，孕早期、孕中期、孕晚期和产时下生殖道 GBS 的带菌率分别为 14.3%、10.1% 和 12.9%，尤以孕晚期和产时的带菌对新生儿危害最大。带菌的母亲将细菌传给宫内的胎儿，可以在出生后不久出现严重的早发性败血症。早发性败血症的发病率占所有新生儿的 1‰~2‰，而带菌母亲的孩子发病率是 10‰，如果有早产、PROM、产时发热，发病率将近 40‰。晚发性败血症常出现在 1 周后，多由血清型Ⅲ型 GBS 引起，虽然晚发病型比早发病型发病率低，但幸免儿常遗留神经系统后遗症。所以，孕晚期 GBS 的筛查应纳入高危孕妇管理的常规（图 9-1-1）。

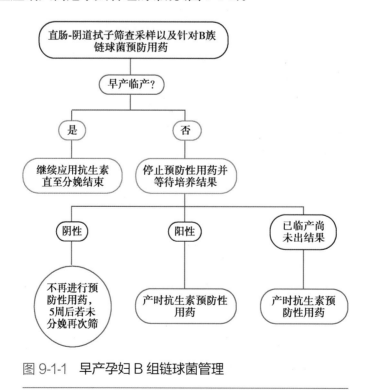

图 9-1-1 早产孕妇 B 组链球菌管理

(2)麻风杆菌、结核分枝杆菌和李斯特菌等可经母血,在胎盘内形成病灶,继发胎儿的感染和损伤。妊娠可使原有潜伏的结核病灶活动或获得新的结核分枝杆菌感染,通过血性播散,在胎盘内形成结核病灶,破坏绒毛,进入宫腔与胎体,引起流产。单核细胞增多性李斯特菌(*Listeria*),多由于进食未经彻底消毒的肉制品而感染,孕妇占 1/3,早期以消化道症状、发热为主,可经胎盘感染胎儿,表现为新生儿早发性败血症或晚发性败血症及脑膜炎。李斯特菌感染是一种罕见但难以诊断的新生儿败血症的原因之一。

【处理】

宫内感染一经诊断,在积极抗炎的同时,尽早结束妊娠,排出感染的胎儿及胎儿附属物,同时加强产时和产后的监测,避免胎死宫内和新生儿窒息,尽早针对病原微生物进行治疗是改善母婴结局的关键。

1. 抗生素的使用　根据病原体的种类、抗生素的敏感性、对围产儿的影响及对胎盘的穿透性等制定个性化的治疗方案。

IAI 发生时,在病原体不明确前,经验性选用广谱抗生素十分必要。孕期抗生素应选择能透过胎盘、胎儿血药浓度高、抗菌谱广、对胎儿危害小的药物,如氨苄西林、哌拉西林等。根据现行临床细菌学的变化,原来推荐的氨苄西林耐药性已较为普遍,可选用氨苄西林 / 舒巴坦等,既保留了药物快速透过胎盘、血药浓度高的特点,又增加了敏感度。短疗程冲击法:首剂 3g,续以 1.5g/4~6h,或联合应用红霉素 0.5g,q.6h.,3 天后停用或改为口服。亦可选用广谱的头孢菌类、哌拉西林 / 舒巴坦及对厌氧菌敏感的林可霉素类。产前治疗可有效降低新生儿败血症的发生率。所以,孕期诊断的亚临床 IAI,早期有效的抗生素治疗是改善新生儿结局的重要环节之一。

2. 终止妊娠的时机和方式　IAI 诊断一经确立,不论孕周大小,应尽快终止妊娠。感染时间越长,母体产褥感染和新生儿感染发病率越高。对宫颈条件成熟、胎儿可耐受分娩、无阴道分娩禁忌者,首选阴道试产;但产时应连续监护,早期发现胎儿宫内窘迫征象,避免死产和新生儿窒息;产后预防产后出血和感染扩散,尽量不在感染未控制前刮宫。如宫颈条件不成熟、胎儿不能耐受宫缩或有阴道分娩的禁忌,选择剖宫终止。剖宫产术前、术后给予有效足量抗生素,留取宫腔组织进行细菌培养和药敏、组织病检,术中彻底冲洗宫腔。

3. 新生儿处理　新生儿出生后立即清除呼吸道感染的分泌物,并留取耳鼻分泌物涂片、脐血进行细菌培养和药敏。所有 IAI 的新生儿转新生儿科病房观察、抗菌诊疗,监测器官受累情况,早期发现并发症和合并症,促进康复,减少后遗症发生率。

【预防】

宫内感染的预防,需要尽早筛查出 IAI 高危患者,消除感染诱因和尽早诊断出亚临床型IAI,从而降低其发生率,并减轻其对孕产妇和胎婴儿的危害。

1. IAI 高危患者的筛查　加强孕前检查,杜绝或减少活动性感染者妊娠,孕期定期产前检查,对感染高危者追踪、重复检测。对具有导致孕妇抵抗力下降的基础疾病,如妊娠糖尿病、需要长期服用免疫抑制剂治疗的疾病等加强孕期监测和 BV 的复查,通过孕期基础疾病的控制和预防降低 IAI 发生。

2. 减少医疗干预　分娩期严格无菌操作,减少感染的因素,避免医源性感染及经产道感染。尽可能减少人工干预,缩短内监护及宫内异物留置时间,预防感染发生。

3. 早期诊断与监测　早期诊断出亚临床 IAI 对有 IAI 发生诱因患者,定期监测感染指标,将其阻止于亚临床阶段,是预防 IAI 继续进展,改善其母婴结局的重要步骤之一。

【注意事项】

1. 细菌性阴道病具有复杂的发病机制和病因,阴道微生物群的破坏是阴道环境改变和相关临床症状的主要原因。

2. 妊娠合并性传播疾病大部分可发生垂直传播,需要在妊娠期进行筛查和干预。对其新生儿需常规进行宫内感染排查。

3. 妊娠合并淋病以及时、足量、规范化用药为治疗原则。推荐联合使用头孢菌素和阿奇霉素。

4. 对所有孕妇均应在首次产前检查时筛查梅毒。在梅毒高发区或高危孕妇,妊娠晚期和临产前再次筛查。

5. 妊娠合并 HIV 尽可能缩短破膜距分娩的时间;尽量避免进行有创操作,以减少胎儿暴露危险;妊娠 38 周时建议选择性剖宫产以降低 HIV 垂直传播;不推荐母乳喂养;产后出血建议用催产素和前列腺素类药物,不主张用麦角生物碱类药物,因其可与反转录酶抑制剂和蛋白酶抑制剂协同促进血管收缩。其根本重在预防。

6. 一旦诊断绒毛膜羊膜炎,应立即予以抗生素抗感染治疗,引产尽快结束妊娠,期待治疗没有帮助。

7. 绒毛膜羊膜炎的抗生素使用应在诊断后立即进行,无需考虑妊娠是否终止。

8. 绒毛膜羊膜炎不是剖宫产唯一指征,但分娩方式均应以短时间结束分娩终止妊娠为评估点。

9. 妊娠 35~37 周对所有孕妇进行 B 组链球菌筛查,筛查阳性者进行围分娩期预防性抗生素治疗。

【关键点】

1. 感染是早产最重要的诱因之一,感染包括绒毛膜羊膜炎、无症状菌尿、细菌性阴道病、性传播疾病、全身感染等。

2. 妊娠合并性传播疾病孕妇的临床表现与非妊娠期基本相似。

3. 妊娠期易受到细菌、病毒、螺旋体等多种病原体感染。其感染胎儿主要通过血管系统经由胎盘引起宫内感染、经生殖道逆行引起宫腔内感染、分娩通过产道及母乳喂养对新生儿造成感染等方式。

4. 妊娠合并性传播疾病需通过病原体检测或血清学检测确诊。

5. 针对病原体的抗感染治疗和合理的产科处理有助于降低新生儿的发病风险。

（张卫社　裴琛琳）

参考文献

1. COMUNIÁN-CARRASCO G, PEÑA-MARTÍ G E, MARTÍ-CARVAJAL A J. Antibiotics for treating gonoRRhoea in pregnancy. Cochrane Database Syst Rev, 2018, 2 (2): D11167.
2. REDELINGHUYS MJ, GELDENHUYS J, JUNG H, et al. Bacterial vaginosis: current diagnostic avenues and future opportunities. Front Cell Infect Microbiol, 2020; 10: 354.
3. SANGKOMKAMHANG US, LUMBIGANON P, PRASERTCHAROENSUK W, et al. Antenatal lower genital tract infection screening and treatment programs for preventing preterm delivery. Cochrane Database Syst Rev, 2015, 2015 (2): CD006178.
4. TAYLOR-COUSAR J L, JAIN R, KAZMERSKI T M, et al. Concerns regarding the safety of azithromycin in pregnancy-relevance for women with cystic fibrosis. J Cyst Fibros, 2021, 20 (3): 395-396.
5. ACOG. Prevention of Group B Streptococcal early-onset disease in newborns: ACOG Committee opinion, number 797. Obstet Gynecol, 2020, 135 (2): e51-e72.
6. 中华医学会妇产科学分会感染性疾病协作组. 细菌性阴道病诊治指南 (2021 修订版)]. 中华妇产科杂志, 2021, 56 (1): 3-6.

第二节　泌尿道感染

【导读】

妊娠期血容量增加,肾盂、输尿管扩张,肾小球增大,肾脏体积增加约 30%,肾脏充血增大、肾血流量及肾小球滤过率增加,导致肾脏负担加重,影响原有的泌尿系统疾病,特别是慢性肾功不全、慢性肾小球肾炎或肾病综合征可加重,甚至失代偿;妊娠高血压、子痫前期或围产期心肌病等妊娠并发症的发生概率增高。同时,妊娠期由于孕激素增加诱导平滑肌松弛,且增大的子宫压迫膀胱和输尿管等,导致膀胱残余尿增加、肾脏和输尿管积水等生理变化,妊娠期容易合并泌尿系感染。

妊娠期泌尿道感染主要表现为无症状菌尿、急性膀胱炎和急性肾盂肾炎三种类型,其中无症状菌尿最常见。有症状的尿路感染主要为急性膀胱炎及急性肾盂肾炎。妊娠期泌尿道感染增加流产、早产及胎儿低出生的风险。妊娠期的急性肾盂肾炎,感染可入血流发生早期感染中毒性休克,而且与局部感染症状不平行,容易漏诊,严重影响母儿的安危。因此,重视妊娠期泌尿系统的感染应纳入早产防治的一个环节。

无症状菌尿常见于健康女性以及患有与排尿障碍相关的泌尿系统异常的成人和儿童。产前检查时常发现无症状菌尿,经治疗发展成泌尿系感染的机会则不到1%。若未治疗,约25%的孕妇在妊娠期发展成有症状的感染。孕妇中的患病率约为2%~7%。在部分研究中,无症状菌尿与早产、低出生体重儿有关。但这也未必意味着根除无症状菌尿能够有效减少早产与低出生体重儿。也有研究认为将早产归类为有医学指征的早产时,无症状菌尿与医学指征的早产之间存在显著关联,但不包括自发性早产。有研究发现,无症状菌尿的治疗益处仅限于降低后续肾盂肾炎的发生。因此,还需要更多证据指示无症状菌尿与早产之间的明确关系。但如果妊娠期的无症状菌尿未经治疗,20%~30%会发展成急性肾盂肾炎,而急性肾盂肾炎与早产发生则密切相关。

由于妊娠期激素的增加,泌尿系统平滑肌松弛,蠕动减慢;加之腹压增加,输尿管受压、扭曲及扩张,导致输尿管和肾盂积水。上述妊娠期间的生理功能及免疫功能变化,导致妊娠期肾盂肾炎的总患病率为1.97%,而且88.9%的发病时间在妊娠中期和晚期,其中最常见的病原体是大肠杆菌,其次是肺炎克雷伯菌、奇异变形杆菌、产气肠杆菌和粪肠球菌。

急性膀胱炎属泌尿道感染的一种类型(下尿路感染)。常见脓尿、细菌尿、镜下血尿,偶有出血性膀胱炎引起的血尿。本部分指下尿路感染相关的膀胱炎。女性尿道短、直,会阴部常有大量细菌,只要有感染诱因存在则易导致上行感染。很少由血行感染及淋巴感染所致。

一、无症状菌尿

大肠杆菌是与无症状菌尿相关的最常见病原体,占分离株的80%。其他病原体包括其他革兰氏阴性菌和B组链球菌等。这些细菌定植于阴道口和尿道周围区域。尿路致病性革兰氏阴性菌具有特定的毒力因子,可增强泌尿道的定植和侵袭。B组链球菌的母体尿路感染与该微生物的阴道定植有关。

【筛查】

由于无症状菌尿孕妇分娩早产儿或低出生体重儿的概率是健康孕妇的20倍,且无症状菌尿的治疗能够改善妊娠结局、降低肾盂肾炎等并发症的风险,因此推荐孕期筛查并治疗无症状菌尿,尤其是有感染性流产、早产及慢性肾脏基础疾病的高危患者。建议妊娠前3个月至少做1次以上尿培养检查,排除无症状菌尿对不良妊娠结局的影响。

【诊断】

无症状菌尿间隔2次清洁中段尿标本中细菌数大于100 000/ml,没有泌尿系感染的症状。单次培养阳性的患者,最好在2周内进行采样以确认无症状菌尿的持续性。

尿培养是妊娠期无症状菌尿的标准诊断方法。影像学检查可协助寻找无症状菌尿的病因。

【治疗】

现有证据一致支持治疗妊娠期无症状菌尿可能会降低肾盂肾炎、低出生体重和早产的发生率,因此需要积极治疗。使用抗生素治疗无症状菌尿可降低低出生体重儿的发生率,这与目前感染导致不良妊娠结局的理论一致。预防肾盂肾炎也可能是其中一个因素。抗生素治疗菌尿也可以根除与不良妊娠结局相关的定植于子宫颈和阴道的微生物。

无症状菌尿的主要治疗方案是抗菌治疗。抗菌治疗可将肾盂肾炎的发病率从20%~35% 降低到 1%~4%;早产的基线风险率从 53/1 000 人次降低至 14/1 000 人次;极低出生体重儿的概率从约 137/1 000 降低至 88/1 000 人次。其次,是配合病因的治疗,如果有泌尿系结石、梗阻、狭窄等进行孕前的治疗,孕期以保持通畅性的治疗为主,尽量减少手术治疗。

1. **抗生素** 在妊娠期,目前没有足够的数据推荐针对性的治疗方案。根据尿培养药敏试验结果,选择敏感的抗生素单独或联合应用,如头孢菌素、磷霉素或呋喃妥因等。考虑到孕妇安全性,首选呋喃妥因和 β- 内酰胺类抗生素,单剂量与短疗程使用 4~7 天方案。

2. **病因治疗** 有泌尿系结石、梗阻、狭窄等因素的孕妇,最好做孕前治疗。孕期如果存在梗阻,可考虑以保持通畅性为主的 DJ(double J)管植入术,尽量减少其他手术治疗。

【随访】

治疗后需要复查,复发则进行再治疗和预防性抗菌治疗;但预防性抗菌治疗在预防妊娠期无症状菌尿的复发证据还不够。

二、肾盂肾炎

正常妊娠时,肾脏在维持母体和胎儿的健康中起着核心作用。在妊娠早期,各种激素的数量变化和对各种激素的反应所驱动的全身血管舒张导致肾脏血流量和肾小球滤过率增加(图 9-2-1)。血管舒张还导致肾素 - 血管紧张素 - 醛固酮轴的激活,导致全身电解质和水储存改变。

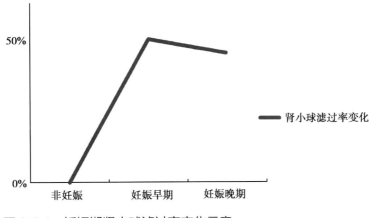

图 9-2-1　妊娠期肾小球滤过率变化示意

未经治疗的肾盂肾炎可导致母体发热、肾功能衰竭、早产和死产等风险。贫血、脓毒血症、早产以及入住重症监护病房是妊娠期肾盂肾炎常见的并发症。革兰氏阴性菌导致的脓毒症休克、呼吸衰竭和弥散性血管内凝血是妊娠期肾盂肾炎死亡的主要原因。

因此，妊娠期肾盂肾炎的早期识别和正确处理非常重要。

【诊断】

1. **临床表现** 可有尿频、尿急、绞痛、血尿、腰部胀痛、脊肋角明显压痛或叩击痛等不适。严重者有寒战、高热，持续或间断性体温升高，甚至出现头痛、恶心呕吐、食欲减退等全身症状。

2. **体格检查** 查体时发现脊肋角明显压痛或双肾区叩击痛为主。

3. **辅助检查** 泌尿系统影像学提示输尿管扩张、积水或先天狭窄、结石等异常。尿化验提示尿中大量脓细胞、中等量红细胞等。

4. **病原学检查** 尿成渣涂片、染色，镜检可见细菌。清洁中段尿培养阳性为诊断的金标准。二次培养均为同一细菌可排除污染。

【治疗】

妊娠期肾盂肾炎及其并发症的风险使得早期采用敏感、足量抗生素积极治疗肾盂肾炎很重要。大多数诊断为肾盂肾炎的孕妇应住院接受经验性治疗，等待尿培养病原体鉴定和抗生素敏感性试验结果，根据药敏结果选择药物治疗。肾盂肾炎孕妇住院应接受胃肠外抗生素治疗、支持治疗和至少 24 小时监测。住院治疗可以预防严重的并发症，包括呼吸功能不全、脓毒症休克、早产。对于急性肾盂肾炎的治疗，应注意：

1. **抗生素治疗** 住院治疗尽量在接受抗生素之前进行清洁中段尿培养。并尽早经验性选择抗生素治疗，再根据药敏结果选择药物治疗。有效的抗生素治疗一般在 24~72 小时内可以看到症状缓解、化验指标好转；如果没有获得预期的疗效，要在抗菌的同时进行病因查找，有梗阻或狭窄者尽早置入 DJ 管进行疏通。抗生素在体温正常 3~5 天后可以改用口服抗生素持续完成 10~14 天的疗程，降低急性肾盂肾炎转换为慢性状态。临床反应不佳需要进一步评估细菌耐药性、尿路结石、肾周脓肿形成或尿路异常。抗生素可能会根据培养和敏感性进行修改。对于继发于疑似结构异常的持续感染，应进行肾脏超声检查；评估是否存在解剖畸形或肾结石等其他合并症。

2. **液体供给** 充足的静脉补液或口服补液对于保持良好的尿量很重要。

3. **解除病因** 如果存在泌尿系梗阻或狭窄，尽早选择 DJ 管置入并保留，更有利于炎症的控制。置入的 DJ 管可保留至产后取出减少妊娠期复发的机会。但如果带管感染或出现管腔梗阻时，需要及时更换 DJ 管。

4. **妊娠终止** 胎儿临近足月或出生后生存能力较强，孕妇在严重的脓毒症或肾功能衰竭等情况下，终止妊娠可帮助解除输尿管的受压，提高治疗效果。

5. **复发性感染** 对于复发性感染，继发于疑似结构异常的持续感染，应进行肾脏超声检查;评估是否存在解剖畸形或肾结石等其他合并症。

【随访】

急性肾盂肾炎治疗后 1~2 周,复查尿培养确定是否治愈。如尿培养仍阳性,考虑持续感染或复发,除根据培养及药敏结果,延长抗生素治疗周期,应同时寻找是否存在泌尿系统结构异常或结石,进行诱因的治疗。

三、膀胱炎

【概述】

急性非复杂性膀胱炎在妊娠女性中发病率为 1%~4%,超过一半在初次尿培养时阴性。约 15%~50% 的膀胱炎上行感染发生肾盂肾炎,因此仍需积极治疗。大多数急性膀胱炎致病菌为大肠埃希菌,约占 80% 以上。下尿路感染时,膀胱刺激症状明显,但多无发热及白细胞增高。病理多为浅表膀胱炎症,累及黏膜、黏膜下层,黏膜充血水肿、浅表溃疡或脓苔。镜下多数白细胞浸润。炎症有自愈倾向,愈合后无遗留。

【诊断】

存在下尿路症状(排尿困难、尿频和尿急)并排除妇科疾病或其他引起膀胱过度活动症状的疾病,即应考虑非复杂性急性膀胱炎。临床表现为尿频、尿急、尿痛、耻骨上膀胱区或会阴部不适、尿道烧灼感。尿频程度不一,严重者数分钟排尿一次或有急迫性尿失禁。尿液浑浊,可见终末血尿,有时为全程血尿,甚至有血块排出。一般无全身症状,体温正常或仅有低热。急性膀胱炎者可有耻骨上区压痛,但无特异性。

尿常规亚硝酸盐阳性可提示革兰氏阴性菌的存在,白细胞酯酶提示尿液中白细胞的存在。急性膀胱炎可无血常规改变。尿细菌培养适用于症状不典型的女性患者。非复杂性膀胱炎一般不需做影像学检查,但妊娠期曾有无症状菌尿或尿路感染者除外。

【治疗】

首选口服抗生素治疗,由于短期治疗效果差,一般疗程 10~14 天。

当耐药率超过 20% 时不推荐经验性治疗急性单纯性膀胱炎。目前没有针对妊娠期的统一治疗意见。推荐根据尿培养和药敏试验结果给予抗菌药物治疗,经验性用药可给予第二、三代头孢菌素、阿莫西林、呋喃妥因或磷霉素氨丁三醇治疗。若反复发作急性非复杂性膀胱炎,推荐每日睡前口服头孢呋辛 125~250mg 或呋喃妥因 50mg 直至产褥期,以预防复发。其中呋喃妥因可能导致胎儿或新生儿溶血性贫血,故在临产和分娩时不应用。

β- 内酰胺类青霉素、头孢菌素和其他衍生物具有良好的耐受性,对母体的不良反应具有自限性,在妊娠期使用是安全的(妊娠期 B 类使用安全性)。这些抗生素可达到高尿浓度,对常见的尿路病原体具有足够的杀菌活性。推荐静脉注射青霉素 G 和氨苄西林治疗 B 组链球菌引起的感染。由于耐药性增加导致治疗失败,不鼓励使用氨苄西林单药治疗。大多数研究表明 β- 内酰胺类药物的治愈率不及氟喹诺酮类药物。因此基于现有的证据除了匹美西林之外,应避免使用 β- 内酰胺类药物用于急性单纯性膀胱炎的经验性治疗。但氟喹诺酮类为妊娠期使用安全性 C 类,所以氟喹诺酮类也不推荐作为妊娠期经验性治疗的首选药物。

复方磺胺甲噁唑是既往推荐的一线药物,但它的使用会增加耐药率,而且对肠道菌群影响较大,一般不认为它会产生附加损害,这与广谱头孢菌素和氟喹诺酮类药物明显不同。呋喃妥因(100mg,2 次 /d,5 天)具有较少的耐药性和附加损害,疗效与复方磺胺甲噁唑 3 天疗程相当。新的随机临床试验发现,5 天方案有效,而不是传统的 7 天,因此推荐更短的使用疗程。同时,呋喃妥因具有妊娠期 B 类的使用安全性,因此比复方磺胺甲噁唑具有更高的妊娠期使用推荐等级。

【随访】

治疗后 1~2 周复查尿培养了解治疗效果。如尿培养仍未改善,考虑持续感染或复发,除根据培养及药敏结果应用敏感抗生素外,在孕期应用抗生素预防治疗至产后 6 周。

【注意事项】

1. 妊娠期间肾脏负担加重,影响原有的泌尿系统疾病。如果肾脏功能代偿不全,常常增加子痫前期、早产、胎儿生长受限的风险。

2. 评估妊娠期肾脏疾病时,要了解既往有无肾脏疾病以及患者的孕周。通常孕晚期发生的可能与妊娠相关,而孕 20 周之前发生的很少继发于妊娠期并发症。

3. 妊娠期生理性糖尿常见,尿液中氨基酸及水溶性维生素等营养物质增多,有利于细菌生长,有使无症状菌尿症发展为急性肾盂肾炎的倾向。

4. 通常与无症状菌尿有关的病原体有大肠杆菌、肺炎克雷伯菌、奇异变形杆菌和 B 组链球菌。其中 GBS 定植与早产发生呈正相关。世界卫生组织建议在妊娠早期使用中段清洁尿样本进行无症状菌尿常规检测,如果培养呈阳性,则使用抗生素进行治疗。

5. 急性肾盂肾炎是妊娠期最常见的泌尿系统合并症。起病急骤,突然出现寒战、高热可达 40℃ 以上,也可低热。相比而言慢性肾盂肾炎往往无明显泌尿系统症状,常表现为反复发作的泌尿道刺激症状或仅出现菌尿症,少数患者有长期低热或高血压。可有慢性肾功能不全的表现。

6. 急性膀胱炎治疗原则与无症状菌尿相同,多饮水,禁止性生活。

【关键点】

1. 泌尿系感染是妊娠期常见的一种合并症,可造成早产、败血症,甚至诱发急性肾衰竭。发病率约占孕妇的 7%。其中以急性肾盂肾炎最常见。

2. 急性泌尿系感染所致的高热可引起流产、早产。若在妊娠早期,病原体及高热还可使胎儿神经管发育障碍,无脑儿发病率明显增高。

3. 根据临床表现,泌尿系感染可分为无症状菌尿、急性膀胱炎、急性肾盂肾炎和慢性肾盂肾炎。

4. 妊娠期无症状菌尿需要积极治疗并复查。

5. 急性肾盂肾炎应住院治疗。治疗原则是支持疗法、抗感染及防止中毒性休克。

（张卫社　裴琛琳）

参考文献

1. BOOKSTAVER PB, BLAND CM, GRIFFIN B, et al. A review of antibiotic use in pregnancy. Pharmacotherapy, 2015, 35 (11): 1052-1062.
2. GUPTA K, HOOTON T M, NABER K G, et al. International clinical practice guidelines for the treatment of acute uncomplicated cystitis and pyelonephritis in women: A 2010 update by the Infectious Diseases Society of America and the European Society for microbiology and infectious diseases. Clin Infect Dis, 2011, 52 (5): e103-e120.
3. NICOLLE LE, GUPTA K, BRADLEY S F, et al. Clinical practice guideline for the management of asymptomatic bacteriuria: 2019 update by the Infectious Diseases Society of America. Clin Infect Dis, 2019, 68 (10): 1611-1615.
4. SMAILL F M, VAZQUEZ J C. Antibiotics for asymptomatic bacteriuria in pregnancy. Cochrane Database Syst Rev, 2019, 2019 (11): D490.
5. TOTADHRI M, LAKSHMANAN A, SARASWATHY MP, et al. Asymptomatic bacteriuria of pregnant women in a tertiary care centre. J Educ Health Promot, 2022; 11: 249.
6. BEERS K, PATEL N. Kidney physiology in pregnancy. Adv Chronic Kidney Dis, 2020, 27 (6): 449-454.
7. 黄健. 中国泌尿外科和男科疾病诊断治疗指南 (2019 版). 科学出版社, 2020: 399-437.

第三节　全身感染

【导读】

任何局部感染均可引发全身性感染,对于自身免疫缺陷的人群还可能合并机会性感染。妊娠期间内环境变化影响免疫细胞功能,排斥外来异物的炎症性反应降低,感染严重程度增加。来自泌尿生殖道以外部位(如上呼吸道、口腔等)的病原体,也可播散入血引发全身感染,病原体可经血行传播定植胎盘绒毛间隙,通过激活母胎炎症应答系统,诱导羊膜腔内炎症级联反应,导致早产。

【概述】

因炎症介质系统性的释放,妊娠期全身感染的早产、死产及新生儿脓毒症的风险增加。有研究显示,妊娠期生殖道来源的菌血症病例,均在发病 24 小时内分娩;妊娠期生殖道以外来源的菌血症,流产、早产风险亦显著增加。菌血症与 10%~28% 的胎儿死亡率有关,孕中期菌血症相关的胎儿死亡率可达 40%。脓毒血症的早产风险增加 2.4~2.8 倍,围产期死亡风险增加 5.8 倍。

妊娠期感染李斯特菌的风险较非妊娠期显著增加,其中以多胎妊娠为甚。孕期感染李斯特菌可致死胎、早产或新生儿感染。

妊娠期流感病毒罕有经胎盘传播,但仍可对胎儿产生不良影响。发热是流感的常见症状,也是某些出生缺陷和婴儿其他不良结局的危险因素。妊娠早期流感增加先天性异常的发生风险,包括唇裂、神经管缺陷、脑积水和先天性心脏病等。妊娠期流感增加自然流产、早产、死胎、小于胎龄儿和低出生体重的发生风险。

一、菌血症和脓毒症

【与全身感染相关的定义】

1. **菌血症(bacteremia)** 指血液中存在活菌,可源自严重感染,也可能与刷牙等日常行为有关。通常少量细菌入血即被机体清除,故无明显临床症状。为全身感染的早期阶段,可进展为脓毒症。

2. **脓毒症(sepsis)** 指宿主对感染反应失调引发全身炎症反应,导致了危及生命的器官功能障碍。发热并非脓毒症的必要条件。

3. **脓毒症休克(septic shock)** 指伴有足以引起死亡率增加的持续循环(和)细胞代谢紊乱的脓毒症。此时机体器官血液灌流减少、功能障碍。非妊娠期人群中,如脓毒症患者经充分液体复苏治疗仍需升压药维持平均动脉压 ≥ 65mmHg,组织缺氧后无氧代谢增加引起血清乳酸升高(>2mmol/L)即为脓毒症休克。

高龄初产、多胎、肥胖、胰岛素依赖糖尿病等增加妊娠期感染的风险。产科相关菌血症的发生率约为 0.7%~0.75%。母体脓毒症的发生率约 0.1%~0.3%,脓毒症休克的孕产妇死亡率高达 12%~28%,是孕产妇死亡的第三大常见直接原因。脓毒症的发生约 20% 在产前、30% 在产时、50% 在产后;其 50%~60% 来源于生殖道,25% 来源于泌尿道,也可来源于呼吸等其他身体部位。产前最常见的严重感染包括绒毛膜羊膜炎、复杂性肾盂肾炎以及肺炎链球菌和流感所致的肺炎,也有关于牙周病与早产相关性的报道。

由于检测手段的限制,近半的脓毒症血液培养为阴性。在培养阳性的病例中,最常见的病原体包括:大肠埃希菌(*Escherichia coli*)、B 组链球菌(*GrouP B StrePtococcus*,GBS)、金黄色葡萄球菌(*StaPhylococcus aureus*)、厌氧菌、单核细胞增多性李斯特菌(*Listeria monocytogenes*)等。李斯特菌是最常见的革兰氏阳性菌,大肠埃希菌是最常见的革兰氏阴性菌。致病性方面,产褥期以 A 组链球菌为甚,产前以大肠埃希菌为甚。有研究显示即使给予充分的抗感染治疗,妊娠期大肠杆菌菌血症的胎儿死亡率仍接近 1/3。致产褥期感染死亡的病原体中,A 组链球菌(*GrouP A StrePtococcus*)约占 50%。

与严重脓毒症相关的常见病毒,包括甲型和乙型流感病毒、呼吸道合胞病毒、冠状病毒、1~3 型副流感病毒及腺病毒等。COVID-19 重症患者亦会出现多器官功能障碍等脓毒症特征性表现。

【发病机制】

局部感染时,巨噬细胞等首先识别并结合病原体,释放促炎症细胞因子、募集白细胞等炎性细胞,以吞噬杀灭入侵的病原体。这一局部宿主反应过程中促炎和抗炎机制处于动态平衡,通常可以清除病原体、实现组织修复及愈合。但当病原体及其产物对机体的影响超出局部(例如播散入血),引发大量促炎介质的释放和补体激活,导致恶性的血管内炎症即脓毒症。脓毒症引发的细胞损伤,可累及包括循环、呼吸、消化、泌尿和神经系统在内的所有器官系统。虽然抗炎机制能中和过度的炎症性反应,但也会减弱机体抗感染的效果。已有研究提示脓毒症存在遗传易感性。

妊娠期间,激素水平变化影响免疫细胞功能,排斥病原体等外来异物的炎症性反应降低,感染的严重程度有所增加。来源于生殖道和泌尿系统的感染可经上行性感染引发绒毛膜羊膜炎,再经胎盘绒毛间隙播散入血引发全身感染(详见本章第一、二节)。

妊娠期间,身体其他部位的病原体也可播散入血引发全身感染。病原体也可经由血行传播定植于胎盘绒毛间隙,通过影响合体滋养细胞、激活母亲和胎儿的炎症应答系统,诱导羊膜腔内炎症级联反应的发生,产生大量炎性细胞因子(包括 IL-1、TNF-α、IL-8 等),导致临产和 / 或胎膜破裂。

妊娠期病毒感染的机制研究发现,母体病毒感染是否诱发早产存在异质性,与病毒种类、孕龄和暴露持续时间及感染的胎盘细胞类型有关。已知 I 型和 III 型干扰素在胎盘抗病毒方面发挥重要作用,部分病毒通过抑制 I 型干扰素通路实现复制和感染,同时亦强化了胎盘对细菌感染的促炎应答,加剧了细菌感染诱导的早产。这一机制也可用于解释流感流行期间合并细菌感染的孕妇,其发病率和死亡率升高的现象。

【诊断】

早期积极救治脓毒症对结局的改善至关重要。但局部感染和菌血症的临床症状呈非特异性,对早期识别脓毒症造成困难。脓毒症相关的孕产妇死亡率研究发现,约 2/3 的孕产妇死亡与脓毒症的认识不足有关。

1. **临床表现** 脓毒症的早期识别建立在生命体征改变的基础上,包括动脉血压下降、体温升高 / 降低、心率加快、呼吸过速乃至终末器官灌注体征等。实验室检查的发现也与脓毒症的基础病因或脓毒症导致的组织灌注不足或器官功能障碍有关。既往身体健康的孕产妇出现器官功能障碍应高度警惕脓毒症;对于存在妊娠合并肥胖、贫血或自身免疫低下的高危孕妇尤其要重视。

脓毒症导致多器官功能障碍,包括神经系统(精神改变)、心血管系统(舒张期低血压 / 心衰)、呼吸系统(ARDS)、肝脏系统(肝损伤 / 衰竭)、消化系统(麻痹性肠梗阻)、泌尿系统(少尿 / 急性肾衰)、血液系统(血小板减少 /DIC)和内分泌系统(肾上腺功能障碍 / 胰岛素抵抗等);组织缺氧后无氧代谢增加引起乳酸升高。

2. **早期识别** 由于妊娠期间血容量扩大、心输出量增加以及外周血管扩张等生理学改变,非孕期的脓毒症的早期识别标准不适用于妊娠期。澳大利亚和新西兰产科医学会(Society of Obstetric Medicine of Australia and New Zealand,SOMANZ)2017版指南提出,使用产科改良快速序贯器官功能衰竭评分(qSOFA)作为脓毒症高危人群的快速筛查方法,即:收缩压<90mmHg;呼吸频率≥25次/min;精神状态的改变。每个变量满足条件得1分,不满足得0分;得分≥2的患者不良预后风险增加。Albright等于2017年提出妊娠和产褥期脓毒症评分系统,纳入体温、血压、心率、呼吸、血氧饱和度、白细胞计数和乳酸水平等参数,如果评分≥6分时脓毒症的阳性预测值15%,如<6分其阴性预测值可达98.6%。虽然以上筛查策略有利于识别产科脓毒症的高风险人群、并排除低风险人群,但仍然需要更多的临床证据验证。

【处理】

妊娠期脓毒症治疗的主要目标是稳定血流动力学并控制感染。其治疗原则与非妊娠人群基本相同,包括尽早广谱抗生素抗感染、液体复苏治疗、尽早控制感染源等(图9-3-1)。

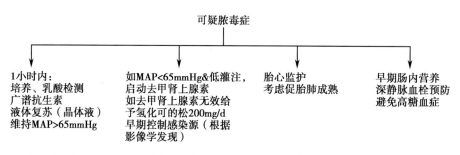

图9-3-1 妊娠期脓毒症的初步治疗(2019 SMFM妊娠期脓毒症指南)

1. **抗感染治疗** 对于无症状的亚临床感染和菌血症,及早抗感染治疗有利于改善预后。任何怀疑脓毒症的孕妇,应在1小时内开始经验性广谱抗生素治疗,同时留取血液、咽拭子、尿液等行病原体培养并测定血清乳酸水平。经验性的抗生素选择需考虑可能的感染来源、致病微生物和抗生素耐药性等,初期覆盖应包括厌氧、需氧的革兰氏阳性及阴性菌,待培养结果出来后再针对性选择抗生素治疗(表9-3-1)。

2. **液体复苏治疗** 复苏会改善母体血流动力学进而改善子宫胎盘灌注及胎儿状况。如脓毒症并发低血压或低灌注时,应尽快给予晶体液1~2L,但应警惕补液速度过快带来的肺水肿风险增高。仅约50%的低血压脓毒症患者液体复苏有效;液体复苏无效者,如补液过度可致心室壁水肿、肺水肿、脑水肿等,患者死亡率增高。

血管升压剂可收缩病理扩张的体循环以维持灌注。去甲肾上腺素作为妊娠期脓毒症持续性低血压和/或低灌注的一线用药,适用于液体复苏无效的低血压患者或因肺水肿无法液体复苏的患者;对于升压效果不佳者,可考虑应用氢化可的松。在心肌功能障碍或持续低灌注时,也可使用多巴酚丁胺作为强心剂以增加心输出量。

表 9-3-1　**妊娠期脓毒症广谱抗生素的使用推荐**（2019 SMFM 妊娠期脓毒症指南）

感染来源	推荐抗生素
社区获得性肺炎	头孢噻肟、头孢曲松、厄他培南或氨苄西林加阿奇霉素、克拉霉素或红霉素
医院获得性肺炎	低危患者可用哌拉西林钠、他唑巴坦钠、美罗培南、亚胺培南或头孢吡肟；危重者可能需联合用药，同时覆盖假单胞菌（内酰胺 + 氨基糖苷 / 喹诺酮）和耐甲氧西林金黄色葡萄球菌（MASA）（万古霉素 / 利奈唑胺）
绒毛膜羊膜炎	氨苄西林加庆大霉素，如需剖宫产可增加克林霉素或甲硝唑覆盖厌氧菌
子宫内膜炎	氨苄西林、庆大霉素，甲硝唑 / 克林霉素、头孢噻肟或头孢曲松加甲硝唑
尿路感染	庆大霉素与氨苄西林、碳青霉素或哌拉西林钠他唑巴坦钠单药治疗
腹腔感染	头孢曲松、头孢噻肟、头孢他啶或头孢吡肟加甲硝唑，复杂病例可采用碳青霉素或哌拉西林钠他唑巴坦钠单药治疗
皮肤或软组织感染（坏死性）	万古霉素加哌拉西林钠他唑巴坦钠，如有 A 组链球菌或产气荚膜梭菌，可使用青霉素 G 加克林霉素

3. 控制感染源　抗感染治疗及病原体培养的同时，应积极寻找感染源并采取适当的治疗措施，采用的治疗措施应尽量避免广泛损伤。但对于坏死性软组织感染，需行广泛清创处理。

4. 终止妊娠时机　尚无证据支持终止妊娠可改善妊娠结局，故脓毒症本身并非终止妊娠的指征。终止妊娠时机应综合考虑孕周及母胎情况后根据产科指征决定。如明确存在宫内感染，立即终止妊娠（如早产则可考虑促胎肺成熟后）。

二、妊娠合并李斯特菌感染

单核细胞增多性李斯特菌是一种需氧和兼性厌氧的革兰氏阳性杆菌，主要分布于土壤和腐烂中的植物。李斯特菌大多为消化道传染，病原体经肠道黏膜引起全身感染。李斯特菌的易感者包括免疫功能抑制者、新生儿、老年人及孕期。易感者可发生侵袭性疾病，包括脑膜炎、脑膜脑炎和菌血症等。

【诊断】

妊娠期李斯特菌感染好发于孕晚期，母体临床表现并不特异，包括发热、胃肠炎和菌血症等。前者表现为发热和水样泻；后者呈非特异性，一般不会累及中枢神经系统。感染可能很轻微，不给予治疗也可缓解，如果未行血培养则可能漏诊。如果孕妇体温 ≥ 39℃但无其他明显原因可以解释，应行血培养。妊娠女性感染李斯特菌的结局通常较好。

李斯特菌可经胎盘垂直传播，脓毒性肉芽肿是胎儿严重宫内感染的特征性表现，表现为胎儿多脏器的播散性脓肿及肉芽肿，皮肤可合并丘疹或溃疡。胎盘病理合并明显的绒毛膜羊膜炎和急性绒毛炎伴脓肿形成。孕期感染李斯特菌可导致死胎、早产及新生儿感染。胎儿生存率与感染的孕周有关,孕早期、孕中期和孕晚期感染的胎儿生存率分别为 0、29% 和 95%。孕晚期感染多表现为早产及新生儿感染。

血培养是诊断李斯特菌感染的金标准。如孕期出现李斯特菌感染相关的临床表现、体温 ≥ 39℃ 且无其他明确病因、孕妇暴露于李斯特菌等疑似感染的情况,则应行血培养明确诊断。

【处理】

李斯特菌感染的治疗取决于具体的临床情境(图 9-3-2)。

1. **妊娠合并单纯性菌血症**　应采用氨苄西林治疗 14 日(静脉给药 2g、每 4 小时 1 次)或青霉素治疗(静脉给药 400 万 U、每 4 小时 1 次)。对于免疫功能低下的孕妇,可斟酌是否加用庆大霉素。青霉素过敏者可选择甲氧苄氨嘧啶 - 磺胺甲噁唑(TMP-SMX),但应在孕早期及分娩前 1 个月避免使用。无法使用 TMP-SMX 的孕妇可选择美罗培南。上述药物均无法使用可给予万古霉素。

2. **妊娠合并发热性胃肠炎**　李斯特菌性发热性胃肠炎可导致死胎、早产或新生儿感

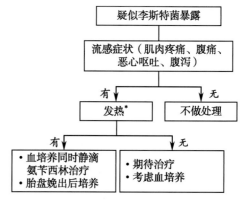

图 9-3-2　妊娠期间疑似李斯特菌暴露的处理

染。可采用口服阿莫西林(500mg、一日 3 次或 875mg、一日 2 次)或 TMP-SMX(一片双强度片、一日 2 次)治疗 7 日。但尚无证据表明治疗可以降低胎儿患病的风险。

3. **潜在暴露**　如摄入因污染而被召回的食物或与李斯特菌病暴发有关的食物,可在等待血培养的同时,依据临床表现决定是否抗感染治疗。如体温 >38.1℃ 可静脉给予氨苄西林(一次 2g、每 4 小时 1 次)治疗。如仅有轻微症状或无症状,可严密观测症状。

三、妊娠合并流感

流感是由流感病毒引起的急性呼吸道传染病,呈季节性流行,好发于冬春季。流感主要通过打喷嚏和咳嗽等飞沫传播,也可经口腔、鼻腔、眼睛等黏膜直接或间接接触传播。孕产妇(包括分娩及流产后 2 周内的女性)是罹患重症流感的高危人群,病死率显著高于非妊娠期育龄妇女。

【诊断】

妊娠和产后患者的流感临床类似于一般人群,包括发热、头痛、肌痛、呼吸急促、干咳、鼻溢、咽痛等不适。流感的临床特点是症状重、体征轻。体格检查常无明显阳性体征,可有颜面潮红、眼结膜充血、咽部红肿。合并有慢性基础疾病、肥胖或免疫功能低下者更易进展为重症。根据病情轻重可分为普通流感、重型流感、危重型流感等。病情的评估流程详见

图 9-3-3。

逆转录酶聚合酶链反应（RT-PCR）是诊断流感的首选方法，快速抗原检测及免疫荧光抗体染色试验可用作筛选。建议采用 RT-PCR 和 / 或病毒培养以提高检测敏感性。等待诊断检测结果时，不应延迟治疗。

【处理】

图 9-3-3。

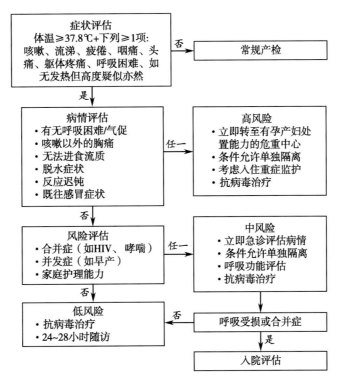

图 9-3-3　疑似或确诊流感孕妇的评估治疗

1. **预防**　对于妊娠（无论处于妊娠哪个阶段）、即将妊娠或产后女性，都应接种四价灭活流感疫苗。孕妇不应接种流感减毒活疫苗。

2. **抗病毒治疗的指征**　对于疑似或确诊流感的孕产妇，无论是否接种疫苗，均应尽早采用抗流感病毒药物经验性治疗，而非等待诊断结果以致延误治疗。发病 48 小时内抗病毒治疗可改善预后。即使发病时间超过 48 小时的重症患者，仍可从抗病毒治疗中获益。抗流感病毒药物神经氨酸酶抑制剂（NAI）对甲型、乙型流感均有效。目前尚未发现抗病毒药物对孕妇和胎儿有严重的不良反应。奥司他韦是孕妇的首选（75mg 口服，每日 2 次，持续 5 天），也可采用扎那米韦吸入或帕拉米韦静脉给药。可采用物理降温、对乙酰氨基酚缓解发热症状。

3. **监测与转诊**　妊娠期流感易进展为重症，故应密切监测病情。妊娠中晚期或分娩 2 周内的确诊或疑似病例建议住院治疗；疑似或确诊的重症病例应尽早转诊至具有救治能力的医院处置。低风险病例建议院外治疗以减少交叉感染。

4. 重症病例的治疗 积极治疗原发病,防治并发症,并进行有效的器官功能支持。对于危重病例,应强调个体化治疗,根据孕周、病情严重程度、并发症等情况决定分娩时机和分娩方式。终止妊娠的时机和方式主要根据产科指征,并结合母体全身状况评估决定。胎儿为有生机儿者,结合当地新生儿救治水平,可考虑终止妊娠;其他终止妊娠的情况包括早产临产或其他产科指征。必要时可考虑糖皮质激素促胎肺成熟改善早产儿预后。

【注意事项】

1. 作为产科的危急重症,早期积极救治脓毒症对结局的改善至关重要。由于脓毒症的初期表现可能并不典型,故对于疑似患者应即时处置,尽早广谱抗生素抗感染、液体复苏治疗、尽早控制感染源等。

2. 妊娠期李斯特菌感染是导致早产、死胎的原因之一;对于不明原因产前发热的早产儿,胎盘病理检查可能有助明确病因。

3. 孕产妇是罹患重症流感的高危人群。建议对围产期女性提供四价灭活流感疫苗。

【关键点】

1. 脓毒症严重威胁母体、胎儿及新生儿的生命安全,基于生命体征改变的 qSOFA 等评分系统可能有助于脓毒症的早期识别、即时干预可改善疾病预后。

2. 母体感染李斯特菌大多预后良好,但如胎儿及新生儿累及则存在不良预后可能,需结合具体临床情境提供处置方案。

3. 流感病毒对胎儿无直接不良影响,但母体易出现重症,孕期需加以重视。

(段涛 孟梦)

参考文献

1. ROMERO R, DEY S K, FISHER S J. Preterm labor: one syndrome, many causes. Science, 2014, 345 (6198): 760-765.

2. Society for Maternal-Fetal Medicine (SMFM), PLANTE LAUREN A, PACHECO LUIS D, et al. SMFM Consult Series#47: Sepsis during pregnancy and the puerperium. Am J Obstet Gynecol, 2019, 220: B2-B10.

3. KNOWLES SJ, O'SULLIVAN NP, MEENAN AM, et al. Maternal sepsis incidence, aetiology and outcome for mother and fetus: a prospective study. BJOG: An International Journal of Obstetrics & Gynaecology, 2015, 122 (5): 663-671.

4. BAUER ME, HOUSEY M, BAUER ST, et al. Risk Factors, Etiologies, and Screening Tools for Sepsis in Pregnant Women: A Multicenter Case-Control Study. Anesth Analg, 2019, 129: 1613.

5. ALBRIGHT C M, HAS P, ROUSE D J, et al. Internal validation of the sepsis in obstetrics score to identify risk of morbidity from sepsis in pregnancy. Obstetrics & Gynecology, 2017, 130 (4): 747-755.

6. WANG Z, TAO X, LIU S, et al. An update review on Listeria infection in pregnancy. Infection and Drug

Resistance, 2021: 1967-1978.

7. ACOG Committee Opinion No. 753: Assessment and Treatment of Pregnant Women With Suspected or Confirmed Influenza. Obstet Gynecol, 2018, 132 (4): e169-e173.

第四节 其他感染

【导读】

狭义的 TORCH 感染即弓形虫病(toxoplasmosis)、其他(other,梅毒)、风疹(rubella)、巨细胞病毒(cytomegalovirus,CMV)和单纯疱疹病毒(herpes simplex virus,HSV)。近年来 TORCH 的内涵有所拓展,事实上泛指那些母体症状轻微、但如发生垂直传播可能致严重出生缺陷、胎儿生长受限或低出生体重儿,乃至流产、早产及死胎等不良妊娠结局的感染类型,除上述病原以外还包括了肠道病毒、水痘-带状疱疹病毒、寨卡病毒及细小病毒 B19 等。此外,自 2020 年以来出现的新型冠状病毒 COVID-19 感染对母胎的影响也是目前关注的热点,其与早产的相关性也见诸报道。

本节将就上述感染中与早产相关性较大的类型加以归纳阐释,以便临床参考。

【概述】

巨细胞病毒(CMV)属于双链 DNA 疱疹病毒,具有高度的种系特异性,广泛存在于人类社会中。CMV 是宫内感染最常见的病毒,据估计全球先天性 CMV 感染的发病率占所有活产婴儿的 0.2%~2.5%。先天性 CMV 感染是导致非遗传性不良妊娠结局的主要原因之一,影响患儿认知与运动、听力和语言发育、前庭功能和视力感觉障碍等。

妊娠期,风疹病毒可穿越胎盘屏障,在胎盘内诱发绒毛膜上皮和内皮细胞的非炎症性坏死,坏死细胞可至胎儿循环到达靶器官(如眼、心脏、大脑等),导致血栓形成和缺血性病变;风疹病毒亦通过抑制肌动蛋白组装影响细胞的有丝分裂和前体细胞发育,引起细胞因子和干扰素的上调,导致胎儿先天性缺陷、甚至染色体异常等。

部分学者在大样本研究后认为,COVID-19 感染并不增加早产率。目前对于新冠感染导致不良妊娠结局的发病机制尚未完全明确,因病毒感染诱发的胎盘功能不良可能是发病机制中的一部分。

一、巨细胞病毒

先天性 CMV 感染的新生儿可以无症状,其最常见并发症是听力损失,其在有症状新生儿中高达 35%,在无症状新生儿中为 7%~10%。宫内阶段的感染会合并胎儿生长受限、死产和早产等不良妊娠结局。已有的报道认为 CMV 感染占死胎病因的 15%~16%。

【发病机制】

虽然人群中成年人 CMV 血清学阳性率可高达 60%~100%，但由于疱疹病毒家系存在潜伏期和再次激活的特点（潜伏的 CMV 可位于单核细胞、骨髓和肾脏），因此所有的孕妇均可能感染 CMV 并通过垂直传播感染胎儿。依据母体是否初次感染分为原发感染和再发感染两种形式。原发感染是指个体初次感染病原体。再发感染则为感染的再激活或再次感染不同的病毒株引起（图 9-4-1）。

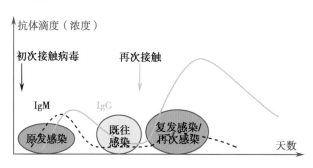

图 9-4-1　特异性抗体 IgM、IgG 的产生及变化规律

CMV 宫内感染的发生风险和严重程度取决以下因素。

1. **感染方式**　不同感染形式导致胎儿感染的风险不同。原发感染（35%）的母婴垂直传播率高于再发感染（1%），而且胎儿发生严重缺陷的风险增加。

2. **感染的孕周**　虽然孕早期垂直传播风险较低（20%），但胎儿发育异常的程度较严重、长期后遗症发生率为 24%~26%，反之孕晚期（75%）及新生儿感染风险相对升高但缺陷的严重程度较轻，孕 20 周后感染的患儿长期后遗症发生率为 2.5%~6%。这可能与孕中晚期母体 IgG 抗体经胎盘传入宫内起到保护效应有关。

CMV 病毒存在于成人体液中，在母体病毒血症时经胎盘通道发生垂直传播；也可经生殖道、泌尿道或胃肠道局部扩散感染胎儿胎盘单位，分娩时及出生后可通过与母体生殖道分泌物或乳汁接触感染。病毒感染胎儿产生不良结局的机制可能包括：胎盘循环改变、血栓形成或胎盘炎症等引起的低氧血症，影响细胞正常生长继发胎儿损伤、染色体损伤、细胞坏死和抗原 - 抗体形成等。CMV 可致病毒性细胞溶解，可伴有免疫损伤，产时细胞核内包涵体并破坏细胞；或长期潜伏隐匿于细胞内；也可表现为非杀细胞效应，致胎儿细胞数量减少发生胎儿生长受限。CMV 也可通过继发炎性反应或血管炎、引起局部缺血间接损伤细胞。先天性 CMV 感染的婴儿血液循环中的免疫复合物亦可引发 T 淋巴细胞介导的持续数年的免疫缺陷。

虽然目前尚缺乏合适的体内动物模型，但目前体外实验证据证实 CMV 通过损害胎盘发育和功能引发早产，具体机制可能包括：滋养层祖细胞分化和功能受损、绒毛外滋养层侵袭功能受损、细胞滋养层中 Wnt 信号通路失调、TNF-α 滋养层介导的细胞凋亡、CMV 诱导的胎盘细胞因子水平变化、吲哚胺 2,3- 二加氧酶活性抑制，以及滋养层 Ⅰ 类主要组织相容性复合体分子下调等。

【诊断】

由于缺乏高敏感性和特异性的检测手段,以及有效的干预措施,目前尚不推荐孕期开展CMV普筛。但对于疑似CMV感染的情况,如妊娠期单核细胞增多症、CMV暴露史、或胎儿超声检查怀疑CMA感染时,应进行系统产前评估。

1. 母体CMV感染评估 鉴于胎儿宫内感染的传播路径是从母体到胎儿,以及母体不同感染状态对胎儿预后的影响,明确母体感染状态至关重要。可用于母体CMV感染状况评估的依据包括:

(1)病史:长期幼儿接触史,如幼教人员、年轻母亲等。

(2)母体症状:可表现为发热、不适、头痛、咽炎、淋巴结肿大、肝脾肿大、关节痛和皮疹等。但是由于成年人CMV感染缺乏特异性症状,因此要确定母体感染的准确时间窗并不容易。

(3)母体IgM、IgG抗体检查(TORCH筛查):即通过评估有无存在母体血清学转换或抗IgG抗体亲和力判断母体感染状况。需要特别说明的是,抗IgM抗体阳性可能是近期感染(原发/复发/再次感染)、也可以是长期携带或假阳性;而抗IgG抗体阳性意味着既往感染或接种后状态。典型的原发感染血清学表现为:初次检查抗IgM阳性、IgG阴性,4周后随访IgM转阴、IgG转阳。此外也可结合抗IgG抗体亲和力测试评估,IgG抗体低亲和力指向近期感染,高亲和力则倾向于6个月以上的既往感染。如IgM阳性而IgG抗体低亲和力(即抗体与抗原结合度较低)提示近期原发性感染(图9-4-2)。

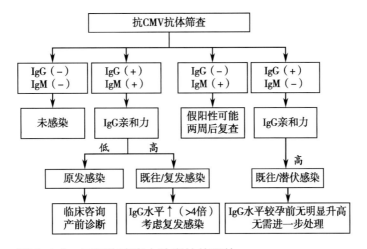

图9-4-2 巨细胞病毒血清学抗体评估

2. 胎儿CMV感染评估

(1)羊水分子遗传学检查:CMV宫内感染的确诊需要行羊水穿刺,获取羊水行病毒分子遗传学检查明确。结合胎儿排尿的生理机制,以及胎儿CMV宫内感染至病毒尿液排出的间隔时间至少需 5~7 周,故建议于孕 21 周或母体感染 7 周之后羊水穿刺以提高检出率(71%~100%)。羊水 CMV 病毒载量与新生儿预后有关,CMV DNA 高载量(≥ 10^5 拷贝 /ml)提示新生儿阳性症状可能性大。由于检测敏感性及风险等考虑,不建议脐血穿刺胎儿 IgM 检测。

(2)胎儿超声检查:可表现为侧脑室增宽、肠管回声增强、颅内钙化灶、胎儿生长受限或水肿等表现。但是上述发现缺乏特异性,仅见于约 15% 的感染胎儿。在母体原发感染的基础上如合并超声阳性发现,则强烈提示胎儿宫内感染存在。

【处理】

对于已明确的宫内 CMV 感染,目前尚无明确有效的治疗办法。虽然有研究认为伐昔洛韦等抗病毒药物可维持较高母体血药浓度、并通过胎盘降低胎儿 CMV 感染的风险。但对于已发生的胎儿 CMV 感染是否有治疗改善尚待进一步研究。

因此,对于胎儿 CMV 感染者,应充分告知潜在的风险及预后。在确诊 CMV 感染的胎儿中,胎儿血小板减少症和超声异常均与不良结局相关。即便孕期及出生时未探及明显阳性发现,亦不能除外包括听力、视力及智力等功能性发育异常。对于出生时无症状的患儿,约 10% 仍可合并听力异常,少数可发生神经运动障碍和视力障碍。因此在符合伦理且经过充分知情选择的前提下,可向夫妻双方提供终止妊娠的选择。如果决定继续妊娠,则在孕期需密切随访及定期超声监测。

新生儿须在娩出后 3 周内行唾液或尿液 CMV 检测。对于有合并症状的先天性 CMV 感染患儿,在新生儿期可口服缬更昔洛韦抗病毒治疗,以预防听力损失等后遗症的发生和发展,并进行密切随访。对于无明显症状的新生儿也应严密监测其生长发育,关注听力障碍等可能远期后遗症的发展。

对于发生死胎、生长受限或不明原因早产等不良妊娠结局的患儿,可考虑胎儿组织病理学检查及 CMV 检测,以帮助明确病因及协助新生儿期的管理。

【预防】

目前没有有效的 CMV 疫苗用于孕期预防。但可向备孕期 / 孕期妇女提供有关先天性 CMV 感染的健康教育信息。由于 CMV 通过体液(如唾液、尿液、血液、阴道分泌物和精液)发生传播,而婴幼儿比年龄较大的儿童和成人更容易在唾液和尿液中排出 CMV。因此,接触 CMV 感染儿童的唾液和尿液以及性活动,可能是母体感染的重要途径。定期洗手(特别是更换尿布后),有助于降低 CMV 暴露,起到预防作用。

二、风疹

风疹病毒(RV)是一种单链 RNA 病毒,可经呼吸道飞沫和直接接触传播,病毒在呼吸道黏膜和颈部淋巴结中复制,而后经体循环到达靶器官。感染期约在皮疹发作前后 8 天。风疹病毒具有高度传染性(流行期感染率 4%)。但在成年人中多为轻症。25%~50% 的风疹病毒感染者可无明显症状,疾病呈轻度自限性。孕期母体风疹可导致流产、胎儿死亡、早产等。其中孕早期的原发风疹感染可致先天性风疹综合征(congenital rubella syndrome,CRS),严重累及多个系统脏器的发育和功能(表9-4-1),导致严重公共卫生后果。根据WHO估测,每年约有10万例CRS病例。风疹病毒和CRS可通过孕前抗体筛查及疫苗注射实现有效预防。

表 9-4-1　先天性风疹综合征的临床表现

先天性风疹综合征
眼损伤,包括白内障、青光眼、小眼畸形和其他异常
心脏疾病,包括动脉导管未闭、间隔缺损、肺动脉高压
神经性耳聋
中枢神经系统缺陷,包括脑膜脑炎
胎儿生长受限
血小板减少和贫血
肝炎、肝脾肿大和黄疸
慢性弥漫性间质性肺炎
骨质改变
染色体异常

【诊断】

1. 母体 RV 感染评估

(1)病史:好发于风疹病毒流行的季节(4~5月)。

(2)母体症状:身体不适、发热、头痛、结膜炎和咽炎等短期前驱症状;继发典型斑丘疹和全身性淋巴结病。皮疹最先出现于面部,然后向下转移,持续时间通常为3天。但仅60%~70%的感染者出现上述典型症状。

(3)母体IgM、IgG抗体检查(TORCH筛查):理论上风疹病毒血清学抗IgG阳性者可终身免疫,但是对于抗IgM阳性者亦有观察到再次感染的情况。因此,对于风疹病毒母体血清学评估的流程与CMV相同(图9-4-3)。

2. 胎儿 RV 感染评估

(1)分子遗传学检查:如考虑母体感染,可考虑对胎儿宫内感染提供产前诊断。该诊断基于胎儿血液RV-IgM检测或胎儿羊水/血液/绒毛组织中病毒分子遗传学检测。但绒毛组织风疹阳性仅意味着感染累及绒毛而非胎儿。与CMV相似,羊水RV检测亦建议孕21周之后、感染间隔超过6周进行。在严格质控下,其敏感度(>90%)和特异度(100%)满意。

(2)胎儿超声检查:敏感性低(11%)但特异性高(100%)。宫内关注胎儿心脏(间隔缺损)、眼部(白内障和小眼症)缺损等表现,小头畸形、肝脾肿大和胎儿生长受限相对少见。

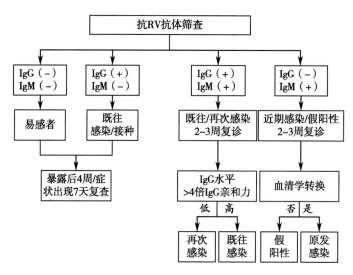

图 9-4-3　风疹病毒血清学抗体评估

【处理】

胎儿先天性 CRS 感染的发生风险与感染的孕龄和是否原发感染密切相关。宫内感染率方面,原发性 RV 感染在孕周上呈"U"型分布。孕 12 周前母体 RV 感染时胎儿先天性感染率可高达 80%,但随孕周增加胎儿感染率迅速下降,孕 13~16 周达 54%,于孕 24~26 周降至 30%,但在孕 36 周后母体感染时胎儿的感染率又接近 100%。胎儿感染的严重程度方面,孕周越小,胎儿发生的先天缺陷越严重。如皮疹发生在末次月经后 3~6 周,则累及多脏器的概率极高,妊娠 8 周内的感染多导致严重的 CRS,而孕 8 周后的胎儿受累则相对局限于单脏器。

目前并无 RV 宫内治疗的有效手段。因此,对于较小孕周母体原发感染者,应充分告知潜在的风险及预后。在符合伦理且经过充分知情选择的前提下,向夫妻双方提供终止妊娠的选择。而对于孕中晚期发生的原发感染或临床表现不典型的再发感染,如决定继续妊娠,则在充分告知风险和产前诊断局限性的前提下,在孕期密切随访及定期超声监测。超声连续监测胎儿生长及胎儿超声心动图评估心脏结构的方法可以应用,但超声学正常并不能提示无病毒效应。对孕早期感染风疹者应在讨论后决定是否终止妊娠(图 9-4-4)。

【预防】

免疫接种已显著降低风疹病毒感染率。虽然育龄女性血清学抗体阴性率相对降低,但仍有 10%~15% 的易感者。因此应向备孕期妇女提供有关先天性 RV 感染的健康教育信息,并提供孕前 TORCH 筛查,以期发现易感人群并在孕前接种 MMR 减毒活疫苗。单剂量抗体反应率为 95% 以上,两次给药后反应率可达 100%。鉴于潜在的致畸风险,对于已怀孕的易感人群,可待分娩后再行接种;但对于接种期间意外怀孕的女性,亦无证据提示其致畸风险,故可继续妊娠并常规产检。

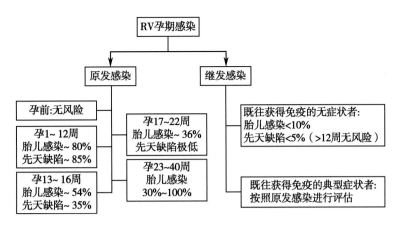

图 9-4-4　风疹病毒感染预后及处置策略

三、新型冠状病毒

【概述】

新型冠状病毒(COVID-19)感染是一种以影响人类呼吸系统为主的新疾病,症状多在暴露后2~14天出现,包括发热、咳嗽、喉咙痛和呼吸困难等呼吸道症状,还可合并恶心、腹泻等消化系统症状,以及嗅觉或味觉丧失等;部分患者也可无症状或仅有轻微症状。2020年以来,新冠疫情严重影响了人类社会的秩序和运转模式。

已有的证据显示,与无症状感染孕妇相比,感染孕妇入住重症病房(RR 3.0)及死亡(RR 1.7)风险更高。重症或危重症患者的围产期不良结局更常见,可显著增加剖宫产(RR 1.57)、早产(RR 3.53)、妊娠高血压疾病(RR 1.61)等不良妊娠结局的风险,其风险增加的程度可因变异株有所差异。

孕妇COVID-19感染的诊断与非妊娠人群相同,故本节不作赘述。

【治疗及预后】

妊娠合并COVID-19治疗方案与非妊娠人群大致相同。其诊疗过程中的特殊之处如下。

1. 作用糖皮质激素降低机体炎症反应　早期、短期治疗可减少重症患者的发生率和死亡率。药物选择方面,由于倍他米松和地塞米松可以经过胎盘,因此可同时用于早产高危儿的促胎肺成熟;而甲泼尼龙由于分子量较大无法穿过胎盘,故可用于急性呼吸窘迫综合征(ARDS)的治疗(32mg,q.d.)而无需担心对于胎儿的影响。事实上妊娠期的治疗方案仍有争议,尚待更多研究证据的支持。目前NIH建议对于已住院呼吸支持并使用地塞米松(6mg,q.d. × 10天)的孕妇,如不再需要吸氧可停止激素治疗;如无法使用地塞米松时,可采用泼尼松、甲泼尼龙或氢化可的松替代。

2. 单克隆抗体　多项RCT研究证实,使用单抗治疗后,COVID-19相关的住院率及死亡率降低,其中绝对危险度下降2%~6%,相对危险度下降70%~80%。因此对于门诊患者中重症高危因素≥1而症状出现≤7天者建议使用单抗治疗,这同样也适用于孕妇。由于地域和社会经济差异,单抗的适用证可能有所差异。NIH 建议对于有重症高危因素的门诊患者使用单抗。

3. 缓解压迫 对于孕妇而言,部分患者可通过体位改变(如俯卧位)以缓解膈肌和主动脉管腔的压迫,从而改善氧合。而对于妊娠超过 32 周难以耐受者,亦可结合实际情况考虑适时终止妊娠。

4. 预防静脉血栓 住院重症患者由于久卧制动等发生静脉血栓的风险显著增加,故应注意预防。

目前对于新生儿远期预后的评估尚在进行中。虽然 COVID-19 发生垂直传播、引起先天缺陷的概率(2%)较低,但由于感染累及胎盘功能,故随访过程中应关注后代心血管及神经系统发育。

【注意事项】

1. 并非所有孕妇都要进行产前筛查,对于 TORCH 感染,建议孕前筛查明确免疫状态。对于风疹病毒可通过疫苗实现免疫。

2. IgM 阳性并不等同于母体感染,还可能是假阳性或长期携带状态,临床应结合血清学抗体转换仔细鉴别。

3. 母体感染并不都会导致胎儿宫内感染,而应根据感染孕周和感染类型具体判断。胎儿宫内感染受累程度可能不同,需结合感染孕周和影像学等具体评估。

【关键点】

1. 微生物可因感染孕妇、通过母胎屏障影响胎儿的生长发育。

2. 妊娠的结局取决于不同微生物的特异性、感染的孕周、母体的免疫状况和微生物对于胎儿宿主的作用机制等。

3. 母体感染对于胎儿的影响可以是无明显影响的,也可能导致流产、死产、早产、出生缺陷、宫内生长受限和产后持续感染等。临床应结合影像学和实验室手段综合评估并知情选择。

4. COVID-19 与早产可能存在相关性,妊娠期 COVID-19 的处置可基于非妊娠人群方案基础上适当调整。

(段 涛 孟 梦)

参考文献

1. NJUE A, COYNE C, MARGULIS AV, et al. The role of congenital cytomegalovirus infection in adverse birth outcomes: a review of the potential mechanisms. Viruses, 2020, 24, 13 (1): 20.

2. AKPAN US, PILLARISETTY LS. Congenital cytomegalovirus infection.. In: StatPearls [Internet]. Treasure Island (FL): StatPearls Publishing, 2022.

3. PASS RF, ARAV-BOGER R. Maternal and fetal cytomegalovirus infection: diagnosis, management, and prevention. F1000Res, 2018, 7: 255.

4. WINTER AK, MOSS WJ. RUBELLA. Lancet, 2022, 399 (10332): 1336-1346.

5. SHUKLA S, MARAQA NF. Congenital Rubella.[Updated 2022 Aug 8]. In: StatPearls. Treasure Island (FL): StatPearls Publishing, 2022.

6. BOUTHRY E, PICONE O, HAMDI G, et al. Rubella and pregnancy: diagnosis, management and outcomes. Prenat Diagn, 2014, 34 (13): 1246-1253.

7. MAGEE LA, VON DADELSZEN P, KHALIL A. COVID-19 and preterm birth. Lancet Glob Health, 2021, 9 (2): e117.

8. BEEN J V, OCHOA L B, BERTENS L C M, et al. Impact of COVID-19 mitigation measures on the incidence of preterm birth: a national quasi-experimental study [J]. The Lancet Public Health, 2020, 5 (11): e604-e611.

9

感染与早产

第10章

双胎妊娠与早产

第一节　流行病学

【导读】

近二十年来,随着妊娠年龄的推迟和辅助生殖技术的发展,双胎妊娠的发生率在主要发达国家和发展中国家均呈上升趋势。双胎妊娠早产发生率可达 40%~60%,且分娩孕周更早、出生体重更小,不良围产期结局发生率都成倍上升。因此,双胎妊娠早产的预防和管理尤为重要。本节将就双胎妊娠早产的病因、发生率、危害和疾病负担分别进行阐述。

【概述】

双胎妊娠的病因是多因素的,其发生过程可能和子宫肌层扩张、雌孕激素改变等有关(图 10-1-1)。双胎妊娠由于两个胎儿的存在,导致宫腔压力过大、子宫过度扩张,容易诱发子宫肌层收缩、胎膜早破等,导致自发性早产;而且双胎妊娠中多种妊娠并发症发生率上升或存在特殊并发症,导致医源性早产的发生增加。而且,双胎早产儿的分娩孕周较单胎更早,

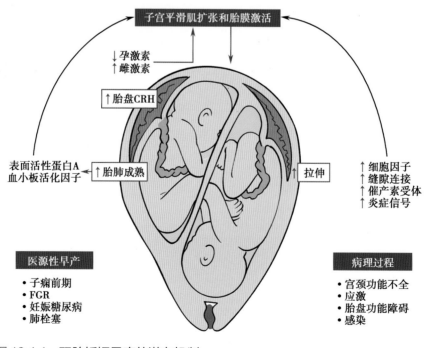

图 10-1-1　双胎妊娠早产的潜在机制

出生体重也更小,围产期死亡率、患病率、近远期并发症的发病率明显高于足月产儿,需要更多、更长周期的治疗和管理,家庭和社会负担也更重。

【双胎妊娠早产的病因】

根据病因,双胎妊娠早产也可分为自发性早产和医源性早产,前者包括胎膜完整早产和胎膜早破早产。

1. 医源性早产 双胎妊娠母体和胎儿各种并发症的发生率明显高于单胎妊娠,尤其是单绒毛膜双胎,易发生双胎输血综合征、双胎选择性生长受限、双胎反向动脉灌注等特有的并发症。此时,为了确保母胎的安全,临床医生会在未达 37 周时择期实施引产或剖宫产终止妊娠。北京协和医院的研究显示,医源性早产常见的病因依次为妊娠高血压疾病(44.0%)、胎儿因素(13.4%)、前置胎盘(8.2%)、妊娠合并心脏病(3.4%)等。

2. 胎膜完整早产 双胎妊娠由于两个胎儿的存在,随着孕周的增加,羊膜腔压力持续增大,导致宫腔过度扩张,子宫肌层过度紧张,可能诱发肌层收缩更加频繁和强度也更大,因此,发生胎膜完整早产的可能性明显增加。同时,感染、宫颈长度缩短、应激等因素,也均为胎膜完整早产的诱发因素。

3. 胎膜早破早产 双胎妊娠胎膜早破的发生率可达 14%,是其自发性早产的重要原因之一。随着孕周增长,胎儿生长和羊水增多,子宫颈内口胎膜由于宫腔内压力增大容易破裂,即导致胎膜早破,从而诱发早产;而胎位异常(头盆不称或臀位)及生殖道感染等也可致胎膜早破而诱发早产。双胎妊娠胎膜早破多数发生在先露胎儿,但也有少数发生在非先露胎儿,尤其是在进行侵入性手术后(如羊水穿刺、胎儿镜等)。研究显示,双胎妊娠胎膜早破后,50% 的孕妇会在 48 小时内分娩,91.7% 的孕妇会在 1 周内分娩。因此,预防和正确处理胎膜早破是减少双胎妊娠早产的重要措施。

不同文献报道,双胎早产不同病因的占比略有差异。Ananth 等对 1989~2000 年美国分娩的所有 117 万例活产和死产双胎的回顾研究显示,双胎妊娠早产中,医源性早产约占 60%,胎膜完整早产约占 30%,胎膜早破早产约占 10%。北京协和医院 1990—2014 年的 870 例早产双胎儿中,医源性早产、胎膜完整早产、胎膜早破早产分别占 38.8%、26.3% 和 34.9%。而广州医科大学附属第三医院 2009—2016 年的 1741 例 28~36^{+6} 周早产的双胎妊娠孕妇中,医源性早产、胎膜完整早产和胎膜早破早产分别占 28%、47% 和 25%。

【双胎妊娠早产的发生率】

双胎妊娠早产的发生率明显高于单胎妊娠,可达单胎的 6 倍以上。双胎妊娠仅占全部妊娠的 2%~3%,但在全部早产对象中,双胎妊娠占比可达 15%~20%。目前,国内外报道的双胎妊娠早产(<37 周)的发生率多在 40%~60% 之间。据美国 CDC 2019 年的出生登记数据显示,12 万的双胎活产儿中,<34 周和 <37 周早产的对象分别占 19.96% 和 60.87%,均明显高于单胎妊娠的 2.14% 和 8.47%。广东省 2014—2017 年出生登记数据显示,16 万双胎活产儿中,<32 周和 <37 周的早产儿分别占 6.1% 和 46.3%。另一项最近发表的国内多中心研

究,选择北京市、浙江省、湖南省、四川省、甘肃省等地的 14 家有代表性的医院(7 家综合性医院,7 家妇幼保健专科医院),纳入了 3 288 例双胎妊娠孕妇,结果显示,<32 周、<34 周和<37 周早产的对象分别占 10.4%、18.8% 和 62.1%(表 10-1-1)。

表 10-1-1　不同研究报道的双胎早产发生率

数据来源	纳入时间	样本量	<32 周早产	<34 周早产	<37 周早产
美国 CDC 2019,美国	2019	12 0291 例活产双胎胎儿	—	19.96%	60.87%
Miao,2019,广东出生登记系统	2014—2017	161 076 例活产双胎胎儿	6.1%	—	46.3%[*]
Li,2021,北京、浙江、湖南、四川、甘肃	2021	3 288 例 28 周后分娩的双胎妊娠孕妇	10.4%	18.8%	62.1%
蒋芳,2016,北京协和	1990—2014	1 584 例双胎妊娠孕妇	—	18.2%[*]	55.0%
Zhang,2016,武汉	2006—2015	22 507 例 26 周后分娩的双胎胎儿	—	—	55.5%
Li,2017,中国出生缺陷监测系统	2006—2015	54 786 例活产正常双胎胎儿	—	—	35.8%

* 根据文中比例计算。

此外,双胎妊娠根据绒毛膜性,可分为单绒毛膜双胎(MC)和双绒毛膜双胎(DC)。其中,单绒毛膜双胎妊娠易发生如双胎输血综合征、选择性生长受限、双胎反向动脉灌注等的一种或多种特殊并发症,因而,单绒毛膜双胎妊娠早产发生率较高。一项包含 4 896 例双绒毛膜双羊膜囊双胎妊娠(DCDA)、1 274 例单绒毛膜双羊膜囊双胎妊娠(MCDA),及 55 例单绒毛膜单羊膜囊双胎妊娠(MCMA)的研究显示,DCDA 中<32 周和<37 周早产的对象分别占 7.4% 和 48.6%,MCDA 中为 14.2% 和 88.5%,MCMA 中为 26.8% 和 100%。

【双胎妊娠早产的危害和疾病负担】

早产儿由于诸多器官、系统发育尚不成熟,其围产期死亡率、近远期并发症的发病率明显高于足月产儿,包括围产期的呼吸窘迫综合征、败血症、新生儿缺血缺氧性脑病、脑室周围白质软化,以及远期的脑瘫、癫痫、认知及其他神经行为发育异常等的发生风险均明显上升。而双胎早产儿分娩多比单胎早产儿早,出生体重也较小,上述近、远期并发症的发生率更高,因而需要更多、更长周期的治疗和管理,花费也更大,这给家庭和社会带来了沉重的负担。

首先,双胎早产带来了沉重的疾病负担。据联合国儿童基金会的最新估计,早产及其导致的并发症是全球 5 岁以下儿童死亡的第一顺位死因,占 15%;占新生儿死亡原因的 35%。

据此,若以双胎妊娠早产儿占全部早产儿的 20% 计算,则单一项双胎早产儿就可占全部新生儿死亡原因的 7%。与单胎新生儿相比,双胎新生儿死亡的风险为单胎的 7 倍,脑瘫的风险为单胎的 4 倍,这主要是由于早产及其导致的各种并发症所引起的。研究显示,<32 周分娩的双胎早产儿发生严重脑室出血和脑室周围白质软化的风险,分别为同孕龄的单胎早产儿的 3.75 倍和 2 倍,而这也是导致脑瘫、癫痫的重要原因。

同时,双胎早产也给家庭和社会带来了沉重的经济和社会负担。美国 2005 年对早产儿的经济负担估计显示,每个早产儿的社会经济负担达 51 600 美元,其中医疗花费大约是 33 200 美元,而仅婴儿期就占医疗花费的 85%。而 1 例双胎妊娠孕妇可分娩 2 个早产儿,使得各种经济和社会负担均翻倍,同时也给早产儿父母带来沉重的经济和心理压力。

【注意事项】

在双胎妊娠咨询和管理中,全面了解早产的危险因素(如吸烟、感染、宫颈过短、既往早产史以及宫颈功能不全等,见本章"预测及预防"相关内容),包括详细询问病史和体检,以及当多种危险因素并存时进行严格的宫颈长度测量等,有助于识别双胎早产的高危人群,及早采取针对性治疗和预防措施,从而预防早产的发生或尽可能推迟分娩的启动,这对于减少双胎妊娠围产儿的死亡率和发病率显得尤为重要。

【关键点】

1. 双胎妊娠由于两个胎儿的存在导致宫腔压力增大、子宫过度扩张,容易诱发子宫肌层收缩、胎膜早破,导致自发性早产的危险性明显上升。

2. 双胎妊娠多种并发症发生率上升,尤其是单绒毛膜性双胎中存在特有的并发症,如双胎输血综合征、双胎选择性生长受限等,导致医源性早产的可能性也明显增加。

3. 总体上,双胎早产的发生率可达单胎的 6 倍以上,单绒毛膜性双胎早产发生率高于双绒毛膜双胎。同时,双胎早产儿的分娩孕周更早,出生体重更小,其发生围产儿死亡、败血症、癫痫、脑瘫、认知功能障碍等近远期并发症的危险性均成倍增加,住院时间长、花费大,给家庭和社会带来了沉重的负担。

4. 因此,在双胎妊娠中要尽可能识别双胎早产的危险因素,积极采取干预措施降低双胎妊娠并发症,预防早产的发生,改善妊娠结局。

(孙路明)

参考文献

1. STOCK S, NORMAN J. Preterm and term labour in multiple pregnancies. Semin Fetal Neonatal Med. 2010, 15 (6): 336-341.

2. 蒋芳, 高劲松, 钟逸锋, 等. 北京协和医院 25 年早产状况的调查. 中国医学科学院学报, 2016, 38 (05): 528-533.

3. HSIEH YY, CHANG CC, TSAI HD, et al. Twin vs. singleton pregnancy. Clinical characteristics and latency periods in preterm premature rupture of membranes. J Reprod Med, 1999, 44 (7): 616-620.

4. ANANTH, CV, JOSEPH KS, OYELESE Y, et al., Trends in preterm birth and perinatal mortality among singletons: United States, 1989 through 2000. Obstetrics & Gynecology, 2005, 105 (5 Pt 1): 1084-1091.

5. 龚景进,黄楚君,刘世良,等. 双胎妊娠早产的临床特点及危险因素分析 [J]. 实用妇产科杂志, 2019, 35 (11): 841-845.

6. BOARDMAN AND P. JAMES, PRETERM BIRTH: causes, consequences, and prevention. Journal of Obstetrics & Gynaecology, 2009. 28 (5): 559-559.

7. MARTIN JA, HAMILTON BE, OSTERMAN MJK, et al., Births: Final Data for 2019. National vital statistics reports: from the Centers for Disease Control and Prevention, National Center for Health Statistics, National Vital Statistics System, 2021. 70 (2): 1-51.

8. MIAO H, YAO F, WU Y, ET Al. Birth weight percentiles by sex and gestational age for twins born in southern China. Scientific Reports, 2019; 9 (1): 757.

9. LI S GJ, LIU J, HU J, et al. Perinatal outcomes and risk factors for preterm birth in twin pregnancies in a Chinese population: a multi-center retrospective study. Front Med (Lausanne), 2021, 21 (8): 657862.

10. LITWINSKA E, SYNGELAKI A, CIMPOCA B, et al., Outcome of twin pregnancy with two live fetuses at 11-13weeks'gestation. Ultrasound in Obstetrics & Gynecology, 2020; 55 (1): 32-38.

11. ZHANG B, CAO Z, ZHANG Y, et al. Birthweight percentiles for twin birth neonates by gestational age in China. Scientific Reports, 2016. 6 (1): 31290.

12. DAI L, DENG C, LI Y, et al. Population-based birth weight reference percentiles for Chinese twins. Annals of Medicine, 2017; 49 (6): 470-478.

13. BANK UW, DIVISION UP. Levels and trends in child mortality: report 2017. 2017.

14. HAYES EJ. Practice bulletin no. 169: multifetal gestations: twin, triplet, and higher-order multifetal pregnancies. Obstetrics & Gynecology, 2016; 128 (4): e131-e146.

15. RETTWITZ-VOLK W, TRAN TM, VELDMAN A. Cerebral morbidity in preterm twins. J Matern Fetal Neonatal Med, 2003, 13 (4): 218-223.

第二节 预测与预防

【导读】

双胎妊娠由于子宫肌纤维过度膨胀,宫颈功能不全,母胎合并症及并发症的发生率更高等因素,无论是自发性早产还是医源性早产的发生率均明显高于单胎妊娠。因此,双胎妊娠早产预测和预防对于改善妊娠结局显得尤为重要。

【概述】

对无症状双胎孕妇早产的预测可很好地识别早产高风险孕妇,降低早产的发生,改善围产儿预后。对有早产临床症状的双胎孕妇的预测评估,有助于识别真正的早产,避免过度治疗。双胎早产的预测方法同单胎类似,主要包括病史、宫颈长度及胎儿纤维连接蛋白(fetal fibronectin,fFN)测定等。

双胎孕妇子宫肌纤维过度膨胀会随着孕周增加而越来越显著,这一点不会因为任何药物或者非药物的方法而改变,同时导致双胎发生早产的具体机制尚不清楚,也无法做到针对病因的预防,故目前尚无确定有效的手段能预防双胎早产的发生。

【双胎妊娠早产的预测】

1. 双胎妊娠的高危因素与早产的发生

(1)孕妇年龄:由于随着妇女年龄的上升,FSH 水平逐渐增高,妊娠双胎的概率亦随着增加。自然受孕的双胎在高龄产妇中的比例较高。高龄孕妇由于宫颈弹性减弱、阴道自净功能的下降而易导致生殖道感染,更易导致胎膜早破和早产。

(2)绒毛膜性:双胎早产的发生与绒毛膜性有关。与双绒毛膜双胎相比,单绒毛膜双胎共用一个胎盘,胎盘间存在血管吻合,故容易出现较多且较严重的并发症,如双胎选择性生长受限、双胎输血综合征、一胎无心畸形,单绒毛膜单羊膜囊双胎等,更易造成治疗性或医源性早产。2015 年中华医学会双胎妊娠临床处理指南推荐:对于无并发症及合并症的双绒毛膜双胎可期待至孕 38 周,建议单绒毛膜单羊膜囊双胎的分娩孕周为 32~34 周,而复杂性双胎应结合具体情况制定个体化的分娩方案。此外单绒毛膜双胎容易出现一胎羊水急性增多,如双胎输血综合征,选择性生长受限合并羊水分布不均,一胎的羊水最大深度(AFD)有时可大于 15cm(严重羊水过多),增加了子宫的张力和宫颈的压力,也增加了早产的风险。据统计,单绒毛膜双胎和双绒毛膜双胎在 11~24 周之间发生流产的风险分别为 10% 和 2%,而在 32 周前早产发生率高达 10% 和 5%。

(3)双胎妊娠妊娠并发症风险:由于双胎的生理特点,双胎妊娠发生妊娠并发症,如子痫前期、妊娠期肝内胆汁淤积症、前置胎盘等的风险明显增加,从而使医源性早产的发生明显高于单胎。双胎的妊娠高血压疾病比单胎妊娠多 3~4 倍,且发病早、程度重,容易出现心肺并发症及子痫,医源性早产的风险增加。

2. 既往病史与早产发生 既往早产史是双胎妊娠早产的独立危险因素。2014 年,Kazemier 的一项系统综述表明有过单胎早产妊娠的女性中,合并双胎早产的风险约为 57%(95% *CI*,51.9-61.9)。2015 年 Fox 等的一项研究表明,前次单胎妊娠早产的孕周与后来双胎分娩孕周呈显著正相关性,前后两次分娩的新生儿出生体重也呈显著正相关性。

宫颈手术史是双胎发生早产的高危因素。宫颈手术如宫颈锥切术、Leep 术等机械性破坏了部分宫颈,导致宫颈的支持性缺乏;同时宫颈腺体被破坏,使宫颈的免疫功能降低,抵御细菌逆行感染这一生理屏障的破坏,随后造成胎膜早破和早产的风险增高。有关双胎妊娠合并宫颈手术史的病例报道较少。2015 年 Pinborg 回顾了辅助生殖技术(ART)双胎妊娠患者,研究发现,既往有宫颈锥切病史的自发性早产发生率高于无宫颈锥切病史者,*OR* 值 1.94(95% *CI* 1.36-2.77),早期早产(小于 32 周)的发生风险也同样翻倍。

3. 经阴道宫颈指诊预测双胎早产 一项单胎孕妇的随机临床试验比较了每次产前

检查时进行宫颈检查(n=2 803)与尽可能避免进行宫颈检查(n=2 799)早产的风险。试验组宫颈检查次数中位数为 6 次，对照组为 1 次。两组间<37 周的早产无显著差异(6.7% *vs.* 6.4%) [*RR* 1.05(0.85-1.29)]。在小样本的双胎妊娠中也进行了类似的研究，89 名在双胎诊所就诊的妇女，每位患者进行 7.6 ± 3.2(平均 ± *SD*)次宫颈检查，288 名在高危产科诊所随访的对照者，<37 周的早产发生率无显著差异 77.3% *vs.* 66.7%，*P*=0.07，但在双胎诊所就诊的患者中 PPROM 明显较低(12.4% *vs.* 23.6%，*P*=0.03)。需要进行更大规模的研究来评估这个结论。

总之，目前证据不推荐常规宫颈指诊检查来预测或预防双胎妊娠的早产。

4. **阴道超声宫颈测量预测早产** 研究表明，在妊娠中期经阴道超声测量宫颈长度可预测单胎妊娠早产的发生风险。大样本研究表明，经阴道超声测量宫颈长度也可预测双胎妊娠早产的发生风险。To 等于妊娠 22~24 周对 1 163 例双胎妊娠行经阴道宫颈长度超声检测，发现宫颈长度平均为 35mm，其中 16% 宫颈长度 ≤25mm，8% ≤ 20mm，5% ≤ 15mm。这些宫颈长度阈值和孕周<32 周早产相关，其中宫颈长度<10mm 者占双胎早产的 66%，10~20mm 者占 24%。Conde-Aguedelo 等系统回顾研究了经阴道超声测量宫颈长度预测双胎早产的发生风险的 21 项研究，综合了 3 253 例双胎孕妇结果，其中 16 项研究针对无症状孕妇，5 项针对有症状孕妇。研究发现，在有症状的孕妇中，测量宫颈长度预测早产的精确度较低；在无症状的孕妇中，于妊娠 20~24 周测量宫颈长度 ≤ 20mm 可精确预测妊娠 32~34 周早产，综合数据算得的预测妊娠 32 周和 34 周前早产的敏感性、特异性、阳性似然比、阴性似然比分别为 39% 和 29%，96% 和 97%，10.1 和 9.0，0.64 和 0.74。提示早产发生风险与宫颈长度相关，阳性似然比数值越大，预测的价值越高。双胎妊娠宫颈长度 ≤ 25mm 预测 28 周前分娩的阳性似然比为 9.6，是早产的独立危险因素。这些研究表明，在孕中期对无症状孕妇行经阴道宫颈长度测量可用于预测自发性早产的发生。

宫颈形态是否能预测双胎妊娠早产，仍需更多大样本的病例对照研究。双胎妊娠子宫肌纤维过度膨胀，无宫颈功能不全病史的双胎孕妇妊娠中晚期的超声常表现为宫颈内口呈漏斗样"V"形或"U"形扩张，这种宫颈形态的变化也被认为是单胎早产的高危因素。但 2016 年 Spiegelman J 的一项回顾性研究显示，双胎妊娠宫颈内口漏斗样扩张与<35 周早产之间并无独立相关性，也和最终的分娩孕周无相关性。

5. **阴道后穹窿分泌物胎儿纤维链接蛋白预测早产** 胎儿纤维连接蛋白(fetal fibronectin, fFN)是一种存在于羊膜、蜕膜和细胞滋养层细胞外基质的糖蛋白。怀孕后，宫颈和阴道分泌物中可检测到 fFN，但水平升高(妊娠 22 周后 ≥ 50ng/ml)可能预示绒毛膜及蜕膜层之间的破裂，自发性早产风险增加。fFN 单独预测或联合宫颈长度可预测单胎妊娠的早产。关于在多胎妊娠 fFN 检测的预测能力和有效性的数据是缺乏的，该检测的重要意义在于其假阴性率很低，如果检测为阴性，可以减轻患者的思想负担，也可避免过多无意义的住院监测。

一项涉及有症状和无症状多胎妊娠妇女的队列和横断面研究的系统综述和 Meta 分析发现,fFN 检测预测自发性早产的准确性有限。2020 年一项包括 88 例双胎妊娠的队列研究发现与 fFN 检测阴性相比,fFN 检测阳性是 7 天以及 14 天内自发性早产有统计学意义的预测因子(OR 6.8,95% CI [1.3,34.9];P=0.02 ;OR 9.8,95% CI [2.1,45.1];P=0.004)。2010年美国国立儿童健康与人类发展研究院对 11 个双胎早产研究进行 Meta 分析,在无症状双胎妊娠孕妇中孕期进行 fFN 检测,对 32 周和 34 周早产预测的敏感度较低(分别 35% 和45%),但只有 1.6% 的监测 fFN 阴性者在 1 周内出现早产。因此,如果 fFN 检测阴性,其指导意义更大,亦即其阴性预测值的意义更大,这点与单胎妊娠相似。

6. 宫颈长度测量联合 fFN 的预测　Fox 等通过对无症状的 155 例双胎妊娠的回顾队列研究表明,fFN 阳性联合宫颈长度的预测价值高于单一指标,如 22~32 周 fFN 阳性且宫颈长度小于 20mm 者,双胎早产的发生率为 55%,与对照组比较早产的风险增加 4.75 倍。Fox团队 2015 的研究结果也显示,关于双胎早产预测,无论是超声测量宫颈长度还是 fFN 检测,测量时的孕周越早,其预测价值更大,而随着孕周的增大,上述检测的意义逐渐下降。但该项研究样本量不大,仍需大量的研究证实。

7. 细菌性阴道病　细菌性阴道病(bacterial vaginosis,BV)是妊娠期较为常见的下生殖道感染,与单胎妊娠的自发性早产发生有关,且发现菌群异常的时间越早,越易发生不良妊娠结局。对有症状孕妇进行 BV 筛查,阳性结果者进行口服抗生素治疗,可降低早产率,改善围产儿预后;对于无症状孕妇,BV 治疗并不能改善其母儿预后。关于在多胎妊娠 BV 检测的预测能力和有效性的数据是缺乏的。2002 年一个纳入了 48 例双胎妊娠的纵向研究分析了细菌性阴道病和早产之间的关联,未得到有临床意义的结果。细菌性阴道病与双胎妊娠早产之间的关系仍需大量的研究证实。

8. 羊水淤泥样沉积物　2005 年 Espinoza 等首次将羊膜腔内靠近宫颈管内口的致密团状淤泥样、稍高回声沉积物描述为 "sludge",即羊水淤泥样沉积物。该沉积物可随孕妇体位改变而移动,肉眼看这种物质类似于脓,其成像特征与超声观察到的胆囊污泥相似。近年来,越来越多的学者认为羊水淤泥样沉积物是早产的独立危险因素,对早产有一定的预测作用。

2005 年 Espinoza 等提出,羊水淤泥样沉积物与羊膜内感染和早产有关,有淤泥样沉积物患者的早产率显著增加。2014 年 Boyer 等研究了羊水淤泥样沉积物在双胎妊娠中的意义,表明在宫颈较短的双胎妊娠(16~26 周时测定宫颈长度 ≤25mm),羊水淤泥样沉积物的存在增加了早产、绒毛膜羊膜炎、新生儿发病率和新生儿死亡率的风险。Tsunoda 等通过回顾队列研究分析单胎妊娠 CL<25mm 的 110 例患者,认为羊水淤泥样沉积物是早产的独立危险因素。这一结论同样适用于双胎妊娠患者,Spiegelman 等研究中包括了所有孕 22~26周的双胎妊娠,而不仅仅是那些宫颈较短的双胎妊娠患者,事实上,该研究中羊水淤泥样沉积物患者多于 CL<25mm 患者,不仅支持且完善了 Boyer 等研究结果,证明羊水淤泥样沉积物是双胎妊娠自发早产的危险因素,与短 CL 无关。此外,他们提出可根据 CL、羊水淤泥样

沉积物及胎儿纤连蛋白三种生物标记物在孕 22~26 周时的存在与否来计算不同胎龄自发早产的风险百分比。

2017 年 Adanir 等研究报道,无症状高危早产患者的羊水淤泥样沉积物发生率为 19.6%,相比于无羊水淤泥样沉积物,有羊水淤泥样沉积物患者的孕 37 周前早产率、新生儿病死率及围产期死亡率均较高,且羊水淤泥样沉积物联合 CL ≤ 25mm 预测早产的敏感性提高到 56%。Vaisbuch 等曾报道,无症状的宫颈缩短伴羊水淤泥样沉积物患者诊断到分娩间隔时间较短,早产的发生率高于不伴羊水淤泥样沉积物者,这与 Yoneda 等研究相符。

因此,若把羊水淤泥样沉积物作为筛查早产的一项指标,可发现更多无症状的早产患者,给临床医生提供处理的时间。

9. 其他生化指标　许多研究利用血清、血浆、羊水、尿液、阴道宫颈分泌物、唾液甚至牙周组织中的微生物、细胞因子、酶和激素等生化标志物来预测早产,但结果不理想。

【管理流程图】

双胎妊娠早产预测的框架,见图 10-2-1。

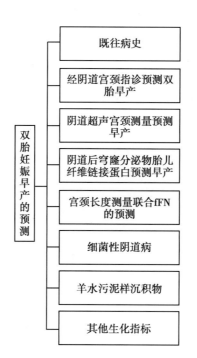

图 10-2-1　双胎妊娠早产预测的框架

【双胎妊娠早产的预防】

1. 限制活动和卧床休息　目前没有证据表明,限制孕妇活动、卧床休息和常规住院监测可以改善双胎妊娠的结局,但是在临床中使用活动限制来预防早产仍然很普遍。而且有研究表明产前的卧床休息会给母体带来肌肉萎缩、体重增加缓慢、睡眠障碍及情绪低落等严重心理和生理不良反应。有研究表明,常规的住院治疗并不能延长孕周,实际上可能会增加早产的发生率。2017 年一项系统综述包括 6 项随机对照试验，共涉及 636 名双胎或三胞胎怀孕的妇女（共 1 298 名婴儿），比较了在医院严格卧床休息和在家没有活动限制的孕妇，早产、围产期死亡率、低出生体重发生的风险没有统计学差异，但是严格卧床休息与早产胎膜早破发生率的增加有一定的相关性（RR 1.05，95% CI 1.02-1.09，P = 0.004）。

2. 宫缩监测　理论上居家宫缩监测可早期发现宫缩频率增加，早期使用抑宫缩药物进行干预，以抑制分娩和延长妊娠，从而降低与早产相关的发病率和死亡率，然而，这种监测的有效性存在争议。2015 年一项针对居家监测宫缩的 Cochrane 综述中对双胎妊娠进行了分析。监测组和未监测组的 37 周之前的早产发生率（RR 0.96；95% CI，0.71-1.30）及 34 周前的早产发生率（RR 2.30；95% CI，0.84-6.27，141 名女性）均无差异，反而增加了额外的产前检查和过度的抑宫缩治疗。

3. 强化的产前检查和多学科治疗　与单胎相比，多胎妊娠对母亲和胎儿都有显著较高的风险，因此建议对多胎妊娠进行专门的产前检查和多学科产科支持。一项研究比较了在常规产前门诊（N=85）、双胎门诊（N=101）和私人诊所（N=101）接受常规产检的孕妇，发现在双胎门诊接受产检的妇女，其晚期早产（34~34^{+6} 周）的发生率更低（26%，44%，41%）。对于单绒毛膜双胎并发症更建议有经验丰富的母胎医学专家进行妊娠管理，以早期发现特殊并发症，给予积极的宫内干预，以最大程度降低医源性早产的发生。

4. 预防性使用宫缩抑制剂　一项 CochraneMeta 分析评估了五项随机试验（344 例双胎妊娠），结果显示，在无症状双胎妊娠患者，妊娠 20 周时预防性口服 β 受体激动剂并没有显著降低<34、<37 周早产胎膜早破、早产的发生率，及低出生体重或小胎龄儿或新生儿死亡率。在一项试验中报告了一例产妇死亡，组间无显著差异。

5. 宫颈环扎术　宫颈环扎是将缝合材料固定在宫颈周围，防止宫颈扩张和 / 或缩短，以达到防止因宫颈功能不全而导致妊娠中期流产及早产的目的。宫颈环扎是一种需要麻醉的侵入性手术，与环扎相关的并发症包括：感染、出血、治疗性胎膜早破和宫颈裂伤。对于单胎妊娠，宫颈环扎的指征是非常明确的。但是，常规宫颈环扎对双胎妊娠的妇女并不适用，因为它没有被证明可以降低早产的发生率。美国妇产科医师协会（ACOG）、加拿大妇产科医师协会（SOGC）和皇家妇产科医师协会（RCOG）发布的指南目前均不推荐常规使用宫颈环扎术预防双胎妊娠早产。

（1）以病史为指征的宫颈环扎：一篇 Cochrane 综述总结了 2014 年以来的多胎妊娠宫颈环扎术的研究，对进行了以病史为指征的宫颈环扎术和未进行环扎的双胞胎孕妇进行了比较，其 37 周前的早产率没有差异（RR：0.95；95% CI，0.51-1.78）；但是，这些研究的样本量非常小（大约每组 20 个），研究的年代也很久远（1982 和 1993）。2016 年发表的一项回顾性病例对照研究结果提示，宫颈环扎术可降低 32 周前双绒毛膜双胎自发性早产的发生率（OR 0.22，95% CI 0.058-0.835）。上述研究的样本量较小，故需更大样本量的随机对照研究来明确宫颈环扎术是否可应用于双胎早产的预防。

(2)以超声为指征的宫颈环扎:双胎妊娠中,可能是由于与单胎妊娠不同的机制导致宫颈缩短,单胎妊娠宫颈环扎的超声指征并不适用双胎。2015年发表的一项Meta分析对三个随机对照试验进行总结,评估了孕中期进行阴道超声筛查并发现宫颈长度<25mm的无症状双胎妊娠患者进行宫颈环扎的疗效。他们比较了24名进行环扎的妇女和25名对照组的妇女,发现<37周的早产率(RR:1.18;95% CI,0.91-1.53)和<34周的早产率(RR:2.19;95% CI,0.72-6.63)均无差异。在环扎组,低出生体重(<1 500g)(RR:3.31;95% CI,1.58-6.91)和新生儿呼吸窘迫综合征(RR:5.07;95% CI,1.75-14.70)的发生率更高。最近的一项研究中,在对宫颈长度<15mm的患者经行宫颈环扎,<35周的早产风险显著降低[37%对71.4%;调整RR 0.49(0.26-0.93)]。

(3)紧急宫颈环扎:目前对于双胎妊娠体检时发现宫颈扩张和胎膜外露时使用紧急环扎没有共识。紧急宫颈环扎术治疗胎膜外露和宫颈扩张的单胎妊娠是有效的。在双胎妊娠中,文献研究也表明,紧急宫颈环扎术对妊娠延长和新生儿生存有利。一项包括了43例接受紧急环扎患者(12例双胞胎和31例单胎妊娠)的研究表明,从环扎到分娩的中位时间,分娩时的中位胎龄,以及在>32周分娩的可能性,两组之间均相似。

(4)经腹腔镜宫颈环扎:2019年一篇综述共回顾了10例经腹腔镜宫颈环扎双胎妊娠,其中9例成功预防了早产。目前关于双胞胎经腹腔镜宫颈环扎的研究只有零星报道,需更大样本量的随机对照研究来明确。

6. **子宫颈托**　宫颈子宫托是一种灵活的环状硅胶装置,有不同的尺寸,它必须以其曲面向上插入,以便通过最大的直径静置在盆底。子宫颈被较小的直径所包围。确切的工作机制仍未完全阐明,但已有假设提出宫颈托改变了颈管的倾斜度,使其更向后方。因此,妊娠的重量将更多地集中在子宫的前下段,并减轻对宫颈口的直接压力。此外,推测子宫托可能通过压迫宫颈管来支持免疫屏障,以防止宫颈黏液栓脱落引起早产。总的来说,它为宫颈提供了机械支持。

子宫颈托可用于宫颈缩短的单胎孕妇预防早产,但宫颈托在预防双胎早产方面也存在争议。2020年一项Meta分析报告在未选择的双胎妊娠(RR 1.05;95% CI 0.79-1.41;1项试验,1 177名女性;中等质量证据)、宫颈长度<38mm的双胎妊娠(RR 0.75;95% CI 0.41-1.36;3次试验,1 128名女性;低质量证据)、宫颈长度≤25mm双胎妊娠(RR 0.72;95% CI 0.25-2.06;2个试验,348名女性;低质量证据),子宫颈托组与无子宫颈托组间无显著差异。而2016年一项Meta分析报告了双胎妊娠且宫颈长度<25mm的女性,使用宫颈托34周前的早产率显著降低(RR:0.41;95% CI,0.22-0.76)。临床上仍需要进行大规模随机试验,对子宫颈托的作用进行评估。

7. **孕酮**　孕酮由黄体和胎盘产生,是维持妊娠的关键激素。孕酮对孕晚期早产的预防作用其实并不明确。有研究认为,孕激素通过抑制前列腺素刺激因子的生成及子宫收缩相关蛋白(如离子通道、催产素及前列腺素受体、质子泵)的表达来维持孕晚期子宫稳定状态。

孕酮拮抗剂可促进宫颈成熟,增加子宫肌层对催产素和前列腺素的反应性,因此认为孕酮可能预防早产。

(1)无症状双胎孕妇孕激素治疗:孕激素能否预防无症状双胎孕妇早产目前尚不明确。我国 2015 年双胎妊娠临床处理指南中,有关孕激素应用的推荐意见为:孕激素制剂无论阴道给药或者肌内注射均不能改变早产结局(推荐等级为 B 级),理由基于 2015 年发表于 BJOG 杂志的一篇系统综述。该综述纳入了全球 13 个研究共计 3 768 对双胎孕妇,分析结果提示,17α 羟孕酮及阴道用黄体酮都不能降低不良围产儿结局的发生(17α 羟孕酮组 *RR* 1.1,95% *CI* 0.97~1.4;阴道用黄体酮组 *RR* 0.97,95% *CI* 0.77-1.2)。2017 年的一项 Meta 分析报告称,孕酮在降低 34 周前(*RR*:1.01;95% *CI*,0.95-1.08)或 37 周前(*RR*:0.91;95% *CI*,0.70-1.18)的早产率方面没有显著的统计学意义。然而,在孕酮组,与早产相关的次生结局的发生率降低,包括出生体重低于 1 500g(*RR*:0.71;95% *CI*,0.52-0.98)和是否需要机械通气(*RR*:0.61;95% *CI*,0.45-0.82)。

(2)宫颈缩短双胎孕妇孕激素治疗:荷兰的一项研究分析了包括 671 名有 2 次或以上宫颈长度测量的妇女中的 282 人。他们的结论是,无论使用 17α 羟孕酮肌内注射与否,妊娠期宫颈都会逐渐缩短。Senat 等招募了 161 例宫颈管长度<25mm 的双胞胎孕妇,并给她们每周两次 500mg 17α 羟孕酮肌内注射。从入组到分娩,<37 周或<34 周的早产组间无差异。一项回顾性队列研究评估了 2005—2016 年间 79 名双胎妊娠,27 名妇女每周接受 17 羟孕酮治疗,52 名妇女不接受。<34 周、<32 周、<28 周和<24 周的患者发生早产的风险无显著差异。综上所述,在妊娠中期开始每周注射 17 羟孕酮似乎不能预防无症状的双胎妊娠、宫颈长度短的双胎或单胎早产史的双胎妊娠早产的风险。

2017 年一项 Meta 分析研究了阴道使用孕酮对妊娠中期且宫颈短(宫颈长度<25mm)的无症状双胎孕妇预防早产及新生儿发病率和死亡率的效果,显示和安慰剂对照组相比,阴道使用孕酮组 33 周前的早产发生率显著降低(*RR*:0.69;95% *CI*,0.51-0.93),在妊娠<34 周、<32 周和<30 周组的早产发生中也观察到这种影响。此外,新生儿综合发病率和死亡率显著降低(*RR*:0.61;95% *CI*,0.34-0.98)。2020 年一项涉及多个国家的多中心随机对照研究也显示:双胎妊娠妇女普遍使用阴道孕酮治疗不能降低妊娠 24~33^{+6} 周自发性早产的发生率。阴道应用黄体酮可能降低子宫颈长度<30mm 的双胎孕妇 32 周前的自发早产的风险,但是可能增加宫颈长度 ≥ 30mm 的双胎孕妇自发早产的风险。因此,对于无症状双胎人群,如孕中期超声提示宫颈长度小于 25mm,阴道用黄体酮具有一定的预防早产作用,尚需要更大样本的前瞻性研究。

8. 阴道应用孕酮联合子宫颈托　2016 年 Fox 等的研究显示,治疗宫颈长度<20mm 的双胎孕妇,应用阴道用黄体酮联合宫颈托放置相比单纯应用黄体酮,32 周前早产的发生率明显降低[1/24(4.8%) *vs.* 18/63(28.6%),*P*=0.05],同时降低了严重新生儿病率[2/21(9.5%) *vs.* 22/63(34.9%),*P*=0.04]。该研究提示,对于宫颈长度更短的双胎孕妇,联合治疗可能是预

防早产的方向之一,目前已有前瞻性随机对照试验评估阴道用黄体酮联合子宫颈托放置对双胎妊娠合并宫颈管缩短孕妇自发性早产的影响,这些大量的研究数据出来后,才能明确阴道应用孕酮联合子宫颈托在双胎孕妇的临床价值。

【注意事项】

1. 治疗方式如卧床休息、限制身体活动、预防性使用宫缩抑制剂、肌内孕激素,并没有降低无症状双胎妊娠的早产风险。不建议通过限制孕妇活动来预防早产,因为这可能增加其他母体并发症的风险,如深静脉血栓。

2. 不同于单胎妊娠,并没有充分的证据支持以病史或超声检查为指征的环扎术能改善双胎妊娠早产结局,但仍需要根据具体病史,动态随访宫颈变化并结合患者意愿及医患沟通做个性化诊疗方案的制定。已有研究对于证实超声提示宫颈长度小于 15mm 的双胎,宫颈环扎可能会带来益处。宫颈托在预防双胎早产方面效果也存在争议。

【关键点】

1. 在无症状双胎妊娠中,预测早产的两个最佳方法是:①妊娠 20~24 周经阴道测量宫颈长度<20mm 或<25mm。②宫颈 - 阴道 fFN 测试。但是没有研究表明,这种对高危群体的检测能够降低早产风险并改善新生儿和母亲的结局。

2. 现有的随机对照研究表明,只有两种干预措施可预防双胎早产:①对于经阴道测量宫颈长度<25mm 双胎妊娠,每天使用高剂量(400mg)阴道孕酮可降低早产风险并改善围产期结局。②经体格检查(physical indicated)发现宫颈外口扩张的双胎妊娠,在 24 周前进行环扎可降低早产的发生风险和围产期死亡率,改善围产期结局。有回顾性研究提示,对于超声提示宫颈长度小于 15mm 的双胎,宫颈环扎可能会带来益处。但仍需要进一步的 RCT 研究支持。

(邹 刚)

参考文献

1. SPIEGELMAN J, BOOKER W, GUPTA S, et al. The Independent association of a short cervix, positive fetal fibronectin, amniotic fluid sludge, and cervical funneling with spontaneous preterm birth in twin pregnancies. Am J Perinatol, 2016, 33 (12): 1159-1164.

2. SON M, MILLER ES. Predicting preterm birth: cervical length and fetal fibronectin. Semin Perinatol, 2017, 41 (8): 445-451.

3. 虞娇, 周琼洁, 李笑天. 早产预测的临床应用价值评价. 中国计划生育和妇产科, 2015, 7 (05): 7-10.

4. LI C, SHEN J, HUA K. Cerclage for women with twin pregnancies: a systematic review and metaanalysis. Am J Obstet Gynecol, 2019, 220 (6): 543-557 e541.

5. HUANG X, SARAVELOS SH, LI TC, et al. Cervical cerclage in twin pregnancy. Best Pract Res Clin Obstet Gynaecol, 2019, 59: 89-97.

6. CONDE-AGUDELO A, ROMERO R, NICOLAIDES KH. Cervical pessary to prevent preterm birth in asymptomatic high-risk women: a systematic review and meta-analysis. Am J Obstet Gynecol, 2020, 223 (1): 42-65. e2.

7. ROMERO R, CONDE-AGUDELO A, EL-REFAIE W, et al. Vaginal progesterone decreases preterm birth and neonatal morbidity and mortality in women with a twin gestation and a short cervix: an updated meta-analysis of individual patient data. Ultrasound Obstet Gynecol, 2017, 49 (3): 303-314.

8. FOX NS, GUPTA S, LAM-RACHLIN J, et al. Cervical Pessary and Vaginal Progesterone in Twin Pregnancies With a Short Cervix. Obstet Gynecol, 2016, 127 (4): 625-630.

9. DANG VQ, HE YT, PHAM HN, et al. Effectiveness of cervical pessary compared to cervical cerclage with or without vaginal progesterone for the prevention of preterm birth in women with twin pregnancies and a short cervix: study protocol for a two-by-two factorial randomised clinical trial. BMJ Open, 2020, 10 (6): e036587.

第三节 诊断与治疗

【导读】

随着辅助生殖技术的不断发展,全球各个国家的双胎妊娠率均明显增加。由于双胎妊娠宫腔压力大、胎盘面积大、遗传因素等,早产是双胎妊娠最主要的并发症。此外,复杂双胎医源性早产也是双胎早产的重要原因。双胎早产约占双胎妊娠的58.7%。双胎早产给社会及家庭带来巨大的经济及精神负担。早诊断、规范治疗有利于降低双胎早产风险,改善妊娠结局。

【概述】

双胎妊娠早产的定义与单胎妊娠并无区别,双胎早产(preterm birth)指定义为妊娠满28周至不足37周(196~258日)间分娩的双胎妊娠。早产的上限全球统一,即妊娠不满37周分娩。由于各国新生儿诊治水平不同,早产下限设置也不相同。不少发达国家采用妊娠满20周,也有一些采用妊娠满22周、24周,包括中国在内的大多数发展中国家沿用世界卫生组织(WHO)20世纪60年代的定义,即妊娠满28周或新生儿出生体重≥1000g。

双胎早产的治疗原则同单胎一样:对于有早产症状者应用宫缩抑制剂延长孕周,为胎儿宫内转运及促胎肺成熟赢得时机。对于孕周小于32周双胎早产患者在无用药禁忌情况下常规使用硫酸镁进行胎儿神经保护。对1周内早产风险较高的双胎妊娠,34周前可按单胎妊娠的处理方式进行糖皮质激素促胎肺成熟治疗。对于早产胎膜早破及有绒毛膜羊膜炎症状的双胎早产孕妇,应用抗生素是有益的。

【双胎妊娠早产的诊断】

双胎早产和单胎早产的主要临床表现相同,都是子宫收缩,最初为不规则宫缩,常伴有少许阴道流血或血性分泌物,以后可发展为规则宫缩,其过程与足月临产相似,胎膜早破较足月临产多。宫颈管先逐渐消退,然后扩张。

早产临产(preterm labor)需符合下列条件:①出现规则宫缩(20分≥4次,或60分钟≥8次);②宫颈管扩张1cm以上;③伴有宫颈的进行性改变,宫颈缩短≥80%。

先兆早产(threatened preterm labor):凡妊娠满28~37周,孕妇虽有上述规律宫缩,但宫颈尚未扩张,而经阴道超声测量CL≤20mm则诊断为先兆早产。

诊断早产一般并不困难,但应与妊娠晚期出现的生理性子宫收缩(Braxton Hicks contractions)相区别。生理性子宫收缩一般不规则、无痛感,且不伴有宫颈管缩短和宫口扩张等改变。

双胎早产的病因是多因素的,除了与单胎早产一致的病因外,宫腔压力大、胎盘面积大、遗传等因素也增加早产风险。双胎妊娠医源性早产在双胎妊娠早产中比例很高,约为1/3。主要因为双胎妊娠的合并症和并发症,如子痫前期等,需提前终止妊娠。对于复杂性双胎的并发症,如选择性胎儿生长受限(sIUGR)、双胎输血综合征(TTTS),往往在妊娠期需要进行宫内干预,如选择性减胎或者胎儿镜胎盘血管激光电凝术,宫内治疗后早产发生率较高。

【双胎妊娠早产的治疗】

1. 治疗原则　双胎孕妇同单胎一样,对于有早产症状者应用宫缩抑制剂延长孕周,为胎儿宫内转运及促胎肺成熟赢得时机。对于孕周小于32周双胎早产患者,在无其他用药禁忌情况下常规使用硫酸镁进行胎儿神经保护;对1周内早产风险较高的双胎妊娠,34周前可按单胎妊娠的处理方式进行糖皮质激素促胎肺成熟治疗。对于早产胎膜早破及有绒毛膜羊膜炎症状的双胎早产孕妇,应用抗生素是有益的。双胎妊娠的分娩方式应根据绒毛膜性、胎方位、孕产史、妊娠期合并症及并发症、宫颈成熟度及胎儿宫内情况等综合判断,制定个体化的指导方案。

2. 治疗方法

(1)卧床休息和住院治疗:宫缩较频繁,但宫颈无改变,阴道分泌物fFN阴性,不必卧床和住院,只需适当减少活动的强度和避免长时间站立即可;宫颈已有改变的先兆早产者,需住院并相对卧床休息;已早产临产,应绝对卧床休息。

(2)促胎肺成熟:新生儿呼吸窘迫综合征是早产儿最常见的合并症之一,其发生率为5%~18%,主要病因肺表面活性物质缺乏所致。糖皮质激素可促进胎儿的整体成熟,促进肺表面活性物质的合成、改善肺容积、增加肺的顺应性、降低血管渗透性,从而建立胎儿娩出后的呼吸。2014年美国妇产科医师学会(ACOG)指南指出,1周内早产风险高的双胎妊娠可按照单胎妊娠方式进行促胎肺成熟处理。2018年加拿大妇产科医生协会(SOGC)指南指出,不推荐常规重复或多次(≥2次)给予糖皮质激素,但对于小于34孕周、并在未来1周内极有可能发生早产的孕妇,如果前次应用糖皮质激素的时间至少超过14天,可以重复应用1个疗程的糖皮质激素。对于明确绒毛膜羊膜炎者,不建议应用糖皮质激素促胎肺成熟。

具体剂量:倍他米松 12mg 肌内注射,24 小时重复 1 次,共 2 次。地塞米松 6mg 肌内注射,12 小时重复 1 次,共 4 次(双胎妊娠的促胎肺成熟治疗与单胎妊娠无差异,详见第七章第三节)

（3）抑制宫缩治疗:抑制子宫收缩一直是治疗早产干预的重点。宫缩抑制剂降低了 48 小时内和 7 天内的分娩率,使用宫缩抑制剂是为了防止即刻早产,为完成促胎肺成熟治疗,以及转运孕妇到有早产儿抢救条件的医院分娩赢得时间。目前临床上常见的宫缩抑制剂种类较多,β_2 肾上腺素能受体激动剂、钙离子通道阻滞剂、缩宫素受体拮抗剂、硫酸镁、前列腺素合成酶抑制剂、一氧化氮供体等。不同的药物均有其自身的优缺点,在双胎妊娠中的用法用量与单胎妊娠基本相同(详见第七章第二节宫缩抑制剂)。双胎妊娠由于其血容量大,内脏负担重,宫缩抑制剂的选择有其特殊性。

1)钙通道阻滞剂:研究认为硝苯地平用于双胎自发性早产的治疗是安全有效的。关于硝苯地平的具体剂量及用法,目前的研究均参照单胎妊娠。硝苯地平对于双胎妊娠,更需注意低血压等风险。

2)阿托西班:是缩宫素的同类物,与缩宫素不同的是在第 1、2、4 及 8 位置上已加以改换,它是子宫和蜕膜缩宫素受体有力的竞争性抑制物,它还防止第二信使的形成以及钙的转移,即使在长期使用后也不会改变子宫肌层对缩宫素的敏感性。临床试用证明,当达到有效的抑制子宫的血浓度时副作用很小。2016 年一项针对 60 例 24~33 孕周双胎妊娠的随机对照研究,比较了阿托西班 18 小时短方案与 45 小时长方案治疗晚期流产及早产的疗效与安全性,结果提示阿托西班能明显延长双胎妊娠孕周,且副作用少见。

3)β 受体激动剂:此类药物抑制宫缩的效果肯定,但在兴奋 β_2 受体的同时也兴奋 β_1 受体,其副作用较明显,主要有母胎心率增快、心肌耗氧量增加、血糖升高、水钠潴留、血钾降低等,严重时可出现肺水肿、心衰,危急母亲生命。双胎妊娠的血容量较单胎大,且胶体渗透压更低,β 肾上腺素能受体激动剂应用于双胎孕妇时,需要更加警惕母体发生心衰或肺水肿的风险。因为双胎应用中发生肺水肿的可能性明显高于单胎,因此在双胎妊娠使用该类药物需要谨慎。

4)前列腺合成酶抑制剂(prostaglandin inhibitors):能抑制前列腺素合成酶,减少前列腺素合成或抑制前列腺素释放,从而抑制宫缩。2016 年的一项多中心回顾性队列研究提示,在 24 孕周前宫颈扩张 ≥1cm 的无症状双胎妊娠中应用吲哚美辛可显著延长从诊断到分娩时间,降低自发性早产发生率并改善围产期结局。但因其可通过胎盘,大剂量长期使用可使胎儿动脉导管提前关闭,导致肺动脉高压;且有使肾血管收缩,抑制胎尿形成,使肾功能受损,羊水减少,坏死性小肠炎等的严重副作用,2020 年昆士兰卫生组织(QLD)指南建议这种药物需在 28 孕周前,且其他宫缩抑制剂无效或存在禁忌时使用。我国 2014 年早产指南推荐 32 孕周前短期(1 周内)选用,使用时需密切监测胎儿状态。

（4）硫酸镁保护脑神经:硫酸镁用于双胎早产的临床研究报道较少,鉴于硫酸镁作用的药理机制,对于双胎妊娠早产儿神经系统可能也具有一定的保护作用。用量用法同单胎妊娠(详见第七章第四节)。

(5)控制感染:感染是早产的重要原因之一,双胎妊娠控制感染的原则与单胎妊娠一致,应对未足月胎膜早破、先兆早产和早产临产孕妇做阴道分泌物细菌学检查,尤其是 B 组链球菌的培养。有条件时,可做羊水感染指标相关检查。阳性者应根据药敏试验选用对胎儿安全的抗生素。对于胎膜完整无感染征象的孕妇不推荐预防性应用抗生素。对未足月胎膜早破者,必须预防性使用抗生素(详见第七章第五节)。

双胎早产胎膜早破病例中,应用青霉素或头孢菌素和 / 或大环内酯类广谱抗生素已显示可改善新生儿结局,降低绒毛膜羊膜炎的风险。在有绒毛膜羊膜炎症状的双胎早产孕妇中应用抗生素,能有效减少感染带来的风险,尽力延长胎儿宫内发育时间,为促胎肺成熟、保护胎儿脑神经治疗赢得时间;同时也能减少母胎发生感染造成不良结局的可能性。

【管理流程图】

双胎妊娠早产治疗方法,见图 10-3-1。

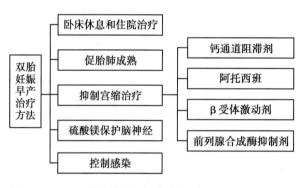

图 10-3-1　双胎妊娠早产治疗方法

【双胎妊娠终止妊娠的时机和分娩方式的选择】

双胎妊娠分娩时机及方式取决于双胎的绒毛膜性、胎先露、孕龄和临床医生的经验。双胎妊娠本身并不是剖宫产指征。

1. 终止妊娠的时机　下列情况,双胎妊娠与单胎妊娠需终止早产治疗的时机相同:①宫缩进行性增强,经过治疗无法控制者;②有宫内感染者;③衡量母胎利弊,继续妊娠对母胎的危害大于胎肺成熟对胎儿的好处;④孕周已达预期孕周,如无母胎并发症,应停用抗早产药,顺其自然、不必干预,只需密切监测胎儿情况即可。

绒毛膜性是与双胎妊娠发病率相关的重要因素,单绒毛膜双羊膜囊双胎妊娠与双绒毛膜双羊膜囊双胎妊娠相比,有更高的早产风险与母儿并发症相关的风险。单绒毛膜单羊膜囊双胎在妊娠早、中期即可能存在双胎间的脐带缠绕,导致胎儿死亡率较高。这些也是导致双胎妊娠医源性早产的主要原因。

2015 年双胎妊娠临床处理指南推荐如下。

（1）建议对于无并发症及合并症的双绒毛膜双胎可期待至 38 孕周时再考虑分娩。

（2）无并发症及合并症的单绒毛膜双羊膜囊双胎可以在严密监测下至妊娠 37 周分娩。

（3）建议单绒毛膜单羊膜囊双胎的分娩孕周为 32~34 周，也可根据母胎情况适当延迟分娩孕周。

（4）复杂性双胎，如双胎输血综合征（TTTS）、选择性胎儿生长受限（sIUGR）及双胎贫血 - 红细胞过多序列综合征（TAPS）等，需要结合每个孕妇及胎儿的具体情况制定个体化的分娩方案。

2. 分娩方式　羊膜囊性和分娩发动时的胎先露情况均影响双胎妊娠的分娩方式选择。若双羊膜囊双胎在分娩发动时先露胎为头位，且医疗机构具备内 / 外倒转术和 / 或阴道臀位分娩的专业技术，并且无剖宫产的标准指征，可首选阴道分娩。2019 年 NICE 指南中建议，双胎的第一胎为非头位时，因阴道分娩风险较高，例如会发生脐带脱垂等情况，应选择剖宫产终止妊娠。单绒毛膜单羊膜囊易发生脐带缠绕，妊娠期及围产期都有可能因为脐带因素发生胎死宫内。因此，单绒毛膜单羊膜囊双胎，建议选择剖宫产术终止妊娠。具有剖宫产标准产科指征的妊娠，如前置胎盘等情况首选剖宫产。

分娩发动时，第二胎的胎位在产时可能变化：一项研究显示，进入产房时为头位的第二胎中，产时有 11% 变为非头位；进入产房时为非头位的第二胎中，产时有 30% 变为头位。若有恰当的产时监测和处理，采取计划性阴道试产的第二胎新生儿死亡和并发症风险相比，计划性剖宫产并不升高，即使为早早产和非头先露也可阴道试产。

与计划性阴道分娩（有医学指征时行剖宫产）相比，对第一胎为头先露的双羊膜囊双胎，计划性剖宫产不能显著改善新生儿期和儿童期早期的结局。有研究将 1 398 例第一胎为头先露的双绒毛膜双胎妊娠患者随机分组，在孕 37^{+5} 周至 38^{+6} 周行计划性剖宫产或计划性阴道分娩，两组的复合结局发生率相近（胎儿或新生儿死亡、严重新生儿并发症）。针对单绒毛膜双羊膜囊双胎结局的分析有相似结果。计划性剖宫产组的剖宫产率为 90.7%，而计划性阴道分娩组为 43.8%，这说明即使计划性阴道分娩，仍然有较高的剖宫产率。

头位 / 非头位先露的分娩方法：首先行阴道试产，尝试对第二胎采用臀位牵引术，若臀位牵引术不成功，则行剖宫产。对于孕龄 <28 周和第二胎的估计体重 <1 500g 的头位 / 非头位双胎，推荐计划性双胎剖宫产。对于第二胎的估计体重比第一胎重 20%，第一胎的第二产程延长，或严重胎头重塑提示骨盆大小不足以进行臀位分娩，不采用臀位牵引术，有胎头嵌顿的风险。

与产妇讨论臀位牵引术或胎头内 / 外倒转术时，应考虑产科医生对这些操作的经验和把握程度。如果认为剖宫产更有把握，推荐进行双胎剖宫产。

在头位 / 非头位双胎妊娠中，与计划性阴道分娩相比，计划性剖宫产并没有降低胎儿或新生儿死亡和发生严重新生儿并发症的风险。不论分娩方式和分娩时的操作如何，头位 /

非头位和头位 / 头位双胎的第二胎新生儿结局通常相似。不过,娩出第一胎后,与立刻行第二胎臀位牵引术相比,尝试第二胎外倒转术成功实现阴道分娩的可能性较低。

有剖宫产史的阴道试产:对第一胎为头先露的双羊膜囊双胎妊娠,如果有 1 次既往剖宫产史且已自发临产,可采用阴道试产。由于子宫破裂最常见的初始征象是胎心率变化,推荐持续监测双胎。如果技术上无法实现,则行剖宫产。有 2 次剖宫产史,建议剖宫产。

小于 32 孕周的早产双胎分娩方式需根据患者具体情况决定。对于小于 32 孕周、或估计胎儿体重<1 500g 的早产儿,剖宫产和阴道分娩仍存在争议。Barzilay 等研究发现,对于双胎中第二胎体重较轻(<1 500g)的双胎,无论是头位 - 头位,还是头位 - 非头位,经阴道分娩会增加新生儿脑出血的风险。但该研究样本数仅 193 例,需要进一步大样本量的随机对照试验来进一步验证。Hunter 等对 6 636 例 24~32[+6] 孕周的双胎进行回顾性分析研究发现,剖宫产组的新生儿神经系统损伤的发生小于阴道分娩组,但呼吸窘迫综合征的发生率增高。2020 年 Mol 等对于 2 632 孕周的早产双胎进行回顾性研究,研究包括 1 655 例双胎,其中剖宫产 212 例、阴道分娩 1 443 例,结果提示剖宫产的围产儿死亡率高于经阴道分娩(10% *vs.* 6.5%)。该研究认为对于小于 32 孕周双胎早产,经阴道分娩是更好的选择。因此,对于小于 32 孕周的双胎早产,还需要根据患者具体情况决定分娩方式。

双胎妊娠的阴道分娩应在二级或三级医院实施,并且由有丰富经验的产科医师及助产士共同观察产程。分娩时需新生儿科医师在场处理新生儿。产时应有能够同时监测双胎胎心的电子监护仪,严密观察胎心率的变化。另外,产房应具备床旁超声设备,临产后用超声检查对每个胎儿的胎产式和先露做进一步评估。分娩过程中需做好急诊剖宫产及处理严重产后出血的准备工作。

【双胎延迟分娩的处理】

延迟分娩指双胎妊娠第一胎娩出后,可将第二胎保留在子宫内维持妊娠,以增加第二胎生存机会。延迟分娩可提高双胎第二胎生存率,但存在潜在感染风险。2015 国内双胎指南认为延迟分娩条件为:第一胎阴道分娩;延迟分娩的胎儿胎膜完整,胎儿宫内状况良好;无胎儿窘迫、胎盘早剥、羊膜腔感染或其他不利于继续妊娠的母体因素。2009 年 Arabin 等进行的一项回顾性研究,研究对象包括延迟分娩的双胎 38 例(第一胎分娩孕 25 周前 18 例,孕 25~31 周 20 例),双胎第一胎在 25 孕周前分娩第一胎无存活,第二胎存活率为 60%。双胎第一胎分娩在孕 25 周后,第一胎及第二胎存活率分别为 50% 及 94%,差异显著。孕 25 周后延迟分娩也给第二胎赢得了糖皮质激素治疗的机会。该研究中包含 4 例单绒毛膜双羊膜囊双胎,延迟分娩平均天数为 9 天,明显少于双绒毛膜双羊膜囊双胎的 19 天。2020 年 Cheung 等对 16 篇关于延迟分娩的文献进行 Meta 分析,共纳入 432 例双胎孕妇。结果提示延迟分娩能显著改善第二胎儿的存活率,但 39% 的母体出现严重并发症,如局部感染 / 败血症、绒毛膜羊膜炎、出血、胎盘早剥和子宫切除术。执行延迟分娩治疗前应向患者及家属充分告知并取得知情同意。

（一）双胎妊娠延迟分娩适宜病例选择

双胎妊娠延迟分娩一般需满足的条件包括:DCDA,第1个胎儿经阴道分娩娩出后,宫缩减弱或消失,未能诱发第2个胎儿启动分娩,同时留存胎儿羊膜囊完整,且排除胎儿窘迫、感染、胎盘早剥、母体严重并发症或合并症及胎儿畸形,此外患者及家属充分知情同意。但是对于实施双胎妊娠延迟分娩的孕周和双胎绒毛膜性的选择尚存在争议

1. 孕周选择　一项Meta分析共纳入18项研究、391例双胎妊娠延迟分娩病例,结果发现第一胎娩出孕周在孕24周前和24周后,延迟分娩胎儿存活率分别为44.8%(115/257)和82.7%(139/168)。第一胎娩出孕周越大,延迟分娩胎儿的存活率越高,但延迟分娩间隔时间相对会越短(14天与26天)。有研究推荐第一胎娩出孕周为孕22~28周、平均延迟间隔时间3~4周,以22~23周为最佳,围产儿病死率最低;因孕28周后分娩的新生儿结局较好,延迟分娩可能会增加不良妊娠结局的发生,故孕28周后不再实施双胎妊娠延迟分娩。

2. 胎儿绒毛膜性选择　已报道的双胎妊娠延迟分娩病例大多是双绒双胎。1996年有研究首次报道了1例单绒毛膜双羊膜囊双胎之一流产后成功延迟分娩的病例。随后一些学者开始尝试对单绒毛膜双羊膜囊双胎实施延迟分娩。但多数研究认为单绒毛膜双羊膜囊双胎不是实施延迟分娩的适应证,其原因是:①单绒毛膜双羊膜囊双胎胎盘血流灌注减少可能会造成延迟分娩胎儿严重的神经系统损害;②单绒毛膜双羊膜囊双胎胎盘血管相互交通吻合,增加绒毛膜羊膜炎的发生风险,易导致不良妊娠结局发生。此外,有研究显示单绒毛膜双羊膜囊双胎第1个胎儿娩出后,第2个胎儿即刻分娩的发生率为32.4%。考虑到单绒毛膜双羊膜囊双胎实施延迟分娩风险不可控。

（二）临床管理

双胎妊娠延迟分娩病例数较少,缺乏统一的诊治规范。常规的临床干预措施包括:第1个胎儿娩出后脐带高位结扎、预防感染、抑制宫缩、适时促胎儿肺成熟、保护胎儿脑神经和终止妊娠。

1. 预防感染　通常建议在第1个胎儿娩出时避免会阴侧切、胎儿娩出后尽早使用广谱抗生素,取脐带及宫颈分泌物进行培养,然后充分给予阴道消毒,在靠近宫颈管上端,用可吸收缝线结扎第1个胎儿的脐带,这是预防宫内感染的首要措施。随后监测母体感染指标,根据分泌物培养的结果及时调整抗生素。一项Meta分析纳入了66例双胎妊娠延迟分娩病例,结果发现即使常规预防性使用广谱抗生素,第1个胎儿娩出后发生宫内感染的风险仍高达36%,母体败血症发生率为4.9%。因此,感染是影响双胎妊娠延迟分娩成功的重要因素。

2. 抑制宫缩　是否使用宫缩抑制剂与延迟分娩间隔时间长短并无明显相关性,更强调根据患者具体情况,个体化使用宫缩抑制剂。一项Meta分析发现,75%的临床医生在第1个胎儿娩出后会常规使用宫缩抑制剂,仅有25%的临床医生在宫缩持续的情况下才会使用。宫缩抑制剂的用药选择与早产保胎基本相同。

3. 糖皮质激素和硫酸镁的使用　不同指南有关糖皮质激素促胎肺成熟的孕周建议不同。多数建议在孕 24~34 周有早产风险者使用,使用后 48h~7d 内分娩获益最佳,有助于改善新生儿结局。有研究建议延迟分娩在孕 24 周起即应予糖皮质激素促胎肺成熟,孕 28 周左右可重复 1 个疗程。孕 32 周前早产临产使用硫酸镁保护胎儿脑神经,可降低新生儿远期脑性瘫痪和严重运动功能障碍的风险。

4. 母儿随访监测　因多数双胎妊娠延迟分娩失败常发生在第 1 个胎儿娩出后的 1 周内,故在实施双胎妊娠延迟分娩后一般建议至少住院观察 7 天。如病情稳定可门诊定期随访监测,不推荐长期住院。有研究总结 17 年双胎妊娠延迟分娩临床经验,提出实施双胎妊娠延迟分娩后母儿随访监测的建议:首先,对母体应避免不必要的阴道检查,可定期监测宫颈长度;其次,每天监测母体宫缩、体温情况,每周复查宫颈分泌物培养、外周血感染和凝血指标等。根据监测的相关结果,及早识别绒毛膜羊膜炎、流产或早产的临床征象,适时终止妊娠,减少不良妊娠结局的发生。对于延迟分娩胎儿的监测包括胎儿物理评分、胎儿 B 超、多普勒血流测定,孕 28 周后可行胎儿电子胎心监护。

(三) 宫颈环扎术

双胎妊娠延迟分娩实施宫颈环扎术多是个案报道,国内报道更是少见,缺少前瞻性、多中心的临床研究。因此,双胎妊娠延迟分娩是否实施宫颈环扎术颇具争议。有的研究认为双胎妊娠延迟分娩实施宫颈环扎术可使母儿获益,其原因是:①宫颈环扎术能够维持宫颈的稳定性,为继续妊娠提供机械支撑;②关闭扩张的宫颈可减少胎膜暴露于阴道细菌和酸性物质中,降低胎膜早破和感染的风险;③宫颈环扎术后可缓解甚至消除患者下床活动的恐惧心理,使其维持正常的日常生活,降低孕期血栓的发生。一项纳入 70 例双胎妊娠延迟分娩病例的 meta 分析认为,双胎妊娠延迟分娩实施宫颈环扎术能够显著延长延迟分娩间隔时间(28 天与 8 天,P =0.002),且不增加宫内感染的发生率(38% 与 36%,P =0.84),还能够增加延迟分娩胎儿的出生体重。而持有相反观点的学者则认为,双胎妊娠延迟分娩的感染风险本就难以预测,加之宫颈环扎术是种侵入性的手术方式,无疑增加了母体感染、绒毛膜羊膜炎和胎膜早破的发生风险。

综上,联合宫颈环扎术实施双胎妊娠延迟分娩是可行的,也是安全有效的。但前提是需要全面整体评估病情,选择适宜病例并充分知情同意,适时实施宫颈环扎术并完善临床细节管理,包括预防感染、抑制宫缩、规范使用糖皮质激素与硫酸镁等,可能有益于延长分娩孕周和增加新生儿出生体重,从而改善新生儿预后。

【常见单绒双胎特殊并发症与早产发生】

1. 双胎输血综合征(twin to twin transfusion syndrome,TTTS)是单绒毛膜性双胎妊娠特有的并发症,占单绒毛膜性双胎并发症的 10%~15%。目前我国采用的 TTTS 的诊断标准是:单绒毛膜性双胎超声检查中,一胎儿出现羊水过多(孕 20 周前羊水最大深度>8cm,孕 20 周后羊水最大深度>10cm),同时另一胎儿出现羊水过少(羊水最大深度<2cm)。TTTS 的主要

治疗方法包括胎儿镜激光术治疗、期待治疗、序列羊水减量术和选择性减胎术等。不论采取何种治疗方法 TTTS 早产风险均增高：孕 24 周前未经治疗的 TTTS，其胎儿病死率可达 90%~100%。胎儿镜激光术治疗后产检的并发症包括早产胎膜早破、双胎贫血多血序列、早产等，平均分娩孕周为孕 33~34 周。即使经过 FLS 治疗有效无并发症发生的病例，也建议于 34~36^{+6} 周终止妊娠。

2. 选择性胎儿生长受限（selective intrauterine growth restriction，sIUGR）是复杂性双胎的胎儿并发症之一。sIUGR 有着较高的死胎、流产及早产的发生率，且新生儿发生脑损伤的风险也较高，是影响胎儿生命质量的严重并发症。诊断 sIUGR 需符合双胎中一胎估测体重<第 3 百分位数，或符合以下 4 项中的至少 2 项：①一胎估测体重<第 10 百分位数；②一胎腹围<第 10 百分位数；③ 2 个胎儿估测体重差异 ≥ 25%；④较小胎儿的脐动脉搏动指数>第 95 百分位。Ⅰ型 sIUGR 多具有较好的妊娠结局，可在严密监护下期待治疗，脐血流没有恶化者可期待妊娠至 35~36 周。Ⅱ型 sIUGR 的小胎儿多数会在孕 32 周前发生恶化，期待妊娠过程中建议定期行超声检查。根据目前已有的循证医学证据，终止妊娠的孕周一般不超过 32 周，在特殊情况下可严密监护，适当延长孕周，但需充分告知期待过程中的风险。Ⅲ型 sIUGR 大多数胎儿的健康情况在孕 32~34 周之前仍然保持稳定，但存在胎儿突然死亡的风险和存活胎儿脑损伤的风险。当家属要求期待治疗时，随访频率与Ⅱ型 sIUGR 一致。建议不超过孕 34 周分娩。如Ⅲ型 sIUGR 小胎儿血流出现恶化，脐血流舒张期以持续缺失和倒置为主，正向血流越来越少时，处理方案与Ⅱ型相同，32 周后可酌情分娩。

3. 双胎贫血 - 红细胞增多序列征（twin anemia polycythe-mia sequence，TAPS）是发生在单绒毛膜性双胎妊娠中胎儿间慢性输血的一种胎儿并发症。两胎儿出现严重的 Hb 差异但并不存在 TOPS（羊水过多过少序列）。TAPS 可能为原发，占单绒毛膜双胎的 3%~5%，也可能为 TTTS 行胎儿镜激光术后的胎盘上小的动 - 静脉血管残留所致，占 TTTS 胎儿镜激光术后的 2%~13%。目前，对 TAPS 的诊断主要通过大脑中动脉 PSV 的检测，同时需要排除 TTTS。TAPS 的产前诊断标准为临床排除双胎输血综合征多血质儿大脑中动脉收缩期峰值流速（MCV-PSV）≤ 0.8 中位数倍数（MoM），贫血儿 MCV-PSV ≥ 1.5MoM 或 2 个胎儿 MCV-PSV 差值 ≥ 1.0MoM。产后的诊断标准为 2 个胎儿血红蛋白水平差异 ≥ 80g/L，并且贫血儿与多血质儿的网织红细胞比值 ≥ 1.7。TAPS 目前尚无明确的治疗方案，具有较高的围产儿病死率，属复杂性双胎一种属于高危妊娠，早产及胎儿窘迫、产后出血等并发症的发生率明显增高。

【注意事项】

1. 双胎妊娠由于其血容量大，孕妇内脏负担重，宫缩抑制剂的选择有其特殊性。首先使用的宫缩抑制剂可为钙通道阻滞剂或者催产素受体拮抗剂。β 受体激动剂由于有较高的心血管副作用，在双胎妊娠需要谨慎使用。

2. 双胎妊娠分娩时机及方式取决于双胎的绒毛膜性、胎先露、孕龄和临床医生的经验。

双胎妊娠本身并不是剖宫产指征。双胎妊娠的阴道分娩应由有丰富经验的产科医师及助产士共同观察产程。分娩过程中需做好急诊剖宫产及处理严重产后出血的准备工作。

3. 双胎延迟分娩可能会改善第二胎的妊娠结局,延迟分娩治疗前应向患者及家属充分告知其存在潜在的风险(如感染,胎盘早剥等)并取得知情同意。

4. 联合宫颈环扎术实施双胎妊娠延迟分娩是可行的,也是安全有效的。但前提是需要全面整体评估病情。

5. 单绒双胎特殊并发症均会面临医源性早产的风险。应由专门胎儿医学专科医生进行管理。

【关键点】

1. **双胎妊娠早产临产的诊断** ①出现规则宫缩(20 分钟 ≥ 4 次,或 60 分钟 ≥ 8 次); ②宫颈管扩张 1cm 以上;③伴有宫颈的进行性改变,宫颈缩短 ≥ 80%。

2. **双胎妊娠先兆早产的诊断** 凡妊娠满 28~37 周,孕妇虽有上述规律宫缩,但宫颈尚未扩张,而经阴道超声测量 CL ≤ 20mm 则诊断为先兆早产。

3. **双胎妊娠早产的诊疗原则** 对于有早产症状者应用宫缩抑制剂延长孕周,为胎儿宫内转运及促胎肺成熟赢得时机,对于孕周小于 32 周双胎早产患者在无其他用药禁忌情况下常规使用硫酸镁进行胎儿神经保护,对 1 周内早产风险较高的双胎妊娠,34 周前可按单胎妊娠的处理方式进行糖皮质激素促胎肺成熟治疗。对于早产胎膜早破及有绒毛膜羊膜炎症状的双胎早产孕妇应用抗生素是有益的。双胎妊娠的分娩方式应根据绒毛膜性、胎方位、孕产史、妊娠期合并症及并发症、宫颈成熟度及胎儿宫内情况等综合判断,制定个体化的指导方案。

4. **双胎延迟分娩** 指双胎妊娠中发生一胎流产或早产后,将第二胎儿保留在子宫内维持妊娠数天至数周后再分娩,以增加尚未娩出的第二胎儿的生存机会。实施延迟分娩时需要符合以下因素:第一胎儿分娩孕周在妊娠 18~30 周(多推荐为妊娠 22~28 周)的双绒毛膜双胎妊娠(也有少数单绒毛膜双胎延迟分娩成功的案例);拟延迟分娩的胎儿胎膜完整;无胎儿窘迫、胎盘早剥和其他不利于继续妊娠的母体因素。延迟分娩过程中存在发生严重母儿感染的风险,需向患者及其家属详细告知风险利弊,慎重决定。

(邹 刚)

参考文献

1. 中国妇幼保健协会双胎妊娠专业委员会. 双胎早产诊治及保健指南 (2020 年版). 中国实用妇科与产科杂志, 2020, 36 (10): 949-956.

2. 中华医学会围产医学分会胎儿医学学组, 中华医学会妇产科学分会产科学组. 双胎妊娠临床处理指南 (第一部分) 双胎妊娠的孕期监护及处理. 中华妇产科杂志, 2015 (8): 561-567.

3. 中华医学会围产医学分会胎儿医学学组, 中华医学会妇产科学分会产科学组. 双胎妊娠临床处理指南 (第二部分) 双胎妊娠并发症的诊治. 中华妇产科杂志, 2015 (9): 641-647

4. 中华医学会围产医学分会胎儿医学学组, 中华医学会妇产科学分会产科学组. 双胎妊娠临床处理指南 (2020 年更新). 中国产前诊断杂志 (电子版), 2021, 13 (1): 51-63.

5. 胡娅莉. 早产临床诊断与治疗指南 (2014). 中华妇产科杂志, 2014 (7): 481-485.

10

双胎妊娠与早产

第11章

宫颈功能不全与早产

第一节　宫颈功能不全的定义与流行病学

【导读】

宫颈功能不全，又称宫颈机能不全，目前尚无统一的明确定义，通常以妊娠中晚期无痛性、进行性宫颈管缩短或扩张为特点，主要表现为无法维持妊娠至足月的一种宫颈无能状态，是中期妊娠流产及早产的重要原因。宫颈功能不全发病率在 0.1%~1% 之间，研究报道的差异可能与研究人群的生物学特征及诊断标准不同有关。本章节将依据现有循证医学证据，对宫颈功能不全的定义及流行病学做一简要概述。

【概述】

1658 年，Cole 和 Culpepper 首次描述了"子宫颈太松弛以致流产"这一现象，但对于这种现象的命名一直受到极大的争议。1948 年，Palmer 和 LaComme 提出妊娠中期流产的原因是子宫颈内口无能（internal os incompetence），但随着对宫颈解剖结构的深入了解，研究者们认识到支撑胎儿在宫内妊娠的是子宫颈本身，而非子宫颈内口。因此，那些因无痛性宫颈扩张而致妊娠中期流产者便被诊断为宫颈功能不全（cervical incompetence）。但在 1962 年，Danforth 和 Buckingham 提出宫颈功能不全并不是"全或无"现象，妊娠中期无痛性宫颈扩张流产是各种因素引起不同程度的宫颈功能丧失。所以，"宫颈功能不全（cervical insufficiency, CI）"一词目前被产科医生们广泛接受并使用。尽管对宫颈功能不全的研究逐步深入，但宫颈功能不全的病因及发病机制仍不明确，目前对其仍缺乏一个精确统一的定义，并且由于研究人群及诊断标准的不同，文献报道的宫颈功能不全的发病率相差悬殊。

【定义】

2014 年，美国妇产科医师学会（ACOG）定义宫颈功能不全为：妊娠中期在无临床宫缩或分娩症状及体征下，以致无法维持妊娠的宫颈无能状态。这也是目前宫颈功能不全研究文献中引用最多的定义。2017 年，南澳大利亚卫生组织定义宫颈功能不全为子宫颈结构弱化引起无宫缩下的宫颈无痛性缩短、扩张，导致早产或流产。该定义与 ACOG 不同的是提出了宫颈功能不全发生的病因——宫颈结构缺陷。2019 年，加拿大妇产科医师学会（SOGC）对宫颈功能不全没有做出明确的定义，但指出宫颈功能不全是以妊娠 37 周前无早产征象的情况下发生宫颈管扩张和缩短为特点，典型表现为妊娠中晚期无痛性、进行性宫颈管扩张，伴或不伴胎膜早破、羊膜囊外凸，最终导致中期妊娠流产及早产。2020 年，昆士兰卫生组织（QLD）在定义宫颈功能不全时指出，宫颈结构异常或功能障碍均可导致宫颈无法支撑孕妇妊娠至足月，通常表现为妊娠 37 周前宫颈管缩短或扩张。

从以上各国指南总结来看，宫颈功能不全的定义有四个标准：①宫颈结构缺陷或功能障碍；②在妊娠中晚期无宫缩及临产征象下；③发生无痛性宫颈缩短、扩张，伴或不伴胎膜早破、羊膜囊凸出；④造成妊娠中期流产或早产。既往普遍认为宫颈功能不全主要归结于子宫颈组织的薄弱，可以通过宫颈环扎术修复矫正。而该标准与既往认知所不同的是，纳入了宫颈功能障碍这一病因，这与目前所认为的宫颈功能不全不仅是一个受宫颈结构缺陷影响，还受到感染 / 炎症、蜕膜活化、种族、遗传等局部或全身多种因素影响的连续变量所相符。因此从广义上讲，宫颈功能不全是自发性早产综合征的一部分，对宫颈功能不全的处理方法也应该纳入早产预防的范畴。

关于定义中所涉及的孕周，各国界定也不完全相同。ACOG 指出典型表现在妊娠中期，即妊娠 12 周之后、24 周之前，与该指南推荐的宫颈环扎术、经阴道超声监测宫颈长度及新生儿的救治能力有关。南澳大利亚指南未指出明确孕周，SOGC 及 QLD 强调足月妊娠前，即妊娠 37 周前出现典型表现均可诊断为宫颈功能不全。因此，在临床工作中，孕妇在妊娠晚期出现无痛性宫颈缩短、扩张等典型表现时，除关注于早产及早产儿的救治外，还需关注是否符合宫颈功能不全的诊断，以为其后续再次妊娠提供孕前及孕早期的医疗咨询建议及干预措施。由 SOGC 及 QLD 指南也可看出，宫颈功能不全并非独立的一种疾病，契合于上文我们所提到的宫颈功能不全是自发性早产综合征的一部分。

鉴于以上，我们定义：宫颈功能不全（cervical insufficiency，CI）指足月妊娠前由于宫颈解剖结构或功能异常，在无宫缩及临产征象下，导致进行性、无痛性宫颈缩短、扩张的一种宫颈无能状态，是造成妊娠中期流产及早产的重要原因之一。

【流行病学】

由于宫颈功能不全缺乏统一明确的定义及诊断标准，文献中研究人群存在种族及地区的差异，使得宫颈功能不全的发病率差异较大。既往研究报道宫颈功能不全的发生率约为产科人群的 1%，在复发性中期妊娠流产者中发生率为 8%。另一项纳入 9 600 余人的回顾性研究发现，对于既往有妊娠中期流产或早产史者，孕 16~27 周妊娠丢失的整体复发率为 7.3%；在既往诊断为宫颈功能不全患者中，复发率可达 28%，可见妊娠中期流产史或自发性早产史对宫颈功能不全的危险程度。Lidegaard 等人统计丹麦 1980—1990 年宫颈功能不全发病率为 4.6‰，但该篇研究为基于病例资料及诊断编码的流行病学调查，文中并未详细说明宫颈功能不全的诊断方法。若将基于超声为诊断依据的宫颈功能不全，即既往有自发性早产史或妊娠中期流产史的单胎孕妇，且在妊娠中期阴道超声测量宫颈长度<25mm纳入统计中，那么宫颈功能不全的发病率在 3%~4% 之间。2002 年 *Lancet* 报道宫颈功能不全致早产的发病率占全部早产的 8%~9%。由于目前宫颈功能不全尚无统一定义及诊断标

准,其流行病学调查相对于早产来说显著不足,大部分研究重点在于宫颈环扎术的干预,例如 Friedman 等人通过病例资料回顾性统计分析了 2005—2012 年美国宫颈环扎术的实施情况,研究共纳入 2 231 万余名孕妇,其中 71 582 人接受宫颈环扎术,占比 0.34%,并统计了单胎、双胎、三胎及三胎以上宫颈环扎的干预率分别为 0.3%、1.3%、7.9% 及 18.0%。该研究与 Lidegaard 等人不同的是,仅仅统计宫颈环扎术的干预情况,而未直接统计诊断为宫颈功能不全的患者,导致无法直接得出该研究人群中宫颈功能不全的患病率。另外由于文中未详细描述宫颈环扎术的指征、诊断标准及分类,并在统计结果时排除妊娠结局为死胎的患者,但宫颈功能不全也可导致死胎的发生,因此研究结果存在偏差,使我们无法从该篇文章中得出宫颈功能不全的患病率。

随着对宫颈功能不全的认识不断深入,与宫颈功能不全相关因素的流行病学研究得到细化。研究发现,宫颈功能不全的人口学特征涉及先天性子宫畸形、黑种人、遗传及后天性宫颈各种创伤、分娩、多囊卵巢综合征、多胎妊娠等有关。

Mastrolia 等人对子宫畸形患者宫颈功能不全发病率进行了回顾性研究,发现与无子宫畸形患者相比,伴有子宫畸形患者的宫颈功能不全发病率明显升高(3.6% *vs.* 0.4%,*P*<0.001)。宫颈功能不全与遗传种族相关,大约 27% 宫颈功能不全的患者一级亲属中存在着相同的病史,黑种人宫颈功能不全明显高于其他人种。Anum 等根据美国 2005 年出生数据统计,黑种人宫颈功能不全患病率和 95% *CI* 为 0.53%(0.49%-0.56%),白种人为 0.19%(0.19%-0.20%),亚洲人/太平洋岛民为 0.18%(0.15%-0.21%),美国印第安人/阿拉斯加原住民为 0.20%(0.14%-0.30%),并且产次越多的黑种人妇女与相同产次的白种人妇女相比,其宫颈功能不全的发生率更高。同样,Tanner 等人研究报道,美国黑种人女性宫颈功能不全发生风险较白种人女性明显升高(3.2% *vs.* 0.9%,*P*<0.01),在控制混杂因素后,其宫颈功能不全发生的风险仍是白种人女性的 3 倍。

Anum 等对 2004 年在美国出生的人口数据进行统计学分析发现,宫颈功能不全发病率随流产次数的增加呈上升趋势,初产妇宫颈功能不全患病率为 0.15%,而既往有 1 次、2 次、3 次、4 次及以上的宫颈功能不全患者病分别为 0.46%、0.99%、1.92% 及 3.15%。Hamou 等人对 1991—2014 年在 Soroka 大学医学中心分娩的产妇进行了回顾性队列分析,比较了有或无宫颈裂伤的女性再次单胎妊娠时的分娩结局。结果发现,与无宫颈撕裂的正常对照组相比,宫颈撕裂后再次妊娠发生宫颈功能不全(1.9% *vs.* 0.3%,*P*<0.001)的风险增加。在宫颈锥切术与妊娠中期流产的相关性研究中发现,既往宫颈锥切术史似乎与中期妊娠丢失风险增加有关,但需要注意的是,中期妊娠流产的发病率与临床诊断的宫颈功能不全不成比例,目前数据不能证实二者的关系。部分研究表明宫颈锥切术与宫颈功能不全的发生相关,但研究多为回顾性研究,证据等级较低,仍需高质量的研究数据进一步证实。双胎妊娠宫颈功能不全的发生风险是单胎妊娠的 7 倍,随着辅助生殖技术的发展,双胎及多胎妊娠的发生逐年增加,随之与其相关的并发症,例如宫颈功能不全也逐渐增多,研究报道多胎宫颈功能不全的

发病率(5%)明显高于单胎患者。既往美国一项回顾性队列研究纳入 999 名 PCOS 患者,结果发现 PCOS 与宫颈功能不全高发密切相关(校正后 *OR* 4.8,95% *CI* 1.5-15.4),与非 PCOS 孕妇相比,PCOS 孕妇新发 CI(1.8% *vs.* 0.2%,*P*<0.01)及既往 CI(2.9% *vs.* 0.5%,*P*<0.01)的比例显著增加。在多囊卵巢综合征妇女中,与白种人(1%)相比,南亚人(7.8%)和黑种人(17.5%)的 CI 患病率明显较高。一项来自中国中山大学附属第六医院的研究得出了同样的研究结论:宫颈功能不全的总体发病率为 1.14%,PCOS 组 CI 发生率为 31.33%,明显高于非 PCOS 组 10.03%(*P*<0.01),其中 PCOS 组单胎妊娠 CI 发生率为 27.08%,高于非 PCOS 组 CI 发生率 6.79%(*P*<0.05);PCOS 组双胎妊娠 CI 发生率为 37.14%,高于非 PCOS 组 CI 发生率 18.35%(*P*<0.05)。目前尚缺乏 ART 与宫颈功能不全相关性的研究,但 ART 助孕妇女中不孕因素,例如多囊卵巢综合征、子宫畸形、复发性流产、反复宫腔操作、多胎妊娠等是宫颈功能不全的危险因素,提示宫颈功能不全可能是 ART 助孕患者晚期流产及极早期早产的重要原因之一。

【注意事项】

宫颈功能不全目前仍缺乏统一明确的定义,笔者参考总结其他国家的相关指南,对宫颈功能不全作出了以下定义:宫颈功能不全(cervical insufficiency,CI)指足月妊娠前由于宫颈解剖结构或功能异常,在无宫缩及临产征象下,导致进行性、无痛性宫颈缩短、扩张的一种宫颈无能状态,是造成妊娠中期流产及早产的重要原因之一。旨在为临床工作及科学研究提供一个参考。虽然宫颈功能不全的流行病学研究取得了一定的进展,但与早产的流行病学调查相比仍显匮乏不足。未来研究除关注不同人群特征与宫颈功能不全的相关性,还需细化不同种类宫颈功能不全及其相关因素的流行病学研究。

【关键点】

1. 宫颈功能不全目前尚缺乏统一明确的定义,各国指南对其定义各不相同,但公认其典型表现为妊娠中晚期无痛性、进行性宫颈缩短或扩张,导致妊娠中期流产或早产。

2. 宫颈功能不全并非单一独特疾病,而是早产综合征的一部分,宫颈功能不全的相关处理也应纳入早产预防的范畴。

3. 宫颈功能不全发病率在 0.1%~1% 之间,由于研究人群生物学差异、宫颈功能不全定义及诊断标准的不同使得流行病学研究差异较大,未来仍需进一步研究。

(刘 铭)

参考文献

1. The American College of Obstetricians and Gynecologists. ACOG Practice Bulletin No. 142: Cerclage for the management of cervical insufficiency. Obstet Gynecol, 2014, 123: 372-379.

2. South Australian Maternal, Neonatal & Gynaecology Community of Practice. Cervical Insufficiency and

Cerclage. South Australia, 2017.

3. BROWN R, GAGNON R, DELISLE MF. No. 373-cervical insufficiency and cervical cerclage. J Obstet Gynaecol Can, 2019, 41 (2): 233-247.

4. Queensland Clinical Guidelines. Preterm labour and birth. Guideline No. MN20. 6-V9-R25. Queensland Health, 2020.

第二节　宫颈功能不全的病因与高危因素

【导读】

宫颈功能不全的发病机制目前尚未完全明确,可能为先天性或获得性等因素引起宫颈结构异常或功能障碍,导致宫颈无痛性过早缩短、扩张,从而无法维持妊娠至足月。因此,了解宫颈功能不全的病因,在孕前或妊娠早期正确识别宫颈功能不全的危险因素,以便准确筛查高危人群、加强孕期监测、适时积极干预,最终达到改善妊娠不良结局的目的。

【概述】

宫颈功能不全的病因仍不明确,可能原因包括先天性获得、后天性损伤及药物等。传统观念认为宫颈功能不全是"全或无"现象,是由宫颈自身机械结构缺陷所致,但大部分被诊断为宫颈功能不全者宫颈组织结构正常。目前大量研究证据表明宫颈功能的改变是一系列与妊娠相适应的连续过程,而不是单纯的"全或无"现象,其真正原因可能为宫颈过早成熟,影响因素包括感染、炎症、局部或全身性激素及遗传等。因此,为提供最佳治疗方案,需进一步探究明确宫颈功能不全是由宫颈机械性缺陷所致,还是由其他因素造成。本节便重点介绍宫颈功能不全的病因与高危因素,以期为宫颈功能不全的高危人群筛查、监测及治疗提供指导方针。

【先天性因素】

1. **先天性子宫畸形**　胚胎在发育过程中,若受到某些内源性或外源性因素的影响,副中肾管发育或融合发生障碍,可导致子宫发育异常,形成不同类型的子宫畸形,例如双角子宫、单角子宫、纵隔子宫及宫颈畸形等。先天性子宫畸形是宫颈功能不全的独立危险因素,一篇系统综述表明先天性子宫畸形患病率在总人群中为 5.5%,在有自然流产史的女性中为 12.3%。而在早期妊娠末 - 中期妊娠自然流产 / 早产的女性中发病率可高达 25%。另外一项回顾性研究发现子宫畸形患者的宫颈功能不全发病率远高于正常孕妇(3.6% *vs.* 0.4%,*P*<0.001),并且伴发较高的未足月胎膜早破、早产等发病率。子宫畸形致宫颈功能不全的病理机制目前研究尚不充分,但可能和宫腔容积小、子宫肌层数量少及胎盘供血不足有关。但需要注意的是,目前研究并不支持宫颈环扎可改善子宫畸形的不良妊娠结局,因此,单纯的子宫畸形只能作为宫颈功能不全的高危因素,而不是宫颈环扎的手术指征。

2. **宫颈显微结构的改变** 宫颈主要由细胞外基质 / 胶原蛋白(90%)以及少量微小细胞成分构成(成纤维细胞、平滑肌细胞及弹性蛋白等)。既往认为宫颈显微结构及生化组成的改变可导致宫颈功能不全的发生,例如,胶原及弹性纤维含量、三维立体结构改变及生物学功能异常与宫颈功能不全的发生密切相关,这也能够解释家族性胶原病、宫颈功能不全聚集性高发的现象。但另有研究显示相反的结论,认为胶原纤维含量与生物学功能不是影响宫颈功能不全的主要原因,并提出宫颈功能不全并非因宫颈机械结构弱化所引起的观点。Iams 等人同样认为早产时宫颈缩短不是宫颈组织薄弱的被动结果,而是一个主动过程,微生物感染或蜕膜下出血导致的蜕膜化可能是分娩发动的诱因,而宫颈因素起辅助作用。因此,宫颈组织结构改变与宫颈功能不全发生的因果关系仍需进一步的研究证实。

【后天性因素】

1. **自发性早产史或妊娠中期流产史** 由宫颈功能不全定义可发现其典型特征是复发性妊娠中期流产史或自发性早产史。既往有 ≥3 次妊娠中期流产史或自发性早产史者,即可诊断为宫颈功能不全;而对于<3 次妊娠中期流产史者,需重点回顾该病例既往流产具体情况,区分流产原因是否为无痛性宫颈扩张,是否符合宫颈功能不全的诊断。即使妊娠早期已排除宫颈功能不全,妊娠中期仍需关注并适时进行经阴道超声监测宫颈长度,若妊娠24 周前宫颈长度 ≤25mm 也可诊断为基于超声的宫颈功能不全。由此可见,妊娠中期流产史或自发性早产史是宫颈功能不全最重要的危险因素。丹麦一项研究数据显示,宫颈功能不全发病率约为 0.46%,但在复发性妊娠中期流产者中发病率可高达 8%,绝对风险增加 17倍。另一项纳入 9 600 余人的回顾性研究发现,对于既往有妊娠中期流产或早产史者,孕16~27 周妊娠丢失的整体复发率为 7.3%,在既往诊断为宫颈功能不全患者中,复发率可达28%,并且伴有较高的未足月胎膜早破、早产、胎盘早剥等发病率。

2. **分娩和流产** Vyas 等人研究发现,具有足月终止妊娠史女性再次妊娠发生宫颈功能不全的危险因素主要为第二产程延长、急产及刮宫史;既往发生第二产程延长的孕妇再次妊娠时,发生宫颈功能不全的概率是正常孕妇的 25 倍;既往有急产史的孕妇发生宫颈功能不全的概率是正常孕妇的 7 倍,其发生风险可能和宫颈结构性损伤、宫颈组织中胶原纤维及透明质酸含量减少等有关。但另有研究表明,单纯的第二产程延长并不增加其后妊娠发生宫颈功能不全的风险,而第二产程延长后中转剖宫产可增加其风险,原因可能与剖宫产时切口位置选择较低,致宫颈结构完整性损伤及产后切口瘢痕修复影响宫颈内口关闭功能有关。

除此之外,研究发现宫颈功能不全的发生与终止妊娠次数呈剂量 - 反应关系。与初孕妇相比,既往有 1 次妊娠终止者,发生宫颈功能不全的相对危险度为 2.49,既往有 2 次、3 次甚至 4 次妊娠终止者,发生宫颈功能不全的绝对危险度分别为 4.66、8.07、12.36,由此可见,既往终止妊娠次数越多,发生宫颈功能不全的风险越高,这可能和宫颈组织结构损伤有关。

3. **宫颈机械性损伤**

(1)宫颈锥切术:宫颈锥切术是指由外向内锥形切除一部分宫颈组织的手术,主要包括冷刀锥切术和环形电刀锥切术（loopelectrosurgical excision procedure，LEEP）。宫颈锥切术是否与宫颈功能不全相关仍存有争议，大多数研究主要关注自发性早产而非宫颈功能不全。目前普遍认为宫颈锥切术是早产的高危因素，宫颈锥切术切除部分结缔组织使宫颈弹性降低，或在瘢痕修复愈合过程中再生胶原组分及比例不同，造成后续妊娠时宫颈功能下降、机械支撑作用减弱，无法维持正常妊娠而发生妊娠中期流产、早产。另外，因宫颈锥切术切除部分宫颈腺体，可能导致宫颈黏液含量减少或黏液中的抗菌物质分泌不足，使宫颈的生理防御能力下降，宫颈阴道菌群改变致病原微生物侵入而致炎症可能增加。

研究显示冷刀锥切术后孕 37 周前早产风险增加 2.6 倍，LEEP 术后早产风险增加 1.7 倍。有些研究者发现，宫颈存在癌前病变时早产风险才会增加，因此认为手术指征是早产的重要危险因素，而非手术本身。但既往一项分析大约 450 000 例患者的研究发现，与无宫颈切除手术史者相比，有 LEEP 史的患者孕 37 周前早产风险增加 1.61 倍，且与宫颈病变严重程度无关。近期一项纳入约 45 000 例的回顾性研究得出了同样结论，即与有宫颈病变但未治疗者相比，治疗组早产风险增加，而与疾病本身无关，这些研究支持宫颈手术是一个独立危险因素。

宫颈手术增加早产的风险与宫颈锥切高度及体积有关，若宫颈锥切高度>2cm 或体积>4ml 时，才会增加早产风险，宫颈过度切除时可引起宫颈功能不全，导致早产风险增加。另外，在宫颈锥切术与妊娠中期流产的相关性研究中发现，既往宫颈锥切术史似乎与中期妊娠丢失风险增加有关。但需要注意的是，中期妊娠流产的发病率与临床诊断的宫颈功能不全不成比例，目前数据不能证实二者的关系。部分研究表明宫颈锥切术与宫颈功能不全的发生相关，但研究多为回顾性研究，证据等级较低，仍需高质量的研究数据进一步证实。

（2）宫颈撕裂：宫颈撕裂可能发生于临产后或分娩过程中，包括自然阴道分娩、产钳助产、胎吸助产或剖宫产分娩过程中，从而造成致宫颈功能受损。在阴道分娩中宫颈撕裂的发生率在 0.2%~4.8% 之间，研究多报道与宫颈撕裂的相关风险因素为如初产、巨大儿、子宫破裂、宫颈环扎术，以及短期并发症，如产后出血、输血、手术缝合干预，但宫颈撕裂是否与后续再次妊娠结局相关的研究较少。既往研究发现与无宫颈撕裂孕妇相比，宫颈撕裂后再次妊娠结局，例如早产、剖宫产、再发宫颈撕裂等无统计学上的差异，虽未直接统计宫颈功能不全的发生率，但结果提示既往有宫颈撕裂者宫颈环扎术干预率明显升高（9.5% *vs.* 1.0%，$P<0.001$）。近期 Hamou 等人回顾性分析研究发现宫颈撕裂的发病率为 0.2%，与无宫颈撕裂的正常对照组相比，宫颈撕裂后再次妊娠发生宫颈功能不全（1.9% *vs.* 0.3%，$P<0.001$）及早产（*OR* 1.8，95% *CI* 1.1-2.8）的风险增加。但因研究数据较少，宫颈撕裂与再次妊娠过程及结局的关系，尤其是与宫颈功能不全及早产的关系仍需进一步的研究。

（3）扩宫和刮宫术（dilation and curettage，D&C）：大部分研究显示 D&C 与早产风险增高有关，另有研究表明既往有早孕刮宫史的孕妇宫颈功能不全发生率是无刮宫史孕妇的 5 倍。Lemmers 等人系统分析发现相较于无 D&C 史者，具有 D&C 史的患者早产风险尤其是极早产风险显著相关(相对危险度 1.68),并且与 D&C 次数呈剂量 - 反应关系,既往扩宫和刮宫次数越多,早产风险越高,表明手术本身是早产风险的独立因素。原因与直接损伤宫颈致宫颈功能不全及损害宫颈抗微生物防御体系有关。

【感染 / 炎症】

多项研究报道感染 / 炎症与宫颈功能不全具有相关性。研究报道,8%~52% 的宫颈功能不全病例在羊膜腔中发现微生物感染的证据,76% 的患者入院后在 48 小时内分娩,而无羊膜腔感染的宫颈功能不全者具有较好的妊娠结局,由此有些研究者认为宫颈功能不全患者羊膜腔内微生物的感染状况是决定妊娠结局的主要因素。寄生在蜕膜或逆行到蜕膜的微生物可能刺激局部炎症反应,并产生促炎细胞因子、趋化因子和炎症介质。与正常孕妇相比,在宫颈功能不全患者羊膜腔及宫颈阴道液中检测出白介素 -8(IL-8)、白介素 -6(IL-6)等促炎因子的异常,而在血清中无差异性发现,提示宫颈功能不全也可能是局部免疫环境失调,促炎因子刺激前列腺素的合成释放,降解宫颈胶原蛋白使宫颈成熟软化、宫口扩张。因此,羊膜腔穿刺检测羊膜腔内白细胞、C 反应蛋白、IL-6 及微生物培养等可用于预测宫颈功能不全的妊娠结局,但由于羊膜腔穿刺有创、微生物培养耗时较长等因素,用于临床应用仍未达成一致性。

【遗传因素】

遗传与宫颈功能不全的关系基于以下几个研究。第一,Jennifer 等研究发现超过四分之一患有宫颈功能不全的女性有宫颈功能不全的家族史。第二,研究发现了与宫颈功能不全相关的基因变化。全身弹性纤维发育不良综合征(Ehlers-Danlos disease)和马方综合征中的妇女存在较多的宫颈功能不全,其中编码人 Ⅰ 型胶原 α1 链基因(COLIAI)、转化生长因子 β 编码区 Arg-25-Pro 基因位点(TGF-β Arg-25-Pro)以及原纤维蛋白 1(FBN1)基因的多态性可能和宫颈功能不全相关,说明结缔组织代谢相关基因的调节异常与宫颈功能不全的发生相关。另外,有研究发现 IL-10、IL-6 等炎症因子基因启动子区域的单核苷酸多态性增加宫颈功能不全患者的早产风险,由此可见炎症相关基因在宫颈功能不全中起到一定的作用。尽管已发现了上述基因与宫颈功能不全发生的关系,但是表观遗传因素和基因 - 环境因素在宫颈功能不全中的作用可能比母体基因型更重要,仍需进一步的探索研究。

【种族因素】

宫颈功能不全存在明显的种族差异,与其他人种相比,黑种人宫颈功能不全风险较高,这与早产相关的种族研究结果相同。Anum 等根据美国 2005 出生数据统计,黑种人宫颈功能不全患病率和 95% *CI* 为 0.53%(0.49%-0.56%),白种人为 0.19%(0.19%-0.20%),亚洲人 / 太平洋岛民为 0.18%(0.15%-0.21%),美国印第安人 / 阿拉斯加原住民为 0.20%(0.14%-0.30%),并且产次越多的黑种人妇女与相同产次的白种人妇女相比,其宫颈功能不全的发生率更高。同样,Tanner 等人研究报道美国黑种人女性宫颈功能不全发生风险较白种人女性明显升高(3.2% *vs.* 0.9%,*P*<0.01),在控制混杂因素后,其宫颈功能不全发生的风险仍是白种人女性的3倍。这可能与遗传因素和环境因素均有关,如社会地位、教育程度、职业及经济等因素。

【 药物因素 】

胎儿时期宫内暴露于己烯雌酚的女性,今后发生宫颈功能不全的风险增加。己烯雌酚可通过胎盘达到胎儿体内,影响宫颈胶原纤维的构成,但目前临床上已禁用己烯雌酚,此章节不再赘述。

尚缺乏孕酮直接防治宫颈功能不全的研究,但大量研究表明对于宫颈缩短的单胎孕妇,孕酮可有效降低早产发病率及改善妊娠结局;对于早产高危孕妇,妊娠24周前补充孕酮可有效减缓宫颈缩短的程度。理论上,孕酮具有保护宫颈功能的作用,但目前孕酮对预防早产及改善妊娠结局的研究报道仍缺乏一致有效性,其作用机制亦未完全明确,仍需要更多的研究成果支撑临床应用。

【 多胎妊娠 】

据报道,双胎妊娠宫颈功能不全的发生风险是单胎妊娠的7倍,随着辅助生殖技术的发展,双胎及多胎妊娠的发生逐年增加,随之与其相关的并发症也逐渐增多,包括宫颈功能不全。由于双胎妊娠子宫张力高、羊膜腔内压力大,导致子宫过度膨胀牵拉宫颈,引起宫颈被动缩短、扩张。另外,辅助生殖技术的患者普遍存在多次宫颈操作,这些也是造成多胎妊娠宫颈功能不全的发生的可能原因。

【 多囊卵巢综合征 】

研究发现多囊卵巢综合征(PCOS)组较非PCOS组人群,宫颈功能不全的发生率显著升高。既往美国一项回顾性队列研究纳入999名PCOS患者,结果发现PCOS与宫颈功能不全高发密切相关(调整后 *OR* 4.8,95% *CI* 1.5-15.4),与非PCOS孕妇相比,PCOS孕妇新发CI(1.8% *vs.* 0.2%,*P*<0.01)及既往CI(2.9% *vs.* 0.5%,*P*<0.01)的比例显著增加。在多囊卵巢综合征妇女中,与白种人(1%)相比,南亚人(7.8%)和黑种人(17.5%)的CI患病率明显较高。一项来自中山大学附属第六医院的研究得出了同样的研究结论:PCOS组CI发生率为31.33%,明显高于非PCOS组10.03%(*P*<0.01),其中PCOS组单胎妊娠CI发生率为27.08%,高于非PCOS组CI发生率6.79%(*P*<0.05);PCOS组双胎妊娠CI发生率为37.14%,高于非PCOS组CI发生率18.35%(*P*<0.05)。并且,PCOS合并CI患者其不良妊娠结局发病率更高,一项回顾性研究发现与非PCOS组(流产15.3%、早产48.0%、足月分娩36.7%)相比,PCOS组妊娠结局较差(流产31.3%、早产43.8%、足月分娩25%)(*P*=0.01)。PCOS引起宫颈功能不全的机制仍不清楚,可能与持续无排卵或排卵不规则状态使体内长期处于低水平的雌激素状态,影响青春期子宫及宫颈的正常发育,增加妊娠妇女宫颈功能不全的发生风险。也可能是过高的雄激素通过影响宫颈组织中胶原纤维与黏多糖分子的相互作用而影响宫颈功能。

【辅助生殖技术 】

辅助生殖技术(assisted reproductive technology,ART)助孕会增加多种产科和围产期并发症发生率,其中大多与多胎妊娠的高发生率有关。但相比自然受孕者,ART 单胎妊娠的早产和低出生体重儿(≤ 2 500g)风险均更高。来自 1996—1997 年间 42 000 多例 ART 助孕婴儿及一般人群中的 300 万例新生儿的数据结果提示:与一般人群相比,ART 助孕分娩的足月单胎婴儿中 LBW 明显更常见(单胎:6.5% *vs.* 2.5%;*RR* 2.6,95% *CI* 2.4-2.7 ;双胎则无此发现),单胎早产婴儿中 LBW 也更常见(单胎:6.6% *vs.* 4.7%;*RR* 1.4,95% *CI* 1.3-1.5 ;双胎则无此发现)。校正母亲年龄和产次、出生胎龄、多胎减胎手术和不孕原因后,风险增加仍持续存在。Cavoretto 等人的一项 Meta 分析涵盖 15 项研究,包括 8 044 例体外受精(in-vitro fertilization,IVF)/ 卵胞质内单精子注射(intracytoplasmic sperm injection,ICSI)妊娠,发现接受 IVF/ICSI 助孕者自发性早产的发病率较非经 ART 受孕高(10.1% *vs.* 5.5%;*OR* 1.75,95% *CI* 1.50-2.03)。虽然目前尚缺乏 ART 与宫颈功能不全相关性的研究,但 ART 助孕妇女中不孕因素,例如多囊卵巢综合征、子宫畸形、复发性流产、反复宫腔操作、多胎妊娠等是宫颈功能不全的危险因素,提示宫颈功能不全可能是 ART 助孕患者晚期流产及极早期早产的重要原因之一。此外,许多接受 IVF 的女性年龄较大,而年龄较大女性更可能出现妊娠并发症,因此也需要考虑到孕妇年龄较大的影响。

【宫颈功能不全的高危因素 】

见图 11-2-1。

```
先天性
■ 先天性子宫畸形
■ 宫颈显微结构的改变

获得性
■ 自发性早产史或妊娠中期流产史
■ 分娩和流产
■ 宫颈机械性损伤
  · 环形电切术（LEEP）
  · 宫颈锥切术
  · 宫颈撕裂
  · 扩宫和刮宫术（D&C）

感染/炎症
种族因素
药物因素
遗传因素
PCOS
多胎妊娠
辅助生殖技术
```

图 11-2-1 宫颈功能不全的高危因素

【注意事项】

1. 宫颈功能不全患者常常伴有一个或多个人口学特征,例如子宫畸形、辅助生殖技术助孕、双胎妊娠等,但仍有大部分患者没有明显危险因素。

2. 宫颈功能不全病因目前尚不完全明确,需要更深入的研究。因此,首次接诊患者时,应仔细询问患者病史,包括既往生育分娩史、宫腔操作及宫颈手术史、PCOS 疾病史、用药情况及相关家族遗传史等,结合临床表现及影像学检查,确认宫颈功能不全高危患者,加强孕期监测,适时进行干预,努力取得良好妊娠结局。

【关键点】

1. 宫颈功能不全目前发病机制不明,可能原因除宫颈本身结构缺陷以外,还与感染、炎症、遗传等其他全身或局部因素有关。

2. 先天性宫颈发育不良是宫颈功能不全的高危因素,但需注意的是先天性宫颈发育不良常合并其他子宫畸形,发生妊娠中期流产或早产可能并非单纯由宫颈功能不全引起。

3. 宫颈显微结构改变与宫颈功能不全发病密切相关,可能涉及胶原纤维、弹性纤维等含量或成分的改变,需进一步探索宫颈组织分子学的相关研究以证实。

4. 具有 sPTB 史或妊娠中期流产史者是宫颈功能不全的重要高危因素,建议孕期随访宫颈长度,加强监测,符合宫颈环扎术指征时及时手术干预。

5. 既往分娩第二产程延长、急产、D&C 及宫颈手术史均是宫颈功能不全的高危因素,可能和宫颈机械结构损伤及抗微生物防御体系失调有关。

6. 全身或局部的感染/炎症是宫颈功能不全发生的高危因素,但目前影响机制尚不明确,而羊膜腔内感染/验证预测指标的临床适用仍具有局限性。

7. 此次妊娠辅助生殖受孕或多胎妊娠亦是宫颈功能不全的高危因素,孕期需加强监测,适时干预。

(刘 铭)

参考文献

1. BROWN R, GAGNON R, DELISLE MF. No. 373-cervical insufficiency and cervical cerclage. J Obstet Gynaecol Can, 2019, 41 (2): 233-247.

2. ANUM EA, BROWN HL, STRAUSS JF 3RD. Health disparities in risk for cervical insufficiency. Hum Reprod, 2010, 25 (11): 2894-2900.

3. VYAS NA, VINK JS, GHIDINI A, et al. Risk factors for cervical insufficiency after term delivery. Am J Obstet Gynecol, 2006, 195 (3): 787-791.

第三节 宫颈功能不全的诊断与治疗

【导读】

宫颈功能不全是引起复发性流产和早产的主要因素之一,目前国内外尚无公认的、明确的诊断标准,主要是根据病史(反复中期妊娠流产或早产史)、超声检查和体格检查进行临床诊断。宫颈环扎术是目前公认的治疗宫颈功能不全的唯一有效手术。为防止晚期流产和或早产的重复发生,充分重视宫颈功能不全的早期诊断,采取个体化的治疗方案,对于减少不良妊娠结局的发生具有重要意义。

【概述】

宫颈功能不全发生率约 0.1%~1%,尚无明确定义,通常是指足月妊娠前由于宫颈解剖结构或功能异常,导致进行性、无痛性宫颈扩张的一种宫颈无能状态,是造成反复妊娠中晚期流产及早产的重要原因之一。研究显示宫颈功能不全患者的早产率高出非宫颈功能不全患者的 3.3 倍,占全部早产的 8%~9%,占自发性早产的 40%~50%,因此重视宫颈功能不全的诊断和治疗,对于降低早产的发生,改善围产结局具有重要意义。使用 8 号扩宫棒、宫颈峡部球囊牵引或子宫输卵管造影术等都曾被用于宫颈功能不全的诊断,但这些检查均是在非孕期进行,不能客观反映妊娠期宫颈所受张力,缺乏循证医学证据,不推荐用于宫颈功能不全的诊断。目前宫颈功能不全主要是综合患者产科病史、超声检查和典型的临床表现进行回顾性的临床诊断,缺乏客观准确的诊断金标准。自 1955 年 Shirodkar 首次报道经阴道宫颈环扎术成功救治宫颈功能不全的病例以来,大量文献证据已证实宫颈环扎术在治疗宫颈功能不全病例中的有效性,截至目前,宫颈环扎术已被认为是治疗宫颈功能不全的唯一有效手术。尽管美国妇产科医师学会(ACOG)、加拿大妇产科学会(SOGC)和英国皇家妇产科学会(RCOG)均对宫颈功能不全的诊断与治疗制订了指南,但各国指南观点不一,因此迄今关于宫颈功能不全的诊断和治疗仍存在较多争议。

【诊断】

缺乏客观诊断金标准,主要是识别宫颈功能不全的高危因素,基于病史、超声检查、体格检查做出临床诊断。

(一) 基于病史诊断

目前可用于诊断宫颈功能不全的典型产科病史为:既往有一次或多次孕中期无痛性宫颈扩张流产史或三次及以上妊娠中期流产或自发性早产史,在排除临产、出血、感染、胎膜早破等明确的病理因素后,即可进行宫颈功能不全的诊断。中期妊娠流产病例多数发生在妊娠 24 周前,且反复发生流产的孕周基本相同。发病前患者可能仅有盆腔压迫感、腰酸、阴道黏液样分泌物增多,往往不易引起重视,就诊时可能羊膜囊已突出宫颈口外。但这些临床表现并非诊断宫颈功能不全所必需,更重要的是提醒产科医生重视识别具有上述临床表现的这类患者是否存在宫颈功能不全的高危因素,从而能够仔细地评估、检查,避免不良妊娠结局的发生。经回顾病史诊断宫颈功能不全,常在不良妊娠结局发生之后,此时详细分析病史和生育史对诊断宫颈功能不全非常关键。但许多情况下,患者病历中常未完好记录既往妊娠的相关信息,患者对妊娠流产事件的叙述也无法提供充分可靠的信息。除此之外,即使有良好的记录和准确的病史,临床医生判断也会不同,除非是典型的病例。因此,中期妊娠流产或早产的过程往往只是一个主观评估。

(二) 基于超声诊断

研究显示 CL 与 sPTB 呈负相关,基于妊娠中期宫颈长度和宫颈缩短等超声指标进行诊断宫颈功能不全,是近年来许多学者建议使用的方法,其中以经阴道超声测量宫颈长度(TVU CL)为金标准。超声评估指标包括宫颈长度、羊膜囊形态、宫颈内、外口扩张程度等。需要强调的是短宫颈并不是诊断宫颈功能不全的特异指标,但动态随访宫颈长度对于预防早产确实有益。对于既往有晚期流产或自发性早产史的女性,进行连续的 TVU CL 监测,孕24 周前发现短宫颈(CL ≤ 25mm)时行宫颈环扎术对降低早产的发生是可行和有效的,此时可考虑诊断为宫颈功能不全。

(三) 基于体格检查诊断

妊娠中期阴道检查或妇科检查发现宫颈扩张,宫颈外口可见羊膜囊或羊膜囊突出至宫颈外口,且无明确的临产征象或宫内感染等表现可以解释时,均可根据体格检查做出宫颈功能不全的诊断。对于宫颈已经出现明显的形态学变化,尤其是宫颈外口扩张明显者,往往提示已失去治疗的最佳时机,预后不良。因此,体格检查对早期诊断宫颈功能不全并不能提供较为有效帮助。

CI 诊断目前更多限于单胎妊娠,因为在多胎妊娠中,孕中期流产或早产的发病机制复杂,影响因素多。虽然 ACOG 指南、SOGC 指南和 RCOG 指南均对 CI 的诊断与治疗制订了指南,多数观点一致,但仍存在一些分歧。目前对于非孕期女性的临床诊断方法多,包括子宫输卵管造影测定宫颈管宽度、宫颈扩张棒无阻力通过宫颈管、经宫颈峡部牵拉球囊或Foley 导尿管的施力评估等,但以上均不具有单独诊断 CI 的客观标准,缺乏循证医学证据,现有的多数指南并不推荐。孕期经阴道超声宫颈长度测量是预测早产风险、评估宫颈功能的有效手段。更认可的是综合高危因素、病史、典型临床表现及超声检查结果,做出临床诊断。

【治疗】

宫颈功能不全的治疗手段主要有非手术治疗与手术治疗,前者主要包括期待治疗、孕激素、子宫颈托,后者主要是指宫颈环扎术,手术途径有经阴道宫颈环扎术和经腹 / 腹腔镜宫颈环扎术。子宫颈托的应用目前存在较大争议。

（一）非手术治疗

效果尚不明确，缺乏充分的循证医学证据。

1. 期待治疗　包括限制活动、卧床休息。多数指南认为卧床对于宫颈功能不全的患者妊娠结局并无改善，反而会增加孕期血栓的风险，影响孕妇的心理健康，形成住院-出院死循环，增加家庭经济负担及医疗成本，导致"溢价妊娠"。2019年SOGC指南则推荐对于超声宫颈长度提示宫颈功能不全可能，但结合患者病史尚不具备预防性宫颈环扎指征的病例，可考虑选择超声监测宫颈长度为主的保守治疗，其治疗原则如下：①常规行尿培养、阴道分泌物培养检查，对于阳性结果，应予以针对性治疗。②妊娠16周起，或从既往最早流产孕周的2周前开始，每1~2周行连续的经阴道超声宫颈长度评估。③建议适当卧床休息或减少体力活动，尤其对于长期久站、重体力劳动或经常负重者。④鼓励患者戒烟。⑤妊娠23周后，若患者出现早产临床表现或早产风险增加时，可考虑预防性应用糖皮质激素。结合当前我国新生儿救治水平，使用糖皮质激素促胎肺成熟的时机需结合所在医疗机构的新生儿救治水平及患者及家属的救治愿望。

2. 孕激素　孕激素可降低细胞内 Ca^{2+} 的浓度，减少子宫肌层收缩性。宫颈局部使用可抑制促炎因子的生成，降低前列腺素的释放，防止宫颈成熟和扩张。近年来更多的是用于预防早产，尤其是对于既往无早产史，妊娠中期超声检查发现无症状的短宫颈，考虑宫颈功能不全诊断依据不足，不具备宫颈环扎术指征时，阴道使用黄体酮可作为一种保守治疗方案。由于单独使用孕激素与宫颈环扎术治疗宫颈功能不全的随机对照研究相对较少，证据不足，因此，指南并不推荐孕激素作为治疗宫颈功能不全的常规方法。另外，证据亦不支持孕激素联合宫颈环扎术治疗宫颈功能不全。

3. 子宫颈托　欧美国家应用较多，国内相对较少。作用原理是基于改变宫颈管轴方向，形成物理屏障，保留宫颈黏液栓，致使宫颈水肿和增厚，抑制弗格森反射（Ferguson Reflex），从而达到治疗宫颈功能不全和预防早产的目的。宫颈黏液栓是一种黏性很强胶冻状的无色或黄色透明的稠液，这是女性怀孕后产生的一种特殊的保护物质，在妊娠后，受体内孕激素的影响，其物理性质和化学成分都发生改变，变得更加稠厚，黏性增大，胶冻状的栓子堵塞宫颈管，形成物理屏障，阻止阴道微生物上行感染，达到保护产妇的目的（图11-3-1）。治疗优势为无创伤，操作方便。以下情况禁忌使用：规律宫缩、活动性阴道出血、PPROM、羊膜囊凸出、可疑绒毛膜羊膜炎、死胎、致死性胎儿畸形。

目前关于子宫颈托的治疗效果存在较多争议。2010年一项Cochrane分析发现，对于无症状的早产高

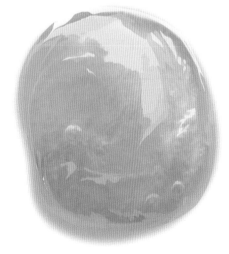

图11-3-1　宫颈黏液栓

危人群,子宫颈托并不能降低妊娠28周、34周及37周前的自发性早产率,也不能改善妊娠结局。随后 Kimber-Trojnar 等提出了一项前瞻性研究的反向证据,该研究中纳入了56例因宫颈功能不全或早产高危风险而使用子宫颈托的病例,子宫颈托置入的平均孕周为23周,进行了为期半年的随访观察后发现,该研究人群中平均分娩孕周为38.3周,新生儿平均出生体重为3 255g,仅有2例在34周前分娩(3.6%),并无一例并发症出现,故结论认为子宫颈托在改善宫颈功能不全、早产高危风险及短宫颈患者的妊娠结局方面有益。2012年 Goya M 等在 *Lancet* 杂志上发表了一项纳入385例短宫颈病例的随机对照试验,所有病例均是在孕20~23周 TVU CL ≤ 25mm,其中子宫颈托干预组192例、非干预组193例,结果显示子宫颈托干预组在妊娠34周前分娩率明显低于非干预组(*OR* 0.18,6% *vs.* 27%,95% *CI* 0.08-0.37;*P* < 0.000 1)。2020年发表在 *JAMA* 上的一项随机对照试验同样也证实了 Goya M 等的研究结论。尽管如此,截至目前,多数指南仍认为子宫颈托用于治疗宫颈功能不全的循证医学证据尚不充分,原因可能是尚无人群较为单一的高质量的随机对照研究,因此其有效性需进一步考究。

(二)手术治疗

宫颈环扎术是目前公认的治疗宫颈功能不全的唯一有效手术和主要的治疗方法。按手术入径不同可分为经阴道宫颈环扎术和经腹宫颈环扎术,前者操作时间短,对患者损伤小,因此临床上常首选经阴道宫颈环扎术。经腹环扎主要适用于经阴道环扎失败、宫颈过短或已部分切除,宫颈已明显扩张、穹窿撕裂等情况。按手术时机不同可分为预防性宫颈环扎术、治疗性宫颈环扎术和紧急宫颈环扎。

1. 经阴道宫颈环扎术

(1)预防性宫颈环扎术:又称以病史为指征的宫颈环扎术,主要用于孕前、孕早期已明确诊断为宫颈功能不全者。相关内容已在第五章第三节详细阐述,本章节不再赘述。

(2)治疗性宫颈环扎术:又称以超声为指征的宫颈环扎术,主要用于存在早产高危因素,妊娠中期经阴道超声检测发现宫颈长度进行性缩短时,结合病史及超声检查,考虑宫颈功能不全可能,但不包括无症状性羊膜囊凸出者。治疗原则基本同预防性宫颈环扎术。

(3)紧急性宫颈环扎术:又称以体格检查为指征的宫颈环扎术,主要用于孕中期排除胎盘早剥、临产后,经阴道超声检查发现宫颈扩张或因阴道分泌物增多、出血等原因进行体格检查发现宫颈扩张、羊膜囊凸出的宫颈功能不全患者(图11-3-2),在胎儿有存活性前,为阻止宫颈继续扩张造成不良妊娠结局而采取的紧急干预措施。一旦发生羊膜腔感染、胎膜早破、临产症状加剧或出血明显增多,则意味着很快分娩,此时禁行宫颈环扎术。如果没有分娩迹象,则需要确定孕龄和宫颈扩张程度。若在胎儿有存活性之前,排除手术禁忌证后,知情同意前提下,应积极实施宫颈环扎术,尽量延长孕周。若在胎儿有存活性之后,是否行宫颈环扎术,需充分告知手术与期待治疗利弊,知情同意后方可实施。一般治疗孕周不超过27[+6]周。

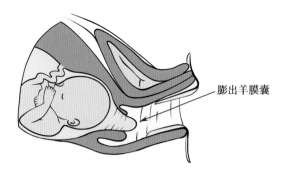

膨出羊膜囊

图 11-3-2 宫颈功能不全伴宫颈扩张、羊膜囊凸出

多数指南认为当宫颈扩张 ≥4cm 或羊膜囊突出明显时环扎失败率高,往往提示预后不良,此时应由手术经验丰富的高年资医生结合患者情况与临床经验进行个体化评估,充分与患者及家属沟通后决定是否手术。ACOG 指南指出:对于体格检查为指征的宫颈环扎术,如果技术上可行,单胎妊娠在排除宫缩、绒毛膜羊膜炎后,实施宫颈环扎术对于延长孕周可能是有益的。有研究结果显示,对 24 周前通过指检发现宫颈扩张者,实施宫颈环扎术相比期待治疗可以延长孕周 4 周左右,可为胎儿促胎肺成熟赢取时间,改善妊娠结局。但研究证据有限,仅为小样本的随机对照试验和回顾性临床研究。另有研究发现宫颈扩张、羊膜囊暴露于阴道内,阴道细菌可上行感染,增加绒毛膜羊膜炎、胎膜早破的风险,甚至造成孕产妇菌血症,此时行紧急宫颈环扎术可能会增加严重感染风险,因此行紧急宫颈环扎术前注意排查感染。

三种宫颈环扎术中,预防性及治疗性宫颈环扎术的并发症低,新生儿存活率高,而紧急宫颈环扎术则并发症发生率相对较高,妊娠结局较前两者差。预防性宫颈环扎术和治疗性宫颈环扎术的围手术期管理、手术操作基本相同,内容详见第五章第三节,本章节将重点讲述紧急性宫颈环扎术。

1)适应证和禁忌证:同预防性宫颈环扎术,详见第五章第三节。

2)手术时机:紧急宫颈环扎术的时限并无明确限定,多数研究者将紧急宫颈环扎术限定在入院后 24 小时内进行,也可以在 24 小时外,48 小时内,或者 72 小时,更重要的是要依据宫颈、宫缩以及感染等具体情况综合考虑。在排除手术禁忌证后,于发生宫颈扩张、羊膜囊突出 24 小时内实施环扎手术可以取得较为理想的效果。

3)围手术期管理:结合现有的循证医学证据,目前存在较多争议。

A. 羊膜腔穿刺术:研究发现宫口扩张至 2cm 及以上时,羊膜腔感染发生率可高达 10%~50%。对于有明确羊膜腔感染的孕妇不应进行宫颈环扎,但是临床中这类患者并不是都表现为发热、腹痛等典型的羊膜腔感染表现,多数可能是一种亚临床感染的无症状表现。尽管没有足够的证据推荐对所有宫颈扩张的孕妇术前进行羊膜穿刺术,但当怀疑感染但临床不能确诊时,可以考虑采用该方法来辅助诊断宫腔内亚临床感染。羊水中及时可用于提示感染的生物标志物包括革兰氏染色阳性、低葡萄糖浓度(<15mg/dl)、白细胞计数升高

（>30 细胞 /ml)、白细胞酯酶和白介素 -6 升高，然而这些标志物往往不具有特异性。羊水培养被认为是判断感染的金标准，但培养结果往往需要太长时间，因此不建议为等培养结果而推迟手术。

B. 宫缩抑制剂和抗生素的使用：不同于预防性宫颈环扎术，我们推荐术前即给予宫缩抑制剂和抗生素治疗。Novy 等研究认为，对宫颈功能不全的患者，宫颈环扎术可以保护胎膜，但宫缩抑制剂和抗生素的使用可以帮助"消除刺激物"和"恢复内环境平衡"。虽然 ACOG 指南指出：目前证据不足以推荐对根据病史、超声或体格检查进行环扎术的患者使用抗生素和宫缩抑制剂预防治疗，但仍有小样本的研究显示，以体格检查为指征的宫颈环扎在围手术期使用抗生素可有效延长孕周，加之考虑宫颈扩张患者感染风险高，经阴道手术为清洁 - 污染手术，故笔者通常预防性使用抗生素。

尽管研究数据有限，但术前使用吲哚美辛栓抑制宫缩被证实确实有益。Berghella 等人发现，围手术期使用吲哚美辛栓可降低 32 周前的早产率，但他们不推荐常规联合抗生素使用。Miller 等进行了一项纳入 53 例行紧急宫颈环扎术的随机对照试验，排除其他因素，其中 24 例术前使用吲哚美辛栓和抗生素干预治疗、15 例术前未使用药物干预，其中抗生素为注射用头孢唑啉，结果发现与未干预组相比较，干预组延长妊娠 28 天及以上的比例更高 [24 (92.3%) *vs.* 15 (62.5%)，*P*=0.01]，尽管两组整体的新生儿结局无明显统计学差异。临床实践中，考虑到宫颈扩张、羊膜囊凸出，胎膜暴露于阴道内，且羊膜腔张力高，胎膜早破和感染风险增加，为减少术中有创操作牵拉宫颈和回纳羊膜囊造成的宫缩和术后感染的风险，笔者常于术前用抗生素预防感染根据情况使用宫缩抑制剂稳定子宫，术后一般应用 24~48 小时，可根据术后感染指标综合判断停药时间。宫缩抑制剂则是结合孕周和患者整体情况进行选择，通常使用时间不超过 48 小时。

4）麻醉选择：麻醉的选择基本同预防性宫颈环扎术。对于羊膜囊凸出行宫颈环扎的人群，我们更建议术中避免全身麻醉，以期最大限度地减少插管和拔管过程中造成的呕吐和咳嗽而引起腹压增加。

5）缝线和器械选择：详见第五章第三节。

6）手术方式：可选择 McDonald 手术和 Shirodkar 手术。手术操作过程基本同预防性宫颈环扎术（见第五章第三节），其不同点和难点在于术中需要复位羊膜囊，且由于羊膜囊凸出术中可能导致医源性胎膜破裂、环扎线难以放置至较为理想的位置。无论是预防性宫颈环扎、治疗性宫颈环扎，或者是紧急性宫颈环扎术，尚无研究表明 McDonald 手术和 Shirodkar 手术，哪种术式更具优势。2018 年 Alper 等回顾性分析了 47 例紧急宫颈环扎病例，其中 McDonald 手术组 27 例，改良 Shirodkar 手术组 20 例，结果发现两组在 28 周、32 周和 37 周后的分娩率差异无统计学意义（*P*=0.20，0.15 *vs.* 0.25)，改良 Shirodkar 手术组具有更高的活产率（85% *vs.* 63%)，但两组在延长孕周（*P*=0.08）和提高活产率（*P*=0.09）方面整体差异无统计学意义。McDonald 手术操作简单，术中并发症发生率较低。相比 McDonald 手术，Shirodkar

手术放置环扎线的位置更靠近内口,保留的宫颈有效长度更长,但也更易发生术中出血、膀胱损伤和瘘管形成等并发症,尽管在 Alper 等的研究中 Shirodkar 手术组并未发生并发症。Naqvi 等认为对于紧急宫颈环扎,尤其是宫颈扩张伴羊膜囊凸出时,使用 Shirodkar 术式更好,不仅是因为缝线位置更高,更重要的是术中进针的次数更少(改良 Shirodkar 术式通常只有 2 针即可完成),从而可减少术中胎膜破裂的风险。临床实践中,由于宫颈扩张、宫颈前后唇展平变薄,且宫腔内的亚临床感染不能排除,为降低手术操作难度,避免并发症的发生,国内大多数的临床医生可能更倾向于选择 McDonald 手术。

7)羊膜囊复位的方法:研究发现当羊膜囊凸出宫颈口外时,不能完全暴露宫颈,实施环扎手术导致医源性胎膜破裂的风险可能高达 50% 以上,因此,部分学者认为羊膜囊凸出是宫颈环扎术的相对禁忌证。如果术中试图行环扎术,为避免胎膜破裂的发生,必须将脱出的胎膜还纳到宫腔。目前的临床研究及操作中,羊膜囊的复位方法多种,尚未确定最佳的复位方式,主要方法分为两类,即非侵入性和侵入性。

A. 非侵入性方法:由 Scheerer 等人报道,术中患者可取 Trendelenburg 体位(头低臀高位),利用重力还纳羊膜囊,此过程中可加用子宫松弛药物,如吲哚美辛栓纳肛。若体位改变不能还纳时,可再通过 Foley 尿管向患者膀胱内注入生理盐水 250ml,当膀胱充盈后将会压迫宫颈前唇,可使其胎膜自然回纳至宫腔内,此时完全暴露宫颈后,可在尽可能高的位置实施 McDonald 术(图 11-3-3)。这种方法在一定程度上被证明是有效的,相对于术中用湿纱布上推胎膜,其具有损伤小、感染风险低,能够保留部分宫颈黏液栓的优势。但不可忽视的是术中膀胱充盈后可能会减少手术视野的暴露,使宫颈回缩至骨盆更深处,在一定程度上增加环扎的难度。

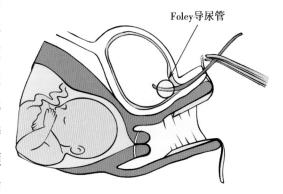

图 11-3-3　Trendelenburg 体位联合 Foley 尿管充盈膀胱复位羊膜囊

B. 侵入性方法:临床操作中常用的是湿纱布,其存在的缺点在于:纱布表面粗糙,上推羊膜囊时可能会因为表面摩擦而导致胎膜破裂风险增加,且收紧环扎线时亦无法快速取出纱布。但笔者在临床实践中发现用湿纱布回纳羊膜囊导致胎膜破裂的发生还是比较少见的,这与术者的手术技巧、操作的熟练程度存在一定关系。为寻找既能有效将羊膜囊复位又能减少相关并发症的方法,近年来,开始有学者使用表面光滑的器具复位羊膜囊,如 Foley 导管球囊、特殊单腔球囊等。Debby 等人在 Scheerer 的方法上进一步改进,将 Foley 尿管球囊注射 30ml 生理盐水后直接进行经阴道羊膜囊复位,待缝扎结束,排空球囊,立即收紧缝线,然后取出尿管(图 11-3-4)。

Lee 等人在 2015 年报道了一种将羊膜囊复位的自制气囊样装置,该装置主要由球囊、硬质导管和注气口三个部分组成(图 11-3-5)。球囊为硅胶单球囊,充气后形状类似于红细胞或甜甜圈,其目的是提供最大表面积以允许施加在胎膜上的力均匀分布,将在外的羊膜囊调整成球形,最终使胎膜安全有效地回纳至宫腔,降低胎膜破裂的风险,因此被称为羊膜囊推送复位导管球囊。导管上标有厘米刻度,可用来指引术者推入宫腔内的深度。充气球囊具有多个不同大小的规格,术者可根据羊膜囊凸出的程度选择适用的规格(表 11-3-1)。

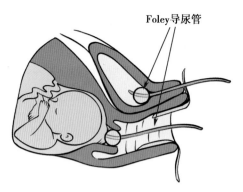

图 11-3-4 Foley 尿管复位羊膜囊

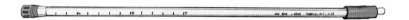

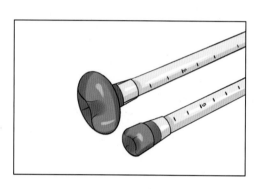

图 11-3-5 羊膜囊推送复位导管球囊

表 11-3-1 不同型号的羊膜囊推送复位导管球囊

规格	球囊充气量(充气前应完全排空气体)	充气球囊的直径	羊膜囊凸出的直径
AI-001	3~4ml	10~16mm	超声测量宫颈长度小于 25mm,但羊膜囊未凸出于宫颈外口 ≤1cm
AI-002	6~10ml	17~23mm	1~≤2cm
AI-003	10~15ml	25~30mm	2~≤2.5cm
AI-004	15~30ml	30~40mm	>2.5cm

羊膜囊推送复位导管球囊的具体操作步骤如下(图 11-3-6)。

a. 根据宫口开大程度、羊膜囊脱出大小,选择合适规格的球囊。

b. 按照产品标定的注气量注气,注气前检查球囊是否漏气,形态是否内凹。

c.充分消毒阴道后,两把卵圆钳钳夹宫颈,暴露完整的羊膜囊,然后用已注气的复位导管球囊将凸出的羊膜囊轻柔地送回宫腔。

d.羊膜囊复位后,在尽可能高的位置实施宫颈环扎。缝合环扎线后,术者开始抽紧环扎线,此时由助手进行球囊放气,直至取出球囊,术者完全抽紧环扎线并打结。

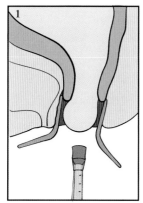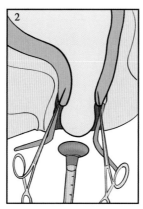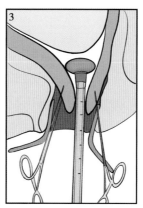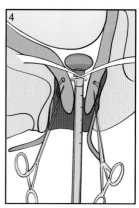

图 11-3-6　羊膜囊推送复位导管球囊复位羊膜囊的操作步骤

Lee 等对 103 例宫颈扩张 ≥1cm 的患者实施了紧急宫颈环扎术,术中均使用了羊膜囊推送复位导管球囊并成功将羊膜囊复位,且无一例胎膜破裂的发生。据此认为羊膜囊推送复位导管球囊具有操作简单、安全、并发症少等优势,建议临床推广应用。但使用羊膜囊推送复位导管球囊对妊娠结局的改善不尽如人意,因为在这项研究中,仅 20.9% 的患者在环扎后孕周延长至 37 周,25% 的患者 24 周前发生流产。考虑到球囊的价格和羊膜囊凸出不良预后,目前羊膜囊推送复位导管球囊在国内尚未得到广泛使用。

除上述复位羊膜囊的方法外,临床上也有采用超声引导下经腹羊膜穿刺术来减少羊水量和降低羊膜腔压力的方法,使胎膜自然回缩到宫腔,亦或者在抽出羊水后借助器具复位羊膜囊,以降低胎膜破裂的风险。通常抽出的羊水量为 150~250ml,可进行羊水细菌学检查。但尚未有随机对照试验证实这种方法复位羊膜囊和改善妊娠结局的有效性,ACOG/NICE 指南则认为这种方法可能会增加并发症的发生。

8)紧急宫颈环扎失败的危险因素:①既往孕中期流产史;②宫颈扩张 ≥4cm;③羊膜囊凸出至阴道内;④感染;⑤多胎妊娠;⑥ fFn 水平 ≥500ng/ml。术前整体评估、了解影响患者环扎术的各种高危因素,可协助医生对患者及家属提供充分咨询,从而帮助患者作出最佳的个体化医疗决策。同时,也可避免手术的过度治疗,减少手术创伤及并发症的发生。

2. 经腹宫颈环扎术　1965 年,Benson 和 Durfee 首次提出了经腹宫颈环扎术。该术式目前仅适用于既往有经阴道宫颈环扎失败史或因宫颈解剖的局限性无法实施经阴道宫颈环扎手术者的补救治疗,例如宫颈切除术后、宫颈瘢痕坚硬或宫颈过短、宫颈缺陷等。经腹环扎术可以通过开腹或腹腔镜来完成,主要是根据手术医生的经验进行选择。一项系统评价纳入了评估腹腔镜下环扎和开腹环扎后妊娠结局的观察性研究,两者的总体新生儿生存率均为 90% 左右。排除早期妊娠丢失后,与开腹手术组相比,腹腔镜组的新生儿生存率更高(96.5% *vs.* 90.1%),孕 34 周后分娩率更高(82.9% *vs.* 76%),孕 23~33^{+6} 周期间分娩率更低(6.8% *vs.* 14.8%),中期妊娠丢失发生率更低(3.2% *vs.* 7.8%),因此腹腔镜环扎同样有效并可能优于开腹环扎,前提是手术医生要具备实施该手术的必要的腹腔镜操作经验。

经腹宫颈环扎术的手术时机通常在早孕晚期、中孕早期(孕 10~14 周)或者孕前。尚无随机对照研究对孕后腹扎和孕前腹扎的妊娠结局进行比较。2014 年一项系统评价分析发现无论是在孕前还是在孕后行经腹宫颈环扎术,新生儿活产率均没有差异。Dawood F 等回顾性分析了 161 例经腹宫颈环扎病例,发现相比孕早期经腹环扎,孕前经腹环扎在预防复发性中期流产和早产方面效果更佳,孕 34 周后分娩率更高(90% *vs.* 74%),且出现严重手术并发症包括膀胱损伤、出血>500ml 的风险更低(0% *vs.* 49.2%)。手术禁忌证基本同经阴道宫颈环扎术,其中羊膜囊凸出宫颈口外是经腹环扎的一种相对禁忌证,因为这种情况下术中发生医源性胎膜破裂的风险可能超过 50%。术中最常用的环扎材料是 5mm 的 Mersilene 聚酯带。相比经阴道宫颈环扎术,经腹宫颈环扎术的优点包括:①环扎位置更靠近子宫颈内口水平(图 11-3-7),环扎带移位的风险较小;②环扎线位于腹腔内,避免了在阴道内异物的放置,因此降低了阴道细菌上行感染的风险;③剖宫产分娩时可将环扎带保留在原位以便将来再次妊娠。其缺点在于:手术操作更易引起并发症,如邻近脏器和血管的损伤。中晚期流产时需行腹腔镜下环扎带拆除,甚至剖宫取胎,损伤性较大。

对于要求保留生育功能的早期宫颈癌根治术的患者,实施宫颈环扎术有助于这些患者获得妊娠和生育的机会,可以选择在行宫颈癌根治术的同时进行宫颈环扎。Kim 等报道了 36 例早期宫颈癌根治术的患者术中同时行经腹宫颈环扎术,术后 9 例患者的 10 次妊娠中,有 7 例获得大于 24 周的新生儿,其中 4 例达 34 周,3 例发生 19 周流产而未获得存活新生儿。由于宫颈完全缺失,环扎后妊娠流产、早产风险依然很高,术后效果并不是十分理想。

经腹宫颈环扎术的围手术期管理和手术操作、相关并发症的处理及术后随访已在第五章第三节中详细阐述,本章节不再赘述。

3. **手术操作步骤**　本章节重点讲述经阴道紧急性宫颈环扎术的手术操作步骤。经阴道预防性宫颈环扎术、经腹宫颈环扎术的手术操作内容详见第五章第三节,另经阴道治疗性宫颈环扎术的手术操作基本同经阴道预防性宫颈环

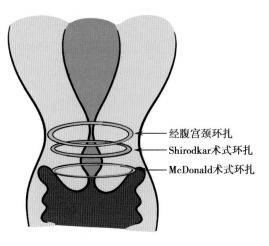

经腹宫颈环扎

Shirodkar 术式环扎

McDonald 术式环扎

图 11-3-7　经阴道宫颈环扎和经腹宫颈环扎的环扎线位置

扎术,本章节亦不再赘述。

(1)麻醉满意后,患者取膀胱截石位。

(2)常规外阴消毒铺巾,留置导尿。

(3)消毒阴道和宫颈:在窥阴器直视下充分消毒阴道、宫颈及穹窿,切忌暴力操作。

(4)手术方式

1)McDonald 手术:对于羊膜囊凸出较少、较浅者,上下叶拉钩可完全暴露宫颈,卵圆钳或 Allis 钳夹宫颈前唇及宫颈后唇轻轻向下牵拉,若可以形成有效的宫颈长度时,则可以不用上推羊膜囊,直接在尽可能高的位置行 McDonald 术,操作同第五章第三节。若羊膜囊凸出较大较深而无法暴露宫颈时,则将患者取头高脚低位,用阴道拉钩单向拉开右上部分阴道,暴露出一个象限的宫颈边缘,然后用卵圆钳或 Allis 钳夹暴露宫颈的边缘,之后用无齿卵圆钳钳夹一块蘸过碘伏的纱球作用于胎囊上,轻轻上推胎囊至宫腔内,进而充分暴露整个宫颈。调整卵圆钳或 Allis,钳夹宫颈前唇及宫颈后唇轻轻向下牵拉。宫颈前面进针处紧贴膀胱宫颈反折处下缘,宫颈后面进针处紧贴阴道直肠反折下缘,避开膀胱、直肠和宫颈 3 点和 9 点处子宫血管区,自宫颈 11 点处进针,抑制进针深度,以免穿透宫颈和刺破胎膜,针间距离应小于 1cm,环宫颈缝绕 4~6 针,最后在 1 点处出针。术者逐渐将环绕宫颈的缝线收紧,宫颈管缩小。助手在术者准备拉紧缝线打结时取出上推羊膜囊的碘伏纱球,然后术者在阴道前穹窿部迅速打结,留约 2~3cm 线头方便以后拆线。对于羊膜囊突出较大较深者,有时宫颈缝扎后较短,亦可以在此水平之上再环扎一道,成为 2 道双重线环扎(图 11-3-8)。

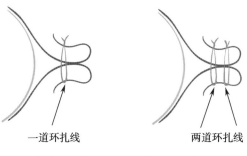

一道环扎线　　　　两道环扎线

图 11-3-8　双重线宫颈环扎示意图

2)Shirodkar 手术:①充分消毒阴道后,用卵圆钳或 Allis 钳夹宫颈前唇的可见部分,无齿卵圆钳钳夹一块蘸过碘伏的纱球作用于胎囊上,轻轻上推胎囊至宫腔内,充分暴露整个宫颈。横行剪开宫颈前唇的阴道黏膜约 2~3cm 左右,上推膀胱。钳夹宫颈后唇,横行剪开宫颈后唇黏膜 2~3cm 左右,下推直肠。②用手指或长钳夹住纱布在宫颈前唇钝性分离膀胱和宫颈前壁,在宫颈后唇钝性分离直肠和宫颈后壁。应向后分离足够远,使术者可以触及宫颈内口水平上的子宫骶韧带和主韧带在宫颈的止点。③沿剪开的宫颈前唇自宫颈 1 点漂浮进针,11 点出针。再沿着剪开的宫颈后唇横行进针 0.5cm 左右,由后向前进针。术者逐渐将环绕宫颈的缝线收紧,助手在术者准备拉紧缝线打结时取出上推羊膜囊的碘伏纱球,最后于宫颈 1 点方向打结,留约 2~3cm 线头方便以后拆线。④用可吸收线连续缝合黏膜并包埋线结。缝合时,注意尽可能靠近宫颈内口的前壁侧缘进针,至宫颈内口水平的后壁切口侧缘出针。如果缝扎线达不到宫颈内口,也至少尽可能在距离宫颈外口 2cm 的位置进出针。如宫颈组织太薄弱,则直接从剪开的宫颈前面向后进针,再从剪开的宫颈后面向前出针,"U"字缝合并打结,最后连续缝合黏膜并包埋线结,这就是改良式 Shirodkars 手术。

与 McDonald 手术不同的是,由于 Shirodkars 手术环扎线的位置更靠近宫颈内口,因此对于宫颈扩张的患者,无论羊膜囊凸出大小,术中均需要进行羊膜囊复位。

(5)缝扎结束,止血,再次消毒,并观察宫颈色泽有无变化。

(6)Shirodkar 手术术毕,进行直肠指检,以确保未损伤直肠。

4. 环扎线拆除时机及手术相关并发症 相关内容见第五章第三节。

【宫颈功能不全的诊断与治疗流程】

宫颈功能不全的诊治流程图 11-3-9。

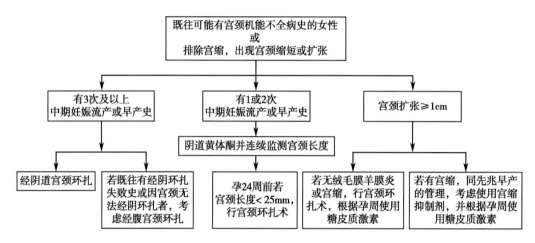

图 11-3-9 宫颈功能不全的诊治流程(译自 2019 年 SOGC 指南)

【注意事项】

1. 宫颈功能不全是造成中晚期妊娠流产及早产的重要原因,尚缺乏客观的诊断金标准。传统的辅助检查包括子宫输卵管造影测定宫颈管宽度、宫颈扩张棒无阻力通过宫颈管、经宫颈峡部牵拉球囊或 Foley 导尿管的施力评估等,已不推荐用于宫颈功能不全的诊断。

2. 国内尚无诊治宫颈功能不全的临床指南,目前主要参考英国、美国、加拿大等国家的妇产科医师协会的指南为我国借鉴,其主要是基于产科病史、超声检查及典型临床表现进行回顾性的临床诊断。

3. 宫颈功能不全的治疗有非手术治疗和手术治疗。非手术治疗包括行为干预、孕激素、子宫颈托,但效果尚不明确,缺乏充分的循证医学证据。手术治疗主要是指宫颈环扎术,手术方式包括经阴道宫颈环扎术和经腹 / 腹腔镜宫颈环扎术,是目前指南明确指出的治疗宫颈功能不全的唯一手术和有效方法,其中经阴道宫颈环扎术为常用手术。

4. 尽管根据实施宫颈环扎术的时机、指征、手术方式不同而管理不同,各国亦存在较多争议,但在充分评估患者病史、超声检查和临床表现倾向于宫颈功能不全诊断时,结合医疗团队技术水平,给予个体化的临床干预措施,对于改善妊娠结局具有重要意义。

【关键点】

1. 目前宫颈功能不全的临床诊断多限于单胎妊娠,因为在多胎妊娠中,妊娠中期流产或早产的发病机制复杂,影响因素多。

2. 经阴道宫颈环扎术根据手术时机不同,可分为以病史为指征的预防性宫颈环扎术、以超声为指征的治疗性宫颈环扎术、以体格检查为指征的紧急宫颈环扎术。应结合患者的病情、医疗团队的技术水平,选择适宜的手术时机。

3. 经阴道宫颈环扎手术方式可选择 McDonald 手术和 Shirodkar 手术,尚无研究表明哪种更具优势。主要基于一般外科原则和术者的经验及偏好。

4. 宫颈扩张或羊膜囊凸出时,不建议为等待微生物培养结果而推迟手术。

5. 实施紧急宫颈环扎术时,复位羊膜囊的方法多种,尚未确定最佳的复位方式。术者可根据偏好、操作的熟练程度来选择复位羊膜囊的方法,尽可能地避免医源性的胎膜破裂。

6. 宫颈环扎围手术期管理目前仍存在较多争议,应在遵循目前循证证据的基础上,综合医疗团队的水平、经验,个体化地进行孕期的整体管理,进而达到改善妊娠结局的目的。

(刘 铭)

参考文献

1. The American College of Obstetricians and Gynecologists. ACOG Practice Bulletin No. 142: Cerclage for the management of cervical insufficiency. Obstet Gynecol, 2014, 123: 372-379.

2. BROWN R, GAGNON R, DELISLE MF. No. 373-Cervical Insufficiency and Cervical Cerclage. J Obstet Gynaecol Can, 2019, 41 (2): 233-247.

3. SHENNAN A, TO M. Green-top guideline No 60: cervical cerclage. London: RCOG, 2012.

4. WIERZCHOWSKA-OPOKA M, KIMBER-TROJNAR Ż, LESZCZYŃSKA-GORZELAK B. Emergency Cervical Cerclage. J Clin Med, 2021, 10 (6): 1270.

5. NAQVI M, BARTH WH JR. Emergency Cerclage: Outcomes, Patient Selection, and Operative Considerations. Clin Obstet Gynecol, 2016, 59 (2): 286-294.

6. MOAWAD GN, TYAN P, BRACKE T, et al. Systematic Review of Transabdominal Cerclage Placed via Laparoscopy for the Prevention of Preterm Birth. J Minim Invasive Gynecol, 2018, 25 (2): 277-286.

7. SON GH, CHANG KH, SONG JE, et al. Use of a uniconcave balloon in emergency cerclage. Am J Obstet Gynecol, 2015, 212 (1): 114. e1-4

8. TULANDI T, ALGHANAIM N, HAKEEM G, et al. Pre and post-conceptional abdominal cerclage by laparoscopy or laparotomy. J Minim Invasive Gynecol, 2014, 21 (6): 987-93.

9. 刘兴会, 徐先明, 段涛, 等. 实用产科手术学. 2 版. 北京: 人民卫生出版社, 2020.

第12章

子宫因素与早产

第一节　子宫肌瘤与早产

【导读】

子宫肌瘤是女性生殖系统最常见的良性肿瘤，多见于育龄期妇女。随着女性生育年龄的推迟以及超声对肌瘤灵敏度的提高，妊娠合并子宫肌瘤的病人数量呈逐渐增多趋势。

妊娠合并子宫肌瘤可能会增加自然流产、早产、梗阻性难产、胎位异常、产后出血等风险，已被认为是高危妊娠的一种。合并子宫肌瘤的孕妇，随着妊娠物增大导致宫腔内压力增大，可能会诱发宫缩，导致早产。子宫肌瘤的存在或子宫肌瘤切除术史可能会损害母 - 胎界面，并增加因血管病变引起的早产风险。但妊娠合并子宫肌瘤与早产的相关性，仍有待进一步总结。

对于有生育要求的子宫肌瘤病人，根据症状以及肌瘤的部位、大小、数目，可以选择不同的方式治疗，如期待疗法、药物治疗及手术治疗。手术方式包括腹腔镜或开腹子宫肌瘤切除术、经阴道子宫肌瘤切除术以及宫腔镜下子宫肌瘤电切术。近些年来，子宫动脉栓塞术、高强度聚焦超声治疗等新兴手术治疗方式也逐渐广泛应用于临床。肌瘤手术治疗有望提高生育能力，并可预防妊娠后肌瘤导致的各种并发症的发生，但手术方式的选择对于未来妊娠发生早产的影响仍存在争议。

【概述】

子宫肌瘤是起源于子宫肌层的良性肿瘤，是从单个细胞克隆衍生而来的，尽管是单克隆的，但构成子宫肌瘤的细胞是多种类型的，主要由平滑肌细胞和细胞外基质中的成纤维细胞组成。小肌瘤的细胞组成与大肌瘤明显不同：与大肌瘤相比，小肌瘤细胞和血管更多，平滑肌细胞与成纤维细胞的比例也高于大肌瘤，小肌瘤增生较少，与子宫肌层的白细胞数量相似；大的肌瘤具有更多的细胞增生和较少的白细胞。

在临床或超声检查中，许多肌瘤是在无症状的女性中偶然发现的。年龄和种族是子宫肌瘤发生和生长的危险因素，非洲血统的女性患病率更高。在妊娠期间，子宫肌瘤的患病率可能在 3%~12%，在非裔美国妇女中可能高达 18%。妊娠合并子宫肌瘤的常见并发症有流产、胎膜早破、胎盘早剥、胎位不正、产程受阻、剖宫产和产后出血。妊娠合并子宫肌瘤最常见的主诉可能是肌瘤变性引起的疼痛，带蒂肌瘤扭转造成急腹症。在极少数情况下，平滑肌肉瘤或肌瘤变性可能与子宫破裂有关。妊娠合并子宫肌瘤是早产的原因之一。

一、妊娠合并子宫肌瘤的早产风险

多数研究认为,妊娠合并子宫肌瘤孕妇的早产率增加。一个纳入 18 项研究,包括 276 172 名孕妇的 Meta 分析结果显示,小于 37 周早产的风险增加(RR=1.43,95% CI 1.27-1.60),不同的研究中妊娠合并子宫肌瘤早产率有一定差异。丹麦一项队列研究发现子宫肌瘤孕妇早产和极早产风险增加,分别为 OR 2.27(1.30-3.96) 和 OR 20.09(8.04-50.22);中国台湾的一项基于人群的研究,纳入 5 627 名子宫肌瘤和 28 135 名无子宫肌瘤孕妇,子宫肌瘤患者的早产率明显高于无子宫肌瘤的孕妇(11%:7.8%,$P<0.001$),子宫肌瘤孕妇的校正早产 RR1.32(95% CI 1.19-1.46)。子宫肌瘤孕妇新生儿平均体重低 14.7g(P=0.022)。子宫肌瘤的大小也影响早产率,比较子宫肌瘤 >3cm 和 >6cm 的孕妇,肌瘤大者早产风险显著增加。如果存在多个肌瘤,或者胎盘位于肌瘤附近或上方,这种情况尤其明显。但并非所有研究都表明子宫肌瘤与早产之间存在关联,在 2021 年 Sundermann 等在美国三个州进行的前瞻性、基于社区的妊娠队列中有 4 622 名单胎妊娠妇女,没有证据表明肌瘤的存在、大小、位置或数量会影响早产风险。肌瘤与早产的任何临床亚型无关。即使肌瘤增加早产风险,但其影响明显比以前的文献报告小得多。

母亲的年龄、肌瘤类型、肌瘤位置(黏膜下肌瘤更严重)、肌瘤的数量和大小对妊娠很重要。多发性和黏膜下肌瘤与妊娠并发症有关,胎盘位置异常的发生率较高,可能的解释是较大肌瘤的肿块效应。任何部位的子宫肌瘤都会使临床妊娠率、着床率、持续妊娠率/活产率下降,自然流产率上升。浆膜下肌瘤对生育结果没有影响;肌壁间肌瘤似乎可导致生育能力降低,妊娠丢失增加;黏膜下肌瘤导致植入率降低,黏膜下肌瘤的切除似乎改善了生育能力,特别是在不孕妇女中,黏膜下肌瘤和宫腔扭曲的深部肌壁间肌瘤被认为受益于子宫肌瘤切除术。因此,由于肌瘤导致的月经过多、疼痛、压迫症状和生育力低下,较大年龄组子宫肌瘤切除术的发生率可能会增加。

子宫肌瘤增加早产风险的机制尚不清楚,一般认为由于肌瘤的存在而导致子宫扩张受到影响。肌瘤不仅影响肌纤维母细胞、平滑肌细胞、血管细胞,还影响由大量胶原蛋白、纤连蛋白和蛋白聚糖组成的细胞外基质。肌瘤中胶原类型发生改变(Ⅰ型和Ⅲ型胶原丰富),原纤维形成异常,排列紊乱,胶原蛋白的改变限制了子宫的扩张能力。子宫肌瘤导致子宫腔的扭曲和子宫扩张性的丧失可能导致早产,由于子宫肌纤维延展能力受损且不可逆转,即使在子宫肌瘤切除术后,这些过程也可能是不可逆的。

子宫肌瘤分泌炎症因子,子宫肌层受压局部缺血也会导致炎症和产生促炎分子信号,如 TGF 及其他促炎细胞因子,这些炎症过程增加了胎盘源性疾病的发生率,如妊娠高血压和子痫前期,是导致早产的原因。肌瘤还可导致子宫收缩异常和宫颈变形,增加胎膜早破的可能性。子宫肌层通过内分泌、旁分泌和免疫调节因子协调的复杂生物分子系统控制妊娠维持和分娩开始。促炎细胞因子介导的炎症在早产发病机制中的核心作用可能与子宫平滑肌瘤有关，其上调了 MMPs 和炎症细胞因子。妊娠子宫肌瘤中的催产素酶活性降低，可能导致催产素水平局部升高和易发生未足月胎腹早破。妊娠期变性肌瘤破裂显然有早产的风险，坏死变性肌瘤物质溢出触发了炎性介质的释放而引起子宫收缩。

二、子宫肌瘤切除术后对早产的影响

子宫平滑肌瘤与早产的相关性在子宫肌瘤切除术后仍然存在。在 293 名未手术组（有子宫肌瘤但无肌瘤切除术史）和 283 名肌瘤切除组（有子宫肌瘤切除术史，无论妊娠期有无子宫肌瘤），手术方式有开腹手术、腹腔镜手术或宫腔镜手术。在两组中至少有一个肌瘤（已手术或未手术）≥ 20mm 或多个肌瘤（≥ 2 个，无论大小）。与未手术的妇女相比，手术组的妇女术前黏膜下肌瘤明显更多，肌瘤数量更多（$P < 0.01$），肌瘤更大（$P < 0.01$）。子宫肌瘤切除术和受孕之间的中位时间是 3 年。两组间早产率无显著差异：未手术组为 12.6%，肌瘤切除组为 12.0%（$P=0.82$）。肌瘤切除组和未手术组的早产风险没有显著差异。Fukuda 等人比较了腹腔镜手术和开腹手术切除子宫肌瘤手术后的妊娠结局，105 名妇女的总早产率为 11.4%，两组间的没有显著性差异。在 19 866 名的妊娠队列中，301 名（1.5%）患有子宫肌瘤（154 名未手术和 147 名肌瘤切除），子宫肌瘤组早产率为 12.0%，非子宫肌瘤组早产率为 8.4%。调整早产的危险因素后，子宫肌瘤与早产显著相关（aOR 2.5；95% CI 1.7-3.7）。与非子宫肌瘤组相比，对于未手术者（aOR 2.7；95% CI 1.6-4.6）以及肌瘤切除者（aOR 2.3；95% CI 1.3-3.9）的早产风险都增加，与非子宫肌瘤的妇女相比，妊娠期子宫肌瘤的存在以及子宫肌瘤切除史与早产率增加 2.5 倍。

子宫肌瘤切除术并没有改善早产发生率，即使是妊娠期没有残留的子宫肌瘤的情况下也没有改善早产率。子宫内膜和子宫肌层之间的连接区域似乎是子宫肌瘤中物理化学和血管现象受到干扰的部位，子宫肌瘤的存在或子宫肌瘤切除术史可能会损害子宫 - 胎盘界面，并增加因血管病变引起的自发性早产和诱发性早产的风险。子宫肌瘤的发生可能与雌激素水平高相关，即使切除肌瘤，但发生肌瘤的内环境没有变化，激素对早产发生的潜在作用依然存在。与子宫内膜异位症与早产之间的关系类似，子宫肌瘤切除术后子宫肌瘤或受损的子宫肌层组织可能损害子宫内膜间质成纤维细胞的蜕膜化，从而导致不良妊娠结局，包括早产、子痫前期和低出生体重。

三、子宫动脉栓塞（UAE）治疗子宫肌瘤对早产的影响

子宫动脉栓塞（UAE）在控制肌瘤症状方面被认为是一种有效、安全的微创手术，且并发症发生率低。据报告，该手术后的生活质量改善率为 80%。由于 UAE 期间血液供应的受损，保留生育能力和妊娠一直是重要的问题。栓塞剂可能导致卵巢功能障碍，因此有妊娠计划的妇女不要接受 UAE。UAE 后的大多数患者卵巢功能正常，40 岁或 40 岁以上的患者

严重衰竭低于1%。在UAE之后可能安全怀孕，建议栓塞术后6~12个月，足够的血运重建完成后再妊娠。一项随机对照试验（RCT）比较了子宫肌瘤切除术和UAE对生育力和妊娠结局的影响，其中UAE和肌瘤剔除后的妊娠率分别为50%和78%（$P<0.05$）。在希望妊娠的患者中，UAE后至少有一次妊娠的总比率为40.5%（95% CI 32.6%-48.6%）。所有妊娠失败率（包括流产、异位妊娠、终止妊娠和死胎）为33.5%，总流产率为28.6%，活产儿早产率为12.8%，活产儿中低出生体重儿为10%。UAE后可能正常妊娠且分娩健康婴儿，其分娩并发症率、流产、早产和低出生体重儿与一般人群基本相似。

四、子宫肌瘤对双胎早产的影响

子宫肌瘤的发病危险因素包括初潮年龄早、年龄大、肥胖和不孕。鉴于双胎妊娠在大龄女性中更为常见，并且由于辅助生殖技术广泛应用和生育年龄推迟，双胎出生率急剧上升，因此子宫肌瘤对双胎妊娠结局的影响有重要意义，如早产、小于胎龄儿（SGA）、胎盘早剥和胎膜早破（PROM）。研究表明，与没有子宫肌瘤的双胎妊娠相比，有子宫肌瘤的双胎妊娠，即使是肌瘤大于5cm的双胎妊娠，也不会显著增加产科并发症或不良妊娠结局。Stout等人调查了2 378例双胎妊娠的病历，发现在小于胎龄儿（SGA）、小于34周早产、胎膜早破、胎盘早剥或胎儿宫内死亡（IUFD）方面，有无子宫肌瘤的妊娠妇女之间没有显著差异。Wang等人也在153名患者中报告了相同的结果。这些结果表明，与单胎妊娠不同，合并子宫肌瘤的双胎妊娠与没有子宫肌瘤的双胎妊娠相比，不会增加产科并发症的发生风险。

在关于子宫肌瘤切除术后双胎妊娠结局和并发症的比较研究中，韩国的一项在单一机构分娩的双胎妊娠队列共纳入1 388例患者，其中191例（13.8%）有子宫肌瘤，89例（6.4%）有子宫肌瘤切除史。分娩时的胎龄（$P=0.657$）、37周前分娩（$P=0.662$）、34周前分娩（$P=0.340$）和双胎出生体重之和（$P=0.307$）无显著差异。产科并发症的发生率差异也没有统计学意义，如子痫前期、妊娠糖尿病、前置胎盘、胎盘早剥、环扎术、小于胎龄儿、IUFD、产后出血和围产期输血或入住ICU。

在双胎妊娠的情况下，子宫肌瘤的存在或既往子宫肌瘤切除术不会增加对妊娠结局和产科并发症的不利影响。众所周知，双胎妊娠增加了产科并发症的风险。特别是，早期子宫扩张被认为会导致双胎妊娠妇女早产。在解释双胎妊娠的妊娠结局和子宫肌瘤之间没有显著相关性时，Stout等人提出双胎妊娠中更频繁的检查、早期子宫扩张和提前分娩可能减少了归因于单胎妊娠中发现的子宫肌瘤的不良影响。即双胎妊娠更经常接受生长超声和产前检测的调查，因此，在双胎妊娠中，在患有肌瘤的单胎队列中出现不良结局的风险可以避免。

五、子宫肌瘤与其他不良妊娠结局

多达10%的孕妇可能患有子宫肌瘤，其产科并发症发生率为10%~40%，其中许多会造成严重后果。子宫肌瘤对母婴的临床影响除早产外，剖宫产、妊娠高血压、产后出血、胎盘早剥、宫内生长受限和子宫破裂等已被认为与子宫肌瘤有关。11% 的子宫肌瘤孕妇患有妊娠高血压或子痫前期,比一般孕妇高出 2 倍以上。一项 Meta 分析证实了观察性研究中与子宫肌瘤存在相关的胎儿并发症。在胎儿的结局中,低出生体重明显增加,其主要与早产率较高有关,有更高的入住新生儿重症监护室的风险。胎儿生长受限与胎盘和子宫肌瘤位置有关。Knight 等人研究了在妊娠中期胎盘后一个或多个子宫肌瘤对胎儿体重的影响,与没有胎盘后子宫肌瘤者相比,有胎盘后肌瘤者婴儿出生体重减少 177g,胎盘后肌瘤直径超过 4cm 的妇女分娩小于胎龄儿的风险更高。

【注意事项】

1. 无论是子宫肌瘤还是子宫肌瘤切除术后均有可能会损害母 - 胎界面,增加早产风险。但妊娠合并子宫肌瘤与早产的相关性,仍有待进一步研究。

2. 子宫动脉栓塞治疗子宫肌瘤主要影响女性生育能力,但子宫动脉栓塞术后正常妊娠的女性,其分娩并发症发生率,例如早产、低出生体重儿等与一般人群基本相似。

3. 在双胎妊娠的情况下,子宫肌瘤的存在或既往子宫肌瘤切除术史并不会增加对妊娠结局和产科并发症的不利影响。

【关键点】

1. 近年来,妊娠合并子宫肌瘤的发生率逐渐上升。多数研究表明,妊娠合并子宫肌瘤会导致早产率增加,且肌瘤数目为多个、肌瘤较大、胎盘位于子宫肌瘤附近或上方的孕妇早产风险更高。但也有研究认为肌瘤的存在、大小、位置或数量并不会显著增加早产风险。除早产外,妊娠合并子宫肌瘤还被认为与剖宫产、妊娠高血压疾病、产后出血、胎盘早剥、胎儿生长受限和子宫破裂等不良妊娠结局有关。

2. 与常规认知不同,研究表明子宫肌瘤切除术并不能消除子宫平滑肌瘤与早产的相关性,即使是妊娠期没有子宫肌瘤残留的情况下,早产率也没有得到改善。

3. 子宫动脉栓塞术后可能正常妊娠并分娩健康婴儿,且并未增加早产风险。但由于栓塞剂对卵巢功能的潜在影响,暂不建议有妊娠计划的妇女接受子宫动脉栓塞治疗。

(王谢桐)

参考文献

1. HOLDSWORTH-CARSON SJ, ZHAO D, CANN L, et al. Differences in the cellular composition of small versus large uterine fibroids. Reproduction, 2016, 152 (5): 467-480.

2. PÉREZ-RONCERO GR, LÓPEZ-BAENA MT, Ornat L, et al. Uterine fibroids and preterm birth risk: A systematic review and meta-analysis. J Obstet Gynaecol Res, 2020, 46 (9): 1711-1727.

3. CHEN YH, LIN HC, CHEN SF, et al. Increased risk of preterm births among women with uterine leiomyoma:

a nationwide population-based study. Hum Reprod, 2009, 24 (12): 3049-3056.

4. SUNDERMANN AC, Aldridge TD, Hartmann KE, et al. Uterine fibroids and risk of preterm birth by clinical subtypes: a prospective cohort study. BMC Pregnancy Childbirth, 2021, 21 (1): 560.

5. OLSTHOORN AV, WANG DC, SWIFT BE, et al. Ruptured Degenerating Fibroid Causing Preterm Labour and Systemic Inflammatory Response Syndrome. J Obstet Gynaecol Can, 2020, 42: 903-905.

6. RAULT E, DELORME P, GOFFINET F, et al. Impact of history of myomectomy on preterm birth risk in women with a leiomyomatous uterus: a propensity score analysis. BMC Pregnancy Childbirth, 2020, 20: 720.

7. FUKUDA M, TANAKA T, KAMADA M, et al. Comparison of the perinatal outcomes after laparoscopic myomectomy versus abdominal myomectomy. Gynecol Obstet Invest, 2013, 76 (4): 203-208.

8. GIRAULT A, LE RC, CHAPRON C, et al. Leiomyomatous uterus and preterm birth: an exposed/unexposed monocentric cohort study. Am J Obstet Gynecol, 2018, 219: 410. e1-410. e7.

9. GHANAATI H, SANAATI M, SHAKIBA M, et al.. Pregnancy and its Outcomes in Patients After Uterine Fibroid Embolization: A Systematic Review and Meta-Analysis. Cardiovasc Intervent Radiol, 2020, 43: 1122-1133.

10. STOUT MJ, ODIBO AO, SHANKS AL, et al. Fibroid tumors are not a risk factor for adverse outcomes in twin pregnancies. Am J Obstet Gynecol, 2013, 208: 68. e1-5.

11. WANG HM, TIAN YC, XUE ZF, et al. Associations between uterine fibroids and obstetric outcomes in twin pregnancies. Int J Gynaecol Obstet, 2016, 135: 22-27.

12. KIM ML, HONG K, KIM S, et al. Twin pregnancies with uterine fibroids are not at increased risk for obstetric complications: single center cohort study. BMC Pregnancy Childbirth. 2020; 20 (1): 222.

13. KARLSEN K, SCHIØLER KU, MOGENSEN O, et al. Relationship between a uterine fibroid diagnosis and the risk of adverse obstetrical outcomes: a cohort study. BMJ Open, 2020, 10 (2): e032104.

14. KNIGHT JC, ELLIOTT JO, AMBURGEY OL. Effect of Maternal Retroplacental Leiomyomas on Fetal Growth. J Obstet Gynaecol Can, 2016, 38 (12): 1100-1104.

第二节　子宫畸形与早产

【导读】

　　先天性子宫畸形是胚胎发育期间副中肾管发育异常所致,是不良妊娠结局的潜在原因。微小异常所致的弓形子宫临床意义最小。纵隔子宫是由隔膜组织未被吸收所致,可增加妇女流产早产率,但纵隔的长度或宽度对妊娠结局无明显影响。副中肾管融合异常导致单角、双角子宫或双子宫,其中单角和双角子宫增加妇女流产早产及胎儿畸形风险,而双子宫妇女仅早产风险轻度增加。子宫畸形还通过胎盘因素及子宫组织结构差异引起妊娠期并发症及不良妊娠结局。另外子宫畸形患者 *HOX* 基因异常表达会损伤生育能力。子宫畸形诊断的金标准是腹腔镜和宫腔镜直接观察子宫内外部,经阴道超声测量宫颈长度和胎儿纤连蛋白定量可预测吸收性先天性子宫畸形的自发早产。

预防子宫畸形引起的早产可对非妊娠期的纵隔子宫妇女进行子宫纵隔切除术；可对有宫颈功能不全史、早产史或本次妊娠宫颈缩短史的先天性子宫畸形妇女在妊娠期行宫颈环扎术；可对有常规适应证的子宫畸形孕妇在妊娠期使用孕激素，但目前研究均不推荐对所有的子宫畸形妇女进行常规干预来预防早产。

【概述】

先天性子宫异常是由于胚胎发育期间副中肾管发育异常所致，包括副中肾管融合或再吸收过程中断。在所有妇女人群中的发生率为1%~10%，不孕妇女2%~8%，有流产史的妇女为5%~30%，这些发生率的差异可能与诊断方法不同，以及使用不同的诊断标准有关。

女性生殖道的正常发育涉及一系列复杂的过程，涉及副中肾管的分化、迁移、融合和随后的再吸收管道化。双侧副中肾管发育不全，导致子宫或输卵管发育异常而无法受孕；弓形子宫的特征为朝向子宫腔的轻微凹陷，是微小异常，一般认为临床意义最小。在二者之间的有副中肾管融合异常的单角、双角子宫或双子宫，吸收不完全的纵隔子宫。所有这些先天性异常都被认为是不孕症、复发性流产、早产和胎儿畸形的潜在原因。

子宫畸形诊断的金标准是腹腔镜和宫腔镜直接观察子宫外部和内部；在区分纵隔子宫和双角状子宫方面，子宫输卵管造影(HSG)诊断准确性较低；超声子宫造影或生理盐水灌注超声(SIS)优于子宫输卵管造影，可以评估子宫的外部和内部轮廓；MRI是一种诊断副中肾管异常的准确方法，但诊断子宫纵隔的准确率仅为70%。

一、子宫畸形种类与早产

(一) 纵隔子宫

子宫纵隔是在胚胎第20周之前两侧副中肾管融合后，中间的隔膜组织没有被吸收而形成的，隔膜主要由肌肉纤维和较少的结缔组织组成。在11%~30%的副中肾管异常可能与肾脏异常相关，但没有数据表明子宫纵隔和肾脏异常之间的联系。子宫纵隔分为完全性和不完全性纵隔子宫。

纵隔子宫增加流早产率，一项研究评估了689名在不孕症诊疗中发现的纵隔子宫的妇女与15 060名普通孕妇的妊娠结局。纵隔子宫患者的早期流产发生率为41.1%，而对照组为12.1%；纵隔子宫的患者中有12.6%发生晚期流产和早产，而一般人群中为6.9%。一项Meta分析评估了先天性子宫异常对生殖结局的影响，发现纵隔子宫与不良妊娠结局的较高风险相关，与对照组相比，纵隔子宫的女性妊娠早期流产风险更高(RR 2.65；95% CI 1.39-5.06)，<37周早产风险也增加(RR 2.11；95% CI，1.51-2.94)。子宫纵隔的间隔厚薄及长度不一，一项研究评估了纵隔长度和宽度与妊娠结局的关系，子宫纵隔长度小于宫腔1/3者与子宫纵隔长度大于宫腔2/3者流产及晚期妊娠并发症发生率差异无统计学意义；厚子宫纵隔(>1cm)和薄子宫纵隔(<1cm)的产科并发症发生率差异也无统计学意义。另一项对730名妇女在宫腔镜下纵隔切除前纵隔大小与早产关系的研究，小纵隔定义为1.3~1.5cm，大纵隔

定义为包括完整性纵隔子宫在内的所有大于 1.5cm 的纵隔,两组的早产率、新生儿死亡率、死胎率相似。对于子宫纵隔的不同长度或宽度,没有足够的证据表明妊娠结局有不同。

(二) 单角子宫、双角子宫和双子宫

这些副中肾管融合异常一般不会降低受孕能力,但与不良妊娠结局增加有关,取决于异常的类型。单角和双角子宫妇女流早产和胎儿畸形的风险增加,而双子宫妇女只轻度增加早产风险。在一项研究单角子宫妊娠结局的 Meta 分析中,175 名妇女共妊娠 468 次,异位妊娠率 2.7%、早期流产率 24.3%、中期流产率 9.7%、早产率 20.1%、死胎率 3.8%,活产率为 51.5%。在一项包含有子宫融合异常的 283 名子宫畸形妇女的回顾性队列研究中,87 名纵隔切除(30.7%)、38 名子宫纵隔未切除(13.4%)、72 名双角子宫(25.4%)、30 名单角子宫(10.6%)、27 名弓形子宫(9.5%)、16 名双子宫(5.7%)、10 名"T"形子宫(3.5%)和 3 名未分类(1.1%)。有 53 名(18.7%)妇女有过早产史,110 名(38.9%)初产妇,120 名(42.4%)妇女前次足月产。三组之间的基线特征没有差异。部分有早产史妇女接受 17-OHP 治疗。在子宫畸形的妇女中自发性早产的最大危险因素是既往早产。尽管 58.5% 的有早产史的妇女接受了 17-OHP 治疗,18.9% 的女性接受宫颈环扎,但有早产史妇女早产率为 60.4%。初产妇早产率 18.2%,有过足月分娩的经产妇早产率 15.8%,这说明,尽管接受了治疗,但有子宫异常和早产史妇女复发性早产的风险仍显著增加。足月分娩史并没有减少子宫畸形的早产发生率,因为初产妇与足月分娩史妇女之间早产率没有显著性差异。因此,有子宫畸形但有足月分娩史的妇女并不是再发早产的低风险人群。

二、子宫纵隔治疗后对妊娠结局的影响

大多数研究表明,子宫纵隔切除术可以改善妊娠结局,一项对 361 例有纵隔子宫(包括不完全性子宫纵隔、完全性子宫纵隔和双宫颈子宫纵隔)、既往流产史的患者进行回顾性研究,子宫纵隔切除后流产率由 91.8% 降至 10.4%;术前活产率为 4.3%,纵隔切除术后活产率上升至 81.3%;复发性流产组纵隔切除后流产率由 94.3% 降至 16.1%,活产率由 2.4% 升至 75%。一项 Meta 分析评估了纵隔切除对妊娠结局的影响,与未接受子宫纵隔切除治疗的女性相比,切除后自然流产率显著降低(RR 0.37,95% CI 0.25-0.55),但没有改善早产率(RR 0.66,95% CI 0.29-1.49)。一项小样本研究评估了 22 例完全性子宫和阴道纵隔的治疗结果,手术切除纵隔并未改善自然流产率和早产率。目前尚无随机对照试验评估子宫纵隔切除是否能改善妊娠结局,一些有限的研究表明,对于有复发性流产史的患者,宫腔镜下纵隔切除可降低随后的流产率和改善活产率。

三、子宫畸形早产的机制

子宫畸形是自发早产的危险因素,但发生这种情况的机制尚不清楚。目前关于早产病理生理学的理论表明,存在多种病因,包括感染或炎症、血管疾病、子宫过度膨胀、宫颈疾病、

蜕膜衰老、孕酮作用下降和母胎耐受性异常。

在子宫畸形中触发早产的主要途径可能与子宫正常的原因不同,甚至可能在不同类型的子宫畸形中也有所不同。子宫畸形妇女分娩后的胎盘病理发现,早产儿胎盘病理有较高的灌注不良,而不是炎症表现,这可能表明胎盘异常是子宫畸形妇女早产的原因之一,胎盘灌注不良可能导致子宫畸形女性约20%的自发性早产。子宫畸形的妇女胎儿生长受限和子痫前期的风险增加,可能基于同样的胎盘源性机制。

子宫肌肉组织结构的差异可能会改变某些类型子宫畸形(如隔状和双角状子宫)的正常子宫收缩力,而子宫内膜腔体积的减少可能是其他类型子宫畸形(如单角状和双角状子宫)的重要因素。覆盖隔膜的子宫内膜血供紊乱且减少,不足以支持随后的胎盘和胚胎生长,使得植入隔膜处的胚胎更容易发生流产;畸形子宫的容积减少易发生更频繁或不协调的子宫收缩,这也可以解释胎儿畸形的发生率增加。

所有类型子宫畸形都增加先露异常的发生率(臀位或横位),与正常子宫相比子宫纵隔(*RR* 4.35,95% *CI* 2.52-7.50)和马鞍形子宫发生先露异常相对更高(*RR* 4.65,95% *CI* 3.43-6.32),从而也增加了早产风险。弓状、单角和双角子宫风险相近。弓状子宫多认为是正常变异而非畸形,但弓形子宫妇女也更容易出现胎儿畸形。

孕激素受体的不同分布或子宫收缩信号的变化也有影响。在遗传学因素的假设方面,*HOX*基因(homeobox gene)的正常表达对女性生殖道的正常发育和子宫内膜的发育都很重要,在子宫畸形的妇女中,*HOX*基因异常表达造成生育能力受损。

子宫畸形发生胎膜早破的概率增加,文献报道为55%,而在一般高危产前人群中,这一比例为25%~30%。

【预测】

子宫畸形女性发生自发早产的风险增加,但缺乏关于在这个人群中预测和预防早产的明确证据。经阴道测量宫颈长度进行预测较为大家所公认,还有其他几种生物标志物。这些内容在第五章第一节和第二节将会有更详细的论述。一项针对64名子宫畸形孕妇的前瞻性研究,包括28例双角子宫、13例纵隔子宫、11例双子宫、12例单角子宫,评估了在妊娠14~23周的经阴道宫颈长度,16%(10/64)的宫颈长度小于2.5cm,尽管总体35周前早产率为11%(7/64),但宫颈缩短者早产率为50%(5/10),而无宫颈缩短者早产率为4%(2/54)。宫颈缩短对自发早产的敏感性、特异性以及阳性和阴性预测值分别为71%、91%、50%和96%(*RR* 13.5,95% *CI* 3.49-54.74)。结论:对于子宫畸形妇女,经阴道超声测量宫颈缩短的妇女早产风险为13倍。单角子宫的宫颈缩短率和早产率最高。

在一项纳入英国4个三级转诊中心(2001—2016年)的无自发早产症状的先天性子宫畸形妇女的回顾性队列研究中,319名先天性子宫畸形分为融合子宫(单角子宫、双子宫和双角子宫)或吸收缺陷(有或无隔膜切除的纵隔子宫、弓形子宫)。妊娠16~24周连续经阴道超声测量宫颈长度；一个亚组从妊娠 18 周开始接受宫颈阴道分泌物胎儿纤连蛋白定量检测。分娩时间为：7%（23/319）<34 周妊娠早产，18%（56/319）<37 周妊娠时早产；根据子宫畸形类型的不同自发早产率为单角 26%（7/27）、双子宫 21%（7/34）、双角子宫 16%（31/189）、纵隔子宫 13%（7/56）、弓形子宫 31%（4/13）。结果表明，80%（45/56）在 <37 周早产者在 16~24 周经阴道超声没有宫颈缩短（<25mm），宫颈缩短预测 <34 周自发早产的敏感性较低（20.3）。宫颈长度预测 <34 周和 <37 周自发早产的 ROC 曲线下面积分别为 0.56 和 0.59，对于融合缺陷为 0.48，但对于吸收缺陷的子宫畸形是 0.78（95% *CI* 0.66-0.91）；胎儿纤连蛋白定量预测 <34 周和 <37 周自发早产的 ROC 曲线下面积分别为 0.63 和 0.58，有吸收缺陷的子宫畸形是 0.79（95% *CI* 0.63-0.95）。结论：经阴道超声测量宫颈长度和胎儿纤连蛋白定量在预测吸收缺陷先天性子宫畸形的自发早产方面可能有效，但在融合缺陷中可能无效。

告知患有纵隔子宫的女性，她们在没有其他危险因素的情况下发生早产的风险大约是背景风险 7% 的两倍，单角子宫或双角子宫的女性早产的可能性更高，尽管许多是晚期早产。

【防治】

1. 非妊娠期预防措施　在子宫畸形中，子宫纵隔的非妊娠期手术可能是预防早产的有效措施。宫腔镜子宫成形术或经宫颈宫腔镜纵隔切除术，是目前纵隔子宫的首选治疗方法。经腹超声或腹腔镜引导下，通过宫腔镜，使用显微剪刀、双极电切或环状电切。最好在术前使用三维超声或 MRI 测量纵隔长度，以确保手术的安全性和有效性。术前抑制子宫内膜生长可以改善可视化和手术精度。子宫纵隔的长度可以从 1cm 的小隔膜到从宫底延伸至宫颈内口的大隔膜不等。残留 0.5~1.0cm 隔膜可能不会对结局产生不利影响。宫腔镜手术后可以用含铜宫内节育器、宫内球囊、雌激素、透明质酸凝胶预防宫腔粘连。术后 1~3 个月复查宫腔镜检查，以评估粘连形成和隔膜的残留情况。有小样本研究报告了宫腔镜子宫成形术对子宫畸形的有益效果，但证据不足以支持进行常规手术干预。

2. 妊娠期预防子宫畸形早产的措施　妊娠期预防子宫畸形早产的措施有孕激素、子宫托和宫颈环扎等，在子宫畸形妇女早产的预防方面缺乏更多的证据。

其中，双角子宫行宫颈环扎的足月分娩率为 76.2%，而双角子宫未行宫颈环扎的足月分娩率为 27.5%（*P*<0.05）；在弓状子宫行宫颈环扎的患者中，足月分娩和早产的比率是相等的（50%），有弓状子宫但没有宫颈环扎的患者中，足月分娩率为 66.6%。对于双角子宫的妇女，应考虑进行宫颈环扎术以预防早产；但对于弓状子宫的妇女，宫颈环扎术对妊娠结局没有影响。在子宫畸形但无早产或宫颈功能不全等其他危险因素的妇女中常规行宫颈环扎术尚未有报道。因此，只有在有宫颈功能不全史、早产史或本次妊娠宫颈缩短史的先天性子宫畸形妇女，才应考虑环扎术。

关于阴道孕激素和肌内注射孕激素在子宫畸形人群中研究也不多。对于有常规适应证但也有子宫畸形的妇女，使用孕激素预防是合理的，而不是仅因为先天性子宫畸形常规使用孕激素。在一项关于 17- 羟孕酮己酸酯(17-OHPC)用于先天性子宫畸形的研究中,48 名有子宫畸形和既往早产史,其中 11 名(23%)接受 17-OHPC,37 名(77%)没有进行 17-OHPC 治疗。两组之间畸形类型、初始宫颈长度和宫颈缩短率(<25mm)没有差异。在 22 名再次发生早产妇女中,50% 为自发性早产,32% 因胎膜早破而早产,18% 为医源性早产。妊娠 34 周前早产率升高,但组间无差异(17-OHPC 组为 27.3%,非 17-OHPC 组为 27.0%)。该研究表明,17-OHPC 也可能不能有效预防先天性子宫畸形妇女的早产发生。

【注意事项】

1. 纵隔子宫增加早产风险,但妊娠前切除子宫纵隔可改善妊娠结局,降低早产发生风险。因此,有妊娠意愿的女性做好备孕,及早发现子宫纵隔,及时进行治疗,可改善纵隔子宫所带来的不良妊娠风险。

2. 单角子宫、双角子宫不仅增加早产风险,还会增加胎儿畸形风险,孕期需加强胎儿生长监测,针对出现问题进行及时正确的处理,改善母儿妊娠结局。

3. 目前研究尚不推荐对单纯子宫畸形的孕妇常规采取早产预防措施,但作为早产高危人群,需仔细询问既往孕产史、加强孕期监测和管理,必要时给予宫颈环扎或孕激素治疗。

【关键点】

1. 先天性子宫异常是由于胚胎期副中肾管融合或再吸收过程异常所致,是引起不孕症及不良妊娠结局的因素。其中弓形子宫的临床意义最小,双子宫轻度增加早产风险,纵隔子宫增加流早产风险。

2. 子宫畸形引起不良妊娠结局主要与胎盘灌注不良及子宫组织结构异常有关。子宫畸形诊断的金标准是腹腔镜和宫腔镜直接观察子宫内外。经阴道超声测量纵隔子宫的孕妇宫颈长度和胎儿纤连蛋白定量可预测吸收异常的畸形子宫早产风险。

3. 非妊娠期对纵隔子宫行手术治疗可能是预防其引起早产的有效措施,目前首选术式是宫腔镜子宫成形术或经宫颈宫腔镜纵隔切除术,术后可应用防宫腔粘连措施,且应于术后复查宫腔镜检查,评估粘连形成和隔膜的残留情况。

4. 妊娠期预防子宫畸形早产的措施有孕激素、子宫托和宫颈环扎等,有宫颈功能不全史、早产史或本次妊娠宫颈缩短史的先天性子宫畸形妇女,应考虑环扎术;子宫畸形的妇女有常规适应证时,可使用孕激素预防早产。但目前研究均不支持常规对非妊娠期及妊娠期的子宫畸形妇女行孕激素治疗预防早产。

(王谢桐)

参考文献

1. VENETIS CA, PAPADOPOULOS SP, CAMPO RL, et al. Clinical implications of congenital uterine anomalies: a meta-analysis of comparative studies. Reprod Biomed Online, 2014, 29 (6): 665-683.

2. KUPESIC S, KURJAK A. Septate uterus: detection and prediction of obstetrical complications by different forms of ultrasonography. J Ultrasound Med, 1998, 17: 631-636.

3. TOMAZEVIC T, BAN-FRANGEZ H, RIBIC-PUCELJ M, et al. Small uterine septum is an important risk variable for preterm birth. Eur J Obstet Gynecol Reprod Biol, 2007, 135: 154-157.

4. REICHMAN D, LAUFER MR, ROBINSON BK. Pregnancy outcomes in unicornuate uteri: a review. Fertil Steril, 2009, 91 (5): 1886-1894.

5. SAYGILI-YILMAZ E, YILDIZ S, ERMAN-AKAR M, et al. Reproductive outcome of septate uterus after hysteroscopic metroplasty. Arch Gynecol Obstet, 2003, 268: 289-292.

6. GRYNBERG M, GERVAISE A, Faivre E, et al. Treatment of twenty-two patients with complete uterine and vaginal septum. J Minim Invasive Gynecol, 2012, 19: 34-39.

7. Practice Committee of the American Society for Reproductive Medicine, Practice Committee of the American Society for Reproductive Medicine. Uterine septum: a guideline. Fertil Steril, 2016, 106 (3): 530-540.

8. MOLLO A, DE FRANCISCIS P, COLACURCI N, et al. Hysteroscopic resection of the septum improves the pregnancy rate of women with unexplained infertility: a prospective controlled trial. Fertil Steril, 2009, 91 (6): 2628-2631.

9. JASLOW CR. Uterine factors. Obstet Gynecol Clin North Am, 2014, 41 (1): 57-86.

10. AIROLDI J, BERGHELLA V, SEHDEV H, et al. Transvaginal ultrasonography of the cervix to predict preterm birth in women with uterine anomalies. Obstet Gynecol, 2005, 106: 553-556.

11. RIDOUT AE, IBETO LA, ROSS GN, et al. Cervical length and quantitative fetal fibronectin in the prediction of spontaneous preterm birth in asymptomatic women with congenital uterine anomaly. Am J Obstet Gynecol, 2019, 221 (4): 341. e1-341. e9.

12. HUGHES KM, KANE SC, HAINES TP, et al. Cervical length surveillance for predicting spontaneous preterm birth in women with uterine anomalies: A cohort study. Acta Obstet Gynecol Scand, 2020, 99 (11): 1519-1526.

13. YASSAEE F, MOSTAFAEE L. The role of cervical cerclage in pregnancy outcome in women with uterine anomaly. J Reprod Infertil, 2011, 12: 277-279.

14. HYNES JS, SCHWARTZ AR, ABDALLA A, et al. 17-hydroxyprogesterone caproate for women with congenital uterine anomalies: does it impact the risk of recuRRent preterm birth？ Am J Obstet Gynecol MFM, 2021, 3 (1): 100278.

第三节　子宫腺肌病与早产

【导读】

　　当子宫内膜腺体及间质侵入子宫肌层时,称子宫腺肌病,病变可呈弥漫性或局限性生长。子宫腺肌病对生殖过程的影响取决于子宫受累的程度。子宫腺肌病的妇女妊娠后不良妊娠结局的发生率增加。许多研究表明子宫腺肌病患者妊娠后容易发生流产、早产、胎膜早破等。程度不同的子宫腺肌病对妊娠结局的影响也有不同。弥漫性子宫腺肌病的女性应被视为胎盘功能障碍的高危人群。

【概述】

子宫腺肌病的特征是子宫肌层内存在子宫内膜上皮细胞和间质细胞,估计患病率为20%~35%。这是一种异质疾病,在解剖和临床表型上都不同,从子宫正常大小到数月妊娠大,从离散的局灶性病变到多发性弥漫性肌层肥厚病变,从无症状到严重的痛经和月经过多。除了子宫腺肌病对疼痛和生活质量的影响外,最近还发现它可能对妊娠和新生儿结局产生负面影响。即使在妊娠之前手术切除子宫肌层内膜异位症后,这种负相关仍然存在。

一项回顾性研究包括 36 名子宫腺肌病孕妇,对照组是 144 名无子宫异常的孕妇。子宫腺肌病组与对照组相比,早产率 41.7% *vs.* 12.5%、未足月胎膜早破 19.4% *vs.* 4.2%、小于胎龄儿 33.3% *vs.* 10.4%、胎儿先天畸形 27.8% *vs.* 8.3% 和剖宫产率 58.3% *vs.* 24.3%,两组之间在5 分钟 Apgar 评分<7 或脐动脉 pH 值<7.1 方面没有观察到显著差异。子宫腺肌病不仅增加早产率,也与胎儿生长受限和胎儿先天畸形相关。一项 Meta 分析显示子宫腺肌病的早产风险有统计学意义(6 项研究,*OR* 2.65;95% *CI* 2.07-3.39);一项回顾性研究纳入 8 316 名孕妇,其中 72 名患有子宫腺肌病,子宫腺肌病组的早产率(12.5% *vs.* 4.1%;*P*<0.001)和低出生体重率(13.9% *vs.* 3.1%;*P*<0.001)显著高于非子宫腺肌病组。所有研究的 Meta 分析显示子宫腺肌病组早产的风险显著增加(5 项研究,*OR* 2.83,95% *CI* 2.18-3.69)。

弥漫性或局灶性腺肌病对妊娠结局的影响不同,在 206 名子宫内膜异位性疾病的孕妇中,148 名(71.8%)仅患有子宫内膜异位症,38 名(18.4%)患有局灶性子宫腺肌病,20名(9.7%)患有弥漫性子宫内膜异位症。与仅患有子宫内膜异位症的患者相比,弥漫性子宫内膜异位症患者的妊娠相关血浆蛋白 A 显著降低,SGA 的发生率更高(40% *vs.* 10.8%,*P*<0.001)。与仅患有子宫内膜异位症的患者相比,局灶性子宫腺肌病患者没有发现统计学上的显著差异。弥漫性子宫腺肌病的女性应被视为胎盘功能障碍的高危人群。

子宫腺肌病被认为可能是遗传和表观遗传事件累加的结果,其中一些潜在的遗传变异可能触发某些生物学机制,损害胎盘形成过程,导致妊娠并发症的发生。其中一些机制包括局部和全身炎症通路的激活、子宫内膜功能失调、子宫螺旋动脉重塑缺陷、子宫肌层前列腺素产生增加和子宫收缩力改变。子宫腺肌病从蜕膜化开始影响螺旋动脉的重塑过程,并导致血管阻力和深层胎盘缺陷的风险增加。子宫内膜异位症的孕妇同时存在弥漫性子宫腺肌病是胎盘功能不全的一个重要危险因素,从而导致 SGA 的发生。在子宫腺肌病病灶切除后,这些机制是否会持续存在呢? 一项研究包含 62 名子宫内膜异位症切除术后的单胎孕妇,对照组是 186 名正常单胎孕妇。结论是:尽管已经手术切除,但有子宫内膜异位症病史孕妇发生前置胎盘、妊娠期子宫张力过高和胎儿生长受限的风险增加。

【注意事项】

1. 妊娠合并子宫腺肌病患者发生早产的风险较高,即便经过手术切除子宫肌层内膜异位病灶,这种潜在负面影响依旧存在。

2. 相较于局灶性腺肌病,弥漫性腺肌病更易导致 SGA 的发生,因此患有弥漫性子宫腺肌病的女性更应引起重视。

【关键点】

1. 子宫腺肌病通过触发各种生物学机制影响胎盘形成与植入，导致多种不良妊娠结局。

2. 对于合并有子宫腺肌病孕妇应在围产期加强管理，对于异常情况早期发现、早期诊断、早期处理均对母儿预后产生重要的影响。

（王谢桐）

参考文献

1. MOCHIMARU A, AOKI S, OBA MS, et al. Adverse pregnancy outcomes associated with adenomyosis with uterine enlargement. J Obstet Gynaecol Res, 2015, 41 (4): 529-533.

2. SIMMONS RG, JENNINGS V. Fertility awareness-based methods of family planning. Best Pract Res Clin Obstet Gynaecol, 2020, 66: 68-82.

3. SHIN YJ, KWAK DW, CHUNG JH, et al. The Risk of Preterm Births Among Pregnant Women With Adenomyosis. J Ultrasound Med, 2018, 37 (8): 1937-1943.

4. SCALA C, LEONE ROBERTI MAGGIORE U, RACCA A, et al. Influence of adenomyosis on pregnancy and perinatal outcomes in women with endometriosis. Ultrasound Obstet Gynecol, 2018, 52 (5): 666-671.

5. VANNUCCINI S, CLIFTON VL, FRASER IS, et al. Infertility and reproductive disorders: impact of hormonal and inflammatory mechanisms on pregnancy outcome. Hum Reprod Update, 2016, 22 (1): 104-115.

6. NIRGIANAKIS K, GASPARRI ML, RADAN AP, et al. Obstetric complications after laparoscopic excision of posterior deep infiltrating endometriosis: a case-control study. Fertil Steril, 2018, 110 (3): 459-466.

第四节　子宫脱垂与早产

【导读】

在妊娠妇女中，子宫脱垂罕见，它可以预先存在，也可能是在妊娠过程中出现。而随着生育次数的减少，妊娠合并子宫脱垂更是罕见，可能会导致早产等产前和产后并发症，因此对于子宫脱垂孕妇的妊娠期管理仍需重视。

【概述】

随着生育次数的减少，子宫脱垂的发生率明显下降，妊娠合并严重子宫脱垂更是罕见。妊娠合并子宫脱垂引起的并发症从轻微的宫颈感染到自然流产、早产、急性尿潴留和尿路感染等。此外，受影响的妇女在分娩过程中可能出现难产而需要紧急干预分娩。

由于孕酮和皮质醇的生理性增加，导致盆腔组织软化和拉伸，以及妊娠期其他生理变化,如宫颈伸长和肥大,可能会导致孕妇在妊娠期出现进行性子宫脱垂,从妊娠早期的0期或I期到妊娠晚期的I期或II期。子宫脱垂孕妇的主要妊娠期并发症是早产。静脉阻塞和淤血引起的宫颈水肿以及动脉血流受损和随后的缺氧可能是导致流产和早产发生率增高的原因。子宫脱垂发生得越早,孕期并发症和不良结局就越严重,早产的概率就越大。

妊娠期管理计划必须个体化,处理取决于脱垂的程度和妊娠时间长短。建议中度以上子宫脱垂应卧床休息减少活动,以减少子宫颈水肿。保持良好的外阴卫生,如果出现溃疡或宫颈感染,可以局部用药。有子宫脱垂的孕妇使用子宫托支持可能受益,子宫托可以保护宫颈免受脱垂后的局部创伤,并在活动时保持宫颈在阴道内。在保守治疗失败的情况下,可以考虑对子宫脱垂孕妇进行微创手术。腹腔镜子宫悬吊术已被用于妊娠早期,建议术后继续使用子宫托,直到分娩启动时才取出子宫托。

【注意事项】

1. 子宫脱垂可能是首次出现于妊娠期,但在大多数情况下,子宫脱垂在妊娠前已经存在。

2. 子宫脱垂孕妇的管理包括保守治疗和手术治疗,前者包括盆底肌训练、宫颈托,后者主要指腹腔镜下子宫悬吊术,但腹腔镜子宫悬吊术一般建议在妊娠早期进行。应根据患者的症状对妊娠期女性进行个体化治疗。

【关键点】

1. 妊娠合并子宫脱垂是一种罕见的事件。早期发现至关重要,结合个性化管理,可避免相关并发症的发生,如早产和分娩过程中的创伤。

2. 在妊娠期间进行保守治疗可实现顺利妊娠以及正常分娩,成功程度取决于病情的严重程度。

(王谢桐)

参考文献

1. BROWN HL. Cervical prolapse complicating pregnancy. J Natl Med Assoc, 1997, 89 (5): 346-348.
2. TSIKOURAS P, DAFOPOULOS A, VRACHNIS N, et al. Uterine prolapse in pregnancy: risk factors, complications and management. J Matern Fetal Neonatal Med, 2014, 27 (3): 297-302.

第13章

胎盘因素与早产

【导读】

胎盘因素可引起早产的孕期合并症包括前置胎盘、胎盘植入、胎盘早剥、前置血管等，产前出血、病情进展危及母儿安全，常可导致医源性早产。此外，胎盘绒毛膜血管瘤等胎盘病变可导致羊水过多，引起子宫高张，诱发宫缩，或因导致胎儿宫内缺血缺氧而引发早产。低置和/或边缘性胎盘、前置胎盘、胎盘植入、帆状胎盘、血管前置发生早产的风险分别为26.9%、43.5%、57.7%、37.5%、81.9%。

【概述】

前置胎盘是指胎盘下缘毗邻或覆盖子宫颈内口，包括完全性和部分性前置胎盘。低置胎盘包括边缘性前置胎盘和低置胎盘，即胎盘附着于子宫下段，或胎盘下缘距宫颈内口的距离<2cm。若胎盘绒毛不同程度侵入子宫肌层则称为胎盘植入。前置血管为无华通胶或胎盘组织保护的胎儿血管走行于胎膜上，距离宫颈内口2cm以内的位置，甚至位于胎先露下方，即达子宫下段或跨越宫颈内口。胎盘绒毛膜血管瘤是一种以绒毛毛细血管异常增生为特征、起源于绒毛膜间胚叶组织或绒毛血管母细胞的良性肿瘤，发生与早期胎盘的原始成血管组织发育异常有关，主要由血管和结缔组织构成，通常经常规超声检查或病理检查发现。本章节将就前置胎盘、胎盘植入、胎盘早剥、前置血管及胎盘绒毛膜血管瘤等胎盘因素所致早产疾病的临床特点及诊治要点展开探讨。

一、前置胎盘

前置胎盘的发生率约为 1/390~1/200，既往剖宫产史的孕妇前置胎盘发生率为0.38%~0.63%。胎盘植入是指胎盘绒毛不同程度侵入子宫肌层。孕20周前发现的胎盘前置状态中约有2/5进展为前置胎盘，因可能导致突发大出血及各种胎儿并发症，多需在36周前行剖宫产终止妊娠。前置胎盘发生早产的概率随孕周的增加而增加，这是由于随孕周增加，前置胎盘出血风险增加所致。

一项来自美国的人群调查显示，伴前置胎盘的孕妇，在34周前及34~37周分娩的比例分别为27.5%、16.9%，并可导致严重的母胎并发症，是引起医源性早产的第二大原因，仅有55.6%可期待至足月。我国有研究通过回顾3种不同类型前置胎盘的具体妊娠结局发现，完全性前置胎盘者早产发生率明显高于部分性前置胎盘及边缘性前置胎盘者，且早产孕周明显小于其他两者,即完全性前置胎盘孕妇更容易发生早产。其中完全性前置胎盘者产前出血、胎盘植入、胎盘粘连、产后出血、早产、新生儿窒息发生率高于部分性前置胎盘及边缘性前置胎盘者($P<0.05$),部分性前置胎盘者产前出血、早产发生率也显著高于边缘性前置胎盘者($P<0.05$)。同时前置胎盘常伴高围产儿患病率及死亡率。

【高危因素】

前置胎盘的高危因素包括既往流产次数、宫腔操作、前置胎盘、剖宫产术、产褥感染等病史,以及高龄、多胎、多产、吸烟、摄入可卡因、辅助生殖技术等(表 13-0-1)。前置胎盘孕妇反复出血,局部感染和炎症因子产生,刺激子宫收缩,易导致早产。

表 13-0-1　前置胎盘或低置胎盘孕妇的危险因素 *

有产前出血史
首次出现孕周<29 周
反复出现次数 ≥3 次
胎盘边缘增厚(>1cm)
胎盘出现边缘性血窦
子宫颈管长度缩短
前置胎盘<3cm
低置胎盘<2cm
既往剖宫产史
有胎盘植入的征象

* 译自 2020 年 SOGC 临床实践指南:前置胎盘的诊断和管理。

【前置胎盘引发早产的危险因素】

1. 前置胎盘的类型　完全性前置胎盘出血常发生早,且量较多,发生大量出血的机会增加,常需提前终止妊娠而导致早产。

2. 开始出血发生的时间　开始出血发生的时间越早、越频繁,早产的风险越高。

3. 产前出血量　产前出血量会影响产科医生的决策,少量出血时,可考虑在严密监测下保守治疗,以延长孕期。而大量出血常迫使医生需及时终止妊娠,因此早产发生率增加。24 小时内出血导致血红蛋白下降超过 20g/L 时,需及时终止妊娠。

4. 宫缩情况　前置胎盘患者出血如伴有子宫收缩、子宫下段拉长、宫颈扩张,与无明显宫缩的患者相比,常引起急而多的出血,也是导致早产的重要原因之一。

5. 孕妇的全身状况　孕妇的全身状况决定其对出血的耐受程度,孕期中、重度贫血的孕妇耐受差,与轻度或血红蛋白水平正常的孕妇相比,同样的出血量可能需更早终止妊娠。

为预防前置胎盘妊娠分娩期严重并发症如严重大出血和胎儿窘迫等,医生常考虑择期终止妊娠,导致医源性早产增加。前置胎盘患者如为高龄瘢痕子宫孕妇,可参照十三五重点研发项目在单中心研究基础上研发的高龄瘢痕子宫再妊娠医源性早产的风险预测评分表(表13-0-2)。综合评分<2分时医源性早产风险为低危,2~5分时为中危,6~8分时为高危,>8分为极高危。

表 13-0-2　高龄瘢痕子宫孕妇医源性早产风险评分表

项目	评分			
	0分	1分	2分	3分
身高	>160	>150~≤160	>140~≤150	≤140
产次	0或1	2	—	≥3
孕期流血次数	无	1	2	≥3
妊娠间隔	—	≥13	0~12	
前置胎盘	无	—	有	
妊娠高血压	无	—	—	有

【前置胎盘引发早产的机制】

当孕妇合并前置胎盘时,因胎盘附着于宫颈内口,在子宫下段延展或宫颈扩展过程中,胎盘位置不能随之发生变化,胎盘与宫颈之间发生位移,导致胎盘与种植部位发生剥离,血窦破裂而引起出血,且胎盘附着宫颈内口的面积越大,胎盘下缘与宫颈内口越近,出血发生的时间越早,发生产前出血的比例及严重阴道出血的比例明显增加。

前置胎盘,尤其是完全性前置胎盘患者早产发生率高。主要原因有两个:①严重产前出血使得前置胎盘患者在其未足月时被迫接受急诊剖宫产终止妊娠;②部分通过影像学诊断为完全性前置胎盘的患者,在妊娠36周左右即选择剖宫产终止妊娠。这虽然在一定程度上减少了出血的风险、增加了胎儿成活的比例,但却人为地造成了医源性早产的发生。

此外,前置胎盘本身由于反复出血可导致胎儿窘迫、胎儿生长受限(FGR),后者发生率接近20%。一方面,对于完全性前置胎盘患者而言,新生儿出生体重低除与医源性早产有关之外,还与前置胎盘附着处血供欠佳、附着部位易出血、胎盘灌注不足影响胎儿生长有关。另一方面,即使前置胎盘已达足月,由于分娩前出血多、术中胎盘打洞等因素,胎儿娩出时易发生低血容量性休克,由于缺氧而发生窒息。而当孕28~36周期间,合并前置胎盘孕妇的新生儿出生体重比无前置胎盘者的新生儿平均出生体重低21%~30%。随着前置胎盘出血风险的增加,更易造成胎儿窘迫,影响胎儿生长。因早产与新生儿出生体重密切相关,出生体重过低可能导致新生儿预后不良,如惊厥、败血症、智力、心理行为发育异常等。前置胎盘产前大出血可导致新生儿发生窒息、缺氧缺血性损害、失血性休克、贫血及死亡,出血越多,预后越差。所以如何避免和防治产前出血,也是减少前置胎盘早产儿并发症,改善预后的关键。

【临床特征】

妊娠晚期或临产后无诱因、无痛性反复阴道流血是典型的临床表现。前置胎盘阴道流血往往发生在妊娠 32 周前,可反复发生,量逐渐增多,也可第一次就发生大量出血。低置胎盘者阴道流血多发生在妊娠 36 周以后,出血量较少或中等。

体征:孕妇全身情况与前置胎盘的出血量及出血速度密切相关。反复出血可呈贫血貌,急性大量出血可致失血性休克。

腹部检查:子宫软,无压痛,轮廓清楚,子宫大小与妊娠周数相符。胎位清楚,由于胎盘位置低于胎儿先露部,常伴有胎先露高浮或臀位、横位等异常胎位。

【检查】

经阴道超声检查是诊断前置胎盘最主要及最佳的检查方法。对于既往有剖宫产术史的前置胎盘患者,应特别注意是否合并胎盘植入。

妊娠中期发现胎盘前置需超声随访胎盘的变化情况,应根据孕妇的孕周、胎盘边缘距子宫颈内口的距离及临床症状增加超声随访的次数。无症状者建议妊娠 32 周经阴道超声检查随访。妊娠 32 周仍为持续前置胎盘且无症状者,推荐于妊娠 36 周左右经阴道超声复查,以确定最佳的分娩方式和时机。

胎盘附着于子宫前壁出血的发生率较后壁高。无症状的前置胎盘孕妇进行子宫颈长度的测量有助于临床处理。妊娠 34 周前测量子宫颈管的长度<30mm,胎盘下缘的厚度>1cm,胎盘边缘出现无回声区同时合并胎盘植入超声征象,提示出血及早产的风险增加。子宫颈管缩短的速度快也是早产的高危因素之一。

前置胎盘特别是既往子宫手术史、胎盘附着于原手术部位者常易合并胎盘植入性疾病,对于可疑胎盘植入的孕妇,MRI 检查可协助评估植入的深度、宫旁侵犯、与周围器官的关系等情况,有一定的临床指导作用。

【终止妊娠】

孕期建议适当休息,高纤维素饮食,避免便秘,及时补充铁剂,维持血红蛋白水平 ≥110g/L、血细胞比容 ≥30%。密切监测孕妇的生命体征及阴道流血情况,监护胎儿情况,包括胎心率、胎动计数、胎儿电子监护及胎儿生长发育情况等。

2020 年加拿大妇产科医师学会(SOGC)发布的《前置胎盘诊断与管理指南》(*Guideline No.402 : Diagnosis and Management of Placenta Previa*)中指出:①在没有危险因素的情况下,门诊随访观察前置胎盘孕妇是安全的。②尚无证据支持运动会增加前置胎盘孕妇出血或早产的风险。③尚无充足证据支持子宫颈环扎术可减少前置胎盘孕妇早产的发生。我国最新指南仍不推荐对前置胎盘孕妇行子宫颈环扎术。另外,对于因阴道流血住院治疗的前置胎盘孕妇,不应频繁进行血常规检查和凝血系统检查。

根据目前循证证据,对于 7 天之内有较高早产风险的前置胎盘孕妇,推荐使用单一疗程糖皮质激素促进胎肺成熟。推荐妊娠 24~34^{+6} 周的孕妇若 7 天之内存在较高的早产风险,特别是有阴道出血者,可使用单一疗程的糖皮质激素治疗。有早产高危因素的孕妇,可在妊娠 34 周前做好促胎肺成熟的准备。对于有先兆早产症状者,可考虑使用宫缩抑制剂 48 小时以利于完成糖皮质激素治疗。而在妊娠 $34\sim36^{+5}$ 周后的早产儿发生新生儿呼吸窘迫综合征(RDS)的可能性很低,使用糖皮质激素的风险高于获益,故不建议常规使用糖皮质激素治疗。糖皮质激素使用重复疗程可能会增加婴幼儿神经发育障碍的风险,故亦不推荐常规重复使用。

子宫收缩会导致前置胎盘的出血,所以使用宫缩抑制剂抑制宫缩,可减少前置胎盘出血的发生,为使用糖皮质激素赢得一定的时间。但对于前置胎盘的孕妇,宫缩抑制剂不能延长其孕周或改善新生儿结局,所以不建议为了延长孕周而选择使用宫缩抑制剂。特别是当孕妇出现大出血甚至休克,在期待过程中出现胎儿窘迫等产科指征,胎儿可存活的情况下。临产后诊断的前置胎盘阴道流血较多,估计短时间内不能自然分娩者,不应再使用宫缩抑制剂延长孕周,需行紧急剖宫产术终止妊娠。

低置胎盘及边缘性前置胎盘距离宫颈内口相对完全性前置胎盘及部分性前置胎盘而言较远,在产程进展过程中如果胎先露能迅速下降,就可以直接压迫胎盘从而起到止血作用,因此对无症状、无头盆不称的低置胎盘者,尤其是妊娠 35 周后经阴道超声测量胎盘边缘距子宫颈内口为 11~20mm 的孕妇,可考虑自然分娩。

剖宫产术是完全性及部分性前置胎盘终止妊娠的主要方式。择期剖宫产术是首选,但同时注意避免过早干预。计划性剖宫产的手术的时机,应当根据孕妇既往情况、前置胎盘的类型、胎盘植入情况、子宫颈管的长度、妊娠期合并症及并发症等综合分析。由于前置胎盘导致子宫下段近宫颈内口的组织层变薄,胎盘与子宫肌层发生错位剥离后血窦无法被有效地收缩压迫,而部分性及完全性前置胎盘患者胎盘粘连、胎盘植入的发生率高,故而完全性及部分性前置胎盘患者多选择择期剖宫产终止妊娠,或因严重的产前出血而被迫行急诊剖宫产终止妊娠。对这两类无症状的前置胎盘孕妇,推荐妊娠 36~38 周终止妊娠;有反复阴道流血史、合并胎盘植入或其他相关高危因素的前置胎盘或低置胎盘孕妇,考虑妊娠 34~37 周终止妊娠;对于胎盘边缘距子宫颈口 ≤10mm 的低置胎盘孕妇,如有危险因素,建议在妊娠 $37\sim37^{+6}$ 周时行剖宫产手术,如无,建议在妊娠 $38\sim38^{+6}$ 周时行剖宫产术。

二、胎盘植入

胎盘植入是指胎盘绒毛不同程度侵入子宫肌层。按植入程度可分为粘连性胎盘(75%)、胎盘植入(18%)、穿透性胎盘(7%)。尽管缺乏精确数据,有调查显示其发生率已升至 1/300。胎盘侵入子宫浅肌层为胎盘粘连(placenta accreta),侵入子宫深肌层为胎盘植入(placenta increta),穿透子宫壁达子宫浆膜层甚至侵入子宫毗邻器官时为穿透性胎盘植入(placenta percreta)。依据植入面积分为完全性和部分性胎盘植入。其中,胎盘植入所导致的主要不良妊娠结局的主要原因为早产并发症,同时也是导致产后出血、围产期紧急子宫切除和孕产妇死亡的重要原因。

植入多发生于子宫前壁下段,多由子宫手术后子宫内膜创伤、瘢痕血管化异常、局部缺氧、子宫内膜发育不良,再次妊娠时蜕膜化障碍和滋养层细胞过度侵入引起。

前次剖宫产史以及前置胎盘为胎盘植入最常见的高危因素。剖宫产次数为1次、2次、3次、4次、5次的孕妇发生PAS的比例分别是0.24%、0.31%、0.57%、2.13%、2.33%、6.74%。当伴有前置胎盘时,PAS的发病率明显升高,分别达到3%、11%、40%、61%、67%。此外,高龄也是PAS的高危因素。高龄孕妇(≥35岁)发生PAS的风险是20~34岁女性的2.1倍。其他高危因素还包括既往子宫穿孔史、胎盘植入史、多次流产史,子宫肌瘤切除术、宫腔镜手术等妇产科手术也会导致PAS发病率增加。按手术类型统计,有过腹腔镜手术史、宫腔镜手术史、刮宫术史孕妇发生PAS的风险分别是没有手术史的2.1倍、2.9倍和2.1倍。按次数统计,妇科手术史为1次、2次、3次或更多的孕妇发生PAS的风险分别是没有妇科手术史的1.5倍、2.7倍和5.1倍。

当胎盘植入患者合并前置胎盘,其发生早产的高危因素同前述,包括合并前置胎盘的类型、开始出血发生的时间、产前出血量的多少、是否伴有子宫收缩、孕妇的全身状况。当胎盘位于子宫前壁、植入胎盘血窦从绒毛膜板延至子宫浆膜层、子宫肌层缺失、超声下可见湍流等表现的剖宫产术后妊娠胎盘植入患者,更易发生子宫破裂,从而导致早产。其他高危因素还包括年龄>40岁、既往剖宫产或其他子宫手术的次数、既往子宫破裂史、剖宫产手术类型、超声监测子宫肌层连续程度、预计胎儿体重>4 000g、过期妊娠、肥胖、剖宫产瘢痕处妊娠史及瘢痕妊娠破裂史等。

【临床特征】

由于植入常发生于子宫体部,胎盘植入患者产前常无明显临床表现。但由于胎盘植入多合并前置胎盘,因此常见症状是产前反复、无痛性阴道流血。而穿透性胎盘植入合并子宫破裂患者可诉腹痛,多伴胎心率变化。

【检查】

胎盘植入性疾病是一病理诊断性疾病,但分娩前诊断主要依据病史以及影像学检查特别是经腹彩色多普勒超声检查,首选为有胎盘植入诊断经验的产科超声医师进行。

胎盘植入有如下超声特征。①"透明带"消失:胎盘后间隙消失,胎盘着床部位与子宫肌层之间的低回声区缺失或不规则。②异常"胎盘陷窝":胎盘内有多个大小不等、形态欠规则的无回声区即胎盘内静脉池,有时可探及动脉血流,表现为血流紊乱、湍急,呈现"沸水征",甚至可累及子宫肌层。③膀胱界线中断:子宫浆膜层和膀胱腔之间的高回声带,即膀胱壁回声缺失或中断。④子宫肌层变薄:胎盘后方子宫肌层低回声带变薄或消失,覆盖胎盘的肌层厚度<1mm或探测不到。⑤胎盘膨出:子宫浆膜层突出,这是由于异常突出的胎盘组织进入邻近器官所致,通常是膀胱,而子宫浆膜层看似完整但界线已变形。⑥胎盘局部组织外生:胎盘组织穿透子宫浆膜层,多是浸润膀胱,膀胱浆膜层高回声带消失且有不规则的无回

声结构突向膀胱,膀胱后壁与子宫浆膜层交界面血管丛异常增多。

尽管超声对 PAS 的诊断是非常有用的,但超声在准确评估胎盘植入的类型和植入的程度方面价值有限。而 MRI 对胎盘植入深度和范围的敏感性可分别达到 92.9% 和 99.6%,特异性分别为 97.6% 和 95.0%。良好的软组织对比度以及薄层扫描有利于显示胎盘与子宫肌层关系的细节。BFFE 序列对显示胎盘植入丰富的血管较优。反复出血形成纤维组织,表现为低信号,辅以 BRRE 亮血序列,可以明确鉴别出血和纤维组织。T_1W1 主要用于出血和脂肪组织的检测,后者用于判断膀胱与胎盘间脂肪信号是否存在,为胎盘植入的诊断和评估提供参考。因此,对于超声不确定的胎盘植入、子宫后壁胎盘以及穿透性胎盘植入,使用 MRI 也有利于进一步明确诊断。

磁共振检查对于胎盘植入性疾病的诊断、评估及最终终止妊娠时机的选择,能提供充分的支持。对怀疑胎盘植入性疾病的孕妇进行 MRI 检查的理想时间是孕龄为 28~32 孕周。检查时,孕妇取仰卧位、膀胱适度充盈。MRI 预测胎盘植入征象为:子宫凸向膀胱,胎盘内信号强度不均匀,T_2 加权像存在胎盘内条索影,胎盘血供异常。直接征象为:① T_2WI 胎盘母体面低信号带;②子宫肌层变薄;③胎盘组织侵入子宫肌层;④胎盘组织突出子宫轮廓外。间接征象为:①胎盘位置、有无前置胎盘及其类型;②胎盘厚度:在矢状面、冠状面或横轴面上取胎盘的切线位测量胎盘最厚处;③胎盘实质信号是否均匀;④子宫下段膨隆;⑤胎盘基底部异常血管影;⑥膀胱“帐篷征”;⑦膀胱胎盘间隙低信号带不连续。

其中作为最容易发生早产的穿透性胎盘植入,其影像学直接征象如下:①胎盘增厚、聚拢呈驼峰状向外凸起,边缘模糊,所附着的子宫肌层低信号带连续性中断。②胎盘侵犯膀胱,出现膀胱“帐篷征”或子宫膀胱间隙低信号带连续性中断,膀胱壁呈结节状改变。间接征象包括:①胎盘内异常血管影,即胎盘内直径 >6mm 的增粗纡曲血管。②胎盘实质信号显著不均匀。③位于子宫颈内口处的胎盘形态不规则、信号不均匀,与子宫颈内口分界欠清,甚至突入子宫颈内(表 13-0-3)。

【处理及终止妊娠】

对合并胎盘植入孕妇,因常因疾病进展或胎儿窘迫需提前终止妊娠,为减少围产期特别是早产母儿并发症的发生,孕期建议使用铁剂、叶酸等药物治疗,以维持正常血红蛋白水平。此外,应每 3~4 周进行 1 次超声检查,以评估胎盘位置、胎盘植入深度及胎儿发育情况。当临床上高度怀疑胎盘植入但该医疗单位不具备胎盘植入处置条件时,应在保证患者安全的前提下及时将患者转运至有处置条件的医院进一步治疗。

推荐采用病史 - 影像学联合的方法预测胎盘植入风险(表 13-0-4)。胎盘植入患者经超声评分后的分值与术中出血量呈显著正相关,低分值组(≤6 分)、中等分值组(7~9 分)及高分值组(≥10 分)分别对应的术中出血量中位值为 600ml、1 200ml 及 2 500ml。手术团队可根据评分在术前做好备血及相应术前准备,或转诊至有足够救治能力的医疗机构。由于胎盘植入孕妇妊娠晚期不良结局主要是子宫破裂、严重出血、器官损伤、子宫切除及输血后相关并发症。

分娩孕周选择仍有争议，但各国指南推荐对于产后出血风险较低的孕妇，可于 37 周分娩。若出现未足月胎膜早破、宫缩、阴道流血及怀疑为穿透性胎盘植入等情况，可于 $34\sim36^{+6}$ 周分娩。

表 13-0-3　胎盘植入性疾病孕妇胎盘 MRI 检查结果的结构化报告

结构化报告项目	结构化报告项目
临床诊断报告项目	胎盘侵袭检测
年龄	胎盘内 T_2 低信号带
孕龄	胎盘 / 子宫膨出
剖宫产分娩史、次数	胎盘后 T_2 低信号线消失
相关超声检查报告（如果有）	子宫肌层变薄
MRI 检查报告项目	膀胱壁中断
是否存在前置胎盘	局部外生团块
胎盘侵袭位置	胎盘床异生血管
MRI：胎盘侵袭深度	胎盘内信号不均
胎盘粘连或胎盘植入	胎盘不对称增厚 / 形状
穿透型胎盘植入	胎盘缺血性梗死
胎盘侵袭至子宫外 MRI 特点	胎盘内异常血管
膀胱受累：累及部位及结构	MRI：胎盘侵袭部位
宫旁受累：累及部位及结构	

表 13-0-4　胎盘植入凶险等级评分量表

项目	评分		
	0	1	2
胎盘位置	正常	边缘或低置	完全
胎盘厚度	<3cm	3~5cm	>5cm
胎盘后低回声带	连续	局部中断	消失
膀胱线	连续	中断	消失
胎盘陷窝	无	有	融合成片伴沸水征
胎盘基底部血流	基底部血流	基底部血流增多、成团	出现跨界血管
子宫颈血窦	无	有	融合成片伴沸水征
子宫颈形态	完整	不完整	消失
既往剖宫产次数	0	1	≥2
总分			

计划分娩可减少出血量,降低其他并发症发生率,缩短入住重症监护病房时间,延长分娩孕周虽可改善围产儿结局,但增加产前出血、急症手术和手术损伤风险。胎盘植入患者经超声评分后有助于选择择期手术时机,避免急诊手术并发症风险又减少过早终止妊娠早产儿相关并发症风险,如胎盘植入评分 ≤ 5 分者,可在严密监测下期待至妊娠满 37 周后终止妊娠;评分>5 分以上者建议完善 MRI 检查联合评估;评分 6~9 分者,可计划在妊娠 35~37 周间终止妊娠;评分 ≥ 10 分者,酌情在妊娠 34 周左右终止妊娠。建议早产风险较高的患者于妊娠 34 周前使用糖皮质激素促胎肺成熟。在糖皮质激素促胎肺成熟后,34~37 周分娩是一个适合多数医疗中心救治新生儿的时间,可以保证新生儿获得有质量的生命。而孕 37 周之后胎盘植入患者的出血风险会明显增高,约一半的胎盘植入孕妇因为出血需要紧急手术终止妊娠。因此,对于病情稳定的患者,建议在孕 34~36^{+6} 周择期手术终止妊娠。但当出现持续性出血、子痫前期、早产迹象、胎膜早破、胎儿并发症或孕妇病情恶化等威胁母胎生命的情况时,应提前终止妊娠,以尽可能地获得好的结局。如果出现胎盘穿透子宫浆膜层发生腹腔内出血或植入至膀胱出现血尿等紧急情况,不考虑孕周,应立即紧急剖宫产终止妊娠。

为改善早产儿结局,建议终止妊娠时由具有胎盘植入处置经验的产科医师、麻醉科医师,以及具有早产儿处置经验的儿科医师等组成的多学科救治团队,可为母儿安全提供保障(表 13-0-5)。

表 13-0-5　多学科团队管理模式

多学科团队	内容
放射科医生	超声和 / 或 MRI 诊断
经验丰富的产科或母胎医学医生	产前诊断,产前、产时和产后的管理
妇科医生、盆底手术医生、泌尿外科医生	腹膜后粘连分离、输尿管暴露、髂内动脉结扎、输尿管置管等
麻醉师	孕妇术前的管理和大出血的管理
新生儿科医生	择期手术近足月早产儿和急诊手术的早产儿管理
重症监护室及相应的医生	术后的重症监护管理
其他手术方面的专家:血管外科、普外科、创伤外科等	输尿管再植、膀胱分离、血管损伤修复
血库	提供大量的血液制品或自体输血

三、胎盘早剥

正常位置的胎盘在胎儿娩出前部分或全部从宫壁剥离,称为胎盘早剥。胎盘早剥发病率约为 1%,国内报道为 0.46%~2.1%。胎盘早剥累及边沿部,剥夺了羊膜与绒毛膜的营养,继而蜕膜坏死,坏死组织可引起机体释放前列腺素增加而诱发宫缩,从而引起早产。而由胎盘早剥导致的自发性或医源性早产易引起胎儿宫内缺氧,常导致早产新生儿窒息和围产儿死亡率增加,近远期预后更差。

【高危因素】

胎盘早剥的高危因素包括孕妇有血管病变、机械因素、子宫静脉压升高、高龄多产、外伤及接受辅助生殖技术助孕、宫腔内压力骤减、高龄多产、吸烟、吸毒、绒毛膜羊膜炎等。妊娠过程中,若孕妇渐出现血压增高,绒毛外滋养细胞浸润能力受损,致"胎盘浅着床"和子宫螺旋动脉重铸不足,螺旋动脉平均直径仅为正常孕妇的 1/2,加之内皮损害及胎盘血管急性动脉粥样硬化,使胎盘的血液灌注减少,进而发生缺血缺氧,引起远端毛细血管变性坏死甚至破裂出血,形成底蜕膜层与胎盘间血肿,导致胎盘与子宫壁剥离。

瘢痕子宫在胎盘早剥并早产组中占 37.21%,高于孕足月组的 19.12%。这可能与瘢痕子宫影响胎盘着床,宫缩时子宫收缩不均匀、不协调有关。有研究显示,瘢痕子宫有产兆为不典型胎盘早剥的高危因素。故对瘢痕子宫有产兆要加强监护,注意宫缩等情况。纵隔子宫,尤其是胎盘附着纵隔部位时易使胎盘受压,增加胎盘早剥发生率。

未足月胎膜早破是胎盘早剥及导致早产的独立危险因素。有研究发现在未足月胎膜早破患者中,有 4%~12% 的患者发生胎盘早剥。这可能是由于未足月胎膜早破患者子宫体积的突然减小导致胎盘早剥;并且胎膜早破通常与感染相关,未足月胎膜早破常伴有宫内感染的发生,有、无宫内感染的妇女胎盘早剥发生率分别为 4.80% 和 0.80%,严重绒毛膜羊膜炎与胎盘早剥密切相关。也有研究认为未足月胎膜早破是胎盘早剥的独立危险因素,可能与宫腔压力突然减小或者胎盘早剥相关性炎症引起的胎膜脆弱有关,而与感染无相关性。

【分类】

在临床上,推荐使用胎盘早剥分级标准作为对病情及是否需提前终止妊娠的判断与评估:

0 级:胎盘后有小凝血块,但无临床症状。

Ⅰ级:阴道出血;可有子宫压痛和子宫强直性收缩;产妇无休克发生,无胎儿窘迫发生。

Ⅱ级:可能有阴道出血;产妇无休克;有胎儿窘迫发生。

Ⅲ级:可能有外出血;子宫强制性收缩明显,触诊呈板状;持续性腹痛,产妇发生失血性休克,胎儿死亡;30% 的产妇有凝血功能指标异常。

【临床表现】

早期表现:常常是胎心率首先发生变化,宫缩后子宫弛缓欠佳。触诊时子宫张力增大,宫底增高,严重时子宫呈板状,压痛明显,胎位触及不清;胎心率改变或消失,胎盘早剥Ⅲ级患者病情凶险,可迅速发生休克、凝血功能障碍甚至多器官功能损害。

典型症状:阴道出血、腹痛、子宫收缩和子宫压痛。出血特征为陈旧性不凝血。绝大多数发生在孕 34 周以后。后壁胎盘的隐性剥离多表现为腰背部疼痛,子宫压痛可不明显。部分胎盘早剥伴有宫缩,但宫缩频率高、幅度低,间歇期也不能完全放松。

胎盘早剥病例多伴有临产或先兆早产症状,需注意将胎盘早剥的腹痛与先兆早产的腹痛相鉴别。一般正常临产的宫缩有间歇性,宫缩间歇期腹部松软,子宫无压痛;胎盘早剥腹痛子宫一直高张,并可有压痛,宫缩无间歇。

【治疗及终止妊娠】

当孕妇发生胎盘早剥,为可存活早产或孕足月,阴道流血较多,短期内不能阴道分娩,考虑剖宫产终止妊娠。为了母儿安全,可以直接手术,不一定要联系超声明确早剥与否及早剥部位,以免延误抢救时机。若早产,阴道流血不多,胎心监护反应良好,可以完善超声、血常规、凝血等相关检查,明确诊断后再做决定。若超声阴性,持续性少许阴道流血,必要时复查超声,持续监测孕妇及胎儿宫内情况;临床医生不能以超声检查结果阴性排除胎盘早剥。

研究显示,胎盘早剥孕妇早产组新生儿窒息和围产儿死亡发生率均高于其他胎盘因素提前终止妊娠者。胎盘早剥组的早产发生率高达 57.18%,死胎发生率高达 15.31%。文献报道胎盘早剥的围产儿死亡率 15.80%,其中 78.0% 为死胎,胎儿生长受限或小于胎龄儿发生率为 2.00%~40.00%,围产儿脐动脉 pH 值为 7.0,胎盘早剥孕妇早产组和其他胎盘因素早产组需要进行复苏的新生儿相比对照组分别增加了 14.90 倍及 4.60 倍。

有学者认为,轻型胎盘早剥有其自限性,所以在无胎儿窘迫或者母亲危害时,可以期待治疗到胎儿成熟。文献报道提示,妊娠 35 周前发生胎盘早剥的围产儿病死率明显高于 35 周及以上者,在胎盘早剥治疗中期待疗法可以延长孕周,增加出生体重,从而降低新生儿病死率。在孕妇胎盘早剥剥离面积<1/3 的情况下,两组孕妇分娩方式比较,差异无统计学意义。保守治疗组新生儿出生 Apgar 评分及新生儿死亡率明显好于非保守治疗组,显示孕妇胎盘早剥剥离面积<1/3 时选择保守治疗效果优于非保守治疗。而在胎盘剥离面积介于 1/3~1/2 的孕妇中,保守治疗组孕妇无论在剖宫产率还是在新生儿出生 Apgar 评分、新生儿死亡率的结果上均优于非保守治疗组,且分娩并发症无差别。目前,临床上对胎盘早剥行保守治疗的共识是要求孕产妇胎盘剥离面积要<1/3。国内有对胎盘剥离面积<1/2 时行保守治疗研究的回顾性分析,结果提示,保守治疗组与立即终止妊娠的孕妇相比,孕周明显延长,新生儿死亡率明显减少、新生儿 Apgar 评分明显改善、新生儿体重明显增加,新生儿出生体重得到提高,而产妇子宫卒中、DIC、产后出血率无明显增加。因此,根据剥离面积大小及病情轻重缓急,对于孕周小、一般情况良好、无急性早剥征象、胎盘剥离面积<1/2 的患者,可行保守治疗。另外,对于胎盘早剥患者以往多选择剖宫产终止妊娠,而研究显示,保守治疗组的剖宫产率下降而阴道分娩率增加。因此,对于胎盘剥离面积<1/2 的孕妇采用保守治疗,减少早产风险及剖宫产的母儿创伤及母儿并发症的发生。

保守治疗适应证包括:①胎盘剥离面积<1/2;②孕周<35 周;③无胎儿窘迫;④无 DIC、产前大出血及其他严重合并症和并发症,为显性阴道出血、子宫松弛,产妇及胎儿状态稳定。

硫酸镁的用法及注意事项：用药过程中密切注意呼吸、尿量及膝反射，监测电解质变化。在使用硫酸镁保胎的条件下，同时给予促胎肺成熟的处理。对于促胎肺成熟，应采用地塞米松肌内注射，禁止行羊膜腔注射，以免加重胎盘早剥。最重要的是要与患者及家属做好沟通，详细告知其保守治疗及立即终止妊娠不同的风险。分娩时机应权衡产妇及胎儿的风险后再决定。保守治疗过程中，应密切行超声检查，监测胎盘早剥情况。一旦出现明显阴道出血、子宫张力高、凝血功能障碍及胎儿窘迫时，应立即终止妊娠。

对于在保守治疗过程中可能会出现的各种风险，应要向家属详细沟通，保证患者的知情权，并且在保守治疗过程中要重视产妇的症状变化，结合持续胎心监护，监测胎心变化，必要时复查 B 超，动态观察胎盘改变，有利于更准确地判断终止妊娠的时机。需要注意的是，在治疗胎盘早剥时，不能一味地为了追求延长孕周，而忽视患者病情。对于重型胎盘早剥，仍然是一经确诊，及时终止妊娠，以避免更严重的并发症出现，降低孕产妇及围产儿的死亡率。

四、前置血管

前置血管为无华通胶或胎盘组织保护的胎儿血管走行于胎膜上，距离宫颈内口 2cm 以内的位置，甚至位于胎先露下方，即胎膜血管达到子宫下段或跨越宫颈内口称为前置血管。前置血管是绒毛的异常发育所致，是妊娠期少见并发症，发生率为 1.5/10 000~4/10 000，新生儿死亡率极高。前置血管因为没有其他组织的保护，且位置低，在阴道分娩过程中容易受压，甚至发生破裂出血。胎膜破裂时，胎儿前置的血管可直接被机械性撕裂，或由于破膜，羊膜腔内压力骤然下降，胎膜与血管表面张力相差较大而发生破裂。前置血管破裂后，胎儿发生急性失血，即使是足月胎儿血容量亦较低，为 80~100ml/kg，总血容量 240~300ml，即使少量失血也可能会对胎儿产生严重影响。早产儿对失血的耐受性更差，甚至可导致新生儿缺血缺氧性疾病、死产和新生儿死亡等不良结局。此外，前置血管受胎先露压迫时，可导致脐血循环受阻，可致新生儿短时间内窒息甚至死亡，即便存活也可能造成严重后遗症。

前置血管产前最严重的并发症为前置血管破裂导致围产儿失血甚至死亡。Oyelese 等学者报道产前诊断病例的围产儿病死率及输血率分别为 1% 及 36%，而产前漏诊病例的围产儿病死率及输血率分别为 3% 及 58%。另文献报道在胎膜未破患者中胎儿失血发生率和围产儿病死率分别约为 50% 和 60%，而在胎膜破裂患者中胎儿失血发生率和围产儿病死率分别约达 70% 和 100%。随机对照研究显示，前置血管如能在产前诊断，胎儿存活率达 97%，而未能诊断的存活率仅 44%。

【发生机制】

前置血管的发生机制尚不明确。有学者提出胎盘开始种植于底蜕膜，随着妊娠的进展，胎盘向血液灌注更好的区域伸展，使原来附着于中央部位的脐带逐步变为偏心以致边缘附着，而围绕于附着部位的胎盘子叶退化成光滑绒毛膜，最终发展成脐带的帆状附着。也有学者认为，开始时脐带附着正常，随后叶状绒毛为寻找血供较好的蜕膜部位，以摄取更多的营养单向生长伸展,脐带仍附着于原有部位,其附着处的绒毛因营养不良而萎缩,变为平滑绒毛膜。该说法既可解释双叶胎盘间的脐带帆状附着,也可解释双胎妊娠时,2个紧靠着床的囊胚因争夺地盘而较常发生脐带帆状附着。此外,体外受精-胚胎移植(IVF-ET)过程中高雌激素水平可能干扰胎盘正常着床,以及 IVF-ET 导致的多胎妊娠,也可能是前置血管发生率增高的原因。

【高危因素】

前置血管常见的高危因素包括包含帆状胎盘、胎盘粘连、前置胎盘、低置胎盘、胎盘植入、分叶胎盘或副胎盘、试管婴儿、球拍胎盘及多胎妊娠。一篇针对前置血管的发病及危险因素的系统综述显示,83% 的前置血管患者有 1 个或多个危险因素,包括前置胎盘、多叶胎盘、副胎盘、帆状胎盘和 IVF-ET 术后;而另一项基于人群的前瞻性队列研究发现,产前诊断前置血管的孕妇中 94% 至少有一个危险因素,最常见的是帆状胎盘和前置胎盘(60%)。

【分类】

根据前置的血管与胎盘之间的关系,即临床病理分型,将前置血管分为两型: Ⅰ 型为前置血管连接一个胎盘小叶,常有脐带附着异常,如球拍状胎盘、帆状胎盘等;较为多见,占前置血管的 80% 以上。 Ⅱ 型为前置血管连接多个胎盘小叶,如分叶状胎盘、副胎盘等。

近期有日本学者提出第三种新的分型:前置血管不连接胎盘叶,回旋吻合其他血管。若不考虑其中发育生物学的机制,现有的分型并无明确的临床意义。另有第三种分型为胎盘边缘处脐带胎膜内走行脐血管合并前置胎盘,由于此类前置血管常合并阴道流血,因此,当前置胎盘合并阴道流血时,除常规观察胎盘位置外,还要观察胎盘边缘处血管排除前置血管。

【检查】

随着近年来超声的普及应用及技术水平的提高、产科临床诊疗水平的提高,越来越多的前置血管得到了早期诊断,通过加强孕期监护、及时剖宫产,新生儿的结局有了明显的改善。孕期主要通过影像学检查如多普勒超声、磁共振成像(MRI)进行前置血管的诊断,羊膜镜检查可直接看到帆状血管经过子宫颈内口,但因其为侵入性检查一般较少使用。

2018 年英国皇家妇产科学会指南指出,在产前诊断前置血管时经腹联合经阴道超声检查可以提高前置血管的诊断率,避免漏诊和误诊。因此,经腹超声可以作为早期筛查前置血管的重要方法,经阴道超声对诊断前置血管有较高敏感性、特异性和准确性,可作为产前诊断前置血管的首选方法。常规胎儿超声对前置血管的诊断准确率高,假阳性率低。彩色多普勒超声影像可见宫颈内口上方可见条管状血管回声,缺乏脐带螺旋,沿宫颈内口或接近宫颈内口的胎膜下走行,位置固定,胎盘的正常位置未见脐血流声像,胎盘周边的胎膜上可见脐带插入声像。

在诊断前置血管时,需要鉴别宫颈内口处血管来源于胎儿脐血管或孕妇宫颈,当宫颈内口处血流频谱显示为动脉频谱且节律与胎儿心率一致时,前置血管诊断可能是正确的;当血流频谱显示为动脉频谱且节律与孕妇心率一致时,考虑血管来源于孕妇宫颈,此时不能诊断前置血管;当频谱为静脉频谱且不随孕妇呼吸运动变化而改变时,考虑宫颈内口处血管为胎儿脐静脉血管,此时应考虑前置血管;当频谱为静脉频谱且随孕妇呼吸运动变化而改变时,考虑血管来源于孕妇宫颈静脉血管,此时不能诊断前置血管。此外,当前置血管纵行跨过宫颈内口时,矢状切面较容易诊断前置血管;而当前置血管横行跨过宫颈内口时,如果仅采用纵切面扫查,仅显示前置血管横断面,不能显示整条前置血管血流分布情况,此时应纵切面联合横切面进行多切面扫查,综合判断目标血管与宫颈内口关系,避免前置血管漏诊。但超声也会受到一些因素的干扰与限制,例如腹壁瘢痕、肥胖或膀胱充盈等,这些因素可能会妨碍前置血管的影像诊断。

妊娠早、中期诊断为前置血管的患者中,有 15%~40% 随着妊娠进展可自行消退,消退的可能原因是妊娠后期子宫下段形成,血管位置相对向上移动。故对高度怀疑前置血管的患者应在妊娠晚期(32 周后)再行超声检查后方可确诊。孕早期及孕中期胎儿较小,活动度大,不容易遮挡脐带的插入点,有报道显示孕 18~20 周行超声检查可发现 99.8% 的脐带插入位置异常。但由于前瞻性研究数量有限,目前还无法评价对于高危人群在孕中期行超声检查筛查前置胎盘、帆状胎盘患者的利弊。同时有指南认为,对于正常及低风险孕妇均不需要在妊娠中期常规筛查前置血管,但高风险孕妇的筛查可能避免围产期不良妊娠结局。

MRI 可以清楚地显示胎盘小叶的数目和位置,以及前置血管的数量和走行,因此较超声诊断准确率更高,但其费用较高,难以用于筛查。磁共振不推荐作为前置血管的首选检查。若临床高度怀疑或具有高危因素时,或对于后壁胎盘等超声检查不易明确诊断的时候,可考虑行磁共振检查对前置血管进行诊断。

【临床表现】

前置血管的典型症状为妊娠晚期无痛性阴道流血,色鲜红,伴或不伴有胎心异常;胎心监测可表现为无加速的变异减速,甚至呈正弦波的胎儿宫内窘迫征象。常被误诊为胎盘早剥或前置胎盘,多发生于胎膜破裂或人工破膜时,并常伴胎心改变。分娩时可通过以下检查和临床表现直接或间接诊断前置血管。

1. **阴道触诊** 阴道检查可触及胎膜上管径细小、滑动性小且有搏动、不似脱垂脐带的血管。

2. **阴道视诊** 通过肉眼或羊膜镜,有时可以看到羊膜囊上走行的血管。

3. **可疑临床表现** 胎膜破裂时,阴道出血特点为持续、少量、新鲜血,出血仅数十毫升就可能出现胎心率显著改变,先快后转慢,甚至消失。

4. **检测阴道出血来源** ①阴道血涂片检查,找到有核红细胞或幼红细胞;②阴道血红蛋白电泳胎儿血红蛋白阳性;③根据抗碱血红蛋白试验确定血液来源是胎儿还是母体。

【处理及防治】

各国指南均推荐对于孕期诊断前置血管的孕妇,在妊娠 28~32 周给予糖皮质激素促胎肺成熟,预防早产对新生儿的影响。2018 年对 29 例孕中期诊断为前置血管的单胎妊娠孕妇进行回顾性病例对照研究发现,择期剖宫产的孕妇与急诊剖宫产孕妇相比,孕期宫颈长度缩短的速度明显要慢。每周宫颈长度每减少1mm,急诊剖宫产的概率就会增加6.5倍。同样,2017年针对前置血管的双胎孕妇的产前处理进行系统回顾表明,26~28周进行宫颈长度的测量可能有助于评估个体早产的风险。也有研究推荐在孕30~32周出现宫颈过短或出现漏斗的情况下应用糖皮质激素促进胎儿肺成熟。基于以上研究结果,当超声诊断前置血管后,如果孕妇在整个孕期无阴道出血或宫颈缩短,早产的可能性小,因此门诊管理和规律产检是相对安全和合理的。

若存在多胎妊娠、产前出血和先兆早产等多种因素,可考虑在妊娠30~32周预防性住院。有早产风险孕妇也可考虑预防性住院观察,目的是更严密地监测分娩发动的迹象,并在分娩前和/或胎膜破裂时更及时地实施剖宫产。此外,尚无证据表明宫颈环扎术可以改善前置血管的妊娠结局。

为避免阴道分娩过程中前置血管破裂导致的不良围产儿结局,在分娩发动前进行选择性剖宫产终止妊娠是必要的。产前诊断前置血管的患者分娩时机尚未达成共识。合理选择剖宫产时机非常关键,在无临床症状的情况下,既不能过早干预导致新生儿过度早产,也不能漏诊导致终止妊娠的时机过晚。建议提前入院监督,尽量延长妊娠时间。但研究也显示确诊前置血管的患者盲目延长孕周并不能提高新生儿的存活率,反而会增加前置血管破裂的风险。需要特别说明的是,发现前置血管破裂后即使行紧急剖宫产术,围产期死亡率至少为60%,而进行计划性剖宫产,可以提高新生儿的存活率至95%。一项比较11种前置血管患者分娩时机的决策分析研究数据发现,34~36周分娩平衡了早产与胎膜早破以及由此导致的胎儿失血甚至死亡的风险。加拿大妇产科医师学会推荐妊娠35~36周剖宫产终止妊娠。美国妇产科医师学会建议在妊娠34~37周终止妊娠。中华医学会妇产科学分会产科学组2013年发布的《前置胎盘的临床诊断与处理指南》中指出,前置血管患者妊娠34~35周剖宫产终止妊娠。

对于分娩过程中确诊前置血管的患者,若胎儿存活且孕周≥24周,应行紧急剖宫产。分娩时少量阴道流血,伴有胎心一过性异常,可考虑立即行床边超声检查,排除其他原因的阴道流血,明确诊断为前置血管后,立即行紧急剖宫产终止妊娠。并请新生儿科医生协助诊疗,做好新生儿补充血容量、提高氧合指数、预防新生儿感染等积极抢救措施,必要时输血。术后应进行胎盘病理检查以确认前置血管的诊断,特别是在发生死产或分娩过程中出现急性胎儿损害的情况下。

五、胎盘绒毛膜血管瘤

胎盘绒毛膜血管瘤国际报道发生率为0.61%。国内报道的CA发生率为0.5%~2.6%。国内外报道巨大CA占送检胎盘的1/9 000~1/3 500。CA女性胎儿占60%~70%。大多数胎盘绒毛膜血管瘤很小,通常没有临床症状,Fan和Skupski将直径大于4~5cm的胎盘绒毛膜血管瘤定义为巨大胎盘绒毛膜血管瘤,此类血管瘤较为罕见,其与母儿并发症密切相关,其常见并发症为羊水过多、早产、胎儿贫血或血小板减少、胎儿水肿、胎儿心脏扩大或心力衰竭、胎儿生长受限、胎死宫内、镜像综合征、严重新生儿微血管病性溶血性贫血、新生儿脑梗死等。

【分类】

胎盘血管瘤主要由血管及结缔组织构成,根据绒毛膜血管瘤组成成分及分化程度的不同分为 3 种类型。

1. 血管瘤型　瘤内以毛细血管瘤或海绵状血管瘤为主,伴有少量纤维组织。

2. 细胞型　瘤内以血管内皮细胞为主的未成熟血管分布于疏松的结缔组织内。

3. 退化型　血管瘤呈黏液样变、玻璃样变、坏死或钙化,罕见病例可有脂肪变性。

但同一瘤体内常三种类型相互交织。

【发生机制】

研究发现胎盘绒毛膜血管瘤所引起的并发症及不良结局与血管瘤瘤体的大小有直接的关系,直径<5cm 的胎盘绒毛膜血管瘤对产妇及胎儿的影响较小;而直径>5cm 者,也称巨大绒毛膜血管瘤,则会对胎盘与母体造成影响并减少血气交换的有效面积,并导致胎儿血液供应减少,造成血流动力学障碍,从而引发多种并发症,包括胎儿异常及早产等并发症的风险增加。研究发现胎盘绒毛膜血管瘤患者羊水过多发生率为 14%~28%,是所有并发症中发生率最高的。一项回顾性队列研究发现合并胎盘绒毛膜血管瘤的孕妇早产的发生率为23.2%。另有研究显示,巨大血管瘤组早产、低出生体重、羊水增多、宫内窘迫、收入新生儿重症监护室、胎儿水肿、心脏扩大/心力衰竭、呼吸支持、血液指标异常、输血制品及死亡比例高于普通血管瘤组。

目前认为羊水过多、子宫张力过大导致胎膜早破为引起胎盘绒毛膜血管瘤孕妇早产的主要原因。大的绒毛膜血管瘤引起羊水过多的机制尚不明确,可能与以下因素有关:胎盘绒毛膜血管瘤往往位于脐带插入点附近,脐带的血管受到瘤体的压迫导致液体渗出增多;胎儿尿液增多或充血性心力衰竭,导致出入量不平衡;胎盘绒毛膜血管瘤内血管壁渗出增多,渗出液自胎盘子面渗出到羊膜腔。由于肿瘤内动、静脉吻合,可能破坏胎儿体内循环,导致胎儿生长受限;过多血液循环可使胎儿心脏负担过重,导致心输出量增加,心脏扩大,最后导致心力衰竭和水肿;当脐动脉部分血液形成动 - 静脉分流时,可引起胎儿 - 胎盘灌注减少,从而使血管瘤微循环缺血,形成栓塞,甚至弥散性血管内凝血,可能使胎儿出现全身凹陷性水肿、贫血性心脏病、低蛋白血症而死亡(7.8%~15%)。胎儿生长受限、胎儿窘迫等更加重了胎盘绒毛膜血管瘤早产儿不良预后风险。母体方面可以导致妊娠高血压、胎盘早剥、早产等多种并发症。

胎盘绒毛膜血管瘤诊断标准:符合以下 1 条即可诊断:①产前超声:胎盘实质内边界清晰的圆形或椭圆形实性低回声或中等回声,回声低于胎盘;彩色多普勒超声示瘤体内大小不等血流信号,呈树枝、分支状或网络状。②胎盘病理:肉眼观察见瘤体多实性或半实性,多数界限清楚,比正常胎盘组织质地较实性,切面呈暗红或灰红色。镜下检查,肿物位于绒毛膜板下及绒毛间,肿瘤组织由毛细血管、间质细胞和被覆的滋养细胞组成,其中血管为海绵状血管和毛细血管,间质或多或少。

【检查】

胎盘血管瘤典型超声表现为胎盘胎儿面、母面或胎盘边缘类圆形、椭圆形的网格状、蜂窝状或实性低回声、中等回声甚至高回声结节或团块,叠加彩色多普勒超声结节内可见较丰富的血流信号。

胎盘血管瘤彩色多普勒超声表现及血流特点包括:①胎盘绒毛膜血管瘤可发生在胎盘任何部位,由于肿瘤占位致胎盘增大或形态变化。②胎盘血管瘤位于绒毛膜下,形态为类圆形和椭圆形,有包膜、边界清楚。③依据胎盘血管瘤内部所含血管和结缔组织成分不同,回声也不相同,血管成分多的为低回声,结缔组织多的回声增强。④彩色多普勒血流成像显示肿块内有大小不同的血管,脉冲多普勒可测及多普勒信号,血管瘤内小动脉、静脉源自脐带动静脉。

但当孕妇肥胖、羊水过多、胎盘位于子宫后壁或瘤体较大时,超声诊断胎盘血管瘤可能存在困难。此时,MRI 检查可帮助提高诊断率,胎盘绒毛膜血管瘤 MRI 表现为异质性肿瘤,T_1 加权像表现为等信号,弥散轻度受限,如果有出血,则表现为高信号,弥散明显受限,T_2 加权像主要表现为高信号异质性混合信号。

产后病理学的检查是诊断胎盘绒毛膜血管瘤的"金标准"。产后大体病理检查,可见胎盘母面、子面或胎盘实质内有大小不等的肿块,色暗红、灰白或黄白,质地有软、韧或硬不同。

【处理及终止妊娠】

目前,国内外少数学者在治疗上尝试采用胎儿镜手术分离并缝扎肿瘤供血血管、胎儿镜激光凝结肿瘤供血血管、微线圈或组织胶栓塞供血血管、超声引导下向瘤中静脉内注射无水乙醇等方法使肿瘤缺血、坏死,进而使瘤体缩小、消失。较为成熟的方法是针对并发症治疗,羊水过多时采用羊膜腔穿刺和吲哚美辛药物。但 Jones 等研究指出,放羊水后宫腔压力降低虽然能减少子宫张力,减少胎膜早破早产风险,但也可能利于肿瘤的血液灌注,导致胎儿病情恶化。若合并有胎儿贫血或心力衰竭,可进行宫内输血来干预。对症治疗在临床上较多见,但其不能从根本上解决问题。因此,病因治疗是最好的选择。此外也有研究显示,关于产前治疗如宫内输血、羊膜腔穿刺引流、微弹簧圈栓塞、胎儿镜下激光凝固等的安全性和有效性,以及对于胎盘绒毛膜血管瘤引发的母儿并发症所导致的早产的预防作用,还有待于进一步验证。

新生儿并发症的发生不仅与血管瘤大小有关,还与瘤体位置有关。有研究认为血管瘤的血管化程度是预后的决定因素,因此有必要进行超声动态评估血管瘤的血管化程度监测疾病进展,判断预后。

若无母儿并发症时,孕妇应增加产前检查次数,一般认为,小的胎盘绒毛膜血管瘤每

3~4周超声监测瘤体变化,大的胎盘绒毛膜血管瘤(瘤体直径≥5cm)每1~2周监测1次,定期应用彩色多普勒超声检查胎盘绒毛膜血管瘤位置及大小、羊水量、胎儿生长情况、瘤体内部的血流情况及脐动脉血流、大脑中动脉血流等胎儿血循环情况。同时应用胎儿超声心动图检查胎儿心脏情况,综合评估母儿情况。根据母儿情况决定终止妊娠的时机和方式。若孕妇孕期情况较好且无母儿并发症时可妊娠至足月。若母儿并发症发生在妊娠中期,应采取干预措施及期待治疗,尽量延长孕周。若母儿并发症出现在妊娠晚期,应建议及时终止妊娠。

胎盘绒毛膜血管瘤不是剖宫产手术的绝对指征,胎盘血管瘤的瘤体较小且无母儿并发症时,孕妇可选择经阴道分娩;瘤体较大且合并有母儿并发症时,可使脐带脱垂、胎盘早剥、产后出血、产后子宫复旧不全等发生风险增加,故建议接受剖宫产术终止妊娠。孕妇在待产时规律性宫缩可引起血管瘤发生破裂,进而导致胎盘早剥、胎盘残留、胎盘内弥漫性充血伴血性羊水等并发症,故以剖宫产术终止妊娠相对安全。产时应针对有高危因素的胎儿进行有准备的复苏,纠正贫血、改善心功能的血管活性药物等可能有助于改善不良结局。

及时诊断肿瘤的部位,同时动态观察肿瘤的大小、胎儿心功能及时终止妊娠对改善妊娠结局有明显意义。

【注意事项】

1. 前置胎盘患者常因产前出血需提前终止妊娠,对于前置胎盘高危因素的识别和预警有助于孕期筛查和提高诊断率,可对预防早产及适时终止妊娠并防止围产儿并发症有益。

2. 完全性前置胎盘、产前出血时间早量大且频繁、宫缩密集以及有合并症的孕妇早产风险更高。同时因前置胎盘患者常为瘢痕子宫,亦可根据高龄瘢痕子宫孕妇医源性早产风险评分表对早产风险进行评估。一方面前置胎盘患者孕晚期常因产前出血或择期终止妊娠导致早产,另一方面前置胎盘因合并胎儿急慢性宫内窘迫、胎儿生长受限以及产时急性失血,可导致新生儿低出生体重、贫血并对近远期预后及发育产生影响。

3. 产前大量出血或胎儿窘迫的前置胎盘患者,如胎儿可存活应紧急剖宫产终止妊娠。

4. 经腹彩色多普勒超声对胎盘植入性疾病的诊断尤为重要,推荐采用胎盘植入凶险等级评分量表,建议根据植入程度及临床症状决定随访频率,同时推荐对超声不确定的胎盘植入、子宫后壁胎盘以及穿透性胎盘植入患者进行MRI检查,并采用胎盘植入性疾病孕妇胎盘MRI检查结果的结构化报告。

5. 根据术前影像学等评估组建相应的多学科救治团队,其中胎盘植入评分≤5分,可37周后终止妊娠避免早产,评分6~9分者可在妊娠35~37周间终止,评分≥10分者酌情妊娠34周左右终止。

6. 胎盘剥离面积<1/2、孕周<35周、无胎儿窘迫及急性失血表现者可知情选择抑制宫缩及促胎肺成熟,但若出现明显阴道出血、子宫张力高、凝血功能障碍及胎儿窘迫时,应立即终止妊娠。

7. 前置血管破裂常导致围产儿死亡，产前诊断对预防新生儿特别是早产新生儿不良预后提高存活率有益。产前未行前置血管筛查，妊娠晚期无痛性阴道流血伴正弦波等异常胎心监护，需警惕前置血管。

8. 胎盘绒毛膜血管瘤特别是直径>4cm者，因羊水过多、子宫张力过大导致胎膜早破，从而早产及相关并发症风险更高，此外其导致的胎儿心衰、生长受限及急慢性宫内缺氧也加重不良预后。瘤体较大或者血管瘤发生破裂导致胎盘早剥等危及母儿生命安全情况建议行剖宫产终止妊娠，并做好新生儿窒息复苏准备。

【关键点】

1. 妊娠晚期或临产后无诱因、无痛性阴道流血是典型的临床表现，不同类型前置胎盘出血开始孕周及量会有所差异，查体多表现为胎位异常，如急性失血可有相应症状。

2. 经阴道超声检查是诊断前置胎盘最佳的检查方法，根据前置胎盘类型及临床症状决定超声随访频率，对于 32 周仍提示前置胎盘者应 36 周左右复查以利于确定分娩方式和时机，超声提示宫颈缩短及胎盘位置低者早产风险更高。

3. 无危险因素情况下，前置胎盘患者可门诊随访；宫缩频繁、阴道出血等早产风险高者建议住院监测，不推荐对前置胎盘孕妇行子宫颈环扎术。对于妊娠 24~34^{+6} 周前置胎盘患者 1 周内早产风险高者，予单疗程糖皮质激素治疗促胎肺成熟。使用宫缩抑制剂可为促胎肺成熟争取时间，但不建议单纯为延长孕周使用。

4. 对无症状的前置胎盘孕妇，推荐妊娠 36~38 周终止妊娠；有反复阴道出血等高危因素的患者建议妊娠 34~37 周终止妊娠；对于胎盘边缘距子宫颈口 ≤10mm 低置胎盘者，有高危因素者建议妊娠 37~37^{+6} 周时手术，如无建议妊娠 38~38^{+6} 周时终止。

5. 剖宫产史、前置胎盘、子宫手术史等为胎盘植入高危因素，特别是随着剖宫产次数的增加胎盘植入风险也增加，而合并前置胎盘、植入严重程度、伴随产前出血和宫缩等常增加胎盘植入患者早产风险。

6. 胎盘早剥可导致自发性或医源性早产，并常导致早产新生儿窒息、围产儿死亡率、生长受限等并发症发病率更高。瘢痕子宫、未足月胎膜早破是导致胎盘早剥患者早产的高危因素。胎盘早剥患者可表现为先兆早产症状，需将胎盘早剥与先兆早产的腹痛相鉴别。

7. 胎盘位置或结构异常为前置血管高危因素，合并前置胎盘的前置血管一旦阴道出血预后更差，推荐经腹联合经阴道超声检查可以提高前置血管的诊断率，特别是血流动静脉频谱以及切面选择有助于诊断，因部分患者前置血管可自行消退，建议 32 周后复查以确诊，必要时可完善磁共振检查评估。

8. 特异性的超声表现及 MRI 检查均有助于胎盘绒毛膜血管瘤的诊断。小的胎盘绒毛膜血管瘤每 3~4 周超声监测瘤体变化，大者每 1~2 周监测 1 次，包括血管瘤位置大小、羊水量、胎儿生长情况、胎儿心功能、大脑中动脉血流等情况。

9. 胎盘绒毛膜血管瘤患者若孕期情况好、无母儿并发症可妊娠至足月。若母儿并发症发生在妊娠中期,可采取宫内输血、羊水穿刺引流、胎儿镜下激光凝固术等干预措施尽量延长孕周,避免早产。

(赵扬玉)

参考文献

1. 中华医学会围产医学分会, 中华医学会妇产科学分会产科学组. 胎盘植入诊治指南 (2015). 中华围产医学杂志, 2015,(7): 481-485.

2. 中华医学会妇产科学分会产科学组. 胎盘早剥的临床诊断与处理规范 (第 1 版). 中华妇产科杂志, 2012, 47 (12): 957-958.

3. 中华医学会妇产科学分会产科学组. 前置胎盘的诊断与处理指南 (2020). 中华妇产科杂志, 2020, 55 (1): 3-8.

4. "高龄产妇妊娠期并发症防治策略研究"项目专家组. 高龄妇女瘢痕子宫再妊娠管理专家共识 (2021 年版). 中国实用妇科与产科杂志, 2021, 37 (5): 558-563.

5. 苏虹, 舒晓丽, 梁国秋, 等. 胎盘巨大血管瘤致胎儿水肿超声表现一例及文献复习. 中华医学超声杂志: 电子版, 2012, 9 (5): 443-447.

6. 郭晓玥, 邵珲, 赵扬玉. 前置血管诊断和治疗的进展. 中华医学杂志, 2019, 99 (46): 3678-3680.

7. The American College of Obstetricians and Gynecologists and the Society for Maternal Fetal Medicine. Obstetric care consensus No. 7: placenta accreta spectrum. Obstet Gynecol, 2018, 132 (6): e259-e275.

8. JAIN V, BOS H, BUJOLD E. Guideline No. 402: diagnosis and management of placenta previa. J Obstet Gynaecol Can, 2020, 42 (7): 906-917.

9. 贺雨南, 冀嘉臻, 张建平. 2018 年英国皇家妇产科医师学会"前置血管诊断和治疗"指南解读. 中华产科急救电子杂志, 2020, 9 (2): 97-100.

10. 马丽丽, 锡洪敏, 尹向云, 等. 胎盘绒毛膜血管瘤对新生儿临床结局的影响. 中华新生儿科杂志, 2022, 37 (2): 143-146.

11. 李天刚, 张瑞虹, 铁红霞, 等. 血管前置产前超声诊断及临床预后分析. 中国计划生育和妇产科杂志, 2022, 14 (5): 82-84.

12. JHA P, PÕDER L, BOURGIOTI C, et al. Society of Abdominal Radiology (SAR) and European Society of Urogenital Radiology (ESUR) joint consensus statement for MR imaging of placenta accreta spectrum disorders. Eur Radiol, 2020, 30 (5): 2604-2615.

第14章

胎儿、羊水、脐带因素与早产

第一节　胎儿因素与早产

【导读】

除母体本身疾病和妊娠合并症外,胎儿的异常病理状态也和早产有关,如存在先天性异常、生长受限、胎儿感染和胎儿窘迫等。与母体疾病相关早产相比,胎儿因素相关的早产一般很少涉及母体安全,几乎都是为了解救胎儿于危险之中而采取的医源性早产。

【概述】

与早产相关的胎儿因素包括遗传性先天缺陷、宫内感染、胎儿生长受限、多胎妊娠、胎儿窘迫、胎儿溶血病等,根据这些因素诱发早产的主动性或被动性,可分为自发性早产和医源性早产。胎儿因素相关的早产仅有一少部分会通过母儿 HPA 轴提前激活或子宫病理性扩张诱发早产自发性启动,其余均是因为伴随急性或慢性胎儿宫内窘迫,为避免胎儿脑损伤、死胎等严重后果而不得不采取的医源性早产。本节将重点讲述胎儿同种免疫性溶血、胎母输血综合征、胎儿免疫性水肿等原发性胎儿异常因素与医源性早产的相关内容。

1. **自发性早产**　胎儿因素导致的自发性早产,往往是由遗传性先天缺陷,或者感染、缺氧等外来应激作用下,胎儿受胎盘来源 CRH 作用,以及胎儿自身 HPA 激活,导致分娩提前启动。可以看作是胎儿对缺氧等应激产生的"逃避"反应,以尽快脱离不利的宫内环境。胎盘病变引发的胎儿生长受限和妊娠期急性脂肪肝伴发的早产多与此有关。这也是临床中我们一再强调保胎治疗要"适度"的原因,切忌宫缩抑制剂违反原则地滥用,因为这些治疗可能会阻止胎儿尽早从不良的宫内环境"逃生"。

无论早产或足月产的启动均与母体外周血 CRH 高峰形成密切相关,CRH 水平在临产时达到最高,胎盘娩出后下降。和正常 HPA 轴的负反馈不同,妊娠中期开始的胎儿 HPA 轴逐渐成熟,以及胎儿肾上腺发育引起的胎儿肾上腺皮质激素分泌增加会促进胎盘释放 CRH,形成正反馈作用。而 CRH 可以上调雌激素前体物质脱氢表雄酮(DHEA),刺激胎盘胎膜前列腺素合成释放,刺激子宫平滑肌花生四烯酸和 PGE 释放等多个途径启动分娩。其反证就是动物实验中破坏胎羊的下丘脑旁核会引起孕期显著延长;临床妊娠下丘脑缺如的无脑儿,如果不合并羊水过多,也会出现孕期延长的特征。研究显示,超声影像下胎儿肾上腺增大与肾上腺活动增强有关,可能作为应激相关早产的预测指标。但是胎儿肾上腺带直到妊娠晚期才会完全发育,因此和感染因素相比,胎儿窘迫等应激相关的早产一般发生较晚。

2. 医源性早产 胎儿因素相关的医源性早产以胎儿生长受限,以及双胎输血综合征、选择性胎儿生长受限等复杂性双胎妊娠为主要代表。目的是通过提前终止妊娠来避免胎儿脑损伤、死胎这样严重后果发生。本书中有相应的章节对这些胎儿疾病相关的早产进行专题阐述,以下内容就围绕需要医源性早产解决的其他胎儿异常予以列举叙述。

妊娠 37 周以前发生的胎儿窘迫也是医源性早产的主要原因。多数情况下胎儿窘迫并非原发的胎儿疾病,而是母体、胎盘、脐带等一系列病变导致的以胎儿宫内缺氧或酸中毒为主要表现,产生危及胎儿健康和生命的严重结果。及时处理胎儿宫内窘迫,在发生重要脏器功能严重损害之前娩出胎儿是减少新生儿死亡和并发症的有效手段。发生在 37 周以前的胎儿宫内窘迫常见原因包括前置胎盘、胎盘早剥、脐带异常、胎盘灌注障碍、母体循环含氧量不足等非胎儿因素;以及胎儿循环系统畸形、胎儿免疫性水肿等原发性胎儿异常因素。胎儿同种免疫性溶血和胎母输血综合征分别是胎儿自身的溶血性贫血和失血性贫血疾病。虽然有宫内干预手段,但是绝大多数仍然不能避免早产,而此时的适时医源性早产是挽救胎儿生命的唯一有效手段。

1. 胎儿同种免疫性溶血 胎儿同种免疫性溶血广义上包括所有血型抗体系统的母儿不合导致的胎儿宫内溶血、贫血、高胆红素血症、免疫性水肿,但是临床最多见的严重类型就是 RhD 血型不合引起的胎儿溶血病。RhD 阴性血型在不同人种、民族之间分布差异很大,巴斯克人可以高达 30%~35%,北美和欧洲高加索人约 15%,中国汉族人群中仅有 0.3%。正因为发病率低,该孕妇人群在妊娠 RhD 阳性胎儿时更容易被忽视,特别是缺乏对胎儿溶血表现的警惕性而导致严重胎儿贫血、缺氧、甚至死胎。

胎儿红细胞 D 抗原最早可以在妊娠第 38 天就有表达,任何原因导致的 D 抗原在母体免疫系统中暴露,理论上都会发生抗 D 的同种异体免疫。除妊娠外,错误输血、针刺污染、前次妊娠流产等也会造成红细胞 D 抗原暴露。当母体循环内抗 D IgG 滴度足够高时,穿透胎盘的 IgG 同胎儿红细胞表面 D 抗原结合,产生调理素的作用,引起胎儿脾脏内巨噬细胞趋化现象,导致胎儿红细胞破坏溶血。胎儿体内反应性的促红细胞生成素增加,激活骨髓和髓外造血系统,表现为胎儿肝脾肿大、外周循环幼红细胞增多、免疫性水肿。因此,任何一位 RhD 阴性女性即使首次妊娠都存在同种免疫溶血的风险,初次致敏的孕妇发生免疫性水肿的风险约为 8%~10%。

【筛查和诊断】

根据《中华医学会孕期保健指南》,所有孕妇在首次产检时都应当进行 RhD 分型,阳性者需要进一步定量检测抗体滴度。对于初次抗体筛查为阴性且无妊娠并发症的 RhD 阴性女性,在妊娠第 28 周左右重复抗体筛查,并在分娩时再次筛查。

抗 D 抗体阳性者,需要进一步完善抗人球蛋白抗体测定(间接 Coombs 试验),该方法测定的是母体 IgG 抗体,和同种异体免疫的程度相关。微柱凝胶实验相比 Coombs 具有耗时少、自动化操作、不同机构实验室间对比性好等特点,越来越为输血科医师所接受。该方法测定的抗体滴度相对 Coombs 结果偏高,确定抗体滴度和胎儿免疫性水肿之间的关系(阈值)至关重要。目前认为发生胎儿同种免疫性水肿的抗 D 滴度阈值是 1:8 到 1:32,一旦检测结果达到本机构实验室诊断阈值,医生需要重点关注胎儿宫内状况的监测结果。

超声影像以及胎儿血流多普勒是胎儿同种免疫性溶血及水肿筛查、诊断、治疗评估和监测的重要手段,影像学特征主要是胎儿肝脾肿大和水肿。水肿的诊断需要具有以下改变,皮肤水肿(皮肤厚度 ≥ 5mm)、胎盘水肿(胎盘厚度 ≥ 6cm),或腹腔、胸腔、心包两个以上浆膜腔积液。出现胎儿水肿征象,往往代表胎儿循环红细胞比积下降 1/3 以上,是胎儿宫内病情进展到终末期的危机信号。多普勒参数中与胎儿血红蛋白水平密切相关的是大脑中动脉(MCV)的峰值流速(PSV),MCV-PSV 预测中重度贫血的敏感性为 100%,以 MCV-PSV 的 1.5MoM 为诊断阈值,假阳性率仅有 12%,是较可靠的非侵袭性动态监测方法,该诊断同样适用于 Kell 同种免疫的胎儿贫血。

【治疗】

绝对的胎儿 D 抗原和母体免疫系统阻隔几乎是不可能实现的,因此筛查抗 D 抗体结果阴性的女性,除非胎儿确定 RhD 阴性,否则都应当常规性地在妊娠 28 周和产后给予 300μg RhIG 注射封闭抗原,以预防本次妊娠和后续妊娠发生免疫性溶血的风险。如果有明确的大剂量抗原暴露,如胎盘早剥、胎母输血综合征等则应当酌情增加封闭抗体的剂量。

对已经致敏,抗 D 抗体阳性的孕妇,外源性 RhIG 没有预防和治疗意义,孕期需要定期动态随访母体抗体滴度增长,同时严密监测胎儿超声影像和多普勒改变,目的是争取第一时间发现胎儿水肿或贫血的表现。一旦发现胎儿贫血或水肿,应当及时将孕妇转诊至设立胎儿医学部的三级医疗机构进行经皮脐血穿刺(PUBS)和宫内输血(IUT)治疗。理论上,宫内输血可以根据胎儿监测情况需要反复多次进行。源自美国的研究数据报道,穿刺操作相关的围产期胎儿死亡率 3.8%,建议维持妊娠至 37 周以上。但是穿刺相关的胎儿窘迫需要紧急终止妊娠的比例在 32 周时仍然达到 5%,并且孕 35 周后就不再考虑宫内输血治疗,因此对这类孕妇,做好准备,应对随时可能发生的早产也很有必要。孕龄在 24~34 周之间者,要根据本地新生儿救治能力、胎儿宫内实时状况,综合判断是否需要予以糖皮质激素、硫酸镁等改善早产儿预后。

2. 胎母输血综合征　胎盘绒毛曾经被视为母胎之间细胞交通的绝对屏障,但是现有研究发现,胎盘屏障允许部分完整细胞以及游离 DNA 的双向移动,当母 - 胎界面因为感染、机械损伤、缺血梗死等病理性绒毛组织破坏发生时,这种细胞移动就会骤然增加。因此妊娠期胎儿红细胞进入母体循环,也就是"胎母输血"现象,存在于 100% 的妊娠过程。只是多数情况下胎儿失血在 1ml 以内,不会导致母儿产生显著不良结局。以胎儿向母体输血 30ml 为切割值,则胎母输血的发病率约为 3/1 000,这个输血量也恰恰是一个治疗剂量 RhIG 的有效封闭量,Rh 阴性孕妇在妊娠 28 周左右需要常规 300μg RhIG 治疗的理论依据就来源于此。

当胎儿向母体输血的量或速度达到一定水平,会导致胎儿贫血、水肿、胎动异常、胎心异常甚至死胎,即称为胎母输血综合征。典型的胎母输血综合征的三联表现为胎动减少、胎儿水肿、NST 正弦波形。由于缺乏特异性早期表现,一旦诊断胎母输血综合征,死胎发生率约为 12.5%。除宫内输血以外,适时终止妊娠也是治疗胎母输血综合征,抢救胎儿的有效方法,因此医源性早产也常常不可避免。

【诊断】

胎儿水肿和 NST 正弦波的出现意味胎儿失血已经相当严重,甚至处于濒死状态。而在此之前,胎动减少可能已经出现,但非常缺乏特异性,必须依赖实验室诊断以及超声多普勒检查辅助,达到早期发现,严密监测,及时处理的目的。

MCV-PSV 增高,提示胎儿贫血,导致代偿性的脑保护效应,既是胎儿同种免疫性溶血的诊断和监测指标,也同样适用于胎母输血综合征。MCV-PSV ≥ 1.5MoM 提示胎儿中到重度贫血,需要及时处理。

K-B 试验(Kleihauer-Betke test)是诊断胎母输血综合征最经典的定量方法,也称为酸洗脱试验。其机理是源自胎儿的红细胞中胎儿血红蛋白(HbF)含量高,其抗酸能力强于成人红细胞中的血红蛋白(HbA),在经酸性缓冲液洗脱后,只有胎儿红细胞能够被伊红着色,成人红细胞呈现"鬼影"。该方法不仅可以诊断胎母输血,还能够通过胎儿红细胞占比,来利用公式估算胎儿失血量,以指导进一步的处理,特别是计算存在胎儿同种免疫性溶血病例额外的 RhIG 用量。但是 K-B 试验的缺点也很明显,操作过程耗时长,对操作者有一定的技术要求,很难对临床处置方案实时指导。而且会因为近足月胎儿红细胞 HbF 含量下降,或者是孕妇本身存在血红蛋白病,HbF 升高而影响结果判定。

流式细胞技术是 K-B 试验很好的替代方法,通过 HbF 单克隆抗体荧光标记,可以精确地得出母体外周血红细胞中胎儿红细胞的比例,但是对设备要求高,在多数医疗机构难以应用于临床。

间接方法:胎儿血液进入母体循环,理论上讲一定会造成母体血红蛋白不同亚型含量的变化,整体上 HbF 比例会相对增高,但是这一点需要同发病以前,特别是孕早期的血红蛋白电泳进行对比。此外,母体外周血甲胎蛋白等胎儿标志物会升高,最好的是能够有本机构相应孕周甲胎蛋白的正常切割值。笔者曾经就利用血红蛋白电泳和甲胎蛋白测定诊断一例发生了镜像综合征的胎母输血综合征,孕妇外周血 HbF 和 AFP 均有显著升高。

【治疗】

胎母输血综合征最有效的治疗就是及时终止妊娠,阻断胎母输血。但是胎儿孕周和成熟度是临床不得不考虑的问题,过早地终止妊娠可能会导致新生儿面临更多早产带来的危害。但只要出现严重胎心异常,并且胎儿有体外存活能力、机构有足够的救治水平支持时,就应该考虑及时终止妊娠,当胎儿足月或孕周大于 32 周时,剖宫产终止妊娠是首选治疗。孕周较小,且存在胎儿水肿、胎儿 Hb<0.5MoM,或 Hct<30%,建议 IUT。因此只要是提前诊

断的 FMH 几乎都会采取医源性早产进行救治,围绕早产儿的一系列处理也要跟进。

3. 胎儿心脏疾病

(1)胎儿心律失常:胎儿心血管疾病是导致胎儿非免疫性水肿的首要病因,除结构畸形外,胎儿心律失常在不能有效控制的情况下会导致心衰、水肿,胎儿或新生儿死亡。窦性心动过速和室上性心动过速是常见的快速性心律失常,在排除其他原发疾病后,快速心律失常即使伴发胎儿水肿,也并不主张轻易地在 37 周以前终止妊娠,因为水肿合并早产的新生儿死亡率以及合并症发生率很高,所以首选地高辛、氟卡尼等药物经胎盘治疗,部分胎儿水肿可以有效逆转。但是对于部分难治性病例和伴发镜像综合征等母体异常者,就需要考虑及时通过剖宫产,实施医源性早产。

胎儿缓慢性心律失常主要包括窦性心动过缓和房室传导阻滞,常见的病因是系统性红斑狼疮、干燥综合征等母体自身免疫疾病,抗 Ro/SSA 和抗 La/SSB 抗体诱发心肌炎并破坏窦房结、房室结以及整个心脏传导系统。对缓慢性心律失常主要的举措就是筛查自身抗体,及时治疗母体原发病。由于缺乏有效的药物干预方法,高频率的胎儿宫内状态监测,包括胎儿水肿的及早发现,联合胎儿心脏外科医生适时终止妊娠是救治胎儿的主要方式,很多病例中早产也不可避免。

(2)动脉导管、卵圆孔早闭:动脉导管、卵圆孔都是胎儿心血管重要的生理通道,是维持胎儿心功能和有效灌注的重要结构,新生儿出生后该通道自然关闭,建立新的体循环和肺循环。但是如果在胎儿期,动脉导管或卵圆孔通道受限甚至闭合,都会急剧加重右心负荷,导致右心增大、三尖瓣反流等表现,给胎儿带来致命性的影响。动脉导管和卵圆孔受限及早闭的具体病因不清,目前认为妊娠晚期吲哚美辛等非甾体消炎药可能与动脉导管相应病变有关。这两条胎儿循环的特殊通道无论是受限狭窄还是闭合都是通过胎儿心血管超声多普勒发现和诊断,如果仅是通道首先狭窄,胎儿处于代偿状态,可以权衡胎儿右心功能不全与早产之间的利弊,但一定要做好糖皮质激素治疗等应对早产的准备。如果胎儿接近足月或者通道闭锁并出现右心功能失代偿的表现,则即刻终止妊娠。

【注意事项】

1. 汉族人群中少见 RhD 阴性血,因此胎儿同种免疫性溶血在门诊呈散发状态,建议将该类病例集中专人专案管理,避免因经验不足而疏漏。由于国内市场缺失,RhIG 是产科医生面对的尴尬问题,但仍然要提前充分告知孕妇具体的用药时机和意义,以及可能的获得途径。

2. 溶血性贫血是导致胎儿不良结局的根本原因,超声、多普勒和电子胎心监护的特异性表现都有很好的预警作用,利用好这些手段及时发现异常,及时处理。

3. 尚未致敏的孕妇,在阴道分娩和剖宫产中都要小心操作,尽量减少不必要的操作,如"人工剥离胎盘"等,降低母体抗原暴露负荷。

4. 母体未致敏的母儿 RhD 血型不合孕妇考虑胎母输血综合征时,需要根据估测输血量

（由胎儿血红蛋白或 KB 实验计算）增加 RhIG 阻断剂量。

【关键点】

1. 胎儿同种免疫性溶血通常被称为"母儿血型不合"，包括所有血型抗体引起的胎儿溶血。由于绝大多数是 RhD 相关，临床上也习惯用"Rh 溶血"来代指，但实际上并不够严谨。

2. 高危人群筛查并不困难，产科医生注意认真阅读首次产检血型报告或者询问病史即可。

3. 理论上首次妊娠不会发生胎儿溶血，但是在做好保护性抗体阻断基础上仍然要注意监测。

4. 已经致敏的孕妇需要个性化监测以及治疗，医生需要在溶血和早产之间寻求平衡。

5. 胎母输血常有，但引起临床表现和严重后果的胎母输血综合征不常有。

6. 考虑胎母输血综合征时，三联表现"胎动减少、胎儿水肿、正弦波形"并非要同时具备，最多见的就是胎动减少。

7. 有胎动减少主诉的孕妇常规行大脑中动脉多普勒对及时诊断很有必要。

8. 治疗胎母输血综合征要评估本机构救治能力，必要时快速宫内转诊。

（周 玮）

参考文献

1. GABBE STEVEN G, NIEBYL JENNIFER R, SIMPSON JOE L, et. al. 产科学正常和异常妊娠 (Obstetrics Normal and Problem Pregnancies). 郑勤田, 杨慧霞, 主译. 北京: 人民卫生出版社, 2018.

2. 谢幸, 孔北华, 段涛. 妇产科学. 9 版. 北京: 人民卫生出版社, 2018.

3. CUNNINGHAM FG. Williams Obstetrics (25th ed). New York: McGraw-Hill, 2019.

4. LIMA SAM, El Dib RP, RODRIGUES MRK, et al. Is the risk of low birth weight or preterm labor greater when maternal stress is experienced during pregnancy ? A systematic review and meta-analysis of cohort studies. PLoS One, 2018, 13: e0200594.

5. RUIZ RJ, GENNARO S, O'CONNOR C, et al. CRH as a Predictor of Preterm Birth in Minority Women. Biol Res Nurs, 2016, 18: 316.

6. LAPPEN JR, STARK S, GIBSON KS, et al. Intravenous drug use is associated with alloimmunization in pregnancy. Am J Obstet Gynecol, 2016, 215: 344. e1.

7. ACOG Practice Bulletin No. 192: Management of Alloimmunization During Pregnancy. Obstet Gynecol, 2018, 131: e82.

8. DANA M, FIBACH E. Fetal Hemoglobin in the Maternal Circulation-Contribution of Fetal Red Blood Cells. Hemoglobin, 2018, 42: 138.

9. KARAFIN MS, GLISCH C, SOUERS RJ, et al. Use of Fetal Hemoglobin Quantitation for Rh-Positive Pregnant Females: A National Survey and Review of the Literature. Arch Pathol Lab Med, 2019, 143: 1539.

10. HILL GD, KOVACH JR, SAUDEK DE, et al. Transplacental treatment of fetal tachycardia: A systematic review and meta-analysis. Prenat Diagn, 2017, 37: 1076.

11. DOS SANTOS CS, SILVA PV, CASTELO R, et al. Premature closure of ductus arteriosus after a single dose of diclofenac during pregnancy. BMJ Case Rep, 2021, 24; 14 (6): e243485.

第二节 羊水量异常与早产

【导读】

羊水（amniotic fluid，AF）指羊腹腔形成后充满在羊膜腔内的液体。在妊娠 20 周后，几乎所有羊水都源于胎儿，并且羊水对胎儿的正常生长发育具有许多重要功能。正常妊娠时羊水的产生与吸收处于动态平衡中，任何引起羊水产生与吸收失衡的因素均可造成羊水量异常（羊水过多或过少）的病理状态，进而增加早产、胎膜早破、胎儿畸形、脐带脱垂、胎儿宫内窘迫等多种不良妊娠结局的风险。

【概述】

羊水量异常主要是指妊娠期间在未破膜的情况下羊水过多或羊水过少，常与多种妊娠并发症和合并症有关。羊水过多（polyhydramnios）是指妊娠期间羊水量超过 2 000ml，人群中发病率为 1%~2%。在羊水过多的孕妇中约 30% 原因不明，称为特发性羊水过多，而更多的情况下，羊水过多既是母体胎儿病理性改变的结果，也是引发包括早产在内的妊娠及分娩并发症、合并症的原因。

羊水量反映的是羊水生成和羊水移出羊膜囊之间的平衡，妊娠中晚期羊水的主要来源就是胎儿尿液，最主要去处则是胎儿吞咽。羊水过多的最常见机制就是胎儿吞咽减少和排尿增加。羊水过多的病因可以分为三大类：①胎儿因素：胎儿结构畸形（如上消化道闭锁、神经管畸形）、染色体异常（18 三体）、肿瘤（先天性中胚层肾瘤、骶尾部畸胎瘤）、胎儿贫血（免疫性溶血、FMH）、双胎输血综合征、Bartter 综合征、胎儿细小病毒 B19 感染等；②母体因素：主要是控制不力的妊娠糖尿病导致胎儿高渗性利尿；③胎盘和脐带因素：病灶超过 1cm 的胎盘绒毛血管瘤，脐带帆状附着等。

羊水过少（oligohydramnios）的发病率根据其诊断方法不同，约在 1%~3% 之间。其定义是羊水量在妊娠晚期小于 300ml，而实际工作中，很难在分娩时对羊水量做出精确的收集和统计，仍然是要依赖医务人员目测结合产前超声测量结果来诊断。而且整个孕期羊水量的中位数都在不断变化，羊水量在妊娠 24 周约为 500ml，32 周达到峰值，39 周又降至 500ml 左右，300ml 这个容量诊断标准仅适用于妊娠晚期。充足的羊水量对保证胎儿生长发育，缓冲对胎儿、脐带的压迫至关重要，羊水过少，特别是发生在孕中期以前的羊水过少可直接导致胎儿畸形、器官功能损害、脐带受压甚至胎儿死亡。

羊水过少的直接原因就是羊水产生减少或外漏增加，孕中期以后的羊水来源以胎儿尿液为主,各种原发和继发导致胎儿少尿的问题都能导致羊水过少。此外胎儿高位气道梗阻,肺内液流出障碍也和羊水量减少有关。羊水过少的具体病因包括以下几类:①胎儿结构异常。主要是泌尿系统畸形,肾缺如、肾小管发育不良、尿路梗阻、膀胱外翻等,此类原因造成的羊水过少一般发生较早,从孕中期就开始有表现;②胎盘功能减退。孕中晚期发病者以该类原因最为多见,典型的就是子痫前期、系统性红斑狼疮、胎盘梗死等导致胎盘有效灌注不足,胎儿慢性缺氧,血流重分布以满足心、脑、肾上腺等重要脏器,肾脏血流相对减少,尿液生成不足。起病较早者容易合并 FGR;③母体脱水、血容量不足、孕妇服用前列腺素合成酶抑制剂等;④胎膜通透性改变,水通道蛋白表达异常,羊膜感染等病变导致对羊水的通透性增加。

羊水量异常是胎儿危险的信号之一。研究发现,无论是羊水过多或过少自发性早产和医源性早产发生率均增加,造成的围产儿发病率和死亡率亦明显增高。

1. 羊水过多与早产　羊水过多和早产之间的联系可以分为四类。①羊水过多导致子宫过度膨胀,本身就是早产的高危因素,早产风险是正常人群的 2.7 倍。与多胎妊娠类似,子宫在羊水过多时过度膨胀,子宫平滑肌过度延伸会诱导肌肉细胞之间形成缝隙链接,有利于同步收缩;催产素受体上调,增加子宫对内源性催产素的敏感性;平滑肌损伤促进局部产生炎症因子、前列腺素、肌球蛋白轻链激酶;MMP 等胶原降解分子表达增加。这些都为早产发生、子宫收缩、宫颈扩张提供了必要的基础。②重度羊水过多,母体压迫症状严重,导致呼吸急促、端坐呼吸,日常生活活动严重受限首先考虑羊水减量以及药物治疗,同时糖皮质激素可以考虑应用一个疗程防治不可避免的早产。但是部分难治性患者,羊水减量后数日至数周内重新积聚,再次引起严重母体压迫表现,也必须考虑提前终止妊娠以缓解孕妇的不适。③羊水过多直接导致羊膜腔内压力增加,机械作用导致诱发未足月胎膜早破,甚至脐带脱垂、胎盘早剥等严重威胁母儿生命安全的并发症,此时提早分娩也不可避免。④导致羊水过多的母儿原发疾病,例如控制不力的糖尿病,胎儿同种免疫性溶血、FMH、胎儿肿瘤、膈疝、肺囊腺瘤,胎盘巨大绒毛血管瘤,这些疾病本身都会导致胎儿水肿、贫血、宫内窘迫等,需要提前终止妊娠抢救胎儿。

【诊断】

羊水过多,特别是短时限内急剧增多,子宫增长明显超过相应孕周的正常范围,孕妇子宫和腹部都不能及时适应性改变,就会导致明显的压迫症状,腹部胀痛、张力增高、腹壁皮肤紧绷发亮、皮下静脉显现。增大的子宫将膈肌上抬,影响肺活动度,出现呼吸困难,甚至端坐呼吸。同时下肢静脉回流受阻,出现静脉曲张和水肿。

超声检查是孕期最准确的羊水量评估方法,也是诊断羊水量异常的客观指标,还可以同时对胎儿结构异常、肿瘤等进行排查。B 超诊断羊水过多可以通过测量最大羊水池垂直深度(MVP,maximum vertical pocket)和羊水指数(AFI)(AFI 就是四个象限 MVP 之和)进行诊断。国内外对羊水过多的诊断标准存在差异,SMFM 对 MVP 和 AFI 的诊断阈值分别为≥8cm和≥24cm，我国医药高等学校统编教材分别是8cm和25cm。对轻、中、重度羊水过多的标准，不同国家、专业组织有较大的差异，SMFM的轻中重度羊水过多诊断MVP值为8.0~11.9cm、12~15.9cm、≥16.0cm；AFI值为24~29.9cm、30~34.9cm、≥35cm；而国内教科书MVP分别为8~11cm、12~15cm、>15cm，AFI为25~35cm、36~45cm、>45cm。

羊水穿刺细胞培养可以用于排除染色体异常，了解染色体拷贝数以及染色体微结构异常，以及进一步单基因行疾病检测监测、全外显子测序等。羊水生化检查和病原体检测还可用于胎儿畸形、溶血、病原体感染的诊断或辅助诊断。

【处理】

羊水过多的孕妇首先要通过超声、MRI等影像技术详细排查胎儿结构异常，同时要考虑羊水穿刺排除染色体及基因等缺陷。在此前提下才能进入到下一环节，即针对羊水过多的病因和症状处理。

(1) 寻找病因，积极处理原发病，例如控制好糖尿病孕妇的血糖；胎儿免疫性溶血的宫内输血；双胎输血综合征的血管交通支消融阻断。

(2) 药物治疗，前列腺素合成酶抑制剂吲哚美辛能够刺激胎儿分泌精氨酸加压素。并且促进加压素诱导的肾脏抗利尿反应和肾血流量减少，减少胎儿尿液生成。但是吲哚美辛对胎儿动脉导管有促收缩和早闭的风险，因此仅限于32周以前不超过48小时的短时间用药。

(3) 羊水穿刺减量术，用于压迫症状严重的病例。通过羊膜腔穿刺放出羊水，一方面可以缓解压迫，另一方面对于远离足月者可以检测羊水中卵磷脂/鞘磷脂，判断胎儿肺成熟度。目前尚无羊水放液量、速度的共识意见，为避免严重并发症的发生，羊水减量不宜过快过多，每小时不超过500ml，每次总量不超过1500ml，出现宫缩者可短期给予宫缩抑制剂预防早产。

2. 羊水过少与早产　羊水过少与早产密切相关，妊娠24~34周之间发现的羊水过少早产率可以达到50%~60%，羊水过少与早产的相关性有三个方面：①自发性早产。羊水过少反映了胎儿在宫内状态不佳，因缺氧等原因血流重分布，牺牲了肾脏的灌注，在这样的应激状态下，胎盘胎儿CRH系统激活会诱发早产。②胎儿宫内危机状态。无论是母体或胎盘疾病的原因，影响了胎儿循环的携氧状态才导致羊水过少，也就是说发生羊水过少的胎儿很多已经存在慢性缺氧，而羊水减少又显著增加了子宫壁对胎体、脐带的压迫，甚至胎动都会增加脐带挤压的风险而加重缺氧。这种情况下，近足月的胎儿在宫外远比宫内安全，医源性早产就是挽救胎儿生命的有效手段。如果羊水过少发生在孕中期，压迫、粘连会导致胎儿肢体和面部畸形，而且胎儿肺缺少必要的羊水灌注，会造成不可逆的肺发育缺陷，也需要适时终止妊娠。③母体原发疾病的加重。羊水过少，FGR本身也是子痫前期、糖尿病血管受累等母体原发疾病损害胎盘功能的标志，在监测过程中这些疾病也可能进一步加重，导致多系统损伤，甚至危及母儿生命安全，此时积极终止妊娠既是抢救胎儿，更是救治危重孕妇的必要措施，早产带来的新生儿获益远大于不利。

【诊断】

羊水过少相对于羊水过多来看,缺少典型的临床症状,多数是常规检查发现,有少部分患者会出现胎动不适感。对疑似羊水过少者,临床医生应当排除胎膜早破的线索,两者的处理原则存在很大差别。

分娩前的羊水过少诊断和动态监测仍然依赖超声影像下的羊水池测量。羊水MVP<2cm和AFI≤5cm是诊断羊水过少的阈值,该标准适用于整个孕期,因为在妊娠22周至41周,羊水测量值的第5百分位保持基本恒定,而现行的超声诊断标准则是低于第5百分位两个标准差以上。诊断羊水过少临床上更倾向于使用MVP作为依据,SAFE随机试验比较了MVP和AFI预测不良妊娠结局情况,发现AFI作为诊断标准增加了羊水过少的诊断和引产等干预,但是并没有改善围产儿结局。

【处理】

因为存在严重胎儿缺陷的可能,羊水过少的胎儿也要首先排查致死性结构畸形和染色体等遗传性疾病,根据结果决定放弃胎儿或是继续妊娠。

对胎儿已经足月,或者是有确切胎儿宫内窘迫、宫腔内感染等严重威胁胎儿存活等情况者,应及时终止妊娠。除了单纯特发性羊水过少外,多数羊水过少是由于母胎疾病进展到严重阶段,甚至合并FGR,胎儿处于代偿状态,对产程中宫缩耐受能力差;并且羊水过少会导致宫缩时胎体、脐带直接受压迫,造成胎儿缺氧,因此病理性羊水过少多采取剖宫产终止妊娠。而单纯羊水过少,胎儿状态评估满意者可阴道试产,但是产程中必须密切监测胎心变化。

妊娠远离足月者,如果胎儿状况允许,可严密观察,积极治疗子痫前期以及SLE等原发疾病,改善母体贫血、脱水等异常,适时予以地塞米松、硫酸镁治疗,做好早产的准备。目前对增加羊水量缺少特效方法。研究认为对部分考虑母体容量不足的病例,短时间内多饮水(2 000ml/4h)可以一定程度增加羊水量。羊膜腔灌注治疗大部分出自病例报告,缺少大样本前瞻性研究证据,而且考虑到我们所面临的实际环境和对象,该方法意义有限。

【注意事项】

1. 羊水过多最重要的是查找病因,特别是排除因胎儿遗传和结构异常等原因,这对于无论自发早产还是医源性早产的处理至关重要。无论何种原因导致的羊水过多,或者是何时何方法终止妊娠,对子宫过度膨胀和宫腔压力骤降而增加的胎盘早剥、宫缩乏力性产后出血,甚至羊水栓塞等,一定要保持高度警惕。操作时尽可能使羊水释放处于匀速、可控的状态,这样也能够减少因腹腔压力改变、血液重新分布可能引发的母体循环功能障碍。

2. 羊水在孕中期和晚孕早期的胎儿生长发育中特别重要,此期间发生的羊水过少可能导致胎儿畸形和重要脏器功能障碍,需要做好相关医患沟通。

3. 羊水过少比羊水过多和早产的关系更为密切,因此羊水过少本身以及其病因都可能需要及时采取医源性早产来终止妊娠,救治母儿。因此对未足月羊水过少患者应保持早产的警惕性,尽量做好围产期管理工作。

【关键点】

1. 羊水过多的临床表现:子宫底上升过快、压迫症状、体重增长过快。确诊要依赖超声测量。

2. 羊水过多相关的早产中,查找母体原发疾病,排除胎儿异常,是羊水过多的诊疗要点。羊水过少缺乏特有的自觉症状,按时产检,对宫高、胎动这些基础数据的仔细甄别可以予以筛查。羊水过少的诊断需要超声测量羊水径线,相对来说,AFV 更具有说服力。

3. 羊水过少并非剖宫产的指征,但是考虑到胎盘功能、胎儿储备、脐带压迫等问题,要注意阴道分娩时宫缩强度和频率,特别避免使用容易引起宫缩过频和子宫激惹的药物。

(周 玮)

参考文献

1. 徐丛剑, 华克勤. 实用妇产科学. 4 版. 北京: 人民卫生出版社, 2018.

2. PILLIOD RA, PAGE JM, BURWICK RM, et al. The risk of fetal death in nonanomalous pregnancies affected by polyhydramnios. Am J Obstet Gynecol, 2015, 213 (3): 410. e1-410.

3. ÖZGEN G, DINCGEZ CAKMAK B, ÖZGEN L, et al. The role of oligohydramnios and fetal growth restriction in adverse pregnancy outcomes in preeclamptic patients. Ginekol Pol, 2022,(93), 3: 235-241.

4. KATSURA D, TAKAHASHI Y, IWAGAKI S, et al. Relationship between higher intra-amniotic pressures in polyhydramnios and maternal symptoms. Eur J Obstet Gynecol Reprod Biol, 2019, 235: 62.

5. Society for Maternal-Fetal Medicine (SMFM). SMFM Consult Series#46: Evaluation and management of polyhydramnios. Am J Obstet Gynecol, 2018, 219: B2.

6. HUGHES DS, MAGANN EF, WHITTINGTON JR, et al. Accuracy of the Ultrasound Estimate of the Amniotic Fluid Volume (Amniotic Fluid Index and Single Deepest Pocket) to Identify Actual Low, Normal, and High Amniotic Fluid Volumes as Determined by Quantile Regression. J Ultrasound Med, 2020, 39: 373.

7. KEHL S, SCHELKLE A, THOMAS A, et al. Single deepest vertical pocket or amniotic fluid index as evaluation test for predicting adverse pregnancy outcome (SAFE trial): a multicenter, open-label, randomized controlled trial. Ultrasound Obstet Gynecol, 2016, 47: 674.

第三节 脐带因素与早产

【导读】

脐带是胎儿与母体间进行气体交换、营养物质供应和代谢产物排出的重要通道。若脐带异常,可使胎儿血供受限或受阻,导致胎儿宫内急性或慢性缺氧,增加医源性早产的风险,严重时甚至可致胎死宫内。

【概述】

脐带连接着胎盘和胎儿，两条脐动脉，一条脐静脉担负着胎儿所有的营养、氧供，以及代谢废物的排出。正常情况下脐带附着于胎盘实质中心位置，脐带的动静脉和胎盘血管应当分别紧密附着行走于脐带和胎盘胎儿面，这样脐带华通胶和胎盘能够为血管提供有力的抗张力保护，不容易因为挤压、扭转、牵拉等外力导致血管破裂、血管腔闭塞。理论上，脐带血管破裂失血皆为胎儿循环容量，会在很短的时限内因为失血性休克、酸中毒导致胎儿严重不良结局。无论何种原因导致的脐带血管完全闭塞，10分钟以内就足以导致胎儿神经系统不可逆性损伤以及死亡。本节就以临床上并不少见的前置血管和脐带先露为代表，介绍存在确切脐血管破裂和脐带完全受压的早产风险问题。

一、脐带帆状附着与前置血管

脐带帆状附着则是指脐带与胎盘没有直接连接，而是附着于胎膜上，通过绒毛膜与羊膜之间的交通血管和胎盘相连（图14-3-1）。这样绒毛膜和羊膜之间的交通血管周围缺乏基质保护和支持，抗张能力显著下降。脐带帆状附着发生率约1%，前置胎盘发病率高于胎盘正常位置；单绒毛膜双胎高于单胎。多数情况下脐带帆状附着对母儿没有显著不良影响，但是当血管穿行在胎先露与宫颈内口之间时，就被称作"前置血管"，是严重威胁胎儿生命的脐带附着异常，一旦破裂数分钟内就可以导致胎儿失血性休克。脐带帆状附着、分叶胎盘、副胎盘这些存在游离血管的脐带胎盘异常是前置血管的前提条件，但也有极少数前置血管破裂是由胎盘边缘异生游离血管造成，这种类型胎儿失血速度相对较为缓慢。

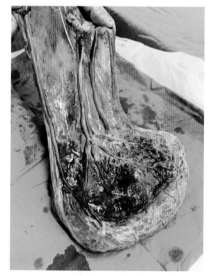

图14-3-1　脐带帆状附着

前置血管患病率约为1/2 500，通过辅助生殖技术妊娠者可以高达1/202。相对于前置胎盘、胎盘早剥，前置血管破裂是产前出血疾病中发病较少的一种，但由于缺少腹痛、子宫高张等母体自觉症状，容易被忽视而延误就诊，而前置血管出血主要源自胎儿，40~50ml的失血就足以导致胎儿严重贫血、失血性休克、不可逆性神经系统损伤甚至死亡。通过筛查提前诊断，突发状况下第一时间判断和处理是避免胎儿/新生儿不良结局的有效方法。

【诊断和筛查】

胎膜破裂时阴道流血或血性羊水，伴有胎心明显改变，如反复变异减速、心动过速、心动过缓、正弦波形等是前置血管破裂的主要表现。虽然从征象上看，这些同显性胎盘早剥的表现高度重合，但是胎盘早剥在少量出血时，胎心不会有显著变化，前置血管破裂的出血量和胎儿宫内窘迫的胎心监护图形程度严重不符,并且宫内复苏无效,这是鉴别的要点。也有少数病例在胎膜完整的情况下发生前置血管破裂,阴道无痛性流血。

目前不推荐人群普遍性筛查,但既然绝大多数前置血管继发于脐带帆状附着、分叶胎盘、副胎盘,在该人群中进行针对性检查,可以筛出部分典型病例。重庆市妇幼保健院从2017年起对孕中期系统超声发现的"脐带胎盘边缘汇入""分叶胎盘""副胎盘"病例常规在33~34周行阴道超声多普勒检查,共计发现前置血管14例,经剖宫手术证实,阳性预测值100%。

【处理】

目前全球各学术组织推荐的前置血管终止妊娠的时机范围在33~37周,无一例外都是早产剖宫产,因为血管一旦破裂的灾难性后果发生太快。具体手术孕周不宜一刀切,要根据患者宫颈情况、阴道内环境、自我保健意识、知识背景、交通综合决定。笔者团队的做法是34周收住入院,地塞米松促胎肺成熟48小时后剖宫产终止妊娠,截至目前收集的病例预后良好。

二、脐带先露

脐带位于胎先露与宫颈内口之间称作脐带先露。分娩启动前没有特别的表现和危害,一旦分娩启动胎先露下降压迫脐带就会表现出严重的胎心变异减速。胎膜破裂时容易发生脐带脱垂,脐静脉闭塞和脐动脉痉挛导致胎儿急性缺氧甚至死亡。

【诊断】

妊娠期脐带先露诊断并不困难,超声多普勒可以很好地显示位于胎先露下方的脐带血流。孕妇膝胸卧位或头低臀高卧位有助于脐带向上滑出盆腔,回复正常位置。对于纠正失败者则要交代好产程前兆的自我监测注意事项。

【处理】

脐带先露危害程度不及前置血管,从启动分娩到胎膜破裂,再到可能发生的脐带脱垂有一定的时限和概率,但是应该认识到脐带脱垂带来的灾难性后果。虽然不推荐37周以前的择期剖宫产预防脐带脱垂,如果脐带先露持续存在,孕妇出现见红、不规则宫缩等产程启动预警信号时,即使尚未足月也要考虑紧急剖宫产终止妊娠。

三、脐带其他异常

脐带是维系胎儿与母亲物质营养交换的唯一生命纽带,脐带或脐血管的任何病变只要会影响到脐动脉、脐静脉血流循环都可能对胎儿产生不利影响。这些病变包括脐带缠绕、脐带真结、脐带囊肿、脐血管破裂伴血肿、脐血管闭塞、脐血管血栓等。这些都有赖于常规产检时超声多普勒检查发现,对于有胎动减少主诉者要特别注意类似情况的针对性检查。当然,并非所有脐带病变都需要医源性早产终止妊娠,而是需要产科医生充分评估早产危害和脐带病变对胎儿不利影响,权衡利弊,把握最佳的平衡点。

【注意事项】

1. 胎儿系统超声是发现球拍状胎盘、帆状胎盘的最佳时机,要求必须对脐带和胎盘的解剖关系详细描述。

2. 不建议过早的筛查前置血管,会增加孕妇心理负担,最早可以在 32 周孕行经阴道超声检查,若有阳性发现可以考虑适时促胎肺成熟。

3. 警惕未提前发现的前置血管,即便脐带附着正常,也可能出现异常走行血管单独游离于胎盘之外,成为前置血管。待产及产程中少量无痛性阴道流血伴胎心明显减速者高度可疑。

【关键点】

1. 前置血管的"前置"是指绒毛膜羊膜间的游离血管相对于胎先露的位置关系。

2. 产前产时突发的前置血管破裂需要紧急剖宫产处理和新生儿输血急救。

3. 脐带先露诊断依靠超声检查。脐带先露容易并发脐带脱垂和脐带压迫闭塞。体位纠正可以缓解压迫,促使脐带复位,有治疗作用。

(周 玮)

参考文献

1. 谢幸, 孔北华, 段涛. 妇产科学. 9 版. 北京: 人民卫生出版社, 2018.
2. 徐丛剑, 华克勤. 实用妇产科学. 4 版. 北京: 人民卫生出版社, 2018.
3. RUITER L, KOK N, LIMPENS J, et al. Incidence of and risk indicators for vasa praevia: a systematic review. BJOG, 2016, 123: 1278.
4. MELCER Y, JAUNIAUX E, MAYMON S, et al. Impact of targeted scanning protocols on perinatal outcomes in pregnancies at risk of placenta accreta spectrum or vasa previa. Am J Obstet Gynecol, 2018, 218: 443. e1.

第15章

妊娠并发症与早产

第一节　妊娠高血压疾病与早产

【导读】

妊娠高血压疾病（hypertensive disorders of pregnancy，HDP）是产科特有疾病，严重威胁母婴健康，子痫前期 - 子痫的临床特征表现是妊娠 20 周后出现的血压升高，严重时可导致终末多器官损伤，甚至发生抽搐。其治疗原则主要为降压、解痉等，密切监测母儿情况、适时终止妊娠是最有效的处理。妊娠高血压疾病与早产有着密切的相关性，一方面，妊娠高血压疾病是导致医源性早产的孕期主要疾病之一；另一方面，早产是高血压发展的一个关键危险因素。对于妊娠高血压疾病，在孕期避免早产并改善新生儿结局的关键在于整个孕期的严密管理：早预警、早发现和早干预，预防重度子痫前期和子痫的发生，在保证孕产妇安全的情况下适当延长孕周。

【概述】

妊娠高血压疾病是妊娠与血压升高并存的一组疾病，世界范围内发病率约为 10%，是导致孕产妇与围产儿高发病率、高死亡率的主要原因之一。妊娠高血压疾病是多因素 - 多机制 - 多通路致病的综合征发病性质。及时终止妊娠是治疗子痫前期 - 子痫的唯一有效手段，但也因此带来了大量的医源性早产病例。据统计，HDP 孕妇发生早产比例为 40.8%，早产发生率是非 HDP 孕妇的 4.7 倍，低出生体重儿比例 37.7%。子痫前期并发症导致的早产占美国所有早产的 15%，我国数据则为早产占比 20%，低出生体重儿占比 30%。

降低妊娠高血压疾病早产发生率要注意四个方面：其一，深刻理解该类疾病；其二，需要重视妊娠高血压疾病的预防，在妊娠前和妊娠各期产科检查首诊时都要注意临床风险因素的筛查，对子痫前期高风险人群及时采取预防措施；其三，在妊娠各期提高对妊娠高血压疾病的意识和早期识别能力，早期识别出该类疾病；其四，对于已经发生妊娠高血压疾病的患者，严密且个体化的管理是关键，早干预并积极处理，密切监测母儿情况以预防和及时治疗严重并发症，以安全为前提延长孕周。以下就疾病的诊断及鉴别诊断、预防预测、孕期管理及处理作阐述。

【分类与诊断】

2018 年国际妊娠高血压研究学会（International Society for the Study of Hypertension in Pregnancy，ISSHP）将 HDP 分为两大类、六种亚型。妊娠前诊断或妊娠 20 周前新发现的高血

压：慢性高血压（原发性和继发性）、白大衣高血压和隐匿性高血压；妊娠 20 周后发生的高血压：一过性妊娠高血压、妊娠高血压和子痫前期（新发或由慢性高血压基础上演进而来）（表 15-1-1）。目前，我国仍沿用美国妇产科医师学会（ACOG）定义，将 HDP 概括为四类，包括妊娠高血压（gestational hypertension）、子痫前期 - 子痫（pre-eclampsia-eclampsia）、妊娠合并慢性高血压（chronic hypertension）、慢性高血压伴发子痫前期（chronic hypertension with superimposed pre-eclampsia）（表 15-1-2）。

表 15-1-1　ISSHP 关于 HDP 的分类

分类	特征
妊娠前诊断或妊娠 20 周前新发现的高血压	
慢性高血压	指妊娠前诊断或妊娠 20 周前（＜20 周）确诊的高血压，通常于孕早期首次建册就诊时诊断
白大衣高血压	指诊室血压升高（≥140/90mmHg），但在家庭或工作时血压正常（＜135/85mmHg）
隐匿性高血压	是高血压的特殊类型，临床上难以识别。其特征是诊室血压正常，但在其他时段血压升高，24 小时动态血压监测（ABPM）或（家庭血压监测）HBPM 可以明确诊断
妊娠 20 周后发生的高血压	
一过性妊娠高血压	妊娠中晚期新发的高血压，无需任何治疗即可缓解。一过性妊娠高血压通常在诊室检查时发现，但随后重复测量血压正常
妊娠高血压	指妊娠 20 周后（≥20 周）血压升高，但不伴有蛋白尿、脏器功能损害和胎儿生长受限（fetal growth restriction，FGR），一般预后较好
子痫前期	包括新发子痫前期或慢性高血压合并子痫前期

表 15-1-2　我国 HDP 分类

分类	临床表现
妊娠高血压	妊娠 20 周后首次出现血压升高（收缩压 ≥140 或舒张压 ≥90mmHg），不伴蛋白尿，产后血压恢复正常
子痫前期 - 子痫	子痫前期：妊娠 20 周后出现收缩压 ≥140 和 / 或舒张压 ≥90mmHg，伴有蛋白尿 ≥0.3g/24h 或随机尿蛋白（+），或虽无蛋白尿，但伴有以下任何一种器官或系统受累：心、肺、肝、肾等重要器官，或血液系统、消化系统、神经系统的异常改变，胎盘 - 胎儿受到累及等。子痫前期也可发生在产后 子痫：子痫前期基础上发生不能用其他原因解释的抽搐
妊娠合并慢性高血压	妊娠 20 周前收缩压 ≥140 或舒张压 ≥90mmHg，并持续至产后
慢性高血压伴发子痫前期	慢性高血压孕妇妊娠 20 周前无蛋白尿，妊娠 20 周后出现尿蛋白定量 ≥0.3g/24h 或随机尿蛋白 ≥（+）；或妊娠 20 周前有蛋白尿，妊娠 20 周后尿蛋白量明显增加；或出现血压进一步升高等重度子痫前期的任何 1 项表现

注：1. 收缩压 ≥160mmHg 和 / 或舒张压 ≥110mmHg 为重度妊娠高血压
2. 需在妊娠 34 周前因子痫前期终止妊娠者定义为早发子痫前期

血压和/或尿蛋白水平持续升高,或孕妇器官功能受累或出现胎盘 - 胎儿并发症,是子痫前期病情进展的表现。子痫前期孕妇出现下述任一表现为重度子痫前期(severe pre-eclampsia)(表 15-1-3)。

表 15-1-3　重度子痫前期表现

1. 血压持续升高不可控制:收缩压 ≥160mmHg 和 / 或舒张压 ≥110mmHg;

2. 持续性头痛、视觉障碍或其他中枢神经系统异常表现;

3. 持续性上腹部疼痛及肝包膜下血肿或肝破裂表现;

4. 转氨酶水平异常:血谷丙转氨酶(ALT)或谷草转氨酶(AST)水平升高;

5. 肾功能受损:尿蛋白定量>2.0g/24h;少尿(24h 尿量<400ml,或每小时尿量<17ml),或血肌酐水平>106μmol/L;

6. 低蛋白血症伴腹水、胸腔积液或心包积液;

7. 血液系统异常:血小板计数呈持续性下降并低于 $100×10^9$/L;

8. 微血管内溶血,表现有贫血、血乳酸脱氢酶(LDH)水平升高或黄疸;

9. 心功能衰竭;

10. 肺水肿;

11. 胎儿生长受限或羊水过少、胎死宫内、胎盘早剥等。

在诊断与评估 HDP 时,需要注意排查各种风险因素,详见表 15-1-4,询问孕妇显现或隐匿的基础疾病,有无 HDP 史及家族史或遗传史,了解既往病理妊娠史,了解产前检查状况;了解孕妇的一般情况,包括体重、此次妊娠的情况和饮食、生活环境。对于过低体重者要加以重视。妊娠期的高血压定义为同一手臂至少 2 次测量的收缩压 ≥140mmHg 和 / 或舒张压 ≥90mmHg。对首次发现血压升高者,应间隔 4 小时或以上复测血压,如 2 次测量均为收缩压 ≥140mmHg 和 / 或舒张压 ≥90mmHg 诊断为高血压。对严重高血压孕妇,即收缩压 ≥160mmHg 和 / 或舒张压 ≥110mmHg 者,间隔数分钟重复测定后即可以诊断。若血压较基础血压升高 30/15mmHg,但<140/90mmHg 时,虽不作为高血压的诊断依据但需要密切随访,提倡家庭血压监测和有条件者行 24 小时动态血压监测。留取尿常规检测尿蛋白时注意留取清洁中段尿,及排除尿少导致的尿比重增高时的混淆问题。应注意蛋白尿的进展变化,注意排查蛋白尿与孕妇肾脏疾病和自身免疫性疾病的关系。

表 15-1-4　孕妇发生子痫前期的风险因素

风险因素	RR [95% CI]
子痫前期病史	8.40 [7.10-9.90]
妊娠年龄小(10~19 岁)	6.70 [5.80-7.60]
系统性红斑狼疮	5.50 [4.50-6.80]
慢性高血压	5.10 [4.00-6.50]

风险因素	RR [95% CI]
辅助生殖技术（供卵）	4.34 [3.10-6.06]
糖尿病	3.70 [3.10-4.30]
子痫前期家族史	2.90 [1.70-4.93]
双胎妊娠（多胎妊娠风险增加）	2.93 [2.04-4.21]
孕前 BMI>30kg/m^2	2.80 [2.60-3.60]
抗磷脂综合征	2.80 [1.80-4.30]
初产妇	2.10 [1.90-2.40]
肾病	1.80 [1.50-2.10]
辅助生殖技术（供精）	1.63 [1.36-1.95]
先天性心脏病	1.50 [1.30-1.70]
焦虑或抑郁	1.27 [1.07-1.50]
距前次妊娠间隔>10 年	1.10 [1.02-1.19]

【鉴别诊断】

当出现早发子痫前期或妊娠 20 周前出现了类似子痫前期的临床表现，需要与自身免疫性疾病、血栓性血小板减少性紫癜、肾脏疾病、滋养细胞疾病、溶血性尿毒症综合征鉴别；不伴有蛋白尿的妊娠高血压更易表现为血小板减少和肝功能受损；伴有蛋白尿的妊娠高血压注意与肾脏疾病、自身免疫性疾病鉴别；如产后病情不缓解，应注意是否有溶血性尿毒症综合征；注意子痫及后部可逆性脑病综合征与癫痫、其他原因的脑动脉缺血或梗死、颅内出血等情况的鉴别。

【预防与预测】

ISSHP 推荐，对子痫前期高风险人群（子痫前期病史、慢性高血压、孕前糖尿病、孕妇 BMI>30kg/m^2、抗磷脂综合征和采用辅助生殖技术孕妇）16 周前给予小剂量阿司匹林（75~162mg/d）预防子痫前期。对于存在基础疾病如自身免疫性疾病等的孕妇，并非仅仅给予小剂量阿司匹林，应建议妊娠前在专科做病情评估，以便能获得针对性药物的及早治疗和子痫前期预防的双重目的。对于膳食钙摄入量低（<600mg/d）的女性，建议口服补充钙 1.5~2g/d。

妊娠前和妊娠各期产科检查首诊时都要注意临床风险因素的筛查。对于出现子痫前期的预警信息（包括病理性水肿、体重过度增加、血压处于正常高限：收缩压为 131~139mmHg 和 / 或舒张压 81~89mmHg、血压波动（相对性血压升高）、胎儿生长受限趋势、血小板计数呈下降趋势及无原因的低蛋白血症等）的孕妇，需要仔细排查各种原因和予以矫正。要密切监测血压变化、增加产前检查的次数、注意孕妇的自觉症状、必要时住院观察。

对于 HDP,至今仍未能建立有效且特异性高的子痫前期预测方法。现有的研究显示血管生成因子,如可溶性血管内皮生长因子受体 1(sFlt-1)、胎盘生长因子(PlGF)、可溶性内皮因子(sEng),可在妊娠中期对早发子痫前期的预测起到一定作用,但仍需结合中国国情开展前瞻性、大样本量的多中心研究以制定中国的方案。故而孕妇风险因素仍是妊娠早期排查和筛选高危群体的重要临床指标。

【诊疗原则】

HDP 的治疗基本原则可以概括为:正确评估整体母儿情况;孕妇休息镇静,积极降压,预防抽搐及抽搐复发,有指征地利尿,有指征地纠正低蛋白血症;密切监测母儿情况以预防和及时治疗严重并发症,适时终止妊娠,治疗基础疾病,做好产后处置和管理。

【孕期管理及处理】

1. 监测与评估　HDP 的病情复杂、变化快,对病情进行密切监测和评估十分重要。评估方面,需重视孕妇的不适主诉,如头痛、眼花、胸闷、上腹部不适或疼痛及其他消化系统症状、下肢和 / 或外阴明显水肿等,这些症状可能是其病情加重或发生并发症的提示。需密切监测患者血压的动态变化、体重、尿量变化等,血压、体重的急剧增长是其病情进展的表现。

除此之外,需对孕妇进行包括眼底、重要器官的功能、凝血功能,血脂、血尿酸水平、尿蛋白定量和电解质水平等在内的检查以评估各器官受累的情况。如果为早发子痫前期或重度子痫前期或存在 HELLP 综合征表现,更要及时排查自身免疫性疾病的相关指标。胎儿方面,需评估包括胎儿电子监护、超声监测胎儿生长发育、羊水量,如可疑胎儿生长受限或存在胎儿生长受限趋势,严密动态监测;有条件的机构应注意检测脐动脉和胎儿大脑中动脉血流阻力等。

当妊娠期首次出现高血压时:应注意进行以下常规检查和必要时的复查:①血常规;②尿常规;③肝功能、血脂;④肾功能;⑤凝血功能;⑥心电图;⑦产科超声检查。尤其是对于妊娠 20 周后才开始进行产前检查的孕妇,应注意了解和排除孕妇的基础疾病和慢性高血压,注意血脂、血糖水平,甲状腺功能、凝血功能等的检查或复查,注意动态血压监测,注意眼底改变或超声心动图检查。

当出现子痫前期及子痫时:视病情发展和诊治需要在上述基础上应酌情增加以下检查,并注意依据病情动态检查:①排查自身免疫性疾病;②高凝状况检查;③血电解质;④眼底检查;⑤超声等影像学检查肝、肾等器官及胸腹水情况;⑥动脉血气分析;⑦心脏彩超及心功能检测;⑧超声检查和监测胎儿生长发育指标;⑨头颅 CT 或 MRI 检查。

2. 一般治疗　孕妇应注意休息,以侧卧位为宜,保证充足的睡眠;保证摄入充足的蛋白质和热量;适度限制食盐摄入。为保证充足睡眠,必要时可予地西泮 2.5~5.0mg 睡前口服。

3. 降压阈值与目标血压　所有 HDP 降压阈值为诊室血压 ≥140/90mmHg(或家庭血压 ≥135/85mmHg);当孕妇未并发器官功能损伤,酌情将收缩压控制在 130~155mmHg,舒张压控制在 80~105mmHg;孕妇并发器官功能损伤,则收缩压应控制在 130~139mmHg,舒张压应控制在 80~89mmHg；血压不可低于 130/80mmHg，以保证子宫胎盘血流灌注。

常用的降压药物有肾上腺素能受体阻滞剂、钙离子通道阻滞剂及中枢性肾上腺素能神经阻滞剂等类药物。常用的口服降压药物有拉贝洛尔、硝苯地平或硝苯地平缓释片等；如口服药物血压控制不理想，可使用静脉用药（有条件者使用静脉泵入方法），常用有：拉贝洛尔、酚妥拉明；妊娠期禁止使用血管紧张素转换酶抑制剂（ACEI）和血管紧张素Ⅱ受体拮抗剂（ARB）。

4. 硫酸镁的应用　硫酸镁是治疗子痫和预防抽搐复发的一线药物，也是对于重度子痫前期预防子痫发作的用药。ISSHP 推荐，子痫前期患者出现严重高血压、蛋白尿、血压升高伴神经症状或体征时，应给予硫酸镁预防抽搐发生。

用法：①子痫抽搐：静脉用药负荷剂量为 4~6g，溶于 10% 葡萄糖溶液 20ml 静脉推注 15~20 分钟，或溶于 5% 葡萄糖溶液 100ml 快速静脉滴注，继而 1~2g/h 静脉滴注维持。24 小时硫酸镁总量为 25~30g。②预防子痫发作：适用于重度子痫前期和子痫发作后，负荷剂量 2.5~5.0g，维持剂量与控制子痫处理相同。用药时间根据病情需要调整，一般每天静脉滴注 6~12 小时，24 小时总量不超过 25g。③子痫复发抽搐：可以追加静脉负荷剂量用药 2~4g，静脉推注 2~3 分钟，继而 1~2g/h 静脉滴注维持。

用药期间应每天评估病情变化，决定是否继续用药；引产和产时可以持续使用硫酸镁，尤其对于重度子痫前期；若剖宫产术中应用，要注意孕产妇的心脏功能；产后继续使用 24~48 小时，注意再评估病情；如孕妇病情稳定，应在使用 5~7 天后停用硫酸镁；在重度子痫前期的期待治疗中，必要时可间歇性应用。

血清镁离子的有效治疗浓度为 1.8~3.0mmoL/L，>3.5mmol/L 即可出现中毒症状。使用硫酸镁的必备条件为：①膝跳反射存在；②呼吸 ≥ 16 次 /min；③尿量 ≥ 25ml/h（即 ≥ 600ml/d）；④备有 10% 葡萄糖酸钙。镁离子中毒时停用硫酸镁并缓慢（5~10 分钟）静脉推注 10% 葡萄糖酸钙 10ml。如孕妇同时合并肾功能障碍、心功能受损或心肌病、重症肌无力等，或体重较轻者，则硫酸镁应慎用或减量使用。条件许可，用药期间可监测孕妇的血清镁离子浓度。

5. 利尿剂的应用　子痫前期孕妇不主张常规应用利尿剂，仅当孕妇出现全身性水肿、肺水肿、脑水肿、肾功能不全、急性心功能衰竭时，可酌情使用呋塞米等快速利尿剂。甘露醇主要用于脑水肿，甘油果糖适用于肾功能有损害的孕妇。

6. 促胎肺成熟　妊娠<34 周并预计在 1 周内分娩的子痫前期孕妇，均应接受糖皮质激素促胎肺成熟治疗。

用法：地塞米松 5mg 或 6mg 肌内注射，每 12 小时 1 次，连续 4 次；或倍他米松 12mg，肌内注射，每天 1 次，连续 2 天。不常规推荐反复、多疗程产前给药。如果在较早期初次促胎肺成熟后，又经过一段时间（2 周左右）保守治疗，但终止妊娠的孕周仍<34 周时，可以考虑再次给予同样剂量的促胎肺成熟治疗。注意不要为了完成促胎肺成熟治疗的疗程而延误了子痫前期应该终止妊娠的时机。

7. **终止妊娠时机** 及时终止妊娠是治疗子痫前期 - 子痫的唯一有效手段。子痫前期孕妇经积极治疗,而母儿状况无改善或者病情持续进展的情况下,或者达到一定孕周,应考虑终止妊娠。终止妊娠的时机,应考虑的因素包括孕周、孕妇病情及胎儿情况等多方面。

(1)慢性高血压:无异常情况,可期待至妊娠 39 周终止妊娠。

(2)重度妊娠高血压及重度子痫前期:妊娠不足 26 周的孕妇,经治疗病情危重者建议终止妊娠;妊娠 26~28 周的孕妇,根据母儿情况及当地医院母儿诊治能力决定是否可以行期待治疗。妊娠 28~34 周,如病情不稳定,经积极治疗病情仍加重,应终止妊娠;如病情稳定,可以考虑期待治疗,并建议转至具备早产儿救治能力的医疗机构。

(3)妊娠>34 周的孕妇

1)存在威胁母儿的严重并发症和危及生命者:应考虑终止妊娠。

2)虽孕妇病情稳定,存在胎儿生长受限并伴有脐血流异常及羊水过少者考虑终止妊娠。

3)仅仅表现为胎儿生长受限而无胎盘脐血流改变也无羊水过少者,需要在严密监测母儿的情况下才能考虑期待问题。

4)如仅仅尿蛋白>2g/24h,而无其他重度子痫前期特征,可以实施严密监测下的期待治疗,尿蛋白>2g/24h 不是单纯决定终止妊娠的指标。

(4)重度子痫前期发生母儿严重并发症者,需要稳定孕妇状况后尽早终止妊娠,不考虑是否完成促胎肺成熟。

(5)妊娠高血压如果血压控制良好,胎心监护正常,最多可期待至妊娠 39^{+6} 周。

(6)子痫前期病情稳定,可期待至妊娠满 37 周。

(7)孕妇发生子痫,控制病情后即可考虑终止妊娠。

(8)对已经发生胎死宫内者,可在稳定病情后终止妊娠。

(9)出现下列任何一种情况,应提前终止妊娠:①三种降压药仍不能控制的严重高血压;②进行性血小板减少;③肝肾功能异常进一步加重;④肺水肿;⑤神经系统症状或体征,如顽固性头痛、视盲或抽搐;⑥胎儿情况恶化。

8. **终止妊娠方式** HDP 孕妇,如无产科剖宫产术指征,原则上考虑阴道试产;但如果不能短时间内阴道分娩,病情有可能加重,可考虑放宽剖宫产术的指征;对于已经存在如前述的各类孕妇严重并发症,剖宫产术是迅速终止妊娠的手段。

【随访】

产后 6 周孕妇的血压仍未恢复正常时,应于产后 12 周再次复查血压,以排除慢性高血压,必要时建议至内科诊治。HDP 特别是重度子痫前期孕妇远期罹患心脏病和高血压、肾脏疾病、血栓形成的风险增加,应充分告知孕妇上述风险,加强筛查与自我健康管理。鼓励健康的饮食和生活习惯,如规律的体育锻炼、控制食盐摄入(<6g/d)、戒烟等。

【管理流程图】

图 15-1-1。

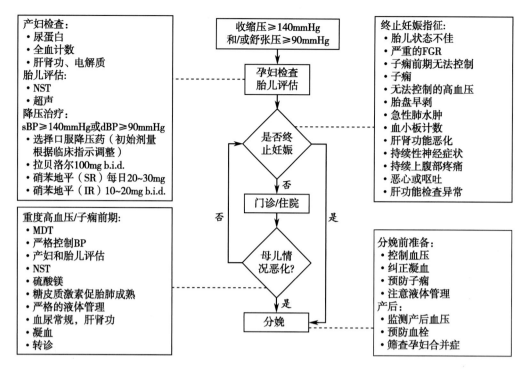

产妇检查：
· 尿蛋白
· 全血计数
· 肝肾功、电解质
胎儿评估：
· NST
· 超声
降压治疗：
sBP≥140mmHg或dBP≥90mmHg
· 选择口服降压药（初始剂量根据临床指示调整）
· 拉贝洛尔100mg b.i.d.
· 硝苯地平（SR）每日20~30mg
· 硝苯地平（IR）10~20mg b.i.d.

重度高血压/子痫前期：
· MDT
· 严格控制BP
· 产妇和胎儿评估
· NST
· 硫酸镁
· 糖皮质激素促胎肺成熟
· 严格的液体管理
· 血尿常规，肝肾功
· 凝血
· 转诊

收缩压≥140mmHg
和/或舒张压≥90mmHg

孕妇检查
胎儿评估

是否终止妊娠

否

门诊/住院

否

母儿情况恶化？

是

分娩

是

终止妊娠指征：
· 胎儿状态不佳
· 严重的FGR
· 子痫前期无法控制
· 子痫
· 无法控制的高血压
· 胎盘早剥
· 急性肺水肿
· 血小板计数
· 肝肾功能恶化
· 持续性神经症状
· 持续上腹部疼痛
· 恶心或呕吐
· 肝功能检查异常

分娩前准备：
· 控制血压
· 纠正凝血
· 预防子痫
· 注意液体管理
产后：
· 监测产后血压
· 预防血栓
· 筛查孕妇合并症

图 15-1-1　妊娠高血压疾病的管理流程（引自 Hypertension and pregnancy.Guideline No.MN21.13-V9-R26.）

【注意事项】

1. 应用小剂量阿司匹林预防子痫前期应开始于 16 周之前,超过 16 周后应用预防效果显著降低。

2. 重视妊娠高血压疾病非典型的早期表现,如体重增长过快、水肿、临界血压升高等,可有效提高对该类疾病的早期识别。

3. 妊娠高血压疾病的管理应细致和个体化,延长孕周需要建立在对孕妇和胎儿充分评估和密切监测的基础上。

4. 预计 34 周前早产的患者,分娩前 1 周内应用糖皮质激素促肺成熟可显著改善早产儿预后。

5. 重视医患及产儿科的沟通交流。

【关键点】

1. 妊娠高血压疾病是产科常见的危及母胎生命的一组疾病,为减少子痫前期 - 子痫患者出现严重并发症,往往需要在妊娠 37 周前甚至 34 周前终止妊娠,因此可导致大量医源性早产的发生。

2. 多因素 - 多机制 - 多通路致病的综合征发病性质决定了该疾病的临床表现程度和表现形式复杂,首发症状存在多样性,各器官损伤程度存在不平行性。

3. 降低妊娠高血压疾病早产发生率的关键有四：其一,深刻理解该类疾病；其二,该类疾病的预防；其三,提高对该类疾病的意识和早期识别能力；其四,严密且个体化管理,以安全为前提延长孕周。

（赵扬玉）

参考文献

1. 中华医学会妇产科学分会妊娠期高血压疾病学组. 妊娠期高血压疾病诊治指南 (2020). 中华妇产科杂志, 2020, 55 (04): 227-238.
2. VERDECCHIA P, REBOLDI G, ANGELI F. The 2020 International Society of Hypertension global hypertension practice guidelines-key messages and clinical considerations. European Journal of Internal Medicine, 2020; 82: 1-6.
3. Queensland Clinical Guidelines. Hypertension and pregnancy. Guideline No. MN21. 13-V9-R26. Queensland Health. 2021.
4. 吴琳琳, 周欣, 牛建民.《妊娠期高血压疾病: 国际妊娠期高血压研究学会分类, 诊断和管理指南 (2018)》解读. 中国实用妇科与产科杂志, 2018, 34 (007): 758-763.
5. 杨宁, 李玉明.《国际高血压学会 2020 国际高血压实践指南》解读: 妊娠期高血压疾病. 中华高血压杂志, 2020, 28 (09): 812-814.
6. 颜雪梅, 孔繁娟, 王爱华, 等. 2012—2019 年妊娠期高血压疾病流行现状及妊娠结局分析. 中国生育健康杂志, 2021, 32 (03): 252-256.
7. BERHE AK, ILESANMI AO, AIMAKHU CO, et al. Effect of pregnancy induced hypertension on adverse perinatal outcomes in Tigray regional state, Ethiopia: a prospective cohort study. BMC Pregnancy and Childbirth, 2019; 20 (1): 7.

第二节　妊娠期肝内胆汁淤积症与早产

【导读】

妊娠期肝内胆汁淤积症 (intrahepatic cholestasis of pregnancy, ICP) 为妊娠期的特发性疾病, 发病率为 0.3%~15%。主要临床表现为皮肤瘙痒伴血胆汁酸水平升高, 多出现于妊娠中晚期, 于分娩后缓解。ICP 的病因及发病机制至今仍尚未明了, 多数主流观点认为 ICP 的发生在遗传易感性的基础上, 由激素及环境的共同作用下促成。ICP 发病特点具有复发性、家族聚集性、种族及地区差异较大等特点。孕期母血中的胆汁酸可透过胎儿母体屏障在胎盘及羊水中蓄积, 从而造成胎盘胎儿损害的结局, 如突发的死胎、新生儿严重窒息及自发性早产等。临床医生为降低死胎风险, 对重度妊娠期肝内胆汁淤积症孕妇会采取计划分娩决策, 可能会造成医源性早产。

【概述】

妊娠期肝内胆汁淤积症, 为常见的妊娠并发症, 经典表现为妊娠妇女孕中晚期出现皮肤瘙痒伴血清总胆汁酸升高,对胎儿造成损害,以突发死胎最受关注。所以,本章节重点阐述如何对 ICP 合理评估、严密监测、适时分娩,以最大程度减少 ICP 医源性早产的发生及早产程度的减轻,做好临床合理管理。

【ICP 与早产的发病机制】

1. ICP 与自发性早产　胆汁酸可促进子宫肌层缩宫素受体的表达,可能为 ICP 导致自发性早产的机制。

2. ICP 与医源性早产　因忌惮死胎的发生,医源性早产及剖宫产分娩并不鲜见。研究提示当总胆汁酸浓度 ≥100μmol/L 时,早产率为 25.3%,其中最大比例是医源性早产。临床上相当部分医生采取医疗性早产的目的为避免死胎的发生。

3. ICP 与孕妇其他情况　高龄者 ICP 发病率升高,而高龄者相对分娩孕周会提前。既往 ICP 史及 ICP 家族史者,再生育过程中 ICP 复发率高,且发病孕周前移,相对病情重,早产不可避免,早产率高。

4. ICP 与多胎妊娠　多胎妊娠较单胎妊娠可增加 ICP 的发病率。智利的一项研究显示,双胎妊娠与单胎妊娠相比较该病的发病率分别为 20.9% 及 4.7%,而芬兰的一项研究显示,三胎妊娠与双胎妊娠的发病率分别为 43% 及 14%。而 ICP 叠加多胎妊娠又进一步增加了早产风险。

【ICP 对围产儿影响】

1. 胆汁酸对胎儿的影响　在正常妊娠中,胎儿宫内发育早期肝脏即可合成胆酸及胆红素,但分泌功能尚未成熟,胎儿血与母血间可形成胆汁酸浓度梯度差,胎儿的胆汁酸借由胎盘向母体扩散以清除胆汁酸。但在 ICP 孕妇中,该浓度梯度逆转,导致胆汁酸在胎儿附属物及胎儿体中蓄积,从而导致胎儿的持续损害。当然,母体起病越早,围产儿影响时间及程度越严重,母体血清总胆汁酸水平与胎儿不良结局呈正相关关系,母血总胆汁酸水平>40μmol/L后,每增加 1μmol/L,自发性早产、胎儿宫内窘迫相关事件(中转剖宫产、5 分钟 Apgar 评分<7 分、脐动脉 pH 值<7.05)、羊水粪染的风险增加 1%~2%。

2. ICP 与死胎　胎儿体内过高的胆汁酸可能损害肝脏细胞、对肺泡 II 型上皮细胞及胎儿心肌产生毒害作用。此外胎盘绒毛间隙的胆汁酸盐沉积,使胎盘绒毛间隙缩小,影响胎盘转运功能,导致胎盘的血流量减少,影响胎盘灌注,从而可能导致胎儿宫内窘迫,增加死胎风险。ICP 引起的死胎,多为突发性,可能与胆酸水平升高引起胎盘表面血管痉挛或胎儿心律失常相关。研究提示大约有 29% 的死胎发生在不规则宫缩或临产后,可能与 ICP 时绒毛间隙狭窄、胎盘退行性病变导致胎盘储备能力下降相关,一旦发生子宫收缩等其他刺激,胎儿宫内储备不能承受,易发生胎儿缺氧甚至死胎。

ICP 孕妇较普通妊娠孕妇死胎风险增加 1.46 倍(0.91% *vs.* 0.32%),羊水粪染率增加 2.6 倍(18.7% *vs.* 10.8%)。胎儿死胎风险与总胆汁酸浓度相关,当总胆汁酸浓度<40μmol/L,死胎率为 0.13%;总胆汁酸为 40~99μmol/L 时,死胎率为 0.28%,与总胆汁酸浓度<40μmol/L

孕妇相比增加 2.32 倍风险;总胆汁酸 ≥100μmol/L,死胎率为 3.44%,与<40μmol/L 的孕妇相比增加了 30.50 倍风险。因而临床上对重度肝内胆汁淤积症孕妇,在胎儿已相对成熟具有较好的宫外存活能力时,多采取计划分娩以避免死胎的发生。现有的研究认为,仅当妊娠期间总胆汁酸水平始终 ≥100μmol/L,死产率才显著高于总妊娠的死产率(0.3%~0.4%),而实际上临床医生对大部分重症 ICP 病例的诊疗手段更密切,降胆酸治疗更积极,在没有出现死胎前已经提早分娩,这些措施使得总胆汁酸 ≥100μmol/L 不会持续太久,当然,医源性早产率肯定增加。其他值得关注的是,死胎与孕周相关,死胎率当妊娠超过 34~36 周时上升明显,当妊娠超过 38~39 周时尤甚。这也为医疗性计划分娩提供了依据,从而解释了 ICP 早产率高的原因。

3. ICP 与早产 2019 年一项纳入 27 篇文章的 Meta 分析研究提示,妊娠合并肝内胆汁淤积症孕妇与一般孕妇相比,可增加 3.47 倍自发性早产风险(13.4% *vs.* 4.0%)以及 3.65 倍医源性早产风险。国内的研究根据总胆汁酸浓度分为三组比较早产结局:Ⅰ组(0μmol/L<TBA ≤ 10μmol/L),Ⅱ组(10μmol/L<TBA<40μmol/L),Ⅲ组(TBA ≥ 40μmol/L),三组的医源性早产发生率分别为 5.26%、16.67%、42.86%,差异有统计学意义($P=0.002$);自发性早产发生率分别为 0.00%、4.17%、4.16%,差异无统计学意义($P=0.291$)。医源性早产相当部分为避免死胎发生而采取的过度治疗措施,更多的是来自患者的压力。所以,对重症 ICP 孕妇,临床医生应恰如其分地宣教,避免患者盲目恐慌同时做好胎儿宫内状况的自监测,严格掌握指征在平衡母儿获益的前提下适时终止,才能最大程度减少不必要的早产及早期早产的发生。

ICP 可增加新生儿 NICU 入住率约 2.21 倍,与早产增加相符合。

【诊断】

1. 妊娠期肝内胆汁淤积症的诊断 通常以妊娠中晚期出现其他原因无法解释的皮肤瘙痒起病,瘙痒首先涉及手掌和脚掌,提示 ICP 可能,最终可发展至全身瘙痒,夜间为剧。查体可见瘙痒导致的皮肤抓痕而无原发皮损病灶,部分患者可伴有黄疸,多继发于皮肤瘙痒后。血化验提示空腹血总胆汁酸水平升高:总胆汁酸水平 ≥10μmol/L 为重要的诊断依据。ICP 孕妇的肝胆超声检查一般无异常。皮肤瘙痒和肝功能异常在产后恢复正常:皮肤瘙痒多在产后 24~48 小时消退,肝功能在分娩后 4~6 周恢复正常。

ICP 的分度 轻度 ICP:①血清总胆汁酸 10~39.9μmol/L;②临床症状以皮肤瘙痒为主,无明显其他症状。重度 ICP:①血清总胆汁酸 ≥40μmol/L;②瘙痒严重伴有其他情况,如多胎妊娠、妊娠高血压疾病、复发性 ICP、曾因 ICP 致围产儿死亡者。满足上述任何一条即为重度。早发型 ICP:国际上尚无基于发病时间的 ICP 分度,但早期发病者(妊娠不足 28 周)其围产儿结局更差,也应该归入重度 ICP 中。国外一般以总胆汁酸水平 ≥100μmol/L 为重度 ICP 的界限。

2. 早发型妊娠期肝内胆汁淤积症的诊断 现有的较为统一的观点认为,将妊娠 28 周前发病作为早发型 ICP 的诊断依据。国内队列研究的发病率为 1.44%,约占总 ICP 的 20%。

早发型肝内胆汁淤积症的表现与一般ICP相似,但瘙痒症状出现更早,多出现于妊娠28周前,最迟不晚于妊娠30周,持续症状时间长,可明显影响生活质量。早发型ICP孕妇还可能出现皮疹,血糖、血脂异常等其他症状。早发型ICP孕妇的实验室检查,主要表现为妊娠中期TBA水平明显升高,伴或不伴有血清转氨酶等指标的升高,TBA水平多高于晚发型ICP者(43.9μmol/L $vs.$ 35.1μmol/L)。

早发型ICP可明显增加早产、低出生体重儿、胎儿窘迫和羊水粪染等的风险,其OR值依次为6.42(95% CI 2.59-15.93)、6.52(95% CI 2.19-19.45)、2.91(95% CI 1.27-6.67)和2.34(95% CI 1.19-4.61)。早发型ICP的早产风险高于晚发型ICP,一方面原因为持续高胆汁酸水平导致的子宫敏感性增加从而引起自发性早产,另一方面原因为较长病程,且高水平的胆汁酸暴露,临床医生为降低死胎风险,足月前采取计划分娩导致的医疗性早产。总体而言,早发ICP的早产率随着起始发病孕周增大而呈下降趋势。

有针对分娩孕周≥28周的双胎妊娠ICP孕妇的回顾性分析研究,提示孕32周前发病孕妇的母儿妊娠结局更差,发生胎膜早破、前置胎盘、早产、新生儿呼吸系统异常及入住新生儿ICU的风险明显增加,各约增加2~3倍风险。对于ICP高发地区,或有明确ICP高危因素者如:慢性肝病史、ICP家族史、既往ICP发病史、高龄或多胎妊娠孕妇,孕期关注瘙痒症状,应尽早行胆汁酸及转氨酶检查,而非32~34周再行筛查,以及早发现早发ICP并及时治疗及密切监护。

【治疗】

1. 妊娠期肝内胆汁淤积症的延长孕周治疗　ICP的治疗困难是小孕周,所以核心为延长孕周缓解症状,密切胎儿监护,适时终止妊娠。

(1)药物治疗:熊去氧胆酸为一线用药,对肝脏具有多重保护作用。熊去氧胆酸胶囊治疗肝和胆汁淤积疾病主要是基于通过亲水性的、有细胞保护作用和无细胞毒性的熊去氧胆酸来相对地替代亲脂性、去污剂样的毒性胆汁酸,以及促进肝细胞的分泌作用和免疫调节来完成的。但关于熊去氧胆酸的具体疗效仍存在争议。既往研究提示熊去氧胆酸在明显改善孕妇的瘙痒症状、降低围产儿不良结局发生、延长分娩孕周等方面具有优势。但最新的随机对照研究提示熊去氧胆酸可改善孕妇症状,但对降低围产儿不良结局无明显获益,围产期死亡、早产或入住NICU这一复合结局的发生率分别为23%与27%(RR=0.85)。所以,更应提醒临床医生在用药期间监测胎儿宫内情况如宫内窘迫,警惕死胎发生。常规用量为250~500mg口服2次/d,以2~3周为一疗程,通常临床上至少1周评估一次。二线用药为S-腺苷甲硫氨酸,目的在于帮助改善瘙痒症状及改善肝功能,多用于熊去氧胆酸治疗改善欠佳情况下的联合用药,但目前仍缺乏循证证据支持其在改善孕妇症状、生化指标及围产结局的有效性,通常的使用方式为1g/d,静脉滴注。

地塞米松促胎儿肺发育治疗,目的在于预防新生儿因肺表面活性物质不足引起的呼吸窘迫综合征。作为ICP提早终止可能极大,地塞米松使用率高,其使用规范性更为重要。用法用量同早产的相关推荐:地塞米松 6mg 肌内注射,12 小时 1 次,共 4 次;或倍他米松 12mg 肌内注射,24 小时 1 次,共 2 次。建议在妊娠 37 周前终止者,若既往未使用过地塞米松促胎儿肺成熟治疗,予以完善 1 疗程促肺治疗,还是强调尽量避免多疗程。

(2)孕期监测

①孕妇病情监测:ICP 死胎发生与孕周及母血总胆汁酸水平相关。对于孕妇推荐定期的总胆汁酸测定,有条件者可加行胆汁酸质谱检查。至少 1~2 周 1 次,病情严重者适当缩短监测时间,除外总胆汁酸水平及肝功能情况,还需关注凝血功能、血压及其他情况如肾功能。

②胎儿的宫内监测:死胎发生多为突发,具有不可预测性。虽然通常的胎儿宫内监测手段不能预防死胎的发生,2015 年中国《妊娠期肝内胆汁淤积症诊疗指南》仍建议 32 周后每周进行 1 次无应激试验及脐动脉血流阻力分析来评估胎儿宫内状态,针对重度 ICP 每周 2 次。无应激试验关注胎儿基线、基线变异,当胎心基线异常、胎心变异减少甚至消失,无应激试验无反应型即需引起警惕。因死胎发生具有不可预测性,做好孕妇胎动管理宣教,提高对胎动异常的警惕性具有意义,胎动减少、消失、频繁或无间歇的躁动为胎儿宫内缺氧的危险信号,胎动消失则预示胎儿宫内结局不良。

2. 妊娠期肝内胆汁淤积症分娩计划　针对此类孕妇分娩计划取决于疾病发展历程、最高总胆汁酸的水平以及孕周、胎儿宫内检测状态决定。

(1)分娩孕周:中国 2015 年妊娠合并肝内胆汁淤积症指南建议 ICP 分层管理:总胆汁酸 10~39μmol/L 为轻度 ICP,建议妊娠 38~39 周终止妊娠;总胆汁酸 ≥40μmol/L 为重度 ICP,建议妊娠 34~37 周终止妊娠。应于疾病严重程度与早产孕周及死胎风险间进行权衡,建议终止妊娠时间为妊娠 37 周之前。

母胎医学会(SMFM)2020 年妊娠期肝内胆汁淤积症指南建议:①总胆汁酸水平 ≥100μmol/L 的孕妇建议在妊娠 36 周时分娩,因继续妊娠死胎死产风险增加。②针对特殊情况可考虑妊娠 34~36 周之间分娩,如药物治疗无法缓解的剧烈和持续性母体瘙痒;存在既往 36 周前 ICP 死胎死产史,此次妊娠 ICP 复发;存在基础急慢性肝脏疾病,此次妊娠肝功能恶化者。③总胆汁酸<100μmol/L 的孕妇,建议 36~39 周计划分娩。总体而言,分娩计划个体化。④对于总胆汁酸 ≤40μmol/L 者,妊娠风险较低,建议 36~39 周应尽量延长孕周。

美国妇产科协会推荐 ICP 根据总胆汁酸分级管理,总胆汁酸<100μmol/L,妊娠 36~39 周分娩;总胆汁酸 ≥100μmol/L,妊娠 36 周分娩。

Uptodate 建议对下列情况可考虑 36 周前分娩:①药物治疗无法缓解的持续剧烈瘙痒;②孕妇黄疸及有 ICP 导致妊娠 36 周前胎儿死亡的既往史,此次妊娠 ICP 复发;③血清总胆汁酸 ≥100μmol/L。

总体而言,36 周前因 ICP 分娩,计划分娩的利是否大于弊尚不明确。建议对孕 37 周前计划分娩且既往未接受过类固醇皮质激素促胎儿肺成熟者,给予一疗程的促肺成熟治疗。早发 ICP 及总胆汁酸水平持续高者医源性早产概率高,尤其当孕妇合并其他情况如高龄、多胎妊娠、妊娠高血压疾病等情况者。

(2)分娩方式:对于ICP伴随的早产,选择合适的分娩方式很重要。2015年中国《妊娠期肝内胆汁淤积症诊疗指南》建议阴道分娩适应证为:轻度ICP;无其他产科剖宫产指征者;孕周<40周。计划引产的目的为降低死胎的不良结局,但应注意此类患者因胆汁酸影响,相对胎盘功能不良,对宫缩耐受程度有限。引产过程中应注意避免宫缩过强,制订合理、温和的引产方式(如水囊引产),密切关注产程进展,如宫缩节律、胎心变化,作好新生儿复苏准备。剖宫产指征为:重度ICP;既往有ICP病史并存在与之相关的死胎、死产、新生儿窒息或死亡史;胎盘功能严重下降或高度怀疑胎儿窘迫;合并双胎或多胎、重度子痫前期等;存在其他阴道分娩禁忌者。亦有研究提示ICP孕妇接受催引产并不显著增加中转剖宫产分娩率,但值得关注的是未足月催引产,因宫颈成熟度欠佳,总体催引产成功率有限。目前尚无早发ICP不同分娩方式母儿结局的相关研究,对于早发ICP,足月前计划分娩者,多胆汁酸水平持续高,属于重度ICP,多以剖宫产分娩为宜(图15-2-1)。

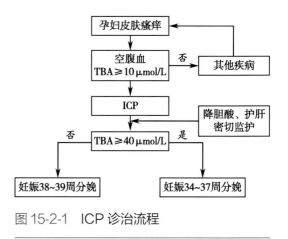

图 15-2-1　ICP 诊治流程

【注意事项】

1. ICP的危害主要表现为对胎儿的负面作用,临床管理的难点在于密切监护的同时延长孕周,在合适孕周终止妊娠。

2. ICP的经典治疗为熊去氧胆酸治疗,最新的研究结果提示用药不能改善胎儿结局,强调临床医生在用药治疗的同时不能忽略对胎儿宫内情况的监护。

3. ICP终止妊娠时机应结合孕周、有无其他并发症、总胆汁酸水平、是否伴随转氨酶异常、胎儿宫内情况综合决策。对于孕37周前终止妊娠的孕妇建议给予1疗程糖皮质激素促胎儿肺成熟治疗。

4. 医源性早产相当部分是为避免死胎发生而采取的过度治疗措施,对重症ICP孕妇,临床医生应恰如其分地宣教,避免患方盲目恐慌主动要求剖宫产,同时做好胎儿宫内状况的自我监测及产科管理,在医疗原则上更要严格评估,在平衡母儿获益的前提下适时终止妊娠,才能最大程度减少不必要的早产及早期早产的发生。

【关键点】

1. ICP的诊断　妊娠中晚期出现其他原因无法解释的皮肤瘙痒伴血清总胆汁酸水平 ≥10μmol/L,皮肤瘙痒及胆汁酸异常于分娩后自行缓解。

2. ICP引起早产的机制　一方面ICP孕妇胆汁酸蓄积可引起子宫缩宫素受体表达引起自发性早产,另一个重要方面为胆汁酸对宫内胎儿的毒害作用,临床采取医源性早产这个干预手段造成了医疗性早产。

3. 重度 ICP 定义 血清总胆汁酸 ≥ 40μmol/L；临床症状：瘙痒严重；伴有其他情况，如多胎妊娠、妊娠高血压疾病、复发性 ICP、曾因 ICP 致围产儿死亡者。

4. 早发 ICP 因病情较重亦归类于重度 ICP，一般以孕 28 周前发病作为诊断依据。

5. 终止妊娠时机 轻度 ICP，建议妊娠 38~39 周终止妊娠；总胆汁酸 ≥ 40μmol/L 为重度 ICP，建议妊娠 34~37 周终止妊娠。当然，终止妊娠的同时考量有无其他产科合并症并发症、既往不良分娩史、胎盘功能等。

6. 分娩方式 轻度 ICP 无阴道分娩禁忌，可尝试阴道分娩；重度 ICP 可适当放宽剖宫产指征。

（贺 晶）

参考文献

1. 康晓迪, 刘军, 许艳丽, 等. 总胆汁酸升高慢性乙型肝炎孕妇围产结局分析. 中国肝脏病杂志（电子版）, 2021, 13 (01): 68-72.
2. CHAPPELL LC, BELL JL, SMITH A, et al. Ursodeoxycholic acid versus placebo in women with intrahepatic cholestasis of pregnancy (PITCHES): a randomised controlled trial. The Lancet (British edition), 2019, 394 (10201): 849-860.
3. OVADIA C, SEED PT, SKLAVOUNOS A, et al. Association of adverse perinatal outcomes of intrahepatic cholestasis of pregnancy with biochemical markers: results of aggregate and individual patient data meta-analyses. The Lancet (British edition), 2019, 393 (10174): 899-909.
4. 中华医学会妇产科学分会产科学组. 妊娠期肝内胆汁淤积症诊疗指南 (2015). 中华妇产科杂志, 2015, 50 (7): 481-485.
5. 王晓敏, 贺晶. 早发型妊娠期肝内胆汁淤积症诊治的研究进展. 中华妇产科杂志, 2017, 52 (1): 64-67.
6. 谢幸, 孔北华, 段涛. 妇产科学. 9 版. 北京: 人民卫生出版社, 2018: 92.

第三节 胎儿生长受限与早产

【导读】

早产分为自发性早产和医源性早产。无论是单胎还是双胎的胎儿生长受限，都增加了医源性早产的发生概率。对胎儿生长受限及时进行诊断及病因学排查，对母体并发症或合并症积极进行预防、干预及治疗，制订个性化的胎儿监护和分娩计划，是降低医源性早产围产儿并发症、改善预后的关键。

【概述】

胎儿生长受限、早产看似两个不相关的问题,实则紧密相连。早产分为自发性早产和医源性早产,医源性早产是因出现妊娠期合并症或并发症(如胎儿生长受限),为保证母儿收益最大,需要提前终止妊娠者。

胎儿生长受限、选择性胎儿生长受限、双胎生长发育不一致是妊娠期的常见并发症,为医源性早产的主要原因之一,有较高的死胎、流产及早产的发生率,且新生儿发生脑损伤的风险也较高,是影响围产儿生命质量的严重并发症,需要引起临床医生的特别关注。

【各类胎儿生长受限的定义】

单胎胎儿生长受限的定义是估计胎儿体重(estimated fetal weight,EFW)小于对应孕龄体重第 10 百分位数,如 EFW 小于对应孕龄体重第 3 百分位数称为严重胎儿生长受限。

对于双胎的一胎生长受限,双绒双胎多称为双胎生长发育不一致,单绒双胎多称为双胎选择性生长受限(sIUGR),其诊断标准尚存在争议。根据双胎妊娠临床指南(2020 年更新),如双胎一胎估测体重小于该孕龄第 3 百分位即可诊断。

如不符合以上标准,针对单绒双胎而言,如符合以下 4 条中的 2 条也可诊断 sIUGR:①双胎之一胎 EFW 小于第 10 百分位数;②双胎之一胎腹围小于第 10 百分位数;③两胎儿估重差异 ≥ 25%;④小胎儿脐动脉搏动指数(pulsatility index,PI)>第 95 百分位。

针对双绒双胎,如符合以下 3 条中的 2 条亦可诊断双胎发育不一致:①双胎之一胎 EFW 小于第 10 百分位数;②两胎儿估重差异 ≥ 25%;③小胎儿 PI >第 95 百分位。

【胎儿生长受限的病因】

胎儿生长受限病因复杂,主要包括胎盘因素、母体因素、胎儿因素、感染及环境因素等,其中胎盘及脐带异常是引起 FGR 的常见病因,包括胎盘局部梗死、胎盘形态异常(轮廓胎盘、副胎盘等)、胎盘染色体异常、胎盘肿瘤(如绒毛膜血管瘤)、单脐动脉、脐带帆状或边缘附着、脐带水肿和脐带过度螺旋等。

双绒双胎生长不一致的发病原因与单胎相类似,此外小胎儿所占胎盘比例异常也是其发病原因之一。一项包含 11 667 例孕妇的大样本临床研究发现,在孕 34 周以前发生的 FGR 中,有 60% 存在子宫动脉搏动指数 >第 90 百分位,提示 FGR 的病因与胎盘灌注不良引起的胎盘功能异常相关,后者也是引起 sIUGR 及双胎生长不一致的原因。

sIUGR 可占到单绒双胎的 10%~15%,其主要原因为两胎儿间的胎盘份额分配不均或种植部位不当使两部分胎盘发生不均衡生长以及胎盘间的吻合血管存在。根据小胎儿脐动脉血流特点的不同可将 sIUGR 分为三型。

Ⅰ型舒张末期血流频谱正常,该类型的血管吻合模式跟无并发症的单绒双胎相似,70%存在多个 A-A 吻合,使胎儿间的双向血流流动成为可能,为小胎儿提供营养及含氧血液,从而减弱了小胎儿由于胎盘面积较小受到的影响,其出生体重差异小。

Ⅱ型表现为持续性的舒张期血流消失或反向,胎盘份额差异跟Ⅰ型相差不多,但 A-A 吻合的数量及吻合血管的直径均少于 I 型,限制了双胎间的血液流通,导致 90% 小胎儿发生异常(包括血流、生长发育及胎心监护等),最终导致胎死宫内及脑损伤的发生。

Ⅲ型则表现为舒张期血流间歇性缺失或反向,吻合血管粗大,两胎儿的血液从不同方向流向共同的 A-A 吻合,血流的平衡点受到双胎外周血管压力差值及心动周期的影响,稳定性较差,容易出现双胎间的急性出血。由于大胎儿长期处于向小胎儿输血状态,其患有远期心脏系统疾病的概率要高于其他类型,当发生急性双胎输血时,一胎儿会面临高血容量导致的死亡风险,而另一胎儿将面临低血容量导致的突然死亡或缺血性神经损害风险。由于双胎妊娠医源性早产在双胎妊娠早产中比例很高,约为 1/3,故对 sIUGR、双胎生长不一致进行胎儿监护,尽可能延长孕周,制定合适的分娩孕周计划,是降低早产所带来严重并发症的关键。

【胎儿生长受限与早产的相关性及处理】

1. 胎儿生长受限与自发性早产　无论是单胎还是双胎的胎儿生长受限,在待产过程中,都有先兆早产或胎膜早破后早产风险。早产合并宫内生长受限,往往出生体重都是极低体重儿。围产儿死亡率和并发症更高。在胎儿宫内情况未恶化时,应用宫缩抑制剂延长孕周,对于胎膜早破者,抗生素使用是有益的。

分娩方式的选择:如果单胎 FGR,并无脐血流舒张期的缺失,如无其他产科因素,可考虑选择阴道试产。但需与孕妇及家属做好充分沟通,阴道分娩因胎儿不能耐受宫缩,阴道分娩成功率低于不合并 FGR 的同孕龄胎儿。如果出现脐血流舒张期缺失或间歇性缺失,且评估胎儿出生后存活率很高,分娩方式以剖宫产为宜。

对于 FGR 预计在孕 34 周之前分娩者,建议产前使用糖皮质激素;对于孕 34~37 周者,预计 7 天内有早产风险,且孕期未接受过糖皮质激素治疗的,也建议产前使用糖皮质激素。对于一周内早产风险高的双胎,可按单胎促肺治疗管理。不推荐多次给予糖皮质激素,但对于小于 34 周,未来一周内极有可能早产的患者,若距离前次使用糖皮质激素时间超过 14 天,可以重复应用 1 个疗程的糖皮质激素。

对于孕 34 周之前分娩的 FGR,除使用糖皮质激素促肺治疗外,还应使用硫酸镁保护胎儿和新生儿的中枢神经系统,用法:首剂 4g 静脉推注大于 20 分钟,然后 1g/h 维持 24 小时或至分娩。目前没有足够的证据表明硫酸镁需要重复疗程使用。

2. 单胎胎儿生长受限与医源性早产

(1)排除严重胎儿自身发育异常:一旦诊断胎儿生长受限,首先需要进行病因学寻查,特别是遗传性病因的排查。对于 FGR 胎儿,需要进行详细的胎儿结构超声筛查。FGR 胎儿合并结构异常或孕中期超声软指标异常时,建议行介入性产前诊断,进行染色体微阵列及核型分析。

对于<孕 24 周或 EFW <500g 的 FGR 孕妇,无论是否合并胎儿结构异常,均建议提供遗传咨询和产前诊断。FGR 特别是严重的 FGR 也与某些罕见单基因疾病(如 Cornelia de Lange 综合征)及表观遗传学异常(如 Russell-Silver 综合征)相关。建议转到专业的胎儿医

学中心根据产前胎儿表型提供个性化、专业化的遗传咨询及相关的遗传检测,包括全外显子测序及甲基化检测。

此外,对于 FGR,建议常规行 TORCH 筛查,尤其是巨细胞病毒和弓形虫的产前筛查。如果发现了胎儿存在遗传学的异常或者严重的宫内感染,存在预后不良的可能大,应提供终止妊娠的选择。

(2)母体评估及相应的治疗:对 FGR 的胎儿,还建议进行母体合并症及并发症的评估。当临床怀疑 FGR 的病理因素来自子宫胎盘灌注不良时,应考虑筛查自身免疫抗体,以排除母体自身免疫系统疾病。母体血管病变引起的子宫胎盘灌注不良占 FGR 病因的25%~30%。任何增加母体血管病变或影响子宫胎盘灌注的妊娠合并症[如孕前发绀型心脏病、慢性肾病、慢性高血压、糖尿病、甲状腺疾病、系统性红斑狼疮、抗磷脂抗体综合征(antiphospholipid syndrome,APS)等]或并发症(如子痫前期、妊娠期肝内胆汁淤积症)等,均有可能导致 FGR 的发生。因此,重视引起 FGR 的原发病非常重要,对于合并自身免疫性疾病,应由专业的风湿免疫科医生与产科医生共同管理。

对于合并胎盘灌注不良的孕妇,孕期除了 FGR 的风险增加,孕妇发生子痫前期、胎盘早剥等不良妊娠结局的风险也增加,需要列入高危随访人群,在监护胎儿的同时,需要对孕妇进行严密的血压、尿蛋白的监测。如一旦发生子痫前期,需要按照子痫前期的诊治模式进行管理。已有较高等级的证据推荐,对于子痫前期高危孕妇,孕 16 周前预防性口服阿司匹林,除可预防子痫前期外,也可以预防 FGR。

(3)FGR 的宫内监护及分娩孕周制定:建议每 2 周行超声评估胎儿宫内情况,同时进行羊水和脐动脉血流检测。如果脐动脉血流阻力增高,甚至出现舒张末期血流缺失或者反向,建议转诊至有 FGR 监护和诊治经验的医疗中心监护并分娩(2019 年中国专家共识)。监护的方案是综合评估,主要包括胎儿生长趋势、多普勒超声、羊水量、BPP、胎心监护,综合评估胎儿宫内安危,并适时终止妊娠。对排除胎儿病理因素的 FGR,在继续妊娠的过程中,评估胎儿宫内死亡风险超过新生儿死亡风险且孕妇决定积极救治,应考虑及时分娩终止妊娠。

1)对于<24w,或者 EFW<500g 的胎儿,若诊断 FGR,遵循个体化治疗的总原则,在积极寻找病因的前提下可选择终止妊娠或继续妊娠。

2)对于孕 24~28 周或 EFW 500~1 000g 的胎儿,在出现明确的脐动脉多普勒血流异常(舒张末期血流缺失或反向)时,如果孕妇和家属要求积极救治,则建议在具备一定的极低出生体重儿救治能力的医疗中心进行产前监护和分娩。

3)对于孕 28~32 周的 FGR,如脐动脉血流出现异常(舒张末期血流缺失或反向)同时合并静脉导管 a 波异常(缺失或反向),建议尽快完成糖皮质激素促胎肺成熟后,积极终止妊娠。如果是单纯脐动脉血流舒张末期反向,而没有其他胎儿窘迫的证据(如异常电子胎心监护图形、静脉导管 a 波异常等),可期待妊娠至不超过孕 32 周。

4)对于孕 32~34 周的 FGR,如存在单纯的脐动脉舒张末期血流缺失,而没有其他胎儿窘迫的证据(如异常电子胎心监护图形、BPP<4分,静脉导管 a 波异常等),可期待妊娠至不超过 34 周。

5)对于孕 34~37 周的 FGR,单次脐动脉多普勒血流升高不应作为立即分娩的指征,应考虑完善对胎儿健康情况的系统评估,密切随访病情的变化。如胎儿监护情况良好,可期待至孕 37 周以后分娩;如果出现停滞生长>2 周、羊水过少(最大羊水池深度<2cm)、BPP<6 分、无应激试验频发异常图形或明确的多普勒血流异常,可考虑积极终止妊娠。

3. 选择性胎儿生长受限与医源性早产 选择性胎儿生长受限是单绒双胎的严重并发症。sIUGR 的治疗主要包括保守治疗和宫内干预,但是治疗方法及时机的选择,国内外各研究中心都处在尝试和探索的阶段。

Ⅰ型 sIUGR 大多采取期待治疗,2021 年的研究显示在期待治疗过程中,21% 的Ⅰ型可进展为Ⅱ型,14% 的Ⅰ型可进展为Ⅲ型。2017 年的研究显示,在期待治疗过程中,23% Ⅰ型可进展为Ⅱ型,3% 的Ⅰ型可进展为Ⅲ型,这种差异可能跟不同时期 sIUGR 的定义不同有关。建议病情稳定者可于 34~36 周计划分娩。跟Ⅱ型及Ⅲ型相比,Ⅰ型预后最好,若无剖宫产指征可行阴道试产,分娩时需做好阴道手术助产、急诊剖宫产及处理产后出血的准备工作,亦可放宽剖宫产指征,择期剖宫产。

对于Ⅱ型 sIUGR 而言,临床管理策略尚没有达到统一。2020 年一项纳入 108 例 sIUGR Ⅱ型的单中心研究显示:跟减胎组(减去小胎儿)、胎儿镜治疗组(胎儿镜下胎盘交通血管凝固术)相比,期待治疗组,至少一胎存活率最高,约为 86.7%,且双胎输血综合征(twin-to-twin transfusion syndromes,TTTS 和 / 或双胎贫血多血质序列征(TAPS)发生的发生率低,约为 10%。这就提示若超声监测未观察到宫内恶化迹象时,可予以期待治疗,但终止妊娠时机不建议超过 32 周。如坚持要求延长孕周,必须充分交代胎儿可能出现的风险及不良预后。但对于孕周小,且小胎儿宫内情况较差的Ⅱ型 sIUGR,需提供积极的宫内干预,主要是减去小胎儿,以防止小胎儿死亡后对大胎儿带来的不良影响。对于 sIUGR 一般不推荐胎儿镜手术。

胎儿宫内情况恶化的主要指标包括:①小胎儿静脉导管 a 波缺失或倒置;②发病孕周早,小胎儿生长速度显著减慢,即腹围小于同孕龄 2 个标准差或 14 天,且伴有脐动脉多普勒异常;③两胎儿体重差异超过 40%;④小胎儿发生羊水过少。

在Ⅲ型 sIUGR 中,15%~20% 的病例可能会出现小胎儿无法预测的胎死宫内。由于胎盘的血管交通支粗大,胎儿镜胎盘吻合血管激光凝固术和减胎术风险均较大,不做常规推荐。2021 年的一项多中心研究显示,期待治疗过程中,出现一胎胎死宫内或出现 TTTS 或 TAPS 的概率均较低,约为 5.8%、5.5%,这就提示对于病情稳定的Ⅲ型 sIUGR,期待治疗是相对安全的。期待治疗的 sIUGR Ⅲ型建议 32~34 周适时终止妊娠,并且终止妊娠方式建议择期剖宫产,以降低阴道分娩过程中不良结局的发生。同 sIUGR Ⅱ型一样,如果小胎儿出现严重的宫内恶化,亦可选择减胎术。但告知Ⅲ型的 sIUGR 减胎胎儿丢失率要高于Ⅱ型。

4. 双绒双胎一胎严重 FGR 与早产　双绒毛膜双羊膜囊双胎发育不一致,如小胎儿脐血流羊水正常,生长趋势良好,其处理原则同单胎 FGR,可期待至 37 周终止。如一胎儿在 32 周之前已出现脐血流舒张期的缺失或倒置,分娩时机的选择较困难,如提前分娩,会增加大胎儿医源性早产的并发症风险。这种临床情景要做个性化的咨询,需要根据小胎儿的宫内状况(体重评估,是否合并其他异常)、家属对小胎儿的期待值作综合考虑。一般 32~34 周前以延长大胎儿孕周为主,不因为小胎儿宫内情况恶化而剖宫产。告知小胎儿死亡对大胎儿的影响不大。一旦发生小胎儿死亡,可在严密检测下期待大胎儿足月分娩。如孕周已达 34 周以上,如孕妇及家属对脐血流舒张期缺失的胎儿持积极救治态度,建议终止妊娠救治两个胎儿。

双绒双胎的严重 FGR 胎儿可能出现子宫胎盘的灌注不良而导致早发型子痫前期,此类 FGR 胎儿多表现为严重偏小,羊水少伴脐血流异常。在 28 周之前可考虑氯化钾减胎减去 FGR 的胎儿,多数母体的子痫前期症状会明显好转,而避免了因严重母体并发症导致的医源性早产。

【 胎儿生长受限与围产儿预后 】

1. 单胎胎儿生长受限与围产儿预后　脐动脉多普勒血流在 FGR 的管理及评估围产儿预后中发挥重要的作用。多普勒检查结果异常定义为搏动指数大于第 95 百分位数或舒张末期血流缺失/反向。脐动脉舒张末期血流缺失或反向可能是胎儿即将恶化的征象。一些随机试验已充分证实,采用脐动脉多普勒检查进行监测时,围产期死亡率和未足月 FGR 胎儿的非必要分娩率可显著减少。一篇系统评价纳入了 18 项试验,在高危妊娠中比较了使用与不使用多普勒检查两组人群,结果显示:多普勒检查组围产期死亡率减少 29%(*OR* 0.71,95% *CI* 0.52-0.98 ;1.2% *vs.* 1.7%),且引产和剖宫产率也显著减少。PORTO 试验显示,与脐动脉多普勒表现异常的 FGR 胎儿相比,多普勒表现正常 FGR 胎儿的围产期死亡率更低 [2/698(0.3%) *vs.* 6/418(1.4%)],总体不良结局发生率也更低 [9/698(1.3%) *vs.* 48/418 (11.5%)]。一项纳入 143 例脐动脉血流缺失或反向的 FGR 的研究显示,与脐血流发生缺失组相比,发生血流倒置组的新生儿死亡率增加至 5 倍以上。

2. 选择性胎儿生长受限与围产儿预后　一篇 2019 年关于单绒毛膜双胎 sIUGR 或出生体重不一致对神经系统发育远期影响的系统评价发现,幸存儿发生神经发育障碍的风险增加,小胎儿的结局更差,但文章也强调了现有资料的局限性。文献报道 sIUGR 中的小胎儿发生中度和重度神经系统疾病的远期发病率分别为 3% 和 6%;大胎儿的该发病率分别为 1% 和 5%。

2020 年的有关 sIUGR Ⅱ 型的单中心研究结果显示:跟静脉导管 a 波缺失相比,出现静脉导管 a 波倒置者更倾向于选择行胎儿镜或者减胎术,且选择不同的管理策略,各组无新生儿神经系统发育异常概率没有差异(76%~80%),但在减胎组严重神经系统损害发生率约 1/29(3%),减胎组新生儿需要特殊照顾率(28%)高于期待治疗组(20%)和胎儿镜治疗组

（20%）。减胎组、期待治疗组、胎儿镜治疗组新生儿感官异常的发生率存在差异,各为17%、27%和40%,但可信度有待样本量扩大后进一步验证。

2021年一项多中心有关sIUGR Ⅲ型的多中心研究显示,小胎儿新生儿不良结局发生率高（33.8% *vs.* 29.2%）。主要表现为：与大胎儿相比,小胎儿新生儿死亡率（5.1% *vs.* 1.3%）、感染发生率（10.2% *vs.* 5.1%）、需要治疗的坏死性小肠炎发生率（5.1% *vs.* 3.5%）、脑室周围白质软化发生率（1.6% *vs.* 1.0%）、大于2级的早产视网膜病发生率（4% *vs.* 1.4%）高。但大胎儿的有创/无创呼吸机支持率（25.3% *vs.* 23.6%）/（57.1% *vs.* 53.5%）、急性呼吸窘迫综合征发生率（50.3% *vs.* 45.5%）、Ⅰ级侧脑室出血发生率高（3.1% *vs.* 1.2%）均比小胎儿高。

【注意事项】

1. 无论是单胎的胎儿生长受限还是双胎的胎儿生长受限,都需要进行病因学的排查,包括胎儿自身遗传性疾病、母体合并症、胎盘灌注不良因素、脐带因素以及病毒感染等。如明确胎儿有严重自身发育异常,应提供终止妊娠和减胎的方案。

2. FGR多发生医源性早产。其分娩时机应该根据胎儿多普勒血流、胎心监护、羊水、生物物理评分、生长趋势以及母体情况做个性化制定。目的为尽量在胎儿宫内状况未出现失代偿的情况下延长分娩孕周,改善早产儿分娩结局。

【关键点】

1. 妊娠期及时识别胎儿生长受限,积极查找病因,对因处理,加强监护,并结合母体和胎儿情况,制定合适的分娩时机和分娩方式,是降低医源性早产及围产儿并发症、改善围产儿预后的关键。

2. 对于孕28~32周的单胎FGR,如脐动脉血流出现异常（舒张末期血流缺失或反向）同时合并静脉导管a波异常（缺失或反向）,建议尽快完成糖皮质激素促胎肺成熟后,积极终止妊娠;如果是单纯脐动脉血流舒张末期反向,而没有其他胎儿窘迫的证据,可期待妊娠至不超过孕32周。如存在单纯的脐动脉舒张末期血流缺失,而没有其他胎儿窘迫的证据,可期待妊娠至不超过孕34周。32周前分娩应该给予硫酸镁保护胎儿脑神经。

3. 单绒双胎sIUGR Ⅱ型分娩孕周一般不超过32周。为避免小胎儿恶化而导致的极早的医源性早产,可提供选择性减胎。sIUGR Ⅲ型,除非小胎儿宫内状况恶化,一般不推荐减胎或胎儿镜手术。绝大多数Ⅲ型的sIUGR可期待到32~34周分娩。

（段涛 邹刚）

参考文献

1. 张志涛,刘彩霞,尹少尉,等.选择性胎儿宫内生长受限诊治及保健指南(2020).中国实用妇科与产科杂志,2020,36(07):618-625.
2. 段涛,杨慧霞,胡娅莉,等.胎儿生长受限专家共识(2019版).中国产前诊断杂志(电子版),2019,

11 (04): 78-98.

3. SHINAR S, XING W, PRUTHI V, et al. Outcome of monochorionic twin pregnancy complicated by Type-Ⅲ selective intrauterine growth restriction. Ultrasound Obstet Gynecol, 2021, 57 (1): 126-133.

4. BATSRY L, MATATYAHU N, AVNET H, et al. Perinatal outcome of monochorionic diamniotic twin pregnancy complicated by selective intrauterine growth restriction according to umbilical artery Doppler flow pattern: single-center study using strict fetal surveillance protocol. Ultrasound Obstet Gynecol, 2021, 57 (5): 748-755.

5. GROENE SG, TOLLENAAR LSA, OEPKES D, et al. The impact of selective fetal growth restriction or birth weight discordance on long-term neurodevelopment in monochorionic twins: a systematic literature review. J Clin Med, 2019, 8 (7): 944.

第16章

妊娠合并内科疾病与早产

第一节　妊娠合并慢性高血压

【导读】

慢性高血压（chronic hypertension）是常见的内科疾病，以往研究结果显示，妊娠合并慢性高血压发病率约为 2.6%，随着"一对夫妻可以生育三个子女"政策的进一步落实，高龄孕产妇的增加，妊娠合并慢性高血压的发生率有上升趋势。妊娠合并慢性高血压的孕妇在妊娠期有 20%~50% 合并子痫前期，发生率是非慢性高血压孕妇的 5 倍，妊娠合并慢性高血压是导致早产等不良妊娠结局的重要原因。

【概述】

母体的慢性躯体疾病可引起母体或胎儿并发症，这些并发症会导致医源性早产，并增加自发性早产的风险。早产发生大多与妊娠加重慢性躯体疾病病情、需要提前终止有关，故医源性早产居多。慢性高血压是一种最常见的母体慢性躯体疾病之一，人群中慢性高血压发病率约占 10%，其中生育年龄人群占 1%~2%，是导致子痫前期 / 子痫、胎盘早剥、早产、胎儿死亡等不良妊娠结局的重要原因。妊娠合并慢性高血压被定义为妊娠前或妊娠 20 周前发现收缩压 ≥ 140mmHg 和 / 或舒张压 ≥ 90mmHg，妊娠期无明显加重；或妊娠 20 周后首次诊断高血压并持续到产后 12 周后。研究发现，慢性高血压孕妇早产的发生率较非慢性高血压孕妇显著增加（33% *vs.* 12%，*RR* 2.7，95% *CI* 1.9-3.6）。为降低妊娠合并慢性高血压早产发生率，应该从孕前开始加强管理、孕期多学科团队诊治，制定适用于慢性高血压女性的系统且连贯的产前保健和围产期管理方案，从而达到改善妊娠结局的目的。

【慢性高血压与妊娠的相互影响】

1. **妊娠对慢性高血压疾病的影响**　为最大限度地满足妊娠期母胎需要，孕产妇机体可出现一系列适应性改变，其中妊娠期间血容量从妊娠早期开始逐渐增加，妊娠期孕妇与非孕期血容量相比增加近 40%~50%，在妊娠后期和分娩期达到高峰。而外周血管壁阻力随孕周增加而有所降低，于妊娠 7 周时，外周血管阻力总体下降约 10%，妊娠中晚期外周血管壁阻力下降达最大程度，下降约 30%；为适应血容量增加、外周血管壁张力的降低，孕产妇可出现心率增快、增加每搏输出量和心排出量满足机体的需要；妊娠期间的血流动力学的生理性变化可满足妊娠期间机体需求，但可能会增加心血管负担，加重原有的心血管疾病病情。在分娩时,母体血流动力学变化更加剧烈,是加重妊娠合并慢性高血压患者病情的主要原因。总之,妊娠及分娩过程对高血压心脏病的负荷增加,中晚期处理不当可能会导致严重的高血压并发症。

2. 慢性高血压病对妊娠的影响　导致慢性高血压的原因较多,如慢性肾病、免疫系统疾病等,但多数原因不明。近期临床资料显示,妊娠合并慢性高血压可增加孕产妇死亡、脑卒中、肺水肿、肾功能不全、心衰、子痫前期、妊娠糖尿病、胎盘早剥、产后出血等疾病的发生率,同时也是早产、胎儿生长受限、围产儿死亡的重要因素。研究报道,慢性高血压合并妊娠造成医源性早产的发生率约为28%,这与母体高血压的持续时间及严重程度、是否存在终末器官损伤以及是否并发子痫前期密切相关。

【诊断】

妊娠高血压诊断标准与非孕期一致,即休息状态下测定收缩压≥140mmHg和/或舒张压≥90mmHg。当满足下列标准之一者,可以诊断妊娠合并慢性高血压:①妊娠前已经确诊为慢性高血压,口服药物治疗或者未行口服药物治疗;②妊娠20周前测定血压升高;③血压升高持续≥产后6周,且排除其他原因者。

近年来有关血压高低对人群健康影响的研究不断深入,高血压的分层、分级也有较大变化。2017年,美国心脏病学院(American College of Cardiology,ACC)和美国心脏病协会(American Heart Association,AHA)根据现有研究结果,对血压标准进一步分层:①正常血压(收缩压<120mmHg,舒张压<80mmHg);②血压升高(收缩压120~129mmHg,舒张压<80mmHg);③1阶段高血压(收缩压130~139mmHg或舒张压80~89mmHg);④2阶段高血压(收缩压≥140mmHg和/或舒张压≥90mmHg)。近期有研究发现,对妊娠前后血压为130~139/80~89mmHg备孕女性及孕产妇进行降压处置,可改善妊娠结局。但由于观察病例数有限、研究证据等级较低,所以,目前对慢性高血压合并妊娠的患者,是否降血压降低至<130~139/80~89mmHg,意见不一。

【治疗】

慢性高血压患者是否发生早产以及其他不良妊娠结局,主要取决于血压高低、是否合并其他并发症,以及主要脏器功能是否受损。对妊娠合并慢性高血压综合管理,可以降低妊娠合并慢性高血压患者的早产发生率。妊娠前对慢性高血压患者进行综合评估,对全身基本情况(BMI、糖耐量等)进行详细检查,例如是否存在终末器官受损情况,是否合并慢性肾病、糖尿病等其他疾病,通过合理改善生活方式、调节饮食、减轻体重、调整药物等使患者血压在妊娠前、妊娠期达到最佳水平。妊娠前应对慢性高血压患者说明,在妊娠过程中可能存在疾病进展、发生其他严重并发症等风险。

妊娠合并高血压的治疗目标是预防严重高血压及并发症的发生,尽可能延长妊娠时间、降低早产发生率、保证胎儿发育成熟。对有慢性高血压孕妇进行血压管理与其他高血压人群相比存在差异,譬如:药物的选择、禁忌,血压监测、血压控制水平,终止妊娠时机,产后管理等。

1. **非药物干预**　体重管理,肥胖者加强运动、适当减轻体重;健康饮食;适当控制盐的摄入。对饮食、生活方式的正确指导干预,对高血压患者或血压升高人群都有降低血压的作用。

2. **口服阿司匹林**　约 30%~40% 慢性高血压合并妊娠患者并发子痫前期,血压进一步升高,器官功能进一步损害,随时有终止妊娠可能。因此,依据目前研究证据,推荐在妊娠 12~16 周开始,每晚口服阿司匹林 100~150mg,降低子痫前期的发生风险,从而达到降低早产发生的目的。

3. **降压药治疗**　合理降低慢性高血压患者的血压,是保证母体脏器功能,使胎盘血流灌注及妊娠得以维持的关键。但目前关于降压指征以及降压的幅度意见尚未统一。2017 年美国心脏病学会 / 美国心脏协会(ACC/AHA)《高血压指南》(*Guideline for the prevention, detection, evaluation, and management of high blood pressure in adults*)建议非妊娠期妇女,当收缩压 >130~139mmHg 和 / 或舒张压 >80~89mmHg 开始降压,可以降低非孕妇女心脏并发症的发生率。而在妊娠期间,降压时机意见一致:当孕前已经诊断慢性高血压、并使用降压药物者,妊娠期间需要继续使用降压药;若妊娠期间血压 ≥160/110mmHg 时,妊娠期间需要使用降压药物,将血压降低至收缩压 130~139mmHg 和 / 或舒张压 80~89mmHg;也可以根据患者是否合并脏器功能损害,决定降压目标。中华医学会心血管病学分会制定的《妊娠高血压疾病血压管理专家共识(2019)》建议,无危险因素的妊娠高血压疾病孕妇将血压控制到 140/90mmHg 以下;合并靶器官损害的妊娠高血压疾病孕妇,根据患者合并临床情况,将血压控制在 135/85mmHg;为保障子宫 - 胎盘的血流灌注,血压不可低于 135/85mmHg。

4. **降压药物选择**　妊娠期间,选用的降压药物既要能降低血压,又要注意对胎儿的影响,临床多用拉贝洛尔、硝苯地平、甲基多巴等。如妊娠合并慢性高血压患者孕前已经使用降压药物,孕前咨询或者孕早期检查时,告知患者尽量维持血压平稳,药物选择注意妊娠禁忌。如果孕前使用血管紧张素转换酶抑制剂类等妊娠禁忌药物,需要进行药物调整。常用降压药物使用方法与剂量见第十五章第一节。

5. **分娩时机**　妊娠合并慢性高血压患者分娩时机主要依据血压、脏器功能以及胎儿情况决定。如血压控制平稳,孕妇、胎儿情况良好,应尽量延长孕周,以降低早产发生率。保守治疗期间,需严密观察病情变化,具备分娩指征时尽快分娩。当妊娠合并慢性高血压患者临床表现严重(如孕期难以控制的血压、心衰等情况),为避免孕产妇死亡,要尽快分娩。

【注意事项】

1. 注意妊娠合并慢性高血压的孕前咨询及孕期管理。

2. 合理降低慢性高血压孕妇的血压,是保证母体脏器功能、胎盘血流灌注及妊娠得以维持的关键,但降压指征及降压幅度目前尚无统一意见。

3. 妊娠合并慢性高血压孕妇选择降压药物时,应注意个体化选择及药物对母胎的副作用。

4. 妊娠合并慢性高血压可于妊娠 12~16 周开始，每晚口服阿司匹林 100~150mg，以降低子痫前期的发生率而达到降低早产发生的目的。

5. 妊娠合并慢性高血压患者分娩时机主要依据血压、脏器功能以及胎儿情况。当妊娠合并慢性高血压患者合并有严重临床表现时，为避免孕产妇死亡，应尽快分娩。妊娠 37 周前，如孕妇一般情况及血压控制良好，应尽量延长孕周。

【关键点】

1. 慢性高血压是常见的内科疾病，妊娠合并慢性高血压的孕妇在妊娠期并发子痫前期发生率是非慢性高血压孕妇的 5 倍，是导致医源性早产的重要原因。

2. 妊娠期血流动力学的生理性变化可能会增加心血管负担、加重原有的心血管疾病病情，妊娠期及分娩过程中处理不当可能会导致严重的高血压并发症。

3. 妊娠高血压诊断标准与非孕期一致，对妊娠合并慢性高血压进行综合管理，孕前、妊娠期间控制血压平稳，定期进行器官功能的评估，及时治疗，可降低早产等不良妊娠结局，最大限度保障母儿安全。

4. 妊娠合并慢性高血压常牵涉多个系统、多个器官，病情进展中往往合并不同程度器官障碍，依靠多学科协作，制定全周期监测、预防及治疗方案，是降低早产等不良妊娠结局发生率的重要途径。

（陈敦金）

参考文献

1. BRAMHAM K, PARNELL B, NELSON-PIERCY C, et al Chronic hypertension and pregnancy outcomes: systematic review and meta-analysis. BMJ, 2014, 348: g2301.
2. WEBSTER K, FISHBURN S, MARESH M, et al. Diagnosis and management of hypertension in pregnancy: summary of updated NICE guidance. BMJ, 2019, 366: 15119.
3. American College Of O, Gynecologists'Committee on Practice B-O. ACOG Practice Bulletin No. 203: Chronic Hypertension in Pregnancy. Obstet Gynecol, 2019, 133 (1): e26-e50.
4. 中华医学会妇产科分会妊高症学组. 妊娠高血压疾病诊治指南, 中华妇产科杂志, 2020, 55 (4): 227-238.

第二节 妊娠合并糖尿病

【导读】

妊娠期母体糖代谢变化复杂，主要为葡萄糖需要量增加、胰岛素抵抗和分泌相对不足，可使无糖尿病者发生妊娠糖尿病、原有糖尿病病人病情加重，增加早产发生率。

【概述】

妊娠合并糖尿病是妊娠期最常见的内科合并症之一,包括孕前糖尿病(pre-gestational diabetes mellitus,PGDM)和妊娠糖尿病(gestational diabetes mellitus,GDM),其中GDM占80%以上。PGDM是在孕前已患有糖尿病或在妊娠期首次被诊断,主要分为1型糖尿病和2型糖尿病。GDM是妊娠期发生的糖代谢异常,未控制的GDM是导致早产、流产等不良妊娠期结局(如妊娠高血压、巨大儿、胎儿畸形等)的重要因素,还会对产妇和子代产生远期影响,如肥胖、糖代谢损伤、心血管等疾病的发生。因此,早期诊断并对妊娠合并糖尿病患者进行系统规范化的管理,是降低早产发生率、改善母婴结局的关键。

【糖尿病与妊娠的相互影响】

1. 妊娠对糖尿病的影响　妊娠期糖代谢与非孕期不一致,妊娠过程中不同妊娠时期孕妇糖代谢存在各自特点。妊娠早、中期,由于胎儿体重增长迅速,对糖以及其他营养物质需求量增加,孕妇血糖水平随妊娠进展而降低;至妊娠中、晚期,由于胎盘合成、分泌的有胰岛素拮抗作用的激素水平升高,孕妇体内抗胰岛素样物质增加,机体对胰岛素的敏感性随孕周增加而下降,此时,机体为了维持正常糖代谢水平,其胰岛素分泌水平增加,而有糖尿病高危因素患者,可出现胰岛素分泌相对不足,或者胰岛素受体活性不能满足机体糖代谢需要而导致GDM。而对糖尿病患者,此时,应根据血糖监测结果,适当增加胰岛素用量。在分娩过程中孕妇体力消耗巨大,而且,随着胎盘排出体外,胎盘分泌的抗胰岛素物质迅速消失,如不注意胰岛素用量,患者极易发生低血糖;因此,对妊娠合并糖尿病患者,产后应注意减少胰岛素用量。孕前糖尿病的孕妇在孕期不同阶段、产程中以及产后不同过程,应注意个体化监测血糖、使用胰岛素。孕妇血糖控制不良可能导致高血糖、低血糖诱发的一系列并发症,甚至诱发酮症酸中毒,出现包含早产在内的不良妊娠结局。

2. 糖尿病对早产以及不良妊娠结局的影响与可能机制　妊娠合并糖尿病对孕妇和胎儿都存在影响,其严重程度与血糖控制水平、发生时机、持续时间长短存在密切关系,早产是妊娠合并糖代谢异常的常见并发症。研究表明,有17%~40%的PGDM患者发生早产,其发生率是正常孕妇的四倍。以往研究结果提示,GDM患者发生早产的风险远远高于正常孕妇(OR 2.17,95% CI 1.09-4.34,P=0.028)。虽然目前研究尚未明确糖尿病导致早产的机制,但可能与下列机制有关:妊娠合并糖尿病患者血糖控制欠佳时,胎儿高血糖出现胎儿高渗性利尿可致羊水过多,增加子宫张力,从而增加胎膜早破和自发性早产的风险;另一方面,妊娠合并糖尿病患者出现血管内皮损伤,是发生妊娠高血压疾病、胎盘受损的高危因素,高血糖影响机体防疫功能,是导致全身及局部感染的高发因素,增加了医源性早产的风险。对胎儿的影响主要取决于血糖控制程度、是否有并发症等,在胎儿器官形成的关键时期,母体高血糖可能导致胎儿发育异常(常见有心脏、肌肉骨骼发育畸形),增加流产风险;如血糖控制不良,胎儿长期处于母体高血糖所致的高胰岛素血症环境下,大于胎龄儿(large for gestational age,LGA)发生率可高达50%。当妊娠合并糖尿病并发血管病变时,也会并发胎儿生长受限。

【筛查与诊断方法】

妊娠早期应该注意病史询问、详细体格检查,尽早发现糖尿病患者以及妊娠糖尿病的高危因素;对一般孕妇,通常在妊娠 24~28 周进行 GDM 的筛查;对有 GDM 高危因素患者,如未确诊的 2 型糖尿病孕妇及伴有超重、肥胖等糖尿病危险因素的孕妇尽早行血糖筛查,以便早期确定诊断。由于我国分娩机构人员素质、设备投入等状况不均,为最大限度尽早发现妊娠期糖代谢异常,目前我国医疗机构多采用"一步法"来筛查早期妊娠糖尿病,即在妊娠 24~28 周进行 0、1、2 小时 75g 葡萄糖耐量试验(oral glucose tolerance test,OGTT),诊断阈值为空腹血糖 ≥5.1mmol/L、服糖后 1 小时血糖 ≥10.0mmol/L、服糖后 2 小时血糖 ≥8.5mmol/L,任一时间段出现异常,则可诊断。此外,为进一步区分出 PGDM 和 GDM,也推荐在首次产前检查时检测血糖情况,如空腹血糖 ≥7.0mmol/L 和 / 或糖化血红蛋白(HbAlc)≥6.5%、75g OGTT 服糖后 2 小时血糖 ≥11.1mmol/L 或随机血糖 ≥11.1mmol/L 且伴有典型高血糖症状者,可诊断为 PGDM。由于"一步法"有可能延迟妊娠期糖代谢异常患者诊断,"二步法"筛查也常被采用。2019 年加拿大妇产科医师协会(SOGC)更新的妊娠糖尿病指南推荐首选采用"两步法"来筛查和诊断 GDM。即妊娠妇女应在孕 24~28 周时接受糖尿病筛查,第一步为非禁食 50g 葡萄糖负荷试验(glucose load test,GLT),检测 1 小时血糖,若 1 小时血糖 ≥11.1mmol/L,则诊断为 PGDM;若 1 小时血糖在 7.8~11.0mmol/L,则需进一步行 2 小时 75g OGTT 试验,符合以下一项或多项则诊断为 GDM:空腹血糖 ≥5.3mmol/L、服糖后 1 小时血糖 ≥10.6mmol/L、服糖后 2 小时血糖 ≥9.0mmol/L。

【处理】

1. **孕前管理** 我国《妊娠合并糖尿病诊治指南(2014 年)》建议所有计划妊娠的糖尿病、糖耐量受损或空腹血糖受损的女性进行孕前咨询。2020 年美国糖尿病学会(American Diabetes Association,ADA)更新的指南也建议所有计划妊娠的糖尿病妇女进行糖尿病相关孕前咨询(证据等级 A 级),在条件允许情况下,应由包括内分泌医生、产科医学专家、营养专家、健康教育专家等在内的多学科团队共同管理(证据等级 B 级)。2020 年 ADA 指南进一步强调,为降低早产等不良妊娠结局的发生率,慢性糖尿病患者在孕前及孕早期将血糖控制在正常水平或接近正常水平,并建议将 HbAlc 控制在 6.5% 以下后再怀孕,能有效降低先天性畸形、子痫前期、巨大儿、早产和其他并发症的发生风险(证据等级 B 级),对于血糖和 HbAlc 未达标的糖尿病患者应注意避孕(证据等级 A 级)。此外,对 1 型或 2 型糖尿病患者,计划妊娠或孕早期应开展系统性评估,如了解是否合并视网膜病变、糖尿病肾病等并发症情况。

2. **妊娠期管理与治疗** 将孕期血糖控制在目标水平,是妊娠合并糖尿病管理的重要内容。我国《妊娠合并糖尿病诊治指南(2014 年)》推荐妊娠期血糖控制目标:① GDM 患者孕期空腹血糖 ≤5.3mmol/L,餐后 2 小时血糖 ≤6.7mmol/L,夜间血糖 ≥3.3mmol/L;特殊情况下可检测餐后 1 小时血糖,其值需 ≤7.8mmol/L;妊娠期 HbAlc 宜<5.5%。② PGDM 患者孕期空腹血糖及夜间血糖控制在 3.3~5.6mmol/L,餐后峰值血糖 5.6~7.1mmol/L;HbAlc<6.0%。

③若妊娠合并糖尿病患者经饮食和运动管理后血糖无法达到上述标准时,应及时加用胰岛素或降糖药物来控制血糖。ADA 指南(2020 年)推荐孕期血糖控制目标为:空腹血糖<5.3mmol/L,餐后 1 小时血糖<7.8mmol/L 或餐后 2 小时血糖<6.7mmol/L;无低血糖风险时,控制 HbA1c<6%,若有低血糖风险则可将 HbA1c 控制在 7% 以内(证据等级 B 级)。基于两国国情和人种差异,中美两国关于妊娠合并糖尿病指南虽不尽相同,但以往研究结果已经证实孕期 HbA1c 水平高低与不良妊娠结局相关。以往研究结果显示,当孕 5~8 周的 HbA1c 水平控制在 6.5% 以内,其发生胎儿畸形、早产和子痫前期的风险最低;妊娠中晚期控制 HbA1c<6% 时,可极大程度降低大于胎龄儿、早产和子痫前期的发生风险。

(1)生活方式干预:在医疗机构进行糖尿病风险评估后、对高风险人群、没有禁忌证情况下应建议患者妊娠期进行适当强度、不同方式的运动(如散步、有氧运动、跳舞、拉伸等),通过控制体重增加、增加胰岛素的敏感性,可帮助有效控制血糖,降低慢性糖尿病、妊娠高血压疾病、早产以及剖宫产的发生率,改善妊娠结局。此外,合理调节饮食摄入、严密监测孕期体重,保证适当的体重增加,也可改善患者结局。在以往研究基础上,推荐热量摄入来源分配为:碳水化合物占每日总热量的 33%~40%,蛋白(20%)以及脂肪(40%)。由于胎儿营养来源依赖母体供给,不应过分限制,也应警惕因碳水化合物摄入不足导致的酮症酸中毒,以及母体酮体水平升高可能导致胎儿神经系统发育异常。

(2)药物治疗:胰岛素、二甲双胍和格列本脲是治疗糖尿病有效药物,而胰岛素是妊娠期降糖的首选药物。二甲双胍和格列本脲均为口服药物,具有使用方便等特点,但由于二甲双胍和格列本脲可以通过胎盘至胎儿,其对胎儿影响不明,限制了药物使用。所以,若患者孕前服用二甲双胍治疗多囊卵巢综合征、诱导排卵,应告知患者在妊娠前 3 个月停用该类药物。妊娠合并糖尿病、妊娠糖尿病是子痫前期发生的高危因素,所以,对妊娠糖尿病患者推荐在妊娠孕 16 周前口服阿司匹林(100~150mg/d),降低子痫前期发生率(证据等级 A)。

(3)分娩时机/方式:合理选择分娩时机是降低早产发生率的关键。对血糖控制良好、无其他并发症的情况,建议可以妊娠至 37~40 周分娩。孕前糖尿病,尤其是血糖控制不良孕妇胎儿体重 ≥4 000g 是常见并发症,于妊娠末期通过超声和/或产科检查对胎儿体重进行评估十分重要。对有合并症的妊娠糖尿病孕妇,其分娩时机应根据病情综合评估,但目前尚缺乏可靠研究结果证明血糖控制程度和早产发生的关系,所以,通过综合评估、权衡早产的风险和可能导致的严重不良妊娠结局来决定分娩时机,最大程度降低早产发生率。糖尿病不是剖宫产的指征,但当评估胎儿体重 ≥4 500g,或者合并其他情况时,应综合评估,并向孕妇说明剖宫产、阴道分娩的风险和益处。

3. 产后管理　为降低产后并发症及再次妊娠时不良妊娠结局发生率,所有妊娠合并糖尿病患者产后仍需进行管理和随访。ADA 指南(2020 年)推荐,妊娠合并糖尿病患者应在产后重新评估和调整胰岛素用量,通常在产后最初几天胰岛素用量是产前使用量的 50%(证据等级 C 级);妊娠合并糖尿病患者应在产后 4~12 周行 75g OGTT 筛查,诊断标准参照非孕人群,若达到糖尿病或糖尿病前期诊断标准,则建议患者内分泌科就诊,即使4~12周OGTT结果正常,也应每1~3年筛查一次(证据等级B级)。

【注意事项】

1. 妊娠合并糖尿病包括PGDM和GDM,其中GDM占80%以上。

2. 孕期应注意病史询问、详细体格检查,尽早发现糖尿病患者及妊娠糖尿病的高危因素,并进行血糖筛查,以便早期确定诊断。

3. 建议对所有计划妊娠的糖尿病、糖耐量受损或空腹血糖受损的女性进行孕前咨询。

4. 推荐妊娠期血糖控制目标: ① GDM患者孕期空腹血糖≤5.3mmol/L,餐后2小时血糖≤6.7mmol/L,夜间血糖≥3.3mmol/L;特殊情况下可检测餐后1小时血糖,其值需≤7.8mmol/L;妊娠期HbA1c宜<5.5%。② PGDM患者孕期空腹血糖及夜间血糖控制在3.3~5.6mmol/L,餐后峰值血糖5.6~7.1mmol/L,HbA1c<6.0%。

5. 胰岛素是妊娠合并糖尿病患者降糖的首选药物。

6. 所有妊娠合并糖尿病患者产后仍需进行管理和随访,以降低产后并发症及再次妊娠时不良妊娠结局发生率。

【关键点】

1. 妊娠合并糖尿病对孕妇和胎儿都存在影响,其严重程度与血糖控制水平、发生时机、持续时间长短存在密切关系,早产是妊娠合并糖代谢异常的常见并发症,与血糖升高导致羊水过多、妊娠高血压疾病、胎盘受损等并发症增加医源性早产有关。

2. 妊娠合并糖尿病的孕妇,孕期应由包括内分泌医生、产科医学专家、营养专家、健康教育专家等在内的多学科团队共同管理。

3. 妊娠合并糖尿病不是剖宫产的指征,选择分娩方式及时机时,应综合评估,权衡利弊,并向孕妇说明剖宫产、阴道分娩的风险和益处。

(陈敦金)

参考文献

1. MCINTYRE HD, CATALANO P, ZHANG C, et al. Gestational diabetes mellitus. Nat Rev Dis Primers, 2019, 5 (1): 47.

2. The American College of Obstetricians and Gynecologists Committee. ACOG Practice Bulletin No. 190: Gestational Diabetes Mellitus. Obstet Gynecol, 2018, 131 (2): e49-e64.

3. American Diabetes Association. 14. Management of Diabetes in Pregnancy: Standards of Medical Care in Diabetes-2021. Diabetes Care, 2021, 44 (Suppl 1): S200-S210.

4. 徐丛剑, 华克勤. 实用妇产科学. 4版. 北京: 人民卫生出版社, 2018.

第三节 妊娠合并甲状腺功能亢进

【导读】

妊娠合并甲状腺功能亢进(甲亢)并不常见,妊娠期甲亢的患病率为 0.2%~0.7%。大多数妊娠合并甲亢患者为妊娠前已存在甲亢、或既往存在甲亢病史的患者。妊娠期母体甲状腺功能的一系列变化和胎儿甲状腺的发育是保障胎儿正常发育的重要因素。妊娠合并甲亢患者的妊娠结局通常取决于在妊娠前和妊娠期间是否得到有效代谢控制。妊娠合并甲亢的患者若治疗不当,可增加医源性早产、低出生体重儿、流产和死胎死产的发病率。

【概述】

甲状腺功能亢进症(hyperthyroidism)(简称"甲亢"),是甲状腺腺体本身产生甲状腺激素过高,引起体内的神经、循环、消化等系统兴奋性增高和代谢亢进内分泌疾病。妊娠期甲亢的病因与非妊娠期甲亢的病因相同,也是以 Graves 病最常见。Graves 病是妊娠期间自身免疫性甲亢的常见原因,约占所有妊娠期甲亢的 95%。Graves 病常为既往有甲亢病史而在妊娠期复发,也可于妊娠中首次发生。其他少见自身免疫甲状腺毒症有:毒性多发结节性甲状腺肿(MNG)、毒性腺瘤及假性甲状腺毒症等。亚急性痛性或无痛性甲状腺炎,或甲状腺肿样卵巢瘤是妊娠期甲状腺毒症的罕见病因。与 Graves 病相比、妊娠期一过性甲状腺毒症的原因是妊娠期甲亢综合征(gestational transient thyrotoxicosis, GTT),多为妊娠前 12 周发生的暂时性甲亢,表现为 FT_4 升高,TT 正常或降低,血清 TSH 降低或测不到,但血清甲状腺自身免疫标记物阴性。GTT 可能与 hCG 水平升高、妊娠剧吐有关。GTT 在不同地区诊断率差异较大,发生率为 2%~11%。妊娠期甲亢会增加不良妊娠结局风险,包括流产、早产、死胎和后代的神经智力损害等,本节主要对甲状腺功能亢进症的产科管理进行描述,以提醒产科医生关注早产与甲状腺功能亢进症之间的相关性。

【甲状腺功能变化】

妊娠期甲状腺体积、功能的生理变化相当大,常常会增加母体甲状腺异常诊断困难。至妊娠晚期,孕妇甲状腺体积增加 10%~30%,虽然机制不清,但多数研究认为与妊娠期间细胞外液和血容量的增加相关。此外,整个妊娠期甲状腺激素水平和甲状腺功能也有变化。首先,孕妇总甲状腺激素、和/或结合甲状腺激素水平随血清甲状腺结合球蛋白(TBG)浓度增加而增加。其次,促甲状腺激素(也称为甲状腺刺激激素 TSH)的水平在许多甲状腺疾病的筛查和诊断中起重要作用,妊娠早期 TSH 分泌降低是由于妊娠 12 周前大量 hCG 刺激 TSH 受体,继而刺激甲状腺激素分泌,使血清游离甲状腺素四碘甲腺原氨酸(FT_4)水平增加,抑制下丘脑促甲状腺激素释放激素(TRH),从而限制垂体分泌 TSH。妊娠 12 周后,TSH 回到基线水平,妊娠晚期逐渐上升,这与胎盘生长和胎盘脱碘酶的产生有关。

【妊娠期甲亢与早产、母儿结局以及可能机制】

妊娠期甲状腺功能状态与妊娠结局直接相关。妊娠合并甲亢者,甲状腺功能控制不良与流产、妊娠高血压、早产、低出生体重儿、胎儿生长受限、死产、甲状腺危象、孕妇充血性心力衰竭密切相关,是导致不良妊娠结局的高危因素。虽然其准确机制不清,但以往研究结果显示:甲亢病情控制不良、高水平甲状腺激素与早产相关,以及可能会增加新生儿远期患癫痫和神经行为异常疾病的风险。一项对妊娠妇女 FT_4 水平与后代智力和脑皮质容量的研究显示,FT_4 高或低于正常水平均影响后代智力和脑皮质容量。高浓度甲状腺素影响妊娠结局机制远未阐明,但孕妇高甲状腺激素水平能够通过胎盘进入胎儿体内、进而抑制胎儿垂体 TSH,导致胎儿甲亢、新生儿出生后一过性中枢性甲减。

【临床表现及诊断】

妊娠合并甲亢的临床表现与非孕期甲亢相似,如情绪易激动、怕热、多汗、代谢亢进、脉搏快等高甲状腺素代谢综合征;体格检查可见皮肤潮红、皮温升高、突眼、手抖、伴有杂音的甲状腺增大。但由于妊娠期间的生理改变,妊娠合并甲亢的诊断除有上述临床表现外,还应有详细病史询问,多数妊娠期甲亢患者有甲状腺病史、月经紊乱、既往流产、早产史等。实验室检查指标是诊断妊娠合并甲亢的重要指标,但应建立本地、本院参考值。当孕早、中期血清 TSH<0.1mU/L,提示存在甲状腺毒症的可能,应当进一步测定 FT_4、总三碘甲状腺原氨酸(TT_3)和 TRAb、TPOAb。孕 20~24 周应检测 TRAb。Graves 病患者 TRAb 抗体阳性,部分TPOAb 阳性。

【治疗】

为降低患者早产发生率、改善妊娠结局,妊娠合并甲亢的处理需要多学科专家共同管理(产科学、内分泌学、胎儿医学等),使孕妇安全地度过围产期并获得甲状腺功能正常的新生儿。既往临床数据证实,对甲亢的综合管理,可以达到降低妊娠合并甲亢患者早产发生率目的。孕前、妊娠期间甲亢的监测和有效治疗具有降低早产等不良妊娠结局、保障母儿安全的重要意义。

一、产科管理

1. **孕前管理** 孕前咨询患者否有甲状腺疾病病史及是否有甲亢相关症状,从而做到早期诊断。若孕前有甲亢病史者,且甲亢病情未有效控制,应告知患者妊娠合并甲亢可能导致早产以及其他不良妊娠结局,建议患者待病情平稳后再妊娠。甲亢患者应在病情完全控制3 个月后妊娠,但妊娠前接受过 [131]I 治疗或甲状腺手术者,至少 6 个月后方可妊娠。为降低包括早产在内不良妊娠结局的发生率,对 [131]I 治疗前 48 小时,需要核实是否妊娠,以避免对胎儿的辐射作用。当甲亢合并 TRAb 高滴度,计划在 2 年内妊娠者,应咨询专科医师,是否选择甲状腺手术切除或者其他治疗,治疗后应咨询产科医师,选择合适的妊娠时机,最大限度改善妊娠结局。

2. **孕期管理** 甲亢孕妇易早产,如果发生先兆早产,注意避免使用 β 受体激动剂。妊娠合并甲亢患者应当增加产前检查的次数,加强对胎儿的监护。孕妇自身还应当注意避免感染、情绪波动,预防由此诱发的甲亢危象。甲亢孕妇易并发子痫前期,注意早期补钙、低盐饮食、营养指导,避免高碘摄入。妊娠合并甲亢治疗效果欠佳者,可住院治疗观察,加强胎儿监护;孕妇还应行心电图及超声心动图检查,排除甲亢性心脏病。

3. **分娩期管理** 甲亢病情控制良好者,如果骨盆、宫颈条件好,估计胎儿不大,可考虑经阴道分娩,分娩时注意能量补充,缩短第二产程,必要时予阴道助产。妊娠合并甲亢患者可适当放宽剖宫产指征。为防产后病情加重,应注意保证产妇休息,调整抗甲状腺药物的用药剂量,加强对母儿的监护,预防甲亢危象,及时发现胎儿甲状腺功能异常。

二、治疗

1. 药物治疗

(1)药物治疗目标:妊娠合并甲亢主要使用抗甲状腺药物(ATD)治疗,其目的是控制甲亢症状、降低早产及不良妊娠结局发生率,妊娠期用药的监测指标首选 FT_4/TT_4。ATD、TRAb 和孕妇甲状腺激素均可通过胎盘屏障,当妊娠 20 周胎儿甲状腺建立自主功能后,ATD 和 TRAb 会作用到胎儿甲状腺,为了避免对胎儿的不良影响,应用最小有效剂量的 ATD,使血清 FT_4/TT_4 接近或者轻度高于参考范围上限。不推荐 TT_3 作为监测指标,因报道母体 TT_3 达到正常时,胎儿的 TSH 已经升高,但 T_3 型甲亢的孕妇除外。

(2)药物治疗的选择及应用:妊娠期甲亢治疗常用药物是丙硫氧嘧啶(PTU)和甲巯咪唑(MMI)。其作用机制是抗甲状腺药物通过抑制酪氨酸的碘化而抑制甲状腺激素合成,此外,PTU 还可抑制外周组织的 T_4 转化为 T_3 及免疫抑制作用。PTU 常用口服治疗,易吸收,于口服后 20~30 分钟起效,半衰期约为 2 小时,为维持疗效需每日多次给药。PTU 口服药物可通过胎盘,产后乳汁中也有少量分泌。MMI 口服后由胃肠道迅速吸收,主要集聚在甲状腺,与 PTU 相比,其生物学效应能持续较长时间,孕妇可每日给药 1 次。口服用药后,MMI 易通过胎盘,产后乳汁中也有少量分泌。有研究报告孕早期 MMI 使用有导致胎儿发育畸形,主要导致胎儿皮肤发育不全以及"甲巯咪唑相关的胚胎病",包括鼻后孔闭锁、食管闭锁、颜面畸形等。孕 6~10 周是 ATD 导致出生缺陷的危险窗口期,MMI 和 PTU 均有影响,PTU 相关畸形发生率与 MMI 相当,只是程度较轻。所以在妊娠前和妊娠早期优先选择 PTU。美国食品药品管理局(FDA)报告,PTU 可能引起肝脏损害,甚至导致急性肝脏衰竭。在 PTU 和 MMI 转换时应当注意监测甲状腺功能变化及药物不良反应,特别是血常规和肝功能。除采用 ATD 控制甲状腺素分泌之外,β 受体阻滞剂对控制患者心动过速有效,例如普萘洛尔 20~30mg/d,每 6~8 小时一次,对控制甲亢高代谢症状有帮助。但应用 β 受体阻滞剂长期治疗有导致早产、胎儿生长受限、胎儿心动过缓和新生儿低血糖相关,使用时应权衡利弊,且避免长期使用。β受体阻滞剂可用于甲状腺切除术前准备,以往有联合使用 ATD 与甲状腺素(LT$_4$)治疗妊娠合并甲亢,但 LT$_4$ 与 ATD 联合应用可能增加 ATD 剂量。ATD 容易通过胎盘而 LT$_4$ 不易通过,因此,在妊娠后半期会导致胎儿甲状腺肿及甲减。如果妊娠妇女既往行甲状腺手术或 ^{131}I 治疗,TRAb 水平高并通过胎盘导致了单纯胎儿甲亢,此时应用 ATD 治疗胎儿甲亢,而用 LT$_4$ 维持母体甲状腺功能正常。因此除外单纯胎儿甲亢这种少见情况,控制妊娠期甲亢不推荐 ATD 与 LT 联合用药。因为这样会增加 ATD 的治疗剂量,导致胎儿出现甲状腺肿和甲减。妊娠期应用 ATD 治疗患者,建议 FT$_4$ 或 TT$_4$、T$_3$ 和 TSH 在孕早期 1~2 周检测一次,孕中晚期每 2~4 周检测一次,治疗达到目标值后每 4~6 周检测一次。若没有妊娠阶段特异性 FT$_4$ 参考范围,推荐使用非妊娠患者的参考范围。

(3) 药物治疗注意事项:ATD 有导致胎儿出生缺陷的风险,建议正在接受 ATD 治疗的妇女一旦确定妊娠,立即检测甲状腺功能和 TRAb,并在妊娠早期密切监测甲状腺功能。根据 FT$_4$ 和 T$_3$ 水平,决定是否应用 ATD 治疗,尽量在致畸关键期(妊娠 6~10 周)之前停药。有些患者在孕早期停用 ATD 后甲亢可能复发或加重。复发风险较大的因素包括:妊娠前 ATD 治疗的时间短(<6 个月)、TSH 水平低、MMI 每天剂量超过 5~10mg 或 PTU100~200mg 才能维持甲状腺功能正常、有活动性眼病或巨大甲状腺肿和高水平 TRAb。如果 FT$_4$ 正常或接近正常,可以停药,但需要每 1~2 周评估和 TSH、FT$_4$ 或 TT$_4$、T$_3$ 检测。如果 FT$_4$ 继续维持正常,妊娠中、晚期可每 2~4 周监测一次甲状腺功能。根据每次评估结果,决定是否继续停药观察。当停药后有甲亢症状加重,FT 或 TT$_4$、T$_3$ 升高明显,建议继续应用 ATD,妊娠早期优先选择 PTU。既往应用 MMI 的妊娠妇女,若在妊娠早期需要继续治疗,可以应用 PTU。ATD 的剂量取决于 T$_4$ 升高的程度和症状的严重程度,MMI 和 PTU 的剂量转换比例为 1:(10~20)。如果在妊娠早期之后需要继续 ATD 治疗,妊娠中、晚期是否将 PTU 改换为 MMI 目前意见不一。

(4) 产后甲亢药物应用:研究提示,服用低至中等剂量 PTU 和 MMI 对母乳喂养是安全的。然而,考虑到研究人群规模相对较小,目前指南提出正在哺乳的甲亢患者如需使用 ATD,应权衡用药利弊。ATD 应在每次哺乳后服用。

2. 手术治疗 为改善妊娠结局,是否手术治疗,应联合多学科团队诊治。妊娠期甲亢行甲状腺切除术的适应证与非孕期相同:① ATD 过敏或存在药物禁忌证;②需要大剂量 ATD 才能控制甲亢;③患者不依从 ATD 治疗。由于手术可增加早产风险,原则上不首选手术治疗,如果确需手术,妊娠中期是最佳时间。手术后测定妊娠妇女 TRAb 滴度,以评估胎儿发生甲亢的潜在危险性,可以短期应用碘化钾溶液和 β 受体阻滞剂行术前准备。

3. 妊娠合并甲亢且 TRAb 阳性的风险与监测 TRAb 滴度是 Graves 病活动的主要标志,TRAb 滴度升高提示可能发生胎儿 / 新生儿的甲亢、甲减(包括中枢性甲减)。活动性 Graves 病或者既往有 Graves 病甲亢病史的妊娠妇女,胎儿及新生儿甲亢的发病率分别为 1%~5%,如果未及时诊断和予以治疗会增加胎儿 / 新生儿甲亢的发病率及病死率。

【注意事项】

1. Graves 病是妊娠期间自身免疫性甲亢的常见原因,约占所有妊娠期甲亢的 95%,常为既往有甲亢病史而在妊娠期复发,也可于妊娠中首次发生。

2. 甲亢患者应在病情完全控制 3 个月后妊娠;但妊娠前接受过 ^{131}I 治疗或甲状腺手术者,至少 6 个月后方可妊娠。

3. 甲亢孕妇易早产,如果发生先兆早产,注意避免 β 受体激动剂使用。孕期应当增加产前检查次数,加强对胎儿的监护。

4. 妊娠合并甲亢患者可适当放宽剖宫产指征。产后病情常加重,注意保证产妇休息,及时调整 ATD 的用药剂量,加强对母儿的监护,预防甲亢危象,及时发现胎儿甲状腺功能异常。

5. ATD 常用药物是丙硫氧嘧啶和甲巯咪唑,孕早期使用有导致胎儿发育畸形的可能,需充分权衡利弊,知情同意。ATD 治疗期间要进行 FT_4 或 TT_4、T_3 和 TSH 的指标动态监测。

6. 妊娠期手术治疗甲亢可增加早产风险,原则上不首选手术治疗,如果确实需手术,建议选择妊娠中期。

【关键点】

1. 妊娠期甲亢病情控制不良,会增加流产、早产、死胎等的不良妊娠结局风险及新生儿远期患癫痫和神经行为异常的疾病风险。

2. 实验室检查指标是诊断妊娠合并甲亢的重要指标,但应建立本地、本院参考值。

3. 妊娠合并甲亢的处理需要多学科专家共同管理,使孕妇安全地度过围产期并获得甲状腺功能正常的新生儿。

(陈敦金)

参考文献

1. Consortium on Thyroid and Pregnancy—Study Group on Preterm Birth, KOREVAAR TIM, DERAKHSHAN A, et al. Association of Thyroid Function Test Abnormalities and Thyroid Autoimmunity With Preterm Birth: A Systematic Review and Meta-analysis. JAMA, 2019, 322 (7): 632-641.

2. 中华医学会内分泌分会, 中华医学会围产医学分会. 妊娠和产后甲状腺疾病诊治指南 (第 2 版). 中华围产医学杂志, 2019 (08): 505-539.

3. ALEXANDER EK, PEARCE EN, BRENT GA, et al. 2017 Guidelines of the American Thyroid Association for the Diagnosis and Management of Thyroid Disease During Pregnancy and the Postpartum. Thyroid, 2017, 27 (3): 315-389.

4. ILLOUZ F, LUTON D, POLAK M, et al. Graves'disease and pregnancy. Ann Endocrinol (Paris), 2018, 79 (6): 636-646.

第四节　妊娠合并肝炎

【导读】

乙型肝炎病毒(hepatitis B virus,HBV)感染呈世界流行,无晚期肝病的慢性HBV感染女性通常可良好耐受妊娠,但妊娠本身是一种免疫耐受状态,在此期间可调节免疫应答的肾上腺皮质激素水平升高。因此,慢性HBV感染的孕妇孕期可能存在肝炎发作、肝病进展等风险。

【概述】

妊娠期各种病毒均可导致肝炎发生,但妊娠合并乙型肝炎最为常见,以往的研究资料对妊娠合并乙型肝炎与早产关系不甚明了,但近期临床研究资料发现,妊娠合并肝炎患者发生流产、早产、死胎、新生儿死亡、妊娠高血压、产后出血率均比无肝炎孕妇发生率高,其中早产发生率为16%~17%。此外,乙型肝炎病毒在妊娠期间可通过胎盘、分娩过程、母乳喂养等途径传播,严重的暴发型病毒性肝炎孕产妇死亡率高,是我国孕产妇死亡的主要原因之一。本文将从妊娠合并肝炎与早产的相互影响及诊治等方面进行阐述。

【肝炎与妊娠的相互影响】

妊娠本身不增加对肝炎病毒的易感性,但妊娠期间母体新陈代谢增强,肝脏需要灭活胎盘产生大量的激素如雌激素、胎儿代谢产物以及解毒等,导致肝脏负担增加、肝脏抗病能力降低,可使原有肝炎病情加重,孕期重型肝炎发生率较非孕时高37~65倍。

【妊娠对肝炎的影响】

1. 对孕产妇影响

(1)妊娠早期合并肝炎常使早孕反应加重,恶心、呕吐等反应加重,增加诊断困难。

(2)妊娠合并肝炎常导致肝功能损害,肝脏对醛固酮的灭活能力下降,妊娠高血压疾病的发生率增加。

(3)肝炎使肝功能受损,肝脏合成功能降低,由于肝功能损害使凝血因子产生减少,产后出血发生率增加。

(4)妊娠合并肝炎时易进展为重型肝炎,妊娠合并重型肝炎孕产妇病死率高达80%,是导致中国孕产妇死亡的重要原因。

2. 对早产、新生儿影响

(1)妊娠合并活动性肝炎增加了流产、早产、死胎发生率,妊娠早期并发肝炎易发生流产,流产发生率5%~8%,而妊娠晚期合并肝炎时早产,尤其小于32周早产发生率增加。

(2)此外,妊娠合并病毒性肝炎患者可以于妊娠期间、分娩过程、母乳喂养等过程导致肝炎病毒母婴垂直传播,严重影响婴幼儿健康。

【筛查与诊断】

由于妊娠合并病毒性肝炎的感染存在隐匿性,诊断时需要详细询问病史,仔细全身检查,尽早发现其临床表现,结合实验室检查进行诊断。许多妊娠合并肝炎孕妇无明显症状体征,仅在体检时发现实验室检查异常而得以诊断。所以应对孕妇进行病毒性肝炎筛查。因此,妊娠合并病毒性感染主要通过病史、肝炎病毒相应的血清学抗原抗体检测以及肝脏功能检测来诊断,必要时结合肝脏超声、磁共振进行综合评估。由于妊娠合并肝炎患者易发生重症肝炎,对诊断妊娠合并肝炎患者,应尽早排除是否合并重型肝炎,妊娠合并肝炎出现以下情况考虑重型肝炎。

(1)妊娠合并肝炎孕妇黄疸迅速加深,血清胆红素每天上升 ≥ 17.1μmol/L,或大于正常值10倍。

(2)体格检查、影像学检查发现肝脏进行性缩小,肝浊音界缩小甚至消失,临床检查发现出现肝臭气味,肝功能明显异常。

(3)临床表现严重,主要为食欲极度减退、频繁呕吐、腹胀,影像学检查出现腹水等,消化道症状严重。

(4)凝血功能障碍,全身出血倾向,凝血酶原活动度小于40%。

(5)临床上出现肝性脑病。

(6)临床上出现肝肾综合征。

但是,临床工作中为做到尽快诊断,一般出现以下3点可基本确立重型肝炎,值得产科医师借鉴。

(1)出现严重消化道症状。

(2)凝血酶原活动度小于40%。

(3)血清总胆红素大于171μmol/L。

【预防与治疗】

各种肝炎病毒均可以导致妊娠合并肝炎,但妊娠合并乙肝常见,为降低妊娠合并肝炎导致的早产以及不良妊娠结局,妊娠前、妊娠期间切断不同的病毒性肝炎的传播途径,以预防病毒性肝炎的传播。除此之外,妊娠前行乙肝疫苗接种是安全、有效的预防措施。若妊娠前已感染病毒性肝炎应告知备孕期间妇女采取有效的避孕措施,待症状消失、肝功能恢复正常、血清 HBV DNA 水平低、肝脏超声无特殊改变时可再妊娠。

为降低早产以及其他不良妊娠结局发生率,监测与治疗十分重要。适当的休息、保肝治疗、抗病毒治疗(干扰素或抗乙肝免疫核糖核酸等)、中药等均是有效方法。为预防流产、早产等不良妊娠结局,治疗过程中需要注意:①注意药物对胎儿影响;②复方甘草酸苷、谷胱甘肽、丁二磺酸腺苷蛋氨酸、门冬氨酸钾镁、复方丹参液等对胎儿影响不大,多数患者经治疗后病情好转,可继续妊娠。但若病情持续加重发展到重型肝炎,则按重型肝炎处理,或者合并有其他严重并发症时,则需要根据患者具体情况,选择适当的分娩时机终止妊娠。若妊娠后期重型肝炎经治疗后病情未好转,应及时终止妊娠,并根据产程进展情况决定分娩方式。

此外,尽早行乙型肝炎疫苗接种以及注射乙肝免疫球蛋白中和进入体内的病毒。

【注意事项】

1. 妊娠可使原有肝炎病情加重,孕期重型肝炎发生率较非孕时高,尤其是合并妊娠并发症时容易发生肝损害,此时应注意将妊娠并发症与病毒性肝炎进行鉴别。

2. 妊娠合并活动性肝炎增加流产、早产、死胎的发生率。

3. 妊娠合并病毒性肝炎可在妊娠期间、分娩过程、母乳喂养等过程中导致肝炎病毒母婴垂直传播。

【关键点】

1. 诊断妊娠合并病毒性感染时,需详细询问病史,了解患者是否有疾病接触史,仔细全身检查,并结合实验室检查进行快速诊断。

2. 为降低妊娠合并肝炎导致早产等不良妊娠结局的发生率,妊娠前及妊娠期行乙肝疫苗接种是安全、有效的预防措施。

(陈敦金)

参考文献

1. JONAS MM. Hepatitis B and pregnancy: an underestimated issue. Liver Int, 2009, 29 Suppl 1: 133-139.
2. 中华医学会, 中华医学会杂志社, 中华医学会全科医学分会, 等. 慢性乙型肝炎基层诊疗指南. 中华全科医师杂志, 2021, 20 (2): 13.
3. 中国肝炎防治基金会, 中华医学会感染病学分会, 中华医学会肝病学分会, 等. 阻断乙型肝炎病毒母婴传播临床管理流程. 临床肝胆病杂志, 2021, 37 (3): 5.

第五节　妊娠合并缺铁性贫血

【导读】

妊娠合并贫血对母体、胎儿和新生儿均会造成近、远期影响,对母体可增加妊娠高血压疾病、胎膜早破、产褥期感染和产后抑郁的发病风险;对胎儿和新生儿可增加胎儿生长受限、胎儿缺氧、羊水过少、死胎、死产、早产、新生儿窒息、新生儿缺血缺氧性脑病的发病风险。

【概述】

导致妊娠期贫血的原因较多,缺铁性贫血是妊娠期贫血最常见的病因,约占妊娠期贫血的95%。虽然导致妊娠期缺铁性贫血原因较多,但妊娠期血容量增加、导致妊娠"生理性贫血"是其原因之一。一般认为正常妊娠过程中母体铁的需求包括胎儿和胎盘 300~350mg,母体自身血细胞需求 500mg 以及在分娩过程中失血需要的 250mg。妊娠过程对铁的需求量从妊娠早期 0.8mg/d 增加至妊娠晚期的 7.5mg/d,需要动用母体自身储备铁。如果孕前已存在缺铁性贫血、铁储备不足、铁摄入不足、肠道铁吸收异常、多胎妊娠等都将导致妊娠期不同程度的缺铁性贫血。

【贫血对妊娠结局影响】

妊娠合并贫血主要导致流产、早产、子痫前期等妊娠期并发症,产程延长、产后出血等分娩期并发症以及增加产褥期感染等并发症,并发症发生与贫血持续时间、发生孕周以及贫血严重程度相关。

【妊娠对贫血影响】

由于妊娠期间对铁的需求增加,尤其是妊娠晚期,当铁供给量少于生理需求量时,可导致妊娠期贫血。由于妊娠晚期铁需求量达到 7.5mg/d,高于妊娠早期需求量,妊娠期缺铁性贫血于妊娠期晚期尤为常见。由于妊娠晚期血容量增加达到高峰,其他类型的贫血也在妊娠晚期发生率增高。

【诊断标准及分级】

贫血的诊断主要依据临床表现、实验室检查结果。

临床症状与体征主要取决于:导致贫血的原因,贫血导致血液携氧能力下降的程度,发生贫血的速度,以及贫血是否导致血液、循环、呼吸等系统的变化等。轻者可有皮肤、黏膜苍白。当贫血进一步严重时,可有头晕、轻微活动后心悸、皮肤干燥、毛发无光泽等严重贫血症状。

实验室检查主要是血常规检查,当妊娠期母体血红蛋白 Hb<110g/L 或红细胞比容<0.33 时,可诊断为妊娠期贫血。根据血红蛋白水平可以分为四度:轻度贫血(100~109g/L),中度贫血(70~99g/L),重度贫血(40~69g/L),极重度贫血(<40g/L)。有条件医疗机构应行骨髓以及贫血病因学检测,如检测结合血清铁蛋白和转铁蛋白饱和度评估体内储存铁水平判断缺铁性贫血;检查骨髓象,如发现红细胞系增生活跃,以中、晚幼红细胞增生为主,可染铁明显减少或缺失,均可提示缺铁性贫血。

【预防与治疗】

由于缺铁性贫血可以增加包括早产在内的一系列产科并发症,应尽早查找妊娠期贫血原因,对因处理。妊娠期缺铁性贫血的预防与治疗原则是补充铁剂和去除缺铁性贫血的原因。

1. 一般治疗 积极寻找原因,加强营养。当确定为缺铁性贫血时,增加含铁丰富的食物,改变不良饮食习惯,对胃肠紊乱者应对症治疗。

2. 补充铁剂 尽量口服为主,更安全、易行。临床常用的铁剂较多,包括硫酸亚铁、枸橼酸铁铵、琥珀酸亚铁、富马酸亚铁等。当孕产妇口服铁剂存在严重的胃肠反应不能接受口服者或重度缺铁性贫血等因素时可选择注射铁剂。

3. 输血 当重度贫血临近分娩、需尽快改善贫血时,采取少量、多次的输血方式,但应注意避免短期内血容量增加加重心脏负担。

【注意事项】

1. 缺铁性贫血是妊娠期贫血最常见的类型,其主要原因为随着妊娠的进展母体的铁需求增加。

2. 当妊娠期母体血红蛋白 Hb<110g/L 及红细胞比容<0.33 可诊断为妊娠期贫血。

3. 治疗缺铁性贫血应补充铁剂,尽量以口服为主。

4. 重度贫血围分娩期可采取少量多次的输血方式改善贫血状况,同时应注意短期内血容量增加对心脏负担的影响。

【关键点】

1. 妊娠合并贫血可导致流产、早产、子痫前期等妊娠期并发症,产程延长、产后出血等分娩期并发症以及增加产褥期感染等并发症。

2. 妊娠期发现贫血,应尽早查找贫血原因,对因处理。

（陈敦金）

参考文献

1. RAHMAN MM, ABE SK, RAHMAN MS, et al. Maternal anemia and risk of adverse birth and health outcomes in low~and middle~income countries: systematic review and meta~analysis. Am J Clin Nutr, 2016, 103 (2): 495-504.

2. ACHEBE MM, GAFTER~GVILI A. How I treat anemia in pregnancy: iron, cobalamin, and folate. Blood, 2017, 129 (8): 940-949.

3. FISCHER T, HELMER H, KLARITSCH P, et al. Diagnosis and Therapy of Iron Deficiency Anemia During Pregnancy: Recommendation of the Austrian Society for Gynecology and Obstetrics (OEGGG). Geburtshilfe Frauenheilkd, 2022, 82 (4): 392-399.

第**17**章

妊娠合并外科疾病与早产

第一节 急性阑尾炎

【导读】

妊娠合并急性阑尾炎临床上常表现为发热、腹痛,妊娠期间的生理变化和脏器的移位使相关疾病的临床表现不典型,容易误诊和漏诊,增加了早产等母儿并发症的风险。一项系统综述和 Meta 分析发现,盆腹腔急腹症如急性阑尾炎的胎儿丢失率和早产率高于腹部非紧急情况如胆囊结石(胎儿丢失率:2.9% *vs.* 0.4%;早产率:9.3% *vs.* 8.1%);妊娠中、晚期的手术相较于妊娠早、中期具有较低的胎儿丢失率(0.1% *vs.* 2.9%)和较高的早产率(13.5% *vs.* 5.6%)。妊娠合并阑尾炎的治疗过程涉及围手术期的管理以及妊娠并发症的处置,产科医生要熟悉和掌握相应疾病的临床表现和处理原则,并在多学科合作中主导救治过程,以获得良好的母儿结局。

【概述】

急性阑尾炎(acute appendicitis)是妊娠期最常见的外科合并症,发生率约为 0.15%~0.2%。受逐渐增大的子宫和妊娠生理变化的影响,妊娠期急性阑尾炎的临床表现不典型,诊断难度增加,治疗过程较非孕期复杂,母胎并发症风险增加。掌握妊娠期急性阑尾炎的临床表现,在多学科合作的基础上正确诊断、规范处理,可改善母儿预后,围产结局良好。

一、妊娠合并急性阑尾炎的特点

(一) 妊娠期阑尾解剖学位置

妊娠早期阑尾的位置与非孕期相似,可以右髂前上棘至脐连线中外 1/3 处的麦氏点来定位。随妊娠周数的增加,子宫逐渐增大,将腹部脏器向上推移,其中盲肠和阑尾将向上、向外、向后移位,并旋向子宫后方。在妊娠 3 个月末,阑尾位于右侧髂嵴下 2 横指,妊娠 5 个月末平髂嵴水平,妊娠 8 个月末上升至髂嵴上 2 横指,妊娠足月时可达胆囊区,产后 10~12 日左右恢复至非孕时位置。然而,也有学者提出了不同的意见,Hodjati 和 Kazerooni 的研究认为,妊娠期间阑尾位置与非妊娠期相比并无明显变化。但无论如何,当妊娠期的不同阶段出现腹痛症状尤其是右侧腹痛时,要进行详细的体格检查,仔细甄别,注意排查阑尾炎的可能,并通过一些特征性体征来鉴别腹痛来源于阑尾还是其他脏器。

（二）妊娠期急性阑尾炎特点

妊娠合并急性阑尾炎比非妊娠期阑尾炎更容易并发弥漫性腹膜炎、阑尾穿孔等并发症。导致炎症容易扩散的原因有：①妊娠期盆腔充血，血液循环加快，容易使积脓吸收入血并导致脓毒血症、败血症等全身并发症，同时毛细血管通透性增大、组织蛋白溶解能力增强，容易导致炎症突破阑尾向周围蔓延；②增大的子宫将腹壁与发炎的阑尾分隔开，使腹壁难以发挥防卫能力；③妊娠中晚期，增大的子宫妨碍大网膜游走，使大网膜不能抵达感染部位发挥防卫作用并包裹局部炎症组织，容易导致弥漫性腹膜炎；④妊娠期类固醇激素分泌增多，机体免疫功能下降，促进炎症发展；⑤炎症波及子宫或阑尾穿孔后脓液流出可诱发宫缩，宫缩刺激胃肠道蠕动又将促使炎症扩散至全腹并导致弥漫性腹膜炎，同时炎症诱发的宫缩也可能导致流产、早产等。

二、妊娠期急性阑尾炎与早产的相关性

急性阑尾炎时局部产生的内毒素和炎性细胞介质可促进前列腺素释放，诱发宫缩，也可作用于宫颈基质和胎膜，促进宫颈软化、成熟或胎膜早破从而诱发早产。此外，当阑尾炎进展为阑尾坏死、阑尾穿孔、弥漫性腹膜炎时，脓液的刺激也可诱发宫缩甚至导致强直性子宫收缩，发生流产或早产。据文献报道，无并发症的妊娠期阑尾炎导致的流产率为2%，早产率为4%。合并弥漫性腹膜炎、脓肿的妊娠期阑尾炎流产率增加至6%，早产率增加至11%，合并穿孔的急性阑尾炎孕妇，其胎儿丢失率达到20%。

急性阑尾炎是妊娠期手术干预的常见非产科指征，占妊娠期外科急腹症手术的2/3。过度保守治疗、误诊漏诊导致的诊疗延误或未进行合适的外科治疗可能导致并发阑尾坏死穿孔、弥漫性腹膜炎、脓毒血症，严重时甚至导致子宫穿孔，危及产妇生命，因此临床上更倾向于采取积极的干预措施。然而作为有创治疗，手术对母胎安全存在潜在威胁，大量研究表明除了阑尾炎本身之外，对阑尾炎进行的手术治疗也可能与早产相关。

急性阑尾炎早期行手术切除阑尾可以预防并发症的发生，但阑尾手术的刺激也可诱发子宫收缩，进而导致早产；术后切口愈合不良、感染控制不佳也可能增加早产风险。妊娠期阑尾切除术引发的早产率约为4%，而出现术后并发症者早产率可高达25%。妊娠期急性阑尾炎手术治疗的早产风险也与手术方式有关。手术方式主要包括开腹和腹腔镜。腹腔镜阑尾切除术的优点为住院时间较短、术后并发症发生率较低，但其与开腹手术相比早产率是否增加仍存在争议。队列研究数据显示妊娠期阑尾炎行开腹阑尾切除术时，早产及胎儿丢失率仅约3%，而腹腔镜手术达6%；但Meta分析显示两者早产率差异无统计学意义。

三、妊娠期急性阑尾炎对围产儿的不良影响

（一）急性阑尾炎对围产儿的不良影响

围产儿的预后与妊娠期急性阑尾炎的病情密切相关，对于单纯性阑尾炎，早产率约为

4%;若合并弥漫性腹膜炎、腹腔脓肿,则可达 11%;若合并阑尾穿孔,则可高达 20%。因此对于未足月孕妇合并急性阑尾炎应积极治疗,预防早产发生,若早产不可避免,应尽快转至有高危产科和早产儿、高危儿救治能力的医疗机构进行诊治。

(二) 妊娠期阑尾炎手术对围产儿的不良影响

现有循证医学证据认为妊娠期腹腔镜和开腹手术的母胎结局均良好,且尚未发现妊娠期阑尾炎手术可对胎儿造成除流产、早产以外的不良影响。对妊娠中期曾行腹腔镜手术的孕妇进行长期随访也并未发现其子代出现发育异常。目前尚无研究分析手术麻醉对胎儿的影响。如需手术,应在麻醉前进行充分评估,有条件时应由有产科麻醉经验的麻醉医师参与评估或手术麻醉。

四、妊娠期急性阑尾炎的诊断

【症状】

在妊娠早期急性阑尾炎的临床与非妊娠期基本一致,以腹痛为最典型的临床症状,多为较典型的转移性腹痛,而妊娠中晚期疼痛部位则随着阑尾的移位向外、向上移,无明显转移性腹痛,可能表现为右侧腹痛、上腹痛或全腹痛,甚至无明显腹痛或表现为右侧腰痛,可伴有恶心、呕吐、腹泻,早期体温正常或轻度升高,通常 <38℃,体温明显升高提示阑尾穿孔。

【体征】

右下腹局限性压痛是最有诊断价值的体征之一,虽然随着孕周增加和子宫增大,体表压痛点不一定位于右下腹,但压痛点始终保持在一个固定的位置上。妊娠中期由于子宫增大、腹壁松弛,即使阑尾穿孔形成弥漫性腹膜炎时腹肌紧张也不明显,但腹部两侧有明显压痛。若腹痛骤然减轻,而腹部压痛、反跳痛及肌紧张范围加宽,常提示阑尾穿孔。

【辅助检查】

由于妊娠的影响,白细胞计数和分类对阑尾炎的诊断意义不大,但动态检查若发现白细胞计数进行性升高可高度提示阑尾炎,中性粒细胞升高及显著的白细胞核左移常提示有明显炎症存在。

影像学检查中最常使用的为腹部超声,超声下典型阑尾炎表现为阑尾区低回声管状结构,僵硬不变形,阑尾横切面呈同心圆形的靶样图像,并发阑尾穿孔者可出现腹腔积脓积液。B 超检查对妊娠早期阑尾炎诊断的敏感性较高,而在孕中晚期敏感性下降。除 B 超检查外,腹部 MRI 可以避免辐射,同时具有高灵敏度和特异性,可作为怀疑妊娠期阑尾炎时影像学检查的选择之一。

【鉴别诊断】

妊娠期急性阑尾炎的鉴别诊断主要包括所有的急腹症,如右输卵管结石、胆囊炎或胆石症、右侧急性肾盂肾炎;此外,妊娠早期应与早孕反应鉴别,妊娠中晚期应与胎盘早剥、早产、盆腔炎、卵巢囊肿蒂扭转、子宫肌瘤变性、子宫破裂鉴别；分娩期及产褥期则应分别与子宫破裂、产褥感染鉴别。

五、妊娠期急性阑尾炎的处理及相关早产的防治

妊娠期急性阑尾炎通常不主张保守治疗，当临床确诊时应积极抗炎并行手术治疗，高度怀疑急性阑尾炎时应行剖腹探查术。对于没有并发症的轻症急性阑尾炎，可在严密监测下进行保守治疗，同时应适当放宽手术指征，必要时积极手术干预。在合并有并发症时如行保守治疗，约 74% 的孕妇最终仍需接受手术，其中 32.7% 的孕妇接受了延迟手术，且延迟手术时间与母胎不良预后直接相关。

【一般处理】

1. 禁食　必要时行胃肠减压，给予静脉补液及营养支持等。

2. 抗生素治疗　确诊后应静脉给予大剂量抗生素进行抗感染治疗，注意应选用对胎儿影响较小的药物。阑尾炎术后应行腹腔引流并使用甲硝唑等抗菌药物继续抗感染治疗。

3. 延长孕周治疗　如存在早产风险，在感染得到控制的条件下，孕 24~34^{+6} 周推荐使用糖皮质激素促胎肺成熟；如感染未得到控制，则应慎用或禁用糖皮质激素。在孕 32 周之前应使用硫酸镁进行胎儿脑保护，同时应加强母胎监护。围手术期是否常规使用宫缩抑制剂尚存在争议，可视围手术期病情酌情使用。

【手术治疗时机及方式】

妊娠中期合并急性阑尾炎，其临床表现轻且拒绝手术者，可采用保守治疗，若病情进展无法控制，应及时手术治疗。手术方式可选择开腹或腹腔镜手术，妊娠期采用腹腔镜手术的安全性尚有争议，有报道妊娠期腹腔镜下阑尾切除术后早产率升高。开腹手术麻醉方式宜选择连续硬膜外麻醉或硬膜外联合阻滞麻醉。术中应注意防止孕妇出现仰卧位低血压。妊娠中晚期手术切口应取压痛最明显处。手术时手术床可向左倾斜 30°，使子宫左移，便于暴露阑尾。术中操作应轻柔，尽量避免刺激子宫。

除非有产科急诊指征，原则上仅处理阑尾炎而不同时行剖宫产手术。但以下情况可先行剖宫产再行阑尾切除术：①术中暴露阑尾困难；②阑尾穿孔并发弥漫性腹膜炎，盆腔感染严重，子宫已有感染征象；③近预产期或胎儿基本成熟，已有生存能力。如需同时行剖宫产术，应选择有利于剖宫产手术的下腹正中纵切口。若腹腔炎症严重而局限，阑尾穿孔，盲肠壁水肿，可放置腹腔引流管。术后需继续妊娠者，应选择对胎儿影响小、对病原菌敏感的广谱抗生素积极抗感染治疗。术后适当给予宫缩抑制剂药物预防早产发生。

妊娠晚期合并急性阑尾炎，多数学者主张应首选手术治疗。但此期手术操作难度大，且易导致早产发生，应注意终止妊娠时机和方式。妊娠 34 周后即使手术刺激引起早产，绝大多数婴儿能存活，如病情较轻者，可先行阑尾切除术及引流术，术后让患者自然分娩；如病情较复杂，可先行剖宫产同时行阑尾切除术。

【注意事项】

1. 妊娠中期如合并急性阑尾炎,临床表现轻者可考虑保守治疗,若病情进展则应手术治疗。妊娠晚期高度怀疑急性阑尾炎者如存在早产风险,在感染得到控制条件下可予促胎肺成熟治疗,同时积极手术探查,避免病情进展导致不良母胎结局发生。

2. 该病例为妊娠晚期合并急性阑尾炎,且怀疑宫内感染、胎儿窘迫,因此选择开腹手术治疗,剖宫产术并行阑尾切除术,母胎结局良好。

【关键点】

1. 急性阑尾炎是妊娠期最常见的外科合并症,妊娠期容易并发弥漫性腹膜炎、阑尾穿孔等,进而诱发宫缩,导致流产或早产,因此,妊娠期急性阑尾炎应积极治疗。

2. 围产儿预后与妊娠期急性阑尾炎的病情密切相关,合并复杂性阑尾炎时,早产率明显增加。

3. 妊娠晚期高度怀疑急性阑尾炎者如存在早产风险,在感染得到控制条件下可给予促胎肺成熟治疗,同时积极手术探查,避免病情进展导致不良母胎结局发生。

(王子莲　王冬昱)

参考文献

1. CUSIMANO MC, LIU J, AZIZI P, et al. Adverse fetal outcomes and maternal mortality following non-obstetric abdominopelvic surgery in pregnancy: a systematic review and meta-analysis. Annals of surgery, 2021.
2. SEGEV L, SEGEV Y, RAYMAN S, et al. Acute Appendicitis during pregnancy: different from the nonpregnant state?. World J Surg, 2017, 41 (1): 75-81.
3. ZACHARIAH SK, FENN M, JACOB K, et al. Management of acute abdomen in pregnancy: cuRRent perspectives. Int J Womens Health, 2019, 11: 119-134.
4. BARUCH Y, CANETTI M, BLECHER Y, et al. The diagnostic accuracy of ultrasound in the diagnosis of acute appendicitis in pregnancy. J Matern Fetal Neonatal Med, 2019, 1-6.
5. WESTON P, MOROZ P. Appendicitis in pregnancy: how to manage and whether to deliver. Obstet Gynaecol, 2015, 17 (2): 105-110.
6. ASHBROOK M, CHENG V, SANDHU K, et al. Management of complicated appendicitis during pregnancy in the US. JAMA Netw Open, 2022, 5 (4): e227555.

第二节　急性胆囊炎和胆石症

【导读】

急性胆囊炎(acute cholecystitis)是妊娠期较常见的急腹症,发病率次于急性阑尾炎,可达 0.1%,多见于妊娠晚期和产褥期,也是妊娠期施行外科手术的第二大常见指征。

【概述】

约 50%~70% 的急性胆囊炎合并有胆石症,胆石症导致胆汁排出不畅,胆汁淤积于胆囊从而继发细菌感染导致急性胆囊炎。急性胆囊炎时可出现高热、感染、疼痛,引起胎儿窘迫,或诱发宫缩引起流产及早产。据报道,在复杂胆石症中,约 20% 的病例发生早产,10%~60% 的病例可引起胎儿死亡。

一、妊娠引起急性胆囊炎的发病机制

1. 急性胆囊炎的发病机制 胆囊负责储存肝脏分泌的胆汁,胆汁中胆汁酸与胆固醇比例失调以及胆汁淤积可以导致胆固醇以结石的形式沉积。结石或其他因素可堵塞胆囊管或胆总管,导致胆汁淤积在胆囊,局部高浓度的胆盐会刺激并引起胆囊出现急性炎症改变,胆汁淤积也更容易导致结石沉积,加重梗阻。胆汁淤积,不能及时排出会导致以大肠杆菌、葡萄球菌为主的细菌大量繁殖,引发急性胆囊炎。

2. 妊娠诱发急性胆囊炎的机制 妊娠是形成胆结石及胆囊炎的诱因,据统计,妊娠期胆囊结石的发生率可达 2.5%~11.3%,其中 90% 的胆石症与妊娠期胆囊炎相关,妊娠期易并发胆石症及胆囊炎有如下原因。

(1)妊娠期胆囊对缩胆素反应减低,致胆囊排空率下降,残余量增加,胆汁淤积,易使胆固醇结石沉积。

(2)妊娠期血脂水平较非妊娠期升高,血液中胆固醇水平增高,容易导致胆汁中胆固醇比例升高,更容易沉积形成胆固醇结石。

(3)妊娠期孕激素水平上升,使胆汁及血液中胆固醇增高,胆盐分泌减少,容易导致胆固醇沉积并形成结石,同时胆汁变得黏稠,也更容易淤积于胆囊中,从而导致引发胆囊炎、胆石症。

(4)妊娠期雌激素水平上升,导致胆道平滑肌松弛,胆囊收缩运动能力下降,容易导致胆汁淤积。

(5)妊娠期增大的子宫压迫胆囊,可能使胆囊排出受阻从而导致胆汁淤积及胆囊炎。

二、妊娠期胆囊炎与早产的相关性

有研究数据提示,罹患急性胆囊炎等胆道疾病的孕妇早产发生率更高,复杂胆石症病例约 20% 发生早产,其中 10%~60% 的病例并发胎儿死亡。这是由于急性胆囊炎除了引起胆囊局部炎症之外,还可伴发局限性或弥漫性腹膜炎而引起宫缩导致早产,此外急性胆囊炎若引发脓毒血症、脓毒症休克或合并急性胰腺炎,也可因严重危害母体健康导致早产、流产等不良妊娠结局的发生。

妊娠期急性胆囊炎的不同治疗方式也与不同的早产风险相关。有小样本研究数据显示,妊娠期急性胆囊炎者接受保守治疗后早产、引产的发生风险较接受手术治疗者升高,保守治疗者也由于胆囊炎复发需接受多次住院治疗。尽管立即接受手术治疗的孕妇在临床表现、炎症指标、肝功能及胆囊超声等方面通常表现更为严重,但接受手术治疗后再入院率(7.5% *vs.* 22.5%)及早产率(7.5% *vs.* 8.3%)仍然低于由于症状较轻微而接受保守治疗的孕妇。

三、妊娠期急性胆囊炎对围产儿的影响

(一) 急性胆囊炎保守治疗对围产儿的影响

对于表现出胆绞痛等症状的妊娠期胆石症患者应尽快收入院。入院后可进行禁食、补液、止痛等对症支持治疗,尽量延长孕周。亦可在充分评估感染情况后酌情使用糖皮质激素促胎肺成熟。然而,如保守治疗无效应尽快进行手术切除胆囊。在一项横断面分析中,行胆囊切除术的患者术后并发症(4.3% *vs.* 16.5%)及围产儿并发症(5.8% *vs.* 16.5%)均较保守治疗者明显降低。目前国内外指南共识均推荐疾病早期进行手术,因坚持保守治疗可导致疾病进展,约27%的患者可发展为急性胆囊炎、胆总管结石,胆石性胰腺炎,或并发胆囊积脓、穿孔,严重感染可引起胎儿窘迫或胎死宫内,威胁母儿生命安全。

(二) 急性胆囊炎手术治疗对围产儿的影响

对于保守治疗无效的妊娠期急性胆囊炎或胆石症患者,应在权衡母胎获益后积极进行手术治疗。手术方式可选择包括开腹或腹腔镜下胆囊切除术,一项横断面研究显示,腹腔镜手术较开腹手术相比具有手术时间短、住院时间短、伤口愈合良好等优点,最新研究显示,妊娠中晚期的腹腔镜手术并不会引起流产及早产率的升高。据报道,仅有约0.4%的妊娠合并急性胆囊炎患者因腹腔镜手术引起流产或早产。但手术过程中的气腹、麻醉药物对胎儿的影响目前仍不明确。

四、妊娠合并急性胆囊炎和胆石症的诊断

【症状】

多为右上腹痛,或中上腹痛,常发生于夜间,发生前可有饱餐及脂餐等诱因,多是由于睡眠仰卧时结石滑入并嵌顿于胆囊管导致。疼痛可向右肩、后背或右胸处放射,胆囊局部炎症及疼痛常反射性导致恶心、呕吐。急性化脓性胆管炎时,可出现黄疸。严重感染或治疗不及时者可出现脓毒症休克。

【体征】

右上腹部稍膨隆,腹式呼吸受限,右肋下胆囊区有腹肌紧张、压痛、反跳痛,妊娠期胆囊位置与非妊娠期相比没有明显改变,因此 Murphy 征在急性胆囊炎孕妇中也可引出。

【辅助检查】

白细胞计数升高常在妊娠期的正常范围内,伴核左移,如有化脓或胆囊坏疽、穿孔时,白细胞可高达 20×10^9/L 以上。胆总管有梗阻时,胆红素可升高。B 超是首选的辅助检查,可

见胆囊体积增大、壁厚,大部分患者显示有结石声像。

五、妊娠期急性胆囊炎的延长孕周治疗

有急性胆囊炎表现的孕妇需接受住院治疗,治疗方式主要分为手术治疗及保守治疗。由于急性胆囊炎进行手术治疗容易受到水肿、炎症等因素影响,导致急性期手术患者存在较高的并发症发生风险,且大部分患者经过非手术治疗后可缓解症状。因此从母胎安全的风险及获益角度出发,对于没有合并严重并发症的妊娠早期患者,通常会先行保守治疗延长孕周,而非首选手术治疗。然而相当高比例的患者可在妊娠后期复发,且越早孕周出现的胆囊炎后期复发率越高,整体复发率可高达 70%。因此近年来也有研究认为妊娠早期胆囊炎不应进行保守治疗。对于孕中期及孕晚期出现的胆囊炎,尤其是多次复发或出现严重表现的胆囊炎,则应进行手术治疗。

【非手术治疗】

1. **禁食** 必要时行胃肠减压,给予静脉补液及营养支持等对症处理。

2. **抗生素治疗** 选用对胎儿影响小的广谱高效抗生素,如头孢类及克林霉素,需静脉大剂量给予。

3. **对症治疗** 发作期给予解痉镇痛药如阿托品 0.5~1mg,必要时肌内注射哌替啶 50~100mg。由于非甾体消炎药有导致羊水过少及动脉导管狭窄或早闭的风险,若妊娠 32 周前使用,使用时间不超过 48 小时;若妊娠 32 周后使用则需要监测羊水量及胎儿动脉导管宽度。缓解期给予利胆治疗。

【手术治疗的时机】

经积极非手术治疗超过 48 小时无效,或病情仍有发展或反复发作,或出现严重并发症,如胆囊积脓、坏死、穿孔或胆道梗阻、弥漫性腹膜炎、并发胰腺炎时,则应及时考虑手术治疗。

妊娠中期是手术治疗的最佳时机,此时子宫敏感性较妊娠早期降低,不易受刺激诱发流产及早产,且子宫尚未明显增大,有利于手术的实施。尽管传统观念将妊娠早期及妊娠晚期视为开展腹腔手术的高风险时期,但在这两个时期行腹腔镜下胆囊切除术后罕见胎儿死亡等不良妊娠结局报道。一般建议孕早期及孕中期以腹腔镜下胆囊切除术为主,而对于孕晚期、出现严重表现的胆囊炎及需要探查胆总管者仍以开腹手术为宜。

胆总管结石引起胆管炎或胰腺炎时,可以行经内镜逆行胰胆管造影术(endoscopic retrograde cholangiopancreatography,ERCP)及内镜下括约肌切开术或取石术,减轻临床症状和并发症严重程度,为产后行择期胆囊切除术争取时间,但应综合考虑胎儿暴露于辐射的风险。

【妊娠期胆囊炎并发先兆早产的处理】

妊娠期急性胆囊炎无论行保守治疗抑或手术治疗,若胎儿存活且无宫内窘迫表现,胎膜未破,应该在积极抗炎及对症治疗的同时抑制宫缩,尽可能延长孕周。若早产不可避免时,应该采取措施尽力提高早产儿的存活率,如给予维生素 K_1 预防新生儿颅内出血等。糖皮质

激素促胎肺成熟治疗可明显改善早产儿预后,但使用前要仔细评估其对胆囊炎症的影响,如果激素的应用可能加重感染风险,则需慎用或禁用。如医源性早产不可避免,建议将孕妇转诊至有早产儿救治能力的三级医疗机构。如需行开腹手术且估计胎儿已可存活时,可先行剖宫产娩出胎儿后再行胆囊摘除手术。

【注意事项】

1. 妊娠期急性胆囊炎的治疗可分为保守治疗和手术治疗。如无明显合并症的孕妇可先进行保守治疗延长孕周,以降低手术带来的早产风险。

2. 妊娠期胆囊炎或胆石症保守治疗后的复发率往往较高,总体可达 70%,且复发后往往症状加重,或合并有其他严重并发症。因此保守治疗无效时应评估母胎风险及获益,积极进行手术治疗。

3. 该病例经多学科联合诊治,制定保守治疗方案并严密母胎监护,延长孕周,兼顾母儿安全。

【关键点】

1. 急性胆囊炎是妊娠期较常见的急腹症,临床表现有高热、感染、疼痛等,可引起胎儿窘迫,或诱发宫缩导致早产。

2. 急性胆囊炎的治疗应充分权衡母胎的风险及获益,孕早期或中期如能保守治疗应尽量延长孕周,同时孕晚期可在评估感染情况后使用糖皮质激素促进胎肺成熟。

3. 急性胆囊炎保守治疗往往会导致复发或进展为复杂胆石症,更易引发早产。如保守治疗无效,应积极行开腹或腹腔镜胆囊切除术,孕中期为手术治疗的最好时期,治疗方式以腹腔镜手术对母儿更为安全。而对于孕晚期、出现严重表现的胆囊炎及需要探查胆总管者仍以开腹手术为宜。

4. 如医源性早产不可避免,建议将孕妇转诊至有早产儿救治能力的三级医疗机构。如需行开腹手术且估计胎儿已可存活时,可先行剖宫产娩出胎儿后再行胆囊摘除手术。

(王子莲　王冬昱)

参考文献

1. BARUT B, GÖNÜLTAŞ F, GÖK AFK, et al. Management of acute cholecystitis during pregnancy: A Single Center Experience. Ulus Travma Acil Cerrahi Der, 2019, 25 (2): 154-158.

2. JELIN EB, SMINK DS, VERNON AH, et al. Management of biliary tract disease during pregnancy: a decision analysis. Surg Endosc, 2008, 22 (1): 54-60.

3. ZACHARIAH SK, FENN M, JACOB K, et al. Management of acute abdomen in pregnancy: current perspectives. Int J Womens Health, 2019, 11: 119-134.

4. PEARL JP, PRICE RR, TONKIN AE, et al. SAGES guidelines for the use of laparoscopy during pregnancy. Surg Endosc, 2017, 31: 3767-3782.

5. NASIOUDIS D, TSILIMIGRAS D, ECONOMOPOULOS KP, et al. Laparoscopic cholecystectomy during pregnancy: A systematic review of 590 patients. Int J Surg, 2016, 27: 165-175.

第三节　急性胰腺炎

【导读】

急性胰腺炎(acute pancreatitis,AP)是由多种原因导致胰酶在胰腺内激活后引起的胰腺自身消化性疾病,属重症急腹症之一。妊娠合并急性胰腺炎(acute pancreatitis in pregnancy,APIP)不多见,但近年来随着生活水平的提升,常以胆道疾病及饮食为诱发因素的胰腺炎发病率也有逐渐增加的趋势,发生率为 1/12 000~1/1 000。

【概述】

虽然妊娠合并急性胰腺炎的发病率与其他急腹症相比并不高,但它发病急、进展快、误诊率高、并发症多、死亡率高,其中重症胰腺炎死亡率可达 25%~50%,临床过程凶险,可致多器官功能衰竭,加之胎儿因素使治疗复杂化,严重威胁母婴生命安全。为保障母儿安全,医源性早产及相关母儿并发症亦常发生。本章节拟从妊娠合并急性胰腺炎的临床特点及相关早产的防治进行阐述。

一、妊娠期急性胰腺炎的发病因素

APIP 可发生在妊娠的任何一个时期,以妊娠晚期居多。其发病的详细机制不明,但目前公认的是多种疾病和原因引起的胰酶激活。

1. **胆石症**　胆石症是引发胰腺炎的最常见原因,70% 的妊娠期胰腺炎由胆结石引起。与非孕期相比,妊娠期胆汁淤积、浓缩,使妊娠期女性容易并发胆石症或在妊娠期出现胆石症病情的进一步加重。胆石症引发胆汁反流进入胰管或胆石压迫胰管,导致胆源性的急性胰腺炎。

2. **高脂血症**　妊娠期急性胰腺炎的第二大常见原因是高脂血症,尤其是高甘油三酯血症。妊娠期甘油三酯生理性升高,于妊娠晚期达高峰,达到非孕时的 2~4 倍,故 APIP 好发于孕晚期。目前研究认为高脂血症性急性胰腺炎通常是由高甘油三酯导致,而与高胆固醇血症无关。妊娠期获得性高脂血症及先天性高脂血症者均易诱发急性胰腺炎。高脂血症是急性胰腺炎诱发因素,急性胰腺炎也可以加重高脂血症,二者可形成恶性循环并加重胰腺炎症状。高甘油三酯血症的胰腺炎患者较胆源性胰腺炎患者病情更严重,更容易导致早产等母婴不良结局。

3. **胰管高压**　妊娠期 Oddi 括约肌张力升高,增大的子宫压迫胰头,可导致胰液淤积在胰管,妊娠期胰腺分泌旺盛也可使胰管内压升高,导致胰腺组织出现充血、水肿、渗出,最终引发急性胰腺炎。

4. **其他** 妊娠期血液处于高凝状态,容易形成血栓,再加之胰腺受压,胰腺的微循环血管容易发生出血、血栓栓塞,导致胰腺微循环障碍从而引发急性胰腺炎。此外,研究表明,子痫前期也与 APIP 病因关联,妊娠高血压疾病损伤胰腺细胞的具体发病机制尚不明确,可能与高血压介导的血管病变对胰腺的损伤以及肾脏对胰酶清除率减少相关。

二、妊娠期急性胰腺炎与早产的相关性

APIP 的早产率较高,贺芳等学者对 40 例 APIP 患者的妊娠结局分析显示其早产率高达60%。既往研究显示,胰腺炎导致早产的可能机制如下。

1. 发生急性胰腺炎时,胰腺组织周围的胰液、血液漏出及炎症渗出可导致腹膜炎,妊娠期大网膜的防御功能及移动能力的下降使得腹膜炎不易局限,更容易发展为弥漫性腹膜炎。弥漫的腹腔炎症可激惹子宫,导致宫缩,腹腔炎症和胰液的持续刺激还可导致不协调性子宫收缩。长时间不协调性子宫收缩可诱发流产、早产。

2. 炎症因子损伤血管内皮细胞,直接导致胎盘血供受限,血液灌流不足;母体代谢性酸中毒、代谢紊乱使胎儿容易发生流产、早产、胎儿窘迫、胎死宫内,既往研究报道提示需关注急性胰腺炎患者酸碱平衡紊乱,APIP 的酮症更容易导致早产和流产。

3. 重症急性胰腺炎进展快,死亡率高,为保障母儿安全,常采取医源性早产以避免孕妇及胎儿死亡。急性胰腺炎导致孕产妇出现休克、多器官功能衰竭、胎儿窘迫时,应衡量终止妊娠对母体获益及早产儿存活机会及预后,决定是否提前终止妊娠,娩出早产儿以改善急性胰腺炎病情。

三、妊娠期急性胰腺炎对围产儿的影响

1. 急性胰腺炎孕妇由于液体大量渗出、血浆渗入腹膜间隙、容量血管扩张容易引起低血容量性及分布性休克,子宫及胎盘的供血供氧受限,胎盘的血液灌流可急剧下降。机体严重脱水也加重妊娠期间的高凝状态,纤维蛋白和纤维蛋白原易沉淀于胎盘的绒毛血管,胰腺炎导致的血管内皮损伤使得血栓形成并造成微血管栓塞,从而进一步影响了胎盘的血液灌注,胎儿宫内窘迫发生率明显上升。

2. 急性胰腺炎易并发重症感染,除导致休克之外还可能引起呼吸衰竭、低氧血症,影响宫内胎儿氧供而导致胎儿窘迫。

3. 坏死性胰腺炎可导致循环中代谢产物堆积及酮症酸中毒的发生,胰酶和毒素的刺激、机体低氧血症、腹压升高导致回心血量减少均可影响心脏功能,处于高负荷状态的妊娠期心脏更容易受到抑制。心脏泵功能受限可进展为心功能衰竭,进一步加重休克,影响宫内胎儿氧供,甚至可能导致孕产妇死亡。

4. 妊娠期急性胰腺炎容易引起低血容量性休克,导致胎盘血流灌注下降。高脂血症也影响胎盘血流灌注。因此胎儿宫内窘迫、胎死宫内发生率上升。重症急性胰腺炎患者,尤其是伴感染的危重急性胰腺炎(critical acute pancreatitis in pregnancy,CAPIP),伴有持续的器官功能衰竭和胰腺/全身感染,母儿死亡率极高。与妊娠期单纯性阑尾炎、胆囊炎手术等比较,与妊娠期急性胰腺炎相关的胎儿死亡率可能是妊娠期间发生的紧急手术中胎儿死亡率最高的。

5. 关于APIP胎盘损伤的研究较少,少数动物实验已经证实胰腺炎对妊娠胎盘的损伤。APIP因影响胎盘血流,以及限制饮食或提前终止妊娠等,导致胎儿生长受限。中、重度APIP的新生儿出生体重低于轻度APIP同孕周分娩新生儿。

6. 对APIP晚孕胎鼠急性肺损伤的初步研究发现肺表面活性蛋白分泌失调。APIP患者所娩早产儿呼吸窘迫综合征的发生率高于早产儿中15%~30%的呼吸窘迫综合征发生率,且中、重度APIP患者所娩新生儿的呼吸窘迫综合征、颅内出血、感染性疾病发生率更高。

四、妊娠期急性胰腺炎的诊断

【症状】

妊娠期急性胰腺炎的表现与非妊娠期类似,最典型的首发症状多为腹痛。轻型胰腺炎多表现为下腹部、脐周疼痛。重型胰腺炎可表现为突发性上腹或左上腹持续性剧痛或刀割样疼痛,可波及脐周或全腹,常向左肩或两侧腰背部放射。

常见的伴随症状有恶心、呕吐、发热,部分可出现黄疸;血钙降低可导致肌肉发麻、手足抽搐;重症胰腺炎严重者可出现休克,可有心衰、呼衰、肾衰等多器官功能衰竭的表现,及由于母体血流动力学异常导致的胎心、胎动异常。

【体征】

腹膜炎可导致腹部压痛、腹肌紧张、腹胀及肠鸣音减弱或消失,但由于妊娠期腹壁防御能力下降、腹肌拉伸,胰腺被增大的子宫及移位的胃肠和网膜所遮盖,体征不如非妊娠期明显。

【实验室检查】

1. 血常规 白细胞升高,中性粒细胞及中性粒细胞比例在合并感染时可升高,合并重症感染时可能出现白细胞降低。

2. 血、尿淀粉酶 血清淀粉酶和/或脂肪酶升高3倍以上可协助诊断APIP,但其水平高低与病情严重程度无相关性。二者的联合测定可提高诊断的敏感性及准确率。

3. 血清标志物 包括C反应蛋白、尿素氮、肌酐、血钙和降钙素原等,可反映APIP病情的严重程度。

【影像学检查】

1. B超 是妊娠期怀疑急性胰腺炎的首选检查手段,其诊断准确性可达92%。应注意的是,大多数发病急性胰腺炎孕妇在发病的12~24小时内,B超检查可无任何异常发现。

2. CT 妊娠期 CT 检查应根据病情决定,对于妊娠中晚期 APIP 患者,在知情选择的基础上可酌情行 CT 检查。

五、妊娠期急性胰腺炎的治疗及相关早产的防治

【处理原则】

妊娠期急性胰腺炎应根据病因、病情分类及孕周对孕妇进行个体化的治疗。一般以保守治疗为主,治疗药物的选择上应尽量使用对胎儿副作用小的药物。此外,还应密切监护胎儿的情况,在确保母婴安全的前提下尽量延长孕周,对于高危孕妇或先兆早产孕妇应加用安胎药物。对妊娠晚期的孕妇,促胎肺成熟药物的应用可提高早产儿的存活率。

由于妊娠期急性胰腺炎一旦发展为重症,将严重危害母胎安全,因此需充分做好多学科协助诊疗的准备,积极联系消化内科、胆胰外科、新生儿科、ICU 等学科联合救治。应做好提前终止妊娠及分娩早产儿的准备,做好沟通工作,充分告知孕妇疾病预后及早产儿的近期及远期并发症。在患者病情平稳的情况下应转移至具有早产儿救治能力的医疗中心。

【病因治疗】

妊娠期急性胰腺炎主要为胆源性因素及高脂血症引起,因此对于有明确病因的急性胰腺炎应首先处理原发病因。胆道因素诱发急性胰腺炎者,应急诊行 ERCP 手术。高脂血症性急性胰腺炎应及时进行降脂治疗。

【保守治疗】

保守治疗的目的是通过减少胰酶的合成、降低胰液的分泌,使胰腺得以休息,同时对症治疗以改善全身状况。主要措施包括:解痉止痛、充分肠道休息和胃肠减压、抑制胃酸及胰液、改善胰腺微循环、液体复苏、抗感染、纠正电解质紊乱、营养支持和止痛等。大多数患者在经过对症治疗后病情可在一周内出现好转。

【手术治疗】

对于妊娠期急性胆源性胰腺炎的患者,保守治疗并不比手术治疗更能延长孕周。若保守治疗失败,病情进展,应考虑手术治疗。例如:出现合并有其他急腹症如胃肠穿孔、化脓梗阻性胆管炎等,出现胰周脓肿或感染性积液,积极治疗 48~72 小时后病情持续恶化,或影像学提示胰周浸润范围持续扩大时。妊娠期急性胰腺炎的最佳手术期应在妊娠中期或产褥期。行腹部手术时一般不同时进行剖宫产,除非同时合并产科剖宫产指征或增大的子宫影响手术操作。

【产科处理】

妊娠期急性胰腺炎并不是继续妊娠的禁忌证,终止妊娠时机需综合考虑母儿风险及获益。

妊娠合并轻症急性胰腺炎主要采取保守治疗,由于胰腺炎容易引发腹部及全身炎症反应而诱发早产,因此妊娠中期孕妇在保守治疗的同时应还加强对胎儿的监护。对于有早产风险的孕妇可提前开始进行电子胎心监护,若出现早产征象,适当使用宫缩抑制剂延长孕

周。但需要注意的是急性胰腺炎患者由于胰岛β细胞被破坏,胰岛素分泌水平下降,因此对于β-肾上腺素受体激动剂应谨慎使用,并在使用时严密监测血糖。

对妊娠28周后或已达到可生存孕周的先兆早产,应考虑使用糖皮质激素促进胎肺成熟。对妊娠32周前的早产可用硫酸镁保护胎儿中枢神经系统。妊娠期重症急性胰腺炎者是否应终止妊娠暂无确定性结论,大多数观点认为胎儿娩出后胰腺炎症状可得到缓解,并可进行更为积极的治疗,但也有部分报道认为,分娩后胰腺炎症状并未得到显著改善,母婴获益不大。因此终止妊娠的时机应以保全孕妇的生命安全为第一目标,除了取决于胰腺炎病情的轻重之外,还应综合考虑是否存在其他产科干预指征以及胎儿的生长发育状况。随着医疗水平的发展,妊娠期急性胰腺炎者胎儿死亡率已经大大下降,因此若经过保守治疗和外科干预后病情可得到控制,则是否终止妊娠更应考虑当前孕周、胎儿是否有宫内窘迫征象及本医疗机构早产儿救治能力。

妊娠期发生急性出血性坏死性胰腺炎、并发严重感染或出现多器官功能障碍(multiple organ dysfunction,MODS)、产妇出现明显的流产或早产征象、胎儿宫内窘迫征象、早产临产等征兆时,应以最快、对母体影响最小的方式终止妊娠,以保证母亲的安全。分娩方式一般应选择剖宫产,但若胎儿较小且产程进展顺利,也可在严密母胎监护下阴道分娩,应适时采取助产手段尽快结束分娩。

六、妊娠期急性胰腺炎的预防

对于妊娠期急性胰腺炎应以预防为主,对于既往或家族中有胰腺疾病、胆道疾病者应在孕前进行相关检查,以提前识别并治疗可能诱发胰腺炎的原发疾病。对于合并胰腺炎高危因素的人群,如合并高脂血症、胆石症孕妇,应在孕期进行密切监控。孕期应合理饮食,避免暴饮暴食,控制脂类摄入,定期监测血脂。对于妊娠期出现的腹痛,尤其是合并胰腺炎高危因素者,均应考虑胰腺炎可能。

【注意事项】

1. 妊娠合并急性胰腺炎起病急、进展快、早产率高,易导致胎儿生长受限、胎儿窘迫、母儿死亡。

2. 确诊后应由产科、消化内科、普通外科、重症医学科、麻醉科、新生儿科等组成的MDT进行综合评估及救治。

3. 治疗首选保守治疗,同时密切监测胎儿宫内情况,若孕妇病情平稳,可选择尽量延长孕周,同时给予促胎肺成熟提高早产儿存活率。分娩方式一般选择剖宫产,视情况行外科手术探查。

【关键点】

1. APIP的早产率高达60%。导致早产的可能机制包括:炎症激惹子宫、影响胎盘血供、医源性早产等。

2. APIP可通过影响母体循环、子宫及胎盘的供血供氧等,导致胎儿生长受限、胎儿窘迫,与 APIP 相关的胎儿死亡率在妊娠期间发生的紧急手术中最高。此外,APIP 患者所娩新生儿的呼吸窘迫综合征、颅内出血、感染性疾病发生率也较高。

3. APIP 非终止妊娠的指征,需根据病因、病情分类及孕周,对孕妇进行个体化的治疗,以保守治疗为主。APIP 治疗需充分做好多学科协助诊疗的准备,积极联系多学科联合救治。为避免非必要早产,需密切监测胎儿宫内情况,在确保母婴安全的前提下,通过抗感染、抑制宫缩及促胎肺成熟等措施尽量延长孕周,必要时给予硫酸镁脑保护,以改善早产儿的预后。病情可控制者择期终止妊娠,如病情进展需结合多学科会诊讨论终止妊娠时机。

4. 若早产无法避免,应做好抢救早产儿的准备,充分告知孕妇疾病预后及早产儿的近期及远期并发症。在患者病情平稳的情况下,应转移至具有早产儿救治能力的医疗中心。

(王子莲　王冬昱)

参考文献

1. 丁文静, 仇希雯, 王子莲. 妊娠合并急性胰腺炎 34 例临床分析. 中华产科急救电子杂志, 2017, 6 (2): 112-117.
2. 唐敏, 许建明. 妊娠合并急性胰腺炎的研究进展. 中华胰腺病杂志, 2019, 19 (5): 386-391.
3. 王晨虹, 苟文丽, 刘昌, 等. 妊娠合并急性胰腺炎诊治专家共识. 中国优生与遗传杂志, 2022, 30 (3): 349-356.
4. HUGHES DL, HUGHES A, WHITE PB, et al. Acute pancreatitis in pregnancy: meta-analysis of maternal and fetal outcomes. Br J Surg, 2021, 109 (1): 12-14.
5. ZACHARIAH SK, FENN M, JACOB K, et al. Management of acute abdomen in pregnancy: cuRRent perspectives. Int J Womens Health, 2019, 11: 119-134.

第四节　肠梗阻

【导读】

肠梗阻(intestinal obstruction)在妊娠期较为罕见,发生率为 0.018%~0.16%,多发生于妊娠晚期。肠梗阻主要病因为盆、腹腔粘连,多发生于有盆腹腔手术史、合并盆腹腔炎症性疾病者;另一常见病因为肠扭转,约占 25%。妊娠期肠梗阻主要表现为腹痛,因妊娠特有的生理状态,常出现延误诊断,导致严重的母儿并发症如肠穿孔、脓毒症休克、胎死宫内甚至孕产妇死亡。

【概述】

妊娠合并肠梗阻发生时,为保障母儿安全,医源性早产的发生率增加;同时,肠梗阻的腹痛及炎症刺激子宫诱发宫缩,也可导致早产的发生。本章节重点阐述妊娠合并肠梗阻的特点、对围产儿的影响、延长孕周策略及终止妊娠时机的选择，以最大限度减少妊娠合并肠梗阻导致的医源性早产及其他严重母儿并发症的发生，保障母儿安全。

一、妊娠期肠梗阻的特点

妊娠期肠梗阻好发于三个时间段——妊娠16~20周、36周和产褥早期。妊娠期肠梗阻按肠壁有无血运障碍，可分为单纯性肠梗阻和绞窄性肠梗阻两类；按病因可分为机械性、动力性、血运性肠梗阻等，其中机械性肠梗阻最常见。动力性肠梗阻主要由穿孔性腹膜炎引起，多并发于妊娠期其他急腹症；血运性肠梗阻主要由肠系膜血管血栓引起，临床较为罕见。

机械性肠梗阻的主要病因如下。

最常见病因为肠粘连，占妊娠期急性肠梗阻的55%，其中，70%以上的孕妇有盆腹腔手术史，且随孕周增加，粘连性肠梗阻发生率逐渐增高，早、中、晚孕期报告的发生率分别为6%、28%、45%。这可能是由于随着子宫逐渐增大压迫粘连的肠段，使肠曲成角、扭转从而形成逐渐加重的肠梗阻。

第二大原因为肠扭转，占妊娠期急性肠梗阻的25%。肠扭转在妊娠期比非妊娠期常见，原因可能是增大的子宫直接压迫盆腔内肠管，导致肠管发生扭曲或阻塞。当妊娠中期子宫升入腹腔、妊娠近足月胎儿开始入盆以及产后子宫迅速缩小时，较容易导致肠管位置发生变化而发生肠扭转。乙状结肠附着的肠系膜冗长且狭窄，易导致肠襻急剧移位，且孕期子宫体积快速变化导致其受压最为显著，故肠扭转好发于乙状结肠。

少部分肠梗阻是由肠套叠、肠疝和癌症引发，分别占妊娠期急性肠梗阻的5%、3%和1%。

腹部X线片是诊断肠梗阻的有效手段，但由于医患双方对胎儿暴露于辐射中的担忧，容易导致诊断及治疗的延误，进而导致严重的母儿不良结局，如肠穿孔、脓毒症休克、胎死宫内甚至孕产妇死亡，需立即终止妊娠，从而使医源性早产的发生率增加。同时，肠梗阻时的腹痛及炎症刺激子宫诱发宫缩，亦可导致早产的发生。

二、妊娠期肠梗阻与早产的关系

妊娠期肠梗阻的症状如腹部疼痛、腹腔内炎症都可以刺激子宫，诱发宫缩导致早产。妊娠中期肠梗阻导致严重腹膜炎者，可能因母体血流动力学的不稳定造成胎儿血供受限，最终因胎儿窘迫等产科指征需提前终止妊娠，发生早产。妊娠期肠梗阻并发肠穿孔较罕见，有研究回顾分析了17例肠穿孔的病例报道，其中3例病因是肠梗阻。妊娠期肠梗阻并发肠穿孔常常会危及母儿生命，通常需要立即手术治疗甚至终止妊娠，医源性早产不可避免。妊娠晚期，尤其是近足月的孕妇，增大的子宫影响手术操作，可先行剖宫产娩出早产儿后再行肠梗阻手术。

三、妊娠期肠梗阻对围产儿的影响

国外文献报道，妊娠合并肠梗阻的孕产妇病死率为10%~20%，围产儿病死率为

30%~50%。妊娠合并小肠梗阻的胎儿丢失率为17%,产妇死亡率为2%。一项系统综述和Meta分析为了量化妊娠期非产科盆腹腔手术后胎儿不良结局及和产妇死亡率的绝对风险,纳入在2000年1月1日至2020年12月9日期间孕妇接受妊娠期非产科手术的观察性研究和随机对照试验。结果显示114例观察性研究(67 111名孕妇)中,胎儿丢失、早产和产妇死亡率的总合并比例分别为2.8%(95% *CI* 2.2-3.6)、9.7%(95% *CI* 8.3-11.4)和0.04%(95% *CI* 0.02-0.09)。与妊娠早、中期的手术相比(胎儿丢失率2.9%,早产率5.6%),妊娠中、晚期的手术具有较低的胎儿丢失率(0.1%)和较高的早产率(13.5%)。妊娠期肠梗阻如果没有得到及时的诊断和正确的治疗,可能发生严重的并发症如肠穿孔、脓毒症休克、胎死宫内甚至孕产妇死亡。一旦发生肠穿孔,孕妇死亡率则上升为71%。Perdue等回顾了1966~1991年间所写的文献,在66例报告的妊娠合并肠梗阻病例中发现4例(6%)产妇死亡,胎儿死亡率为26%,23%的病例发生肠绞窄需要切除。研究表明新生儿的不良结局主要与早产相关。

四、妊娠期肠梗阻相关早产的防治

(一) 延长孕周的治疗策略

妊娠期肠梗阻目前尚无统一的治疗策略,目前较为广泛接受的治疗策略包括保守治疗和手术治疗。保守治疗的原则与非妊娠期基本相同,主要包括纠正电解质紊乱及酸碱平衡失调、抗感染、胃肠减压及营养支持,手术治疗包括解除肠梗阻和进行产科处理,通常需要产科和外科医师协同管理,但选择腹腔镜手术或开腹手术仍存在争议。根据肠梗阻的病因、严重程度及孕周、胎儿生长发育情况,制定个体化治疗方案。

对粘连性、不完全性肠梗阻,可首选保守治疗,但有研究报道保守治疗的失败率、胎儿死亡率及早产率高。也有研究表明在粘连性肠梗阻中,有91%的病例采用了手术治疗(其中76%为保守治疗失败后手术治疗),其胎儿丢失率为14%,9%的病例采用保守治疗,无并发症发生。因此保守治疗应在密切观察、做好外科手术干预的准备下开展,胃肠减压是首要措施,此外还包括容量复苏、维持电解质平衡,在考虑母体与胎儿的营养需求的前提下进行营养支持。病情较重、禁食时间较长者必要时可给予全胃肠外营养。如果保守治疗过程中出现流产或早产征象,应考虑使用抑制宫缩药物,必要时应采取糖皮质激素促胎肺成熟、维生素K预防新生儿颅内出血等措施。保守治疗12~24小时之内若病情无明显好转或病情加重,应在全面评估病情变化、肠管活力及胎儿状况后积极手术干预。

妊娠期乙状结肠扭转推荐采用乙状结肠镜进行肠复位,复位后还应对结肠活力进行评估。有证据显示70%~90%的非妊娠期乙状结肠可以通过乙状结肠镜复位成功,但复位后乙状结肠扭转复发风险也高达70%以上,故复位后24~72小时内应行开腹或腹腔镜下乙状结肠切除联合一期吻合手术,为促胎肺成熟及宫内转运赢得时间。若复位后复发亦可采用多次乙状结肠复位治疗,在密切监测下继续妊娠至足月,待分娩后再行乙状结肠切除及吻合手术治疗。由于妊娠期乙状结肠扭转并发肠穿孔等严重并发症,产妇及胎儿死亡率显著升高。因此,对妊娠期乙状结肠扭转,只有结肠镜下复位成功,才可在密切监测下尽量将手术治疗推迟至分娩后实施。一旦出现内镜复位失败或出现肠绞窄、肠穿孔或肠出血等需立即手术处理的征象时,应立即行手术探查。然而,手术探查有引发早产的风险(约7%),所以适当给予预防性抑制宫缩治疗。

妊娠合并肠梗阻经保守治疗缓解者,可继续妊娠;妊娠早中期发生肠梗阻,外科手术操作对妊娠子宫一般影响不大,如无产科指征,可完成外科手术后继续妊娠。也有人认为对保守治疗无效且孕周远小于34周的妊娠期肠梗阻者,若无产科指征,可仅行外科手术治疗肠梗阻,术中操作尽量轻柔,围手术期可给予抑制宫缩治疗,尽量延长孕周。因此,产科医生应充分了解病情,评估患者具体情况,采取多学科联合讨论权衡不同治疗方案的利弊后再决定治疗策略。

(二)终止妊娠时机与方式

分娩方式和时机依据孕妇及胎儿状况及其他产科合并症决定。妊娠28~34周,若肠梗阻保守治疗无效,有产科指征者,可在促胎肺成熟治疗基础上,外科手术治疗同时行剖宫产术终止妊娠。妊娠34周以后,估计胎肺已成熟,可先行剖宫产手术终止妊娠再行肠梗阻手术。若保守治疗有效或妊娠中晚期施行手术治疗肠梗阻成功,且无产科指征者,可期待其适时自然分娩。

【注意事项】

1. 妊娠中期出现肠梗阻时,如无严重并发症可先行保守治疗并尽量延长孕周,保守治疗前需结合多学科会诊评估讨论决定。本病例经多学科会诊给予保守治疗后好转出院。

2. 妊娠晚期出现肠梗阻时,如病情允许,可先行保守治疗并尽量延长孕周,如病情进展需结合多学科会诊意见,讨论是否需要手术探查。估计胎肺未成熟,可在促胎肺成熟的基础上,同时行剖宫产术及进行外科手术探查;如估计胎肺已成熟,在保守治疗无效时可考虑行剖宫产术及外科手术探查。

3. 当医疗机构无足够条件行进一步诊治时,应积极行宫内转运,为母儿救治争取时间。

【关键点】

1. 妊娠期肠梗阻较为罕见,由于妊娠特有的生理状态,容易导致诊断及治疗的延误,进而导致严重的母儿并发症。

2. 肠梗阻导致的腹部疼痛、腹腔内炎症都可以刺激子宫,诱发宫缩并导致早产。另外,妊娠期肠梗阻并发严重并发症时,为保证母儿安全,医源性早产不可避免。

3. 临床上应根据肠梗阻的病因、严重程度及孕周制定个体化治疗方案。粘连性、不完全性肠梗阻,可首选保守治疗,尽量延长孕周;若保守治疗无效、病情进展,结合多学科会诊意见,必要时及时终止妊娠。妊娠晚期估计胎肺已成熟,可行剖宫产手术终止妊娠同时行肠梗阻手术。

(王子莲　王冬昱)

参考文献

1. 李锐锐, 蔺莉. 妊娠合并肠梗阻的临床诊疗进展. 中国微创外科杂志, 2019, 19 (08): 719-722.

2. CHUANG MT, CHEN TS. Bowel obstruction and perforation during pregnancy: Case report and literature review. Taiwan J Obstet Gynecol, 2021, 60 (5): 927-930.

3. ZACHARIAH SK, FENN M, JACOB K, et al. Management of acute abdomen in pregnancy: cuRRent perspectives. Int J Womens Health, 2019, 11: 119-134.

4. WEBSTER PJ, BAILEY MA, WILSON J, et al. Small bowel obstruction in pregnancy is a complex surgical problem with a high risk of fetal loss. Ann R Coll Surg Engl, 2015, 97 (5): 339-344.

5. CUSIMANO MC, LIU J, AZIZI P, et al. Adverse fetal outcomes and maternal mortality following non-obstetric abdominopelvic surgery in pregnancy: a systematic review and meta-analysis. Annals of surgery, 2021.

第五节　消化性溃疡穿孔

【导读】

妊娠合并消化性溃疡少见,并发穿孔、出血者更为罕见。妊娠期妇女通常已避免了 NSAIDs 类药物的使用、大量饮酒等常见的消化性溃疡诱因,因此妊娠期消化性溃疡穿孔通常发生于既往有胃十二指肠溃疡病史或使用糖皮质激素的孕妇。

【概述】

尽管妊娠合并消化性溃疡穿孔罕见,但溃疡大出血可导致孕妇出现休克、急性脑垂体缺血,以及胎儿窘迫、胎死宫内和早产的发生,对母儿生命安全构成极大威胁。因此,妊娠期发生消化性溃疡穿孔的关键是早期识别,及时组织多学科会诊对症处理。

一、妊娠期消化性溃疡穿孔的特点

1. 妊娠期消化性溃疡穿孔多发生于妊娠晚期。妊娠早中期,胃酸、胃液的分泌下降,同时雌孕激素水平的升高对胃肠道黏膜具有保护作用,因此大部分既往患有消化性溃疡的孕妇在妊娠期可出现症状的改善。妊娠晚期、分娩期及产褥期,胃酸、胃液的分泌逐渐增加,同时雌孕激素水平逐渐下降,因此部分合并消化性溃疡的孕妇可出现胃肠道症状加重,甚至出现溃疡出血、穿孔。

2. 妊娠晚期消化性溃疡加重甚至并发穿孔及出血者,由于妊娠子宫的增大及胃肠道的移位,常掩盖腹部体征而延误诊治。

3. 因消化性溃疡穿孔大量出血的孕妇可发生希恩综合征,这是由于大量失血造成脑垂体急性缺血坏死的一类并发症,导致垂体功能减退,激素分泌水平显著降低,在感染、手术等应激状态下可出现低血压、低血糖甚至昏迷的发生,产后可能出现闭经、无乳汁分泌等症状,远期还可发生性欲减退、第二性征消退、乏力畏寒等。

二、妊娠期消化性溃疡穿孔与早产

妊娠期消化性溃疡会增加自发性早产的风险。溃疡穿孔后继发的细菌感染、弥漫性腹膜炎及脓毒血症可能诱发宫缩导致早产。妊娠期消化性溃疡穿孔、出血者必须在积极对症处理的同时及早进行手术治疗,而妊娠中晚期非产科腹部手术同样会增加医源性早产的风险。

三、妊娠期消化性溃疡穿孔对围产儿的不良影响

妊娠期消化性溃疡穿孔发生早产、低出生体重儿及小于胎龄儿的风险升高,而是否增加胎儿畸形的风险存在争议。溃疡穿孔后的大量出血、失血性休克可以直接危害母儿生命安全,此外继发的细菌感染、弥漫性腹膜炎及脓毒血症也可能诱发宫缩导致早产,或影响胎儿血氧供应导致胎儿窘迫、胎儿死亡等。

四、妊娠期消化性溃疡穿孔的诊断

【症状】

妊娠期消化性溃疡穿孔者通常有胃肠道溃疡病史,多会出现反酸、嗳气、胃灼热、恶心、呕吐、腹痛等症状。溃疡出血、穿孔前常有溃疡症状加重或过度劳累、精神紧张等诱发因素。突发上腹部剧烈的刀割样疼痛并可快速扩散至全腹。有时流出的消化液可沿升结肠旁沟向下流至右下腹,引起右下腹疼痛。严重的病人常出现面色苍白、四肢厥冷、脉搏细速、心率加快甚至昏迷等休克症状。病人的临床表现与其穿孔的大小、部位、年龄、全身状况及是否空腹密切相关。

【体征】

溃疡穿孔患者腹部呼吸明显受限,全腹压痛、反跳痛、肌紧张等腹膜刺激征明显,以穿孔处为著,但是合并妊娠时可能上述体征并不显著。穿孔导致气体进入腹腔,在站立或半卧位时出现膈下游离气体,叩诊肝浊音界缩小或消失。

【实验室检查】

消化性溃疡穿孔可在腹膜炎期出现白细胞升高,但对妊娠期患者并非特异性指标。此外,可出现血淀粉酶升高,血淀粉酶/肌酐清除率>5对于鉴别急性胰腺炎具有临床价值。

【影像学检查】

1. 腹部 X 线检查　消化性溃疡伴穿孔者腹部立卧位 X 线片可显示膈下新月状游离气体影。

2. CT 检查　空腹小穿孔孕妇的临床表现和腹部体征可表现不典型,较难诊断,可考虑

行腹部 CT 检查。即使腹部 X 线和 CT 检查存在辐射,可能对胎儿有影响,但如果需要仍可采用,医护人员应向孕妇及其家属做好沟通解释工作。

3. **腹部 B 超检查** 腹膜腔内气体和液体声像是超声下胃肠道穿孔的特征性征象,在妊娠中晚期可能由于子宫体遮挡而影响诊断能力。

4. **胃镜检查** 胃镜检查易导致腹部感染的扩散,加重病情,在临床上应用较少。

五、妊娠期消化性溃疡穿孔的治疗及相关早产的防治

(一) 手术治疗及早产的防治

及时诊断与积极处理有助于改善妊娠期消化道溃疡穿孔患者的母儿预后,并为延长孕周防止早产争取时机。急性消化性溃疡伴穿孔常以穿孔缝合术为主要治疗术式,术后仍需正规的抗酸治疗,胃大部切除术可一次性解决穿孔和溃疡两个问题。在溃疡穿孔的早期,手术治疗不一定引发流产或早产;相反,不及时手术治疗,胃肠道内容物未及时清除,细菌定植腹腔导致化脓性腹膜炎、腹膜刺激、脓毒血症等复杂情况发生,从而诱发流产、早产与死胎。

产科与胃肠外科、消化内科、麻醉科、急诊科、危重症医学科等多学科团队协作有助于早期确诊溃疡穿孔,及时治疗,为延长孕周争取时机。妊娠期消化性溃疡穿孔、出血者必须积极液体复苏、控制感染同时及早进行手术治疗,对于已明确穿孔的患者,保守治疗难以控制病情并可使母胎不良结局明显升高。妊娠期消化性溃疡穿孔的手术应由有经验的胃肠外科医生在产科医生的协助下进行,避免损伤子宫及胎儿,具体手术方式应根据孕妇病情、所在中心医疗水平及手术者意见来决定。由于妊娠期非产科手术可能刺激宫缩、增加早产的风险,在排除禁忌证与防治感染的同时可考虑使用糖皮质激素促胎肺成熟治疗。

(二) 分娩时机及方式

分娩时机及分娩方式的选择应当综合考虑患者当前状况、胎儿生长发育情况、早产儿救助能力等。

1. 妊娠期早、中期出现溃疡穿孔、大出血时可仅行单纯穿孔修补术,围手术期应用宫缩抑制剂药物,胎儿可存活孕周使用促胎肺成熟治疗及严密胎儿监护,待病情平稳后可根据产科情况行择期剖宫产术或期待自然分娩。

2. 妊娠晚期出现消化性溃疡穿孔,在进行穿孔修补术同时,若伴有产科指征或胎儿已发育成熟,且孕妇病情较轻时,可以在充足备血、促胎肺成熟治疗,邀请儿科医生及胃肠外科医生协助下同时进行胃肠溃疡穿孔手术与剖宫产术。

3. 分娩进入第一产程活跃期或第二产程时并发溃疡大出血、穿孔者,若无其他剖宫产的产科指征且估计短时间内可以经阴道分娩者,应首选会阴侧切、产钳助产或胎头吸引术以缩短第二产程,尽快娩出胎儿,为急诊行胃肠道穿孔修补术争取时间。

【注意事项】

1. 妊娠期消化性溃疡穿孔较为罕见,其起病急、无特异性症状、诊断困难、容易出现严重

并发症,导致早产风险增加。

2. 如妊娠晚期怀疑消化性溃疡穿孔,应请胃肠外科、消化内科和产科、新生儿科等多学科协作诊治,及时诊断复杂病情并合理干预,在积极抗感染、促胎肺成熟等治疗的同时,积极手术修补,严密母儿监护,积极处理,避免严重不良结局发生。

【关键点】

1. 妊娠期消化性溃疡穿孔多发生于妊娠晚期,因其发病罕见、腹部体征不明显、放射性检查的限制使用容易延误诊治。

2. 及时的诊断及积极的手术治疗可以明显改善母儿预后。

3. 穿孔导致的感染诱发宫缩及非产科腹部手术均增加胎儿早产的风险,因此需积极地手术治疗,同时应根据母儿具体情况考虑是否进行促胎肺成熟及抑制宫缩治疗。

(王子莲　王冬昱)

参考文献

1. GOEL B, RANI J, HURIA A, et al. Perforated duodenal ulcer-a rare cause of acute abdomen in pregnancy. Journal of clinical and diagnostic research: JCDR, 2014, 8 (9): Od03-4.
2. AMDESLASIE F, BERHE Y, GEBREMARIAM TT. Perforated duodenal ulcer in the third trimester of pregnancy. Saudi J Med Med Sci, 2015, 3: 164-166.
3. ZACHARIAH SK, FENN M, JACOB K, et al. Management of acute abdomen in pregnancy: current perspectives. Int J Womens Health, 2019, 11: 119-134.
4. ROSEN C, CZUZOJ-SHULMAN N, MISHKIN DS, et al. Pregnancy outcomes among women with peptic ulcer disease. J Perinat Med, 2020, 48 (3): 209-216.
5. JIDHA TD, UMER KM, BERESSA G, et al. Perforated duodenal ulcer in the third trimester of pregnancy, with survival of both the mother and neonate, in Ethiopia: a case report. J Med Case Rep, 2022, 16 (1): 322.

第18章

早产心理健康管理

第一节 早产相关的心理健康影响

【导读】

孕期母亲的不良心理健康状况会增加早产发生的风险,同时早产事件本身也可能会给早产儿带来一定的心理和行为发育影响、以及造成父母和家庭成员心理健康问题发生率增加。早产儿问题是重大的国际公共卫生问题。因此,不管是对造成早产风险增加的心理社会因素,还是对早产事件本身带来的心理健康风险,均应引起重视,并予以关注和及时处理。本章将分别介绍增加早产发生风险的孕期心理健康问题,以及早产事件本来产生的各方面心理健康影响。

【概述】

虽然近几十年来早产儿死亡率大幅下降,导致人们更加重视降低长期幸存者的发病率,以及优化孕产期和幼儿期结局,但对早产原因的调查仍然是一个紧迫的问题,在整个生命过程中影响着儿童和家庭的福祉。心理社会因素在早产病因中的作用受到越来越多的关注,包括怀孕期间的经历和适应性改变,如应激事件、感知压力、焦虑和抑郁症状,以及生命过程因素,如早期逆境和累积压力。越来越多的证据表明,怀孕前和怀孕期间的高水平心理社会压力和负面情绪是缩短妊娠和早产以及其他不良孕产期结局的促进因素。孕期母亲的心理健康问题,如孕期抑郁、焦虑、分娩恐惧都会造成早产发生风险增加。此外,孕妇压力大、工作时间长、社会经济条件差等心理社会因素也是早产风险之一。

一、增加早产发生风险的孕期心理健康问题

研究发现,孕妇在出现压力、抑郁、焦虑及紧张等不良情绪时,体内皮质醇升高得更明显,负性情绪将激活下丘脑 - 垂体 - 肾上腺轴(HPA),使促肾上腺皮质激素释放激素(CRH)分泌增加,促进宫颈成熟。同时 CRH 分泌增加还能使皮质醇激素的合成和分泌增加,母体内过高的皮质醇可以透过胎盘屏障进入胎儿体内,通过胎儿 - 胎盘合成较高的雌激素,软化宫颈、诱发宫缩,推动早产的发展进程,最终引起早产。

【孕期抑郁症对早产发生的风险】

孕期抑郁是指孕妇在妊娠期间经常会出现情绪失控、喜怒无常、注意力不集中、疲惫无

食欲等症状的一种精神疾病。一般有过家族或个人抑郁史、夫妻关系紧张或沉沦在孕期焦虑情绪的孕妇容易有孕期抑郁的情况。怀孕期间的抑郁症与新生儿不良结局有关，包括早产和低出生体重等。有研究认为产前抑郁会增加39%早产的风险，但也有研究显示只有对妊娠前体重偏低（BMI<19kg/m²）的孕妇才存在早产的相关性，多数研究表明抑郁会影响胎儿的生长发育及出生体重等，但抑郁和早产的直接关联还有待研究。

【孕期焦虑症对早产发生的风险】

妊娠焦虑定义为与特定妊娠特别相关的焦虑和恐惧，正在成为自发早产的独立危险因素。Mancuso等发现促肾上腺皮质激素释放激素可以调节妊娠焦虑。Roesh对其进行多因素分析，发现在妊娠期产生的三种压力指标中（状态焦虑、妊娠焦虑，以及知觉压力），只有妊娠焦虑是妊娠期的显著预测因子。怀孕早期的脆弱性加上当前的焦虑症状会增加早产的风险，尤其是有早产史的妇女。有研究认为妊娠期间生理上对情绪变化最敏感时期是在24~30周。另外，孕期有关的焦虑与孕周长短或早产有关，可一定程度预测早产的发生。从公共卫生角度来看，鉴于晚期早产构成了最大且增长最快的早产亚组，关注晚期早产特有的可改变风险因素，可能会对人口产生巨大影响。但是产生早产风险的焦虑程度及其对早产发生作用的时间和机制仍需进一步的研究。

【孕期分娩恐惧对早产发生的风险】

分娩恐惧症，是指产妇在生产之前，由于巨大的心理压力产生的诸如担心、害怕、恐惧等不良心理症状的统称。严重的分娩恐惧症不但危害产妇的身心健康，对胎儿的成长也很不利。已知胎盘中存在大量糖皮质激素和儿茶酚胺等激素的受体，孕妇的恐惧情绪会激活交感神经系统，使得流向胎儿和子宫的血流减少，从而导致胎儿窘迫、生长受限、自然流产或者早产。LeaPoggi等研究表明，产前的分娩恐惧与早产率（12%）增加、婴儿入院重症监护，以及婴儿睡眠质量较差有关，这些疾病可能不仅会影响母亲，还会影响随后的婴儿发育。

【孕期心理压力对早产发生的风险】

女性在怀孕期间是有一定的压力的，这些压力有形或者无形地影响着孕妇生活。如果不缓解，对孕妇和胎儿都会造成一定影响。妊娠期压力及其在妊娠各期的变化与早产和胎儿的出生孕周相关。有研究显示，妊娠期暴露于压力环境下会使女胎早产风险增加1.4倍，但在男性胎儿未出现类似结果。Colelewis等的一项由青少年孕妇参加的队列研究中指出，妊娠中期的压力水平与早产发生无统计学关联。在妊娠晚期，每当特异性压力增加1个单位，早产风险会增加5.0%；在控制生物、行为和心理方面的危险因素后，妊娠中期到妊娠晚期压力水平每增加1个单位，早产风险会增加7.0%。

累积的心理社会压力是晚期早产的一个重要的独立危险因素，但不是早期早产的独立危险因素。对于社会支持水平低或较乐观的妇女，累积的心理社会压力是妊娠37周以下早产的一个重要危险因素。

孕妇心理压力与先兆早产之间还存在着交互影响作用。首先，孕妇心理压力是先兆早产孕妇早产的独立影响因素。同时,先兆早产孕妇大多因为入院急、无思想准备以及对早产的不确定性、对胎儿预后的担忧心理压力大,这对孕妇来说又是一种急性应激源。这种心理应激引起孕妇产生心理压力等负性情绪,继而引起生理指标皮质醇等的变化,对机体产生影响。

【其他社会心理因素对早产发生的风险】

孕期应激包括自然灾害等灾难性事件,也包括心身遭受虐待和长期的人际关系不良等,如孕期经历家庭成员去世或重大家庭变故,遭受地震等自然灾害或遭受恐怖分子袭击、贫穷和犯罪等应激事件都与早产明显相关。研究显示,孕期妇女经历家庭成员丧失事件后,发生早产的风险是未经历应激事件孕妇的 1.4~1.8 倍;孕期经历过美国"9·11"事件所致的早产和低体重儿的发生率明显增加;一项对遭受地震或恐怖分子袭击的孕期母亲研究也有同样的发现。另一项关于慢性应激如家庭变故和无家可归对孕期的影响研究提示,慢性应激增加早产的风险,其中贫穷和犯罪对早产影响最显著。

恶劣的社会经济条件与早产的相关性也很强,贫困往往带来压力,如过度拥挤的住房、亲密伴侣暴力、对身体要求很高的工作条件(例如,需要长时间站立,导致累积疲劳,遵循轮班或通宵的作息模式)、意外怀孕以及缓解压力的有限社会支持,甚至包括吸烟、吸食可卡因,这些都明显不利于妊娠的正常进展。

二、早产事件造成的心理健康问题

众所周知,早产儿的反应较慢,交流行为也不清晰。母亲和婴儿之间的同步互动至关重要,这些早期互动为关系发展奠定了基础。因此,早产儿的抑郁母亲常面临着双重的威胁,抑郁状态的母亲和早产儿通常表现出较少的言语交流和玩耍交流,早产儿的不成熟和失调又会损害母亲和孩子互动的信心,巩固了产后抑郁的心境,从而影响母婴依恋和婴儿发育,对孩子的发育成长产生着深远的影响。调查显示,早产儿的父母出现焦虑和抑郁状态的风险显著增高 40%~50%。

总之,早产对父母的身心健康产生了冲击,父母的心理健康又会影响他们的亲子关系、影响孩子的长期发展。

【对早产儿本身的心身健康与发育影响】

胎儿期间,无论是营养不良造成的直接影响,还是通过生长或内分泌因素功能的改变,即使时间很短也会减缓并因此改变胎儿发育中细胞快速分裂的模式,故早产经历对其生长发育的影响是难以估计的。这些影响不仅表现在生理上,还包括精神健康结局以及随后的不良适应应激反应或焦虑气质。

已有研究证实,早产会造成儿童孤独症发生风险增加。非常早产儿在儿童期心理健康障碍的发生率是足月同龄儿的 2 倍,严重影响非常早产儿的生活质量。非常早产儿最常见的心理健康障碍类型是焦虑症和多动症;与足月同龄儿相比,其自闭症的发生率也较高,但统计学证据相对不足。

【对母亲和父亲的心身健康影响】

早产和进入新生儿重症监护室（NICU）对父母来说是一种痛苦和潜在的创伤经历，通常意外的分娩、对生病婴儿的担忧，以及对结果的不确定性都是这段时间压力的来源。这些经历会影响父母的心理健康以及发展中的亲子关系和养育角色。将婴儿送入具有新生儿重症监护病房对新生儿父母乃至整个家庭都是一项巨大的挑战，除了面临着巨大的花费和经济压力，父母还会面临的挑战是需要与大量他们不认识的卫生保健提供者进行沟通。

据估计，极早产婴儿的父母在产后不久抑郁和焦虑症状显著升高的比率高达40%~50%。对于经历早产的妇女来说，抑郁率可能超过40%，其患产后抑郁症的可能性几乎是足月儿母亲的2倍。早产儿的父亲也有很高的产后抑郁症发生率和明显的焦虑症状。早产儿入住NICU是产后抑郁的危险因素之一。研究表明，在NICU父母的样本中，创伤后应激症状的发生率也很高。

在严重的医疗危机过去，婴儿从NICU出院后，父母的高度心理压力也可能持续存在。例如，研究发现，在整个童年的不同时期，非常早产婴儿的母亲的抑郁和焦虑发生率高出2~5倍。且在非常早产后18~24个月的母亲中，有34%报告了临床上升高的创伤后应激症状发生率。

【注意事项】

1. 孕期的团体心理教育方法，特别是基于正念或者积极心理学取向的团体心理辅导课程，可以帮助孕妇及其伴侣在分娩前做好心理资源储备，更好的应对孕期、产时、产后出现的不确定性，在意外事件发生时出现抑郁、焦虑等心理健康问题风险降低。

2. 可以考虑为早产儿父母提供自我关怀团体心理支持方法，提供更多的同伴支持资源，帮助早产儿父母照顾好自己心身状态，减少自责和痛苦，为养育早产儿做好思想和心理的建设准备。

【关键点】

1. 孕期母亲的心理社会因素均可能造成早产风险增加。常见心理健康问题有孕期压力过大、抑郁、焦虑、分娩恐惧、应激事件等。常见的社会因素有工作时间长、社会经济条件差、社会支持查、不良生活行为等。

2. 早产可以对父母的身心健康产生不良影响，造成其压力过大、抑郁、焦虑、应激症状等发生增加，父母的心理健康又会影响亲子关系、影响孩子的长期发展。

（郑睿敏）

参考文献

1. AUSTIN M P, HIGHET N, Expert Working Group. Mental health care in the perinatal period: Australian Clinical Practice Guideline Melbourne: Centre of Perinatal Excellence, 2017.

2. MCDONALD SW, KINGSTON D, BAYRAMPOUR H, et al. Cumulative psychosocial stress, coping resources, and preterm birth. Arch Womens Ment Health. 2014; 17 (6): 559-568.

3. SZEGDA K, MARKENSON G, BERTONE-JOHNSON ER, et al. Depression during pregnancy: a risk factor for adverse neonatal outcomes? A critical review of the literature. J Matern Fetal Neonatal Med, 2014, 27 (9): 960-967.

4. 李妍, 张华, 马秀华. 分娩恐惧与自发性早产的关系. 中国生育健康杂志, 2020, 31 (3): 243-245.

5. HALL EM, SHAHIDULLAH JD, LASSEN SR. Development of postpartum depression interventions for mothers of premature infants: a call to target low-SES NICU families. J Perinatol, 2020, 40 (1): 1-9.

6. STANEVA A, BOGOSSIAN F, PRITCHARD M, et al. The effects of maternal depression, anxiety, and perceived stress during pregnancy on preterm birth: A systematic review. Women Birth, 2015, 28 (3): 179-193.

7. 张淑彬, 郑睿敏, 吴久玲, 等. 妊娠期压力对母儿身心健康影响的研究进展. 中国妇幼健康研究, 2016, 27 (10): 1283-1286.

8. MILES MS. Parents of critically ill premature infants: sources of stress. Crit Care Nurs Q, 1989, 12 (3): 69-74.

9. ATES R, TREYVAUD K, DOYLE LW, et al. Rates and Stability of Mental Health Disorders in Children Born Very Preterm at 7 and 13 Years. Pediatrics. 2020; 145 (5): e20192699.

第二节　早产儿与父母的心理保健

【导读】

早产儿在生命的早期阶段,需要给予必要的发展性照护,以促使其心身健康发展和发育。此外,早产儿经常会接受到一些有创性或者令其疼痛不适的医疗治疗措施,也应该对其采取必要的心身支持。同时,早产儿在未来的发育和发展过程中,由于其面临着更多的心身健康问题风险,也应该给予及时的干预和处理。同时,父母心理健康问题会给自身带来痛苦,降低生活质量,严重者甚至会出现自杀和伤婴事件。同时,父母的心理健康问题又会通过对亲子关系等影响孩子的发展。

【概述】

许多旨在改善早产儿发育结果的早期干预项目尝试利用强大的亲子关系来实现改变。最近有人提出,改善 NICU 父母的心理健康可能是下一个前沿领域之一,可以在改善早产婴儿的发育结果和增进儿童和父母的福祉方面取得重大进展。支持早产儿父母的心理健康在公共卫生层面也很重要,因为与心理健康问题相关的成本已被估计为非传染性健康相关全球经济负担的最大单一来源之一。因此,如果要减少早产对父母心理健康、子女发展和社会成本的影响,在早产后支持父母至关重要。应该向父母提供支持的多层次方法,其中既包括针对父母的具体干预措施(例如心理健康支持、心理教育、同伴支持),也包括更广泛的基于医院的方法(例如以家庭为中心的保健措施)。

一、早产儿（NICU）的心理社会支持

【发展性照护】

发展性照护的目的是为早产儿提供强度和类型适合的刺激，像自然条件下所需要的那样。生命早期的经历可以影响大脑的功能。所有人的机体都会对压力做出相应的反应，包括早产儿在内，随着压力越来越大，早产儿的呼吸、心率和血压可能会发生改变，导致其健康状况处于不稳定的状态。

发展性照护中有一些针对早产儿的特殊护理方式。主要做法包括：调暗灯光并减少噪声；允许父母和其他家人一天 24 小时陪伴新生儿，并作为主要照料者，即"以家庭为中心的护理"，例如袋鼠式护理（详见相关章节）；满足宝宝的需求，采取合适的措施，让早产儿感觉舒适，规避过多的刺激，例如，对 26 周及以上的早产儿，可以温柔地触摸他的手指或者腿部皮肤。研究表明，连续的、温柔的触摸会让早产儿的情况变得更好，如呼吸暂停更少、体重增加更快、出院更早等。比触摸更有利于早产儿发育的行为是抱着宝宝，在医生认为准备好了的时候，就可以温柔、放松地抱住宝宝，注意托住宝宝的脖子。具体做法详见本书发展性照护章节。

研究显示，发展性照护具有积极效果，接受发展性照护的早产儿会更快地接受母乳喂养或奶瓶喂养，在短期内可以更好地生长，使用呼吸机的时间和留院观察的时间都更短。

【早产儿的疼痛评估与处理】

应用最广泛、最可靠的评估方法之一，是根据早产儿可能有疼痛的 5 个信号：心率加快、血氧水平下降、双眼紧闭、眉毛向外凸出、鼻唇沟变深。此外，早产儿在疼痛时可能会发出的其他信号是：血压升高、呼吸变浅、变得激动、动作痉挛、身体僵硬、背部反弓或者哭泣等。

1. 非医学方法缓解不适　当早产儿感到轻微疼痛时，首选高效的非医学方法缓解疼痛。以下这些方法可以使用其中的一种或者联合几种一起使用。

（1）糖水：如果早产儿没有使用糖水的禁忌证，那么对于轻度和中度疼痛来说，在进行医疗操作前 2~3 分钟给予糖水可以发挥最好效果。可以将安抚奶嘴浸入糖水中或者将糖水滴在孩子的舌头上，具有与镇痛药相似的效果。

（2）吸吮：吸吮奶嘴或者乳头也可减轻早产儿疼痛。

（3）亲密接触：让早产儿的皮肤与父母的皮肤紧密接触，可以让早产儿感到愉悦，还可以缓解疼痛。例如袋鼠式护理就是很好的一种皮肤紧密接触的方式。

（4）其他方式的触摸和转移注意力：一些简单的安慰措施，例如有节奏的摇摆、轻拍、轻抚、按摩，或者对于还不能被抚摸的早产儿，让她听到父母的声音、嗅到父母的气味，或者让宝宝抓住一根手指，或者只是温柔而坚定地把手放在宝宝后背上，都可以减轻宝宝对痛苦的反应。

（5）包裹：把早产儿包裹在毯子里，或者将其胳膊和腿部靠近身体包在一起放在小窝里，可以减轻疼痛。

（6）环境：避免强光和噪声，可以减少早产儿的烦躁不安。

2. 药物方法治疗早产儿疼痛和压力 如果早产儿出现中度或重度疼痛，就需要使用药物来缓解疼痛。常用药物包括早产儿镇痛药（缓解疼痛的药物）和镇静药（镇静和放松的药物）。以下是常用药物及其疗效的简介。

（1）阿片类药物：如吗啡、芬太尼和美沙酮，是最有效和最常用的药物，可以起到缓解疼痛和镇静作用。

（2）镇静药：如地西泮及其同类药物（如咪达唑仑和劳拉西泮）、巴比妥类（如戊巴比妥和苯巴比妥）药物和水杨酸。可以起到镇静作用，没有止疼作用。

（3）非甾体抗炎药：如对乙酰氨基酚、布洛芬或吲哚美辛，可以缓解轻度和中度疼痛，没有镇静作用。

（4）局部麻醉剂：如利多卡因。

（5）表面麻醉剂：如利多卡因喷雾剂，可以用于抽血、静脉置管和其他小型医疗操作。主要用于胎龄较大的早产儿，如果早产儿胎龄太小，皮肤较薄，可能会吸收过多的麻醉剂。

3. 药物方法处理疼痛的注意事项

（1）从低剂量开始使用，在需要时才逐渐加量。

（2）尽量使用非医疗方法控制疼痛和躁动。

（3）如果可能，尽可能选择不太可能导致耐受或者戒断反应的镇痛药和镇静药物。

（4）停药时应缓慢的减少剂量。

二、早产儿父母的心理社会支持

几乎所有的父母在早产儿出生时都觉得没有准备好。早产儿的突然降临意味着父母要面对情感和医学方面的双重挑战。早产儿父母可能会出现焦虑和期待、担忧和宽慰、悲伤和快乐等一系列矛盾的情绪，甚至会出现罪恶感、愤怒、无助、眩晕等强烈的情绪变化，在情感上也可能会出现回避一些问题的表现，表现出冷漠，容易造成家人误会和家庭关系紧张。严重者会出现压力过大的各种表现，甚至造成抑郁、焦虑、创伤后应激障碍等症状的发生。因此，对于早产儿父母的心理社会支持、早期识别和干预心理问题也非常重要。向父母提供支持的多层次社会心理支持方法，其中既包括针对父母的具体干预措施（例如心理健康支持、心理教育、同伴支持），也包括更广泛的基于医院的护理支持方法（例如以家庭为中心的保健措施）。同时，也鼓励早产儿出院后，对父母进行持续支持，包括心理问题筛查、定期随访、必要时评估、转介与管理，给予心理治疗、药物治疗和非药物治疗等措施。

【抑郁和焦虑症状的筛查与评估】

由于早产儿父母存在抑郁和焦虑等心理问题高发情况，有必要为早产后父母提供心理筛查服务。建议对所有早产儿父母尽早进行筛查，并酌情重复筛查（如出院前、发育随访时）。如果筛查发现早产儿父母心理状况的异常，应及时恰当的干预和支持，必要时进行转诊、会诊和治疗。

1. 抑郁症状的筛查　围产期抑郁较为常用的筛查量表有爱丁堡产后抑郁量表（Edinburgh Postnatal Depression Scale，EPDS）。如果 EPDS 评分在 13 分及以上，或者问题 10 评估异常者，需要安排进一步评估；如果评分在 10~12 之间，可考虑在 2~4 周内监测并重复测评 EPDS。

父母均可使用的抑郁筛查量表有：9 项患者健康问卷（Patient Health Quetionnaire-9 Items，PHQ-9）、抑郁自评量表（Self-rating Depression Scale，SDS）等。如果 PHQ-9 评分大于 14 分，也提醒关注情绪问题，必要时转诊。

2. 焦虑症状的筛查　推荐使用的筛查量表有 7 项，广泛性焦虑障碍量表（Generalized Anxiety Disorder-7，GAD-7）、焦虑自评量表（Self-rating depression scale，SAS）等。如果 GAD-7 评分大于 14 分，或者 SAS 评分大于 60 分，建议关注情绪状态，并进一步进行专业评估，必要时转诊。

【父母心理支持与干预】

1. 一般性的社会心理支持方法

(1) 鼓励父母与早产儿采取一些方式进行亲子关系的联结。比如在条件允许的情况下陪伴孩子，探视早产儿参与到实际护理中。袋鼠式护理方式就是与孩子建立良好亲子关系的一种方式。

(2) 如果早产儿需要单独住院，父母可以留存早产儿的物品和照片。很多父母会因为与早产儿被迫经历的分离而痛苦，但是也可能因此感觉对孩子的爱更加强烈和充实。虽然有理论认为孩子刚出生后有个建立母婴依恋关系的关键时期，这个时期非常短暂，如果错过了会有无法弥补的缺陷，但是人类的父母和孩子之间爱和依恋关系的建立可以在孩子出生前，也可以在出生后几个月甚至几年后开始。

(3) 帮助父母提前了解早产儿的外观特征。早产儿父母看到宝宝的第一反应往往是震惊，因为一些早产儿可能确实太小了。提前了解早产儿的外观特征，会让父母真正见到宝宝时不会过于震惊和担心。

(4) 如果有比较明显的情绪不适感受，可以适当宣泄。也可以选择尽量抽时间用自己喜欢的方式照顾好自己，例如：听喜欢的音乐、写日记与自己交流等。

(5) 鼓励父母尽量保持健康的生活方式，吃好、睡好。找一些时间保持适量运动。例如散步、游泳、园艺、瑜伽等。

(6) 帮助早产儿父母学习一些自我情绪和压力调节方法。例如基于正念的心身减压方法、催眠冥想等。

(7) 伴侣之间的相互支持。伴侣之间可以就现有的感受和心情，做分享和交流感受，学习表达自己的感受，以及给予对方感受的共情回应。

(8) 家人、朋友、社会支持。如果早产儿父母有关系亲密的家人和朋友，可以与之分享宝宝的点点滴滴,分享自己的真实情绪,尽可能地将自己的感受告诉家人和朋友,减轻可能独自承受巨大的心理负担。

(9)其他父母的帮助。鼓励与其他可能正在经历或者经历过同样的情况和心路历程早产儿父母互相提供支持,交流感受、心得和经验等,分享快乐、恐惧和不安。这样可以使早产儿父母觉得自己被理解、不孤单。同时,已经经历过的早产儿父母,可以让新父母有信心在未来可以迎来幸福快乐的生活,从而获得巨大的安慰,完成心理上的成熟蜕变。

2. 早产儿父母的教育干预 专注于父母与婴儿关系和父母参与护理的个性化教育项目,如 COPE(Creating Opportunities for Parent Empowerment,为父母授权创造机会)项目为早产儿的父母提供教育和技能培训活动,以减少住院时间,加强亲子互动,降低早产儿家长的压力和住院费用,可减少父母的抑郁和焦虑。母婴行为互动学习项目(Mother-Infant Transaction Program,MITP)为阶梯式地给父母提供复杂程度逐渐增加的知识指导教程,目的在于加强父母对孩子表达的理解,促进父母与孩子间敏感的、积极的、实际的交流,也可以减少早产儿父母压力。

以医院为基础,以家庭为中心的保健是尊重和响应个人家庭需求和价值观的保健方法。该方法向父母提供个性化的心理社会支持,并鼓励父母参与婴儿护理,提供家庭教育,例如发放有针对性的视频和阅读材料等,可以减少家庭的心理困扰。危重新生儿家庭成员可选择学习如何协助护理危重新生儿,以提高父母对其护理角色的信心和能力,并改善父母在 ICU 期间和之后的心理健康。同时,要为新生儿重症监护室工作人员提供心理教育,包括与父母密切接触的临床护士。

3. 心理治疗 如果父母自我心理状况感觉特别不好,明显影响了自己的日常生活,或者心理筛查出现明显的抑郁或者焦虑症状等心理问题,甚至于想要伤害自己,请寻求专业精神心理工作者的帮助,必要时进行治疗。常用的非药物治疗方法为心理治疗,可以考虑进行系统的行为认知疗法(CBT)、基于正念的心身减压 / 认知疗法(MBSR/MBCT)、系统家庭治疗、精神动力学等方法。治疗方法可以根据病情和医生擅长流派共同选择。治疗方式也可以考虑个体一对一的心理治疗、团体治疗、夫妻治疗等。

4. 丧失情况的应对

(1)急性悲伤期:当早产儿父母面临失去孩子的打击,体会到极度的痛苦和悲伤。最初的感受多数表现为非常强烈的悲伤情绪。甚至会同时出现情绪和身体症状。身体症状通常是阵发性的,常见的有极度疲劳、头疼、头晕、恶心、食欲缺乏、呼吸急促、失眠、嗜睡等,甚至会感受到身体某个部位的疼痛。很多父母还会出现内疚感,对自己在怀孕期间做过或者没做过的事情感到内疚,会出现一些想法比如:如果当时换个做法,也许宝宝就会活下来等等。严重者甚至会出现无法集中注意力,对以前喜欢的事情不感兴趣,每天花大量的时间回忆宝宝生活中的每一个细节。

虽然这些经历对于多数父母而言就是正常的,但是也可以鼓励父母们通过心理咨询等方法寻求帮助,也可以主动对其提供心理支持资源和预防性心理疏导干预。如果压力特别巨大,甚至反复出现自杀意念、做出自伤行为(包括酗酒和滥用药物)、严重的睡眠问题、持续食欲缺乏、无法正常生活等情况,一定要进行专业的干预处理。

(2)缓解消退期:随着时间推移,绝大多数父母的悲伤情况会逐渐减轻。在孩子死亡后几个月内,父母的情绪也可能会起起伏伏。研究发现在孩子死亡 8 个月后,母亲的抑郁和焦虑症状已经大大缓解,但并没有完全消失。多数父亲们在孩子死亡 2 个月后依然会表现出显著的焦虑和抑郁,8 个月时已经基本恢复。当然,最终恢复的时间也会因人而异,绝大多数父母最终会接受这种丧失。适当的哀悼和告别行为会让父母更能够逐渐接纳孩子离开自己的这个事实。如果家中有其他孩子,也要做好向孩子解释和回应的准备。

当然,即便明显的悲伤情绪缓解之后,父母此后也可能会在面临某些事情激起自己的回忆时,再次出现悲伤。但是这时候的悲伤情绪,通常不会有太多的负面作用,并且可能因为这次从丧失中走出来的生活经历,变得对生活和他人的痛苦更加敏感,并且更加坚强。

(3)对婚姻可能的影响:孩子的死亡也可能会对婚姻状况造成负面影响。首先,父母各自都处于悲伤情绪中,可能没有精力帮助对方减轻痛苦;如果个人无法自我处理好情绪的话,也许会对生活中的事件更容易出现争吵和关系紧张;此外,虽然父母都会对新生儿的离去悲伤,但是其应对悲伤的方式往往不同,但是也许彼此并不能理解这种方式不同的差异。国外研究显示,失去孩子的夫妻,有一半以上会在几年内离婚。因此可以让父母了解到这些可能出现的情况,夫妻关系紧张时,尽快打开心扉进行沟通,避免问题积累和严重性增加,必要时可以寻求专业人员进行夫妻共同参与的心理治疗。

5. 产后创伤性应激障碍　一些早产儿父母,特别是妈妈,可能会出现产后创伤性应激障碍(PTSD),曾经有过创伤经历或者创伤性应激障碍的母亲更容易再次出现 PTSD。PTSD 是由严重创伤经历所带来的情感症状。患者可能会出现害怕、无助或恐慌的感觉。其症状可以分为三类:①对事情产生闯入性记忆、想法、念头或幻觉;②回避那些会引起不良记忆的事情,或者出现情感麻木;③生理上的过度活跃,如激怒、歇斯底里(战斗或者逃跑的生理反应,对于那些能让自己回忆起创伤的环境出现恐慌性反击),或者一直保持警戒状态等。对于有这类表现的父母,产科医生和儿科医生应尽快将其转诊至专业精神心理医生,给予治疗处理。

6. 必要时的药物治疗

(1)中重度的抑郁症和焦虑症:对于出现中重度的抑郁症和焦虑症父母,应考虑进行药物治疗。父亲的治疗与普通其他人治疗原则相同。由于精神疾病治疗药物可通过胎盘或乳汁使新生儿出现一些不良反应,如过度镇静、锥体外系反应、中毒等,因此对于母亲的药物治疗主要区别点在于母亲是否哺乳,同时考虑婴儿的健康和出生时的胎龄。因此应该衡量利弊、综合评价、科学合理的使用。使用最多的抗抑郁药为五羟色胺再摄取抑制剂类,应尽可能单一用药。SSRIs 可以作为产后中度至重度抑郁的一线药物,除氟西汀外在乳汁中浓度较低。

（2）严重精神疾病：严重精神疾病主要包括既往已患病及新发的精神分裂症、双相情感障碍、产后精神病等。父亲的治疗与普通其他人治疗原则相同。给母亲开具精神科药物也应权衡利弊后，使用对该患者最有效的药物。心境稳定剂和苯二氮䓬类药物对胎儿畸形及行为影响更密切，在哺乳期使用应更为谨慎。药物进入母乳的浓度小于母亲体内浓度的10%，导致婴儿出现剂量相关不良反应可能较小，仍需要药物治疗的产妇，在可行的情况下可以计划母乳喂养。

7. 物理治疗　产后重度抑郁患者，尤其是存在高自杀风险或高度痛苦，已经持续接受抗抑郁药治疗足够长时间，且对一个或多个药物剂量治疗都没有反应时，可以考虑进行电休克治疗。对于药物治疗无效或不适宜用药的重度、伴精神病性症状、高自杀风险的患者，也可考虑使用改良电抽搐休克治疗。

【注意事项】

1. NICU 为家属提供有关 NICU 设置的资料，以减少家属的焦虑和压力。

2. 可为危重患者家属提供开放或灵活的家庭陪伴，满足其需求，积极鼓励工作人员与家属合作，提高家属满意度。

3. 危重新生儿家庭成员可选择学习如何协助护理危重新生儿，以提高父母对其护理角色的信心和能力，并改善父母在 NICU 期间和之后的心理健康。

4. 采用跨学科家庭会议，提高家庭对临床医生的沟通和信任满意度，减少临床医生与家庭成员之间的冲突。

5. NICU 临床医生接受以家庭为中心的沟通培训，将其作为重症监护培训的一项内容，以提高临床医生的自我效能感和家庭满意度。

6. 提供心理专业支持和治疗，以改善新生儿监护室早产儿母亲的心理健康结局。

【关键点】

1. 需要给予早产儿必要的发展性照护，以促使其心身健康发展和发育。此外，早产儿经常会接受到一些有创性或者令其疼痛不适的医疗治疗措施，也应该对其采取必要的心身支持。

2. 需要对早产儿父母进行多层次的持续支持，包括心理问题筛查、定期随访、必要时评估、转介与管理，给予心理健康支持、心理教育、同伴支持、心理治疗、药物治疗和非药物治疗等，以及以家庭为中心的心理社会支持措施。

（郑睿敏）

参考文献

1. 中华预防医学会心身健康学组, 中国妇幼保健协会妇女心理保健技术学组. 孕产妇心理健康管理专家共识 (2019 年). 中国妇幼健康研究, 2019, 30 (7): 781-786.

2. TREYVAUD K, SPITTLE A, ANDERSON PJ, O'BRIEN K. A multilayered approach is needed in the NICU to support parents after the preterm birth of their infant. Early Hum Dev, 2019, 139: 104838.

3. M.-P. AUSTIN, HIGHET N AND THE EXPERT WORKING GROUP. Mental health care in the perinatal period: Australian clinical practice guideline. Melbourne: Centre of Perinatal Excellence, 2017.

4. DAVIDSON J. E., ASLAKSON R. A., LONG A. C., et al. Guidelines for family-centered care in the neonatal, pediatric, and adult ICU, Crit. Care Med, 45 (2017) 103-128.

5. J. BRETT, S. STANISZEWSKA, M. NEWBURN, et al., A systematic mapping review of effective interventions for communicating with, supporting and providing information to parents of infants born preterm, BMJ Open 1 (2011) e000023.

6. DANA WECHSLER LINDEN, EMMA TRENTI PAROLI, MIA WECHSLER DORON. Preemies: The Essential Guide for Parents of Premature Babies. Gallery Books, 2010.

7. KAREN KLEIMAN. This isn't what i expected: overcoming postpartum depression. 2nd edition. New York: Da Capo Lifelong Books, 2013: 338.

8. 刘召芬, 郑睿敏. 孕产妇心身健康指导手册. 北京: 人民卫生出版社, 2021.

9. 巴达克. 正念分娩与养育. 郑睿敏, 译. 北京: 人民卫生出版社, 2019.

第**19**章

早产儿复苏

第一节　早产儿复苏的特点和分娩前处理

【导读】

早产儿产房过渡是其存活并减少远期并发症的关键时期,产房内复苏的重点与足月儿有较大差异。这期间的管理包括持续气道正压通气、延迟脐带结扎、体温控制和严格限制用氧等措施。深刻理解早产儿的复苏特点,做好分娩前的准备,才能保障早产儿的复苏质量。

【概述】

早产是导致中国新生儿死亡的首位原因,占新生儿死亡原因的 25%,其中极低出生体重儿和超低出生体重儿的死亡占全部早产儿死亡的 50% 以上。大约 85% 的极早产儿在出生后的过渡期需要干预,其生存能力和预后在很大程度上取决于他们在产房接受的处理。大多数早产儿在出生后就开始呼吸,但他们的呼吸能力通常较弱。与足月儿相比,指南常规建议的保暖、刺激、吸引和擦干并不适用于早产儿,特别是极低和超低出生体重儿。在现有标准化和优化的新生儿复苏指南基础上,结合早产儿出生时的特点,以及现有的临床证据,不断优化和改进早产儿复苏的策略,提高早产儿的生存质量,是围产医学医务人员的巨大挑战。

一、早产儿复苏的特点

从胎儿过渡到新生儿要经历显著而复杂的广泛生理变化,这个变化在出生时最为明显,对于早产儿来说尤为如此。美国心脏学会和儿科学会在 1987 年开始推行新生儿复苏流程(neonatal resuscitation program, NRP),主要为复苏刚出生新生儿的特定需要而设计。2006 年起早产儿的复苏在 NRP 教程中成为独立的章节。但是很显然,这远远不够。原因如下。

1. **早产儿需要复苏的原因与足月儿有较大的差异**　足月儿通常是存在影响从宫内到宫外过渡的因素,出生后不能建立正常的呼吸;或者围产期缺氧事件导致脏器功能损害,分娩后需要支持才能建立呼吸和循环。但早产儿通常是各种因素使妊娠不能继续,不得不提前终止妊娠。其对呼吸和循环支持的需要是因为脏器功能不成熟。

2. **早产儿分娩时面临各种风险因素与足月儿不同**　早产儿要求更严格的保暖,需要更温和的通气策略,需要更严格限制用氧。

3. 早产儿在分娩时需要预防各种损伤的发生 而足月儿需要复苏是分娩时损伤已经发生。由于远期的神经系统发育障碍严重影响早产儿的生存质量,早产儿复苏更重视神经系统保护和强调预防损伤,而且预防要从围产期开始。

因此,早产儿复苏需要与足月儿复苏不一样的流程,更加训练有素的团队,并深刻理解早产儿分娩时与足月儿不一样的生理和病理生理,以指导早产儿复苏的行为。

二、分娩前的处理

1. 产前的准备 有临产风险时孕周小于 34 周的孕妇应转入三级围产医疗中心。小孕周的早产儿应尽量在三级医疗中心分娩,宫内转运可以改善早产儿的预后,降低分娩后转运的风险。转入后,应评估孕妇发生早产的相关因素,胎膜的状况和是否存在绒毛膜羊膜炎。孕 24~34 周分娩的妇女应给予产前糖皮质激素治疗,这已经达成广泛共识。围产期管理请参见相关章节。

2. 产前新生儿科医生会诊 存在早产儿风险的孕妇及其家庭,应该在产前接受新生儿科医生产前会诊,最好同时有一位产科医生。特别是低于 34 周的早产儿。产前会诊有几个目的,第一,新生儿科医生和产科医生可告知父母孕期护理方法和分娩的相关事项,包括糖皮质激素对母亲益处的解释、剖宫产的可能性、产房的护理和婴儿的复苏治疗。第二,应告知父母早产本身潜在的危险和医疗干预的可能风险(表 19-1-1)。第三,新生儿科医生应询问父母对生育极早早产儿,及其可能长期残疾的立场和态度。另外,应重点强调母乳喂养对于早产儿的重要性,家庭可以提早做好准备。在产前会诊时,医生对积极复苏的态度父母有非常大的影响。

表 19-1-1 分娩前可能需要跟父母介绍的早产儿主要问题

	短期的问题	远期问题
呼吸系统	呼吸窘迫综合征 气漏 支气管肺发育不良 早产儿呼吸暂停	慢性肺病 气道高反应性疾病
胃肠道 / 营养	喂养不耐受 坏死性小肠结肠炎 生长不良	生长不良 追赶生长不良 腹股沟疝
免疫 / 感染	免疫功能不足 围产期感染 院内感染	呼吸道合胞病毒

	短期的问题	远期问题
中枢神经系统	脑室内出血	脑瘫
	脑室周白质病变	神经发育延迟
		失听
眼科	早产儿视网膜病	失明、视网膜脱离
		近视
		斜视
心血管系统	低血压	
	动脉导管未闭	
肾脏	水/电解质失衡	
	酸碱失衡	
血液系统	医源性贫血	
	频繁输血	
内分泌系统	暂时性甲状腺机能低下	
	糖皮质功能不足	

【注意事项】

1. 与足月儿相比,早产儿要求更严格的保暖、更温和的通气策略、更严格限制用氧。

2. 产前新生儿科会诊,做好产科和儿科的通力合作和延续性管理,是提高早产儿复苏质量的保障。

3. 早产儿需要进行复苏及发生复苏并发症的可能性高于足月儿。若预计可能早产且时间允许,最好在分娩前将产妇转至围产中心。

【关键点】

1. 早产儿复苏特点与足月儿存在不同,早产儿复苏需要更加训练有素的团队,并深刻理解早产儿分娩时与足月儿不一样的病生理过程,以指导早产儿复苏行为。

2. 产前做好早产儿分娩准备,包括促胎肺成熟、宫内转运、新生儿科会诊、医患沟通等,提前做好充分的早产儿分娩及复苏准备。

(刘江勤)

19

早产儿复苏

【参考文献】

1. BAJAJ M, NATARAJAN G, SHANKARAN S, et al. Delivery Room Resuscitation and Short-Term Outcomes in Moderately Preterm Infants. *J Pediatr*. 2018; 195: 33-38. e2.

2. SHAH KP, DEREGNIER RO, GROBMAN WA, et. al. Neonatal Mortality After Interhospital Transfer of Pregnant Women for Imminent Very Preterm Birth in Illinois. *JAMA Pediatr*. 2020; 174 (4): 358-365.

第二节 早产儿复苏黄金一分钟

【导读】

在出生最初几分钟内的处理对极早产儿的存活率和生存质量会产生短期和长期影响。因此,如何在产房(DR)应用现有的知识和技术,以促进极早产儿适应宫外环境,预防环境带来的不利影响,顺利过渡到新生儿重症监护室,是产房内复苏早产儿的重点。

【概述】

最近二十年的研究表明,在出生后的数分钟内,过大的肺通气和过多氧气均会对肺和其他器官造成急性损伤,显著增加死亡率和支气管肺发育不良风险。早产儿在产房和和转运到 NICU 途中有发生低体温的风险;而延迟脐带结扎是一个安全的措施,可能降低早产儿的颅内出血和 NEC 风险。因此,在早产儿出生后的数分钟内(golden minutes),应重点强调这些措施,以预防早产儿的脏器功能损害,促进早产儿从宫内过渡到适应外界环境,提高早产儿存活率和降低并发症的风险。在此基础上,也许"产房内重症监护室"(DRICU)会是进一步提高早产儿存活率的重要举措。

一、保暖

1. **早产儿体温调节的特点** 极早产婴儿出生后控制体温的能力有限,低体温是早产儿死亡的独立危险因素。与足月新生儿相比,早产儿体温调节更为不成熟,胎龄和/或体重越小,越难维持适当和稳定的体温。即使在远红外辐射台或暖箱内,其体温控制也通常不稳定。早产儿的体温调节特点如下。

(1)早产儿没有寒战产热机制。

(2)早产儿体表面积与体重比增加。

(3)早产儿皮下组织极其菲薄,对流、蒸发和辐射造成的热量丢失远远超过出生后产生的热量。

(4)早产儿的棕色脂肪更少,糖原储存也较少。

(5)早产儿对体温调节的血管舒缩功能效率低下。

因此,如果不立即采取措施来逆转这种负平衡,在生命的最初 12 小时内,体温将持续下降。

2. **寒冷损伤对早产儿的不良影响** 世界卫生组织对新生儿常温和低温的定义见表 19-2-1。低体温可延迟早产儿自主呼吸的开始,导致呼吸窘迫和缺氧。低温还可能影响循环系统的过渡,导致持续性肺动脉高压。此外,低温会对能代谢产生不良影响,如低血糖和代谢性酸中毒,并影响凝血功能。在严重低温的婴儿中,寒冷应激还可能导致肾功能不全、坏死性小肠结肠炎(NEC)甚至死亡。入院体温过低与迟发性脓毒症和住院死亡率之间也存在一定的关系。如果环境的湿度较低,孕周小于 30 周的早产儿在出生的第一天经皮蒸发水分速度为 $20\sim75g/(m^2\cdot h)$ (湿度 20% 环境),这相当于 $13.3\sim50W/(m^2\cdot h)$ 的热量丢失。因此早产儿除了保暖意外,还需要提高环境的湿度。

表 19-2-1   世界卫生组织对新生儿常温和低温的定义

定义	腋温范围	措施
正常范围	36.5~37.5℃	常规保暖
寒冷应激	36.0~36.5℃	重视保暖
中度低温	32.0~36.0℃	立即给予保暖措施
严重低温	<32.0℃	需要立即给与复温处理

3. 早产儿保暖的措施　早产儿离开母体后便开始散热,因此产房内护理人员应在分娩前做好保暖准备,分娩后立即干预以降低体温过低的风险。具体措施如下。

(1)对于早产儿分娩较多的单位,尽量设置专用的小面积的产房抢救室或者产房内小型 NICU,便于复苏和保暖。

(2)产房温度建议设置为 25℃或以上。

(3)早产儿出生后立即(或完成延迟脐带结扎后)放在远红外辐射台上,不用擦干立即用聚乙烯塑料薄膜包裹全身,包括头部,以减少体温的下降风险。Cochrane 综述了 6 种防止早产儿低体温的措施,共有 295 名早产儿被随机分为不同的预防出生时体温过低的方法。结论是聚乙烯塑料薄膜可以防止早产儿的低体温发生率。

(4)复苏时使用的气源加温加湿。

(5)使用预热的毛巾和包被。

(6)减少非必需的操作暴露。

(7)使用转运暖箱运送早产儿,特别是孕 32 周以下;转运暖箱内温度应维持在 34℃以上。

(8)如果使用加热垫,应避免高温(>38℃),在复苏过程中使用伺服控制温度调节可以减少这种风险。

二、延迟脐带结扎

1. 延迟脐带结扎对早产儿的益处　多项研究和指南认为,延迟脐带结扎至 30~60 秒,母体可向新生儿输送胎盘存储血量的 3/4~4/5,增加新生儿血容量约 10~15ml/kg。对于小于 32 周的早产儿,DCC 可以降低呼吸窘迫的发生率,且减少 IVH 和 NEC 的风险。由于脐带结扎后的生理变化为肺循环阻力下降,体循环阻力增加。因此,延迟脐带结扎有利于新生儿获得更多的血容量使得体循环阻力上升,有更多的血液经过肺循环进行氧合,有利于进一步减低肺循环阻力、促进肺液吸收,对肺换气的建立十分有益。延迟脐带结扎较为安全,目前尚没有明确与延迟脐带结扎相关的母婴不良反应，目前已经成为许多医学中心的常规操作，世界卫生组织也在2014年将延迟脐带结扎作为促进母婴健康的措施进行推广。

2. 延迟脐带结扎操作时的注意事项　延迟脐带结扎期间，从胎盘流向新生儿的血容量受到多种生理因素的复杂相互作用的调节。理论上，单位时间内脐静脉与脐动脉之间血流量的净差为胎盘流向新生儿的血容量。最为主要的促进因素是婴儿的哭声和充分的呼吸，与出生后延迟脐带结扎持续的时间有较低的非线性关系，但与胎盘和新生儿的相对体位没有相关性。相反，强烈的宫缩会减少胎盘流向新生儿的血流；正压通气会增加胸腔内压从而减少回心血流，增加周围循环阻力，减少胎盘流向新生儿的血量。因此，在执行延迟脐带结扎期间，维持婴儿充分的哭或者呼吸非常重要；对于需要正压通气复苏的新生儿不建议执行延迟脐带结扎；缩宫素建议在完成DCC后使用（详见本书第七章第九节）

三、呼吸管理

1. 初生早产儿肺及呼吸功能特点　胎儿的呼吸运动是间歇性的，出生后要转变为持续的规律呼吸。负责这种转变的机制需要呼吸中枢神经元发育、节律性呼吸神经元启动、节律性呼吸驱动、控制呼吸频率的神经调节以及膈神经和膈肌组织的功能发育。早产儿可能这些机制尚处于发育和成熟过程中，大多数极早产儿在出生时无法建立持续和有效的呼吸活动。Hering-Breuer抑制性反射在建立潮气呼吸中有重要作用，并不受早产的影响，在出生后的第一周至关重要。然而，肺过度膨胀、肺损伤和顺应性下降以及呼吸肌未成熟，可能会使Hering-Breuer反射失效。机体的PCO_2水平对于刺激中枢呼吸化学感受器促发呼吸至关重要。潮气量过大、过度通气和肺膨胀过度均会降低PCO_2水平，减少对呼吸的促发。

早产儿肺发育位于终末呼吸管和肺泡化开始阶段，气体交换面积较小。肺泡Ⅱ型细胞的分泌表面活性物质尚不成熟。肺泡之间的间隔较厚，有两套毛细血管网，气体交换困难。此外，肺间质的弹性蛋白和胶原含量较低，弹性较差。早产儿的胸腔也较柔，用力吸气时容易塌陷。这些因素均导致早产儿的肺顺应性较差，吸气时胸廓扩张受限，弹性较低，缺乏表面活性物质，不利于肺泡功能性残气量（FRC）的建立。同时，这些因素也会导致呼气时气道和肺泡容易塌陷（肺不张）。因此，大多数极早产儿在出生后需要立即给予正压通气，并需要呼气末正压（PEEP）以充分建立FRC。

未成熟的肺过度膨胀还会导致肺组织炎症损伤，增加极早产婴儿的发病率和死亡率。大多数孕30周前分娩的早产儿存在宫内感染和炎症。尽管产前糖皮质激素已成为预防早产儿呼吸窘迫综合征的规范，但其对产前肺部炎症的作用以及出生后肺损伤（如过多的氧气、肺膨胀或肺部感染）的影响需要更多的研究。因此，评估复苏操作对早产儿肺部的第二次炎症打击是近年研究的热点。过大的潮气量通气还会抑制表面活性物质的作用，同时由于肺间质缺乏弹性，容易导致肺膨胀分布不均匀。一些肺泡会交替过度扩张和塌陷，而另一些发生肺不张。

过大潮气量和肺过度膨胀会促进肺泡内各种炎症介质释放。其中促炎细胞因子肿瘤坏死因子(TNF)在肺部炎症模型中介导 CXC 趋化因子的表达,受到了广泛关注,但其作用仍有争议。肿瘤坏死因子能够通过改变上皮细胞和内皮细胞的功能来影响肺水肿的进展。TNF 既可能通过增加上皮和内皮通透性促进肺水肿,也可能通过增强液体重吸收缓解肺水肿,这取决于 TNF 受体的下游信号通路,特别是 P55 和 P75。这两种可溶性 TNF 受体在肺泡细胞、内皮细胞或上皮细胞等多种细胞类型中均有表达,可通过不同的细胞内途径发出信号,并可诱导不同的细胞反应。例如,P55 受体的激活肺过度牵张时的水肿形成,而 P75 受体的激活可能起到相反的作用。调节 TNF 信号通路可能在未来成为防治肺损伤的具有较好前景的途径。

2. 早产儿保护性肺通气策略　随着对早产儿肺损伤病理生理和分子机制的逐渐深入理解,临床医生越来越重视采取侵入性少且通气效率适当的呼吸管理策略。1971 年,Gregory 等人为治疗呼吸窘迫综合征(RDS)研发了持续气道正压通气(CPAP)。随着表面活性物质和更有效的新生儿通气设备的出现,CPAP 逐渐成为新生儿呼吸窘迫综合征的首选治疗方法。

CPAP 有许多优点,促进肺扩张和维持 FRC。CPAP 可以改善通气-血流比例,同时降低肺不张和肺血管阻力,从而改善氧合。CPAP 还促进了表面活性物质的持续释放。CPAP 还可以稳定胸壁并扩张气道,减少吸气阻力,增加肺顺应性,抵消矛盾的呼吸运动,减少胸-腹呼吸运动不同步。因此,在降低吸氧浓度的同时,呼吸做功大大减少。当然,CPAP 有增加气漏(气胸、纵隔气肿、心包气肿)的风险;如果早产儿肺顺应性较好,有过度扩张的风险。此外,在产房内使用 CPAP 并不能促使预防性表面活性物质的应用。

如何在产房内尽早使用 CPAP,以减少与插管相关的并发症,以及机械通气引起的各种肺部创伤的长期肺损伤,是各分娩机构产房医护人员需要思考的问题。出生时,肺脏没有呼吸,充满液体。出生时必须进行通气以建立 FRC。通常情况下,无论是自主呼吸时的 CPAP 还是通气时的 PEEP,都有助于建立 FRC 和改善氧合。大量的临床研究证实,分娩时孕周小于 28 周的极度未成熟儿在产房内使用 CPAP 的成功率超过 50%;一些研究将早期 nCPAP 与持续肺扩张(SLI)相结合,与传统的气管插管进行比较。早期 CPAP 治疗的 ELBW 婴儿出生后 72 小时插管次数和表面活性剂剂量明显减少,BPD 发生率也明显降低。

其中最为著名的临床研究是 COIN。在这项研究中,610 名出生于妊娠 25 周 0 天到 28 周 5 天的早产儿,随机分到 CPAP 或插管和通气。CPAP 设定为 8cmH$_2$O,CPAP 组的患儿在出生后 28 天需要氧气的比例更低,机械通气的时间更短,但两组在妊娠 36 周时的死亡率或 BPD 没有差异。与插管组相比,CPAP 组的气胸发生率更高(分别为 9.1% 和 3.0%)。另一项临床研究(SUPPORT)比较了产房内早期 CPAP 与早期表面活性物质治疗和机械通气对极早产婴儿的影响,尽管在死亡率或 BPD 发生率方面没有显著差异,但 CPAP 组导致插管率下降,减少使用产后糖皮质激素和减少通气时间。极早产儿在产房内尽早使用 nCPAP,然后选择性使用表面活性物质(INSURE),可以降低 BPD 的发生率或死亡率。

3. 早产儿产房内正压通气 早产儿在产房内需要正压通气也很常见。正压通气的指征包括呼吸暂停或心率低于 100 次 / 分的心动过缓。提供正压通气的设备包括自充气式复苏囊、气流充气复苏囊或 T 组合复苏器,每种均有各自的优缺点。自充气式复苏囊即使是没有经验的人员也容易操作,在没有气源时也能工作,但需要贮气袋才能提供将近 100% 的氧气,且不能提供稳定的 PEEP,如果使用不当可能压力过高。气流充气式复苏囊需要有气源才能工作,操作者需要多次练习才能掌握使用技巧,根据手上的感觉提供不同的压力,可以提供 PEEP。T 组合复苏器则较容易使用,需要气源,能提供稳定的 PEEP,压力也较为稳定,但压力需要调节。

在使用面罩和复苏设备为新生儿提供辅助通气时,复苏者需要有一定的经验,特别是在复苏超低出生体重儿时。维持气道开放对于将压力传递到肺非常重要。开放气道并维持的操作包括用吸引设备少许清理口鼻腔液体、保持头中线位和使下颌轻微向上抬。面罩须与面部较好密封以有效地将气体送入肺部。如果在面罩与面部间有显著地漏气,不可能充分地使肺扩张。气道开放和气体进入肺的症状包括视诊胸廓随着呼吸起伏、婴儿的临床情况如心率和肤色好转。在复苏囊通气时使用二氧化碳比色计,其颜色改变可帮助判断有气体交换,如果颜色没有变化,则可警示复苏者可能存在气道阻塞。但是如果心输出量不足导致肺循环血流缺乏时,即使有充足的通气,比色计的颜色可能没有改变。在没有充足的气体交换表现时,多需要进行多项操作如调整头和面罩的位置、选择大小合适的面罩、清理咽部等。

早产儿通常初始设置的压力为 20~25cmH$_2$O,开始数次呼吸需要较高的压力,随着肺的扩张,需要的压力逐渐下降。存在肺部疾病的婴儿,如肺炎或肺发育严重不成熟,常常需要较高的吸气压力,但过高的压力也可能降低表面活性物质的疗效。持续肺扩张策略(SLI)可以帮助建立 FRC,但并不比常规正压通气更能改善婴儿结局。在复苏过程中连续评估干预措施的作用并及时调整要比选择实际的初始吸气压力更为重要。在辅助通气时使用压力表可为复苏者提供压力信息,但如果气道有阻塞,即便压力正常也不能产生肺通气。可见送入肺内气体的容量在造成肺损伤上比压力更为重要,监测婴儿的潮气量可能更易于临床气道管理。通气中提供持续正压(PEEP)对建立 FRC 有益,且可提高表面活性物质的功能;如果没有 PEEP,在辅助正压通气下已扩张的肺在呼气时会丢失大多数肺容量,而肺反复扩张和塌陷与肺损伤有关。

如果产房内早产儿需要较长时间的辅助通气,或者其他的复苏措施无效时,需要给予气管插管,以建立更稳定的气道。如果通过面罩通气不能维持气道通畅,给予气管插管则较为可靠,能较为持续稳定地进行肺通气并建立和维持 FRC。气管插管也可以用于给予表面活性物质或其他复苏时需要的药物,如肾上腺素。最后,对于羊水胎粪污染的不活跃婴儿,需要进行气管插管清理气道。成功进行气管插管非常关键,需要大量练习以可靠地进行操作,也可引起严重的并发症。喉镜进入咽部时常常刺激迷走神经,导致心动过缓。进行气管插管时需要停止辅助通气,如果花费较长时间完成可导致低氧血症和心动过缓,气管插管也可增高血压和颅内压。在气管插管时可能损伤到口、咽、声带和气道。在婴儿处于低氧血症和心动过缓时进行气管插管会使心率和氧合下降更严重。此外,气管插管操作超过 30 秒时,发生低氧血症和心动过缓的可能性较高。因此在进行操作前应采用非侵入性措施进行通气使婴儿的情况稳定,并限制插管的操作不超过 30 秒,如果一次不成功,需要采用非侵入性措施使婴儿恢复后再进行下一次尝试。插管成功进入气道时婴儿的表现包括听诊时两侧肺前部可闻到呼吸声(靠近腋)、插管内可见水雾、通气时有胸廓起伏、婴儿的心率和肤色或氧饱和度上升。在判断气管插管成功与否上,使用二氧化碳比色计可使判断的时间由 40 秒降低到 10 秒,这是首选的判断气管插管位置的方法。

四、限制给氧

1. 早产儿的氧合特点　胎儿动脉血中的氧分压为 15~25mmHg,相当于动脉血氧饱和度为 50%。在测定血液含氧量时,有几个因素很重要,包括血氧饱和度或与血红蛋白的结合,这些因素也与胎龄直接相关。尤其是宫内长时间缺氧时,胎儿血红蛋白浓度会升高。相反,在胎儿贫血的病理条件下,如胎儿失血或溶血,血液中的氧含量会大大降低。此外,胎儿血红蛋白(HbF)占总血红蛋白的大部分,具有增加的氧结合能力和左移的氧离解曲线,并与低氧(相对缺氧)环境下胎儿的生长发育具有生理相关性。超低出生体重儿 90% 以上的红细胞含有 HbF。HbF 更能从母体静脉侧(约 70% 的饱和度)提取氧分子并将其输送到靶器官/组织。HbF 由两条 α 链和两条 γ 链组成。HbF 的氧离解曲线左移表明 HbF 与氧的结合增强。这可能与 HbF(γ 链)减少 2,3- 二磷酸甘油酯的结合有关。全血中 2,3- 二磷酸甘油酯对 HbF 氧亲和力的效应约为成人 Hb 的 40%。胎儿血液的氧亲和力在妊娠期间降低,并且取决于成人血红蛋白和血红蛋白的相对比例以及红细胞 2,3- 二磷酸甘油酯的水平。但胎龄对血浆和红细胞之间的 2,3- 二磷酸甘油酯水平和 pH 值没有影响。因此,随着妊娠的进展,胎儿氧亲和力的降低主要与成人血红蛋白含量的增加有关,血浆和红细胞之间的 2,3- 二磷酸甘油酯或 pH 值水平与胎龄无关。Bohr 效应为氧、H^+ 与血红蛋白的相互关系,成人血红蛋白和血红蛋白 F 的氧亲和力差异不是由于血红蛋白亚型之间的差异,而是由于红细胞内部组成的差异。因此,影响红细胞质子含量的成分,包括二氧化碳,可能影响氧 - 血红蛋白相互作用。出生后,氧气分压上升到 50~80mmHg。在生后在 1、2、5 和 15 分钟时,动脉平均氧饱和度分别为 59%、68%、82% 和 90%。在从宫内低氧环境向宫外高氧环境过渡期间,氧饱和度增加的程度和速度的生理重要性尚未确定。为了避免极早产儿发生过度氧化应激,出生后其氧饱和度根据生理的状态缓慢增加是合理的。

2. 早产儿出生后血氧饱和度的变化　有多项研究通过脉搏血氧仪测量了健康新生儿血氧饱和度在生后数分钟内的变化(表 19-2-2)。研究发现,足月儿和早产儿在出生后 5 分钟的氧饱和度均值分别为 90% 和 87%。对于不需要复苏的足月儿和早产儿,生后 3 分钟时血氧饱和度的中位数和四分位间距（IQR）为 76%（64%~87%），5 分钟时为 90%（79%~91%）。在出生的前 15 分钟内，导管前和导管后的氧饱和度之间存在显著的差异。剖宫产分娩的婴儿的血氧饱和度比阴道分娩的婴儿低 3%，达到稳定的 ≥85% 的血氧饱和度也需要更长的时间。产房内复苏时，应该注意脐带结扎后 5 分钟内，平均 SPO$_2$ 才达到 90% 以上水平。剖宫产婴儿和早产儿的氧饱和度可能会延迟 2~3 分钟甚至更长时间达到 90% 以上。如果新生儿的氧饱和度低于正常范围下限且没有上升趋势，复苏者应考虑给予干预措施。

表 19-2-2　早产儿和足月儿生后 10 分钟内导管前氧饱和度的差异[*]

生后分钟	SPO$_2$ 中位数（四分位间距）		
	早产儿	足月儿	所有新生儿
1 分钟	62（47-72）	68（60-77）	66（55-75）
2 分钟	68（58-78）	76（65-84）	73（63-82）
3 分钟	76（67-83）	81（71-90）	78（69-88）
4 分钟	81（72-88）	88（78-94）	85（76-93）
5 分钟	86（80-92）	92（83-96）	89（82-95）
6 分钟	90（81-95）	94（86-97）	92（85-96）
7 分钟	92（85-95）	95（90-97）	94（88-97）
8 分钟	92（87-96）	96（92-98）	95（90-98）
9 分钟	93（87-96）	97（94-98）	95（92-98）
10 分钟	94（91-97）	97（94-98）	96（92-98）

*来源：Dawson JA，Kamlin CO，Vento M，et al.Defining the reference range for oxygen saturation for infants after birth.Pediatrics.2010 Jun；125（6）：e1340-7.

3. 早产儿复苏时氧气使用的推荐　20 世纪 50 年代以前认为氧气无害，在复苏时通常会使用纯氧。其后发现过度用氧与早产儿视网膜病的关系，开始限制临床使用氧气。动物实验证实，缺氧 - 缺血损伤后细胞的抗氧化屏障受损，再灌注阶段过多的氧气与过高的氧化应激损害有关。临床研究的 Meta 分析也发现，新生儿复苏时使用纯氧（100%）和空气（21%）有效性一样，采用空气复苏的新生儿开始自主呼吸的时间更短，氧化应激损伤更轻，采用空气复苏的婴儿死亡率较纯氧复苏者更低。早产儿则缺乏设计良好的随机对照研究。

但回顾性研究也显示，在复苏开始时使用空气要比使用氧气的死亡率更低。一些研究发现，早产儿开始复苏是采用 30% 的氧浓度，其发生支气管肺发育不良的风险要低于采用 90% 氧气复苏者。在复苏时，无论是开始给予纯氧，还是空气，然后根据氧饱和度的目标值调整给氧浓度，其结局没有显著的差异。但这类研究的样本量都偏小，研究设计存在各种问题。

因此目前认为，在出生数分钟内使用氧气就可影响婴儿的存活和发生疾病，这与未成熟和氧自由基疾病有关,如神经发育受损、早产儿视网膜病、支气管肺发育不良和坏死性小肠结肠炎。但需要设计良好样本较大的研究,来决定复苏中不同给氧方式对早产儿远期预后的影响。

因此,根据目前的新生儿复苏指南推荐,早产儿建议 21%~30% 的 FiO_2 作为初始复苏氧浓度,根据新生儿的目标氧饱和度值调整给氧浓度(表 19-2-3)。如果使用的氧气浓度在 21%~100% 间,需要使用空氧混合仪。如果没有空氧混合仪,使用空气开始复苏要好于纯氧。复苏者在使用表 19-2-3 时,需要理解目前的目标氧饱和度值是根据所有新生儿制定的,早产儿的氧饱和度生理范围尚缺乏合理的研究。

表 19-2-3　新生儿生后 1~10 分钟内导管前目标氧饱和度值

出生后的分钟	导管前目标氧饱和度值
1 分钟	60%~65%
2 分钟	65%~70%
3 分钟	70%~75%
4 分钟	75%~80%
5 分钟	80%~85%
10 分钟	85%~90%

【注意事项】

1. 为预防早产儿低体温,产房及手术室温度建议设置为 25℃ 或以上,早产儿出生后立即放在远红外辐射台上,不用擦干,立即用聚乙烯塑料薄膜包裹全身;使用转运暖箱运送早产儿,特别是孕 32 周以下,转运暖箱内温度应维持在 34℃ 以上。

2. 目前研究发现延迟脐带结扎对早产儿呼吸、循环系统的建立有较大裨益,但需要注意在执行延迟脐带结扎期间,维持婴儿充分的哭或者呼吸非常重要;对于需要正压通气复苏的新生儿不建议执行延迟脐带结扎;缩宫素建议在完成脐带结扎后使用。

3. 气管内插管需要 2 名医护人员,一名进行插管操作,另一名协助并监测插管时新生儿的状况。为了尽可能减少低氧血症的发生,插管所需时间应限制在 30 秒内,操作过程中供以自由流动的氧。

【关键点】

1. 低体温可影响早产儿呼吸、循环、肾脏、代谢及凝血等功能,可导致早产儿呼吸窘迫、持续性肺动脉高压、肾功能不全、坏死性小肠结肠炎甚至死亡。因此,产科及新生儿科医护人员应在分娩前做好保暖准备并升高室内体温,分娩后立即干预以降低低体温的风险。

2. 推荐不需要正压通气复苏的早产儿常规进行延迟脐带结扎。

3. 相较于气管插管、肺泡表面活性物质治疗和机械通气的联合方案,CPAP 是有自主呼吸但存在呼吸窘迫综合征风险早产儿的优选干预措施。

4. 早产儿建议 21%~30% 的 FiO_2 作为初始复苏氧浓度，根据新生儿的目标氧饱和度值调整给氧浓度。

（刘江勤）

【参考文献】

1. MCCALL EM, ALDERDICE FA, Halliday HL, et al. Interventions to prevent hypothermia at birth in preterm and/or low birthweight infants. Cochrane Database Syst Rev, 2008,(1): CD004210.

2. RAJU TN. Timing of umbilical cord clamping after birth for optimizing placental transfusion. Curr Opin Pediatr, 2013, 25 (2): 180-7.

3. CHIRUVOLU A, TOLIA VN, QIN H, et al. Effect of delayed cord clamping on very preterm infants. Am J Obstet Gynecol, 2015, 213 (5): 676. e1-7.

4. YIGIT B, TUTSAK E, YILDIRIM C, et al. Transitional fetal hemodynamics and gas exchange in premature postpartum adaptation: immediate vs. delayed cord clamping. Matern Health Neonatol Perinatal, 2019, 5: 5.

5. Committee Opinion No. 684: Delayed Umbilical Cord Clamping After Birth. Obstet Gynecol, 2017, 129 (1): 1.

6. WHO. Guideline: Delayed umbilical cord clamping for improved maternal and infant health and nutrition outcomes. Geneva: World Health Organization, 2014.

7. BOERE I, ROEST AA, WALLACE E, et al. Umbilical blood flow patterns directly after birth before delayed cord clamping. Arch Dis Child Fetal Neonatal Ed, 2015, 100: F121-125.

8. MORLEY CJ, DAVIS PG, DOYLE LW, et al. Nasal CPAP or intubation at birth for very preterm infants. N Engl J Med, 2008, 358 (7): 700-708.

9. SUPPORT Study Group of the Eunice Kennedy Shriver NICHD Neonatal Research Network, Finer NN, Carlo WA, et al. Early CPAP versus surfactant in extremely preterm infants. N Engl J Med, 2010, 362 (21): 1970-1979.

10. MANLEY BJ, OWEN LS, HOOPER SB, et al. Towards evidence-based resuscitation of the newborn infant. Lancet, 2017, 389 (10079): 1639-1648.

11. DAWSON JA, KAMLIN CO, VENTO M, et al. Defining the reference range for oxygen saturation for infants after birth. Pediatrics, 2010, 125 (6): e1340-e1347.

12. ALDANA-AGUIRRE JC, PINTO M, FEATHERSTONE RM, et al. Less invasive surfactant administration versus intubation for surfactant delivery in preterm infants with respiratory distress syndrome: a systematic review and meta-analysis. Arch Dis Child Fetal Neonatal Ed, 2017, 102 (1): F17-F23.

第三节　早产儿复苏的流程

【导读】

早产儿的复苏通常是成功救治的第一个关键步骤，在复苏过程中应准确判断复苏指征，采取正确的复苏措施,尽量减少不必要的暴露和不重要的环节,尽快由专业的医护团队用专用转运设备将早产儿转运至新生儿重症监护室。

【概述】

早产儿复苏是帮助和保障早产儿出生时平稳过渡的重要生命支持技术,正确规范的新生儿复苏流程,对降低新生儿窒息发生率和死亡率具有重要意义。

一、复苏标准的快速判断

从20世纪50年代开始,Virginia Apgar设计Apgar评分系统用于评估新生儿。该评分系统总分10分,婴儿的每一项指标满分2分,包括呼吸、心率、肤色、肌张力和对刺激的反应五项(图19-3-1 刺激新生儿的正确方法)。最初该评分系统的目的是为医生提供统一的,较为客观的婴儿状况的评估,也用来比较不同的医疗中心的差异,特别是产科麻醉。该评分系统的项目为客观指标,但不同的复苏者在评分时常常有差异。尽管该评分系统中包含了关键的生命体征指标,但该系统本身并不能用于指导复苏。Apgar评分低与新生儿死亡危险增高有关,但不能预测神经发育的结局。在给予复苏的措施时解释评分的结果可能会有困难,目前建议在评分时同时记录给予的复苏措施。

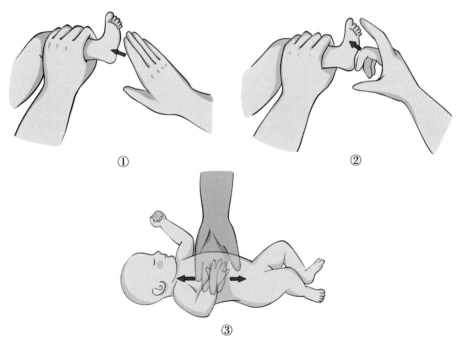

① ②

③

图19-3-1 刺激新生儿的正确方法

婴儿出生时通常通过观察和测定特定指标来立即进行评估。一般健康新生儿出生时即活跃地哭并能维持充足的呼吸,但早产儿由于呼吸功能的不成熟,大多数小孕周的早产儿并不会出现响亮的哭声。神经和肌肉的成熟度也不足以维持四肢的有力的活动。皮肤颜色在 2~5 分钟内从出生时的青紫逐渐转为粉红色,心率维持在 140~160 次 /min,婴儿肌张力良好,四肢屈曲。当婴儿过渡到宫外生活有困难时常表现为呼吸暂停、心动过缓、肌张力低下、肤色青紫或苍白。经过初步的复苏后,后续的干预措施主要是基于对呼吸和心率的评估,这两项需要在复苏的过程中反复监测。心率可以通过触摸脐血管搏动,这个方法较为可靠。连续监测这些参数可为复苏者提供复苏是否有效的指标。

在早产儿复苏中推荐使用脉搏血氧仪或三导联心电监护,用于获得准确的心率指导复苏,以及根据导管前目标氧饱和度值调节给氧浓度。复苏者可通过脉搏血氧仪连续地观察早产儿心率变化,同时根据其他的项目的评估指导复苏。与评估肤色相比,脉搏血氧计可更为准确地显示血氧饱和度,而通过肤色来判断氧饱和度相当不可靠。对于分娩时小于 34 周的早产儿,建议常规给予脉搏血氧仪监测。三导联心电监护在需要强力的复苏时可以发挥作用,特别是需要循环支持时。

二、复苏处理的步骤

早产儿复苏时需要提前准备好复苏设备,组建复苏团队。准备复苏中最重要的步骤是在复苏成员中讨论谁将参加复苏,称为复苏前简会(brief),这是在复苏过程中改善成员间沟通、复习病人的临床情况和确定可使用的资源、介绍参与复苏的成员、分配复苏中的任务以及准备复苏设备的关键部分。讨论早产儿复苏的总体计划可帮助成员了解可能发生的情况和解决方法。通过建立事前简会的检查表来形成这套机制,复苏成员可通过检查表来准备复苏的事项。这种检查表是最重要的避免医疗错误的方法。同样复苏后的简会(debrief)可帮助复苏成员讨论复苏过程中的优缺点,这种简会可为下一次复苏做准备,因为复苏成员可迅速发现如何改进复苏措施(图 19-3-2 早产儿复苏流程)。

三、复苏药物的使用

由于早产儿可能存在肺泡表面活性物质不足,早产儿复苏物品准备时,除了肾上腺素和生理盐水以外,表面活性物质常常是需要准备的药物,特别是复苏超未成熟儿和超低出生体重儿时。其他特殊治疗药物通常不列为复苏的物品。

1. 肾上腺素 新生婴儿在复苏中除了辅助通气外,极少需要其他方面的支持。如果需要循环支持,通常包括胸外心脏按压、给予肾上腺素和扩容。肾上腺素为血管活性药物,可通过刺激 α 受体升高血压、改善冠脉灌注压,通过兴奋 β 受体升高心率。通过静脉给药比通过气道更有效,目前静脉给药的推荐剂量为 0.01~0.03mg/kg(稀释成 1 : 10 000,0.1~0.3ml/kg)。尽早放置脐静脉置管很关键,可用于尽快有效地给予肾上腺素。为了尽快放置脐静脉置管,需要事先准备好器材。当开始进行胸外心脏按压时,复苏的领导者可分配置管任务以尽快完成。如果在产前就发现复苏会较为艰难,应在分娩前就准备好脐静脉置管设施。也可以通过气管插管给予肾上腺素,但其药效并不肯定,因此要增加剂量(0.05~0.1mg/kg)。如果心率不上升,每三分钟可以重复给予肾上腺素一次,但剂量过大的肾上腺素会导致高血压,在早产儿可能会导致脑室内出血,需要权衡成功复苏和副作用。

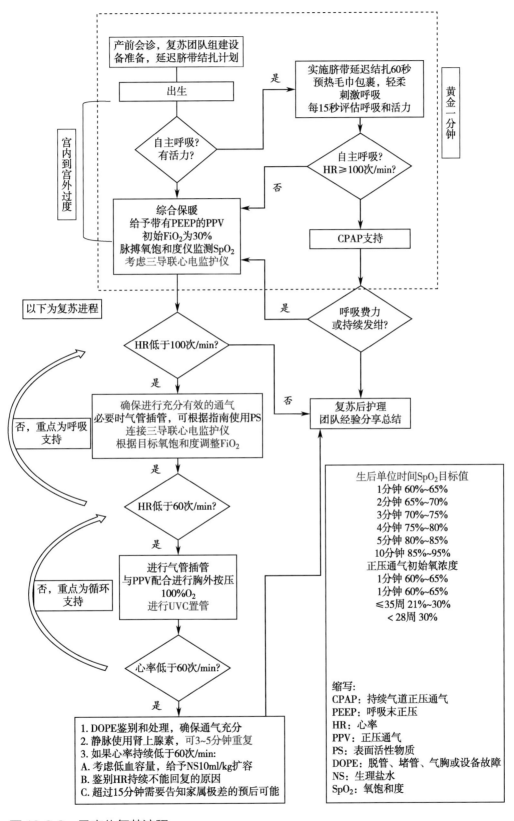

图 19-3-2 早产儿复苏流程

2. 生理盐水　进过前面这些步骤的复苏后,如果婴儿仍然没有反应,或者怀疑有循环血容量不足的依据,要考虑给予晶体液或输血增加血容量,包括胎盘早剥、脐带脱垂和胎-母输血。这些临床情况通常伴有明显的失血史,但也有一些在出生时没有显著的表现。新生儿低血容量的症状没有特异性,如苍白和脉搏微弱。扩容时需要建立静脉通道,此时紧急放置脐静脉置管最重要。婴儿如果有低血容量的表现,且对复苏没有反应时,需要立即放置其静脉置管并给予容量扩张。目前最常用的扩容剂为等张的生理盐水,开始给予 10ml/kg,如果需要可以再给一次。

如果有大量的失血,婴儿可能需要输血以改善携氧能力。在紧急情况下可给予未交叉配血的 O 型 Rh 阴性血,或胎盘收集血液后输注,或抽取母亲的血液,在出生时母亲与其婴儿的抗体通常相容。由于失血有时不明显,且在考虑容量扩张通常是在复苏非常困难的时候,复苏者需要对低血容量保持高度警惕以尽快纠正容量不足。因此,如果在分娩前就已经知道低血容量的可能性,最明智的做法是准备好脐静脉置管、第一剂的生理盐水并与血库讨论申请未交叉配血的血液的可能性。

3. 表面活性物质　关于产房内使用表面活性物质有几个考虑因素,包括最佳的给药时机和方式以及最佳的制剂。目前由于产前糖皮质激素的广泛运用,在产房内给予气管插管和预防性使用表面活性物质会增加 BPD 的风险。因此,目前并不推荐在产房内常规使用。

但是在复苏时,如果极早产儿需要气管插管,在合适的时机可以给予表面活性物质促进肺扩张和改善氧合。最近几年开始推行微创使用表面活性物质(LISA 或 MIST)。Meta 分析表明,LISA 在减少通气需求和降低 BPD 发生率方面优于插管或 INSURE。36 周时的死亡率和 / 或 BPD 也减少了 25%。最新的欧洲指南推荐天然表面活性物质优于合成表面活性物质。但也有一些研究认为合成的表面活性物质或表面活性物质相关蛋白 B 和 C 类似物有希望取代天然制剂,从而降低医疗成本和减少对动物源性产品的需求。

视频 19-3-1
早产儿复苏

此外对于早产儿复苏在产房内有使用前景的药物还有咖啡因,目前已经开展了一些临床研究,有待充分的证据和合理的使用方案(视频 19-3-1)。

【注意事项】

1. 在早产儿复苏中推荐使用脉搏血氧仪或三导联心电监护,对于分娩时小于 34 周的早产儿,建议常规给与脉搏血氧仪监测。

2. 良好的团队合作是复苏成功的关键,早产儿复苏时需要提前准备好复苏设备,最重要的步骤是组织复苏前简会(brief)。

【关键点】

1. 准备工作是实施早产儿有效复苏的第一步,也是最关键的步骤。Apgar 评分可评估新生儿状况,但无法预测新生儿对复苏的需求,目前建议在评分时同时记录给予的复苏措施。

2. 复苏的基本程序是"评估 - 决策 - 措施"，启动复苏程序后的评估主要基于呼吸、心率和脉搏血氧饱和度，其中心率是最重要的指标。

【参考文献】

1. 中国新生儿复苏项目专家组, 中华医学会围产医学分会新生儿复苏学组. 中国新生儿复苏指南 (2021 年修订). 中华围产医学杂志, 2022, 25 (01): 4-12.
2. MADAR J, ROEHR CC, AINSWORTH S, et al. European Resuscitation Council Guidelines 2021: Newborn resuscitation and support of transition of infants at birth. Resuscitation. 2021, 161: 291-326.

第四节　复苏后处理与早产儿的存活边界

【导读】

早产儿复苏后应尽快由专业的医护团队用专用转运设备将早产儿转运至新生儿重症监护室接受密切监护和治疗。新生儿重症监护技术的发展使越来越多的小孕周早产儿获得存活的机会，也使存活的界限发生变化。如果给予低胎龄婴儿重症监护，医生有关存活界限有不同的观点。但较小孕周或较低体重的早产儿是否抢救，仍需产、儿医护人员与父母充分沟通后决定。

【概述】

早产儿在转运过程中，除了前述需要维持正常体温、持续 CPAP 或正压通气维持肺开放、严格限制用氧外，早产儿复苏后常容易发生低血糖、低血压和持续代谢性酸中毒，需要严密监测和及时处理。从目前的临床实践来看，胎龄低于 23 周，或者体重低于 400g，婴儿的不良结局风险非常高，不适合给予积极的复苏和救治。这一点需要在分娩前与其父母沟通，决定是否抢救。为父母提供充足的信息以帮助其做出正式的决定。

目前对于存活边界的定义见表 19-4-1。

表 19-4-1　**早产儿生存边界的定义** *

概念	定义	孕周
绝对生存边界（absolute viability）	世界上有报道的存活的最小孕周	21 周 4 天
相对生存边界（median viability）	在有医学救治条件下存活率超过 50% 的孕周	发达国家在 23~25 周

概念	定义	孕周
无后遗症的相对生存边界（median intact viability）	在有医学救治条件下存活且没有明显后遗症超过 50% 的孕周	约为 26 周（与后遗症的定义有关）
自然生存边界（natural viability）	在没有现代医学救治条件下存活率超过 50% 的孕周	约 34 周

* 来源于：Di Stefano L，Mills C，Watkins A，et al.Ectogestation ethics：The implications of artificially extending gestation for viability，newborn resuscitation and abortion.Bioethics.2020 May；34（4）：371-384.

【注意事项】

1. 接受长时间正压通气或高级复苏（如气管插管、胸外按压或给予肾上腺素）的新生儿可能有病情变化的风险，稳定后应在新生儿重症监护病房接受密切监护和治疗。

2. 不同医院和不同医生对超早产儿生存边界具有不同的观点，具体是否实施超早产儿的抢救需结合当地医院新生儿救治能力及父母意愿决定。

【关键点】

1. 关注早产儿的复苏后处理也是降低早产儿死亡率及并发症发生率的关键。

2. 生存边缘的超早产儿复苏应重视伦理学问题。

（刘江勤）

参考文献

1. AYRAPETYAN M, TALEKAR K, SCHWABENBAUER K, et al. Apgar scores at 10 minutes and outcomes in term and late preterm neonates with hypoxic-ischemic encephalopathy in the cooling era. Am J Perinatol, 2019, 36 (5): 545-554.

2. DI STEFANO L, MILLS C, WATKINS A, et al. Ectogestation ethics: The implications of artificially extending gestation for viability, newborn resuscitation and abortion. Bioethics, 2020, 34 (4): 371-384.

第20章

早产儿处理概述

第一节　胎龄评估

【导读】

早产儿、足月儿和过期产儿的分类根据胎龄而定；小于胎龄儿、适于胎龄儿和大于胎龄儿的评估需要胎龄；宫内发育迟缓评估也需要胎龄。因此，胎龄评估对新生儿十分重要。本节将介绍新生儿胎龄评估相关内容。

【概述】

新生儿胎龄评估最准确的方法是妊娠早期超声检查，但许多情况并不能做到，需通过胎龄评估进行。胎龄评估（assessment of gestational age）是指根据新生儿出生后 48 小时内的外表特征和神经系统检查估计新生儿的胎龄。外表特征包括皮肤、胎毛、足底纹、乳头乳房、耳郭和外生殖器等，神经系统主要检查新生儿的肌肉张力。评估的方法有 Dubowitz 法、Finnstrom 法、新 Ballard 法和简易评估法等。按新生儿的发育程度逐项评分，总计后根据相应图表得出胎龄。

【胎龄评估检查方法】

1. 评估时间　生后 12~48 小时进行。刚出生时易受母亲用药影响，足底水肿，足纹较少，由于产程影响，头不易竖立，影响评分的准确性。超过 48 小时，新生儿发育较快，评分可发生误差。研究显示生后 32 小时左右评分最准确。

2. 新生儿状态　清醒、安静、不烦躁，最好喂奶后 2 小时进行，注意保暖。

3. 体位　仰卧位置于检查台上，保持安静观察新生儿体位。

4. 方窗　检查者用拇指将新生儿的手向前臂屈曲，测定小鱼际与前臂侧所成的角度，勿旋转新生儿手腕。

5. 踝背曲　将新生儿足向小腿背侧屈曲，检查者拇指放在足后跟，其余手指放在小腿背后，测量足背与小腿之间的角度。

6. 上肢退缩　将上臂贴胸，检查者双手将新生儿两前臂压向上臂，使肘部弯曲，5 秒钟后拉回前臂，使之伸直，随即放手，按新生儿前臂弹回的位置评分。

7. 下肢退缩　将髋与膝充分屈曲 5 秒钟后，牵引两足使伸直，随即放手，按髋与膝弹回的位置评分。

8. **腘窝成角**　检查者在新生儿右侧以左手拇指和示指抵住膝部,使之与身体成 60° 角,然后以右手拇指和示指抬起踝后方,使小腿充分伸展,测量腘窝处所成的角度。

9. **足跟至耳**　将新生儿足拉至头部,测量足与头之间距离,肌张力极低者足可拉至耳部。

10. **围巾征**　将新生儿一侧手牵引至对侧肩部,尽可能放在对肩后方,观察肘部的位置,是否超过躯干中心线(胸骨中线)。

11. **头部后退**　检查者抓住新生儿双手或上臂,慢慢拉至坐位,注意头与躯干位置的关系。

12. **腹部悬吊**　新生儿俯卧位,检查者一只手伸入新生儿下腹部将其抬离检查台,观察:①背部弯曲程度:肌张力强者背部较平,弱者背部弯曲;②下肢屈曲度:肌张力强者下肢稍向背部伸直,弱者荡向下方;③头与躯干的关系:肌张力强者头向上抬起,稍高于躯干,弱者头向下弯曲。

【胎龄评估常用量表】

1. **Dubowitz 胎龄评估量表**　采用 11 个体表特征和 10 个神经肌肉成熟度指标相结合进行胎龄评分,较为全面,但需检查 21 项体征,复杂且不易执行,对新生儿干扰大。但该量表比较可靠准确,北美各医院大多采用该量表。

2. **新 Ballard 评估量表**　采用 6 个神经肌肉成熟度和 6 个体格成熟度进行胎龄评分(图 20-1-1),从 10(校正胎龄为 20 周)~50(校正胎龄 44 周),对极早早产儿也适用。胎龄 26 周内者应在生后 12 小时内进行,大于 26 周者在生后 96 小时内进行即可。有研究认为该量表是目前评估新生儿成熟度的最佳临床方法。

3. **Finnstrom 胎龄评估量表**　采用 7 个体表特征评估胎龄,比 Dubowitz 量表简化,欧洲国家多采用此法。但该量表准确性不如 Dubowitz 量表,对小胎龄早产儿的评分可能比实际胎龄高,对过期产新生儿的评分可能比实际胎龄小(表 20-1-1、表 20-1-2)。

表 20-1-1　Finnstrom 胎龄评估量表

表现	1	2	3	4
皮肤	静脉多,腹部小静脉清楚可见	静脉及其支流可见	腹部大血管清楚可见	腹部少数大血管可见或看不见血管
耳郭	耳屏无软骨	耳屏有软骨感	耳轮有软骨	软骨发育已完成
足底纹	无	仅见前横沟	足底前 2/3 有纹	足底至足跟部有纹
乳房大小	<5mm	5~10mm	>10mm	
乳头	无乳头,无乳晕	有乳头和乳晕,但乳晕不高起	有乳头,乳晕高起	
指甲	未达到指尖	已达指尖	指甲顶较硬	
头发	细软,不易分清	粗,易分清		

神经肌肉成熟度

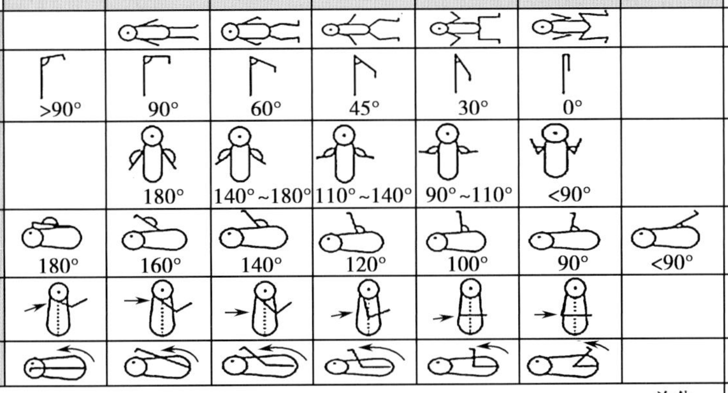

神经肌肉成熟度评分项目	分数							得分
	−1	0	1	2	3	4	5	
姿势								
方窗（手腕）	>90°	90°	60°	45°	30°	0°		
上肢回弹		180°	140°~180°	110°~140°	90°~110°	<90°		
腘窝成角	180°	160°	140°	120°	100°	90°	<90°	
围巾征								
足跟至耳								
						总分		

体格成熟度

体格成熟度评分项目	分数							得分
	−1	0	1	2	3	4	5	
皮肤	粘冻状，透明的	凝胶状，红色半透明的	光滑的粉红色，静脉可见	表层有脱屑和/或皮疹，静脉少	有脱纹的苍白色区域，静脉罕见	羊皮纸样的深皮纹，无血管	皮革样褶皱皮纹	
胎毛	无	稀疏	丰富	薄层	有脱毛区域	大部分脱毛		
足底纹理	足跟-足趾：40~50mm：−1 <40mm：−2	>50mm 无褶皱	淡粉红色痕迹	仅有前部横向褶皱	前2/3有褶皱	足底均有褶皱		
乳房	难认	隐约可见	乳晕平坦无乳头	点状乳晕1~2mm乳头	乳晕凸出3~4mm乳头	乳晕完全5~10mm乳头		
眼/耳	眼睑融合，松弛：−1 紧密：−2	眼睑睁开耳郭平坦呈折叠状	耳郭有轻微弧度；柔软；慢回弹至原状	耳郭弧度良好；柔软，易回弹至原状	耳郭发育良好，可快速回弹	厚软骨，耳郭不易弯曲		
生殖器（男）	阴囊平坦，光滑	阴囊空虚，轻微褶皱	睾丸高位，略有褶皱	睾丸下降，少许褶皱	睾丸下降到位，褶皱良好	睾丸悬垂，褶皱深		
生殖器（女）	阴蒂明显，阴唇平坦	阴蒂明显，小阴唇较小	阴蒂明显，小阴唇增大	大小阴唇均明显	大阴唇大，小阴唇小	大阴唇覆盖阴蒂和小阴唇		
						总分		

评分

神经肌肉_____

体格_____

总分_____

成熟度分级

评分	孕周
−10	20
−5	22
0	24
5	26
10	28
15	30
20	32
25	34
30	36
35	38
40	40
45	42
50	44

胎龄（周）

日期计算_____

超声_____

检查_____

Reference
Ballard JL，Khoury JC，Wedlg K，et al. New Ballard Score，expanded to Include extremely premature Infants. J Pediatr 1991；119：417-423.Reprinted by pemission of Dr Ballard and Mosby-Year Book，Inc.

图 20-1-1 新 Ballard 评估量表

表 20-1-2 Finnstrom 胎龄评估量表总分与胎龄的关系查对表

分数	胎龄（日）	胎龄（周 + 日）
7	191	27+2
8	198	28+2

分数	胎龄（日）	胎龄（周 + 日）
9	204	29+1
10	211	30+1
11	217	31
12	224	32
13	230	32+6
14	237	33+6
15	243	34+5
16	250	35+5
17	256	36+4
18	263	37+4
19	269	38+3
20	276	39+3
21	282	40+2
22	289	41+2
23	295	42+2

4. 简易胎龄评估量表　该量表参考国外方法,经 4 000 多例新生儿实践后,计算机分析筛选出足底纹理、乳头形成、指甲、皮肤组织 4 项体征,检查项目少,操作简便,即总分加上常数 27 为新生儿的胎龄周数。误差多在 1 周以内,仅少数会在 2 周以上。2~3 分钟即可完成,不受检查者用力大小和窒息、颅内外伤等的影响以及保暖等条件限制,便于推广(表 20-1-3)。

表 20-1-3　简易胎龄评估量表(胎龄周数 = 总分 +27)

体征*	0 分	1 分	2 分	3 分	4 分
足底纹理	无	前半部红痕不明显	红痕＞前半部褶痕＜前 1/3	褶痕＞前 2/3	明显深的褶痕＞前 2/3
乳头形成	难认,无乳晕	明显可见,乳晕淡、平,直径＜0.75cm	乳晕呈点状,边缘突起,直径＜0.75cm	乳晕呈点状,边缘突起,直径＞0.75cm	
指甲		未达指尖	已达指尖	超过指尖	
皮肤组织	很薄,胶冻状	薄而光滑	光滑,中等厚度,皮疹或表皮翘起	稍厚,表皮皱裂翘起,以手足为最明显	厚,羊皮纸样,皱裂深浅不一

*各体征的评分如介于两者之间,可用其均数

【注意事项】

1. 胎龄评估对新生儿十分重要,许多情况未进行妊娠早期超声检查,需通过胎龄评估进行确定。

2. 根据生后48小时内的外表特征和神经系统检查估计新生儿的胎龄,超过48小时,评分可发生误差。

【关键点】

1. 定义　胎龄评估指根据新生儿出生后48小时内的外表特征和神经系统检查估计新生儿的胎龄。

2. 检查方法　评估时间,状态,体位,方窗,踝背曲,上下肢退缩,腘窝成角,足跟至耳,围巾征,头部后退和腹部悬吊。

3. 常用量表　Dubowitz量表准确性高,但复杂、不易执行;新Ballard量表适用范围广;Finnstrom量表较Dubowitz量表简化,但准确性下降;简易胎龄评估量表兼具准确性和易操作性,便于推广。

(龚小慧)

参考文献

1. LEE AC, PANCHAL P, FOLGER L, et al. Diagnostic accuracy of neonatal assessment for gestational age determination: a systematic review. Pediatrics, 2017, 140 (6): e20171423.

2. NANDY A, GUHA A, DATTA D, et al. Evolution of clinical method for new-born infant maturity assessment. J Matern Fetal Neonatal Med, 2020, 33 (16): 2852-2859.

3. 邵肖梅, 叶鸿瑁, 丘小汕. 实用新生儿学. 5版. 北京: 人民卫生出版社, 2019: 59-62.

第二节　早产儿治疗的伦理学问题

【导读】

在新生儿重症监护病房,经常会碰到胎龄小于28周的超早产儿(EPI)或者是合并有颅内出血等严重并发症的早产儿,其家长会面临是否要积极抢救的困境。在这种面对生存和死亡抉择之际,伦理问题更加复杂。

【概述】

医学伦理学的基本原则,可以让临床医生在碰到复杂临床情况,如治疗风险较大,患儿预后差等情况下,做好医患沟通及人文关怀,从而给到患儿最好的医疗服务。

【基本伦理原则】

1. **尊重自主权原则** 即病人有权利做出对于自己身体的医疗决定。早产儿还不具备正常判断能力,由法定监护人做出医疗决定。其他任何机构和个人、包括医院、医生、政府部门,都无权干涉。

2. **受益原则** 即医疗的实施必须是基于患者本人受益的原则。遵循最大利益优先原则要求准确评价患儿潜在的生活质量,包括对认知能力和神经发育结局的预测、对潜在运动障碍或其他生理缺陷的预测,对是否需要长期、反复住院、手术,是否需要承受痛苦等进行评估。

3. **不伤害原则** 最大限度避免对患者造成损害,包括疼痛、伤残和死亡。当一种治疗仅是负担或痛苦、而无任何可预测的益处时,这种治疗是不可取的。

4. **公平原则** 即同一种疾病不能因种族、社会地位、经济地位而采取不同医疗处理的原则。

【早产儿治疗中应遵循的基本伦理原则】

1. **患儿最佳利益优先原则** 在危重早产儿救治过程中,保障患儿的根本利益是我们首先考虑的。不同的国家,最佳利益原则体现的方式不同。对于一个尚不能自己做出决定的婴儿,其父母是否有权利做出让他自然死去的决定? 一个有重度残疾的孩子,是否他的生命没有价值? 国外有法律规定在特定情况下,为拯救儿童的生命,医生可无视父母的主观愿望进行强制治疗。并有鉴定审批机构,规定出现以下三种情况时不强制医护人员向患儿提供治疗:①没有医疗适应证;②治疗仅在延长死亡过程;③治疗不能改善生存条件,如治疗是无效的或得到的是非人的处理。国内还没有这方面具体的法律法规。最佳利益原则中,不单考虑患儿存活的时长,更注重的是生命质量和感受。

许多发达国家制定了超早产儿救治的伦理学指导原则,对胎龄 >24 周或出生体重 >500g 者,建议积极救治;对胎龄 23~24 周或出生体重 400~500g 者,根据家长意愿决定是否救治;而胎龄 <23 周或出生体重 <400g 者,由于存活率很低,即使存活后遗症发生率也非常高,不建议积极救治。

2. **保证家属的知情选择权和知情同意权** 患儿父母作为代理人,医务人员应以尊重和人道的方式给他们提供及时、客观、全面的信息,包括救治的方法、作用、代价、效益。医生应以严谨的态度,客观分析其不良预后和生命质量。既要避免为了减轻个人责任而夸大不良预后,给家属带来过度焦虑和恐慌,导致放弃治疗;也不应为了个人或科室利益继续无意义的治疗。

患儿家属在做医疗决策时,希望明确地了解早产儿面临疾病的存活及严重后遗症的概率。早产儿主要的严重后遗症包括神经系统发育障碍、支气管肺发育不良(BPD)、早产儿视网膜病变(ROP)。发达国家对 EPI 进行完善的随访,比较准确地统计了后遗症发生率,EPI 运动功能障碍发生率已从 20 世纪 90 年代的 10%~15% 下降至 2010 年的 6% 左右,智能障碍发生率从 30%~50% 下降至 20%~30%。我国对 EPI 的随访率较低,时间不长,缺少大样本数据。

中国新生儿网络(CHNN)在国内覆盖 31 个省的 68 家三级医院 NICU 中进行的回顾性分析显示,我国医疗条件相对发达地区,5 302 名超早产儿总体存活率为 62.3%,胎龄 22 周的存活率为 4.8%,23 周为 18.3%,24 周为 35.3%,25 周为 48.6%,26 周为 61.0%,27 周为 69.1%。在 26 周以后的超早产儿中,这一数据接近发达国家水平。

在存活超过 28 天的 EPI 中,BPD 的发病率 74.0%,16.7% 脑白质病变,48.8% 各种级别的颅内出血。10.1%NEC,36.3% 晚发败血症,65.5%ROP,其中 18.8% 是需要干预的严重 ROP。

在不同胎龄组中,能导致严重神经系统不良结局的Ⅲ~Ⅳ级颅内出血发生率分别为:24 周 26.2%,25 周 18.0%,26 周 16.5%,27 周 10.2%。脑白质病变分别为:24 周 9.1%,25 周 15.5%,26 周 17.0%,27 周 17.4%。严重 ROP 分别为:24 周 49.2%,25 周 32.2%,26 周 22.8%,27 周 13.2%。

在 28 周以后的早产儿,接受积极治疗以后,在 CHNN 的资料中,存活率分别为:28 周 93.9%,29 周 96.9%,30 周 98.2%,31 周 98.4%。无重大疾病存活率分别为:28 周 45%,29 周 55.8%,30 周 65.2%,31 周 72.7%。Ⅲ~Ⅳ级颅内出血发生率分别为:28 周 12.2%,29 周 10.2%,30 周 9.0%,31 周 6.4%。BPD 发生率分别为:28 周 38.9%,29 周 29.3%,30 周 21.5%,31 周 16.1%。2 级以上 NEC 发生率分别为:28 周 5.7%,29 周 4.5%,30 周 5.0%,31 周 3.7%。败血症发生率分别为:28 周 12.8%,29 周 10.7%,30 周 7.1%,31 周 6.1%。3 级以上的严重 ROP 发生率分别为:28 周 5.8%,29 周 2.8%,30 周 2.2%,31 周 1.5%。

【注意事项】

1. 患儿最佳利益优先,胎龄>24 周的早产儿,预计不存在会严重影响孩子后期生活质量的并发症,应把早产儿预后的信息告诉家属,鼓励家属救治早产宝宝。

2. 不同的家庭有不同的经济条件,对生命的认知程度也不一样,应充分尊重患儿家属的医疗抉择。

【关键点】

1. 新生儿科医生应掌握关于早产儿治疗的预后信息,医患沟通时才能给到患儿家长清晰的治疗背景资料,帮助危重的早产儿家属树立信心,做出最有利于孩子的医疗决定。

2. 在危重早产儿救治过程中,除了要遵循患儿最佳利益优先、家属知情这些基本原则,还要注意到和患儿家长的共同决策、病人隐私保密等伦理相关问题。这样才能在为患儿提供最佳服务的同时,不损害患儿及其家属的权益。

(龚小慧)

参考文献

1. 邵肖梅,叶鸿瑁,丘小汕. 实用新生儿学. 5 版. 北京: 人民卫生出版社,2019: 97-99.
2. ZHU ZC, YUAN L, WANG J, et al. Mortality and morbidity of infants born extremely preterm at tertiary

medical centers in China from 2010 to 2019. JAMA Network Open, 2021, 4 (5): e219382.

3. CAO Y, JIANG SY, SUN JH, et al. Assessment of neonatal intensive care unit practices, morbidity and mortality among very preterm infants in China. JAMA Network Open, 2021, 4 (8): e2118904.

第三节　早产儿保暖

【导读】

新生儿尤其是早产儿体温调节中枢发育不完善,产热、散热机制与成年人有许多不同之处。如何做好早产儿体温管理,保持腋下 36.5~37.5℃ 的正常体温,是早产儿医护们日常工作的重点。

【概述】

研究显示,国内目前早产儿出生早期的低体温现状仍然比较严峻。低体温与多种早产儿不良预后有关。在产房及手术室,早产儿保暖应遵循黄金 1 小时的概率,对极低出生体重儿(VLBW),应塑料薄膜包裹身体,放在辐射保暖床的预热毛毯上进行护理。在新生儿病房,暖箱温度的设置,应遵循中性温度的原则。

【早产儿体温管理的现状和压力】

WHO 把低体温分为寒冷应激 36.0~36.4℃,中度低体温 32~35.9℃,严重低体温 <32℃。国外的队列研究显示,NICU 入院时存在 34.5~35.0℃ 严重低体温的新生儿,死亡率比正常体温组上升 70%,而且在低体温组,入院体温每上升 1℃,死亡率下降 15%。

我国山东省 28 家 NICU 的多中心研究显示,在 1 247 名入组的 VLBW 中,高达 88.2% 的 VLBW 存在 NICU 入院时的低体温,其中 44.4% 为轻度的低体温,43.8% 是中 - 重度低体温。小于胎龄、5 分钟时低 APGAR 评分、在产房需要气管插管复苏,是发生低体温的危险因素。中 - 重度低体温与合并新生儿呼吸窘迫综合征、脑室内出血、晚发败血症有关。说明早产儿低体温,尤其是极低出生体重以下的早产儿,在产房内预防低体温的任务非常重。

【产房、手术室内早产儿保暖】

生后 1 小时黄金时间的概念,在提高极低、超低出生体重早产儿的救治成功率、改善远期预后方面发挥了重要作用。在生后 1 小时的黄金时间内,正是产房或手术室新生儿复苏、转运收治 NICU 的时间段。在此阶段,体温的管理是重要部分。在产房开展预防低体温的措施,是有效降低早产儿死亡率的方法。

对出生体重超过 1 500g 的新生儿(LBW),常规保暖方式是指把新生儿置辐射式保暖床上,用温暖的干毛巾擦干身体,扔掉用过的毛巾,另换一块温暖的干毛巾包裹新生儿。对胎龄小于 30 周或者 VLBW 早产儿,应使用多聚乙烯塑料包被或者薄膜。患儿娩出后,立刻将其放置在辐射保暖床的预热毛毯上,不擦干身体直接将婴儿放入塑料包被或者用塑料薄膜包裹患儿躯干,仅将头部暴露。我国的新生儿窒息复苏指南也认可其可维持窒息复苏期间 VLBW 儿的体温正常。但是塑料包被或者薄膜的使用,不能超过 12 小时,以避免体温过高。早产儿置辐射式保暖床上时,不显性失水将明显增高。应尽快将 VLBW 早产儿转移至温度、湿度合适的暖箱。

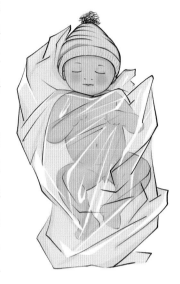

图 20-3-1　早产儿保暖

有荟萃研究分析了用塑料薄膜包裹躯干以及戴上绒布帽子、戴塑料帽子、和妈妈皮肤直接接触、使用热毯、塑料薄膜包裹配合热毯、塑料薄膜包裹配合吸入加温加湿的空气等各种保暖方法(图 20-3-1),发现与常规的擦干皮肤以后包裹温暖的毛毯相比,大多数给早产儿加温的干预可以提高早产儿生后 2 小时内的核心温度(中等强度证据)。使用塑料薄膜包裹躯干配合塑料帽子或者配合吸入加温加湿空气可以降低脑损伤和死亡率(低到中度证据)。

【 新生儿病房内早产儿的保暖 】

1. 遵循提供中性温度的原则　中性温度是指在这一环境温度下机体耗氧、代谢率最低、蒸发散热量最少,而能保持正常体温。早产儿暖箱温度的设置,应根据早产儿体重、日龄相对应的中性温度而设定(表 20-3-1、表 20-3-2)。与中性温度相对应的,还有适中的湿度。湿度对未成熟儿不显性失水有明显影响。

表 20-3-1　不同出生体重新生儿的适中温度

出生体重 /kg	暖箱温度			
	35℃	34℃	33℃	32℃
1.0	出生 10 天内	10 天以后	3 周以后	5 周以后
1.5	—	出生 10 天内	10 天以后	4 周以后
2.0	—	出生 2 天内	2 天以后	3 周以后
>2.5	—	—	出生 2 天内	2 周以后

表 20-3-2　不同出生体重新生儿的适中湿度

胎龄 / 周	初始湿度	生后 7 天	生后 11 天	生后 14 天	生后 18 天	生后 21 天	生后 28 天
31	85%	60%	40%	Off			
30	85%	60%	40%	Off			
29	85%	60%	40%	Off			
28	85%	75%	65%	55%	45%	Off	

胎龄/周	初始湿度	生后7天	生后11天	生后14天	生后18天	生后21天	生后28天
27	85%	75%	65%	55%	45%	Off	
26	85%	80%	70%	60%	50%	40%	Off
25	85%	80%	70%	60%	50%	40%	Off
24	85%	80%	70%	60%	50%	40%	Off
23	85%	80%	70%	60%	50%	40%	Off

2. 护理及治疗操作时的保暖 新生儿头部表面积约占体表面积 20.8%,脑占新生儿体重 12%,所以经头部失热量较多,若给新生儿戴一帽子,可使新生儿氧耗减少约 14.5%。接受手术、换血等治疗的危重新生儿要注意保暖。给氧气吸入时,将气体加热到 37℃,可减少患儿通过蒸发、对流丧失热量。且面部因冷刺激,氧耗增加,不利于纠正缺氧。

【注意事项】

1. 产房新生儿护理及复苏时,遵循黄金一小时原则,做好预热辐射保暖床,准备温暖的毛巾、塑料薄膜等工作。

2. 新生儿病房内,暖箱温度按照孩子的体重、日龄,调节合适的中性温度和湿度。

3. 打开暖箱做操作时,做好早产儿头部和躯干暴露皮肤的保温。

【关键点】

减少早产儿低体温的发生,可以有效地改善早产儿结局。只有医护人员都意识到早产儿保暖的重要性,才会重视临床工作中的这些细节,从而不断提升早产儿的救治水平。

(龚小慧)

参考文献

1. WILSON E, MAIER RF, NORMAN M, et al. Admission hypothermia in very preterm infants and neonatal mortality and morbidity. J Pediatr, 2016, 175 (8): 61-67.

2. YU YH, WANG L, HUANG L, et al. Association between admission hypothermia and outcomes in very low birth weight infants in China: a multicentre prospective study. BMC Pediatrics, 2020, 20 (1): 321.

3. ABIRAMALATHA T, RAMASWAMY VV, BANDYOPADHYAY T, et al. Delivery room interventions for hypothermia in preterm neonates. a systematic review and network meta-analysis. JAMA Pediatr, 2021, 175 (9): e210775.

4. 邵肖梅, 叶鸿瑁, 丘小汕. 实用新生儿学. 5 版. 北京: 人民卫生出版社, 2019: 59-62, 108-112.

【导读】

早产儿各脏器发育未成熟,代偿能力差,病情变化快,随时可能发生各种危重情况,同时,早产儿疾病临床表现不明显,不容易及时发现,而导致延误诊断和治疗。因此,对早产儿各项生命体征、各脏器功能需要密切监护和评估,良好的监护可以早期发现问题,及时处理,降低早产儿患病率和病死率。

随着医学科学和技术的发展,许多技术被用于早产儿监护,新生儿重症监护病房仪器设备集中,新生儿科医护人员应经过专门培训,熟练掌握早产儿监护技术的使用。

【概述】

早产儿监护(monitoring)是指采用监护仪器和技术,观察早产儿生命体征和各脏器功能变化。早产儿监护主要包括基础监护、呼吸、心血管、神经、消化、肾功能、血液、感染等,以下分别进行阐述。

【基础监护】

1. **体温监测**　早产儿产热少、散热多,易发生低体温损伤。早产儿体温监测比较复杂,一般采用水银温度计,最好测量腋下皮肤温度,不测量肛温,以避免肠道损伤,腋温保持在36.5~37.5℃。在暖箱或远红外辐射台的体温监测通常采用热敏电阻温度传感器,监测皮肤温度。近红外温度测定仪,可监测鼓膜等处温度,相关性较好。

2. **体液平衡监测**　大多数早产儿生后 24 小时内排尿,如生后 24 小时内未排尿或以后尿量<1ml/(kg·h)要注意是否存在循环或肾功能异常等问题。对早产儿需每天监测尿量、体重,记录 24 小时出入量。

3. **血糖监测**　早产儿糖原及脂肪储存不足,生后如延迟开奶或未静脉补液者会耗尽糖原储备,易发生低血糖。对所有早产儿、低出生体重儿、生后延迟喂养者、患病早产儿,应常规监测血糖,每天 4~6 次,直到血糖稳定,如血糖<2.6mmol/L 应及时给予纠正。

4. **生化血气监测**　早产儿容易发生内环境紊乱,严重感染、缺氧、炎症损伤等可导致生化血气异常,及时监测生化电解质和血气分析可早期发现病情变化,对病情不稳定早产儿应每天监测 1~3 次生化血气分析。

采用动脉血或动脉化的毛细血管血进行分析。判断氧分压(PaO_2)、二氧化碳分压($PaCO_2$)、酸碱平衡(pH 值、BE、HCO_3)等。一般早产儿 pH 值维持在 7.35~7.45,PaO_2 维持在 50~70mmHg,$PaCO_2$ 维持在 35~45mmHg。

20

早产儿处理概述

【呼吸系统监护】

早产儿容易发生呼吸疾病,导致缺氧、脑损伤、甚至死亡,应及时进行监测。

1. **临床表现** 密切观察有无呼吸困难、呼吸不规则、呻吟、青紫、呼吸暂停等表现。

2. **经皮血氧饱和度($TcSO_2$)监测** 是最常使用的监测氧合状态的方法,通过测量双波长光源和光传感器间氧合和还原血红蛋白的差异得到氧饱和度值,当血流通过光源和光传感器之间时,不同量的红光(660nm)和红外光(940nm)被吸收,这种差异转换为电信号,显示氧饱和度值。对所有早产儿、氧疗的早产儿都必须24小时实时监测$TcSO_2$,研究显示,超低出生体重儿$TcSO_2$水平应保持在90%~95%。

3. **经皮二氧化碳分压($TcPCO_2$)监测** 应用微电极将局部皮肤加热后使局部血流增加,用化学电极监测该处氧和二氧化碳水平,虽然二氧化碳不需加热局部皮肤即可测量,但加热后获得的数值更可靠,可动态观察体内变化情况。$TcPCO_2$准确性还不够稳定,可用于观察$PaCO_2$变化趋势,需结合动脉血气监测结果分析,减少动脉血气检测次数。测定$TcPCO_2$需2小时更换一次探头位置,以避免皮肤烫伤。

4. **呼气末二氧化碳($PetCO_2$)监测** 用于气管插管患儿,连接于气管插管末端和呼吸机Y端之间,用于监测呼气末CO_2分压。由于二氧化碳值在呼吸周期中变化较大,而早产儿呼吸相对较快而潮气量相对较小,故早产儿$PetCO_2$准确性还不够,需结合血气分析,用于动态观察$PaCO_2$变化趋势。

5. **肺部影像学监测** 对早产儿呼吸困难、青紫者,应及时进行床旁肺部超声和胸片等影像学检查,了解肺部疾病情况。对RDS等重症患儿,需动态检查。对突然发生青紫、呼吸困难者,需随时紧急检查。

6. **冷光源皮肤透照试验** 怀疑气胸者,可用冷光源进行皮肤透照试验,比较两侧胸壁的光晕大小,光晕增大一侧提示存在气胸。此方法简单易行,可更早发现气胸,早期处理,减少病死率。

7. **呼吸力学监测** 对严重呼吸疾病或机械通气患儿需监测呼吸力学,常用参数有:压力(P)、容量(V)、流量(Flow)、肺顺应性(C)、气道阻力(R)、潮气量(VT)、每分通气量(MV)等。呼吸力学环有:压力容量环(P-V)、压力流量环(P-Q)、容量流量环(V-Q)等。用于监测肺顺应性、气道阻力、肺容量、有无漏气等情况。肺顺应性下降常见于RDS、肺水肿、气胸等,气道阻力增加常见于慢性肺病、气道分泌物等。

【心血管系统监护】

1. **临床表现** 观察有无青紫、皮肤花纹或发灰、四肢末梢冰凉、意识障碍、水肿、尿量等。检查心率、心律、心音、杂音、肤色、肝脏大小、股动脉搏动、毛细血管再充盈时间、四肢末梢温度、水肿等。如股动脉搏动减弱,提示存在主动脉狭窄,如发现差异性青紫,提示存在经过动脉导管水平的右向左分流,有助于早期发现心脏疾病。

2. **心电监护** 对所有早产儿都要24小时实时心电监护,监测心率、心律、心电图等。

3. 常规血压监测　虽然血压不是一个敏感的指标,但对早产儿常规定时监测血压非常重要,一般 2~4 小时测 1 次,对休克、失血等患儿要每小时测 1 次,注意血压计袖带大小,必要时测四肢血压。

4. 有创血压监测　重症早产儿需频繁监测血压,可采用有创监测技术,早产儿一般应用脐动脉和桡动脉进行有创血压监测。

(1)脐动脉置管:操作时约束四肢,切除脐残端保留约 1cm,暴露脐动脉(约在 4 点及 7 点钟),插管后缝线及桥式固定。选择导管大小:体重>1 500g 为 5Fr,体重<1 500g 为 3.5Fr。插入深度高位位于 T_6~T_9,低位位于 L_3~T_4,可根据公式:BW(kg)× 3+9(cm)或肩 - 脐距 + 2(cm)。常见并发症:血栓形成和栓塞、感染、低血糖、空气栓塞、DIC、血管穿孔等。拔初导管指征:使用已满 1 周、病情稳定、不需频繁监测血压、发生并发症。

(2)桡动脉置管:常选用 24G 的静脉留置针,与桡动脉成 15°~30° 进针,有回血后拔出针芯,留置导管,接延长管及三通,用含 1U/ml 肝素的生理盐水持续维持,可监测血压、脉搏,并可供临床采血用。但需注意有无感染、栓塞等并发症发生。

5. 中心静脉压监测　对休克、心功能不全需监测中心静脉压,指导扩容补液。

6. 其他监测　可根据具体情况选择超声心动图、胸片、电解质、心肌酶谱、肌钙蛋白等检查。

【神经系统监护】

早产儿脑损伤发生率较高,并且不容易及时发现,判断预后也非常困难,但早期发现早产儿脑损伤,判断脑损伤严重程度及预后,对医生和家长都非常重要,因此,对高危早产儿要进行神经系统监护。

1. 临床表现　密切观察反应、头围、囟门、瞳孔、肌力、肌张力、各种反射等。

2. 实验室检查　监测血糖、电解质、脑脊液常规、生化、培养等,血气、血氨、血氨基酸、有机酸等。

3. 床旁头颅超声　早产儿应常规检查头颅超声,检查时间为生后 1~7 天、2 周、3 周、1 个月及出院前,以早期发现颅内出血等疾病。

4. 头颅 MRI　由于 CT 暴露射线问题,早产儿应严格限制 CT 检查。大多数情况,应以 MRI 检查为主,早产儿脑白质损伤早期做弥散加权(DMI),以后做 T_1 和 T_2 加权。

5. 振幅整合脑电图(aEEG)　监测脑电生理,可反映脑电背景活动和异常活动,操作简单,受环境干扰小,容易判读,可长时间床旁连续监测,但不能反映病变部位。

6. 常规 EEG　是检测脑电生理的主要方法,可反映脑电背景活动和异常放电,能反映不同的部位和频率,需要有经验的专业人员进行分析。

7. 脑干诱发电位　对缺氧、高胆红素血症、宫内感染、先天性疾病等可能存在脑损伤者,应及时检查脑干诱发电位,对早期诊断有一定价值。

8. 近红外光谱仪(near-infrared spectroscopy,NIRS)　在近红外光线范围(700~1 100nm)内通过测定氧合血红蛋白和脱氧血红蛋白来监测脑组织氧合代谢,在早产儿可用于监测脑氧合代谢和血流动力学的变化,特点为安全、无创、持续床旁监测。

【消化系统监护】

1. **临床表现** 密切观察有无呕吐、便血,大便性状、黄疸等。观察腹部外观,有无腹胀、肠型、皮肤颜色、肠鸣音、包块等。

2. **影像学检查** 对腹胀或呕吐患儿应及时进行腹部超声检查,并随时复查,同时选择腹部 X 线平片检查等。

3. **食管下端 pH 测定** 反映有无胃食管反流。

【高胆红素血症监护】

早产儿高胆红素血症发生率非常高,须密切观察动态变化,严防发生胆红素脑病。

1. **临床表现** 密切观察皮肤黄疸变化,根据皮肤黄疸分布估计黄疸严重程度。同时观察神经系统症状,注意胆红素脑病的早期表现。

2. **胆红素监测** 对所有早产儿从生后第一天开始每天检测经皮胆红素,每天检测 2~3 次,经皮胆红素检测无创简便,便于多次反复检测。如经皮胆红素高于中危水平,需检测血清总胆红素和直接胆红素。

3. **听觉脑干诱发电位监测** 发生胆红素脑病者听觉脑干诱发电位发生异常,如怀疑发生胆红素脑病可及时监测听觉脑干诱发电位。

【血液系统监护】

1. **临床表现** 观察皮肤颜色、皮疹、有无出血点、有无肝脾肿大等情况。

2. **监测血常规** 观察血红蛋白、白细胞、血小板、网织红细胞、红细胞压积、外周血涂片等,了解是否发生红细胞增多或贫血、血小板减少等,必要时行骨髓穿刺检查。

3. **凝血功能监测** 危重病人常发生凝血功能障碍,需监测凝血功能全套、D- 二聚体等,判断是否发生 DIC 及病情严重程度。

【肾功能监护】

对高危早产儿要常规监测肾功能指标。

1. **临床表现** 观察有无水肿、24 小时尿量等。

2. **肾功能监测** 一般先检查肌酐和尿素氮,如有问题再进一步检查其他项目。

【感染指标监测】

早产儿特别是超早产儿免疫功能差,易发生感染,对有胎膜早破、窒息、母产前发热等病史者,更应注意发生感染。

1. **临床表现** 每天多次密切观察体温、精神反应情况、进奶量、皮肤颜色、四肢循环、毛细血管充盈时间、有无呼吸暂停等情况。

2. **血常规** 定期检测血常规,感染患儿血白细胞明显增加,严重革兰氏阴性细菌感染者,血白细胞减少。血小板降低是早产儿重症感染的重要表现。

3. **非特异性炎症指标** 早产儿发生感染性炎症时 C 反应蛋白(CRP)、白介素等常升高,可以快速检查,已成为监测早产儿感染的重要指标。

4. **病原学检查**　早产儿感染时要动态检测病原,如血培养、痰培养、尿培养等。

【注意事项】

1. 早产儿属于高危病人,对所有早产儿出生后应立即开始严密监护,胎龄越小,病情越严重,应给予更严密监护,监护项目更多,监护时间更长。

2. 早产儿监护包括临床表现观察,尽管有先进的监护技术,但医生和护士对病人的每小时病情观察更为重要。

3. 早产儿监护除基础监护和基本生命体征监护外,应根据每个病人的病情需要重点监护和选择相应监护项目。

【关键点】

1. 对早产儿要从多方面进行监护,全面了解各脏器的病理生理变化,及时发现可能出现的异常情况,给予及时治疗。

2. 早产儿监护应选择无创监护技术。

(陈　超)

参考文献

1. SAHNI R. Continuous noninvasive monitoring in the neonatal ICU. CuRR Opin Pediatr, 2017; 29: 141-148.

2. MOLLER AB, PATTEN JH, HANSON C, et al. Monitoring maternal and newborn health outcomes globally: a brief history of key events and initiatives. Tropical Medicine and International Health, 2019, 24 (12): 1342-1368.

3. CHUNG HU, RWEI AY, HOURLIER-FARGETTE A, et al. Skin-interfaced biosensors for advanced wireless physiological monitoring in neonatal and pediatric intensive-care units. Nat Med, 2020, 26 (3): 418-429.

4. HARFORD M, CATHERALL J, GERRY S, et al. Availability and performance of image-based, non-contact methods of monitoring heart rate, blood pressure, respiratory rate, and oxygen saturation: a systematic review. Physiol Meas, 2019, 40 (6): 06TR01.

第五节　早产儿肠内营养

【导读】

营养支持是早产儿救治中的重要组成部分,对提高早产儿的生存率、降低患病率和改善预后有着举足轻重的影响。肠内营养(enteral nutrition,EN)是重要的营养支持手段,新生儿医师应熟知早产儿 EN 支持的原则和方法,才能合理实施该技术,从而达到促进早产儿发育、改善预后的目的。本节主要介绍早产儿 EN 的指征和方法。

【概述】

随着围产技术的发展,早产儿数量,尤其是胎龄<32 周早产儿数量增多。生后早期优化营养支持的意义并不仅限于短期预后的改善,还会对儿童期乃至成年后的代谢产生深远的影响。EN 是指通过胃肠道提供营养,无论是经口喂养还是管饲喂养。与肠外营养相比,EN 更符合生理状态,安全且价廉,是供给营养最佳的途径,所以当胃肠道功能存在时应优先考虑 EN。早期 EN 的非营养效用远大于营养效用,对各脏器的发育均有深远的影响。

1. **喂养指征** 无先天性消化道畸形或严重疾患、能耐受胃肠道喂养的新生儿应尽早开始喂养。出生体重>1 000g、病情相对稳定者可于出生后 12 小时内开始喂养。有严重围产窒息或 ELBW 可适当推迟到 24~48 小时开奶。早期微量 EN 可以促进胃肠激素释放,增加肠道黏膜厚度和绒毛高度,改善肠道功能和动力,且具有免疫效用。研究证实微量喂养可缩短达到全肠内喂养和静脉营养时间,减少住院天数,且不会增加新生儿坏死性小肠结肠炎(necrotizing enterocolitis,NEC)的发病率。

2. **喂养制剂** 母乳是早产儿喂养的首选(详见第二十章第六节)。当缺乏母乳时,可选用捐赠母乳或相应的早产儿配方乳。早产儿配方乳是根据早产儿的生理特点和营养需求而设计,含有较高的蛋白质、优化的蛋白组成(乳清蛋白为主)、较高的能量、适当比例的中链甘油三酯,强化了维生素、矿物质和微量元素,适合早产儿院内使用。早产儿出院后配方乳是一种营养成分介于早产儿配方乳和足月儿配方乳之间的配方乳,其成分的组成和含量既考虑到早产儿出院后仍相对较高的营养需求和特殊营养物质(钙、铁)的需求,也避免了因营养富集而可能导致的营养过度。临床存在特殊生理或病理情况时可合理选择特殊配方乳:脂肪吸收障碍或胆汁淤积症时选用含中链甘油三酯的配方乳;如果存在继发于短肠综合征或严重肠黏膜损伤(如 NEC)的明显吸收障碍,可使用要素配方(游离氨基酸)或半要素配方(深度水解蛋白)。鉴于深度水解蛋白的特点,当发生喂养不耐受或内外科并发症时可以考虑短期应用以达到建立肠内喂养和减少肠外营养的目的,但该配方不能满足早产儿的特殊营养需求,所以一旦 EN 建立后,应适时转为常规配方喂养以避免营养素的缺乏。

3. **喂养途径** 喂养途径的选择取决于吸吮、吞咽、呼吸和三者间协调的发育成熟度。经口喂养能刺激唾液分泌和胃肠蠕动,是 EN 的首选。出生胎龄 ≥ 34 周,吸吮、吞咽和呼吸功能协调的早产儿可采用经口喂养。出生胎龄<32 周早产儿、存在吸吮吞咽功能障碍或患有特定消化道畸形的患儿宜选择管饲喂养。出生胎龄 32 周 ~34 周的早产儿可根据临床情况选择经口喂养、管饲喂养或两者结合。根据患儿临床情况选择鼻胃管、口胃管、鼻空肠管、胃造瘘管或空肠造瘘管进行喂养。胃管经胃喂养符合生理状态,可促进胃消化酶和胃酸分泌,此外还能耐受较大容量和较高渗透压,减少腹泻和倾倒综合征的发生。与口胃管相比,鼻胃管易于固定,但新生儿呼吸以鼻通气为主,所以早产儿宜选择口胃管以减少上气道阻塞。跨幽门喂养限于以下情况:不能耐受鼻胃管或口胃管喂养;存在吸入高风险或解剖学

上有经胃喂养相对禁忌证。

4. 管饲方式 EN可通过推注、持续输注或两者结合的方式给予。推注法符合生理状态,可刺激胃肠动力,肝内胆汁酸循环和胆囊收缩,而持续滴注则不会引起胆囊收缩。当婴儿存在严重胃食管反流、胃排空延迟或肠道吸收障碍等情况而不耐受推注法喂养时,可使用24小时持续输注喂养,也可根据患儿情况选择间歇输注喂养,减少胃肠负担。幽门后喂养时因缺乏胃的容受功能,应使用持续输注喂养。

5. 加奶速率 临床实践中因顾虑NEC的发生,大部分新生儿医生倾向于缓慢加奶,这无形中增加了肠外营养时间及相关并发症的发生率。最新的系统综述显示,与较快的肠内喂养增加速率[25~35ml/(kg·d)]相比,缓慢增加肠内喂养量[<24ml/(kg·d)]不会降低极低出生体重儿(very low birth weight,VLBW)的NEC发病率。加拿大极低出生体重儿喂养指南中建议,出生体重<1 000g的超低出生体重儿(extremely low birth weight,ELBW)和出生体重1 000~1 500g的VLBW达到全EN时间分别为2周和1周。但需要指出的是发达国家早产儿母乳喂养率高,加奶速率应结合我国国情,基于患儿临床生理特点、病理情况、喂养制剂和喂养耐受情况进行制定个体化加量方案。ELBW和小于胎龄儿易发生喂养不耐受、肠道动力障碍和营养素吸收障碍,需倍加关注,谨慎评估。

6. 喂养不耐受 是早产儿EN中最常面临的问题。目前喂养不耐受仍然缺乏全球统一认可的判断标准,临床上喂养不耐受通常包括:腹胀,肠鸣音减弱或消失,胃潴留,呕吐和大便的改变等。有时其他一些非特异性的症状如呼吸暂停增加、心率减慢、血氧饱和度下降或嗜睡也可能提示喂养不耐受。VLBW和ELBW由于胃肠道发育极不成熟,在生后的第1周里通常会出现胃潴留,有时甚至有胆汁样潴留,但如果在缺乏显著临床症状的情况下而贸然中断或停止肠内喂养并无益处。事实上,维持恰当的肠内喂养可以促进胃肠道的成熟和改善喂养耐受性。但当出现明显胃肠道异常表现(呕吐、严重的腹胀、伴有肠形、便血)时,或胃肠道表现与窒息、心动过缓、低灌注和或血流动力学不稳定等全身症状相关时,应考虑NEC可能,需对患儿进行全面的临床诊断。一旦肠内喂养中断,根据临床情况除外了NEC或其他疾病后应尽快恢复EN,避免不必要的长时间禁食,后者会加速胃肠黏膜的萎缩并增加肠外营养的使用时间。

7. 能量目标 EN时因存在胃肠道能量吸收比和粪便能量丢失,所以能量需求较静脉营养高10~15kcal/(kg·d)。通常能量供给达到105~120kcal/(kg·d)可使得大部分新生儿体重增长良好,部分早产儿或有特殊疾病因素患儿需要需提高能量供应量[约110~135kcal/(kg·d)]才能达到理想体重增长速度。某些特殊疾病(如慢性肺病、先天性心脏病等)可能需要高达130~150kcal/(kg·d)的能量供给。

【注意事项】

1. 目前循证依据显示延迟开奶或缓慢加奶并不减少NEC的发生率,鼓励尽早开始微量喂养。

2. 关于加奶速率,建议根据所在医院临床实践和母乳使用情况合理调整。重点关注ELBW、小于胎龄儿和产前提示脐血流缺失的早产儿。

【关键点】

1. EN 是早产儿营养支持治疗的重要组成部分,在没有喂养禁忌证的前提下,应尽早开始 EN,首选母乳。

2. 合理看待和处理喂养不耐受,尽量避免不必要的禁食。

(张 蓉)

参考文献

1. 中华医学会肠外肠内营养学会儿科学组,中华医学会儿科学分会新生儿学组,中华医学会小儿外科学分会新生儿学组. 中国新生儿营养支持临床应用指南. 中华小儿外科杂志, 2013, 34 (10): 782-787.
2. DUTTA S, SINGH B, CHESSELL L, et al. Guidelines for Feeding Very Low Birth Weight Infants. Nutrients, 2015, 7: 423-442.
3. 吴圣楣, 蔡威. 新生儿营养学. 2 版. 北京: 人民卫生出版社, 2016.

第六节　早产儿母乳喂养

【导读】

母乳一直以来都是婴儿喂养的首选,既往曾有顾虑认为母乳中的营养素不能满足早产儿的追赶生长需求。随着对母乳成分的深入研究,大家普遍认同母乳中的营养物质和非营养物质对早产儿各脏器发育尤为重要。本节主要讲述母乳的成分,早产儿母乳喂养的益处和母乳强化剂的应用。

【概述】

母乳含有免疫原性物质、抗感染因子、激素和消化酶等配方乳中缺乏的物质,可促进新生儿消化道成熟、宿主免疫和神经系统发育,对提高住院早产儿机体抵抗力、改善早产儿远期预后都具有重要作用。因此,母乳是早产儿喂养的首选。

一、母乳的成分

1. 蛋白质　母乳中蛋白含量虽然低于牛乳,但以乳清蛋白为主。乳铁蛋白、溶菌酶和分泌型免疫球蛋白 A 均为特殊类型的人乳清蛋白,在胃肠道宿主免疫反应中起着重要的作用,但它们在牛乳中含量甚微。母乳中含有谷氨酰胺,是一种对细胞的生长和特异性肠上皮细胞的生长很重要的氨基酸。谷氨酰胺也是谷胱甘肽的前体,具有免疫作用,但由于稳定性的问题谷氨酰胺在配方乳中几乎不存在。母乳中还含有高浓度的牛磺酸,对视网膜和中枢神经系统发育、免疫功能调节和抗氧化作用都很重要。在生后的最初几周内,早产儿母亲母乳中的蛋白含量要比足月儿母亲的母乳高,随着时间的推移,这两种母乳中的蛋白都逐渐降低。一般 2 周后就过渡到成熟乳的阶段。

2. **脂肪**　母乳中所含的长链多不饱和脂肪酸是大脑、视网膜和红细胞膜中磷脂的重要组成成分,与生长、视觉和认知功能密切相关。脂肪在母乳中不是匀质化的,所以母乳静置一段时间后脂肪就会分离出来。这些分离出来的脂肪会黏附在容器、喂养管和针管壁上,从而造成喂养过程中脂肪的丢失,导致供给能量不足,所以在使用此类喂养方式时要尽可能地使用长度较短的管道。建议可以使用针管和小型的注射推泵,针管直立放置,尽量减少脂肪的丢失。

3. **碳水化合物**　母乳中的碳水化合物是由乳糖(90%~95%)和寡糖(5%~10%)组成的。在妊娠晚期,胎儿的乳糖酶活性显著增加,因此极早产儿的乳糖酶活性可能只有足月儿正常水平的 30%。母乳中的寡糖(益生元)和糖醇化合物等碳水化合物利于肠道益生菌的定植。

4. **矿物质、微量元素和电解质**　钙和磷是骨骼的主要组成成分,对维持神经与肌肉正常兴奋性和细胞膜的正常功能也起着重要作用。母乳中钙含量低于牛乳,但其钙磷比例恰当,吸收率高。尽管如此,早产儿母乳中的钙磷仍不能满足早产儿的需求,因此纯母乳喂养的早产儿容易罹患代谢性骨病。体内镁总量的 60% 存在于骨骼中。母乳中镁的吸收率要远远高于配方乳,母乳喂养的早产儿对于镁的净保持量可以满足其要达到宫内生长的要求。

母乳中的铁含量在整个哺乳期间是呈下降趋势的,纯母乳喂养的早产儿处于铁的负平衡状态的,强化的母乳可以满足早产儿的基本铁需求。母乳中的锌吸收率较高,初乳中锌含量相对较高,可达 0.8~1.2mg/dl。纯母乳喂养的早产儿由于母乳中的钠含量在哺乳期间下降而可能会发生低钠血症,在使用利尿剂时或之后,对于电解质的需要会进一步增加,需要注意监测血电解质并给予相应的补充。

5. **维生素**　母乳中维生素含量与母体摄入量有关,水溶性维生素比脂溶性维生素更能反映母亲的膳食情况。初乳中的水溶性维生素含量较低,而成熟乳中这一含量则会逐渐增加。母乳中的维生素 B_1、维生素 B_2、烟酸和维生素 B_6 的含量都不能满足早产儿的需求,所以即使是一位营养状况良好的母亲,其未经营养强化的母乳不足以给早产儿提供足量的水溶性维生素。对于极低体重儿和超低体重儿来说,母乳中维生素 A 和 D 的含量远远不够,即使添加 HFM 后也需要额外补充相应维生素制剂。尽管初乳中的维生素 K 含量较高,但仍明显低于配方乳,所以母乳喂养的早产儿需要预防性使用维生素 K。

6. **生物活性成分**　除营养要素外,母乳中还存在着多种生物活性成分:细胞因子和免疫球蛋白有助于增强免疫功能,发挥感染和抗炎作用;充足的低聚糖可促进肠道益生菌定植,限制肠道炎症反应以及病原细菌的生长;激素和生长因子可通过肠壁进入循环作用于全身。初乳中含大量生长因子能积极促进早产儿肠黏膜表面积快速增长,诱导各种消化酶的合成,含有更高的 IgA,乳铁蛋白等免疫活性物质,对早产儿尤其是极低出生体重儿具有保护作用。即使过了初乳期,早产儿母亲的早期母乳(生后 1~28 天)中仍含有高浓度的生物活性成分。近年来的研究发现母乳中存在干细胞,虽然其特性和功能尚未被阐明,但其对新生儿尤其是早产儿各脏器发育的促进作用毋庸置疑。

二、母乳对早产儿的保护性作用

母乳中多种营养成分和生物活性机制协同作用,刺激和 / 或调控未成熟器官和生理的最佳生长发育,预防 / 减轻炎症刺激、氧化应激和营养不良的损伤,为器官发育不成熟且容易受损的早产儿提供保护。这些多元成分的相互作用带来了有益的临床功效,可以降低早产儿相关疾病的发生率或严重程度。2018 年发表的纳入 40 个研究的 Meta 分析证实,在 VLBW 中,母乳对新生儿坏死性小肠结肠炎(necrotizing enterocolitis,NEC)有明确的保护性作用且存在量效关系。同时母乳还可减少晚发型败血症、严重的早产儿视网膜病和严重 NEC 的发生率。其他 Meta 分析研究也发现与配方奶喂养组相比,母乳喂养组早产儿的支气管肺发育不良发生率降低。

三、强化母乳

母乳具有无可比拟的营养和非营养效用,是早产儿肠内营养首选。但纯母乳不能满足早产儿的追赶生长需求,尤其是能量、蛋白质、钙、磷、钠和某些维生素的含量与推荐量相差甚远。研究证实,出生体重小于 1 500g 的早产儿若采用纯母乳喂养会导致生长速率减慢和营养素缺乏。母乳强化剂(human milk fortifier,HMF)应运而生,其主要成分是蛋白质、碳水化合物、矿物质、微量元素、电解质和维生素。强化后的母乳大大提高了蛋白质和其他营养素含量,同时适当增加了能量密度。

研究证实应用 HMF 可增加蛋白 / 能量比值,明显改善极低出生体重儿的体重、身长、头围和骨密度。此外研究也证实 HMF 的使用除了可以促进早产儿达到正常宫内增长速率,还可降低早产儿院内感染发生率,减少喂养不耐受的时间,同时不增加早产儿 NEC 的发生。我国《早产儿母乳强化剂使用专家共识》中建议,出生体重 <1 800g 的早产儿使用 HMF,母乳喂养量达 50~80ml/(kg·d)时开始添加。同时该共识也指出宫外发育迟缓的早产儿、尚未完成追赶生长的小于胎龄早产儿、因疾病状况限制液体入量的早产儿和出院后早期生长落后的早产儿,需个体化评估体格生长或生化指标,在医务人员指导及监测下使用 HMF。

鉴于母乳的营养成分个体差异大,所以即使强化了母乳,也建议常规定期监测患儿生长指标和相关血生化指标:血钙、磷、碱性磷酸酶、前白蛋白、尿素氮和血电解质等,必要时额外补充相应营养素。最佳的强化方法和远期效果仍然需要进一步研究。近来研究显示:为达到理想的营养支持效果,可使用目标强化方法进行个体化营养支持,即根据患儿生长情况及生化指标结果调整强化剂使用量,以满足个体化营养需求。

【注意事项】

1. 母乳喂养是早产儿管理中重要的组成部分。笔者所在中心成立了专人管理的母乳库,显著提高了早产儿母乳喂养率,降低了早产儿重要疾病(例如 NEC)的发生率。

2. 鉴于目前国内的医疗现况和条件,大部分地区母乳库的建立仍处于摸索阶段,病房的早产儿母乳供给主要还是依靠家属的收集和运输。医疗单位应制定住院新生儿母乳收集、储存、运送、解冻及配置规范,加强宣教,保障母乳的安全使用。

【关键点】

1. 母乳具有营养性和非营养性功效,可以降低早产儿 NICU 住院和出院后疾病发生的风险及其相关费用,利于早产儿的短期和远期预后,因此应不遗余力地大力倡导母乳喂养。

2. 捐赠母乳由于巴氏消毒的原因,不能提供与亲母母乳相同的保护,但与配方乳相比仍具有优势。母乳强化剂可弥补母乳中不足的营养素,帮助实现早产儿追赶生长需求。

3. 现实的医疗实践中早产儿母乳喂养会受到诸多因素影响,如设备、政策、母婴分离或家长教育等,加强医护人员和家长的健康宣教,制定标准化的规范,提供全方位的支持是提高早产儿母乳喂养率的关键。

(张 蓉)

参考文献

1. 邵晓梅, 叶鸿瑁, 丘小汕. 实用新生儿学. 5 版. 北京: 人民卫生出版社, 2019.
2. 吴圣楣, 蔡威. 新生儿营养学. 2 版. 北京: 人民卫生出版社, 2016.
3. 早产儿母乳强化剂使用专家共识工作组, 中华新生儿科杂志编辑委员会. 早产儿母乳强化剂使用专家共识. 中华新生儿科杂志, 2019, 34 (5): 321-328.
4. MILLER J, TONKIN E, DAMARELL R, et al. A Systematic Review and Meta-Analysis of Human Milk Feeding and Morbidity in Very Low Birth Weight Infants. Nutrients, 2018, 10 (6): 707.
5. VILLAMOR-MARTÍNEZ E, PIERRO M, CAVALLARO G, et al. Mother's Own Milk and Bronchopulmonary Dysplasia: A Systematic Review and Meta-Analysis. Front Pediatr, 2019, 7: 224.

第七节　早产儿转运

【导读】

危重新生儿院前急救和转运是新生儿救治的重要工作,又称移动的 NICU,是降低新生儿死亡和保障 NICU 救治质量的前提和基础。新生儿转运工作也是我国建立健全三级诊疗体系,优化新生儿救治方案,践行健康中国 2030 年目标中母婴健康指标体系的重要内容,在新生儿的生前、生后、出院后等的链式管理中起到关键作用。

【概述】

早产儿转运是目前区域化新生儿转运（neonatal transport，NT）最重要的工作之一，同时也是危重新生儿救治中心（newborn care center，NCC）的重要工作内容之一，目的是安全地将高危新生儿转运到 NCC 的新生儿重症监护病房（neonatal intensive care unit，NICU）进行救治，充分发挥优质卫生资源的作用。然而，早产儿的特殊性使转运过程中可能存在患儿病情变化和死亡的风险，要实现安全、快速地转运，必须规范和优化早产儿的转运工作，以达到降低新生儿病死率的目的，尤其是早产儿及其并发症已经成为世界范围内可预防的新生儿死亡的主要原因（早产及其并发症、出生窒息和感染）。

1. 建立区域性新生儿转运网络　区域性新生儿转运网络（regional neonatal transport network，RNTN）是由区域内不同等级的 NCC 和相关医疗保健机构组成，以 NCC 为中心，集转运、救治、研究和培训为一体的特殊医疗服务系统。网络关系见图 20-7-1。

（1）较高等级的 RNTN 可包含较其低等级的 RNTN。后者可依次作为前者的分系统或子系统，既参与整个系统的运作，又组织各自局部系统的运作。NCC 应遵照其层级所定义的医护服务条件和能力接收新生儿，一般病情患儿提倡按 NCC 等级逐级实施转运，特殊病情患儿可根据需要越级实施转运。

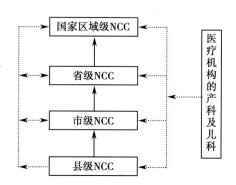

注：NCC：新生儿救治中心（newborn care center）

图 20-7-1　区域性新生儿转运网络示意图

（2）确定 RNTN 的范围应以"适宜、就近"为原则，在行政区划的基础上兼顾地方就医习惯和地理距离。有条件的情况下，同一区域可同时有多个 RNTN 提供服务；不要求 RNTN 中 NCC 与转出医疗机构之间是专属关系，可允许与其他 RNTN 之间有交互联系。

（3）RNTN 所服务区域的大小受其层级限制，结合地理形态、人口密度、气候条件、区域经济、医保支付和可提供适当服务的 NCC 数量等综合考虑。采用救护车转运，RNTN 服务半径一般以 200~400km 为宜，除确认患儿病情许可且必须转运外，超出此范围应选用其他更高速的交通工具。

（4）RNTN 采用"综合、主动、全程、立体型"技术服务模式为宜。业务内容应为涵盖高危儿转运救治、人员培训和科学研究的全方位服务，转运形式以 NCC 接回患儿的主动转运为主，转运的服务范围应包括产房待产、新生儿转运和宫内转运，转运途径应逐步拓展为陆路、航空和水路结合的立体型交通网。早产儿应当提倡以政府公立医院主导的宫内主动转运为主，大量证据显示宫内转运无论是降低围产新生儿死亡率还是早产儿的远期神经发育结局均优于出生后转运。

2. NT 的队伍建设

（1）NT 机构：NCC 设转运服务台，有条件的应设立转运服务处。其职能主要是转运组织管理和质量控制。

1）预备管理：转运车辆、设备和药品等由转运处统一管理，应每天检查物品完备完好情况。车辆设备应做好定期保养，发现故障隐患应及时维修，使其时刻处于良好备用状态。

2）过程管理：实行 24 小时值班制，及时合理调度车辆和人员。实行转运人员亲笔签到制度，以督导及时出发。与转运任务中相关人员保持随时联系以准确掌握动态。

3）质量控制：实行全程督导，登记转运工作各环节信息数据，并录入数据库，定期分析总结评估。及时反馈被转运患儿信息，征集 RNTN 内各协作单位对转运工作的意见，以利持续改进。

（2）转运人员

1）NCC 应设立专门的新生儿转运队伍，由新生儿科医师、护士和司机组成转运小组。转运小组的数量以保证转运工作的及时和顺利完成为原则，依区域内转运工作量而确定。

2）医师在转运小组中应起主导作用，是转运组织者和决策者。转运医师和护士应接受专业化的培训，不但要有丰富的专业知识和技能，还应具备良好的团队组织、协调和沟通能力。

3）转运医师和护士必须掌握以下技术：①熟练掌握新生儿复苏技术；②能识别潜在的呼吸衰竭，掌握气管插管和 T-组合复苏器的使用技术；③熟练掌握转运呼吸机的使用与管理；④能熟练建立周围静脉通道；⑤能识别早期休克征象，掌握纠酸、扩容等技术；⑥能正确处理气漏、窒息、发绀、惊厥、低血糖、发热、冻伤、呕吐、腹泻、脱水、心律失常等常见问题；⑦能熟练掌握儿科急救用药的剂量和方法；⑧掌握转运所需监护、治疗仪器的应用和数据评估。

（3）装备

1）交通工具：在目前条件下以转运救护车为主，每个 NCC 应配备 1 台以上装备完善的新生儿转运专用救护车。有条件的可选择直升机或固定翼飞机作为转运工具实现更快速、长距离航空转运。

2）仪器配置：转运基本设备应配置在转运车上（表 20-7-1）。省级及以上 NCC 最好能配置一氧化氮（NO）治疗仪、便携式血气分析仪、亚低温治疗和体外膜氧合（ECMO）设备，以备需要时使用。

3）药物配置：应配置基本的急救药物（表 20-7-1），根据患儿的不同病情或转出医院的要求，还应配备特需的药物。

4）通信：转运服务台（处）最少应设 2 条专线电话和 1 部移动电话，24 小时值班接收转运信息。转运医护人员分别配置移动电话 1 部，保证信息联络通畅。可尝试利用互联网和物联网的转诊平台。

表 20-7-1　危害新生儿转运推荐的转运设备和药物基本配置

转运设备		药物配置
基本设备	便携设备	相关药物
转运暖箱	喉镜及各型号镜片	5%、10% 葡萄糖注射液
转运呼吸机	气管导管	生理盐水注射液
心电监护仪	吸痰管和胃管	盐酸肾上腺素
脉搏氧监护仪	吸氧管	5% 碳酸氢钠
微量血糖仪	复苏囊及各型号面罩	硫酸阿托品
氧气筒(大)	输液管	多巴胺
负压吸引器	静脉注射针	利多卡因
便携氧气瓶	胸腔闭式引流材料	呋塞米
输液泵	备用电池	甘露醇
T-组合复苏器	听诊器	苯巴比妥钠注射液
急救箱	固定胶带	肝素
空氧混合仪	体温计	无菌注射用水
	无菌手套	皮肤消毒制剂
	吸氧头罩或面罩	
	喉罩	

3. RNTN 业务管理

(1)规章制度

1)调度:各转运小组的医师、护士和司机应随时待命,保证通讯设备通畅,接到转运通知后应尽快出发。

2)登记:设新生儿转运出车登记本、新生儿转运病情简介表和新生儿转运途中观察表,分别由调度和转运人员及时填写,作为转运档案和病史用于评价转运小组的工作。

3)培训:转运队员必须接受专门的培训。除培训新生儿专科技能和转运对患儿的生理影响外,还应包括每个转运队员的职责、组织协调和沟通能力和相关设备在不同环境条件下的使用与维护等相关知识。

(2)转运决策与知情同意

1)转运指征:以实现分级诊疗为原则,依据 NCC 技术能力制定各层级 NCC 的转运指征。指征过严或过宽均不利于新生儿患儿的救治,应尽量保证每一个患儿都得到适宜的医疗护理服务。

2)鼓励实施宫内转运,将具有妊娠高危因素的孕妇转运至同一或附近医疗机构设有 NCC 的高危孕产妇抢救中心进行分娩。妊娠高危因素主要包括:①孕妇年龄<16 岁或>

35 岁；②孕龄<34 周可能发生早产者；③既往有异常妊娠史者；④各种妊娠并发症；⑤产前诊断胎儿先天畸形出生后需外科手术者；⑥可能发生分娩异常者；⑦胎盘功能不全；⑧妊娠期接触过大量放射线、化学毒物或服用过对胎儿有影响的药物者；⑨盆腔肿瘤或曾有过手术史者。

3）转运前应充分评估转运的风险，但原则上应创造条件积极转运。转运决策需由转出医疗机构主管医师和接收 NCC 专科医师共同商定，并且最终应由接收 NCC 主管医师决定，包括最终作出取消转运的决定。

4）转运前应将患儿的病情、转运的必要性、潜在风险、转运和治疗费用告知家属，获取患儿父母的知情同意和合作，并在知情同意书上签字。家属有决定是否转运及向何处转运的权利。紧急情况下，为抢救患儿的生命，在法定监护人或被授权人无法及时签字的情况下，可由医疗机构法人或者授权的负责人签字。

4. RNTN 运作

（1）转运前准备

1）转出医疗机构的准备工作：符合转运指征者，由转出医疗机构主管医师向拟转入 NCC 提出转运的请求，并负责完成以下工作：①保持与拟转入 NCC 联系畅通；②填写新生儿转运单；③告知家长转运的必要性，在转运途中患儿可能发生的危险，指导家长签转运同意书；④指导家长作经费准备；⑤再次通知拟转入 NCC，正式启动转运程序；⑥在转运队伍到达之前，对患儿进行初步复苏和急救，稳定病情。

2）转运人员的准备工作：①转运医护人员应尽快熟悉患儿的产前、产时情况及诊治过程，评估目前的整体状况，进行转运危重评分，填写评分表格。新生儿转运稳定指数（transport risk index of physiologic stability，TRIPS）评分（表 20-7-2）。该评分系统对加拿大亚伯达省转运稳定性评分 ANTSS 所包含的生理变量进行多元回归分析，得出与死亡率相关性较高的 4 项内容，即体温、呼吸状态、收缩压、对刺激反应。2001 年由 Lee 等人对加拿大 8 个 3 级 NICU 的 1 723 名转运新生儿进行前瞻性研究后总结制定。其评分范围为 0~65 分，分值越高，病情越重，分值 ≥ 20 分为危重；<20 分为非危重。TRIPs 评分观察指标 4 项，通过体格检查和测量生命体征可获得，入院后 1 小时甚至数分钟即可评分，简便迅速并且对医院硬件无要求，可应用于病房、门诊、转运及基层医院。②如需要，应积极进行转运前急救，处理方法参考 STABLE 程序：

S（sugar），注意维持血糖稳定：可足跟采血，应用快速血糖仪检测，确保患儿血糖维持在 2.6~7.0mmol/L。

T（temperature），保持体温稳定：确保患儿的体温维持在 36.5~37.2℃，在做各项操作及抢救时都应注意保暖，但也要防止过热。

A（assisted breathing），保证呼吸道通畅：清除患儿呼吸道内的分泌物，视病情需要给氧，必要时行气管插管维持有效的通气，此时应适当放宽气管插管的指征。

表20-7-2　新生儿转运稳定指数（TRIPS）评分

评分项目	分数
体温（℃）	
<36.1 或>37.6	8
36.1~36.5 或 37.2~37.6	1
36.6~37.1	0
呼吸状态	
严重呼吸窘迫（窒息、喘息、插管）	14
呼吸窘迫（RR>60/min 和/或 SPO$_2$<85%）	5
轻度或无呼吸窘迫（RR<60/min 和 SPO$_2$>85%）	0
收缩压（mmHg）	
<20	26
20~40	16
>40	0
对刺激反应	
无、惊厥、肌肉松弛	17
反应迟钝、不哭	6
回缩灵敏、哭吵	0

B（blood pressure），维持血压稳定：监测患儿的血压，心率及血氧饱和度，血压偏低时可使用 9g/L 盐水扩容，也可应用多巴胺及多巴酚丁胺维持血压。

L（lab works），注意监测患儿血气指标，根据结果进行纠酸和补液，确保水、电解质及酸碱平衡。如果血常规提示感染应尽早给予抗生素。

E（emotional support），情感支持：由医师向患儿的法定监护人讲明目前患儿病情及转运途中可能会发生的各种意外情况，稳定家属情绪，使其主动配合。

3）对未能转运至高级 NCC 的高危产妇，转运人员要提前到达转出医疗机构，积极配合转出医疗机构的产科医师、儿科医师到产房或手术室待产。患儿娩出后，视病情决定是否需要转运。

（2）转运途中处理

1）途中病情的观察和护理：应确保患儿的生命安全，注意预防各种"过低症"，如低体温、低血糖、低氧血症和低血压等，重点应注意以下问题。①将患儿置于转运暖箱中保暖，注意锁定暖箱的箱轮，以减少途中颠簸对患儿脑部血流的影响。在车厢空调有效的环境里，也可以由转运护士将患儿抱在怀中，这种方法不仅可以减少震动的影响，还能起到保暖的作用。②注意体位，防止颈部过伸或过曲，保持呼吸道的通畅，要防止呕吐和误吸。③连接监护仪，加强对体温、呼吸、脉搏、经皮血氧饱和度、血压、肤色、输液情况的观察。④如需机械通气,推荐使用 T-组合复苏器或转运呼吸机,注意防止脱管和气胸等并发症。⑤控制惊厥、纠正酸中毒、低血糖等,维持途中患儿内环境稳定。⑥途中如果出现病情变化,应积极组织抢救,如有必要应及时按交通规则妥善停驶车辆。同时与 NCC 取得联络,通知 NICU 值班人员做好各方面的抢救与会诊准备。

2)填写转运途中记录单:转运人员必须填写完整的转运记录单,内容包括途中患儿的一般情况、生命体征、监测指标、接受的治疗、突发事件及处理措施。

3)途中安全保障:在转运途中,必须避免救护车发生交通事故,一般需要做到以下几点:①注意救护车的定期维护;②挑选经验丰富的司机并合理安排,避免疲劳驾驶和违章开车,特殊情况下需鸣笛超车或行驶应急车道;③强化医护人员的安全意识,每次转运都应系好安全带;④保证车内急救设备(如暖箱、监护仪、氧气管等)的固定和安全保护。

(3)到达接诊单位后的工作

1)患儿到达后,应由绿色通道直接入住 NICU,NICU 值班人员需按照先稳定患儿病情,再办理住院手续的程序进行。转运人员与 NICU 值班人员应全面交接患儿情况。

2)NICU 值班人员对患儿进行必要的处置,包括危重评分,进一步详细询问病史,完成各种知情同意书的告知并签字。待患儿病情基本稳定后,协助监护人完成入院手续。

3)转运人员详细检查已使用过的转运设备,补充必要的急救用品,完毕后将转运设备放回转运处,以备下一次使用。

5. 转运的评估与质控

(1)评估

1)转运时间:即转运所需的所有时间,主要包括:①准备时间:即转运队员接到转运通知到出发的时间;②稳定时间:从抵达转出医疗机构到离开的时间,其受患儿病情严重程度和必须采取的医疗措施的影响;③运送时间:医院间转运所需时间,主要取决于距离、交通状况。

2)转运规范程度:转运各环节执行管理规范的情况和资料的完整准确性。

3)转运有效性:通过转运前后的危重度评分以及转运途中的病死率作出评估。

4)转运满意度:可通过对患儿家属的满意度调查及转出医疗机构接受反馈表后的反应作出评估。

(2)质量监督

1)RNTN 应制定转运的质控标准以保证转运质量。

2)转运督导每月 1 次,主要审查:①转运时间(特别是准备时间)、转运前的处理、转运日志记录是否完整准确(包括新生儿转运单、转运途中记录单、新生儿危重评分表、转运患儿信息反馈单)及家属满意度等,并通报督导结果;②核查转运设备,评估和考核转运队员,重点考察转运队员独立实施重症患儿转运的能力和意识。

3)建立转运患儿资料库。①定期对转运资料进行总结分析,特别是对转运至 NCC 新生儿的数量、病死率及对患儿预后有严重影响的主要合并症包括Ⅲ级以上的脑室内出血

（IVH）、中至重度的支气管肺发育不良（BPD）、坏死性小肠结肠炎（NEC）和Ⅲ期以上的早产儿视网膜病（ROP）等作重点分析，以达到提高危重新生儿救治水平的目的。②进行年度总结，不断优化 RNTN 的运行。

（3）反馈工作

1）患儿出院后应向转出医疗机构反馈患儿的诊疗情况和治疗效果。将出院记录及信息反馈单交至转运服务台（处）登记、录入，并把反馈单寄回转出医疗机构。

2）召开转运网络工作年会，通过学术交流和信息反馈，普及围产医学和新生儿医学知识，带动整个区域内新生儿医学的进步。

【注意事项】

1. 儿科医院是国内最早开展新生儿主动转运工作的单位之一，自从 1998 年开展转运工作以来，尤其是近十几年，每年的转运量均在近 1 000 例，能够做到零事故、零死亡，创造了历史，为挽救危重新生儿做了大量的工作，转运工作流程见图 20-7-2。

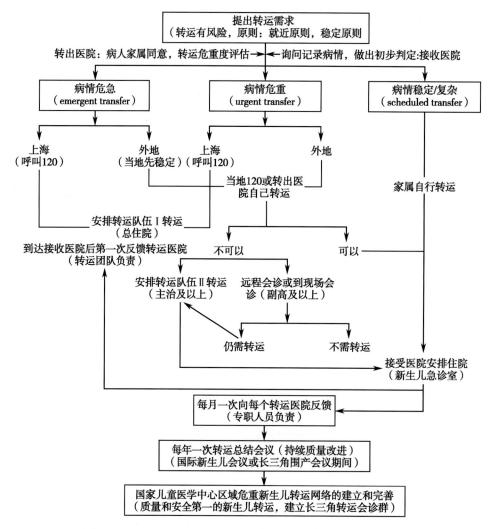

图 20-7-2 复旦大学附属儿科医院区域危重新生儿转运网络工作流程图（2018）

（National Children's Medical Center Regional Neonatal Transfer Network）

2. 近几年,开展长三角的新生儿的转运网络建设,密切与转运医院的合作,尤其是及时的反馈工作,使得新生儿转运工作更加成熟高效,随着长三角一体化建设的推进,我们的新生儿转运业务必将上升到一个新的高度,为后续开展基于高铁网络的转运工作甚至发展航空转运都奠定了扎实的基础。

【关键点】

1. 新生儿转运工作室衔接产科和新生儿救治的重要工作,是危重早产儿生命延续保障,需要专业的团队和专业的转运设备作为后备。

2. 随着 5G 技术的普及和应用,新生儿转运工作的信息化和智能化建设是未来的发展方向,但转运工作的安全和有序是新生儿转运的核心,未来我们的新生儿转运工作一定会随着新生儿救治水平的提高而逐步提高。

(王来栓)

参考文献

1. Diehl BC. Neonatal transport: current trends and practices. Crit Care Nurs Clin North Am, 2018, 30 (4): 597-606.

2. American Academy of Pediatrics Committee on Fetus and Newborn. Levels of neonatal care. Pediatrics, 2012, 130 (3): 587-597.

3. ABOU MEHREM A, BLAGDON A, HOFFMAN J, et al. Telemedicine-guided thoracentesis of tension pneumothorax in a term newborn. J Telemed Telecare, 2021: 1357633X211034316.

4. LYNG J, ADELGAIS K, ALTER R, et al. Recommended essential equipment for basic life support and advanced life support ground ambulances 2020: a joint position statement. Pediatrics, 2021, 147 (6): e2021051508.

5. 中国医师协会新生儿科医师分会. 新生儿转运工作指南 (2017 版). 发育医学电子杂志, 2017, 5 (4): 193-197.

6. 孔祥永, 高昕, 尹晓娟, 等. 区域性综合主动型新生儿转运网络组织的应用研究. 中华儿科杂志, 2010, 48 (01): 4-8.

第八节 早产儿常用置管技术

【导读】

脐带是胎儿的生命线,胎儿在母体内是通过脐带与母体相连,从母体当中汲取营养来维持胎儿生长,并且通过它把废物排出体外。早产儿生后早期经口喂养不能或者需要连续地输注药物、持续的血压监测或反复采血等操作时,建立稳定的通畅的静脉/动脉通道十分关键。

常用的置管技术取决于需求目的和早产儿动静脉的可及性即是否有符合要求的动静脉条件。生后早期就需要监测/输注液体营养的,脐动静脉一定是首选,对于相对长期的慢性的营养输注选择 PICC 是需要的。

1. 外周动脉置管

(1)适应证

1)需要反复采集动脉血样。

2)经外周血管进行交换输血。

3)需要监测动脉血压。

(2)器械用品:22G 或 24C 套管针,无菌手套,络合碘液,缝合丝线,肝素生理盐水(1U/ml),1ml 或 5ml 注射器,固定板,无菌孔巾。

(3)操作步骤:新生儿外周动脉置管术及有创血压监测见视频 20-8-1。

ER 20-8-1

视频 20-8-1
桡动脉置管

1)止痛同动脉穿刺:一般使用桡动脉作为穿刺血管,也可采用足背动脉。本节拟介绍桡动脉置管。

2)进行桡动脉穿刺之前,先做 Alen 试验检查侧支循环是否通畅。

3)将患儿手腕呈过伸位置固定在固定板上。术者戴上无菌手套,消毒穿刺部位后铺无菌孔巾。

4)用穿刺针与皮肤呈 15°~30° 进针,穿透桡动脉的前壁,移出针芯,可见鲜红色回血后,放平送入 2mm,固定针芯,将外套器送入,拔出针芯。接上充满肝素盐水的注射器,冲洗管腔并确定套管在动脉后,固定套管。

(4)并发症及处理

1)感染:严格执行无菌操作,如发生感染可取感染部位的标本做培养并使用广谱抗生素。

2)出血:充分固定导管可防止套管脱出后引起出血。有出血倾向或凝血功能障碍者慎用此法。

3)动脉痉挛尽可能使用小号穿刺针,减少穿刺次数。如果出现动脉痉挛,可将套管针退出,等待痉挛缓解。

4)血栓形成或栓塞:使套管内充满肝素盐水溶液,避免空气进入套管内。在不再需要外周动脉通路时及时拔除动脉置管。

5)皮肤缺血坏死:穿刺前进行 Alen 试验以确定侧支循环通畅。

2. 外周静脉置管

(1)适应证

1)建立外周静脉通路以输液或输血治疗。

2)采用外周动静脉换血治疗。

(2)器械用品:22G 或 24G 套管针,无菌手套,络合碘,缝合丝线,肝素生理盐水(1U/ml),

1ml 或 5ml 注射器,固定板,无菌孔巾。

(3)操作步骤

1)选取合适的外周静脉并常规消毒穿刺部位皮肤。

2)术者用左手拇指和示指捏紧皮肤,右手持套管针与皮肤呈 15°~30° 进针,见有暗红色回血后放平送入 2mm,固定针芯,将外套器送入,拔出针芯,用透明贴膜固定。

3)接上充满肝素盐水的注射器。

(4)并发症及处理

1)感染:严格执行无菌操作防止感染。如发生感染,可取感染部位的标本做培养并使用广谱抗生素。

2)出血有出血倾向或凝血功能障碍的患儿慎用。

3)误入动脉如抽出回血为鲜红色,提示穿入动脉应立即拔针,按压穿刺处至少 5 分钟,直至无出血为止。

3. 脐动脉置管

(1)适应证

1)需要频繁或持续监测动脉血气者。

2)持续监测中心动脉血压者。

3)同步交换输血。

4)血管造影。

5)极早产儿早期作为输液通道。

(2)器械用品:脐血管导管(体重<1 500g 用 3.5Fr,≥1 500g 用 5.0F 三通开关),10ml 注射器,眼科镊、弯头镊,有齿钳,纱条(结扎脐带用),剪刀,手术刀,无菌巾,缝合线,肝素生理盐水(IU/ml),输液泵,消毒用品,胶布,绷带,测量尺。

(3)操作步骤(新生儿脐动脉置管术见视频 20-8-2)

视频 20-8-2
新生儿脐动脉置管

1)计算置管的长度:测量患儿的肩至脐的距离以确定导管的长度。如果用高位脐动脉插管(UAC),导管尖端应插到第 6~9 胸椎之间,约在横膈膜之上。如为低位 UAC,导管尖端应位于第 3~4 腰椎之间位,置约在肾动脉及肠系膜动脉之间。

2)体重法估算 UAC 置管深度高位:UAC 置管深度(cm)=3× 体重(kg)]+ 低位 UAC 置管深度(cm)= 体重(kg)+7。(注:实际置管深度应在估算长度基础上加脐根部长度)。

3)将患儿置于辐射台上,仰卧,手足缚好。用络合碘或 2% 氯己定、75% 乙醇严格消毒脐部及其周围皮肤,让其干燥 1~2 分钟。对于超早产儿注意保护脐部周围皮肤,可以用无菌水或生理盐水轻轻擦去消毒剂。覆盖无菌孔巾。暴露头部和足部,以利于操作过程观察患儿病情,是否出现下肢血管痉挛。术者严格洗手,穿手术衣、帽、口罩、戴手套。

4)将脐导管接上三通管,再连接上内有肝素生理盐水的 10ml 注射器,将肝素生理盐水充满整个导管系统,不得有气体。

5)在脐带根部系上一条纱条,以减少失血,但不能太紧影响导管的进入,用手术刀在距脐根部约 1cm 处将脐带切断,暴露脐动脉和脐静脉,可见两条脐动脉位于切面的 4 点和 7 点处。动脉较静脉细,孔小壁厚,呈白色。脐静脉位于 12 点处,管壁薄,腔大。助手使用两把止血钳夹住脐带末端两个对角点,保持其直立和固定,并且向外牵拉,充分暴露出脐动静脉,注意不要夹住脐动静脉。

6)术者用细镊尖端插入脐动脉内,轻微扩张脐动脉,然后将导管慢慢插入,在插入 1~2cm 后(腹壁处)如遇到阻力,可由助手将脐带向头部牵拉,拉直脐动脉;如在插入 5~7cm 处(膀胱水平)遇到阻力,可将导管退出 1~2cm 后再旋转推进,直到预定深度,抽吸有回血以证实。

7)将导管插到预定深度后,开放三通开关,如立即有血顺畅回流,说明导管已经进入脐动脉。如回血不畅多提示位置不当,应调整。如完全抽不到回血,提示导管可能插入血管壁假窦道中,应拔出重新插入。也可以立即做床旁 X 线摄片定位,并调整导管深度。

8)将脐切面做荷包缝合,并将线绕插管数圈后系牢。然后将胶布粘贴以固定插管。如患儿在插管过程中或插管后出现一侧下肢发白或发紫,考虑为股动脉痉挛所致,应将导管退出一定长度,并给对侧下肢热敷以使动脉痉挛缓解,下肢颜色恢复正常后再行插管。如经上述处理 30 分钟后无好转,应拔管后改另一条脐动脉插管。如患儿娩出超过 5 小时,可作动脉切开术。在脐窝下方 1cm 处作弧形切口,切开皮下组织和腹直肌鞘,将腹直肌从中线推向两侧,暴露脐动脉并将其与脐尿管分离后,用两个结扎线圈将脐动脉结扎,在其间做一小切口,并将插管插入到预定的深度。将近端结扎线圈扎牢,远端线圈用于固定插管,再将皮肤切口缝合 1~2 针。脐血管导管、三通开关和注射器等可用无菌巾包裹。并用输液泵将肝素生理盐水按 0.5~1ml/h 输注以保持导管通畅,防止血栓形成。

9)在三通开关处采血,先抽取 1~2ml 血后再用另外的注射器抽血送检。先前抽取的 1~2ml 血可回注患儿体内。如病情需要,并且无并发症发生,可保持 7~10 天。

(4)并发症及处理

1)感染:应严格无菌操作以减少感染,一旦缝合后不要将导管向内推进。如有问题,应重新置管。

2)血管意外:可能发生血栓形成或梗死。置管太靠近肾动脉引起肾动脉狭窄后,可导致高血压的发生。

3)出血:如果导管通路发生断裂,可以发生出血。必要时补充血容量。

4)血管穿孔:多见于操作太过用力引起。插管时不要强迫用力插入,如果推进有困难时,应该尝试换用另一根血管。如果血管穿孔,需要手术治疗。

4.脐静脉置管

(1)适应证

1)中心静脉压力测定。

2）紧急静脉输液或给药。

3）交换输血或部分交换输血。

4）超低出生体重儿的长时间中心静脉输液。

（2）器械用品同脐动脉插管。

（3）操作步骤

1）准备工作同脐动脉置管。

2）UVC 导管顶端的理想位置是在右心房下腔静脉交界点或在胸段的下腔静脉内。插管深度估算方法有以下两种：①根据肩 - 脐距离估算 UVC 置管深度：UVC 置管深度（cm）= 肩到脐距离 +1.5–2；②体重法估算 UVC 置管深度：UVC 置管深度（cm）[1.5 × 体重（kg）]+5.5（注：实际置管深度应在估算长度基础上加脐根部长度）。

3）消毒铺巾，脐带根部系上纱条，脐根部上 1cm 切除多余脐带，用肝素盐水充满脐静脉导管。

4）识别脐静脉：为一条大的薄壁的血管，位于脐带切面 12 点钟位置。

5）止血钳钳住脐带根部，插入脐导管，轻轻推至理想的深度。如插管过程中导管感受到阻力，此时可能为导管进入门脉系统或进入肠系膜静脉、脾静脉。可将导管抽出 1~2cm 后轻轻转动再慢慢推入。

6）将插管插到预定深度后，用注射器抽吸，见回血很畅通后连接管道。

7）可床旁 X 线摄片定位，并调整插管深度。导管末端应位于左心房与横膈膜之间（膈肌上 1cm 处）。插入太深可以退出；但插入长度不够，也不能再插入，以免感染。

8）将脐带做荷包缝合并将线绕插管数圈后系牢，然后将胶布粘成桥状以固定插管。

（4）并发症及处理

1）感染：严格无菌操作，固定后的导管不能向内推进。

2）血栓或栓塞：避免空气进入导管；不要试图冲洗导管末端的血凝块。

3）肝坏死、门脉静脉血栓和高血压：由于输注高渗液体和长时间留置插管引起。避免插管长时间停留在门脉系统。紧急情况下，插管只要进入约 3cm 见到血液回流即可。

4）心律失常和心脏压塞：由于插管太深刺激心脏或脏穿孔引起。应将插管抽出 1~2cm。如有心脏压塞，立即行心包穿刺减压，拔除导管。

5）坏死性小肠结肠炎：避免导管插入门脉系统。

5. 脐血管置管的拔除

（1）适应证：脐动脉置管保留 7~10 天，脐静脉置管保留 2 周应撤管，否则可增加感染和血栓的发生率。

（2）操作步骤

1）轻轻揭开覆盖的敷料，常规消毒，注意要从躯体端向导管方向进行。

2）在插入点附近握紧导管，并轻轻地、连续地向外牵拉导管。遇到阻力时不要用力过猛以防止导管断裂,可在导管上方的局部温湿敷 1 分钟,然后再重新尝试拔出导管。

3) 导管拔出后要检查其长度,以确认导管完全撤出。

4) 用无菌纱布覆盖局部。

【注意事项】

1. 外周动脉穿刺前需进行 Alen 试验以确定侧支循环通畅以防皮肤缺血坏死。

2. 外周静脉置管时,若误入动脉如回抽血为鲜红色,应立即拔针,按压穿刺处至少 5 分钟直至无出血为止。

3. 脐血管脉置管时需仔细区分脐动静脉,一般脐动脉两条,脐静脉一条,动脉较静脉细,孔小壁厚,呈白色。脐静脉管壁薄,腔大。

4. 脐动脉置管时导管需慢慢插入,若遇阻力,导管可抽出若干予以调整,不能盲目向内推送,防止感染或血管破裂穿孔。

5. 拔除脐血管置管时需轻柔、连续牵拉,拔出后要检查其长度,以确认导管完全撤出。

【关键点】

1. 早产儿置管技术是非常实用和常用的技术,笔者团队的经验是成立专门的血管通路维护小组(医护人员合作),从置管的条件选择到置管位置的选择,到留置时间、日常维护、如何缩短中央导管的使用时间、预防导管相关的感染预案等等细节问题做到个体化精准化的实施,并做持续的质量改进,才能提高导管置管的成功率,降低相关并发症,保障患儿安全。

2. 早产儿置管技术是 NICU 最重要的技术之一,也是最重要的生命通道,在降低患儿死亡率、并发症方面起到独特的作用,但是也存在不少的相关并发症或合并症,一定要有受训的专业人员操作和管理,以期获得最大的受益和最小的并发症,从而为早产儿的综合管理保驾护航,成为真正的绿色生命通道。

(王来栓)

参考文献

1. SHANEELA S, SOURABH D, AMANDA S, et al. Standardizing umbilical catheter usage in preterm infants. Pediatrics, 2014, 133 (6): e1742-1752.

2. MEGGAN B, CARL T D, HYACINTH H, et al. An evidence-based catheter bundle alters central venous catheter strategy in newborn infants. J Pediatr, 2012, 160 (6): 972-7. e2.

3. MOHAMED S, MOHAMED A, EUGENE Y, et al. Risk of infection using peripherally inserted central and umbilical catheters in preterm neonates. Pediatrics, 2015, 136 (6): 1073-1079.

第21章

早产儿常见并发症防治

第一节　早产儿呼吸窘迫综合征的防治

【导读】

早产儿呼吸窘迫综合征（respiratory distress syndrome, RDS）是新生儿科常见和重要疾病，虽然已普遍开展机械通气和肺表面活性物质（pulmonary surfactant, PS）治疗，但胎龄<28周超早产儿肺发育非常不成熟，RDS病情非常严重，病死率仍然比较高（10%~20%），是早产儿早期主要死亡原因。早产儿RDS起病很早，出生后至数小时内即发生呼吸困难，呈进行性加重，发生呼吸衰竭，因此，早产儿出生后应密切观察呼吸变化，一旦发生呼吸困难或呼吸暂停，立即给予呼吸支持，及时早期诊断和治疗。

【概述】

早产儿呼吸窘迫综合征为肺表面活性物质缺乏所致的两肺广泛损伤、渗出和肺泡萎陷的急性呼吸疾病，多见于胎龄<35周的早产儿，生后数小时出现进行性呼吸困难、青紫和呼吸衰竭。病理出现肺透明膜，又称肺透明膜病（hyaline membrane disease, HMD）。早产儿RDS发病率约5%~10%，胎龄越小发病率越高，胎龄<28周超早产儿RDS发病率达50%~60%。

【病因及发病机理】

1. 肺表面活性物质缺乏　1959年Avery和Mead发现RDS为肺表面活性物质（pulmonary surfactant, PS）缺乏所致。PS由Ⅱ型肺泡细胞合成分泌，分布于肺泡表面形成单分子层，能降低肺泡表面张力，防止肺泡萎陷和肺水肿。PS主要成分为磷脂，约占90%；其次为肺表面活性物质蛋白（surfactant protein, SP），占5%~10%；其余为中性脂肪和糖。磷脂主要为双饱和二棕榈酸卵磷脂（DPPC）。SP有4种，即SP-A、SP-B、SP-C和SP-D。

2. 导致肺表面活性物质缺乏的因素　①早产儿：早产儿肺发育未成熟，Ⅱ型肺泡细胞PS合成分泌不足。胎龄24~25周开始合成PS磷脂和活性SP-B，以后PS合成量逐渐增多，但直到胎龄35周左右PS量才迅速增多。胎龄小于35周的早产儿易发生RDS，并且，胎龄越小发生率越高。②剖宫产：多为晚期早产儿，尤其是择期剖宫产，没有经过正常分娩的宫缩和应激反应，儿茶酚胺和糖皮质激素没有大量释放，PS分泌和释放不足。③糖尿病母亲新生儿：母亲患糖尿病时，胎儿血糖增高，胰岛素分泌相应增加，胰岛素可抑制糖皮质激素，而糖皮质激素能刺激 PS 的合成分泌,因此,糖尿病母亲新生儿 PS 合成分泌受影响,多为晚期早产儿。④围产期窒息:缺氧、酸中毒、低灌注可导致急性肺损伤,抑制 Ⅱ 型肺泡细胞产生 PS。⑤ PS 蛋白功能缺陷:研究显示 PS 蛋白中的 *SP-A*、*SP-B*、*SP-C* 的基因突变或某些缺陷,不能表达蛋白,导致 PS 功能缺陷,PS 不能发挥作用,发生 RDS。

3. 发病机理　　PS 主要功能是降低肺泡表面张力,保持肺泡扩张。PS 缺乏使肺泡表面张力增高,肺泡逐渐萎陷,发生进行性肺不张,影响通气换气功能,导致缺氧和酸中毒等。缺氧和酸中毒导致肺小动脉痉挛,肺动脉高压,动脉导管和卵圆孔开放,右向左分流。缺氧加重,肺毛细血管通透性增高,血浆纤维蛋白渗出,形成肺透明膜,覆盖肺泡表面,使缺氧酸中毒更加严重,造成恶性循环。

【病理变化】

肺呈暗红色,质韧,在水中下沉。光镜下见广泛的肺泡萎陷,肺泡壁附一层嗜伊红的透明膜,气道上皮水肿、坏死、脱落和断裂。电镜下 Ⅱ 型肺泡细胞中的板层小体成为空泡。肺及肺外脏器组织广泛微血栓形成。

【临床表现】

早产儿 RDS 主要见于胎龄 <35 周早产儿,生后 1~2 小时即可出现呼吸急促,继而出现呼吸困难、呻吟、吸气相凹陷、青紫,病情呈进行性加重,至生后 6 小时症状已非常明显。然后出现呼吸不规则、呼吸暂停、呼吸衰竭。体检两肺呼吸音减弱。血气分析 $PaCO_2$ 升高,PaO_2 下降,BE 负值增加。生后 24~48 小时病情最为严重。轻型病例可仅有呼吸困难、呻吟、青紫,经无创通气治疗后可恢复。近年由于 PS 的早期使用,RDS 典型临床表现已比较少见。

【辅助检查】

1. 肺部 X 线检查　　早产儿 RDS 胸片主要改变为:两肺野透亮度普遍降低、毛玻璃样(充气减少),可见均匀散在的细小颗粒(肺泡萎陷)和网状阴影(细支气管过度充气)。随着病情加重,两肺透亮度进一步降低,可见支气管充气征(支气管过度充气),延伸至肺野中外带。重症病例肺野透亮度更加降低,心缘、膈缘模糊,整个肺野呈白肺,支气管充气征更加明显,似秃叶树枝。胸廓扩张良好,横膈位置正常(图 21-1-1)。

2. 肺超声检查　　RDS 肺部超声主要表现为:①胸膜线异常:弥漫增厚、毛糙;②多个肺野显示肺泡-间质综合征(AIS)或白肺;③多个肺野 A 线消失;④胸膜下肺实变和支气管充气征(图 21-1-2)。以上 4 项特征中具有 2 项以上者,可以超声诊断为 RDS。超声诊断 RDS 的灵

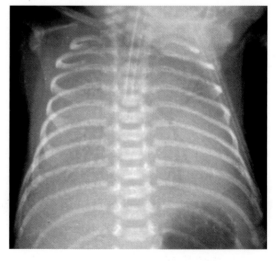

图 21-1-1　早产儿 RDS 胸片影像表现

两肺野充气不良,肺不张,呈白肺,可见支气管充气征,肺与膈缘、心脏边缘界线不清。

敏度 85.8%,特异度 92.8%,阳性预测值 94.8%,阴性预测值 81.3%。超声灵敏度高于胸片,超声特异度和胸片相比,超声的阴性预测值高于胸片。

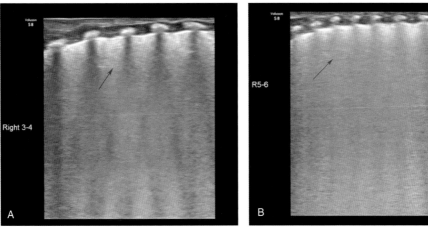

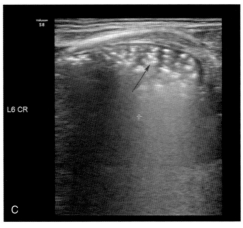

图 21-1-2 早产儿 RDS 肺部超声影像表现

A. A 线消失,B 线融合,形成肺泡间质综合征 (AIS);B. B 线致密融合;C. 红色箭头处为密集的雪花状实变影,提示存在肺实变和支气管充气征。

【诊断】

1. 病史 早产儿 RDS 主要见于胎龄 <35 周的早产儿,胎龄越小发生率越高。

2. 临床表现 生后出现进行性呼吸困难,严重低氧性呼吸衰竭。

3. 肺部影像变化 早产儿 RDS 两肺病变比较均匀分布,早期两肺野透亮度降低、毛玻璃样,严重者整个肺野呈白肺,可见支气管充气征。

【鉴别诊断】

1. B 组溶血性链球菌感染 产前感染发生的 B 组链球菌(group B streptococcal,GBS)肺炎或败血症,临床表现和肺部早期肺部影像表现极似 RDS,有时不容易鉴别。但该病常有孕妇胎膜早破史或感染表现,抗生素治疗有效。

2. 湿肺　重症湿肺与 RDS 较难鉴别,湿肺生后数小时出现呼吸困难,但病程短,病情相对较轻,X 线表现以肺泡、间质、叶间胸膜积液为主。肺部超声可鉴别 RDS 和湿肺,湿肺超声图像特征为双肺点、AIS 和胸腔积液等,胸膜线异常是鉴别 RDS 和湿肺的首要特点,RDS 胸膜线毛糙、增厚(厚度>1.45mm),湿肺胸膜线光滑。

3. 感染性肺炎　表现为呼吸困难、呻吟,但不呈进行性发展,X 线表现两肺渗出,分布不均匀。

【治疗】

早产儿出生后应密切观察呼吸变化,一旦出现呼吸困难、呻吟,应先使用无创通气,并根据肺部影像和临床表现,考虑 RDS,早期使用 PS 治疗,如病情严重,应立即气管插管,使用机械通气。

1. 无创通气　生后出现呼吸困难者应早期使用无创通气治疗,初始呼吸支持先使用经鼻持续气道正压通气(nasal continuous positive airway pressure,nCPAP),如 nCPAP 失败使用经鼻间隙正压通气(nasal intermittent positive pressure ventilation,NIPPV)或无创高频通气(nasal high frequency ventilation,nHFV)。无创通气能使肺泡在呼气末保持正压,防止肺泡萎陷,有助于萎陷的肺泡重新张开。及时使用无创呼吸支持可减少机械通气的使用。如使用无创呼吸支持后出现反复呼吸暂停、$PaCO_2$ 升高、PaO_2 下降,应改用机械通气。

2. 肺表面活性物质药物治疗

(1)给药指征:美国儿科学会指南和欧洲新生儿 RDS 防治指南建议:新生儿出生后应密切观察呼吸情况,如出现呻吟、呼吸困难,先使用 nCPAP,如 nCPAP 压力>5cmH_2O,FiO_2>30%,给 PS 治疗。

(2)给药剂量:每种 PS 药品各自有推荐剂量,各不相同,目前国内使用的 2 种 PS 推荐的剂量范围,分别为每次 70~100mg/kg 和 100~200mg/kg。给药剂量应根据病情严重程度而定,重症病例需使用较大剂量。

(3)给药次数:对轻症病例一般给 1 次即可,对重症病例需要多次给药,但一般最多给 4 次,间隔时间根据需要而定,一般为 6~12 小时。

(4)给药方法:将 PS 经气管插管注入肺内,仰卧位给药。近年也有开展微创给药方法(LISA/MIST),通过细管插入声门下进入气道给药,可以避免传统的气管插管。

3. 机械通气　无创通气效果不理想者,应采用机械通气,一般先使用常频机械通气,初调参数呼吸频率 40~50 次/min,吸气峰压(PIP)15~20cmH_2O,PEEP 5~6cmH_2O。如常频机械通气参数比较高,效果不理想,应改用高频机械通气,减少常频正压通气所致的肺损伤。使用机械通气病情改善者应尽早撤离机械通气,在撤离机械通气过程中使用咖啡因,可以加速撤机,减少再次气管插管和机械通气。撤机后再改用无创通气。

4. 支持治疗　RDS 因缺氧、高碳酸血症导致酸碱、水电解质、循环功能失衡,应予及时纠正。改善循环功能可用多巴胺 3~10μg/(kg·min)。

5. 并发症治疗 并发持续肺动脉高压时,使用吸入一氧化氮(NO)治疗,重症感染所致的 RDS 常合并严重新生儿持续性肺动脉高压(PPHN),吸入 NO 治疗非常重要。

6. 原发病治疗 对继发于重症感染者,应积极抗感染治疗。

【预防】

早产儿 RDS 产前预防:目前基本达成的共识是对胎龄<34 周,可能 1 周内发生早产的孕妇给予肌内注射倍他米松或地塞米松,可明显降低早产儿 RDS 发生率。倍他米松:每次 12mg,间隔 24 小时,一个疗程 2 次,肌内注射;或地塞米松:每次 6mg,间隔 12 小时,一个疗程 4 次肌内注射。产前激素治疗的最佳时间是分娩前 24 小时~7 天给药。但鉴于不同情况,用药策略不同,具体详见第七章第三节。

【注意事项】

1. 早产儿出生后应密切观察呼吸变化,如发生呼吸困难,即给予无创通气,先使用 nCPAP,根据病情需要也可选择其他无创通气模式。

2. 同时进行肺部影像学检查,床旁胸片或/和床旁超声检查,如显示 RDS 表现,可明确诊断。

3. 如 nCPAP 压力 6cmH$_2$O,FiO$_2$>0.3,给予 PS 治疗,nCPAP+PS 是早产儿 RDS 优先选择的治疗模式。

4. 对于严重病例,如无创通气不能维持,应改为气管插管,机械通气,一般先使用常频机械通气,如病情严重,可选择高频机械通气。

【关键点】

1. **早产儿 RDS 发生呼吸困难** 先使用无创通气,并尽快使用肺表面活性物质治疗,无创通气不能维持者,及时改为机械通气,包括高频机械通气。在积极呼吸治疗的同时,积极做好早产儿综合管理。

2. **早产儿综合管理** 早产儿 RDS 病情严重,影响全身各脏器,应积极做好早产儿综合管理,包括保暖、喂养、循环稳定、液体平衡、预防感染等。

(陈 超)

参考文献

1. 中华医学会儿科分会新生儿学组, 中华儿科杂志编辑委员会. 中国新生儿肺表面活性物质临床应用专家共识 (2021 版). 中华儿科杂志, 2021; 59 (8): 627-632.

2. SWEET D, CARNIELLI V, GREISEN G, et al. European consensus guidelines on the management of RDS--2019 Update. Neonatology, 2019; 115 (4): 432-450.

3. DONDA K, VIJAYAKANTHI N, DAPAAH-SIAKWAN F, et al. Trends in epidemiology and outcomes of respiratory distress syndrome in the United States. Pediatric Pulmonology. 2019; 54 (4): 405-414

4. NG EH, SHAH V. Guidelines for surfactant replacement therapy in neonates. Paediatr Child Health.

2021; 26 (1): 35-49.

第二节 早产儿脑损伤防治

【导读】

早产儿神经系统发育未成熟,如发生围产期缺氧缺血等不良事件,容易发生脑损伤。早产儿脑损伤主要包括颅内出血和早产儿脑病等,发生率比较高,胎龄越小,发生率越高,是导致早产儿后遗症和预后不良的主要原因,须积极防治。

【概述】

颅内出血是早产儿常见的临床问题,严重病例常遗留后遗症。颅脑超声检查是早期发现和诊断颅内出血最常用的方法,对胎龄<32周早产儿,应常规进行床旁颅脑超声检查,并定期随访。在生后 3~7 天床旁超声检查显示,早产儿颅内出血发生率为 4.78%(95/1 988),极低出生体重儿为 21.53%(31/144),多数报道显示超早产儿颅内出血发生率达 50%~60%。早产儿颅内出血重在预防,严格预防产前、产时和产后发生缺氧缺血等各种不良事件,尽可能降低颅内出血发生率和严重程度。

早产儿脑病主要表现为脑白质损伤,是早产儿脑损伤的主要类型之一,是导致早产儿远期不良预后的重要原因。主要病因是产前、产时和产后发生缺氧缺血和感染炎症等不良事件。早产儿脑病临床表现不典型或很轻微,主要通过神经影像学检查发现,生后早期应常规进行颅脑超声检查,对高危病人在纠正胎龄足月时进行磁共振检查。对诊断早产儿脑病的病例应进行密切随访,早期康复治疗,定期检查和神经行为评估。

一、早产儿颅内出血

早产儿颅内出血(intracranial hemorrhage,ICH)是指早产儿中枢神经系统发生的出血,出血部位包括硬膜下出血、蛛网膜下腔出血、脑室周围 - 脑室内出血、小脑出血和脑实质出血等,脑室周围 - 脑室内出血是早产儿颅内出血最常见类型。根据颅脑超声检查,颅内出血分为 4 级,1~2 级通常不会有后遗症,而 3~4 级常遗留不同程度后遗症。

【病因与发病机理】

1. **缺氧** 早产儿脑室周围室管膜下生发基质富含血管,对缺氧缺血极为敏感,缺氧可致脑血流自我调节功能受损,促发血管破裂出血。生发基质出血后,血液常进入侧脑室。

2. **脑血流波动** 引起脑血流波动的因素,是早产儿颅内出血重要原因,尤其在超早产儿。机械通气、频繁吸引、快速输液、过多搬动等可使血压急剧升高、脑血流突然变化,导致颅内出血。

3. **凝血功能障碍** 早产儿凝血因子不足,血小板功能较差,容易发生凝血功能障碍,母亲孕期用药(如苯妥英钠、利福平)等也可引起颅内出血。

4. **其他** 产科高危因素,分娩过程不顺利,急诊剖宫产、胎盘早剥、产钳/胎头吸引助产、难产、急产、滞产等异常分娩史。输注高渗液体、高血糖、气胸等也是早产儿颅内出血危险因素。

【临床表现】

临床表现与出血部位、出血量、胎龄和出生体重密切有关。早产儿颅内出血多数临床表现不典型(表 21-2-1),甚至无临床症状或体征,仅在超声检查时发现。

表 21-2-1　早产儿颅内出血主要临床表现

临床表现	
意识改变	激惹、兴奋,或淡漠、呆滞、嗜睡、昏迷
颅内压增高表现	前囟饱满、紧张,抽搐
肌张力改变	增高,或减弱、松软
眼部表现	凝视、斜视、眼球固定、瞳孔不对称、对光反应迟钝
呼吸改变	呼吸增快,或减慢、不规则、抽泣样呼吸
失血表现	失血性贫血、面色苍白

早产儿颅内出血主要部位和类型如下:

1. **脑室周围-脑室内出血(periventricular-intraventricular hemorrhage,PIVH)** 是早产儿最常见的颅内出血类型,早产儿脑室周围室管膜下生发基质富含血管,为不成熟的毛细血管网,仅由一层内皮细胞组成,缺乏肌层和结缔组织支持,如发生血压波动可促发血管破裂出血。生发基质的毛细血管网在引流入静脉系统时的血流方向呈独特的"U"字形,如胎头娩出困难、颅骨过度受压易发生出血。生发基质出血后,血液常进入侧脑室,血凝块可阻塞大脑导水管和蛛网膜绒毛而引起出血后脑积水和脑室周围出血性梗死。随着极低出生体重早产儿存活率的提高,PIVH 已成为早产儿的重要问题。50% 的患儿出血开始于生后第 1天,30% 的出血发生在第 2 天,到生后 72 小时头颅超声可发现 90% 的 PIVH。胎龄 35 周后生发基质逐渐退化,因此,脑室周围-脑室内出血主要发生在胎龄<35 周早产儿,胎龄越小发生率越高。

2. **蛛网膜下腔出血(subarachoid hemorrhage,SAH)** 指原发性蛛网膜下腔出血,出血多起源于软脑膜丛的小静脉或蛛网膜下腔的桥静脉,不包括继发性的蛛网膜下腔出血,如硬膜下、脑室内或小脑等部位出血后向蛛网膜下腔扩展所致。多见于早产儿,多与窒息、缺氧、酸中毒等因素有关。也可见于足月儿,多由产伤所致。大多数 SAH 病例为轻度,出血量较少,无明显临床表现,预后良好,仅极少数出血量较大者表现为惊厥、意识障碍、肌张力减低和中枢性呼吸衰竭,甚至于短期内迅速恶化和死亡。

3. **小脑出血**(intracerebellar hemorrhage,ICH) 原发性小脑出血在新生儿并不少见,常见于胎龄小于 32 周或出生体重低于 1 500g 的早产儿,发生率为 15%~25%,也可见于足月儿,多与产伤史相关。可表现为屏气、呼吸不规则、呼吸暂停、心动过缓和贫血。出血量多者病情严重,很快出现脑干受压症状,如木僵、眼球偏斜、面瘫、昏迷、间歇性肢体张力增高、角弓反张等,病情可迅速恶化,短时间内死亡,尤其是早产儿。

【诊断】

诊断主要依靠病史、临床表现及影像学检查。早产儿颅内出血的临床症状和体征较少,单凭临床表现很难诊断,影像学检查是主要诊断技术。

1. **颅脑超声检查** 是诊断脑室周围 - 脑室内出血、脑实质出血的首选方法。床旁连续颅脑超声检查对早产儿 PIVH 的开始时间、出血部位及严重程度提供可靠的信息。极低出生体重儿是易发生 PIVH 的高危人群,应常规进行头颅超声检查。在生后 3 天内、1 周、2 周、3 周、4 周各查 1 次,以后继续随访。

2. **依据头颅影像学检查** 按 Papile 分级法,将 PIVH 分为 4 级。1 级:室管膜下生发层基质出血,不伴脑室内出血;2 级:生发层基质出血破入脑室,引起脑室内出血,但无脑室扩大;3 级:脑室内出血伴脑室扩大;4 级:脑室内出血伴脑实质出血或脑室周围出血性梗死。一般 1 级预后良好,2 级绝大多数预后良好,但需要动态随访,3 和 4 级常留有不同程度的神经系统后遗症。

3. **颅脑 CT 检查** 早产儿不宜做 CT 检查,对 PIVH 一般不需要 CT 检查,对硬膜下出血、后颅凹出血、蛛网膜下腔出血和某些脑实质出血,颅脑 CT 的诊断价值优于超声,CT 检查可确定出血的部位和程度。

4. **磁共振(MRI)检查** 对后颅凹硬膜下出血和小脑出血,MRI 的诊断价值优于 CT,对合并脑白质损伤需做 MRI 检查。

【治疗】

1. **保持稳定** 保持内环境稳定,保持血压正常和血气分析正常。保持安静,减少操作干扰。

2. **支持疗法** 维持正常通气,维持水电解质和酸碱平衡,维持体温和正常代谢等。

3. **止血** 可使用维生素 K_1 等,纠正凝血功能异常。

4. **对症治疗** 如颅内压很高者,瞳孔不等大、呼吸不规则,发生脑疝,可适当使用 20% 甘露醇,每次 0.25~0.5g/kg,静脉注射。出现惊厥者应及时止惊,可用地西泮或苯巴比妥。

5. **出血后脑积水处理** 急性期过后,应随访颅脑超声检查评估脑室大小,根据超声检查脑室扩张的进展速率和严重程度,可进行脑室穿刺引流、脑积水分流术等相应处理。

【预防】

早产儿颅内出血应以预防为主,积极预防可降低早产儿颅内出血发生率。

1. 预防缺氧 预防胎儿窘迫,避免产时和产后发生缺氧。

2. 密切监护 密切监护病情变化,积极防治早产儿各种并发症,保持病情稳定。

3. 保持循环功能稳定 避免使脑血流发生较大波动,避免快速过多补液。

4. 保持凝血功能正常 保持酸碱平衡,避免使用高渗液体。

【预后】

早产儿颅内出血预后较难确定,与出血的原因、出血类型、严重程度及部位有关,如出血仅限于生发基质或伴少量 IVH 者预后较好,很少发生脑室扩张。中度出血者,存活者中 20%~30% 发生脑室扩大和脑积水。严重出血病例病死率在 20%~30% 左右,存活者常发生脑积水。重度 IVH 伴脑室周围出血性梗死者,病死率和脑积水发生率均较高,分别为 40% 和 70%。

二、早产儿脑病

早产儿脑病(encephalopathy of prematurity,EOP)是由于早产儿脑发育未成熟,围产期或出生后各种危险因素引起的脑组织病理性损害,主要表现为早产儿脑白质损伤(whiter matter injury,WMI),严重者发生脑室周围白质软化(periventricular leukomalacia,PVL)。在胎龄<32 周早产儿,早产儿脑病发病率约 20%,其中 5%~10% 表现为中重度脑损伤。严重脑病可导致认知功能障碍、脑瘫、精神行为发育迟滞、听力和视听损害等神经系统后遗症。

【病因与发病机制】

围产期缺氧缺血和感染是导致早产儿脑病的主要病因,高氧暴露、低碳酸血症等亦可引起早产儿脑病。

1. 脑发育未成熟 早产儿脑病的主要靶细胞为晚期少突胶质细胞前体细胞,少突胶质细胞从神经干细胞发育至成熟的少突胶质细胞经历了 4 个阶段:早期少突胶质细胞前体细胞,晚期少突胶质细胞前体细胞,未成熟少突胶质细胞和成熟少突胶质细胞。晚期少突胶质细胞前体细胞处于快速发育阶段,对能量需求很高,对缺血缺氧、氧自由基、兴奋性氨基酸和炎症因子高度敏感,容易发生损害。少突胶质细胞主要参与髓鞘的形成和维持,晚期少突胶质细胞前体细胞阶段,神经轴突髓鞘化尚未完成,故损伤后可发生脑白质损伤,导致髓鞘化障碍。

2. 缺氧缺血 围产期缺氧缺血是早产儿脑病的主要原因,脑组织缺氧缺血可导致神经细胞能量衰竭,兴奋性氨基酸过度释放和钙离子内流,激活一氧化氮合酶,诱导神经细胞损伤。缺氧缺血再灌注可释放大量氧自由基,导致神经细胞氧化损伤。

3. 感染和炎症反应 围产期感染可激活多种细胞,介导炎症反应,释放炎症因子,直接损伤神经元、少突胶质细胞前体细胞及轴突。感染和炎症反应可通过促进兴奋性氨基酸释放、刺激一氧化氮合成、诱导小胶质细胞活化及星形胶质细胞增生等途径损伤胎儿和新生儿神经细胞。

4. 其他危险因素 产科合并症 / 并发症,包括高血压、糖尿病、心脏病、严重贫血、血栓或羊水栓塞等,可直接或间接导致胎儿和早产儿脑损伤。

【病理变化】

早产儿脑病主要发生于脑终末血管供血区,包括脑室周围白质和位于顶枕叶内的旁矢状区皮质。主要病理改变为局灶性和弥漫性损伤。局灶性损伤主要位于脑白质深部,以细胞坏死和空洞形成为特征,是较为严重的病变。弥漫性损伤主要表现为晚期少突胶质细胞前体细胞特异性损害,为相对较轻的病变。最终结果为继发于髓鞘化障碍的脑白质容积减少,脑室扩大。神经元和轴突损伤主要包括脑白质轴突和板下层神经元、丘脑、基底神经节及大脑皮质损害,小脑和脑干也可受累。

【临床表现】

早产儿脑病缺乏特异性临床症状和体征,可表现为中枢性呼吸暂停、抑制状态、心动过缓、意识改变、惊厥、肌张力异常、原始反射异常等,也可无明显临床症状。对于高危早产儿,特别是小胎龄早产儿,应密切观察。

【辅助检查】

1. 头颅超声检查 ①脑水肿:在病变早期可见弥漫性脑实质回声增强,侧脑室显著变窄呈裂隙状或消失,脑结构模糊;②脑室周围白质软化:早期病变部位呈粗糙、球形或大范围的回声增强区,回声高于脉络丛;随后脑实质回声可转为相对正常;随着病程进展,原回声增强部位可形成多发性小囊腔,严重病例小囊腔可消失而遗留脑室扩大或相互融合形成较大的囊腔。生后存在各种危险因素的早产儿,建议生后 1、3、7、14 和 28 天各做一次头颅超声检查,以后定期复查,病情发生变化时随时检查,动态监测。

2. 头颅 MRI 检查 早期可发现严重脑水肿、脑白质损伤等改变,晚期可见多囊脑软化、脑空洞及脑萎缩等改变。病情早期 T_1WI 表现为白质区域的高信号,T_2WI 为低信号或等信号;慢性期 T_1WI 异常信号消失、低信号或白质容积减少,T_2WI 为高信号或弥漫性过度高信号。如病情稳定,在生后 4~14 天可做首次颅脑 MRI 检查,纠正胎龄 36~40 周或出院前做第 2 次检查,此时 MRI 检查对判断脑发育和评估预后价值较大。

由于头颅 CT 不能敏感反映脑组织含水量的变化,对判断脑细微结构、脑发育和神经系统远期预后的可靠性较差,考虑早产儿脑病时不建议头颅 CT 检查。

3. 神经电生理检查

(1)脑电图:急性期主要表现为连续性中断和 / 或背景活动振幅减低。慢性期主要表现为频谱紊乱:① δ 波畸形伴或不伴额叶 $>100\mu V$ 的正向尖波或枕叶 $>150\mu V$ 的负向尖波;②中央区 $>100\mu V$ 的正向尖波。

(2)振幅整合脑电图(amplitude integrated electroencephalography,aEEG):主要表现为缺

乏睡眠周期、窄带下界电压过低、窄带带宽加大、连续性低电压、癫痫样波形和爆发抑制等，aEEG 需在生后 1 周内检测。

【诊断与鉴别诊断】

诊断：依据可能导致早产儿脑病的危险因素、临床表现及影像学检查可明确诊断，头颅影像学检查是确诊的主要依据。

鉴别诊断：早产儿脑病临床表现不典型，颅内出血、颅内感染及脑卒中临床表现与早产儿脑病相似，需结合头颅影像学检查明确诊断。

【治疗】

早产儿脑病无特殊治疗，主要采用支持对症治疗为主。维持正常氧合，维持血糖稳定，维持水电解质平衡，防止脑血流量波动，出现惊厥给予抗惊厥治疗，出现呼吸暂停予以呼吸支持和咖啡因治疗。

【预防】

早产儿脑病重在预防，应采取综合防治原则。优化呼吸管理，纠正缺氧和酸中毒，避免低碳酸血症。维持血压在正常范围，避免血压波动，以维持脑血流正常灌注和脑血流动力学稳定。维持电解质、血糖、血浆渗透压在正常范围和最佳的营养状态。维持体温正常，避免低体温。

【注意事项】

1. 早产儿颅内出血是导致远期儿童神经系统后遗症的重要原因。

2. 对早产儿生后应及时进行颅脑影像学检查，及时发现颅内出血。

3. 早产儿颅内出血防治的关键是预防，尽可能避免损伤、缺氧，保持安静和稳定，减少颅内出血发生率，避免发生重症颅内出血。

4. 早产儿颅内出血应及时治疗，对严重病例应及时请神经外科会诊，必要时需神经外科干预。

5. **预防** 早产儿脑病的病因主要是产前、产时和产后缺氧缺血和感染炎症等不良事件，应严格预防围产期各种不良事件。

6. **早期诊断** 早产儿脑病的早期诊断主要依靠神经影像学检查，生后早期先进行颅脑超声检查，然后对高危病例进行颅脑磁共振检查。

7. **神经行为评估** 早产儿脑病早期临床表现不典型或很轻微，但远期发生神经系统后遗症，这个过程是缓慢逐渐出现的，对高危病例应密切随访，定期进行神经行为评估。

8. **康复治疗** 目前早产儿脑病还没有特别有效的治疗措施，康复治疗非常重要，应早期开始康复治疗。

【关键点】

1. 早产儿颅内出血的防治重在预防，重在早期发现。在产前、产时和产后严格预防发生各种不良事件，做好早产儿综合管理，保持病情稳定。早产儿出生后定期进行床旁颅脑超声检查,可及时发现颅内出血。

2. 早产儿脑病重在预防,严格预防围产期发生各种不良事件。生后早期应及时做颅脑超声检查,对高危病例选择颅脑磁共振检查。早产儿出院后应密切随访,定期进行神经行为评估,根据评估结果决定是否需要康复治疗。

(陈 超)

参考文献

1. 中国医师协会新生儿专业委员会. 早产儿脑损伤诊断与防治专家共识. 中国当代儿科杂志, 2012, 14 (12): 883-884.
2. GUPTA SN, KECHLI AM, KANAMALLA US. Intracranial hemorrhage in term newborns Managements and outcomes. Pediatr Neurol, 2009, 40: 1-12.
3. WHITELAW A, ODD D, BRION LP, et al. Intraventricular streptokainase after intraventricular hemorrhagen in newborn infants. Cochrane Datebase Systematic Reviews, 2007, 4: CD000498.
4. BASAAN H. Intracranial hemorrhage in the preterm infant: understanding it, preventing it. Clin Perinatol, 2009, 36: 737-762.
5. 张可, 胡兰, 李志华, 等. 早产儿脑病颅脑磁共振影像学特点分析. 中华医学杂志, 2017, 97 (17): 1299-1302.
6. 董丽娟, 张可, 林洁, 等. 超早产儿脑病危险因素的病例对照研究. 中国循证儿科杂志, 2017, 12 (1): 64-68.
7. 林洁, 陈超. 出生后感染/ 炎症与早产儿脑病的相关性研究进展. 中华医学杂志, 2016, 96 (22): 1796-1800.

第三节 早产儿感染防治

【导读】

对于早产儿,尤其是极低出生体重儿(very low birth weight,VLBW),败血症仍是新生儿期死亡和发生并发症的主要原因。与足月儿相比,早产儿由于免疫功能低下(血循环中的母体免疫球蛋白水平低、调理作用和补体功能低下)、上皮黏膜屏障未成熟(皮肤和黏膜屏障薄弱)、较多侵入性装置(如中心动静脉导管、气管插管以及胃管等)以及全胃肠外营养等,导致其发生败血症的风险增加。生后72小时内出现的败血症称为早发型败血症(early-onset sepsis,EOS),生后72小时后出现的败血症为晚发型败血症(late-onset sepsis,LOS)。对早产儿临床败血症的早期识别和及时治疗,对改善早产儿预后有重要作用。

【概述】

早产儿 EOS 通常是由于母婴垂直传播,由污染的羊水上行感染或在阴道分娩期间被母亲下生殖道定植或感染的细菌引起。早产儿的胎龄和出生体重越低,发生 EOS 的风险越高。文献报道,胎龄<25 周、25~28 周和 ≥ 29 周,EOS 的发生率分别为 3.5%、1.9% 和 1%。B 组溶血性链球菌(group B Streptococcus,GBS)和大肠埃希菌(Escherichia coli,E.coli)是 EOS 最常见的致病菌。美国国立儿童健康与人类发育研究所(NICHD)数据研究显示,在 VLBW 中,由 E.coli 和 GBS 所致 EOS 的发病率分别为 5.1‰ 和 2.1‰,而出生体重 1 500~2 500g 的早产儿,E.coli 和 GBS 所致 EOS 的发病率分别为 0.5‰ 和 0.4‰。其他引起 EOS 的细菌包括草绿色链球菌、肠球菌、克雷伯菌、凝固酶阴性的葡萄球菌、金黄色葡萄球菌、李斯特菌和真菌等。

早产儿 LOS 可通过如下两种机制获得:①母婴垂直传播:最初导致细菌在新生儿体内定植,之后发展为感染;②水平传播:由直接接触医护人员或环境感染源导致(即医源性感染)。侵入性操作(如血管内置管)等一些原因可使皮肤或黏膜的完整性受到破坏,增加发生 LOS 的风险。

一、早发型败血症

【临床表现】

早产儿败血症的临床表现可为非特异性的轻微症状,如呼吸暂停轻度增加,也可为暴发性脓毒症休克。早产儿败血症的非特异性体征包括:①呼吸窘迫,从轻度呼吸增快到呼吸衰竭;②机械通气患儿所需通气支持增加;③嗜睡或肌张力减弱;④呼吸暂停增加;⑤喂养不耐受;⑥体温不稳定;⑦低血压或灌注不足;⑧心率增快。由于早产儿败血症的症状和体征无特异性,所以只要反应或喂养情况出现异常,都应视为全身细菌感染的可能表现。由于早产儿可能没有提示脑膜炎的临床体征,对于所有行血培养的早产儿,均应考虑进行腰椎穿刺。

部分革兰氏阴性菌败血症可导致暴发性的严重败血症和 / 或脓毒症休克,患儿可在 48 小时内死亡。败血症伴心血管功能不全、急性呼吸窘迫综合征或至少两个器官系统功能障碍时,考虑为严重脓毒症。在严重脓毒症患儿,全身炎症反应产生促炎介质和抗炎介质,从而导致多器官功能障碍,称为全身炎症反应综合征(systemic inflammatory response syndrome,SIRS)。出现脓毒症休克时,血管中的液体渗出至血管外间隙,导致组织灌注不足,全身血管阻力降低,还可能引起心肌功能障碍。新生儿休克的主要临床表现包括:①四肢冰冷、肢端发绀和面色苍白;②心率改变,初期为心动过速,在后期阶段或末期出现心动过缓;③神经系统改变,如嗜睡、易激惹或无反应性;④低血压;⑤少尿。

【诊断】

因宫颈功能不全、胎膜早破、绒毛膜羊膜炎、急性或其他不明原因的胎儿状态不稳定引起的早产都是 EOS 发生的危险因素。早产儿出现败血症的临床表现,要进行相关的实验室检查,包括血培养、CSF 培养、全血细胞计数和分类计数、C 反应蛋白和降钙素原等。生后 72 小时内血液或脑脊液培养(或其他无菌腔液,如胸腔积液)发现有致病菌可确诊 EOS。对于血培养阴性,而临床表现符合 EOS 的早产儿,满足下列条件中任何一项:①血液非特异性检查 ≥2 项阳性;②脑脊液检查呈化脓性脑膜炎改变;③血中检出致病菌 DNA,可诊断为临床败血症。

【治疗】

1. **支持治疗** 包括维持合适的温度,吸氧或正压呼吸支持,生理盐水扩容维持血循环,多巴胺等正性肌力药物治疗,维持液体和电解质平衡。

2. **抗生素的选择** 根据 EOS 菌群分布情况,选用对 GBS、大多数其他链球菌、*E.coli*、肠球菌及李斯特菌有效的抗生素。目前 EOS 较多采用氨苄西林(或青霉素)加第三代头孢菌素作为一线抗菌药物组合。国内近年报道显示新生儿 *E.coli* 对头孢菌素类耐药率超过 30%。因此,可选用氨苄西林或阿莫西林加 β- 内酰胺酶抑制剂复方制剂,如氨苄西林舒巴坦或者阿莫西林克拉维酸钾作为一线抗菌药物。几种一线抗菌药物组合可以交替使用,以减少病房内耐药菌的产生。

二、晚发型败血症

早产儿胎龄和出生体重越低,发生 LOS 的风险也越高。文献报道,胎龄 <25 周、25~28 周和 ≥29 周,LOS 的发生率分别为 41%、21% 和 10%。NICHD 研究显示,48% 的 VLBW 的 LOS 由凝固酶阴性的葡萄球菌引起,其次为其他革兰氏阳性菌 22%(包括金黄色葡萄球菌、肠球菌和 GBS),革兰氏阴性菌 18%(包括 *E.coli*、克雷伯菌、假单胞菌、肠杆菌及沙雷菌),以及真菌 12%(包括白色假丝酵母菌和近平滑假丝酵母菌)。近年,真菌感染也成为国内 NICU 引起早产儿院内感染的病原菌之一,其他的念珠菌有热带念珠菌、格拉布勒他念珠菌、克鲁斯念珠菌、假热带念珠菌等。文献报道,超低出生体重儿中,侵袭性真菌感染的发生率为 5.5%~20%,总的病死率在 30% 左右,73% 的患儿死亡或者遗留神经系统后遗症。

【临床表现和诊断】

早产儿 LOS 的临床表现和诊断与 EOS 类似。早产儿念珠菌感染后,临床上有败血症的表现,血液、尿液(经过导尿或耻骨上穿刺的)、腹腔液或脑脊液培养出真菌,活检 / 尸解标本有深部真菌感染的组织学表现,称为侵袭性真菌感染(invasive Fungal Infection,IFI)。侵袭性真菌感染可出现相关器官损害,眼内感染可以导致眼内炎;脑膜炎和脑脓肿可导致严重的神经系统损伤;真菌性骨髓炎和心内膜炎通常需要外科手术或长期治疗。

对于早产儿 LOS,除了血、尿、脑脊液培养外,应从任何其他可能的感染病灶取样进行培养,如:眼部的脓性分泌物、脓疱、皮损、骨骼、关节、腹腔积液,或机械通气婴儿的气道吸出物。

【治疗】

1. 支持治疗　同 EOS。

2. 抗生素的选择　对于早产儿 LOS,经验性抗生素治疗的选择基于可能的病原体、特定 NICU 中病原菌及药物敏感性。如果怀疑主要致病菌为耐甲氧西林、凝固酶阴性的葡萄球菌和金黄色葡萄球菌,可以在等待培养和药物敏感结果时,应用万古霉素作为初始经验性抗生素治疗;如果怀疑产超广谱 β- 内酰胺酶的克雷伯菌属和沙雷菌属,可经验性使用第四代头孢菌素(如头孢吡肟)或碳青霉烯类(如美罗培南)治疗;如果怀疑假单胞菌,可使用头孢他啶或哌拉西林 / 他唑巴坦治疗。如果考虑念珠菌感染,推荐使用两性霉素 B 脂质体;存在尿路感染时,选择氟康唑治疗。

3. 对于部分 LOS,特别是真菌感染,导管可能是细菌感染病灶,应尽早拔除;延迟拔除(脓毒症诊断 48 小时之后)或拔除失败,会增加并发症(如终末器官损伤和血小板减少)和持续性菌血症的风险。

【预防】

在侵袭性真菌感染发生率高的 NICU 内,VLBW 早产儿可预防性使用氟康唑。预防早产儿医源性感染主要在于感染控制措施,下列措施可降低 LOS 的发生率。

1. 保证手卫生是减少医源性感染最有效的方法之一。WHO 对于手卫生有下述推荐:

(1)用肥皂和水清洗手部明显污渍(污垢、血渍或其他体液)。

(2)对于双手无明显污渍的所有临床诊疗,使用含酒精的洗手液。应选择低刺激性洗手液,置于提供医疗服务时方便取用处。

(3)清洁双手和护理患者时,应将衣袖挽至双肘以上。每位患者应有专用听诊器,每次使用前后都用酒精消毒。

(4)直接接触患者前后需注意手卫生,包括:操作侵入式器械(不论是否戴手套);接触体液、破损皮肤、黏膜或伤口敷料;护理同一位患者时,手从一处污染部位移至另一处(例如,从包扎外科伤口移至护理静脉血管部位时);接触非生物表面或物体后;摘除手套后。

(5)戴手套不能替代手卫生。预计将接触血液或其他可能感染的物质或身体部位时,需佩戴手套。接触每位患者后或护理同一位患者期间,手从一处污染部位移至另一处,均应更换手套。

(6)指甲不能超过指尖末端以防划破手套,且指甲必须保持干净以减少将病原菌传播给患者的可能。

(7)加强医护人员手卫生教育和反馈。

(8)监督医护人员遵守手卫生规定,并对其表现提供反馈。

2. 对于有中心置管的新生儿,预防导管相关性血流感染的策略包括:

(1)制定并遵守置管和导管护理的指南,包括置管部位使用无菌术和抗菌剂、每日监测导管部位、每周 1 次更换敷料并清洁相应部位。输注葡萄糖及氨基酸的管道应每 4~7 日更换 1 次。不推荐为预防新生儿导管相关性血流感染而常规使用抗生素封管治疗。

(2)使用密闭的给药系统。

(3)促进早期母乳肠内喂养,以减少使用中心静脉置管和全胃肠外营养的需求和时间。

3. 谨慎使用抗生素治疗以降低抗生素耐药及真菌感染的风险。包括:仅在可能细菌感染的临床情况下进行抗生素治疗;如果没有发现细菌感染,停止经验性治疗;根据细菌药敏试验结果,改为抗菌谱最窄的抗生素治疗。限制万古霉素的使用可能减少耐万古霉素的肠球菌,限制第三代广谱头孢菌素的使用可能减少产超广谱 β- 内酰胺酶的产生。

4. 其他感染控制措施有避免过度拥挤,监测和监督院内感染情况,包括病原菌及其抗生素敏感性。

5. 持续改善医疗质量,着重增强医护人员的意识及教育、确立共同的改进目标、开展培训、保护环境卫生、制定患者服务指南。

【注意事项】

1. 早产儿败血症的症状可为非特异性轻微表现(如呼吸暂停轻度增加),也可为暴发性脓毒症休克。早产儿疑似存在败血症时,在等待培养结果期间,通常应开始进行经验性抗生素治疗,随后根据培养的病原菌及其药物敏感性调整抗生素治疗。

2. 早产儿脓毒症,有时需要与遗传性代谢病、危重先天性心脏病等鉴别,必要时可完善心脏多普勒超声、血串联质谱、尿气相质谱和基因检测等辅助检查。

3. 对于部分 LOS,导管可能是细菌感染病灶,应评估是否尽早拔除。

【关键点】

1. 新生儿败血症是导致早产儿在新生儿期死亡和发生并发症的主要原因,尤其是极低出生体重儿(VLBW)。

2. 早产儿败血症通常依据患儿年龄的不同,分为早发型脓毒症(EOS,≤ 3 日龄)和迟发型脓毒症(LOS,> 3 日龄)。EOS 由细菌的母婴垂直传播引起,LOS 由产时获得或从环境中水平传播获得的细菌引起。

3. B 组链球菌(GBS)和革兰氏阴性菌(通常为大肠埃希菌)是导致 EOS 最常见的致病菌,凝固酶阴性葡萄球菌(CoNS)和克雷伯菌是导致 LOS 最常见的致病菌。

4. 对于早产儿败血症,根据可能的病原菌选择经验性抗生素治疗方案,随后根据培养病原菌和药敏结果进行调整,抗生素疗程通常为 10~14 日。

5. 医源性感染所致早产儿败血症的预防主要在于感染控制措施,包括手卫生、遵循插管和留置管护理指南以及谨慎使用抗生素治疗。

(夏红萍)

参考文献

1. STOLL BJ, HANSEN NI, BELL EF, et al. Trends in care practices, morbidity, and mortality of extremely preterm neonates, 1993-2012. JAMA, 2015, 314: 1039.

2. STOLL BJ, HANSEN NI, SÁNCHEZ PJ, et al. Early onset neonatal sepsis: the burden of group B Streptococcal and E. coli disease continues. Pediatrics, 2011, 127: 817.

3. 中华医学会儿科学分会新生儿学组, 中国医师协会新生儿科医师分会感染专业委员会. 新生儿败血症诊断及治疗专家共识 (2019 年版). 中华儿科杂志, 2019, 57 (4): 252-257.

4. STOLL BJ, HANSEN N, FANAROFF AA, et al. Late-onset sepsis in very low birth weight neonates: the experience of the NICHD Neonatal Research Network. Pediatrics, 2002, 110: 285.

5. XIA H, WU H, XIA S, et al. Invasive candidiasis in preterm neonates in China: a retrospective study from 11 NICUs during 2009-2011. The Pediatirc Infectious Disease Journal, 2014, 33 (1): 106-109.

6. BENJAMIN DJ, STOLL BJ, GANTZ MG, et al. Neonatal candidiasis: epidemiology, risk factors, and clinical judgment. Pediatrics, 2010, 126: e865-873.

第四节　早产儿视网膜病防治

【导读】

早产儿视网膜病变(retinopathy of prematurity, ROP)是一种发育性血管增生性疾病,系早产儿的视网膜血管发育不全所致,是儿童严重视力障碍的重要原因。ROP 通常开始于矫正胎龄(PMA)约 34 周,但最早可见于 30~32 周。该病不规律地进展直至 PMA 40~45 周,但大多数婴儿可自发消退。自 20 世纪 90 年代以来,由于 ROP 筛查和治疗的改善,包括激光光凝术和抗 VEGF 药物的应用,ROP 相关视力障碍的发生率大大降低。与此同时,ROP 的检出率大幅上升,提示结局改善归功于治疗的改善,而不是预防的结果。

【概述】

ROP 的发病率和严重程度随胎龄(GA)和出生体重(BW)降低而升高。总体来说,BW ≤ 1 250g 的早产儿中,约 65% 会出现某种程度的视网膜病变。BW 为 1 000~1 250g 的早产儿中,约 2% 需要治疗;而 BW<750g 的早产儿中,约 16% 需要治疗。7%~15% 的中重度 ROP 患儿会出现远期视力障碍,重度 ROP(3 期及以上)患儿的风险最大。

【筛查】

不同国家和地区,ROP 的筛查指征有所差异。美国儿科学会建议,对所有 BW ≤ 1 500g 或 GA ≤ 30 周的早产儿筛查 ROP;BW 为 1 500~2 000g 或 GA>30 周但临床病程使其 ROP 风险升高的特定婴儿也需筛查。我国早产儿视网膜病变筛查指南制定的筛查标准为: 对

BW<2 000g 或 GA≤34 周的早产儿,进行眼底病变筛查,随诊直至周边视网膜血管化;对患儿严重疾病或有明确较长时间吸氧史,儿科医师认为比较高危的患者可适当扩大筛查范围。

筛查评估包括全面的眼部检查,由具备新生儿疾病专业知识的眼科医生实施。每1~3周复查1次,具体取决于ROP严重程度和婴儿健康状况。筛查评估应持续至严重病变风险消失、ROP消退且血管成熟或者需要治疗时。

【诊断】

由有经验的眼科医师进行眼底检查一般可以确认诊断,通常应用双眼间接眼底镜检查。在一些没有眼科医生的地区越来越多地应用后极部视网膜眼底摄影技术,将图像进行远程传输来进行筛检,局限性在于其不能对视网膜周边部的病变进行充分的评估。

早产儿视网膜病变国际分类法(International Classification for Retinopathy of Prematurity, ICROP)提供了记录疾病范围和严重程度统一方法。评估的特征有4项:

1)分区:描述病变在视网膜表面相对于视盘的位置。1区是以视盘为中心,视盘中心到黄斑中心凹距离的2倍为半径画圆;2区是以视盘为中心,视盘中心到鼻侧锯齿缘为半径画圆;2区以外剩余的部位为3区。

2)分期:描述病变严重程度。1期发生在平均PMA 34周,在眼底视网膜颞侧周边有血管区与无血管区之间出现分界线;2期发生在平均PMA 35周,眼底分界线隆起呈嵴样改变;3期发生在平均PMA 36周,眼底分界线的嵴上发生视网膜血管扩张增殖,伴纤维组织增殖;4期由于纤维血管增殖发生牵拉性视网膜脱离,先起于周边,逐渐向后极部发展;此期根据黄斑有无脱离又分为A型和B型,A型无黄斑脱离,B型黄斑脱离;5期视网膜发生全脱离(大约在出生后10周)。

3)有无附加病变(Plus病变):这是疾病严重程度的最重要指标。目前,将ROP分为1型ROP和2型ROP。1型ROP指需要治疗的ROP,包括:①1区任何期病变伴有Plus病变;②1区3期病变不伴Plus病变;③2区2期或3期病变伴有附加病变。2型ROP指病变可能进展为1型ROP,需要密切观察,包括:1区的1或2期病变不伴Plus病变;2区的3期病变不伴Plus病变。

4)急进性后极部ROP(AP-ROP):AP-ROP为一种少见、进展迅速的严重ROP病变,多见于胎龄、体质量较低的极不成熟儿,预后较差;如治疗不及时,可很快进展至5期。此种病变多见于后极部1区,少数也见于后极部2区,四个象限均可见病变,动静脉难以辨别,Plus表现明显,但1~3期分期界限常不明显。对AP-ROP应予以高度重视,并早期治疗。

【治疗】

当婴儿出现1型ROP时需开始治疗,治疗时间通常不可超过确诊后72小时。ROP的有效治疗方式包括视网膜消融治疗(激光光凝)或玻璃体内注射抗血管内皮生长因子(vascular endothelial growth factor, VEGF)药物,如贝伐珠单抗、雷珠单抗、阿柏西普等。

1. 激光光凝　二极管激光或氩激光光凝是ROP的标准治疗方案。安装在间接眼底镜上的激光瞄准并穿过瞳孔,通过一个聚光透镜后聚焦在视网膜的无血管区。根据现有的临床试验数据,激光光凝治疗的疗效与抗 VEGF 治疗似乎相似,但激光治疗的不良眼部结构结局和高度近视风险更高。激光治疗通常耐受良好,较少发生结膜水肿、炎症、疼痛、呼吸暂停和心动过缓。激光治疗后可能发生白内障,但影响视力的晶状体混浊罕见。闭角型青光眼是激光治疗的罕见并发症,在治疗后 2~5 周出现。

2. 抗 VEGF 治疗　该治疗可在发生视网膜脱离前有效治疗 ROP,可以单独使用或与激光疗法联合使用。但该治疗对视力和视野的远期影响、最佳随访期限及频率,以及复发后的治疗等目前仍不明确。

与激光光凝治疗相比,抗 VEGF 治疗 ROP 的优势包括:易于实施(通常在床旁、局部麻醉下)和起效更快(因为可以直接灭活 VEGF)。此外,对于无法或难以实施激光光凝治疗的婴儿,如角膜或晶状体浑浊、玻璃体浑浊、瞳孔扩张不良的婴儿,可使用抗 VEGF 治疗。该治疗的缺点是可能因在新生儿期暂时抑制血清 VEGF 而导致远期全身不良影响,包括对脑、肺、肝和肾有潜在损害,最小有效剂量尚未确定。此外,注射时机也很重要,过早可能干扰视网膜正常血管形成,过晚可能加速视网膜脱离。

3. 冷冻疗法　现已很少使用,通常仅用于无法行激光光凝和抗 VEGF 治疗的情况下。

具体选择哪种治疗方法主要取决于眼科医生的经验和偏好,以及患儿监护人的意愿。两种疗法都有优缺点。激光光凝或玻璃体内注射抗 VEGF 药物治疗可使大多数 ROP 消退(大多数报道中消退率 ≥85%~90%)。一般是在激光治疗后数周消退,而抗 VEGF 治疗后通常更快消退。但是,即使 ROP 病变消退,也有可能复发。部分研究报道的复发比例高达1/4。初次治疗后 ROP 病变未消退或病变复发后视力受到威胁的患儿,需接受进一步治疗,通常包括再次应用相同疗法或是改用其他疗法。尽管给予正确治疗,仍有部分 ROP 病例进展至视网膜脱离。

若 ROP 进展为视网膜部分或完全脱离(4~5 期),则需手术干预来促进视网膜复位、保护视力。常用的手术方式包括巩膜扣带术和玻璃体切割术。巩膜扣带术是在眼球周围环绕一条硅胶带并收紧,使眼球壁与视网膜重新贴合,促进视网膜复位。玻璃体切割术指手术切除玻璃体以及牵引视网膜的纤维组织。有时需要切除晶状体才能进入前部病变。一旦切除玻璃体及相关的牵引组织,视网膜即可回到原位,最终复位。如果视网膜脱离累及中央凹,即使复位后视力通常也非常差。

【随访】

建议在激光光凝或抗 VEGF 抗体注射后 1 周以内随访,确保患儿不需要进一步治疗。随后根据临床病程随访,一般在初期将随访频率定为每 1~2 周一次,之后随着临床病程改善而降低频率。接受抗 VEGF 药物注射治疗的患儿可能出现晚期复发,因此需要随访更长时间。

ROP 患儿发生近视、散光、屈光参差及斜视的风险增加。因此,有重度 ROP 史的婴儿和儿童需要定期到眼科复诊,监测远期视力问题。

【预防】

预防 ROP 的重点应为早诊断、早治疗。应尽可能避免生理不稳定,以免增加 ROP 风险。预防或降低支气管肺发育不良严重程度的干预措施可以减少机械通气和吸氧,这些都是 ROP 的重要危险因素,所以也有可能预防 ROP。

【注意事项】

选择激光光凝或玻璃体内注射抗 VEGF 药物治疗时,需考虑以下重要因素。

1. **方便实施** 玻璃体内注射抗 VEGF 药物可在床旁局部麻醉下完成,而激光光凝则需要更多时间,通常对婴儿产生的应激更强,一般在全身麻醉下进行。因此,对于不稳定的婴儿来说,玻璃体内注射抗 VEGF 药物是首选。

2. **起效时间** 抗 VEGF 治疗后,ROP 的消退通常更快。

3. **疾病严重程度** 激光治疗是 I 型 ROP 的标准治疗。

4. **眼部远期结局** 抗 VEGF 治疗后的眼部远期结局尚不明确,特别是视力和视野结局。抗 VEGF 治疗后近视的风险似乎较低,理论上该治疗还可以减少外周激光消融治疗所导致的永久性视野缺损。

5. **潜在的全身效应** 理论上抗 VEGF 治疗存在这一问题,因为这类药物可能降低全身 VEGF 水平,从而影响其他器官。现有的短期安全性数据表明,与激光治疗相比,抗 VEGF 治疗的全身不良反应风险并未增加,但目前没有长期数据。虽然激光光凝治疗本身不会导致全身性事件,但全身麻醉/镇静及手术相关应激可能导致不良的全身性事件。

【关键点】

1. 早产儿视网膜病变(ROP)是一种发育性血管增殖性病变,发生于视网膜血管化不完全早产儿的视网膜。ROP 是儿童期致盲的常见原因,并且有可能预防。

2. 按照我国的筛查指南,所有出生体重<2 000g 或胎龄 ≤34 周的婴儿均需筛查 ROP。此外,对患儿严重疾病或有明确较长时间吸氧史,儿科医师认为比较高危的患者可适当扩大筛查范围。

3. ROP 的治疗视疾病严重程度而定,对 2 型 ROP 应密切观察眼底情况,如有进展及时治疗;对 1 型 ROP,应行间接检眼镜下光凝或抗 VEGF 治疗。

4. 在激光光凝或玻璃体内注射抗 VEGF 抗体治疗后,大多数 ROP 都会消退;若 ROP 进展到 4~5 期,可进行巩膜环扎或玻璃体切除等手术治疗。

(夏红萍)

参考文献

1. MINTZ-HITTNER HA, KENNEDY KA, CHUANG AZ, et al. Efficacy of intravitreal bevacizumab for

stage 3+ retinopathy of prematurity. N Engl J Med, 2011, 364: 603.

2. FIERSON WM. Screening examination of premature infants for retinopathy of prematurity. Pediatrics, 2018, 142 (6): e20183061.

3. SANKAR MJ, SANKAR J, CHANDRA P. Anti-vascular endothelial growth factor (VEGF) drugs for treatment of retinopathy of prematurity. Cochrane Database Syst Rev, 2018, 1: CD009734.

4. TAN Z, CHONG C, DARLOW B, et al. Visual impairment due to retinopathy of prematurity (ROP) in New Zealand: a 22-year review. Br J Ophthalmol, 2015, 99 (6): 801-806.

5. International Committee for the Classification of Retinopathy of Prematurity. The international classification of retinopathy of prematurity revisited. Arch Ophthalmol, 2005, 123 (7): 991-999.

6. GOOD WV, HAROY RJ, DOBSON V, et al. Final results of the early treatment for retinopathy of prematurity (ETROP) randomized trial. Trans Am Ophthalmol Soc, 2004, 102: 233-248.

7. 中华医学会眼科学分会眼底病学组. 中国早产儿视网膜病变筛查指南 (2014 年). 中华眼科杂志, 2014, 50 (12): 933-935.

8. 中国医师协会新生儿科医师分会. 早产儿治疗用氧和视网膜病变防治指南 (修订版). 中华实用儿科临床杂志, 2013, 28 (23): 1835-1836.

9. 中华医学会儿科学分会眼科学组. 早产儿视网膜病变治疗规范专家共识. 中华眼底病杂志, 2022, 38 (1): 10-13.

第22章

早产儿远期预后和随访

第一节 早产儿远期预后

【导读】

随着围产医学和新生儿医学的进展，早产儿，尤其 VPT 和 EPT 早产儿存活率明显提高。高收入国家从 20 世纪 90 年代开始救治了大量 VPT 和 EPT 早产儿，并对这些患儿在婴儿期、学龄期、青少年期、青春期进行纵向随访研究，近年来已有很多研究结果报道。对孕周 22~25 周的 EPT 早产儿的预后结局进行研究结果显示：极少有患儿无疾病存活，其中 50% 存在明显的发育损害及残疾。

中国虽然早产儿数量大，但是仍然缺乏基于人群的远期预后结局。

【概述】

1. 神经发育损害 美国国立儿童健康与人类发展研究院（National Institute of Child Health and Human Development，NICHD）使用 Bayley 婴儿发育量表进行评估，对神经发育损害（neurodevelopmental impairment，NDI）的定义为发生下列任何一项：中重度脑性瘫痪（简称脑瘫）、明显的认知损害（Bayley Ⅱ 智力发育指数低于 70 或 Bayley Ⅲ 智力发育指数低于 85）、明显的运动功能损害（Bayley Ⅱ 运动发育指数低于 70 或 Bayley Ⅲ 运动发育指数低于 70）、双侧听觉损害需要助听器或双目失明。

高收入国家的研究显示，自 2000 年后，随着围产医学及 NICU 医疗质量提高，VPT/EPT 早产儿神经发育损害发生率有下降趋势。Blencowe 等对研究对象为 2000 年及以后出生的 VPT/EPT 早产儿的文献进行分析，结果显示：52% 和 24% 的 EPT 和 VPT 早产儿发生某种神经发育损害。最近一项 Meta 分析纳入 30 篇文献，研究对象为 2006 年及之后出生的 10 293 例 VPT/VLBW 早产儿，对神经发育预后研究进行 Meta 分析的结果显示：认知及运动发育落后的发生率分别为 16.9%（95% *CI* 10.4%-26.3%）和 20.6%（95% *CI* 13.9%-29.4%），轻度较中重度发育落后常见。

近年来高收入国家主要关注 EPT 早产儿远期预后。美国 NICHD 的新生儿研究网（Neonatal Research Network，NRN）、英国 EPICure、瑞典 EXPRESS 及日本新生儿协作网等大样本队列研究对不同国家近年来 EPT 早产儿神经发育结局进行了相关报道。NICHD 对 NRN 的 11 所大学附属医学中心 2000—2011 年间存活极限（periviable）早产儿的预后进行比较,结果显示,胎龄 22~24 周早产儿无神经发育损害的存活率从 2000 年的 16% 上升到 2011年的 20%,尽管如此,这些患儿神经发育损害发生率仍然很高。英国 EPICure 研究对 2006年出生的胎龄 <27 周的早产儿随访到 3 岁,结果显示 13.4% 发生重度损害,11.8% 发生中度损害,按出生胎龄进行分层,胎龄 22~23、24、25 和 26 周的早产儿神经发育损害的发生率分别为 45%、30%、25% 和 20%。瑞典的队列研究对出生于 2004 年至 2007 年的胎龄 <27 周且经过积极救治存活的早产儿随访到 2.5 岁,31% 发生轻度残疾,16% 发生中度残疾,11%发生重度残疾;残疾发生与出生胎龄有关,胎龄 22、23、24、25 和 26 周的早产儿中重度残疾发生率分别为 60%、51%、34%、27% 和 17%。对上述研究对象进一步随访到 6.5 岁(随访率90.7%)的神经发育结局显示,轻度、中度及重度残疾发生率分别为 30.4%、20.2% 和 13.4%,66.4% 无残疾或发生轻度残疾。最近的系统综述结果显示:在北美,EPT 早产儿在纠正年龄18~24 个月时任意程度神经发育损害发生率为 8%~59%,随访到 2~5 岁时为 11%~37%;欧洲 EPT 早产儿在纠正年龄 18~24 个月时任意程度神经发育损害发生率为 10%~13%,2~5 岁时为 3%,5 岁时为 9%~19%。

2. 认知发育结局　认知损害是 VPT 和 EPT 早产儿在婴幼儿期最常见的严重神经发育损害。瑞典队列研究显示,出生孕周小于 27 周的早产儿在 6.5 岁(随访率 90.7%)时中度认知障碍发生率为 18.8%,11.1% 发生严重认知障碍,韦氏儿童智力量表评分平均较正常儿童低 14.2 分。

在学龄期,极低和超低出生体重早产儿的 IQ 仍低于正常出生体重儿,认知损害发生率明显高于正常儿童。学龄期认知功能与出生胎龄和出生体重显著相关,经过校正其他影响因素如环境因素、母亲受教育程度、家庭经济状况等,VLBW 和 ELBW 早产儿认知损害发生率仍高于正常儿童。

此外,VPE 和 EPT 早产儿在学龄期有较多轻微的认知损害表现,与正常儿比较,其执行功能损害的表现较多,尚可发生视觉 - 运动功能障碍、记忆障碍等。另外早期神经发育评估结果对后期神经发育结局的预测价值有限,在婴儿期进行的认知功能评估结果对后期认知功能的预测价值较小,不能准确反映后期最终的认知功能,需要引起重视。由于上述认知功能的影响,学龄期 VLBW 和 ELBW 早产儿有较多学习困难的表现,学习成绩较差,需要更多的特殊教育。

3. 运动发育结局　脑瘫是最重要的损害,最主要的类型为痉挛性双瘫,占 40%~50%。Oskoui 等对 1985—2011 年发表的文章进行 Meta 分析结果显示:EPT 和 VPT 早产儿脑瘫发生率分别为 14.5% 和 11.2%。Meta 分析结果显示:2006 年及之后出生的 10 293 例 VPT/VLBW 早产儿,脑瘫发生率为 6.8%(95% CI 5.5-8.4),随出生胎龄和出生体重降低,发生率升高。

此外研究显示:晚期早产儿脑瘫发生率较足月儿高,孕周小于 32 周的极早产儿、孕周为32~33^{+6} 周的早产儿以及晚期早产(34~36^{+6} 周)儿脑瘫发生率分别为 8.7%、2.4% 和 0.6%,在足月儿为 0.1%。此外,通过对不同年代(1991—1995 年,1996—2001 年,2002—2008 年)救治早产儿的随访研究结果发现,早期救治存活的早产儿脑瘫发生率较高,随年代变迁,早产儿脑瘫发生率有下降趋势。

4. 视觉/听觉问题　视觉损害包括弱视和斜视,EPT 早产儿斜视和弱视发生率高。ROP 是 ELBW 早产儿发生视觉损害最常见的原因。视觉损害和视觉功能正常的早产儿神经发育、行为或学习障碍的发生率分别为 70% 和 56%,因此发生视觉损害的患儿更易发生其他多种神经发育不良结局。

出生胎龄小于 32 周的早产儿听觉损害发生率高,发生率与出生时胎龄成反比。ELBW 早产儿轻度听觉损害的发生率较高,包括暂时性传导性或单侧听觉损害,发生率可高达 28%,听觉损害可持续到学龄期。瑞典 XPRESS 研究结果显示,EPT 早产儿后期发生眼科疾病的风险增加,存活者中有 1/3 有各种眼科问题。

5. 行为发育结局　注意力缺陷-多动是主要的行为问题。VLBW 和 ELBW 早产儿尚有较多情感障碍表现,如内向行为特征、适应能力较差、焦虑、抑郁等。研究结果显示早产儿孤独症发生率也较高,在 ELBW 和 GA 小于 28 周的早产儿,孤独症量表筛查阳性发生率高。研究显示:性别对早产儿孤独症发生有影响,男性发生比例较高。早产儿在青春期仍然存在较多行为问题,与同龄儿比较,极低出生体重早产儿和极未成熟儿青春期发生注意、情感和社交问题的风险增高。

【注意事项】

1. 早产儿因各器官系统发育未成熟,尤其极/超早产儿在新生儿期易发生各种早产相关严重疾病,住院时间长,均可影响早产儿远期预后。

2. 在早产儿住院期间,新生儿科需要重视早产儿住院期间救治情况及近期预后。

3. 产科及新生儿科医师均需要重视与早产相关的早产儿各种严重疾病发生危险因素及防治策略。

4. 在早期积极救治关注存活率及近期预后的同时,需要重视早产儿出院后随访及远期预后。

【关键点】

1. 早产儿,尤其是 VLBW/ELBW 早产儿及 VPT/EPT 早产儿远期不良神经发育结局仍然是目前面临的重要临床问题。

2. 上述研究结果均来自发达国家,目前尚无国内大样本基于人群的 VPT/EPT 早产儿神经发育结局的研究报道,因此相关医护人员在为这类患儿家长提供咨询时应引起注意。

3. 研究显示,32~36^{+6} 周分娩的早产儿在 2 岁时与足月儿比较,其认知、运动、交流等均与足月儿存在差异,但矫正年龄后仅交流能力存在差异。

4. 研究显示,EPT 早产儿学龄期预后需要引起关注,即使无脑瘫、神经发育损害,但是行为问题、轻微运动功能障碍、生活质量需要引起重视。

（曹　云）

参考文献

1. BLENCOWE H, LEE AC, COUSENS S, et al. Preterm birth-associated neurodevelopmental impairment estimates at regional and global levels for 2010. Pediatr Res, 2013, 74 (Suppl 1): 17-34.

2. PASCAL A, GOVAERT P, OOSTRA A, et al. Neurodevelopmental outcomes in very preterm and very low birth weight infants born over the past decade: a meta-analytic review. Dev Med Child Neurol, 2018, 60 (4): 342-355.

3. YOUNGE N, GOLDSTEIN RF, BANN CM, et al. Survival and neurodevelopmental outcomes among periviable infants. N Engl J Med, 2017, 376 (7): 617-628.

4. MOORE T, HENNESSY EM, MYLES J, et al. Neurological and developmental outcome in extremely preterm children born in England in 1995 and 2006: the EPICure studies. BMJ, 2012, 345: e7961.

5. SERENIUS F, EWALD U, FAROOQI A, et al. Neurodevelopmental outcomes among exetremely preterm infants 6. 5 years after active perinatal care in Sweden. JAMA Pediatr, 2016, 170 (10): 954-963.

6. SARDA SP, SARRI G, SIFFEL C. Global prevalence of long term neurodevelopmental impairment following extremely preterm birth: a systematic literature review. Journal of International Medical Research, 2021, 49 (7): 1-21.

7. OSKOUI M, COUTINHO F, DYKEMAN J, et al. An update on the prevalence of cerebral palsy: a systematic review and meta-analysis. Dev Med Child Neurol, 2013, 55 (6): 509-519.

8. CHEONG JL, DOYLE LW, BURNETT AC, et al. Association between moderate and late preterm birth and neurodevelopment and social-emotional development at age 2 years. JAMA Pediatr, 2017, 171 (4): e164805.

9. VAN DOMMELEN P, VERKERK PH, VAN STRAATEN HL, et al. Hearing loss by week of gestation and birth weight in very preterm neonates. J Pediatr, 2015, 166: 840-843.

10. HOLMSTR GE, LEN KK, HELLSTR A, et al. Ophthalmologic outcome at 30 months' corrected age of a prospective swedish cohort of children born before 27weeks of gestation: the extremely preterm infants in sweden study. JAMA OPhthalmol, 2014, 132 (2): 182-189.

11. KUBAN KC, JOSEPH RM, O'SHEA TM, et al. Girls and boys born before 28 weeks gestation: risks of cognitive, behavioral, and neurologic outcomes at age 10 years. J Pediatr, 2016, 173: 69-75.

12. DE JONG M, VERHOEVER M, LASHAM CA, et al Behaviour and development in 24-month-old moderately preterm toddlers. Arch Dis Child, 2015, 100: 548-553.

13. DOYLE L, SPITTLE A, ANDERSON PJ, et al. School-aged neurodevelopmental outcomes for children born extremely preterm. Arch Dis Child, 2021; 106 (9): 834-838.

第二节 早产儿出院后随访

【导读】

随着围产医学及危重新生儿救治技术的进展,早产儿存活率大幅度提高。早产是导致体格生长及神经发育落后、视觉及听觉损伤、呼吸及心血管系统疾病的高危因素。因此需要对出院后的早产儿进行有计划的、长期的随访,以监测可能出现的神经发育落后及其他潜在问题,从而达到早期发现、早期干预,改善及促进早产儿远期预后的目的。

【概述】

随着新生儿重症监护救治技术的快速发展,早产儿,尤其是极早(出生胎龄<32 周)和超早(出生胎龄<28 周)产儿的存活率明显提高。最新的调查研究显示,在中国每年约有 20 万极早及超早产儿出生。中国早产的发生率在 1990 年—2016 年的近 30 年间逐年上升,从 1990—1994 年的 5.36%(95% CI:4.89%-5.84%)上升至 2016 年的 7.04%(95% CI:6.09%-7.99%)。2015—2016 年中国早产发生率为 7.3%,早产儿占存活儿的比例为 6.7%。尽管早产儿存活率大幅度提高,但是早产儿仍然是发生远期神经发育不良结局的高危人群。因此,对出院后的早产儿进行有计划的随访,早期发现异常并及时给以干预,对改善患儿的远期预后尤为重要。

【随访目的】

1. 早期识别可干预的重大问题,例如:脑瘫,神经发育落后,严重的听觉及视觉损伤。

2. 发现早产儿可能存在的生长发育问题,例如:斜视,语言发育落后,体格生长落后等,并且进行适当的医疗干预。

3. 促进早产儿出院后良好的健康状态,实现追赶生长,从而最大程度地发挥早产儿的潜能。大部分住院时间较长的早产儿出院后早期可出现持续的肌张力异常(肌张力增高或者肌张力减低)、易兴奋、喂养问题及原始反射延迟消失,这些异常表现多为暂时性,大部分会在 2 岁左右消失。但是这些异常表现也可能是发生远期不良神经发育结局的早期线索,因此对这些患儿需要进行持续、密切、有计划的随访及发育监测评估。

目前,即便在发达国家,不同医院的随访项目因医院的资源及随访病人的特点,存在查阅、使用不同的随访标准和流程的情况。理论上,存在潜在的导致神经发育不良结局危险因素(包括围产期及新生儿期间的危险因素)的 NICU 出院患儿,均应考虑纳入随访项目。

【常见早产儿神经发育不良结局的危险因素】

1. 早产儿出生体重<1 500g 或出生胎龄<32 周。

2. 新生儿脑损伤严重的脑室内出血,脑室周围白质损伤,脑实质病变导致的持续脑室扩张,严重的出血后脑积水。

3. 新生儿惊厥。

4. 中重度支气管肺发育不良(BPD)。

5. 新生儿脑膜炎和 / 或新生儿脑炎。

6. 需要外科手术治疗的坏死性小肠结肠炎(NEC)。

7. 住院期间发生脓毒症的极早 / 超早产儿。

8. 严重早产儿视网膜病变(ROP)。

9. 住院期间发生出生后生长受限（postnatal growth restriction，PGR）。

10. 存在影响大脑发育的先天性畸形及异常。

【随访项目】

早产儿因出生胎龄、体重、住院期间疾病及体格生长等情况存在不同，出院时需要进行个体化评估，制定出院计划及出院后随访安排。出院后对早产儿的随访管理内容包括：未治愈疾病的随访复查、出院后营养支持、生长发育监测、疾病筛查、预防接种、早期干预等，虽然不同单位随访标准和流程存在差异。完整的随访评估项目应考虑以下几方面：①对家长的疑虑及问题进行解释；②患儿体格生长（评估身长、体重、头围）；③早产儿健康状况评估（包括喂养及睡眠、出院后是否发生新的疾病）；④视觉及听觉评估；⑤神经发育评估（神经系统查体、矫正胎龄后的发育里程碑评估、标准的发育量表评估）。

1. 早产儿体格生长　早产儿尤其是极早及超早产儿出院时 PGR 发生率高，出院后更容易发生喂养问题及体格生长落后。早产儿发生 PGR 与多种因素有关。早产儿因器官功能发育未成熟，出生后可发生多种与早产相关的疾病（如 BPD、NEC 等），对营养需求增加，如严重 BPD 患儿需要额外的热量供给来实现体重增长，另外早产儿消化系统功能未成熟，易发生喂养问题，住院期间上述疾病因素及营养支持不足等均可导致 PGR。因此，在疾病好转及出院后需要给予积极合理的营养支持，促进早产儿适当的追赶生长。

出院后随访时，在 2 岁前通常使用纠正胎龄的生长曲线来监测早产儿的体格生长。若早产儿体格生长落后或指标处于临界值，可考虑使用特殊的高能量及蛋白质、钙质及磷含量更丰富的早产儿配方奶或早产儿过渡配方奶作为母乳的补充。若体格生长指标无追赶或者呈下降趋势，除评估喂养、计算并调整摄入能量之外，临床需考虑有无其他病理因素。

在促进早产儿追赶生长的同时，也需要注意避免体重快速或过度增长。有临床研究表明，早产儿过快的体重增长可能出现脂肪过度堆积，从而导致成人期发生肥胖症及糖尿病的风险增加。因此，当按早产儿纠正胎龄的体重超过第 50 百分位或者短时间内出现体重快速增长，就需要及时调整饮食能量摄入，避免体重过度增长。有关早产儿出院后喂养管理可参考"早产、低出生体重儿喂养建议"。

2. 视觉及听觉评估

【视觉评估】

重度早产儿视网膜病变（ROP）患儿有发生严重视觉损害甚至全盲的风险。住院期间需要激光或者贝伐单抗（avastin）注射治疗的患儿，出院后需要眼科密切随访视网膜血管化情况及并发症。除 ROP 外，其他与早产相关的视觉损害也需要眼科随访及矫正，包括近视、弱视、斜视等，有早产儿脑室周围白质软化（PVL）等严重脑损伤的患儿需要注意是否发生皮质盲。

【听觉评估】

早产儿及 NICU 住院患儿存在发生感音性及传导性听觉损害的风险。未检测到的听觉损害可直接导致患儿的认知及语言发育障碍。因此,早产儿及 NICU 住院患儿需完成听力筛查及测试。目前,适用于新生儿的听力检查项目包括听觉脑干诱发电位(auditory brainstem response,ABR)及耳声发射(evoked otoacoustic emissions,EOAE)。若新生儿期间的听力筛查未通过,3 周内应进行听觉诊断测试。听觉测试异常的患儿需在五官科密切随访及干预。

3. 神经发育评估　早产儿及早产相关并发症可导致神经运动异常、认知障碍、情感及行为问题。神经运动问题主要包括脑瘫及其他运动发育及协调障碍,可定期通过标准的婴儿运动评估量表进行监测。尽早发现及诊断神经运动障碍有助于康复治疗的早期介入及改善预后。认知障碍与早产程度呈正相关。同时影像学证实的脑损伤、父母受教育程度及家庭社会经济状况等也与认知障碍密切相关。可通过标准化量表评估患儿的智商及发育商,以明确有无认知障碍。严重的神经发育障碍包括:①中重度脑瘫;②严重的视觉及听觉损害(需要助听器);③认知重度障碍(标准发育量表 2 个标准差以下);④遗留难治性惊厥(癫痫)。

脑瘫是早产儿运动功能障碍中最严重的运动损伤综合征,通常发生后不再进展。脑瘫患儿早期主要表现包括:①肌力及肌张力异常;反射、协调及运动障碍;②运动发育落后;③原始反射消失延迟。早产儿尤其是极早及超早产儿是发生脑瘫的高危人群。目前已知的导致早产儿脑瘫的高危因素包括明显的头颅 B 超异常(尤其是严重的脑室内/脑室周围出血、脑室周围白质软化)、长时间机械通气、难治性低血压、生后早期糖皮质激素治疗及多胎等。通常需要在患儿运动发育稳定后才能确诊脑瘫,因此需要对高危儿进行密切随访。目前尚无特效的脑瘫治疗药物,主要依靠康复治疗。

随着发达国家对早产人群随访的时间延长,发现入学后的早产儿即便智商正常,但他们较足月儿更容易出现学习困难,也更容易出现孤独症、多动症、注意力障碍及社交情感障碍。这些问题均需要特殊的心理行为干预及辅导,从而帮助这些患儿更好地融入学校及社会环境,最大程度地发挥他们的潜能。因此,需要注意对早产儿进行更长时间的随访。

【注意事项】

1. 早产儿出院后随访需要在出院前做好评估、随访计划及对家长的宣教。

2. 早产儿出院后随访时间可根据出院时评估结果进行安排,需要进行个体化指导。

3. 早产儿出院后随访可涉及多学科问题,需要根据早产儿情况开展必要的多学科随访管理。

【关键点】

1. 早产儿随访是早产儿救治的出院后延续性综合管理,需要积极宣教,引起新生儿科及早产儿家长的重视。

2. 出院后随访需要多维度关注早产儿健康,包括体格生长、神经发育等。

(曹　云)

参考文献

1. JING S, CHEN C, GAN Y, et al. Incidence and trend of preterm birth in China, 1990-2016: a systematic review and meta-analysis. BMJ Open, 2020, 10 (12): e039303.

2. CHEN C, ZHANG JW, XIA HW, et al. Preterm birth in china between 2015 and 2016. Am J Public Health, 2019, 109 (11): 1597-1604.

3. BOCKLI K, ANDREWS B, PELLERITE M, et al. Trends and challenges in United States neonatal intensive care units follow-up clinics. J Perinatol, 2014, 34 (1): 71-74.

4. 中华医学会儿科学分会儿童保健学组, 中华医学会儿科学分会新生儿学组。早产、低出生体重儿出院后喂养建议。中华儿科杂志, 2016, 54 (1): 6-12.

5. NOVAK I, MORGAN C, ADDE L, et al. Early, accurate diagnosis and early intervention in cerebral palsy: advances in diagnosis and treatment. JAMA Pediatr, 2017, 171 (9): 897-907.

22

早产儿远期预后和随访

第23章

早产儿的护理

与足月儿相比,早产儿所需的护理更为细致,胎龄越小要求也就越高,体温管理、正确喂养、维持正常呼吸、预防感染、密切观察病情、预防并发症的发生等都是早产儿护理的要点。本章节将分别介绍早产儿基础护理,早产儿袋鼠护理,早产儿发育支持护理。

第一节　早产儿基础护理

【导读】

由于宫内生长发育进程的突然中断,早产儿出生后与足月儿相比,患多种疾病和并发症的概率更高,从出生起就需要更为细致的护理和观察,从而维持早产儿内外环境的稳定。本节将重点介绍早产儿出生后的体温管理、呼吸管理、维持血糖稳定、喂养、预防感染、预防脑损伤、预防 ROP 七个方面的护理。

【概述】

早产儿各器官系统发育不成熟,导致对外界环境的适应能力差。如早产儿不能稳定地维持正常的体温,体温中枢发育不成熟为主要原因。抗感染力弱,即使轻微的感染也可酿成败血症等严重后果。凝血机制不健全,当早产儿外伤、缺氧、感染时,往往易导致出血而且较重。脑部血管尤易受伤而出血,有时亦可出现原因不明的肺出血。早产儿基础护理需要强调仔细、耐心、轻柔的护理和严密的监护。

【出生时护理】

早产儿分娩时需提高产房温度,娩出后在开放式远红外辐射台上护理,维持体温稳定,及时清除口鼻黏液,结扎脐带,用柔软纯棉毛巾吸干全身羊水,但不必擦去皮肤上的胎脂。使用监护仪进行监测,关注血氧饱和度和心率的情况。

【日常基础护理】

对早产儿喂奶、穿衣、换尿布、口腔护理、脐部护理等工作,需在暖箱中轻柔完成,避免不必要的检查及移动,每 4~6 小时测体温一次,体温应保持恒定(皮肤温度 36.5~37℃)。

1. 保暖　早产儿的体温调节中枢发育不完善,棕色脂肪少,四肢常呈伸展状态,与足月儿相比暴露的体表面积更大,易于散热,同时汗腺发育不成熟缺乏寒冷发抖反应,其体温容易随环境温度的变化而变化,而且常因寒冷发生硬肿症,严重时可发生肺出血。根据胎龄、日龄、体重和病情选择合适的保暖措施。早产儿需要的中性温度一般为32~35℃,相对湿度55%~65%;体重在 1 500~2 000g 者,暖箱温度在 32~33℃;体重 1 000~1 500g 者,暖箱温度在33~34℃;体重<1 000g 者,暖箱温度宜在 34~35℃。在无暖箱的条件下,保暖方法需因地制宜执行。对于体重低于 1 500g 的极低出生体重儿,对于保暖有更为精细化的要求。

2. **呼吸管理** 早产儿易发生缺氧、呼吸暂停、呼吸窘迫综合征等并发症。早产儿取仰卧位时,肩下垫软的毛巾卷,避免颈部屈曲或仰伸过度以降低气道阻塞危险,利于呼吸。研究表明俯卧位可以改善动脉氧分压和肺顺应性,增加潮气量,降低能量消耗,增加胸廓的协调性。有缺氧症状时,可给予吸氧,吸氧的浓度和时间根据缺氧的程度和用氧的方式来定,维持血氧饱和度(SpO$_2$)在 88%~93%,不能超过 95%,并根据监测结果和病情及时调整吸氧浓度,避免发生早产儿视网膜病(ROP)。呼吸暂停者即给予弹足底、托背刺激恢复自主呼吸,必要时吸氧、面罩球囊加压给氧处理,如呼吸暂停频繁发作(>2~3 次/h)应考虑持续气道正压通气(CPAP),根据严重程度考虑气管插管辅助呼吸,并注意有无感染发生。

3. **防止低血糖发生** 据统计,生后 24 小时内有半数早产儿可出现低血糖,且为无症状的,故需监测血糖,应保持不低于 2.6mmol/L 水平,以避免低血糖脑损伤发生。测量血糖的时候注意采用足跟采血,采用足跟的两侧部位,先用温暖的毛巾温热一下准备采血的部位,使毛细血管扩张,再消毒采血,注意镇痛,例如采血前 2 分钟可以将安慰奶嘴滴一滴糖水给予早产儿吸吮进行镇痛,也可以采用其他镇痛方法。

4. **喂养** 早产儿喂养应该个体化,需按日龄及接受情况而变动。临床情况稳定及体重>1 500g 的早产儿,出生 2 小时即可喂养,目前主张早期,从微量逐步增加到足量喂养。第一日液体总量可 60~100ml/kg,每 2 小时喂一次,以后逐渐增加至每日 150~180ml/kg,<1 000g 者主要靠静脉营养,但可采用母乳进行口腔免疫干预,同时早期微量母乳喂养,每 2 小时给 0.5~1ml 母乳,逐步增加。

早产儿在 34~36 周才能进行有效的吸吮和吞咽,经口喂养时经常会出现口唇发绀、SpO$_2$下降等情况,此时应暂停喂奶休息片刻,待患儿充分呼吸、面色转红、SpO$_2$恢复后再继续哺喂。注意观察有无频繁呕吐、胃潴留、奶量不增或减少、腹胀(24 小时腹围增加>1.5cm)等喂养不耐受情况发生,警惕急性坏死性小肠炎的发生。喂养方式最好为经口喂养,使用适宜的奶瓶和奶嘴,喂奶时不宜过快,喂奶时和奶后采取斜坡卧位和右侧卧位,以免发生误吸和胃食管反流。吸吮能力差和吞咽不协调者可用鼻饲喂养。

早产儿强调亲母母乳喂养,因早产儿母乳(特别是初乳)中的氮元素、蛋白质、脂肪酸、钠、氨、钙、镁锌铜铁及 sIgA 含量均高,适合快速生长和需要保护的早产儿所需,对母乳喂养的早产儿还宜添加母乳强化剂。如母乳不足,则应选用早产儿配方奶。待早产儿长到 2 000g 时,可以改用早产儿出院后配方奶,逐渐过渡到足月儿配方奶。

5. **预防感染** 为护理中极为重要的一环。早产儿因其体液免疫和细胞免疫发育不成熟,长期住院接受频繁的侵入性操作和广谱抗生素的应用,可发生感染性肺炎、败血症、坏死性小肠结肠炎等。近年来真菌感染亦有增高趋势。院内感染的控制以预防为主,严格执行消毒隔离制度,医护人员手卫生尤其重要,须做好早产儿室及暖箱、使用的各种物品的日常清洁消毒工作,每日定时通风,定期消毒。

6. **脑损伤的防治** 脑损伤的早期常无明显的临床表现而易被忽视,除依赖影像学检查外,需加强病情观察。通过避免环境温度的波动、保持患儿安静和体温稳定,维持血压和血气分析在正常范围内、操作集中进行、尽量减少创伤性操作、控制输液速度和输入量、避免血渗透压升高等措施,维持其内外环境的稳定,改善脑循环,减少颅内出血和对脑白质的损伤。

7. **早产儿视网膜病(ROP)的预防** 引起 ROP 的根本原因是视网膜发育不成熟,发生率与胎龄和出生体重成反比。防止早产儿 ROP 的关键在于合理用氧,尽量降低吸氧浓度、缩短吸氧的时间,吸入氧浓度>40% 者 ROP 的发病率明显增加,使用空氧混合仪可以精确调节吸入氧浓度并减少纯氧的吸入。

【注意事项】

1. 刚出生的早产儿在预热的远红外辐射台上护理时,头部可戴帽子,以温暖毛巾擦干羊水并观察各项生理指征均稳定后及时入暖箱保暖,根据孕周、体重提供合适的温度及湿度非常重要。如早产儿体重低于 1 500 克,建议使用聚乙烯(食品级塑料)从脚到肩膀包裹早产儿,减少因蒸发引起的水分丢失、热量丢失、体温下降。如果早产儿需要称体重,建议体重秤上放置一条温暖的毛毯,避免冷的刺激,或者提供暖光源。需注意接触早产儿身体的物品都要先预热。包括(但不限于):床垫,毯子,听诊器,摄 X 线板和接触她 / 他的手。如果早产儿需要吸入氧气,尽可能提供温湿的氧气,避免吸入干冷的气体,引起体温丢失。

2. 正常的呼吸应在 40~60 次 /min 之间,没有呼吸困难,双侧呼吸是对称的。呼吸的频率,是否有吸气性凹陷、呻吟,是否有鼻翼翕动,是否有呼吸暂停等都需要护士严密的观察和评估,及时与医生沟通、及时处理。

3. 经口喂养时,应将早产儿头颈部及上半身托起,头、颈、肩部呈一直线,也就是处于中线位进行喂养。如果在小床上,建议抱起喂奶。如果尝试经口喂养可以将早产儿双手放置在胸前,毛毯或包被包裹,增加其安全感,减轻因喂养带来的压力。

4. 洗手的时间要特别注意,揉搓皂液的时间不能短于 15 秒。医护人员接触暖箱中的早产儿,洗手范围需包括整个前臂。除了本科室人员需严格执行手卫生原则外,外来人员包括辅助科室的人员接触早产儿,也应遵守相同的手卫生规定,院感专员负责监督督促。

【关键点】

1. 维持早产儿的体温稳定从产房开始,提高产房温度,接触早产儿的任何物品都需要预热,早产儿出生后预热的远红外辐射台上护理,头戴帽子,温暖毛巾擦干羊水,无需擦去胎脂;断脐和称体重后,无需进行复苏的早产儿,可给予暖箱保暖,有条件的可进行袋鼠式护理。体重低于 1 500g 的早产儿,建议使用聚乙烯(食品级塑料)从下颌到脚包裹。如需从产房转运到新生儿室,建议使用预热的暖箱,避免体温丢失。

2. 早产儿一般采取侧卧或俯卧位,保持呼吸道通畅,平卧位时肩下垫软的毛巾卷,避免颈部屈曲或仰伸过度。观察呼吸的频率,是否有吸气性凹陷、呻吟,是否有鼻翼翕动,是否有呼吸暂停等情况,及时给予呼吸支持治疗。

3. 维持血糖稳定,早产儿出生后及时监测血糖,根据血糖值给予口服或静脉给予补充。足跟采血前 2 分钟,可将安慰奶嘴上滴一滴糖水给予早产儿吸吮,进行镇痛。

4. 早产儿喂养应个体化评估,需按日龄及疾病严重程度而定。管饲喂养时可给予非营养性吸吮,锻炼其吸吮力。纠正胎龄 32~34 周时可进行经口喂养能力评估,根据早产儿的表现给予经口喂养尝试。鼓励母乳喂养,尤其是积极开展初乳免疫治疗。

5. 手卫生是预防感染最有效也是最经济的措施之一。医护人员除了要严格遵守手卫生制度外,还需关注仪器设备及周围环境的清洁和消毒。

6. 护理时集中操作,避免有创操作等疼痛刺激,保持早产儿安静及体温稳定等措施,积极预防脑损伤的发生。

7. 合理用氧,选择尽可能低的氧浓度,维持早产儿氧合稳定,使用空氧混合仪控制吸入气的氧浓度,避免长时间氧气吸入,防止 ROP 的发生。

(胡晓静)

参考文献

1. 邵肖梅,叶鸿瑁,丘小汕.实用新生儿学.5 版.北京:人民卫生出版社,2019:70-74.
2. 陈超,魏克伦,姚裕家,等.早产儿管理指南.中华儿科杂志,2006,44 (3):188-191.
3. 季福婷,张玉侠,胡晓静,等.初乳口腔滴注对极低出生体重儿喂养状况的效果研究.中华护理杂志,2016,51 (10):1157-1160.
4. 胡晓静,李丽玲,刘婵,等.早产儿三元整合式教育方案的构建与实施.中华护理杂志,2019,54 (11):1626-1629.
5. 吕天婵,张玉侠,刘林霞,等.NICU 环境卫生监测及医院感染的多中心现况调查.护理学杂志,2016,31 (13):92-94.

第二节　早产儿袋鼠护理

【导读】

袋鼠式护理(kangaroo care,KC)又称为皮肤接触(skin-to-skin care,SS 或 STS),是指在住

院或较早出院的新生儿包括低出生体重儿在出生早期,即开始与产妇进行持续性的皮肤接触,是一种安全、简便、有效的新生儿医疗护理方式,也是以家庭为中心的护理理念的重要组成部分。本节将重点介绍 KC 前的评估、进行 KC 的流程、KC 期间的监测和记录、成功实施 KC 的步骤这四个方面内容。

【概述】

袋鼠式护理最早始于哥伦比亚首都波哥大,当时早产儿的死亡率高达 70%,缺乏暖箱是其原因之一。同一台暖箱里面放 2 名甚至更多的婴儿,增加了感染率;同时,母婴分离状态也使得很多早产儿被放弃治疗。研究者发现,将婴儿放到母亲裸露的皮肤上进行大面积的皮肤接触,不仅可以提高早产儿的生存率,还可以促进其生长发育,研究已表明其安全性及有效性。在发达国家的 NICU,对适合条件的早产儿,已将袋鼠式护理列入基础护理项目。

【KC 前的评估】

1. 婴儿的准备度评估

(1)HR 的评估:HR 在正常范围内可以进行 KC。因为哭闹而导致 HR 的增快、每小时发生<3 次 HR 下降至 85~100 次 /min,并能很快恢复,在严密监测下可进行 KC。在安静状态下婴儿 HR 高于正常值的、HR<85 次 /min 需要刺激才能恢复到正常 HR 范围或每小时发生 ≥4 次 HR 85~100 次 /min,不应进行 KC。

(2)呼吸的评估:婴儿安静状态下呼吸频率在正常范围内,可以进行 KC。呼吸暂停<10s 以及呼吸暂停每小时 ≤3 次,能自行恢复,不伴有低氧血症可以尝试给予 KC,但要严密监测;呼吸暂停伴随低氧血症(吸入空气时 SaO_2<88%,吸入氧气时 SaO_2<85%)和 / 或肤色改变时,或任何呼吸暂停>10s 需要刺激的应停止 KC。

(3)SaO_2 水平的评估:吸入空气时,婴儿平静状态下 SaO_2>88% 时,可以进行 KC。如果每小时发生<3 次 SaO_2<88%,而且是瞬间发生的、自限性的,可以在严密监测下进行 KC;SaO_2<88% 时间 ≥6 秒,或者需要刺激才能恢复,或者发生频率为每小时 ≥4 次时,应该停止 KC。

(4)体温的评估:在中性温度环境下婴儿的体温正常,可以 KC。婴儿低体温,虽然可以进行 KC,但应每 5~15 分钟监测一次体温,要确保体温能恢复到 36.5~37.5℃。体温过高,不应进行 KC。

(5)活动度情况:肌张力正常,可以进行 KC。婴儿表现萎靡、嗜睡或者反应下降、肌张力减退,不应进行 KC。

2. 对父母的准备度评估

(1)评估父母的意愿,以帮助婴儿和父母更好地体会 KC,从而能够正向而积极地开展 KC。

(2)及时获取父母想做 KC 的信号,便于正向而积极地开展 KC。

(3)评估父母的情感意愿,理解 KC 的重要性。

(4)评估母亲的喂养意图,对于不愿意母乳喂养的母亲,更要鼓励其进行 KC,因为在 KC 的时候可以产生很多生理和情感效应,会使母亲重新建立母乳喂养的信心。

(5)评估父母亲健康程度,如果母亲有上呼吸道感染、发热、流感或皮疹,不应进行 KC。对于吸烟的母亲,鼓励母亲在 KC 之前淋浴去掉身上的烟味,或等 KC 完成后再吸烟。

3.对机构的准备度评估

(1)物质资源的评估:包括是否有空间、躺椅和屏风等,长袍,折成 4 层的毯子,婴儿帽子。

(2)人力资源的评估:①护士有无足够的经验:应由有 ≥5 年工作经验的、进行过 KC 相关的继续教育的护士做 KC。②护士对于 KC 有无足够的经验:KC 专业护士需要接受指导并反复练习至少 2~3 次才能够开展 KC。③有无足够的护理人力:做 KC 时常需 2 个人合作完成。④有无来自产科、新生儿科、护理管理部门和新生儿护理专家的支持:管理部门应该建立相应的政策,并给予支持。

(3)教育资源的评估:在开展 KC 之前就应该准备好为专业人员、父母提供视频、手册、继续教育的 KC 课程,并且保证这些资源很容易获得。

【进行 KC 的流程】

1.KC 前的准备

(1)给父母提供手册、视频,至少要进行 1 小时面对面的 KC 教育。

(2)获得父母进行 KC 的知情同意。

(3)固定好导管和管道,防止 KC 时导管滑脱。

(4)把后面可能影响或中断 KC 的操作尽可能提前完成。

(5)在暖箱旁边准备卧椅(或轻微的摇椅)和具有私密性的屏风。

(6)婴儿体重 ≤1 000g,或者生后 1 小时内,应该穿好尿布,戴好帽子。

(7)婴儿体重 >1 000g,生后 1 小时以上,穿好尿布,根据情况选择是否戴帽子,要注意避免婴儿体温过高。

(8)监测 HR、呼吸频率、SaO_2 和体温,并且在实施前和实施后 15 分钟评估疼痛。

2.进行 KC 时的交接

(1)可选择站位或坐位交接:护士将婴儿抱给母亲。注意抱的时候,婴儿的上下肢都应该维持中线并被包裹。主要根据父母是否舒适以及父母是否可以自行坐下和站起选择交接方式。

(2)机械通气婴儿 KC 时的交接需由两名护理人员同时协助完成。

(3)将婴儿直立放置于母亲的前胸、双乳之间或者单侧乳房上。

(4)将毯子从婴儿的后背包绕,婴儿体重 ≤2 000g 需要将毯子折成 4 层,>2 000g 可以将毯子折成 2 层。

(5)将母亲的长袍包住婴儿及其后背上的毯子,即可防止周围的气流进入婴儿的毯子里,也可以防止婴儿滑落。

3. KC时的体位

(1)婴儿放置的时候应该与母亲前胸对前胸,直立或者倾斜30°~40°,腿和手臂应处于屈曲姿势。

(2)保持婴儿的头和颈部处于鼻吸气的位置,防止气道阻塞。

(3)可以给父母一个小镜子,尽可能让父母从镜子里观察宝宝的脸和表情。

(4)评估父母KC时的舒适度,考虑体位和其他方面的需求。

4. KC时注意的问题

(1)鼓励父母穿着宽松的、前面解开的衬衫或者罩衫。

(2)开始做KC的时候1次至少做1小时,让婴儿可以完成1个睡眠周期,之后可以考虑逐渐增加到每天24小时、每周7天的KC。

(3)进行KC时尽可能不要受到干扰,除非非常必要的护理或者医疗操作。

(4)KC期间婴儿睡着后应该尽可能维持睡眠,时间越长越好。

(5)KC期间可以经口或胃管进行喂养。

(6)KC的父母可以每天给宝宝皮肤清洁。

(7)KC期间不关闭暖箱或者远红外。

(8)KC之后让母亲泵奶,因为KC可以促进乳汁的分泌。

5. 对家庭的教育

(1)教育家庭关于皮肤-皮肤接触的基本原理。

(2)提供KC相关信息的手册。

(3)告知父母在交接婴儿过程中婴儿的生命体征可能发生变化,如果生命体征不能恢复,可能意味着婴儿不能耐受KC,需要放弃KC,放回暖箱。

【KC期间的监测和记录】

1. 理想的KC时间≥60分钟,在开始KC后15分钟内,每5分钟监测婴儿的HR、呼吸频率、SaO_2和体温。之后的监测数据可以每15~30分钟一次,对于所有的报警都应该及时应对。

2. KC之前的记录应该包括婴儿的临床稳定情况、生命体征、SaO_2和在暖箱内的活动情况等,应评估并记录所有的导线、导管和监测探头是否固定牢固、安全,记录父母的满意度、婴儿使用的氧气情况以及给氧的方式、进行KC的交接方式和准确的开始时间、KC时婴儿的体位。在KC开始后,监测的生命体征可以记录在KC记录单上,记录吸入氧气的浓度和给氧方式,在每次记录生命体征的同时记录婴儿的活动情况,KC时母亲的活动和耐受情况也应记录,在KC快结束时,记录将婴儿放回暖箱的方式和时间。记录婴儿KC的整个过程是否耐受,以及母亲对KC的感受和评论,记录不良事件,例如呼吸暂停、HR迟缓、低血氧和高体温等。

【成功实施 KC 的步骤】

1. 管理层建立 KC 相关规章制度、指南,保障 KC 顺利开展,直至出院。

2. 医生和护士都应参加 KC 培训并应用到各自的工作中。

(1)在孕期保健中普及推广 KC 的方法和益处。

(2)需要根据婴儿的情况,尽早帮助母亲开始 KC,应该进行监测,确保婴儿可以耐受这个过程,不会发生生理行为的不稳定。

(3)向母亲示教进行 KC 的体位,保证安全。

(4)允许母亲和婴儿进行每天 24 小时、每周 7 天的 KC,直至出院。

(5)如果无法进行每天 24 小时、每周 7 天 KC,需要每次对婴儿进行至少 1 小时的 KC。

(6)KC 的同时要保证婴儿的温暖和舒适。

(7)KC 全程注意保暖,使用帽子、温暖的毯子。

(8)通过各种形式和途径促进 KC 实施者进行相互交流学习,直至出院。(视频 23-2-1)

ER 23-2-1

视频 23-2-1
家庭参与护理中的袋鼠式护理

【注意事项】

1. 袋鼠式护理的实施者最好是父母,也可以是家人,只要有能力理解袋鼠式护理的相关措施,有愿望提供支持的家人均可实施,但一般不推荐由该科室的医护人员实施袋鼠式护理。

2. 袋鼠式护理的持续时间可以是持续 24 小时,每周 7 天的持续性袋鼠护理,做不到的情况下也可进行间歇性的袋鼠式护理(至少 1 小时)。持续性袋鼠式护理适用于生理状态稳定的早产儿或低出生体重儿,这个过程由于时间较长,需要家庭其他成员,特别是伴侣的密切配合和支持,当母亲需要暂停进行自我调整或沐浴时,父亲应替补进行。

3. 进行 KC 的家长应每天沐浴更衣,保持皮肤及衣物清洁,但无需额外消毒。

4. 进行 KC 时需注意保护产妇及其亲属的隐私,使用屏风或围帘进行遮挡。

5. 住院期间进行 KC 时,床旁需备好氧气、心电监护、吸引器及其他急救复苏设备,应随时监测早产儿的生命体征。

【关键点】

1. 在进行 KC 前需利用宣教手册、视频等方式,进行至少 1 小时面对面的 KC 教育。

2. 获得父母进行 KC 的理解和知情同意。

3. 对父母准备度、早产儿准备度、进行 KC 的医疗机构的准备度进行评估,满足可以进行 KC 的条件后开展。

4. KC 前需做好准备工作,包括早产儿和父母及环境的准备。

5. 不论是坐位交接还是站位交接,都需要注意早产儿的安全,护士应熟悉流程,保证安全进行和结束。

6. KC 期间还包含了对父母的心理指导和早产儿的健康教育，注重和谐护患关系。

（胡晓静）

参考文献

1. MOORE ER, BERGMAN N, ANDERSON GC, et al. Early skin-to-skin contact for mothers and their healthy newborn infants. Cochrane Da tabase Syst Rev, 2016, 11: CD003519.
2. DIMENNA L. Considerations for implementation of a neonatal kangaroo care protocol. Neonatal Netw, 2006, 25 (6): 405-412.
3. Children's Hospital of Philadelphia. Guidelines for healthcare professionals skin-to-skin contact (kangaroo care). Philadelphia, PA: Children's Hospital of Philadelphia, 2007.
4. 胡晓静, 张玉侠, 庄薇, 等. 新生儿重症监护病房早产儿袋鼠式照护的评估与实施. 中国循证儿科杂志, 2019, 14 (1): 64-68.

第三节 早产儿发育支持护理

【导读】

子宫环境有利于促进胎儿大脑调节功能的发育成熟，模拟子宫环境、尽量减少住院环境中侵入性护理实践造成的影响，鼓励父母参与，可促进早产儿大脑发育，这种方法是目前国内强调的早产儿发育支持护理要求。本节重点介绍早产儿发育支持护理的实施步骤及具体包含的护理措施。

【概述】

1. 概念 发育支持护理（developmental care），是人性化与个性化的综合护理措施。通过改变 NICU 的环境和照顾方式，预先估计早产儿生长发育的应激压力，给予支持性措施，缓解压力，从而促进早产儿生理发育和行为发展。

2. NICU 环境的不良影响 NICU 环境与胎儿子宫内环境有着巨大差别，早产儿在 NICU 中面临各种有害刺激，如强光、噪声、高频率侵入性操作、疼痛刺激、睡眠打扰、不舒适体位、母婴分离、体重增加缓慢等。NICU 环境对早产儿脑发育的影响已被认识，大脑在进入生长、细胞迁移、突触形成、髓鞘形成、大脑发育的关键期受到上述影响，就会扰乱大脑结构的发育进程，对早产儿生长发育产生直接或潜在影响。

3. 早产儿发育支持护理的意义 发育支持护理体现了现代医护理念已从单纯救治转变为同时关注改善远期预后的新型模式。对早产儿实施发育支持护理，根据不同的发育阶段，提供不同的环境及护理计划，使其在充满各种感觉刺激及有创性操作下，维持更加稳定的自主调节能力,减少应激行为,促进功能间的协同性发展。发育支持护理能有效改善新生儿的近期预后,包括促进生长、减少住院天数及机械通气时间、减少生理应激、促进亲子关系的建立及远期生存质量;能通过有益刺激激发早产儿神经系统的发育,促进其健康发展。

【实施步骤】

1. 成立发育支持护理小组 由专人负责对小组成员进行新生儿发育支持相关专业知识培训,确保每名成员熟练掌握专业知识及护理技能;负责针对新生儿发育、生长需求制定院内发育支持护理程序和院外的延伸性护理方式;负责具体实施和督导家长院外护理。

2. 发育支持专业化培训 通过查阅文献资料,参考先进的护理方式、方法;参加国内外发育支持中心培训与进修,接受专业化培训。

3. 发育支持护理知识落地 将发育支持护理措施制定为检查表,由发育支持护理小组成员轮流检查临床医护人员的知识落实,发现知识在临床转化的障碍。定期召开会议讨论障碍因素,分析改进策略,强化小组成员对发育支持护理知识的理解,确保知识在临床落地。

【护理措施】

发育支持护理原则是减少不良的环境刺激,并根据新生儿个体发育情况给予促进新生儿自身发展的良性支持。要求照护人员改变工作模式,观察并了解新生儿行为,思考自身行为对新生儿可能的影响并给予调整;视新生儿为主动参与者,将新生儿的行为表现作为护理目标,根据新生儿表现及需求调整照顾措施。具体护理措施如下:

1. 个体化的营养策略 制作生长曲线,定期监测与评估,根据新生儿情况做阶段性的营养规划。

2. 感染控制 病房环境相对独立,护理人员固定,患儿物品专人专用。

3. 减少光线对新生儿的影响 美国儿科学会建议调整 NICU 光线明亮度,暖箱内不超过 25ftc,室内不超过 60ftc,特殊治疗时不超过 100ftc。人为调节室内灯光亮度,避免不必要的光线暴露。

4. 减少噪声对新生儿的影响 控制室内声音<60dB,避免突发高频的声音,控制工作人员的声音。

5. 减少侵袭性操作 把不必要的接触和损伤降到最低,并采用一定方法促进其舒适。集中操作,操作时动作轻柔缓慢,注意新生儿是否有不适征象;操作实施前轻声唤醒或触摸患儿,使其有准备;评估疼痛,及时干预。

6. 建立 24 小时照顾计划 为提供新生儿完整的睡眠时间,根据婴儿的活动规律、睡眠周期、医疗方案,制订 24 小时照顾计划。

7. 合理摆放新生儿的体位 护理操作时,协助新生儿保持四肢屈曲中线体位,减少操作引起的应激反应。体位摆放注意点包括对称性的屈曲体位,达到身体伸展和屈曲的平衡;手放在口边发展手 - 嘴综合能力,满足患儿自我安慰;使用床单等制作边界,肢体活动可触及。

8. "鸟巢"护理 用方形包被卷曲成长条状,沿新生儿身体四周围绕(包括头部),形似鸟巢。将新生儿仅包裹尿布裸体放入"鸟巢"中,颈下垫软毛巾卷,保持颈部伸展位。

9. **新生儿抚触** 纠正胎龄<34 周的早产儿可通过轻微接触头部或背部皮肤安抚患儿;孕周较大、耐受性较好的患儿可实施抚触被动操。

10. **鼓励婴儿父母参与护理** 发育支持护理应以家庭为中心,鼓励家长早期参与新生儿的照顾。入院时,给父母主动介绍 NICU 相关服务、医护团队、周围资源;住院中,为患儿制定治疗护理计划时,让家庭参与决定;住院期和出院后都积极推动袋鼠式护理。

11. **非营养性吸吮** 每次鼻饲喂养前、喂养中及喂养后给予新生儿安慰奶嘴吸吮 5 分钟,7~8 次 /d。非营养性吸吮能加速胃排空,减少胃食管反流次数,促进胃肠功能的发育,有助于更快地从管饲喂养过渡至全经口喂养,缩短新生儿住院天数。

12. **音乐治疗** 向暖箱内输送音乐或在室内播放轻柔、舒缓、有节律的音乐。音量控制在 55~70dB,每次持续 30 分钟。音乐疗法时关闭病房门窗,使婴儿耳边的背景噪声低于 45dB。

13. **减轻疼痛** 提供危险性最小且效果最好的干预措施,提高新生儿应对疼痛的能力。使用吗啡和芬太尼镇痛药时应保证充足的氧供,密切监测患儿生命体征的变化、药物临床疗效及不良反应。口服蔗糖水可通过甜味刺激激活内源性阿片途径,产生镇痛疗效,缓解侵入性操作所引起的疼痛。

14. **其他形式的感官刺激** 使用水垫床或抱着新生儿坐在摇椅上(前庭刺激),距新生儿眼睛约 15~20cm 位置悬挂母亲的笑脸(视觉刺激)等。

【注意事项】

1. 应对所有科室成员进行早产儿发育支持护理的培训,不仅仅是护士,还包括医生、工勤和家长。

2. 定期对早产儿发育支持护理措施进行督查,发现问题及时讨论及提出解决方案并及时改进。

3. 集中操作护理需和医生的医疗活动一起参与,护士应有主导权,合理安排治疗护理时间及安静睡眠时间。

4. 早产儿发育支持护理包括很多方面,可能无法做到在短时间内所有方面全部改变。可以逐个改进,如在无需操作时及时将照明灯关闭,并对于积极实施的护理单元给予表扬,持续监督,使所有的护理单元都能知晓并执行。

5. 将早产儿发育支持护理措施形成科室文化,由医生护士共同组成发育支持小组,并定期组织交流,分享成果和讨论问题,解决问题。

【关键点】

1. 当医护人员在救治早产儿的同时,是否意识到即使是简单的或常规的护理任务,如换尿布、采足跟血、或输液管路的调整,也会给婴儿或早产儿造成不必要的压力,当他们被进行侵入性的、痛苦的操作时,婴儿在生理上都被动接受了大量的不良刺激,这可能会造成早产儿难以恢复的巨大压力。

2. 医护人员需感受婴儿的细微紧张症状,通过实施发育支持护理措施来减轻早产儿的紧张和压力。通过对早产儿发育支持护理措施的实施,可以更好地改善早产儿的生长发育及远期预后,当早产儿的父母参与护理时,也希望教会家长运用这些发育支持措施,使父母能认识早产儿,读懂早产儿,并顺利过渡到居家照护。

(胡晓静)

参考文献

1. 邵肖梅, 叶鸿瑁, 丘小汕. 实用新生儿学. 5 版. 北京: 人民卫生出版社, 2019.
2. 单若冰. 医疗环境对新生儿的不良影响和干预对策. 中国新生儿科杂志, 2011, 26 (1): 15-18.
3. KATHLEEN A VANDENBERG. Individualized developmental care for high risk newborns in the NICU: a practice guideline. Early Hum Dev, 2007, 83 (7): 433-42.
4. HEIDELISE ALS, LINDA GILKERSON, FRANK H DUFFY, et al. A three-center, randomized, controlled trial of individualized developmental care for very low birth weight preterm infants: medical, neurodevel opmental, parenting, and caregiving effects. J Dev Behav Pediatr, 2003, 24 (6): 399-408.
5. ALS H. Toward a synactive theory of development: promise for the assessment and support of infant individuality. Infant Ment Health J. 1982; 3 (4): 229-243.

第24章

早产的安全质量管理

【导读】

早产已成为全球公共卫生问题,降低早产发生已成为紧迫的行动。要降低早产发生,改善早产儿结局,就需要基于围产期进行早产的质量与安全管理。那么,早产的质量与安全如何保证?需要我们回答以下几个问题:早产可以避免吗?如何避免?早产儿并发症可以避免吗?如何避免?早产疾病负担可以减少吗?如何减少?纠纷投诉可以避免吗?如何避免?其次,早产的质量与安全又如何评价?如何从分级授权、核心技术、管理流程、诊疗质量等多维度评价早产质量管理水平?如何用规范、制度、标准、考核、数据和科学评价来建立早产安全与质量管理的评价机制和方法?如何运用质量管理工具来持续改进质量?如何确立早产的质量与安全目标?等等这些问题就是我们进行早产质量与安全管理的核心问题和方向。

【概述】

1. 质量是一组固有特性满足要求的程度。而医疗质量即是医疗保健服务提高满意结果可能性和降低不满意结果可能性的程度。站在病人的角度看质量,应满足"4C"需求的固有特性:Care(治好),Convenience(快速、方便),Caring(安全、关照),Cost(费用)。

2. 安全是病人在医疗过程中不发生意外的损伤或损害,安全首先是不造成伤害,没有风险。病人在医疗过程中发生意外损伤的可能性,我们称之为医疗风险。安全是一种状态,通过持续的危险识别和风险管理过程将伤害和损失的风险降低并保持在可接受的水平或以下。

3. 质量与安全管理需要规范化和标准化。早产的规范化管理需要从早产相关药物与设备的标准化配置等,即"管物";早产相关诊疗指南,产前、产时管理规范与早产儿抢救流程等,即"理事";产儿科医务人员的标准化配置与技能培训等,即"安人"这三个方面来进行规范化和标准化的管理,并不断持续改进。

(1) 早产相关的设备、设施与药品:抑制宫缩药、促胎肺成熟药、脑神经保护药、抗生素、新生儿窒息复苏药、血氧饱和度监护仪、血气分析仪、新生儿窒息复苏抢救设备等。

(2) 早产相关的规范、制度与流程:一是基于早产的规范、标准和指南,对现有诊疗流程进行标化,进行同质化管理;二是进行早产诊疗、助产技术、急诊剖宫产和新生儿窒息复苏与早产儿护理的授权管理,实现授权动态监管;三是完善早产不良事件报告;四是建立早产产前与分娩重点环节、重点时段控制标准。

(3)早产相关的能力培训与产儿合作：开展培训与演练，推动医务人员执行落实早产相关标准、规范、流程。对产科医生、产房组长、住院总医生、产房护士长、手术室护士长、病区护士、新生儿医生、新生儿护士等均要进行早产风险因素的识别评估、早期症状体征的风险识别和产前产时与产后的干预处理培训，并不断完善预案与流程，确保有效的产儿合作。

(4)早产规范化管理的持续改进：需要设定早产管理质量安全目标，定期分析早产相关KPI指标，如早产儿分娩率、自发早产率、医源性早产率、助产率、新生儿窒息等，采用控制图、柏拉图等质量管理工具进行持续检查、分析(含数据指标统计分析)、改进、评价。通过早产安全与质量持续改进体系的建立与执行进行改进，强化围产人员风险评估意识，加强关键环节的把控，有效保障早产安全。

【早产质量与安全的管理架构】

1. 早产管理的质量体系构成　质量体系需要通过科学的组织架构、完善的规章制度、全程的监督管理和不断的质量改进去构建。从早产管理而言，首先，应明确"降低早产发生率，改善早产儿结局"的质量方针与目标，见图24-0-1；其次，应建立从"决策-控制-执行"的早产质量管理组织；同时依据早产相关行业标准、技术规范制定早产的质量管理文件，并基于数据管理，设立早产相关监测指标实时进行早产的监测管理；最后，选择有效评价方法或工具，结合孕产妇、早产儿家长的满意度和早产儿结局评估早产质量管理效果。因此，需要从结构、过程、结果和持续改进方面构建早产的质量体系并评估(图24-0-2)。

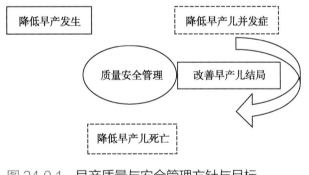

图 24-0-1　早产质量与安全管理方针与目标

(1)结构：早产中心的属性、早产中心的规模、早产中心组织架构、早产中心的设备设施、早产中心的人员资质授权与配置、早产中心的规章制度程序与早产诊疗指南与路径等。

(2)过程：围产期保健服务品质、诊断过程质量评估、治疗过程质量评估、并发症处理评估、早产儿权益保障与早产质量安全过程目标等。

(3)结果：医疗保健服务通用与专项结果指标、早产防治效果质量指标与孕产妇和早产儿家长对医疗保健服务满意度。

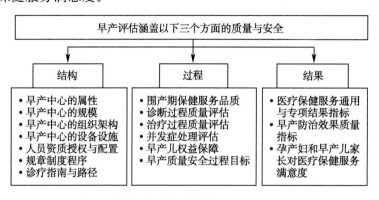

图 24-0-2　早产质量与安全评估构架

（4）早产质量和安全持续改进：有一个早产事件评估改进系统、分析不良早产事件开展持续改进、医护了解该如何改进过程、监测分析病人满意程度、监测分析医护满意程度、关注投诉服务管理、对早产高风险进行过程管理、执行临床规范与质量控制、监测早产预防与临床诊疗结果和管理分析早产质量与安全信息并建立早产质量与安全报告制度，每月、季度和年度定期报告，从质量和安全数据及时发现问题，寻找根本原因，找到最佳改进方案并验证其效果。制定持续改进措施，不断改进管理制度和系统，并通过确认达到目标、措施与效果关联，让降低早产、改善早产儿结局的优良效果保持并迅速高效传递）标准化）成为终极质量与安全管理的目的，建立并不断优化早产相关诊疗评价标准。包括：①早产中心设置和建设的评价标准；②早产中心管理制度的评价标准；③早产关键诊疗技术的开展与评价标准；④早产诊疗效果的评价标准；⑤病人安全的评价标准。

2. 早产的质量管理结构

（1）基础质量管理：对早产预防、救治和随访的各要素所进行的质量管理，包括人员、技术、设备、物资和信息五个方面。

（2）环节质量管理：包括从产前就诊到入院、分娩、母婴同室、新生儿科/NICU、出院及疗效评价等各个医疗保健环节，进行的质量管理。

（3）终末质量管理：主要是以数据为依据，综合评价早产管理的终末效果的优劣，包括早产与早产儿疾病负担，反馈控制医疗实施与管理过程。

3. 早产的风险控制管理策略　早产风险因素控制好，质量安全才得以保障。因此，首先需要针对早产诊治的几个风险环节进行管理和风险控制。

（1）人员环节：进修医师、低年资医师、纠纷频繁的医师、护士的分层分级授权与管理；

（2）技术环节：医生与护士的技能水平与经验等风险识别、预防和控制；

（3）流程环节：急诊、高危妊娠门诊、产科、产房、ICU、手术室、母婴同室、新生儿科的流程与管理；

(4)时间环节:八小时外值班状态和节假日时间的管理和风险防范。

早产与早产儿风险点无处不在,从产前、产时到产后,从产房/手术室到新生儿科,甚至出院后都存在质量安全风险,在早产临床管理过程中,从"三步策略"进行风险控制管理。

(1)早产发生前:做好风险评估,早期预测并及时干预;

(2)早产发生时:及时启动救治流程,预防围产期并发症;

(3)早产发生后:及时启动产儿抢救团队,改善早产儿结局。

4. 降低早产相关风险发生的预防措施 要做好早产的风险管理,首先要能识别早产的风险,其次面对风险要有预防对策,即"三级干预"预防措施,最后还应关注措施是否落实到位且有效。

(1)一级:针对所有育龄女性,识别具有早产风险的女性。

(2)二级:消除或降低育龄女性早产风险,尤其既往早产史的。

(3)三级:针对早产儿,广泛应用糖皮质激素、NICU 水平提升等来改善早产儿结局。

2015 年 WHO 提出关于改善结局的 10 条建议,见表 24-0-1。2017 年 WHO 技术咨询小组提出了改善早产结局的干预措施,10 条主要推荐和 17 条附加的次要推荐建议。涵盖 6 条针对孕妇的管理推荐建议干预措施,即产前皮质激素治疗、宫缩抑制剂、硫酸镁、预防性应用抗生素、早产分娩方式等和 4 条针对新生儿的治疗干预措施,即袋鼠式护理、塑料包裹膜、持续气道正压通气、表面活性物质和供氧等,表 24-0-2。

表 24-0-1 2015 年 WHO 关于改善早产结局的 10 条建议

- 推荐对孕 24~34 周先兆早产的孕妇应用糖皮质激素

- 不推荐以改善新生儿结局为目的,对即将发生早产的孕妇使用宫缩抑制剂

- 推荐对孕 32 周以下近期有早产分娩风险的孕妇,使用硫酸镁以预防脑瘫

- 对胎膜完整和没有临床感染征象的早产孕妇,不推荐常规使用抗生素

- 推荐对早产胎膜早破的孕妇使用抗生素

- 不论头位还是臀位都不推荐常规以改善新生儿结局为目的的剖宫产分娩

- 推荐对出生体重 ≤2 000g 新生儿出生后常规进行袋鼠式护理(KMC)。在医疗机构中,一旦新生儿临床情况稳定,应尽快开始袋鼠式护理

- 推荐采用持续气道正压治疗早产儿呼吸窘迫综合征

- 对气管插管机械通气的呼吸窘迫综合征早产儿,推荐使用表面活性替代治疗

- 胎龄 ≤32 周早产儿机械通气治疗时,推荐使用 30% 氧气或空气(如果没有混合氧气),不要使用 100% 氧气

表 24-0-2　WHO 2017 指南建议:10+17= 改善早产结局的干预措施

孕产妇干预	推荐	推荐强度和证据质量
产前皮质激素治疗改善新生儿结局	1.0 产前皮质激素治疗推荐用于妊娠 24~34 周有早产风险的孕妇,并满足以下条件: (1)准确评估妊娠周数; (2)早产发生在即; (3)无母体感染临床证据; (4)胜任分娩管理(包括能够识别和安全处理早产临产和分娩); (5)早产儿在需要时能够得到恰当治疗(包括复苏、保暖、喂养支持、抗感染治疗、安全使用氧气)	强烈推荐 基于新生儿结局的中等级别质量证据和孕产妇结局的低质量级别证据
	1.1 符合条件孕妇,考虑早产在 7 天内即将发生时,包括 24 小时内发生者,产前应给予皮质激素治疗	强烈推荐 基于低质量级别证据
	1.2 产前皮质激素治疗推荐用于早产风险孕妇,无论单胎或多胎妊娠	强烈推荐 基于低质量级别证据
	1.3 产前皮质激素治疗推荐用于未足月胎膜早破孕妇,并且无感染临床征象	强烈推荐 基于新生儿结局的中等质量级别证据和孕产妇结局的低质量级别证据
	1.4 产前皮质激素治疗不推荐用于妊娠合并绒毛膜羊膜炎有早产可能者	条件推荐 基于极低质量级别证据
	1.5 产前皮质激素治疗不推荐用于晚期早产(34~36^{+6} 周)孕妇计划剖宫产者	条件推荐 基于极低质量级别证据
	1.6 产前皮质激素治疗推荐用于妊娠高血压疾病,有随时发生早产风险者	强烈推荐 基于新生儿结局的中等质量级别证据和孕产妇结局的低质量级别证据
	1.7 产前皮质激素治疗推荐用于妊娠合并胎儿生长受限,有随时发生早产风险者	强烈推荐 基于极低质量级别证据
	1.8 产前皮质激素推荐用于孕前和妊娠糖尿病孕妇,有随时发生早产风险者。孕妇需要同时进行血糖监测,最佳化控制血糖	强烈推荐 基于极低质量级别证据
	1.9 随时可能发生早产的孕妇,地塞米松或倍他米松(共 24mg,分次肌内注射)均可作为皮质激素选择	强烈推荐 基于低质量级别证据

孕产妇干预	推荐	推荐强度和证据质量
产前皮质激素治疗改善新生儿结局	1.10 皮质激素初次使用后 7 天内未出现早产者,经临床评估显示接下来的 7 天内早产发生高风险时,推荐重复一个疗程皮质激素	条件推荐 基于新生儿结局的中等质量级别证据和孕产妇结局的低质量级别证据
宫缩抑制剂抑制早产	2.0 宫缩抑制治疗(急性期和维持治疗)不推荐用于旨在改善新生儿结局的随时发生早产风险孕妇	条件推荐 基于极低质量级别证据
硫酸镁保护胎儿神经系统	3.0 硫酸镁推荐用于妊娠 32 周前随时可能发生早产风险者,预防新生儿和儿童时期脑瘫	强烈推荐 基于中等质量级别证据
早产的抗生素治疗	4.0 抗生素不推荐常规用于胎膜完整、无临床感染征象的早产孕妇	强烈推荐 基于中等质量级别证据
	5.0 抗生素治疗推荐用于未足月胎膜早破孕妇	强烈推荐 基于中等质量级别证据
	5.1 红霉素推荐用于未足月胎膜早破孕妇预防性应用抗生素的选择	条件推荐 基于中等质量级别证据
	5.2 不推荐未足月胎膜早破孕妇联合使用阿莫西林和克拉维酸(阿莫西林 / 克拉维酸复合制剂)	强烈推荐 基于中等质量级别证据
最佳分娩方式	6.0 不推荐为改善新生儿结局常规选择剖宫产,无论头或臀先露	条件推荐 基于极低质量级别证据

早产儿干预	推荐	推荐强度和证据质量
早产儿保暖治疗	7.0 新生儿出生体重 ≤ 2 000g,只要临床状况稳定,推荐在卫生保健机构常规启动袋鼠式护理	强烈推荐 基于中等质量级别证据
	7.1 新生儿出生体重 ≤ 2 000g,应尽可能提供其持续的袋鼠式护理	强烈推荐 基于中等质量级别证据
	7.2 新生儿出生体重 ≤ 2 000g,如果不能提供持续的袋鼠式护理,间断袋鼠式护理也优于传统护理	强烈推荐 基于中等质量级别证据
	7.3 新生儿出生体重 ≤ 2 000g,且临床状况不稳定、不能进行袋鼠式护理者,应当提供其热平衡环境,如热辐射设备或保温箱	强烈推荐 基于极低质量级别证据
	7.4 塑料袋或塑料包裹膜用于刚刚娩出早产儿保暖护理的有效性证据不足。但是在稳定和转移早产新生儿到特殊护理病房时,塑料袋或塑料包裹膜可以考虑作为预防低体温的替代措施	条件推荐 基于低质量级别证据

24

早产的安全质量管理

早产儿干预	推荐	推荐强度和证据质量
持续气道正压通气治疗并发呼吸窘迫综合征新生儿	8.0 持续气道正压通气措施推荐用于治疗并发呼吸窘迫综合征的早产新生儿	强烈推荐 基于低质量级别证据
	8.1 新生儿一旦确诊为呼吸窘迫综合征,应立即启动持续气道正压通气	强烈推荐 基于极低质量级别证据
肺泡表面活性物质用于新生儿呼吸窘迫综合征	9.0 表面活性剂替代治疗推荐用于气管插管和通气治疗的呼吸窘迫综合征新生儿	条件推荐(仅在实施气管插管、通气治疗、血气分析、新生儿护理和监测的卫生保健机构进行) 基于中等质量级别证据
	9.1 动物源性或含蛋白质合成表面活性剂均可用于进行通气治疗的、并发呼吸窘迫综合征的早产新生儿	条件推荐(仅在实施气管插管、通气治疗、血气分析、新生儿护理和监测的卫生保健机构进行) 基于中等质量级别证据
	9.2 不推荐早产新生儿在发生急性呼吸窘迫综合征之前预防性使用表面活性物质	强烈推荐 基于低质量级别证据
	9.3 并发呼吸窘迫综合征并进行气管插管的早产新生儿,应尽早应用表面活性物质(出生 2 小时之内),而非在症状恶化进行急救治疗时给予	条件推荐(仅在实施气管插管、通气治疗、血气分析、新生儿护理和监测的卫生保健机构进行) 基于中等质量级别证据
新生儿氧气治疗和浓度	10.0 32 周及以下早产儿通气治疗时,推荐起始氧气浓度 30% 或者空气(无法得到混合氧时),而非 100% 氧气	强烈推荐 基于极低质量级别证据
	10.1 早产新生儿使用 30% 浓度氧气或空气充分通气治疗 30 秒后,心率仍低于 60 次 /min,方可考虑逐步提高氧气浓度	强烈推荐 基于极低质量级别证据

5. 早产与早产儿——产儿双路径质量安全的管理策略　产儿科合作是围产医学学科发展的需要,是降低早产发生、围产儿死亡、减少早产儿窒息发生、改善早产儿预后的关键。早产儿质量安全管理的关键节点是从产前会诊、产时复苏到母婴区高危儿和新生儿的评估与管理(图 24-0-3)。

产儿双路径质量安全的管理应围绕早产的预防、产时保健和早产儿护理进行。

(1)早产的预防:关注产前的识别、预防与治疗。从孕前保健、产前保健、政策支持、控烟与职业保护等方面来降低早产发生。

(2)产时保健:关注围产期的干预处理。如孕 24~34 周先兆早产应用类固醇皮质激素,孕 32 周前先兆早产使用硫酸镁以预防脑瘫,胎膜早破的早产使用抗生素以预防感染。

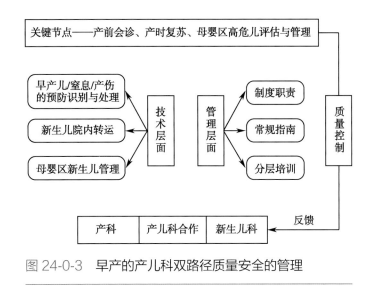

图 24-0-3　早产的产儿科双路径质量安全的管理

（3）早产儿护理：关注降低早产儿死亡和疾病发生。如，必要及额外的护理，特别是喂养支持；新生儿复苏，袋鼠式护理（KMC），早产儿并发症 / 合并症处理（RDS、感染、黄疸），能力允许范围内提供综合性的新生儿重症监护等来改善早产儿的结局。

在 2017 年 WHO 也提出通过连续保健双路径策略来降低早产发生、降低早产儿死亡和疾病发生（图 24-0-4）。

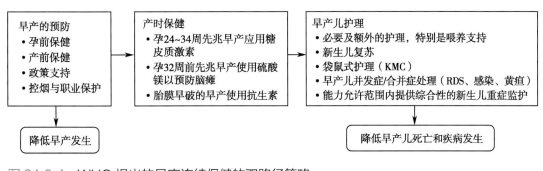

图 24-0-4　WHO 提出的早产连续保健的双路径策略

6. 早产连续保健的双路径质量管理

（1）关注降低早产发生的防治效果：从孕前保健质量评价、孕期保健质量评价、早产风险评估效果评价、早产干预与随访效果评价、产时早产处理与早产儿转运效果评价几个方面进行早产"防"和"治"效果的评价。

（2）关注早产儿的预后效果：从早产儿复苏效果评价、早产儿喂养效果评价、早产儿 KMC 护理效果评价、早产儿并发症 / 合并症处理效果评价、早产儿随访效果评价与满意度评价几个方面进行早产儿预后效果的评价。

【早产质量与安全目标构建】

构建早产质量与安全目标的路径,首先建立早产指标数据库,建立早产结局监测机制,同时设定早产三级干预环节质控点,最后设定早产质量安全目标。

1. **建立早产质量与安全管理指标数据库** 由于我国目前尚无早产的质量安全管理指标体系,也无相关数据库,因此。我们可以从防治病例数、严重程度评价、治疗效果评价等定期分析,动态观察,长期积累,形成适合我国国情的早产质量与安全管理指标数据库。

(1)建立早产专科疾病的资料库

(2)建立主要诊疗技术效果数据库

(3)建立早产主要并发症数据库

(4)建立早产安全指标数据库

2. **建立早产儿死亡原因监测机制** 由于我国地区差别非常明显,每个省、市、地区都应建立早产儿死亡原因监测,每年动态分析本地区、本院内早产儿死亡原因情况分析,并针对早产儿死亡原因,采取相应措施,以改善早产儿存活率。如早产儿复苏培训、呼吸管理、NEC预防等。

3. **建立早产一、二级防治措施的质控环节点** 针对降低早产相关风险发生的预防措施,"所有育龄女性,识别具有早产风险的女性"的一级措施和"消除或降低育龄女性早产风险,尤其既往早产史的"的二级措施,建立质控环节点。

(1)早产的危险因素评估是否及时全面:可参照 2014 年我国《早产临床诊断与治疗指南》提出的早产高危人群进行风险识别评估,包括:①有晚期流产和/或早产史者;②阴道超声检查:孕中期阴道超声检查发现宫颈长度<25mm 的孕妇;③有子宫颈手术史者:如宫颈锥切术、环形电极切除术(LEEP)治疗后、子宫发育异常者;④孕妇年龄过小或过大者:孕妇≤17 岁或>35 岁;⑤妊娠间隔过短的孕妇:两次妊娠间隔如控制在 18~23 个月,早产风险相对较低;⑥过度消瘦的孕妇:体重指数<19kg/m^2 或孕前体质量<50kg,营养状况差,易发生早产;⑦多胎妊娠者,双胎的早产率近 50%,三胎的早产率高达 90%;⑧辅助生殖技术助孕者;⑨胎儿及羊水量异常者:胎儿结构畸形和/或染色体异常、羊水过多或过少者;⑩有妊娠并发症或合并症者:如并发重度子痫前期、子痫、产前出血、妊娠期肝内胆汁淤积症、妊娠糖尿病、并发甲状腺疾患、急性传染病等,早产风险增加;⑪异常嗜好者:有烟酒嗜好或者吸毒的孕妇。

(2)早产的高危预测是否规范准确:前次晚期自然流产或早产史,但不包括治疗性晚期流产或早产,其中前次妊娠早产史是再发早产的最强危险因素;孕 16~28 周超声检查发现宫颈短也是非常明确的早产危险因素,于 14~16 周开始,间隔 2 周连续监测宫颈的变化情况,直至 24 周,妊娠 24 周前阴道超声测量 CL<25mm,还有一些生化检测预测指标尚需临床实践应用中验证。

(3)早产的预防干预是否及时规范:对于有早产风险的孕妇,使用阴道孕酮或宫颈环扎术治疗,可延长妊娠时间并减少围产期不良结局。是否及时规范进行了针对高危因素的一般预防、掌握了孕酮的应用指征和方法、掌握了宫颈环扎术指征和方法等。此外,评估是否了解低剂量阿司匹林治疗、孕期适度运动也被证明与早产发生率降低有关。

(4)早产的治疗是否及时规范:宫缩抑制剂的应用指征和方法、硫酸镁使用的指征和方法、抗生素的应用指征和方法、促胎肺成熟的应用指征和方法是否规范准确及时;早产产时处理与分娩方式是否恰当,如宫内转运尤其是<32周的极早产儿提倡宫内转运,产程当中加强胎心监护,分娩镇痛以硬脊膜外阻滞麻醉镇痛相对安全,是早产不可避免时终止妊娠方法的适宜选择。不提倡常规会阴侧切,也不支持没有指征的产钳应用;臀位者,权衡剖宫产利弊;断脐时间是否合理,早产儿出生后适当延长断脐时间,可减少新生儿输血的需要,大约可减少50%的新生儿脑室内出血。

2018年2月,著名产科学家、英国利物浦大学的Zarko Alfirevic教授团队对全球49个早产指南进行Meta分析,其中包括我国2014年发表的《早产临床诊断与治疗指南》。对指南中的共识进行分析,并结合共识阐述了早产中常见问题的处理关键点。总结其共性推荐,发表在BJOG杂志上。在49个指南中,尤其对早产问题的7条处理原则,推荐意见高度一致。

7大共识处理原则:①测量宫颈长度预测早产,仅限于早产高危人群;②若24周前宫颈长度明显缩短者,需经阴道给予孕酮;③有早产风险者,可短时用宫缩抑制剂,持续应用48小时;④仅胎膜早破的早产用抗生素,胎膜完整的早产不用;⑤硫酸镁有助于保护胎儿神经发育,减少脑瘫及其严重程度;⑥糖皮质激素可用于促胎肺成熟;⑦既往多次早产,及有先兆早产合并宫颈缩短者,在24周前可应用宫颈环扎。

针对这七大共识处理原则结合早产第一、二级防治措施的关键环节点,建议从以下管理要点进行。

(1)要点一:早产风险评估与预测

1)早产高危因素的评估管理——关注及时全面,见图24-0-5。

2)宫颈长度的测量——关注规范准确,见图24-0-6。

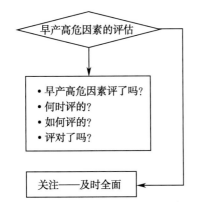

图 24-0-5 早产高危因素的评估管理

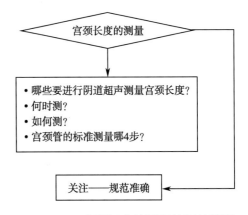

图 24-0-6 宫颈长度的测量的评估管理

（2）要点二：早产的预防、干预与治疗

1）特殊孕酮的选择和使用——关注及时准确，见图 24-0-7。

2）宫颈环扎术——关注及时规范，见图 24-0-8。

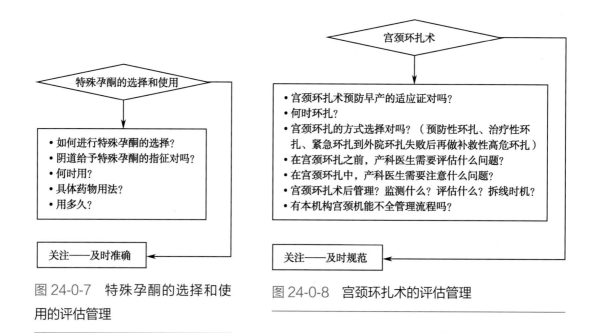

图 24-0-7 特殊孕酮的选择和使用的评估管理

图 24-0-8 宫颈环扎术的评估管理

3）抗生素的使用 - 关注及时规范，见图 24-0-9。

是否关注到，无论之前是否进行过抗 B 组链球菌（GBS）的治疗，未足月 PROM 的胎儿可存活时，产时应预防 GBS 的垂直传播（A 级证据）。

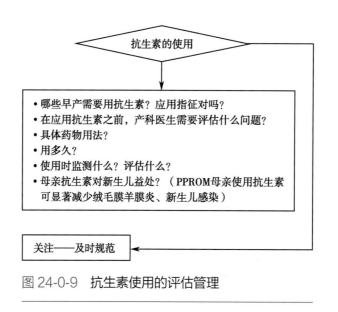

图 24-0-9 抗生素使用的评估管理

4)硫酸镁的使用——关注及时规范,见图24-0-10。

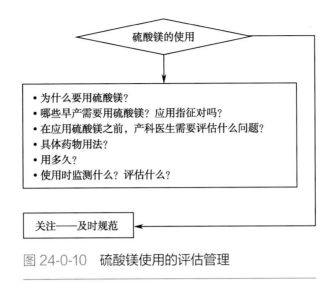

图 24-0-10　硫酸镁使用的评估管理

5)宫缩抑制剂的使用——关注及时规范,见图24-0-11。

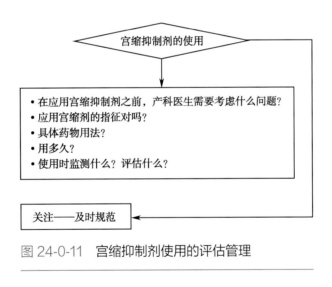

图 24-0-11　宫缩抑制剂使用的评估管理

6)产前糖皮质激素的使用——关注及时规范,见图24-0-12。

从提高皮质激素应用率的角度,产前糖皮质激素使用的评估管理应该从两个方面加强。建议一方面缩短从患者来院至用药的时间,另一方面标准化因早产症状来院的产科门诊病人的随诊评估。

7)产时处理与分娩方式的选择——关注合理及时,见图24-0-13。

4. 建立早产三级防治的关键环节点　针对降低早产相关风险发生"针对早产儿,广泛应用糖皮质激素、NICU水平提升等来改善早产儿预后"的第三级措施建立质控环节点。产科、新生儿科不分先后,合作始于生命的开端。

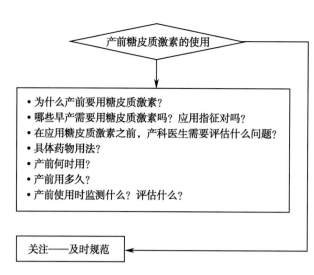

图 24-0-12　产前糖皮质激素使用的评估管理

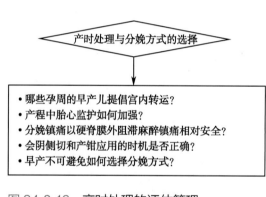

图 24-0-13　产时处理的评估管理

（1）产前咨询与会诊

（2）产时复苏与急救

（3）早产儿复苏与稳定、体温维持

（4）危重早产儿转运评估

（5）母婴区高危新生儿识别与管理（晚期早产儿）

（6）早产儿发生的院感防范

（7）早产儿管理改进与病人安全评价标准（产房复苏质量评价、早产儿复苏培训评价、早产儿死因监测与评价）

1）要点一：产前咨询与会诊——早产的产前管理是否全面、到位和有效，见图 24-0-14。

2）要点二：产时复苏与急救——早产的产时管理是否及时、规范和有效产儿合作，见图 24-0-15。

规范化的产时管理能有效降低早产儿死亡率和早产儿相关并发症的发生率。

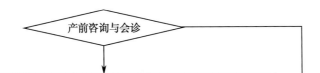

①充分的产前咨询——复苏前准备
• 产前咨询（孕周核实，羊水评估，胎儿数，高危因素等）
• 组成团队
• 检查物品
②产科医师视角——产房急救与复苏、产时安全助产，分娩时机；
③产儿科合作——评估母婴风险，确定分娩方式和分娩地点：
• 产儿科合作的制度和SOP流程，高危儿新生儿医生入住产房？
• 何时通知？何时到达？
• 产房医生与助产士分级、准入与评价？
• NRP的全员培训了吗？
• 培训效果评价？
④新生儿科视角——早产儿复苏的特殊性与复杂性
• 产房内有新生儿复苏抢救室？
• 产房有危重新生儿抢救设备？
• 产房有新生儿专科医生？
• 产房抢救危重新生儿的技术和能力？
• 产儿科新生儿复苏团队有效协作？
• 新生儿复苏技术挑战——早产儿复苏的难点

早产的产前管理是否全面、到位和有效

图 24-0-14　早产产前管理的评估

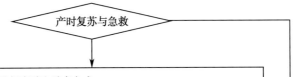

• 合理地选择麻醉和助产方式；
• 延迟断脐；
• 推广新生儿窒息复苏、EENC、"KMC"等适宜技术；
• 产儿科密切合作，保证早产儿出生后即得到最好的救治与监护；
• 全面推广"宫内转运"，实施产儿一体化管理模式；
• 新生儿复苏抢救、建立产时新生儿生命岛；
• 有条件的机构应在产房内建立高危新生儿复苏室；
• 每一位高危孕产妇分娩均需要有新生儿科医师在场。

早产的产时管理是否及时、规范和有效产儿合作

图 24-0-15　早产产时管理的评估

早产的产时管理中最受关注的一点是早产儿出生后的断脐时机问题,早产儿出生后适当延长断脐时间,可减少新生儿输血的需要,大约可减少 50% 的新生儿脑室内出血。

3)要点三:早产儿复苏与稳定、体温维持——早产儿产房支持是否规范和有效,应从以下几个方面关注早产儿复苏与低体温:

①产房温度?

②远红外维持的合适的温度多少?

③婴儿的包有没有预热?

④婴儿戴帽了吗?

⑤早产儿体重如何称? 何时称?

⑥如何转运到 NICU? 何时转?

⑦哪些要用转运暖箱?

⑧转运暖箱温度?

早产儿是极其脆弱的群体,复苏的关键是避免医源性损伤。救命,更要有高质量的预后。强调产房过渡期给予支持是"稳定",而非"复苏"。复苏热点问题:除了脐带结扎时机外,还有产房非侵入性通气、氧中毒(肺和视网膜损害),以及散热过多导致的早产儿低体温。WHO 和美国儿科学会将产房保暖作为早产儿复苏重要组成,对分娩室的温度也做了推荐。分娩前房间室温至少 25~28℃,湿度 50%,不同出生体重有不同的推荐室温:①出生体重 1.0~1.5kg,推荐室温 30~33℃;②出生体重 1.5~2.0kg,推荐室温 28~30℃;③出生体重 2.0~2.5kg 推荐室温 26~28℃。

4)要点四:危重早产儿转运评估——关注缩短产房到 NICU 存在地理和技术的差距(图 24-0-16)。

5)要点五:母婴同室病区的高危儿管理——晚期早产儿。

母婴同室要对高危儿评估,包括母亲、胎儿、分娩、新生儿因素。

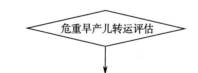

危重早产儿转运评估

- 产房抢救仅是临时的;病情基本稳定后,应转运到NICU;
- 如何转运到NICU? 由医生或护士抱到NICU?
- 产房必须配置新生儿转运设备!
- 缩短产房/手术室到NICU存在地理的差距,缩短产房/手术室到NICU存在相同救治技术的差距;
- 如何转到院内NICU? 如何转到院外NICU? 哪些要用转运暖箱? 转运暖箱温度?
- 危重新生儿从产房到NICU的转运:产房抢救、院内转运、入NICU、交接、入暖箱、监测生命体征

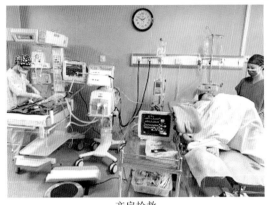
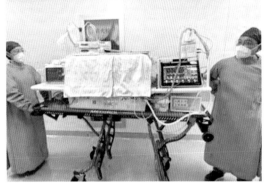

产房抢救 院内转运

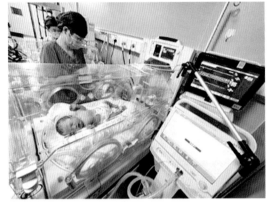
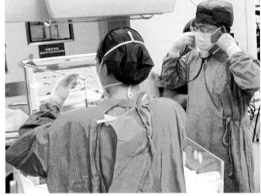

入 NICU 交接

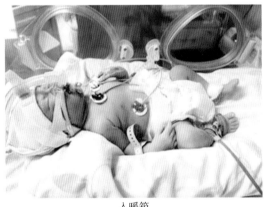
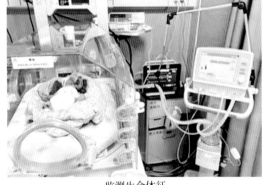

入暖箱 监测生命体征

图 24-0-16 危重早产儿转运的评估

24

早产的安全质量管理

　　美国儿科学会（AAP）2008 年修订版将高危新生儿分为四大类,其中第一位是早产儿。高危新生儿体格检查:首查、二查、三查及大小便、体重评估,3H(head,heart,hand)、产伤。有低血糖高危因素的新生儿,常规监测血糖,至少连续 3 次正常。同时要关注晚期早产儿(34~36^{+6} 周),美国妇产科医师学会(ACOG)指出:晚期早产儿明显增加是早产儿发生率增加的重要原因。晚期早产儿占新生儿的 9%~10%,占早产儿的 74%;晚期早产儿存在死亡率和围产期患病率增加的风险,轻中度疾病的发生率是足月儿的 2~3 倍。因此,晚期早产儿在母婴同室区照护时也需要重视对常见症状的识别。

6) 要点六: 新生儿院内感染防范——早产儿更易感染。

谈到新生儿院内感染,是我们必须要严格控制和避免的。而对新生儿院内感染的定义比较复杂。新生儿经过产道时可能获得感染,新生儿感染常分为生后 0~7 天及生后 7 天两类,也有分为生后 72 小时内及 72 小时后两类的。

目前定义: 在医院住院超过 3 天的新生儿,入院后 48 小时到出院后 7 天内发生的感染。美国 CDC 把经产道生产时获得性感染包括进了他们关于新生儿院内感染定义中,定性诊断则需要引入分子生物学鉴定。而德国对新生儿医院感染定义基于在入院时或潜伏期必须没有感染存在的证据,通过产道发生的感染被定义为院内感染而不是通过胎盘发生的感染,出生后 72 小时发生的感染是院内感染,而较早的感染通常被认为不是院内感染;对于同一器官系统新发感染的检测,从原发感染开始计算 14 天的保留期。

那么,这些病原体是如何通过通道转移至新生儿的? 简称 7 "V" 途径。

① "1V": Via birth canal,通过产道;

② "2V": Via hand of medical staff,通过医务人员手;

③ "3V": Via catheter,通过导尿管;

④ "4V": Via blood stream,通过血液;

⑤ "5V": Via ventilator,通过呼吸机;

⑥ "6V": Via milk,通过母乳;

⑦ "7V": Other,其他。

生殖道感染是早产发生的最重要的原因之一。早产与感染的研究显示,在造成妊娠期生殖道感染的病原体当中,GBS 占了较大的比例。GBS 阳性是独立存在绒毛膜羊膜炎的重要危险因素。GBS 阳性孕妇早产合并低体重儿、极低体重儿的可能性增加 20%~60%,病死率高达 38.5%。无论之前是否进行过抗 B 组链球菌 (GBS) 的治疗,未足月 PROM 的胎儿可存活时,产时应预防 GBS 的垂直传播(A 级证据)。分娩前 5 周内进行 GBS 筛查能够准确反映分娩时的 GBS 定植状态,孕 37 周前早产 GBS 定植状态未知均建议予抗生素预防感染;既往 CDC 指南建议从孕 35^{+0} 周开始进行 GBS 筛查,而新共识将起始时间更新为孕 36^{+0} 周,可以保证筛查结果至孕 41 周分娩时依然有参考意义。如筛查后 5 周内未分娩,可重复 GBS 筛查。孕期已明确诊断的 GBS 菌尿或既往 GBS 感染新生儿分娩史均同 GBS 筛查阳性进行管理。

新生儿院内感染防范的质控点——宫内感染初步处理是否及时规范。

避免早产儿经产道或羊膜腔发生的宫内感染,及时发现、规范处理,已经发现"感染",需要从以下方面着手。

A. 早产儿娩出时: 胎盘或脐带血——血培养、血气分析、血常规等。

B. 早产儿娩出 1 小时内使用抗菌药物(经验性用药)。

C. 早产儿娩出 1 小时内静脉营养(葡萄糖、钙剂)。

7）要点七：早产儿管理质量改进与安全评价标准

70%的早产儿存在近、远期并发症。近期并发症包括呼吸窘迫综合征、脑室内出血（IVH）、支气管肺发育不良（BPD）、动脉导管未闭（PDA）、早产儿视网膜病变（ROP）、坏死性小肠结肠炎、呼吸暂停、高胆红素血症、红细胞减少、视觉听觉障碍等疾病。远期并发症包括大脑瘫痪、慢性肺部疾病、感知与运动发展缺陷和学习能力低下等。因此，需要不断进行早产儿预后管理改进，并制定早产儿质量安全评价标准。

5. 早产儿安全——建立产儿科沟通协调机制

早产儿的安全与产儿科密切相关，定期召开产儿科的沟通协调会，可以1个月或1个季度召开一次。围产期产儿科合作不是产科与新生儿科的混合物，应该两科相加精练出来的化合物。

（1）对每一例早产儿均进行讨论，尤其是重度窒息，分析窒息发生的原因，复苏措施是否正确，新生儿科医师到场是否及时等。

（2）对每一例死亡早产儿进行病例讨论，确定是否可避免或不可避免，及其改进措施，提高抢救成功率，降低死亡率。

（3）对转入NICU的早产儿转归情况进行通报，提出改进措施。

（4）对产儿科医护人员进行必要的培训，如新生儿复苏、新生儿常见症状的识别等。

（5）对符合指征的产妇是否给予产前应用糖皮质激素预防新生儿呼吸窘迫综合征（RDS）进行分析，使符合指征的糖皮质激素使用率达80%以上，减少RDS的发生及改善早产儿的预后。

（6）对孕产妇B组溶血性链球菌定植是否筛查、是否产前预防性使用抗生素预防及分娩方式等等进行讨论，不断改进；对产前及产后母亲异常检查结果要及时和儿科医生沟通。

（7）对产前保健、产时保健、产房复苏和NICU质量进行分析，提出持续改进措施。

6. 如何构建早产的安全文化　由被动的、潜意识行为转变为主动的、有意识行为。

（1）领导重视，要支持员工

（2）构建早产安全文化（开放、公平、非责备）

（3）整合与集成早产风险管理

（4）鼓励通报早产安全（不良）事件

（5）让家长和护工参与早产安全管理

（6）学习和共同分享早产安全的经验

（7）落实解决措施，预防不良结局发生

7. 基于早产指标数据库建立、早产结局检测机制建立及设定早产三级干预环节评估管理点，构建早产质量与安全"十六大"目标，见表24-0-3。

建立早产专科疾病的资料库、主要诊疗技术效果数据库、早产主要并发症数据库与早产安全指标数据库等早产指标数据库，结合建立的早产儿死亡原因监测联合早产三级干预环节质控点,不断实践"十六大"质量安全目标。

表 24-0-3　早产质量与安全的"十六大"目标

1. 建立早产风险评估制度与工作流程。

2. 建立对于有早产风险的孕妇,测量宫颈长度预测早产的指征、时机与方法。

3. 确立使用阴道孕酮的指征、时机与方法。

4. 确立使用宫颈环扎术的指征、时机与方法。

5. 确立早产宫缩抑制剂的应用指征和方法。

6. 确立早产硫酸镁使用的指征和方法。

7. 确立早产抗生素的应用指征和方法。

8. 确立促胎肺成熟糖皮质激素的应用时机和方法。符合指征的糖皮质激素使用率达 80% 以上

9. 建立早产产前咨询与会诊的制度与流程。

10. 建立早产产时管理,产时复苏与急救的制度、规范与流程。

11. 建立早产儿复苏与稳定、体温维持的制度、规范与流程。

12. 建立危重早产儿转运评估的制度与流程。

13. 建立母婴区高危新生儿识别与管理的规范与流程。

14. 建立早产儿发生院感的防范制度、技术与流程。

15. 建立有"早产"的监测、原因分析、反馈、整改和控制体系和早产儿管理改进与安全评价标准。

16. 建立处理早产医疗安全(不良)事件的程序和制度,鼓励家长参与医疗安全。

【注意事项】

1. 早产是最常见的妊娠时限异常,早产并发症是导致新生儿死亡的最大单一因素。降低早产发生率,改善早产儿结局,就需要基于围产期进行早产的质量与安全管理。

2. 早产的质量与安全管理需要规范化和标准化。早产的规范化管理需要从早产相关药物与设备的标准化配置、早产相关临床指南及产前、产时管理与早产儿抢救流程、产儿科医务人员的标准化配置与技能培训等几个方面进行。

3. 加强早产规范化管理的持续改进,建立质量持续改进体系、设定早产管理质量安全目标,定期分析早产相关 KPI 指标,持续检查、分析、改进、评价。强化围产人员风险评估意识,加强关键环节的把控,有效保障早产安全。

4. 早产的质量管理体系需要围绕"降低早产发生率,改善早产儿结局"的质量方针,建立早产质量管理组织、制定早产的质量管理文件、设立早产相关监测指标实时监测管理,最后选择有效评价方法评估早产质量管理效果。

5. 早产的质量管理结构由基础质量管理。对早产预防、救治和随访需求的各要素所进行的质量管理,包括人员、技术、设备、物资和信息五个方面;环节质量管理,包括从产前就诊

到入院、分娩、母婴同室、新生儿科/NICU、出院及疗效评价等各个医疗保健环节；终末质量管理，主要是以数据为依据综合评价早产管理的终末效果的优劣，包括早产与早产儿疾病负担，反馈控制医疗实施与管理过程等三个层级构成。

6. 早产的安全管理体系是由"三步策略"进行风险控制管理早产发生前，做好风险评估，早期预测并及时干预；早产发生时，及时启动救治流程，预防围产期并发症；早产发生后，及时启动产儿抢救团队，改善早产儿结局。

7. 降低早产相关风险发生的三级预防措施。一级：针对所有育龄女性，识别具有早产风险的女性；二级：消除或降低育龄女性早产风险，尤其既往早产史的；三级：针对早产儿，广泛应用糖皮质激素、NICU水平提升等来改善早产儿结局。

8. 针对早产七大共识处理原则结合早产第一、二级防治措施建立评估管理环节点。早产风险评估与预测是否及时、全面和正确，宫颈长度的测量、特殊孕酮的选择和使用、宫颈环扎术的时机、方法和围手术期管理是否及时、正确和规范。

9. 针对降低早产相关风险发生的第三级防治措施建立评估管理环节点。产前咨询与会诊的早产产前管理是否全面、到位和有效，宫内转运、产时复苏延迟断脐、新生儿急救等产时管理是否及时、规范和有效产儿合作，早产儿的院感防范和处理是否规范、到位和正确。同时强调建立产儿科沟通协调机制对确保早产儿安全的重要性。

10. 早产的产儿科双路径质量安全的管理的核心是通过产儿连续保健双路径策略来降低早产发生、降低早产儿死亡和疾病发生。建立早产儿管理改进与病人安全评价标准（产房复苏质量评价、早产儿复苏培训评价、早产儿死因监测与评价）。产儿科合作是围产医学学科发展的需要，降低早产发生、围产儿死亡、减少窒息发生、改善早产儿预后的关键。

11. 构建早产质量与安全目标的路径。首先建立早产指标数据库，建立早产结局监测机制，同时根据设定的早产三级干预环节评估管理点去制定早产质量安全目标。从产前保健质量评价、产房复苏质量评价、早产儿复苏培训评价和早产儿死因监测与评价来进行系统评价、分析和改进。

12. 早产的质量和安全持续改进。建立早产事件评估改进系统，对早产高风险进行过程管理、执行临床规范与质量控制、监测早产预防与临床诊疗结果进行分析。

13. 构建早产的安全文化并实践、推行本章节推荐的早产十六大安全目标。

【关键点】

1. 早产安全质量管理的核心措施应围绕三级预防措施的筛查防治策略，针对所有育龄女性，识别具有早产风险的女性的一级措施；消除或降低早产风险，尤其既往早产史的育龄女性的二级措施；针对早产儿，广泛应用糖皮质激素、提升NICU水平等来改善早产儿结局的三级措施。

2. 早产安全质量管理的核心评估管理过程应基于产前保健质量、产房复苏质量、早产儿复苏质量和早产儿死因监测与评价等维度，围绕早产"十六"大安全目标，从早产风险评估、宫颈长度的测量、特殊孕酮的使用、宫颈环扎术和围手术期管理以及产前抗生素、硫酸镁、宫缩抑制剂、糖皮质激素的使用指征与时机、方法、与监测评估等正确、及时和有效的产前保健质量进行评估。

3. 同时从产前咨询与会诊的早产产前管理、分娩方式与宫内转运、产时复苏延迟断脐、新生儿急救等产时管理,和产儿科沟通协调合作,进行早产产前、产时管理的产房复苏质量与早产儿复苏质量的评估管理,进而降低早产儿分娩率、自发早产率、早产儿并发症发生率和早产儿死亡率等核心终末指标,实现降低早产发生、改善早产儿结局的核心目标。

(蒲 杰)

参考文献

1. 中华医学会妇产科学分会产科学组. 早产临床诊断与治疗指南 (2014). 中华围产医学杂志, 2015, 18 (4): 241-245.

2. 曾蔚越. 早产与早产儿. 北京: 人民军医出版社, 2006.

3. WHO Recommendations on Interventions to Improve Preterm Birth Outcomes. Geneva: World Health Organization, 2015.

4. MEDLEY N, POLJAK B, MAMMARELLA S, et al. Clinical guidelines for prevention and management of preterm birth: a systematic review. BJOG, 2018; 125 (11): 1361-1369.

5. ACOG. Prevention of Group B Streptococcal Early-Onset Disease in Newborns: ACOG Committee Opinion, Number 797. Obstet Gynecol, 2020, 135 (2): e51-e72.

第**25**章

早产儿的安全质量管理

【导读】

早产儿的存活率提高和远期结局的改善有赖于临床管理质量的持续改进和提高。这既是经济社会发展的需要,也是医学科技发展的选择。早产儿安全质量管理应建立在数据的基础之上,由国家和/或区域建立统一的管理模式,建立明确的管理目标,设立可测量的管理指标,借助优秀的管理工具,不断改进早产儿医学临床管理质量。

【概述】

过去 30 年来,极少有医学专业像新生儿学/围产医学经历如此多的医疗进展。呼吸技术的发展、产前皮质激素和肺表面活性物质的应用、围产期和高危新生儿管理,以及对极度未成熟儿生理学更全面的理解,都极大地提高了极早早产儿的存活率。极低出生体重儿(出生体重 1 500g 以下)已经成为我国大部分新生儿重症监护室(NICU)住院病人的主要群体。由于住院时间长,病情严重和多变,较高的死亡率和远期致残率,管理这类婴儿也是 NICU 的医护人员最大的挑战。对于这类病人的管理占据了医护人员大部分时间,消耗了大部分的医疗费用。对这些患儿的治疗水平的不断提高,除了归功于基础和临床研究的积累外,一个不能忽视的因素是这几十年工业化和信息化发展对医疗行业的促进、工业化质量管理模式的引进,以及对医疗高质量服务的不断追求。我国新生儿医学领域的安全质量管理(patient safety and quality improvement)尚处于起步阶段,已经开始了一些有意义的探索。相信未来 5~10 年,随着全国信息系统建设的逐步完善,质量管理和改进将会成为新生儿医学领域的重点。本章节重点介绍早产儿医学领域质量管理的一些模式,作为我国未来质量管理体系探索和建设的借鉴。

一、早产儿重症监护室对病人安全和质量管理的需求

1. 早产儿的出生率逐渐增高带来的需求　我国新生儿死亡率近五十年在稳步下降,新中国成立前新生儿死亡率超过 20%,1996 年下降到 2.57%,到 2015 年进一步下降至 0.55%。新生儿死亡的原因中,近二十年的顺位发生了变化,新生儿窒息相关疾病不再是首要原因,早产相关疾病在许多地区逐步上升为第一原因。一方面是社会经济的发展带来早产出生率上升;另一方面,由于产科技术的进步,越来越多的高危妊娠得到合理的管理。但我国早产出生率缺乏非常准确的数据,大多数文献报道在 7% 以上。2010 年在江苏淮安开展的基于

人口的调查显示,早产儿占出生新生儿的 3.72%(2 239/60,264),其死亡率为 7.61%;到 2015 年 早产率为 4.06%(2 404/59,190),其死亡率为 8.5%。

早产儿存活率随着主要并发症的管理水平改善而稳步提高,如脑室内出血、支气管肺发育不良、早产儿视网膜病、坏死性小肠结肠炎、早发型及晚发型败血症。如何进一步提高早产儿,特别是孕周小于 28 周的超早产儿的存活率,降低主要并发症对健康的危害,对新生儿重症医学的临床管理提出了最大的挑战。

2. **数据和信息化的发展为质量管理提供了基础** 围产医学/新生儿医学本质上是一种信息管理。医护人员将病人的信息(病史、体格检查、生理状况、实验室和影像学检查)与一般信息(医学知识、医疗指导、临床实验、个人经验)进行整合,然后进行临床决策(诊断、治疗和管理)。近三十年互联网的高速发展可能在所有领域中使信息的分享和传播方式发生了巨大的变革,包括医学,而且在线临床数据资源和工具也在不断增长和成熟。尽管医学仍然是一项由人来完成的工作,但计算机在信息管理,特别是在早产儿医学中,可以发挥越来越大的作用,越来越多的病人信息与普通医学知识出现了电子形式。越来越多的医院采用电子医疗记录系统来管理病人信息,其形式从重症监护病房的电子记录单到无纸化医院。通过对电子医学记录和循证医学的分析,可改善医疗的质量、安全性和疗效(表 25-0-1)。

表 25-0-1 **信息化发展进程**

年代	信息化在医学的主要应用	信息化在 NICU 的应用
20 世纪 60 和 70 年代	数据定位,集中在信号处理和数据统计分析	应用计算机监测新生儿生理指标
20 世纪 80 年代	病人信息管理系统	管理呼吸机的计算机辅助程序
20 世纪 90 年代	信息管理系统局部网络化	电子医学记录、电子流程单、电子文档、电子账单、各类减少医疗差错的模板。各类数据库的建立,包括实验室和影像学数据库
21 世纪第一个十年	互联网在医学信息管理系统的应用	大数据开发、辅助系统开发如电子医嘱录入执行和核对、医患信息交互流转。
2010 年以来	4G 及 5G 带来的高速信息化	大数据的应用、互联网医院、远程会诊和管理

以前,由于数据管理、评估和分析方面的困难,大量的卫生数据并没有发挥作用。随着医学向循证医学发展,对临床数据进行持续的系统性监察对于有效和高效的决策非常有必要。比如早产儿的心率监测,在心电监护仪中每秒产生 10 个数字,这些数据并没有很好地利用。信息科技的发展可以利用大数据(bigdata)算法和机器学习系统(machine learning,ML)进行分析,为临床精细化管理提供可靠的证据,并且可以成为智能医疗动力。

大数据的来源可以包括临床监护设备、电子医嘱、电子记录和流程、实验室和影像学检查等医院内部系统,也可以来自互联网、智能手机、物联网或传感器和移动设备等外部系统。通过大数据分析,可以提取有意义的趋势和信息,并将其转化临床管理和决策的依据。大数据和ML的开创性发展正在通过大量的革新帮助信息学高速发展,影响和改变当前的医疗行业。来自移动医疗设备和大数据分析的数据可以增强医疗机构的能力,提供更全面的、以患者为中心的方法,专注于医疗质量,同时平衡医疗支出和成本的压力。早产儿的数据持续更新可以降低医疗错误的风险,提高安全性,避免不适当的护理。特别是对于支气管肺发育不良的管理,长时间住院累积的大量数据为更为规范的临床管理提供基础(图25-0-1)。

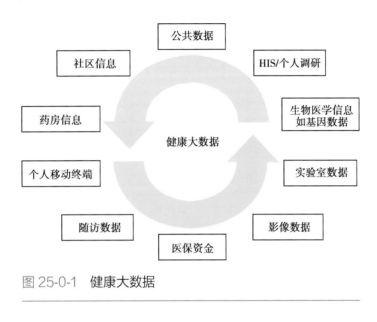

图25-0-1 健康大数据

3. 循证医学为质量管理提供了手段 在医学发展的早期阶段,对个体病例的观察和对相似病人所有病变的主观描述是确定治疗措施的标准。随着医学科学的发展,临床医生开始采用规范的科学研究方法,评估可能的治疗和管理措施。其重要的工具就是流行病学、统计学和临床试验设计。早产儿医学领域许多疾病有大量以标准的随机对照试验的形式存在的信息,如使用肺表面活性物质的临床应用。新生儿科医生有责任知道哪些方面是有文献支持的,这些文献在哪里,并在临床应用前严格评价这些信息。临床医生应了解哪些治疗措施的效果是已知的,哪些还不确定的。评估新推荐的方案,包括期刊中的文章,荟萃分析和系统综述,是所有新生儿医生必须掌握的重要技能。这种方法称为循证医学(evidence-based medicine,EBM)。循证医学也要考虑临床重要性或成本效益比。循证医学为基础的临床质量控制和改进,是不断推动医学进步的动力。

4. 以早产儿为对象的质量管理获得积极的结果 Vermont-Oxford Network(VON)是全球最大的新生儿协作网,在开展的针对慢性肺病(n=4个新生儿重症监护室)或感染(n=6个新生儿重症监护室)的质量改进项目中,通过分析诊疗流程和病人数据,根据文献获得的循证医学证据实施临床管理。在三年项目实施期间,相比没有开展相关质量改进的重症监护室,实施改进的新生儿重症监护室的氧气使用率从 43.5% 下降到 31.5%;感染组实施质量改进的新生儿重症监护室凝固酶阴性葡萄球菌感染率从 22.0% 降至 16.6%,不仅促进了极低出生体重儿管理的质量改进,降低并发症,缩短住院时间,而且减少了医疗费用。

加拿大新生儿协作网(Canadian neonatal network)于 2003 年由全国 31 家新生儿重症监护室共同发起了一项临床质量改进项目(EPIQ),目的是改善在这些医院住院的早产儿的结局。EPIQ 项目采用 PDSA 循环(Plan-Do-Study-Act)进行促进病人安全和质量管理,通过调研早产儿管理的基线水平、学习文献汇总临床循证依据、动员一线医生参与、通过相互学习促进质量改进等措施。该项目通过改变医护人员的临床实践,通过有组织的结构化质量管理策略促进全加拿大早产儿管理质量提高。

在实施该项目的 14 年期间(2004—2017 年),针对早产儿的重大并发症如脑室内出血、败血症、支气管肺发育不良、坏死性小肠结肠炎、早产儿视网膜病等等进行针对性措施,参与的医院采用 EPIQ 方法,在三个不同阶段(第一阶段 2004—2008 年、第二阶段 2009—2012 年和第三阶段 2013—2017 年),实施 5 种干预措施,包括中心静脉置管集束化护理、呼吸支持管理规范制定和实施、早产儿喂养指南的制定和实施、氧气的控制、预防早产儿脑损伤。在项目实施期间,早产儿无主要并发症的存活率明显提高。

2004 年(前 6 个月)至 2017 年(后 6 个月)期间,参与该项目的早产儿中心的存活率提高了 25%,孕 23~25 周早产儿存活率增加了 5%。妊娠 23~25 周出生的早产儿无病存活率从 7.3%(10/137)增加到 12.9%(38/294),妊娠 26~28 周出生的婴儿无病存活率从 32.0%(113/353)增加到 60.0%(282/470)。晚发型败血症、支气管肺发育不良和早产儿视网膜病持续下降。这些改进措施还与一些围产期管理措施同时进行,包括产前糖皮质激素的使用、新生儿低体温的管理,以及肺表面活性物质的合理使用,不仅明显提高早产儿存活率,降低并发症,也减少了医疗费用,降低了医保负担。

二、早产儿领域的安全质量管理

【安全质量管理的定义】

安全质量管理最早应用于工业化发展对产品和服务质量的要求,是一门分析和利用多种工具和技术的科学。病人安全(patient safety)和质量管理(quality improvement)是不同的概念,但相辅相成不可分割,通过质量管理促进病人安全。因此本文重点论述质量管理。在早产儿医学领域,质量管理尚缺少统一的定义,美国国家医学院(IOM)描述"为个人和人群提供的医疗服务在多大程度上满足期望的结果,并与当前的专业知识相一致"(Institute of Medicine,1990)。医疗安全质量管理包含以下六个维度:

(1)安全:避免患者受到因医疗诊治带来的危害;

(2)有效:以循证医学为依据提供可使患者获益的诊疗服务,避免患者不能获益的医疗

行为;

(3) 以患者为中心:尊重患者的意见、需求和价值观,并确保临床决策符合患者意愿。

(4) 及时:减少等待,避免延误患者的诊治。

(5) 高效:避免浪费,包括设备、用品、能源等浪费。

(6) 公平:不因性别、民族、地域和社会经济地位等获得的医疗服务不同。

这六个维度也适用于界定早产儿医学的安全质量管理。特别需要强调的是早产儿医学应"以家庭为中心"提供医疗服务,同时要充分考虑早产儿伦理学、早产儿存活边界、当地医疗中心的综合救治能力,以及法律法规和风俗习惯。

【安全质量管理的策略】

1. 安全质量管理的基本框架 安全质量管理需要将有共同意愿的医护人员、医院和医疗系统紧密联系起来,通过分享信息和知识、设定共同的目标、通过培训和临床研究,提高医疗质量和保障病人安全。这样的医疗实践用一个项目(project)不足以涵盖其内容,通常可以是一个平台或中心(community)。医疗安全质量管理需要顶层设计,以保持其活力和可持续性,而不是单项的短期活动。不能仅仅聚焦在提高知识上,也不能仅仅关注流程改进,而是应该涵盖医疗活动方方面面。这样的安全质量管理可以在不同的层级来执行。全球层面的如 Vermont Oxford Network(VON)、iNeo(International Network for Evaluating Outcomes of Neonates,由澳大利亚和新西兰、加拿大、日本、西班牙和瑞士等国家的新生儿协作网组建的国际协作组织)。国家层面如多数发达国家都设立有全国性协作组织;区域性质的如美国俄亥俄州围产期质量协作网,我国许多省份的围产或者新生儿协作组织的建设也在起步阶段。院级层面质量改进则普遍存在,各家医院均有开展。例如开展母乳喂养促进、新生儿低体温防治等等。

2. 安全质量管理的领导和团队 无论是哪个层面的安全质量管理,需要明确设定领导和专家团队。由领导小组设立共同的目标,并共同建设一个注重医疗安全的环境和文化。由于这样的医学活动覆盖面广,持续时间长,参与方多样,安全质量的管理需要专业化和持续关注,来保障整个平台的工作有序地开展并不断进步。

VON 是全球最大的新生儿领域协作网,该协作网以医院为单位自愿参与,通过整个协作网的共同努力,以临床数据为基础实现新生儿医学质量管理持续提高。目前全球超过 1 500 家医院加盟 VON,每年定期向 VON 提交标准的结构化数据。2018 年有 532 家医院提交了极低出生体重或极早产儿的数据,491 家医院提交了该院新生儿重症监护病房所有住院新生儿的数据。管理如此庞大的数据和多样性,VON 需要一个强大的涵盖多个专业的专家团队,对获得的数据进行分析,并领导加盟的医院进行合作,为新生儿临床医学管理设置目标,开发工具,指导培训和知识分享平台,帮助各医院实现持续质量改进。

没有一个强大的领导和团队,无法实现有效运转。其领导层由一名主席兼 CEO 领导的包括多位副主席和秘书的小组组成;设有数据管理委员会(Database Advisory Committee),由多名围产医学相关领域的流行病学和统计学专家组成;多学科顾问委员会(Multidisciplinary Advisory Council),由知名围产医学领域专家组成;组织架构包括质量改进和培训部(Quality Improvement and Education);信息技术部(Information Technology);项目运行部(operations);成员服务部(Member Services);技术支持部(Technical Support)等。这样的组织架构是大型的安全质量管理平台持续发展的需要,对于区域性或者院级安全质量管理项目,通常由相关专家领衔,以某个明确的目标为导向,通过一个小型专家团队实现。相比较而言,区域性或院级项目的可持续性受到领导团队的影响更大。

安全质量管理的领导力要体现在:

(1)为质量管理设定方向;

(2)为项目定义使命和价值观,确定短期和长期目标;

(3)通过合理而清晰的任务分配达成目标。

(4)以具体细节为基础,使用可测量的指标衡量项目的发展;

(5)有规划地制定计划、执行方案和评估手段;

(6)聚焦关键环节;

(7)关注患儿及其家庭的利益;

(8)鼓励持续质量改进项目的建设和运行;

(9)为员工创建良好的文化,并为员工的职业发展提供培训和继续教育机会。

安全质量管理的核心是专业的团队。团队中不同个人的知识、技能、经验和观点,都对安全质量管理的持续改进提供积极的贡献。安全质量管理是一个复杂的过程,在启动时没有正确的答案,涉及多个专业领域,而且需要团队里个人的创造力寻找解决方案,并得到团队全体成员的认可,营造一个协作共享而包容的氛围或文化。

3. **安全质量管理的目标**　早产儿安全质量管理的主要任务是改善早产儿的结局。围绕早产儿结局的各种因素都可能成为安全质量管理的目标。安全质量管理的目标可分为三类:

(1)旨在提高医疗安全、及时、公平、有效、高效和以患者为中心的质量管理。如降低院内感染、导管相关的血源性感染(CLABSI);或降低与早产儿生存质量密切相关的并发症如坏死性小肠结肠炎、严重视网膜疾病、支气管肺发育不良、早产儿脑损伤;

(2)以流程改进为目标,如以促进安全用药为目标的治疗途径改进,或母乳喂养促进;

(3)以循证医学证据为导向的临床实践,如标准化喂养策略或温和通气策略。通常目标的设立要求具有可以测量、内容具体、可操作性、可持续性和使早产儿获益。

例如复旦大学儿科医院新生儿科联合加拿大新生儿协作网发起了一项旨在降低早产儿晚发型败血症的临床质量改进项目(reduction of infection in neonatal intensive care units using the evidence-based practice for improving quality,REIN-EPIQ),设置该目标是鉴于晚发型败血症是我国极早产儿度过了第一周后的第一位死亡原因。该项目收集了2015~2018年全国25家大型NICU的住院早产儿数据,通过临床的综合治疗降低中国NICU晚发型败血症对早产儿生命和健康的危害。在这个基础上,2018 年该项目成立了中国新生儿协作网(CHNN),以更多临床质量管理为目标来改进全国各 NICU 的早产儿管理质量,促进全国多中心的合作。目前全国已有 83 家三级医院 NICU 加盟。

4. 安全质量管理的模式 安全质量管理有多种模式,这些模式最早建立在工业化和商业化管理基础上,被医学领域不同专业所借鉴,包括全流程管理(care model)、精益管理(lean models)、六西格玛(six sigma)、fade 模式(focus-analyze-develop-execute)、全面质量管理(total quality management)和 PDCA(plan-do-check-act)循环等等。精益管理是 60 年代日本公司为提高生产效率推动的全员积极参与改善管理的模式;六西格玛管理是 GE 公司在 20 世纪 90 年代设计,以数据为驱动改进和优化流程,提高产品质量,降低消耗,从而为顾客提供高品质服务的模式。PDCA 循环则是质量管理中最常用的方法之一,用于较小范围内对目标流程进行持续改进。

在进行质量管理过程时,必须根据任务和目标选择适当的管理模式。质量管理模式(structure-process-outcomes,SPO)可以借鉴前述的方案进行个性化设置(表 25-0-2),并在管理过程中积极调整,以适应质量管理的需要。通常需要找出可以改变的目标,然后制定详细的行动计划,指定负责每项任务的人员和达成的目标,按照计划收集和分析数据,并对数据进行核查,最终确定可以改变的方案或流程。再通过执行新的方案或流程,检验质量改进的效果,进入下一个循环。

表 25-0-2　质量管理模式(SPO)的基本点

基本点	包含内容
分析现状(structure)	人员、结构、资料、信息、技术
过程管理(process)	临床实践执行的每一个环节、达成过程
结果评估(outcomes)	医疗服务方式、医护人员行为改变、诊疗结局、病人满意度

由于早产儿从产前到分娩后三小时内的管理容易标准化,且开展了较多的临床研究,为临床质量管理和控制提供了较好的依据。2015 年起我院新生儿科按照 SPO 模式,针对早产儿围分娩期和出生后早期的临床管理进行了一系列质量控制和质量改进。按照早产儿质量管理的三级预防措施,归类如表 25-0-3。

表 25-0-3　早产儿质量管理的三级预防措施

三级预防	管理项目	过程管理指标	结果评估
一级预防	产前会诊	• 产前会诊指征:小于 32 周早产;伴有产科或胎儿并发症;其他需要产时复苏的情况 • 会诊资质:新生儿科主治医生以上或者住院总 • 会诊时间:24 小时内 • 巴林特小组:每季度一次	• 及时会诊率达到 100% • 孕产妇的反馈

三级预防	管理项目	过程管理指标	结果评估
一级预防	产前处理	• 产前糖皮质激素 • 胎膜早破的抗生素使用 • 保胎措施和宫颈环扎的实施 • 产时硫酸镁	• 小于 34 周产妇完整疗程的产前糖皮质激素的使用率 • 抗生素使用强度 • 32 周以下临产的产时硫酸镁使用率
二级预防	复苏设备	• 按照指南根据氧饱和度提供不同浓度氧气 • 复苏环境中醒目的地方标识新生儿每分钟的目标氧饱和度值 • 对 34 周以下早产儿分娩时尽早提供 PEEP	每个分娩单元配置 • T 组合复苏器 • 空氧混合仪 • 脉搏血氧仪 配置带暖箱和呼吸支持设备的转运车
	转运设备	• 转运定义：从产房 / 手术室至新生儿科，或者从外院分娩机构至新生儿科，使用带暖箱和呼吸支持设备运送危重新生儿 • 转运指征：小于 34 周早产儿，或者经过产房 / 手术室强力复苏的新生儿 • 转运人员：新生儿科医护人员	
	黄金一分钟管理		
	体温管理	1. 分娩孕周 32 周以下早产儿必须使用转运暖箱，暖箱温度 34~35℃ 2. 工作日远红外抢救台不关机，床面温度设置 34℃ 3. 使用烘箱预热包被，温度设置 32℃ 4. 分娩室要求室温 25℃ 以上 5. 所有新生儿分娩后立即戴帽 6. 分娩孕周 32 周以下新生儿，使用 SPF 级塑料薄膜或者塑料袋包裹，直至转运到新生儿病房放置进入暖箱 7. 气源规范加温加湿 8. 减少暴露的时间	• 低体温定义：新生儿科入室腋温小于 36.5℃ • 评估指标：新生儿低体温率低于 30%
	延迟脐带结扎	• 不需要立即复苏的早产儿给予延迟脐带结扎 60 秒，或者脐动脉搏动停止 • 对于需要复苏的 29 周以上早产儿实施脐带挤压	实施延迟脐带结扎的比例超过 40%
	尽早提供 CPAP	对出生孕周小于 34 周早产儿，立即采用 T 组合复苏器结合面罩提供 PEEP	出生孕周小于 34 周早产儿 100% 实施

三级预防	管理项目	过程管理指标	结果评估
二级预防	限制给氧	对出生孕周小于 35 周的早产儿初始给氧浓度 21%~30%	空氧混合仪初设给氧浓度为 21%~30%
	避免产时缺氧缺血损伤	出生孕周小于 34 周早产儿给予脉搏氧饱和度仪,监测氧饱和度和脉搏。记录早产儿产时复苏措施,包括 CPAP/给氧、正压通气、气管插管、胸外心脏按压或肾上腺素、扩容等等措施	5 分钟 Apgar 评分小于 5 分的比例小于 1%
	危重转运评估	采用 TRIPS 进行危重新生儿评估	评估比例达到 100%
	血糖监测	血糖监测指南和流程,晚期早产儿在转回母婴同室前均进行血糖监测	所有晚期早产儿均在生后 1~2 小时内进行末梢血糖监测
三级预防	呼吸支持	• 明确的正压通气指征,并使用 T 组合复苏器进行正压通气 • 明确的气管插管指征 • 表面活性物质使用的指征、时机和剂量;可考虑采用 MIST/LISA 实施 • InSurE 的实施和推行 • 明确的有创呼吸支持指征	核心指标: • 支气管肺发育不良/死亡率 • 早产儿视网膜病的发生率 次要监控指标: • 气管插管比例 • 有创机械通气的比例 • 有创机械通气的天数 • 给氧的天数 • 动脉二氧化碳分压小于 35mmHg 的次数
	循环支持	• 床旁心超进行心脏功能评估(targeted neonatal echocardiography,TNE) • 血管活性药物和扩容使用指征	核心指标: • Ⅲ~Ⅳ级 IVH 和/或 PVL 的发生率 次要监控指标: • pH 值小于 7.2 的次数 • 乳酸超过 4.0mmol/L 次数 • 血管活性药物使用天数 • PDA 发生率和药物关闭率

25

早产儿的安全质量管理

早产儿临床质量管理通常需要多轮次的质量提高项目,过程管理需要持续较长时间,需要全科室甚至医院相关行政部门参与。例如分娩时的体温管理直接反映了产房整体管理的质量。笔者医院在 2014 年按照表 25-0-2 中的措施进行了质量改进,当年极低出生体重儿的低体温发生率从年初的 70% 低于 36℃以下,下降至年底的 30%,但低于 36.5℃的比例仍然高达 50%。在每年开展低体温的质量改进无进一步下降后,2019 年除了上述措施以外,实测发现与低体温相关的因素包括产房、辐射台面和包被的实际温度等。经过一个季度的监控和质量改进后,新生儿入室体温低于 36.5℃的比例进一步下降至 30%。除了上述质量管理措施,护理质量也直接影响早产儿结局,需要长期的质量管理和改进,包括母乳喂养、袋鼠护理、中心静脉维护、呼吸机维护等等。例如,鼻损伤开展的 PDCA 质量改进,有效地降低了超早产儿鼻损伤的发生率(图 25-0-2)。护理部也将 PICC 的导管相关性血源感染率(CLABs)、早产儿纯母乳喂养率、袋鼠护理频次等项目列为新生儿科护理部的常规质量监控指标,不断改进护理质量,并开发了开放探视流程和云探视等措施和设施,在不断改进护理质量的同时,提高家庭满意度。

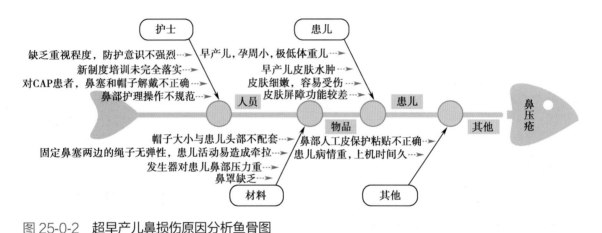

图 25-0-2　超早产儿鼻损伤原因分析鱼骨图

5. 利用数据驱动安全质量管理　安全质量管理是数据驱动的。收集和使用数据有效地改善临床决策,尤其是当数据用于目标领域以供改进时。管理顾问 Peter Drucker 说,"对于安全管理,如果不能衡量,就无法改进。"可见数据是质量管理的基石。数据用于描述当前临床管理的状况,以及在不同状态下的差异。使用数据时要做到:

(1)建立临床管理的基线数据。

(2)建立临床管理可衡量的指标。

(3)区分已经发生的数据和未来可能产生的数据。

(4)记录流程改变时发生的关键数据变化及趋势,用于持续质量改进。

(5)数据可以反映临床实践的改变是否促进质量的改善。

(6)数据可用于不同单位之间的比较和协作。

数据包括定量和定性数据。定量数据包括数字和频率,通常是可测量的数据。这类数据易于进行统计分析。比如心率、氧饱和度、血气指标、血压;喂养的频率、呼吸机治疗的百分比等等。定性数据通常为特征描述,可观察但不可测量,通常为提供所需改进的现状、流程或员工特性。比如专题小组讨论结果、患者满意度调查等等。另外还有一些临床工具产生的数据,比如 ROP 筛查、代谢病筛查、基因检测等信息。

新生儿重症监护室数据可以标准化,通过分析数据和与同行进行比较,更容易发现改进质量的机会和分享管理经验。这种交流还会促进不同地域和医院间的交流与合作,从而推动质量管理的稳步发展。由于质量管理涉及大量的数据,在获取、存储、分析和使用数据时,需要相关伦理委员会(IRB)审查和批准。如果安全质量管理仅仅涉及评估或改进临床的流程或系统,在现有的临床规范或指南框架下开展工作时,通常不需要伦理审查。但是,当涉及临床规范和指南以外的测试或流程改进时,应受 IRB 审查和批准。例如,通过随机对照的干预性研究来确定哪种临床管理能获得更好的早产儿结局的项目,因为涉及对象为人类,需要 IRB 审查和批准。此外,如果流程和项目改进的资金来自医院和医疗体系外部的资助时,如慈善机构或者商业化公司赞助,同样需要伦理审查,并严格规范数据的使用。

6. 安全质量管理需要主动的执行力 在实施安全质量管理时,需要团队成员按照既定的方案执行,积极主动的执行力是必不可少的。通常可以在以下几个方面重点强调执行力。

(1)优选安全质量改进措施:在安全质量管理中,可能有多个可选方案,专家团队根据目标和实际需求对可选方案进行排序,考虑以下因素选择优先的措施:①项目的主管部门的期望;②监管部门的要求;③早产儿的重点问题;④医护人员最关注的问题;⑤领导层认为优选的事项。

(2)衡量改进措施:安全质量管理是一个前瞻性过程,基于设定的目标实施一定的方案,并定期检查实现这些目标的进展情况。通过收集数据、分析数据、根据分析结果引入改进措施,再次收集数据评估改进措施是确定其效果的重要步骤。衡量改进措施要源于临床指南,落实临床指南的实际运用情况。

(3)组织员工执行质量改进方案:安全质量管理需要一个专注于改进目标,积极主动执行改进措施的团队。团队会运用个人的知识、技能和观点来进行持续改进。多学科的团队更为有效,因为其成员具有不同的背景、观点和经验,容易激发质量管理的热情。

(4)利用安全质量管理模式有效地达成目标:在执行质量管理时,可以单独或联合使用多种质量改进模式,利用不同模式的优点,围绕目标开展工作。质量改进模式有助于系统性地推进,并充分利用资源。

(5)管理质量改进的措施:安全质量管理的措施从某种意义上来讲,是一种管理变革,需要对员工进行培训,促进员工积极主动并正确地执行措施。改进措施都有利弊,可能在某些情况下出现负面的影响。需要质量管理团队正确评估和管理风险。

(6)以病人需求为导向:医疗安全质量管理的一个重要衡量标准是满足早产儿医疗需求和家庭的期望。早产儿安全质量管理偏向于以下范围:①记录患儿的医疗系统;②早产儿日常护理;③病人安全有关的因素;④家庭参与照护相关的因素;⑤适应医疗体系的早产儿诊疗方案;⑥以早产儿家庭为中心的沟通和支持。

在过去二十年中，优质的医疗服务越来越受到重视，医疗系统越来越多地认识到综合质量改进的必要性、寻找解决方案以及持续支持的重要性。早产儿安全质量管理需要围产医学医护人员、患儿及其家庭、研究人员、社会保障系统、政府共同努力，通过持续的改进，改善患儿的健康，提高卫生保健体系的成效。这一核心价值是参与安全质量管理的每个人工作中固有的组成部分，基本目标是改善早产儿的生存质量和健康。

【注意事项】

1. 病人安全（patient safety）和质量管理（quality improvement）是不同的概念，但相辅相成不可分割，通过质量管理促进病人安全。

2. 早产儿医学应"以家庭为中心"提供医疗服务，同时要充分考虑早产儿伦理学、早产儿存活边界、当地医疗中心的综合救治能力，以及法律法规和风俗习惯。

3. 医疗安全质量管理需要顶层设计，以保持其活力和可持续性，而不是单项的短期活动。不能仅仅聚焦在提高知识上，也不能仅仅关注流程改进，而是应该涵盖医疗活动方方面面。

4. 安全质量管理的核心是专业的团队。

5. 通常目标的设立要求具有可以测量、内容具体、可操作性、可持续性和使早产儿获益。

6. 安全质量管理是数据驱动的。收集和使用数据有效地改善临床决策，尤其是当数据用于目标领域以供改进时。

7. 早产儿安全质量管理需要围产医学医护人员、患儿及其家庭、研究人员、社会保障系统和政府共同努力，通过持续的改进，改善患儿的健康，提高卫生保健体系的成效。

8. 早产儿的出生率逐渐增高带来的需求，数据和信息化的发展为质量管理提供了基础，循证医学为质量管理提供了手段，力求以早产儿为对象的质量管理获得积极的结果。

【关键点】

1. 早产儿安全质量管理涉及医院组织架构、工作环境、医护人员个人和工作流程四个部分。

2. 早产儿的医疗安全质量管理应包含六个维度：安全、有效、以患者为中心、及时、高效、公平。

3. 早产儿安全质量管理应有清晰的组织管理结构，设立明确的目标，建立可测量的评价指标，推动质量管理不断改进。

4. 应利用数据驱动早产儿安全质量管理持续改进和持续发展。

5. 早产儿的出生率逐年增高、数据和信息化的高速发展、循证医学的广泛应用，以及早产儿安全质量管理获得的积极结果，推动了早产儿安全质量管理的需要。

（刘江勤）

参考文献

1. HE C, LIU L, CHU Y, et al. National and subnational all-cause and cause-specific child mortality in China, 1996-2015: a systematic analysis with implications for the Sustainable Development Goals. Lancet Glob Health, 2017, 5 (2): e186-e197.

2. SUN L, YUE H, SUN B, et al. Estimation of birth population-based perinatal-neonatal mortality and preterm rate in China from a regional survey in 2010. J Matern Fetal Neonatal Med, 2013, 26 (16): 1641-1648.

3. WANG H, YUE H, SUN B, et al. Birth population survey in Huai'an in 2015: perinatal-neonatal mortality and preterm birth rate in emerging regions in China. J Matern Fetal Neonatal Med, 2020, 33 (5): 838-846.

4. LEE SK, BELTEMPO M, MCMILLAN DD, et al. Outcomes and care practices for preterm infants born at less than 33 weeks' gestation: a quality-improvement study. CMAJ, 2020, 192 (4): E81-E91.

5. KOHN L, CORRIGAN J, DONALDSON MS. To Err is human: building a safer health care system. Washington, DC: National Academy Press, 2000.

6. LOHR KN, DONALDSON MS, HARRIS-WEHLING J. Medicare: a strategy for quality assurance, V: Quality of care in a changing health care environment. QRB Qual Rev Bull, 1992, 18 (4): 120-126.

7. JIANG S, YANG C, YANG C, et al. Epidemiology and microbiology of late-onset sepsis among preterm infants in China, 2015-2018: A cohort study. Int J Infect Dis, 2020, 96: 1-9.

25

早产儿的安全质量管理

第26章

早产中心的标准化建设要求

【导读】

早产是导致新生儿及 5 岁以下儿童死亡的首要原因,目前我国早产发病率整体仍呈上升趋势。虽然新生儿重症监护水平的提高使早产儿死亡率有所下降,但早产儿并发症的发生及救治仍给个人、家庭及社会带来巨大负担,同时存在早产高危患者漏诊和误诊率高、治疗欠规范、缺乏有效管理、不同级别医院早产诊治水平存在较大差距等现实问题。因此,建立科学、规范的早产中心,指导各级医疗机构高效开展早产综合防治工作,是改善我国早产救治现状、降低早产发病率、改善围产儿妊娠结局的重要举措。本章重点从早产中心的建设背景、区域规划、人员设施及技术标准等方面进行介绍,旨在优化、规范早产的救治流程,提高早产综合防治水平,减少漏诊与误诊,节约医疗资源,改善围产妊娠结局。

【概述】

早产是一种多病因、多机制引起的综合征,早产疾病的防治涉及不同等级、不同种类、不同层次多个环节,是一项复杂的系统工程。居高不下的早产发病率一直是新生儿及 5 岁以下儿童死亡的首要原因,不仅如此,存活早产儿会出现脑瘫、视力听力异常、学习能力下降等远期并发症的风险,严重影响人口质量。虽然,早产的筛查和防治及早产儿的救治取得了一定进展,但我国仍存在医疗资源分布不均、早产管理欠规范统一、服务水平参差不齐等问题。因此,为进一步提高我国早产管理水平,改进医疗管理质量,降低我国因早产及早产儿救治所引发的巨大经济压力,建设并推广以患者为中心,以安全质量为核心的科学、规范、高效的早产中心非常必要。早产中心应是一种基于区域协同的医疗防治服务模式,是三级预防体系建设的重要形式,横向通过多学科整合、不同等级医院协作,纵向通过建立院前宣教,院中评估、筛查、预防、治疗,院后康复的一体化医疗服务模式。早产中心的建设应满足"8P 标准:Place(配置专属空间)、Policy(制定管理政策)、Proof(拥有循证医学证据为基础的临床指南)、Process(规范的诊疗流程)、Product(具备早产防治的药品和器械)、Procedure(掌握早产防治的手术操作技能)、Protocol(流畅的抢救流程)、Personnel(人员团队配备完善)。"

【建设早产中心的目标】

早产中心的建设主要为提高中国早产的诊治能力和服务质量,规范早产的同质化管理,最终达到降低早产发病率、提高早产儿存活率、改善母儿妊娠结局的目标。

建设内容主要包括:①规范和早产相关的管理制度和流程,完善诊疗流程中的不足;

②提高早产服务能力和质量,真正落地以患者为中心的服务标准;③建立切实可行的患者安全与质量持续改善体系和监控指标;④规范开展早产系列科普宣教及培训;⑤培养具有专业素养与优质服务能力的早产团队;⑥创建早产研究平台,充分开展早产的流行病学调查、临床及基础研究。

【早产中心的区域布局】

早产中心非单一医疗机构的内部建设,应是包括三级医院以及相应二级或社区医院的区域化建设。区域化早产中心的建设旨在通过发展、加强区域内各医疗机构之间的关系与协作,明确各医疗机构的职责,并提供咨询、会诊及双向转诊的机会,为早产患者提供更加优质的服务,避免过度诊疗,节约医疗资源。

根据 2015—2016 年中国早产调查报告,目前中国早产儿的救治水平存在医院等级差别、地域差别,结合早产存在突发性、普遍性,早产儿救治需要多学科合作等特点,区域性早产中心的布局需要注重:①存在严重妊娠期并发症及合并症的早产高风险患者,建议转至早产中心接受规范诊治;②根据产检医院新生儿科救治能力、早产儿出生胎龄及孕周,决定是否转诊至早产中心接受规范化诊治。对于出生人口 10 万 / 年的区域,早产率若为 7.1%,如果以极早产儿、早期早产儿为救治目标,估算每年早产中心需诊治的早产儿分娩量约 1 200 人。结合区域性救治原则,建议出生人口 10 万 / 年的区域,建立 3 个早产中心。

【早产中心建设机构的要求】

早产中心应在当地具有相对的区域优势,能为本地区其他医疗机构提供早产高危患者筛查与防治、复杂疑难患者诊疗、危重患者抢救等服务和支持,具有组织产科、儿科、重症医学科以及内科、外科、妇科、麻醉科、输血科、检验科、药剂科、介入血管科等多学科协作的能力。

早产中心应开设早产专病门诊,配备早产专科病房或相对固定的病床。具备经阴道超声检查测量宫颈长度、各种宫颈环扎术及处理早产相关疑难危重患者的技术与能力。配备各种宫缩抑制剂、硫酸镁、糖皮质激素、孕激素等防治早产的药物,配置多普勒超声、移动式(便携式)超声、胎心监护仪、血气分析仪、宫颈环扎手术器械包及新生儿抢救台、新生儿监护仪、新生儿转运暖箱、新生儿喉镜(气管插管)、新生儿呼吸机、T 组合复苏器(新生儿复苏囊)等仪器和器材。具有泌尿生殖道微生物筛查、fFN、胰岛素生长因子等特殊检测能力。早产中心的硬件和环境应有统一规范的诊疗空间,尽可能把以上相关的诊疗设备设置在同一个诊疗场所,尽量做到患者不动、标本流动,将"以患者为中心"的服务真正落地实施。

早产中心应建立专属的早产临床数据库或区域性早产协作网及早产样本库,具备开展区域性早产专病的流行病学调查、早产临床和基础研究的能力。最好建有模拟实训中心,具有定期提供早产相关培训及继续教育服务的能力。

早产中心应负责制定各级医院诊疗职责和详尽的转诊流程,每个机构都应清楚了解其处理早产高危患者的能力,并应采取有效措施为顺畅转诊提供保障。

(1) 早产中心（三级医院）：主要提供宫颈功能不全、先兆早产、早产临产及早产儿救治等相关的诊疗服务；收治下级医疗机构转诊的患者；对基层医疗卫生机构妇女保健医护和二级医院专科医护人员进行培训和技术指导，共同管理早产患者，参加早产患者的诊治及会诊，协助制定疑难患者的治疗方案，指导危重早产患者的治疗，并负责早产诊疗的质控管理。

(2) 二级医院：接受三级医院转诊的病情平稳或诊断和治疗方案已明确的早产患者；负责早产低风险患者的诊疗服务，提供规范的早产患者药物治疗、监测、病情评估等；对超出自身诊疗能力的患者，将其转诊至上级医疗机构。

(3) 基层医疗卫生机构：基层医疗卫生机构负责早产预防宣教、高危患者识别、患者及家属教育和随访；应将早产高危患者及时转诊至二级及以上医院，同时启动随访管理和双向转诊机制。

【早产中心建设的基本人员要求】

早产中心里须有善于处理和早产相关所有问题的产科医生、新生儿科医生、超声医生、心理科医生、助产士及善于护理早产儿的新生儿专科护士、IBCLC（国际泌乳顾问）等。这些人员要接受过和早产相关的管理、服务和临床知识与操作技能相关的培训，每一位医生和护士都能胜任自己的工作，并作为一个整体相互密切合作，遇到早产或早产患儿需紧急处理时可快速启动应急预案，即快速反应团队（rapid response team），而不是跨科室的请会诊。

完善的早产中心管理团队人员配置及职业应满足以下要求。

(1) 早产中心主任：产科主任医师或副主任医师，在早产领域有丰富临床经验和较高理论水平，全面负责早产中心工作和重大决策，负责疑难危重早产患者的诊治和有创治疗方案的制定、早产指南的推广、早产防治的相关培训、数据库、样本库设计及质量控制。医院发布正式文件成立早产中心，以书面形式明确早产中心主任及职责。

(2) 早产专科医师：妇产科主治及以上医师，熟悉有关早产防治的诊疗常规和流程，负责早产高危患者的诊治，执行规范的诊疗方案，掌握转诊或出院时机，制定随访方案，参与随访管理和健康教育，参与早产数据库、样本库建设。

(3) 早产住院医师：受过早产相关知识的专业培训，除能独立完成病例书写、手术协助等工作外，还负责早产高危患者的筛查和转诊，早产患者的管理及随访，填写相关文件，参与早产数据库和样本库的建立和管理。

(4) 新生儿科医生：具备单独救治早产儿，甚至极低出生体重儿的能力，负责早产患者的宫内咨询，早产儿的围产期管理、复苏抢救及转运等。

(5) 超声科医生：具有妇产科超声科从业人员工作资质及经验，能够熟练掌握产科、妇科及胎儿等相关的超声检查。负责早产中心所有患者的常规超声检查及特殊疑难危重患者的床旁超声检查。

(6) 麻醉科医生：负责涉及早产患者分娩及手术操作的所有麻醉工作，包括分娩镇痛管理、宫颈环扎术及剖宫产术的麻醉管理，以及疑难危重患者抢救时的协助。

（7）心理科医生：负责早产高危患者的心理评估和干预。

（8）国际泌乳师：负责早产患者母乳喂养的宣教和指导。

（9）早产专科护士：负责早产及早产儿患者的门诊及病房护理工作；安排患者的转诊、复诊；患者及家属的健康教育；早产儿预防接种；患者资料及健康教育资料的整理和保管等。

（10）临床流行病学专家：负责早产数据库或区域早产协作网的设计、管理、使用及监督，负责早产患者相关数据的采集及统计分析，负责早产临床研究的设计及实施。

（11）基础研究专家：负责早产中心样本库的建立与管理，设计开展与早产相关的基础研究。

（12）秘书：负责早产中心的日常行政工作，配合早产中心主任做好日常管理及主要科室之间的协调工作；促进和监督各项工作的执行，定期组织检查落实情况，及时向管理团队反馈信息；负责联合例会的组织工作，定期组织质量分析工作；相关文件记录、汇总及留档；早产数据库的录入及样本库的收集等。

若无法满足上述要求，可配置最小团队人员：产科医师 3 名，新生儿科医师 1 名，超声影像医师 1 名，心理科医师 1 名，麻醉科医师 1 名，早产专科护理人员 2 名，最小团队中成员可同时负责早产流行病学、临床研究及基础研究等相关工作。

【早产中心的临床工作管理】

本部分应主要包括早产高危患者的筛查，早产及其相关疾病的预测、预防、诊断、治疗及随访管理和管理效果的评估等，要求将当前专业学术组织制定的指南流程化，通过制定标准流程图来规范和指导一线医护人员的诊疗过程，督促医护人员遵循最新治疗指南实施救治，有效改善围产妊娠结局。

早产高危患者可能因缺乏早产健康教育，自身认知不足，就诊于不同级别的医院。因此，早产中心的推广宣传应尽可能覆盖可能首诊这些患者的医生，应在配套区域设置醒目标识和相关宣传材料，旨在提醒医生规范诊疗，帮助患者及时顺利找到中心相关人员获得帮助，并提高其自我管理能力。

1. **制定规范的管理制度**　各早产中心应当建立健全早产救治相关的规章制度，制定各类人员的工作职责，规范诊疗常规。建立健全人员、设施、设备、药品、耗材等各种管理制度，及时保障早产患者救治所需的药品、耗材，并保持救治所需设备功能均处于正常状态，确保各项工作安全、有序运行。参考 2018 年我国的《危重孕产妇救治中心建设与管理指南》，可设定例如早产高危患者管理制度、早产高危患者管理细则、接受转诊和信息反馈制度、各级医师负责制度等。

2. **制定早产整体化的管理策略**　各早产中心应参照各国所发布的早产相关权威指南共识，结合当地医疗背景、资源和条件制定适宜的早产整体化管理策略，其中应涵盖早产筛查、预测、预防、诊断、治疗及随访的规范流程和标准，早产中心的一线医护人员应熟悉掌握上述标准和流程并在诊疗中规范执行，具体内容可参考第二十七章。

3. 设立早产门诊与病房一贯制主诊医生管理模式　传统的产科门诊如：早孕门诊、产科初诊、产科复诊已无法满足早产高危人群的需求。早产中心的产科结构设置应侧重早产高危人群，为提升早产患者就医体验，降低安全质量风险，早产门诊与病房的管理应是连续、高效的一贯制主诊医生管理模式。所谓的一贯制主诊医生管理模式即是所有来就诊的患者都有自己的主诊医生(组)，每一次就诊由同一位(组)医生负责，实施门诊、病房、产房、手术室、产后的一贯制服务，提升医患有效沟通，减少医疗差错的发生。

早产中心门诊应设置：早产咨询门诊、早产评估门诊、心理评估门诊，制订门诊时间和出诊人员安排。早产中心的病房应结合早产的病因进行细化分类：如自发性早产组、宫颈功能不全组、妊娠高血压疾病组、前置胎盘组等。对于新开展的治疗如宫颈环扎术，以及后续可能开展的药物临床试验，应指定经过培训的医生实施，对适应证的把握应制定统一的规范，避免诊疗过度。

4. 建立早产中心的多学科协作机制　早产人群隶属于高危妊娠管理范畴，母体常合并风湿免疫性疾病、慢性疾病等多种并发症。早产中心的多学科协作有利于根据孕妇合并症的种类及疾病严重程度做出准确的诊断和治疗，对延长孕周、降低母儿并发症具有重要意义。综合性医院的早产中心应组织指定副高级别以上人员参与孕产妇的多学科会诊，妇产科专科医院应建立成熟的孕产妇会诊及转诊制度，早产高危孕产妇的会诊转诊应与危重孕产妇存在区分，非早产中心分娩机构可以向区域性早产中心提出以宫内转运为目的的会诊及转诊。

5. 早产中心的心理社会支持体系建设　紧张焦虑等不良情绪是造成流产、早产的独立危险因素，各国不断呼吁要更加关注孕产妇的心理健康问题。夫妇在面对可能发生的晚期流产、早产，特别是复发性妊娠中期流产，呈现抑郁和焦虑症状。国外已开始关注并提倡对早产儿父母，特别是32周前分娩的早产儿父母通过各种方式进行及时的心理疏导。而夫妇的焦虑症状，从早产前即已开始。针对这部分人群，进行适当的心理疏导不仅会减少不良事件的发生，对延长孕周也有积极作用，早产中心应该设立心理评估门诊，引入早产心理评估体系，科学系统地开展心理评估-转诊-转介工作，建立一站式孕产妇心理健康管理服务模式，持续推进和强化对焦虑抑郁症高发的早产高风险人群心理健康问题的管理。

【早产中心的培训与教育功能】

早产中心应具备定期开展相关学术活动及培训班的能力，所在医疗单位最好具有模拟实训中心，可培训中心人员、区域其他医疗机构甚至全国产科医护人员，从知识-技能-行为三个层面，了解早产最新理论知识、指南共识、技术标准，并开展宫颈环扎、宫颈长度标准化测量、早产儿复苏、早产儿母乳喂养、早产儿护理等实操训练营，使早产-早产儿相关专科知识、技能更系统化。

1. 中心团队人员的培训　采取多种形式定期培训早产专科专病医生和护士，要求覆盖本早产中心及相关的基层医疗卫生机构和二级医院，制订详细的培训计划(包括预计培训时间、授课人、参加培训人员、课时等),编排配套教材和讲稿,做好培训记录和签到,并组织人员定期检验培训效果。

早产中心所在医院的培训包括下列内容。

(1)针对医院领导、医疗管理、行政管理人员的培训应在早产中心成立前或成立后最晚1个月内至少进行1次,培训内容应包括:早产治疗现状、早产中心建设的必要性和建设流程、需要医院解决的主要问题等。

(2)针对相关科室医生和护士的全面培训应在早产中心正式成立后1个月内完成,以后每年进行一轮,以确保新增人员及时得到培训。培训内容包括基本概念、诊疗进展、工作流程和制度、随访管理、数据库填报等。

(3)建立早产专病进修平台,制定完备的进修计划和培训方案,接收区域内及全国妇产科医护的进修。

2. 对本地区基层医疗卫生机构和二级医院的培训　是早产中心的重要职责之一,需制订相应培训计划,突出分级诊疗策略和转诊流程。

3. 早产患者及家属的健康教育　各早产中心应积极开展早产健康教育,普及健康科学知识,推动建立自我为主、家庭互助、社会支持的健康管理模式,教育引导人民群众树立正确健康观,促进群众形成健康的行为和生活方式。

(1)撰写统一的早产患者教育材料,并由专人负责管理和整理。

(2)制订患者教育计划,应通过循序渐进的患者教育不断增强其自我管理能力,并据此制订更加细致的说明材料和患者教育流程。

(3)通过住院期间宣教、门诊随访教育、健康讲座、发放纸质宣传册、视频资料及早产教育网络平台等多种形式开展患者及家属的健康教育,鼓励通过现代化的移动互联网手段提高信息传播可及性和群众参与度,提升健康教育效果。

(4)早产中心的一线医务人员熟悉早产患者教育内容和流程。

4. 早产中心的继续教育服务　早产中心应积极申报早产相关市级/国家级继续教育培训班,提供区域内甚至全国医护人员的早产继续教育服务,扩大本早产中心的同行中影响力。应定期举办早产防治学术会议,搭建国内外学术交流平台,引领行业内早产诊疗、学术水平不断提高。

【患者安全与质量持续改进】

持续改进是早产中心认证的核心价值,早产中心应制订各类督促流程改进的措施和方法,并通过数据显示持续改进的效果。医院应制订促进流程改进和质量改进的计划和措施。

1. 早产中心应根据当前的实际情况确定本中心关键监控指标　监控指标包括但不限于该区域的早产率、早产分期构成比,早产儿窒息率、早产中心转诊率、硫酸镁保护胎儿脑神经使用率、糖皮质激素促胎肺成熟使用率、GBS筛查及防治率等。

2. 成立早产专科质控管理小组　以患者为中心、以安全质量为核心,成立专科质控小组,创建早产中心质量管理体系,定期进行质控分析,提出整改措施,保障母婴安全。

3. 制订促进早产中心质量改进的重要管理制度并付诸实施

(1)质控例会:质控例会的主要内容是通过对早产中心运行过程中的阶段性宏观数据分析,肯定工作成绩、发现存在问题并制订改进措施。由早产中心的核心人员参加。该制度必须为质控例会制订标准的规则,包括主持、参加人员、频度、时间、主要分析内容等,原则上质量分析会的时间间隔不得超过3个月。

(2)不良事件上报与讨论整改会议:该会议是改进早产中心工作质量最有效的形式之一,可与质控例会同时举行,但主要是针对早产中心的实际工作人员。一般是从质量分析会中发现宏观问题,再将存在救治延误或决策错误的典型病例挑选出来作为剖析对象,由多学科团队集中进行讨论和分析。不良事件上报与讨论整改会议制度是为病例讨论会制订规则,主要内容包括会议主持人、参与讨论人员、举行会议的频次、时间、会议流程等,原则上该会议的时间间隔不得超过2个月。

【开展早产相关研究】

1. 早产临床数据库的建设与管理　建立早产中心临床数据库,制定数据库的管理规范、使用细则及监督管理制度,并有数据的审核制度,确保数据库的真实、客观、准确。配有专职或兼职的数据管理员。对相关人员进行了数据库使用方法和相关制度的培训,获得药物临床试验质量管理规范(GCP)证书。数据具有可溯源性,患者的诊断、用药情况、检测、随访事件等可以溯源。

2. 早产样本库的建立与管理　建立早产中心样本库,具有样本采集与处理、样本保存及使用的管理规范和流程,配备样本储存处理的设备。样本库具有独立的工作空间,可设置不同的工作区域:例如样本处理区、样本出入库管理区、临床数据库及随访区、质检实验区、-80℃样本冷冻区和液氮冷冻区等。配有专职或兼职管理员,根据样本的收集、处理、保存、管理及应用,制定标准的操作流程(standard operating procedure,SOP)。

3. 建立区域性早产协作网　以早产临床数据库为基础,联系区域内其他医疗机构搭建早产协作网络,制定标准化结构化的早产及早产儿病历资料收集表,收集包括早产中心在内的所有有关早产及早产儿的数据,利用早产中心的学术优势,带领其他机构积极参与临床试验研究。以此为基础,可逐步联合各区域早产中心扩大建立中国早产协作网。

4. 开展早产相关研究　借助早产数据库、样本库及协作网,在早产中心团队成员流行病学专家及基础研究专家的带领下,开展早产流行病学研究,大样本、多中心的大型临床试验,并切实围绕早产,研究早产分娩启动机制及早产生物分子机制研究,在早产临床和基础研究的基础上,逐步实现早产转化研究。

【关键点】

1. 早产发病率的居高不下,现存早产的诊疗问题,各地区、各医疗机构早产诊治水平的差异,使得建立科学、规范的"早产中心"、同质化早产的管理十分重要。

2. 早产中心的建设应满足"8P"标准：Place（配置专属空间）、Policy（制定管理政策）、Proof（拥有循证医学证据为基础的临床指南）、Process（规范的诊疗流程）、Product（具备早产防治的药品和器械）、Procedure（掌握早产防治的手术操作技能）、Protocol（流畅的抢救流程）、Personnel（人员团队配备完善）。

3. 早产中心应有独立的专属空间、完备的相关硬件设备和器材，并具有识别早产高危患者，解决早产防治相关问题，处理疑难危重患者的能力。

4. 完备的早产中心团队成员应包括产科医生、新生儿科医生、麻醉医生、心理科医生、国际泌乳顾问、专科护士等。

5. 早产中心的临床工作应制定规范的管理制度、早产整体管理的标准和流程，设立早产门诊与病房一贯制主诊医生管理模式，重视早产中心的多学科协作及患者心理健康的管理，"全身心"保障母婴安全。

6. 应重视早产中心的患者安全与质量持续改进，不断优化早产中心的建设。

7. 早产中心应强化早产的防治研究，建立早产数据库、样本库及区域性早产协作网，加强早产防治的基础研究、应用研究和转化医学研究，推动学科专业水平的提高和融合。

（段　涛）

参考文献

1. Institute of Medicine. Leading health indicators for healthy people 2020: letter report. Washington (DC): National Academies Press, 2011.

2. BLENCOWE H, COUSENS S, OESTERGAARD MZ, et al. National, regional, and worldwide estimates of preterm birth rates in the year 2010 with time trends since 1990 for selected countries: a systematic analysis and implications. Lancet, 2012, 379 (9832): 2162e72.

3. LIU L, OZA S, HOGAN D, et al. Global, regional, and national causes of child mortality in 2000-13, with projections to inform post-2015 priorities: an updated systematic analysis. Lancet, 2015, 385 (9966): 430-440.

4. YOSHIDA S, MARTINES J, LAWN JE, et al. Setting research priorities to improve global newborn health and prevent stillbirths by 2025. JGlob Health, 2016, 6 (1): 010508.

5. LAWN JE, BLENCOWE H, KINNEY M, et al. Evidence to inform maternal and newborn health. Best Pract Res Clin Obstet Gynaecol, 2016, 36: 169-183.

6. CHEN C, ZHANG JW, XIA HW, et al. Preterm birth in China between 2015 and 2016. Am J Public Health, 2019, 109 (11): 1597-1604.

7. SHARMA D. Golden 60 minutes of newborn's life: Part 1: Preterm neonate. J Matern Fetal Neonatal Med, 2017, 30 (22): 2716-2727.

8. TREYVAUD K, SPITTLE A, ANDERSON PJ, et al. A multilayered approach is needed in the NICU to support parents after the preterm birth of their infant. Early Hum Dev, 2019, 139: 104838.

第 27 章

早产的整体化管理策略

【导读】

　　早产是一个多因素引起的"综合征",病因复杂,涉及多个病理生理机制相互作用。尽管各国早产指南不断更迭,多种早产防治措施已被付诸临床实践,各国尤其是我国的早产儿存活率在不断提升,但早产的防治效果实质上并未取得突破性进展。因此,如何系统管理早产,减少因早产带来的一系列问题,已成为全球共同面临的公共卫生难题之一。既往关注更多的是研究证据的更新,是针对一些特定、可干预高危因素采取的具体临床干预措施的实施和推广,例如宫颈长度的标准化测量,孕激素和宫颈环扎术的规范化使用,不同宫缩抑制剂的选择等,但对早产管理的整体思考和系统管理重视度不够,对早产规范化诊治的落实还不到位,因此降低总体早产率的效果并不理想。

　　整体化管理倡导的是对整个人群进行管理,包括早产低风险人群的筛查和早产防治;倡导公共化、整体化的早产管理理念;倡导针对不同风险人群进行分级 - 分类 - 分层管理的理念;倡导规范诊治的前提下将早产管理措施确实落实到位,重视早产规范化管理的质控;倡导在结合国内外循证证据的基础上,探索出更适合我国国情的早产防治策略,建立更本土化的早产早期筛查和综合防治体系,并建议在未来很长一段时间内,将早产防治作为我国产科领域的重点研究方向。

【概述】

　　据世界卫生组织统计,全球平均早产率约为 10%,每年约 1 500 万早产儿出生,其中死亡人数可高达 100 万 / 年。早产是导致围产儿和 5 岁以下儿童患病和死亡的首要原因。2019 年美国出生缺陷基金会(The March of Dimes)的数据显示,每治疗一例早产的平均社会成本约为 6.5 万美金,较小胎龄的早产儿治疗费用更高,给家庭和社会带来了沉重的经济负担。我国早产发病率约 7.1%,但早产儿数量却高居世界第二,鉴于我国迄今采用的早产下限仍为 28 周,而非国际常用的 24 周,可以推测我国的早产率远不止于此。因此,如何降低早产率、提高早产儿的存活率,减少早产儿近、远期并发症已成为当前亟待解决的关键问题。

　　自 20 世纪 80 年代以来,尽管各国学者对早产的病因机制进行了不断探索,临床上更是联合高危因素、超声指标和生化指标进行早产预测,采取孕激素、宫颈环扎、宫缩抑制剂、抗生素等措施进行早产防治,一些新的预测指标和防治措施也在不断地被探索。但遗憾的是,早产防治并没有达到大家的预期效果,全球早产率整体仍呈上升趋势。例如,美国继 2014

年后早产率更是连续五年上升,2018年增长至10.02%,2019年则增长至10.23%,2022年最新数据为10.49%。我国1990年报告早产发生率多为4%~5%,近几年的数据显示我国早产发生率在5%~10%之间,亦呈上升趋势。

早产作为一种多因素、多机制、多通路的综合征,涉及多种病因之间极其复杂的相互作用,包括但不局限于遗传因素、激素水平、免疫系统、生殖组织特性(子宫、宫颈、胎膜和胎盘)、血管系统、神经系统、泌尿生殖道微生物群系和环境、社会心理应激、卫生资源水平等。因此,为解决早产防治这一困境,更需要的是整体化管理策略,不只是早产临产宫缩抑制剂的使用、产前糖皮激素促胎肺成熟、硫酸镁保护胎儿脑神经、青霉素防治GBS感染、早产儿出生后的复苏抢救等各种具体干预策略的实施。更重要的在于对不同人群,在不同阶段,对不同早产危险因素的及早识别及管理,在于从医护人员的理念梳理到对患者的早产健康知识教育,在于从社区至医院,至早产三级诊疗中心的分层管理,还要重视目前循证证据在临床实践中的落实和执行。过去几年,更关注的是有没有可以参考的规范和指南,而忽略了是否将规范和指南执行到位,忽视了早产管理质控的重要性;更多的是将解决早产问题聚焦于针对一个或几个病因,聚焦于某种或者某几种具体干预措施的实施,而没有将早产作为一个有序协同的体系来进行整体管理和干预。

因此,基于国内早产管理现状,首先要解决的是遵循证据,规范诊疗,将已有循证证据支持的早产管理措施执行到位,切实落实到临床实践中。一旦碰到问题,不仅要知道如何做,还要知道如何做好,如何做到位。为解决这一问题,在第二十八章针对早产管理过程中的一些关键环节,推荐了早产管理工具包,共纳入6个产科管理核查清单(Check List)和6个产科管理表格(What-If表格),供大家参考。其次是要统一早产管理理念,虽然不同区域医疗资源和诊疗水平有差异化,但是早产的整体化、公共化管理理念要统一。第三,要结合国内外的证据,制定更本土化、适合我国国情的分级-分类-分层的早产管理策略,这也是本章重点梳理的内容。最后,要建立早产规范化管理的质控体系,将不同医疗中心的早产管理同质化,这在第二十六章中已进行阐述。

【早产的分级管理策略】

早产存在诸多潜在危险因素,主要源于母体人口统计学特征、病史以及本次妊娠伴发情况,第二章已做详细阐述。这些因素可通过许多中间途径触发终末级联事件从而导致早产。子宫局部因素过早触发这一级联反应,或原本抑制该级联反应并维持子宫静止状态的抑制因素提前撤除时,便可能发生早产临产。因此,在孕前或孕早期识别出早产危险因素,有助于下一步实施有效的早产干预措施,从而制定早产的一级、二级、三级预防的分级管理策略,这对早产防治具有重要的指导意义(图27-0-1)。

1. 早产的一级预防 一级预防是针对所有的育龄期女性,以采取公共卫生举措包括孕前咨询、患者教育、健康行为促进等干预为重点,识别并消除早产的可逆危险因素,包括年龄、体质、心理压力、生活环境、不孕治疗、多胎妊娠、基础全身疾病(高血压、糖尿病)等。

DeFranco 等回顾性分析了 393 441 例早产单胎妊娠妇女的孕前 BMI、妊娠间隔、孕期体重增加量发现,仅有早产史单一高危因素的妇女为 6%,这组人群的早产发病率为 7.6%,但如果同时叠加妊娠间隔<6 个月或妊娠间隔 6~12 个月,早产的发病率则分别增加至 12.9% 和 10.4%,孕前低 BMI 同样具有早产风险累加效应。通过加强早产科普教育,让育龄期女性从孕前即具有早产风险意识,进而自主选择健康生活方式、合理均衡饮食、适龄生育、慎重选择辅助生殖受孕,推动早产防治关口前移,减少孕期早产风险因素的暴露,抑制早产风险的累加效应。

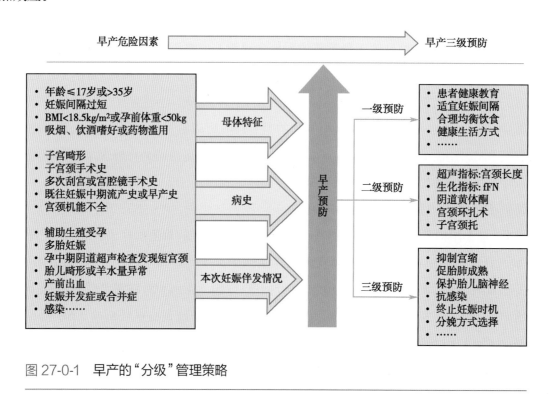

图 27-0-1　早产的"分级"管理策略

2. 早产的二级预防　二级预防是针对具有早产高危因素的孕妇,为阻止或减少难免早产,联合采用超声指标、生化指标进行早产预测,延长妊娠时间而采取的预防措施。循证医学证据支持的几项有效预防措施包括特殊剂型的阴道黄体酮和宫颈环扎术,子宫颈托的疗效尚存在争议。对于有/无 sPTB 史的短宫颈单胎妊娠女性,宫颈功能不全的诊断尚不确定者,通过妊娠中期经阴道超声监测宫颈长度,补充孕激素、适时地实施宫颈环扎术可有效降低早产的发生。尽管上述预防措施在双胎短宫颈预防自发性早产中的疗效尚存在一定的争议,但基于美国 Roman 教授对双胎短宫颈的一项研究,2019 年 SOGC 环扎指南和 2020 年我国双胎指南均推荐双胎妊娠 24 周前如经阴道超声测量宫颈长度<15mm,可考虑行宫颈环扎手术等干预,对改善早产率及母儿预后有益。

为更好地指导临床实践,规范早产诊治,本书在后面章节中专门针对常见问题,梳理了产科管理表格(What-if 表格)供大家参考,即如果发生什么,要怎么做? 例如,如果单胎、无

/ 有 sPTB 史且妊娠 24 周前宫颈短,要如何预防早产? 如果双胎合并宫颈短,要如何预防早产? 用表格的形式罗列进一步的评估,针对不同情况建议的治疗方案。

3. 早产的三级预防 三级预防是针对有自发性早产症状或因母儿因素需要提前终止妊娠者,产科医生实施的一系列措施,加强围分娩期的早产管理,目标是努力延长孕周,增加新生儿出生体重,最终达到改善围产儿结局的总目标。一旦出现早产症状或者因医疗需要终止妊娠者,需综合评估母儿情况,结合孕周,预测 1 周内早产发生风险,有指征地应用宫缩抑制剂抑制宫缩,使用糖皮质激素促胎肺成熟,应用硫酸镁保护胎儿脑神经,使用抗生素预防感染等救治措施。

无论是自发性早产还是母儿因素所致的医源性早产,都需要权衡早产分娩的时机和分娩方式,邀请新生儿科医师宫内会诊,评估早产儿的存活率、近远期并发症等,给予患者及家属提供充分咨询同时,根据所在医疗机构的早产儿救治能力决定是否转运。必要时可实施宫内转运,尤其是 <32 周的早期早产,以提高早产儿存活率,降低早产儿近、远期并发症。即将分娩前,建议常规召开产儿分娩前例会(team briefing),主要目的是产科与新生儿科紧密协作,共同制定围分娩期的管理方案,并一起为产妇和家庭提供咨询,能更好地解答患者疑问和缓解患者焦虑。其次是为了明确产儿团队成员及各自职责,明确分工,以保障更好的复苏救治效果。

在第二十八章中梳理出了相关规范管理清单,罗列早产围分娩期管理核查清单、早产复苏准备核查清单及宫内转运核查清单,对常见早产管理实践情境,分门别类地用 What-if 表格呈现如果要早产,有关糖皮质激素、硫酸镁、GBS 防治等的治疗方案。

【 早产的分类管理策略 】

早产有多种分类方式,常用的分类方式除了根据发生孕周分为晚期早产、中期早产、早期早产和极早期早产,还常根据病因分为医源性早产和自发性早产。医源性早产占比约 30%,往往是因妊娠合并症或并发症需提前终止妊娠,需要产科医生对这些疾病早期预防、及早识别并给予恰当处理。而自发性早产占比多,约 70%,病因及发病机制复杂且不明,涉及多个环节,是早产防治的重点。在自发性早产的管理过程中,关键在于准确识别是否为早产临产。一旦诊断早产临产,则可实施恰当措施以改善新生儿结局:糖皮质激素促肺成熟,抗生素预防 GBS 感染,硫酸镁保护脑神经,以及新生儿科会诊评估是否需要宫内转运至具有一定新生儿诊治水平的医疗机构。而识别非早产临产同样重要,可以避免不必要的过度干预,也可以减少住院带来的医疗资源浪费。

早产临产的诊断主要根据宫缩和宫口的扩张或宫颈管的消退等宫颈变化来判断的,若同时伴有阴道出血和 / 或胎膜早破之类的临床表现,会使诊断更加确定。但由于这些临床表现对早产临产诊断的预测性较差,所以临床实践中往往存在着过度诊断和过度治疗的情况。宫缩是临产的必要条件,但轻度不规律宫缩在妊娠的各个时段都可能是一种正常表现,从而加大了鉴别真假宫缩的难度。即使在明确符合早产临产宫缩标准的 34 周内的孕妇中,有研究报道也仅有 13% 在 1 周内分娩。因此,临床中会结合超声指标(宫颈长度)和生化指标(fFN)进行综合预测。宫颈长度已成为目前预测早产的一个重要客观指标,超声筛查发现的短宫颈孕妇早产风险增加,但多无早产临床症状,此时可以根据既往病史结合孕周,进行包括阴道黄体酮和宫颈环扎等在内的临床干预。因此,根据有无早产临床症状,建议将妊娠女性分为无症状和有症状两种人群进行分类管理。只是未足月胎膜早破的预测 - 预防 - 处理原则和其他人群明显不同,故未将其纳入该分类方法管理。

1. 无早产症状妊娠女性的早产管理策略   将所有无早产症状的妊娠女性分为单胎和多胎妊娠进行分类管理(图 27-0-2)。针对单胎妊娠,根据早产最相关危险因素即 sPTB 史初步筛查出高危人群,确立以标准化测量宫颈长度为主导的早期筛查,以阴道黄体酮、宫颈环扎术和子宫颈托为可能干预措施,建立规范化自发性早产的筛查 - 综合防治体系:

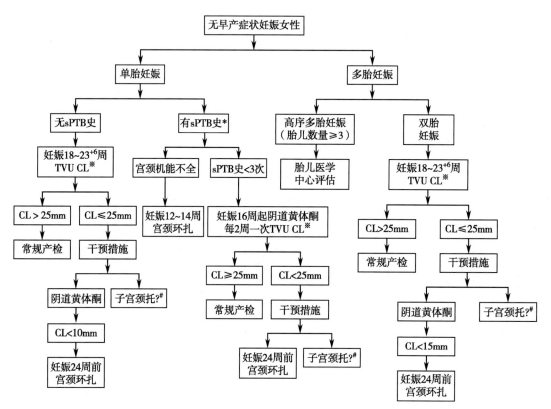

*:sPTB史是指既往有妊娠16~34周自发性流产或早产的病史。
※:经阴道超声监测宫颈长度,经阴道超声检查(transvaginal ultrasound,TVU),宫颈长度(Cervical Length, CL)。
#:子宫颈托在预防早产中的应用目前仍存在较多争议。

图 27-0-2   早产的"分类"管理策略一:无早产症状妊娠女性

(1)无自发性早产史的妊娠女性,常规在 16~23^{+6} 周经阴道超声筛查宫颈长度。对于宫颈长度>25mm 者,常规产检;宫颈长度 ≤ 25mm 者,每晚阴道放置黄体酮 100~200mg;宫颈长度<10mm 者,妊娠 24 周前可考虑实施宫颈环扎术,为规范宫颈环扎术的围手术期管理,

本书在后面章节罗列宫颈环扎术前准备和术后管理核查清单,供临床医生快速查阅和参考。

(2)有自发性早产史的妊娠女性,如 sPTB 史≥3 次或者≥1 次无痛羊水突出病史者可直接诊断宫颈功能不全,建议在妊娠 12~14 周实施预防性环扎术;<3 次 sPTB 病史者,建议妊娠 16 周起每晚阴道放置黄体酮 100~200mg,且在妊娠 14~16 周起每 2 周筛查一次宫颈长度(既往自发性早产的孕周越早,开始筛查的时间就越早),一旦宫颈长度<25mm 则在排除宫颈环扎禁忌证后实施宫颈环扎术;若宫颈长度≥25mm 在常规产检的同时,可使用阴道黄体酮至妊娠 36 周。

针对多胎妊娠,尤其是高序列多胎妊娠(胎儿数目≥3)发生 sPTB 的机制可能与子宫扩张增加的结果,尚未发现有效的早产预防措施,多胎妊娠减胎术可能是一种替代治疗方案,但需要到权威的胎儿医学中心进行充分咨询和整体评估。双胎妊娠常规建议于妊娠 16~23^{+6} 周筛查宫颈长度,对于宫颈长度≥25mm 者,常规产检;宫颈长度<25mm 者,可考虑每晚阴道放置黄体酮 200mg 或 400mg,等同无自发性早产史单胎妊娠宫颈短病例的处理,而当宫颈长度<15mm 时,妊娠 24 周前可考虑行宫颈环扎术。鉴于对双胎妊娠短宫颈患者给予阴道黄体酮或者实施宫颈环扎术预防早产尚存在一定争议,故需干预前充分沟通,知情同意。

无症状妊娠女性的早产管理策略中,虽将子宫颈托作为早产预防可能有益的措施之一,但现有的临床研究显示支持证据有限且部分研究结果相互矛盾,尤其是近几年的 RCTs 对子宫颈托的临床应用更多的是持否定态度。2021 年 ACOG 早产预测预防指南及包括我国在内的多个国家更新的权威指南均不推荐使用子宫颈托来预防 sPTB,FDA 亦没有批准子宫颈托在 sPTB 防治中的应用。因此,基于现有的循证证据,在将子宫颈托应用到临床实践前,仍有待更多研究证实其对降低 sPTB 发生和改善围产结局的一致有益性。

2. 有早产症状妊娠女性的早产管理策略　有早产症状的妊娠女性包括未足月胎膜早破和胎膜完整但伴有早产临产宫缩这两类人群。对于未足月胎膜早破按照 PPROM 的原则进行管理,这里重点讲述胎膜完整伴有早产临产宫缩的妊娠女性的早产管理流程(图 27-0-3)。一旦出现早产临产症状,首先要回顾既往病史和本次妊娠情况,查找可能病因。然后需要根据孕早期超声核实孕龄;评估早产症状的轻重程度,尤其是宫缩的频次和强度;需要评估母体状况和胎儿情况,包括胎心、超声检查;需要做检查了解宫口扩张情况;需要进一步完善其他必要相关检查。

多数指南认为,孕 34 周是一个关键时间点,此后早产临产的围产期并发症发生率和死亡率很低,早产相关药物的暴露反而会增加母胎风险,不应为抑制早产临产而承受相关潜在的母胎并发症和费用,因此妊娠 34 周及之后一般不推荐给予宫缩抑制剂抗宫缩、糖皮质激素促胎肺成熟、硫酸镁保护胎儿脑神经等治疗,但各个国家尤其是卫生资源不丰富的地区,可能将治疗孕周上限适当放宽。但 34 周及之后出现早产症状时,即使不进行积极治疗,也建议收入院加强监护,观察 4~6 小时,若宫口扩张和宫颈管消退无进展,确认胎儿情况良好,排除早产临产相关的产科并发症(如胎盘早剥、绒毛膜羊膜炎、未足月胎膜破裂),可予以宣教后出院。

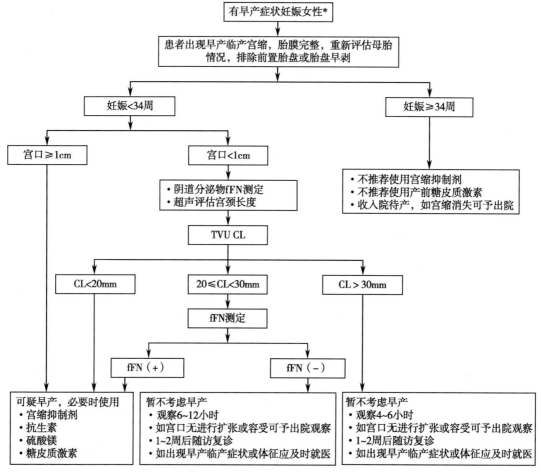

图 27-0-3 早产的"分类"管理策略二: 有早产症状妊娠女性

对于 34 周前出现早产临产宫缩的孕妇,当宫口扩张 ≥ 1cm,7 日内早产风险高,应将其收入院并开始以下治疗:①给予 1 个疗程的糖皮质激素促胎肺成熟,评估是否需要重复疗程,应用规范详见早产管理工具包 What-If 表格——如果要早产了,如何使用糖皮质激素促肺成熟? ②给予宫缩抑制剂抗宫缩治疗,一般建议使用 48 小时停药,如何选择宫缩抑制剂详见第七章第二节;③给予硫酸镁保护胎儿脑神经治疗,应用规范见早产管理工具包 What-If 表格——如果要早产了,如何使用硫酸镁保护脑神经? ④给予抗生素预防 GBS,应用规范见早产管理工具包 What-If 表格——如果临产前 GBS 阳性,要如何正确使用抗生素? 此外还需要评估所在医疗机构的早产儿救治能力,必要时开展院前急救,如即刻早产,则需要产儿协作共同做好早产围产期的管理。当宫口扩张 < 1cm 时,早产临产的诊断不是很明确时,经阴道超声标准化测量的宫颈长度(CL)有助于支持或排除早产临产的诊断,进而避免

不必要的医疗干预。若 CL<20mm,7 日内早产风险高,治疗同可疑早产;若 20mm ≤ TVUS CL<30mm,多数不会早产,此时联合 fFN 检测,可减少对 1/3 有症状妊娠女性的早产干预。fFN 检测阴性,7 日或 14 日内分娩的阴性预测值高达 98%~100%,故仅对 fFN 阳性的患者进行治疗,同可疑早产处理。若 CL ≥ 30mm,无论 fFN 结果如何,她们在 7 日内分娩的风险均较低,不足 5%,此类患者收入院观察 4~6 小时,如宫口扩张和宫颈管消退无进展,确认胎儿情况良好,排除早产临产相关的产科并发症,即可出院回家,安排 1~2 周后产科门诊复诊,并指导患者若出现早产临产的其他症状或体征随时就诊。

有症状妊娠女性的先兆早产或早产临产诊治一直是临床实践中的挑战,原因在于宫缩感觉具有一定的主观性,很多宫缩可能仅为子宫受刺激后的一过性反应。一旦患者存在早产临产宫缩,很多产科医师往往无视宫颈管是否发生改变,而急于将患者贴上"早产"的标签。因此,临床上对于早产,尤其是先兆早产常存在过度诊断和过度干预,让胎儿面临不必要的药物暴露,这些药物对子代的远期影响尚不清楚。既往研究显示,根据目前的诊断方式,早产临产中约 30% 会自行缓解而不发生早产。因此,对于这类人群的诊治,在排除早产临产相关的产科并发症(如胎盘早剥、绒毛膜羊膜炎、足月前胎膜破裂)后,应依据宫缩、宫颈管的消退和宫口扩张情况,联合超声指标和生化指标进行综合评判。

【早产的分层管理策略】

早产是衡量一个地区经济和卫生发展水平的重要指标,早产儿的救治与地区经济发展、医疗卫生资源分布丰富与否密切相关。从全国层面来看,北京、上海、江苏、浙江和广东等地相对医疗资源更丰富,西部地区、贫困地区、边远山区和少数民族地区的医疗条件相对落后。各地区间从早产诊疗规范到早产技术操作,再到早产儿救治水平和早产管理理念都存在着较大差距。实际上,这些差距不仅限于地区之间,也存在同个区域内的所有医疗机构间。基于目前现状,如何规范早产诊治、培训早产防治技术、统一早产管理理念、开展高质量的早产临床研究就变得十分必要。这需要建立区域性规范化早产诊治中心,以其为早产转诊转介的终点站,上下联动,搭建社区 - 医疗机构 - 区域性早产诊治中心分层管理的机制(图 27-0-4),是提高总体早产管理水平的关键举措。有关早产诊治中心的标准化建设要求详见第二十六章。

早产的分层管理可以借鉴上海对不同风险孕产妇的管理经验,这一成熟的、体系化的做法是:联动社区卫生服务中心的初筛评估,加强对患者的健康知识宣教,到各级助产医疗机构的动态评估和管理,到三级医疗机构对重点孕妇的管理,最后到市级危重抢救中心对危重孕产妇的管理,其中还贯穿着区妇幼保健专业机构的随访管理,动态掌握辖区内的孕产妇管理情况,及市妇幼保健专业机构至关重要的质控和督导作用。对于早产管理,理想状态在社区卫生中心初步筛查早产高危因素,将高风险人群转诊至有早产管理能力的医疗机构进一步诊疗。对接受转诊的上级医疗机构需进行早产救治能力评估,包括早产防治的硬件设施,相关诊疗技术和新生儿救治水平,新生儿护理水平,有没有新生儿重症监护病房等。若不具备相应的救治条件,则需及时评估是否需要宫内转诊或出生后新生儿转诊,即转至区域性早产诊治中心。通过早产分层管理策略的实施,可以不断推进早产的管理规范化,建设早产管理的质控体系,并不断改善早产儿的结局。

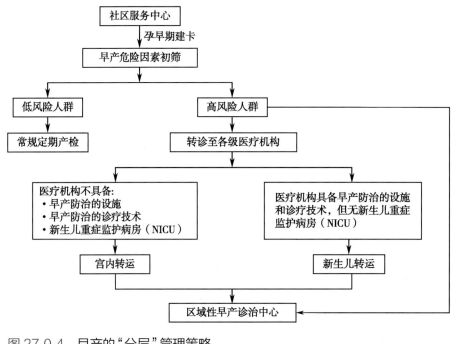

图 27-0-4　早产的"分层"管理策略

【西澳大利亚公共化的早产防治策略】

多种医疗因素、产科因素和社会因素是导致早产发生的最终共同通路,因此如何根据不同的社会环境及医疗保健体系,制定个体化、公共化的有效策略是防治早产的一大挑战。

西澳大利亚是澳大利亚最大的一个州,其土地面积约为美国的 1/3,但地广人稀,人口总数仅有 260 万,交通信息发达,拥有先进的医疗保健体系,人们普遍具有高水平的卫生保健意识,产科超声检查技术广泛开展。为安全有效地降低早产发病率,2014—2015 年,西澳大利亚结合自身发展特征,在全州推广实施了一项公共化的早产防治策略,该项策略包括三个组成部分:

(1)向全州的卫生保健从业人员培训新的早产临床指南,并提供复印的小册子;由产科医生、高级超声医生、高级助产士组成早产专病培训团队,在全州的所有城乡医疗机构进行多次的早产讲座和科普教育活动,尽可能确保所有地区的保健从业人员都能获得早产专病的知识培训。

(2)将早产防治视为公共卫生运动,倡导全民参与;利用期刊报纸及社交媒体科普宣传早产的危险因素及其识别干预措施,以此教育并影响全州妊娠女性的行为;

(3)在三级医院设立早产评估管理中心,制定统一规范的早产临床管理策略(表 27-0-1),

同时接收早产高危转诊孕妇。

该项策略执行一年使全州单胎早产发病率下降了 7.6%,达西澳近 7 年中早产发病率最低水平,其中以三级医院的早产率下降最为明显,原因是通过早产专病知识培训,二级医院的早产诊疗水平得到了极大提升,能够处理更多的早产高危病例了。

表 27-0-1　西澳大利亚早产防治策略中的关键干预措施 *

---

1. 对所有妊娠 18~20 周的女性进行常规的经阴道超声测量宫颈长度,若宫颈内口至宫颈外口的有效闭合长度 ≥ 35mm 则为正常,若排空膀胱后经阴道超声测量宫颈长度 ≤ 25mm 则被认为是短宫颈。

2. 无论何种临床情况,只要妊娠 16~24 周超声检查提示短宫颈,均推荐每晚阴道放置天然阴道微粒化黄体酮 200mg,并持续用至妊娠 36 周。

3. 当经阴道超声测量宫颈长度＜10mm,治疗措施应包括宫颈环扎术、阴道黄体酮,或者两种方法联用。

4. 对于有妊娠 20~34 周自发性早产史(有或无未足月胎膜破裂)的女性,妊娠 16 周起每晚阴道放置天然阴道微粒化黄体酮 200mg,持续至 36 周。

5. 除非有医疗或产科方面的理由,否则不得在妊娠 38 周及之前终止妊娠。

6. 通过西澳大利亚州卫生行政部门提供的 Quitline 服务,识别吸烟的女性并提供咨询。

7. 在三级医院建立多学科的早产诊治中心,早产诊治中心需具备:

(1)接收转诊的早产高危病例,制定早产管理计划,当早产高风险解除后,可将患者再次转回原转诊地。

(2)母胎医学专家、测量宫颈长度的超声成像设备以及提供心理健康护理和助产服务。

注 *:上述干预措施仅针对于单胎妊娠。

2019 年西澳公共化的早产防治策略在堪培拉首次得到了成功验证。研究者比较分析了该项策略在堪培拉实施前 5 年和实施后 16 个月三级医院早产率的变化,结果发现该项策略实施后三级医院整体早产率降低 10%,其中 sPTB 率下降最为明显,降低 34.5%,再次肯定了在全国范围内开展早产多维干预以及早产预防宣教、研究的重要性。

西澳公共化的早产防治策略与以往开展的临床研究不同,它是首次将精准公共卫生纳入早产的整体化管理理念中,是一项多层次、全方面、综合性的早产防治策略,为有效降低早产发病率、改善围产儿结局提供了一种新的思路。但值得关注的是,西澳早产防治策略虽已在堪培拉进行了成功验证,但并未在澳大利亚全国推行,原因是各地区间存在经济水平差异,需因地制宜。因此,如何借鉴西澳公共化管理的早产防治策略,有的放矢地创建本土化的早产防治策略,可能是未来降低我国整体早产率的重要举措。

【降低早产率任重道远】

虽然医疗技术和整体医疗水平在不断进步,但过去这些年的早产率似乎并没有明显下降,反而呈现上升趋势。原因有很多,包括生存环境、生活和运动方式、工作压力,以及当代育龄妇女人群特征的改变等。另一方面,也和早产这个疾病本身的特性有关,病因复杂,涉及多个可能的发病机制。因此,即使是针对某一个或某几个病因可以进行有效的干预,但总体来讲,也只能减少一小部分的早产,无法大幅度降低早产的发生率。

令人欣慰的是,近些年在对早产儿救治水平大幅度提升的同时,公众对早产儿的救治态度亦发生了惊人改变,我们开始并有能力救治更小孕周的早产儿,尤其是妊娠24~28周出生的超低出生体重儿。早产儿存活率的提升和严重并发症的降低得益于一些有循证医学证据支持的干预措施的推广应用,这不仅包括早产的预测、预防和救治等在内的产科管理策略,还包括新生儿科医疗技术的进步和护理水平的不断提升。

如何有效降低早产率,在未来很长的一段时间内,都会是一个世界性的卫生难题,还有很长的路要走,还有很多的问题要解决,任重而道远。首先,要树立早产分级 - 分类 - 分层的整体化管理的正确理念,要建立更适合我国国情的早产策略和体系。其次,对已有循证证据的干预措施,不仅要推广应用到临床实践,还要切实执行好,执行到位。要建立早产管理的质控体系去监督和质控早产的规范化管理。接下来,对没有证据或者证据不足的临床问题,需要做更多、更高质量的临床研究和基础研究,帮助寻找证据并进行临床验证。

【未来早产的重点研究方向】

1. 建立预测价值更高的早产预测模型。

2. 建立和完善早产管理质控体系,对早产进行分级、分类、分层的管理和临床干预研究。

3. 学习西澳模式,开展更多的非药物和非手术操作的预防早产措施的研究。

4. 探索更适合我国国情,更本土化的早产防治策略。

【关键点】

1. 早产是一种多因素引起的综合征,病因复杂,涉及多个病理生理机制,已成为世界性公共卫生难题。虽然早产儿的存活率在不断提升,但早产的有效防治仍未取得突破性进展,早产率仍呈现持续上升趋势。

2. 根据疾病特点,倡导整体化的管理理念。结合国内外的循证证据,制定更本土化、更适合我国国情的分级 - 分类 - 分层的早产管理策略。

3. 分级管理主要是针对不同早产风险人群进行的一级、二级和三级预防;分类管理主要是针对无 / 有早产症状的妊娠女性进行的联合预测和预防管理;分层管理主要是联动社区卫生服务中心 - 医疗机构 - 三级早产诊治中心,对不同风险的妊娠人群进行分层管理。

4. 西澳大利亚推广实施的一项公共化早产防治策略,涵盖卫生保健从业人员的专病知识培训、全民参与的公共卫生运动、三级医院早产诊治中心的建立。该项策略在实施一年后使全州早产发病率降低 7.6%,并在堪培拉的推广中得到很好地验证。

5. 有效降低早产率和早产并发症任重而道远,未来很长的一段时间内,早产仍会是产科领域重点研究的方向之一。这需要树立整体化的早产管理理念,建立和不断完善早产管理质控体系,探索更适合我国的早产防治体系,切实执行并监督规范和指南的临床执行情况。

6. 未来的研究方向仍然是秉承为临床服务的宗旨,"从临床中来,到临床中去",解决临床问题为主:建立预测价值更好的预测模型,探索早产启动的机制,开展更高质量的临床研究为临床问题寻找答案等。

(段涛 刘铭)

参考文献

1. GRIGGS KM, HRELIC DA, WILLIAMS N, et al. Preterm labor and birth: a clinical review. MCN Am J Matern Child Nurs, 2020, 45 (6): 328-337.

2. ROMERO R, DEY SK, FISHER SJ. Preterm labor: one syndrome, many causes. Science, 2014, 345 (6198): 760-765.

3. KOULLALI B, OUDIJK MA, NIJMAN TA, et al. Risk assessment and management to prevent preterm birth. Semin Fetal Neonatal Med, 2016, 21 (2): 80-88.

4. SUFF N, STORY L, SHENNAN A. The prediction of preterm delivery: What is new？. Semin Fetal Neonatal Med, 2019, 24 (1): 27-32.

5. ROMERO R. Spontaneous preterm labor can be predicted and prevented. Ultrasound Obstet Gynecol, 2021, 57 (1): 19-21.

6. American College of Obstetricians and Gynecologists' Committee on Practice Bulletins—Obstetrics. Practice bulletin no. 171: management of preterm labor. Obstet Gynecol, 2016, 128 (4): e155-e164.

7. NEWNHAM JP, WHITE SW, MEHARRY S, et al. Reducing preterm birth by a statewide multifaceted program: an implementation study. Am J Obstet Gynecol, 2017, 216 (5): 434-442.

8. 罗欣, 漆洪波. 早产的诊治现状和面临的问题. 中国实用妇科与产科杂志, 2020, 36 (2): 4.

9. 尤华. 基于聚类分析的我国各地区孕产妇保健水平评价研究. 中国妇幼保健, 2015, 30 (6): 4.

第28章

早产管理实用清单和流程

【导读】

早产是一个世界性公共卫生难题,是近些年产科领域聚焦的重点研究方向之一。世界范围内的多个指南均已颁布各自的循证证据、指南和流程,不断指导着临床实践,但依然存在着很多证据不足观点不一致,甚至意见相左之处。即使在循证证据较好的大家达成共识的区间,临床实践过程中依然面临很多挑战:有了规范不代表我们按照规范做了,按照规范做了不代表我们做完了,做完了不代表我们切实做好了。为解决这一状况,针对早产管理过程中的关键环节,作者尝试梳理了早产管理工具包,共纳入 6 个产科管理清单(Check List)和 6 个产科管理表格(What-If 表格),以供大家参考。

【概述】

1. 掌握了指南和共识推荐的原则和规范,但却仍然难以做出精准的临床决策,如何将"知道"真正转变为"做到",用清单的方式就能在一定程度上解决这个问题。

2. "Check List"清晰罗列临床关键环节中要做的事,回答早产管理要做什么的问题。就宫颈环扎术管理、早产围分娩期管理、新生儿复苏准备、宫内转运等六大核心环节详细,有逻辑地做出规范整理清单。

3. "What-If 表格"则更加强调回答怎么做,细致地给予分类处理干预措施,回答早产管理要怎么做的问题。对常见的六大早产管理实践情境,分门别类地提供了干预意见和注意事项。

4. "Check List"和"What-If 表格"实实在在地尝试将早产的"分级 - 分类 - 分层"的早产整体化管理策略及理念中的关键环节进行细化,可视化,可实用化,为规范早产的诊疗提供可用工具。

【Check List】

1. **经阴道宫颈环扎术前准备核查清单** 行经阴道宫颈环扎术,术前需排除手术禁忌证,告知患者替代方案,充分给予患者知情选择权,签署知情同意书。评估胎儿生长情况,排除胎儿结构异常,最好排除染色体异常。目前尚无充分证据表明术前泌尿生殖道感染的筛查对改善环扎结局的益处,因此是否常规行感染筛查及筛查项目各医疗机构可根据自身经验选择。其他检查项目同一般手术前筛查、术前选择相应的术式及麻醉方式(表 28-0-1)。

表 28-0-1　经阴道宫颈环扎术前准备核查清单

知情同意	胎儿评估	感染评估 [*]	其他评估	手术方式	麻醉方式
□ 排除手术禁忌证	□ 胎儿生长情况：	□ 泌尿道：	□ 血常规 / CRP	□ McDonald 术式	□ 椎管内麻醉
□ 告知替代方案	－ 胎儿数目	－ 尿常规	□ 血型	□ Shirodkar 术式	□ 全身麻醉
□ 签署知情同意书	－ 确认胎心和胎龄	－ 尿培养	□ 凝血功能		
	－ 胎盘位置	□ 生殖道：	□ 肝肾功		
	－ 羊水量	－ 白带常规	□ 血糖		
	□ 胎儿结构异常排查	－BV	□ HBsAg		
		－ 衣原体	□ 梅毒		
	□ 最好筛查胎儿染色体异常	－ 支原体	□ 艾滋病		
		－ 淋球菌	□ 心电图		
		－GBS	□ 宫颈长度		

[*] 尚无充分证据证实术前感染筛查的益处，各中心筛查项目有所不同。

2. 经阴道宫颈环扎术后管理核查清单　经阴道环扎术后，建议加强监测，使用抗生素防治感染。密切关注患者宫缩情况，必要时使用宫缩抑制剂。观察评估是否有并发症的发生。出院后管理可个体化确定宫颈长度随访时间、泌尿生殖道感染及全身感染的排查，并告知患者拆线时机（见表 28-0-2）。

表 28-0-2　经阴道宫颈环扎术后管理核查清单

防治感染 [*]	抑制宫缩	评估并发症	术后管理 [*]
□ 预防性使用抗生素	□ 宫缩抑制剂	□ 急性绒毛膜羊膜炎	□ 宫颈长度监测：
□ 治疗性使用抗生素	－ 硝苯地平	□ 胎膜早破	－ 每 1~4 周监测一次
	－ 吲哚美辛	□ 活动性出血	□ 泌尿生殖道感染排查
	－ 盐酸利托君	□ 宫颈损伤	□ 全身感染指标排查
	－ 阿托西班	□ 缝线易位	□ 确定拆线时机：
	－ 硫酸镁	□ 膀胱、尿道损伤	－ 妊娠 36~38 周，可拆除环扎线
			－ 如难免流产或临产，应立即拆线

[*] 根据情况进行个体化管理。

3. 经腹宫颈环扎术前管理核查清单　经腹宫颈环扎术的手术时机包括妊娠前及妊娠期，妊娠前可行宫腔镜评估宫腔形态及环境，妊娠期需评估胎儿生长情况，同时排除胎儿结构，最好排除染色体异常。确定手术入径、排除手术禁忌证、告知患者替代方案并签署知情同意书，确定麻醉方式，完成其他各项检查（表 28-0-3）。

表 28-0-3　经腹宫颈环扎术前管理核查清单

手术时机	术前评估	手术入径	知情同意	麻醉方式	其他评估
□ 妊娠前	□ 宫腔镜评估*： 　– 宫腔形态 　– 宫腔粘连 　– 宫腔占位性病变	□ 经腹 □ 经腹腔镜	□ 排除手术禁忌证 □ 告知替代方案 □ 签署知情同意书	□ 全身麻醉 □ 椎管内麻醉	□ 泌尿生殖道感染排查* □ 实验室检查 □ 心电图
□ 妊娠期	□ 胎儿生长情况： 　– 胎儿数目 　– 确认胎心和胎龄 　– 胎盘位置 　– 羊水量 □ 胎儿结构异常排查 □ 最好筛查胎儿染色体异常				

*必要时进行术前宫腔镜评估及感染筛查。

4. 早产围分娩期管理核查清单　产前产科医生对糖皮质激素的使用、硫酸镁的使用、GBS 感染的防治、宫缩抑制剂及其他产前药物使用等情况进行充分核查评估，确定分娩方式和麻醉方式。组织新生儿科宫内会诊，进行宫内转运评估，为患者提供充分的产前咨询。召开分娩前团队例会，组织产科、新生儿科的医生护士进行沟通，做好人员准备和团队分工。

产后"黄金一小时"，做好延迟脐带结扎，预防低体温 / 维持正常体温，提供呼吸支持（根据目标氧饱和度值提供合适的氧浓度），维持循环稳定，做好早期营养支持，防治感染，实验室检查（脐血血气分析），监测 / 记录，医患沟通 / 家庭支持（详见表 28-0-4）。

表 28-0-4　早产围分娩期管理核查清单

产前	产后"黄金一小时"
产科管理：	□ 延迟脐带结扎
□ 糖皮质激素使用	□ 预防低体温 / 维持正常体温
□ 硫酸镁使用	□ 呼吸支持——根据目标氧饱和度值，提供合适的氧浓度
□ GBS 感染防治	□ 维持循环稳定
□ 宫缩抑制剂及其他用药	□ 早期营养支持——预防低血糖
□ 胎心监护	□ 防治感染
□ B 超胎儿评估	□ 实验室检查——脐血血气分析
□ 分娩方式评估	□ 监测 / 记录
□ 麻醉方式评估	□ 医患沟通 / 家庭支持
新生儿科会诊：	
□ 宫内转运评估	

产前	产后"黄金一小时"
□ 提供产前咨询 分娩前团队例会： □ 人员准备 □ 团队分工	

5. **早产儿复苏准备核查清单**　早产儿复苏前需充分评估母儿危险因素。对温度、呼吸、循环及药品管理做好充分的准备。充分评估新生儿后，判断是否需要及时进行复苏(表 28-0-5)。

表 28-0-5　**早产儿复苏准备核查清单**

危险因素评估	环境及物品准备*				新生儿评估
□ 母体因素 □ 子宫、胎盘、羊水及脐带因素 □ 胎儿因素 □ 新生儿因素	温度管理： □ 环境温度设置：体重 1 000~<1 500g 为 25~28℃；<1 000g 者为 28~30℃ □ 辐射台温度设置为 35℃ □ 预热的干毛巾、帽子 □ 消毒的塑料袋 □ 加温湿化气体 □ 体温计 □ 转运暖箱	呼吸管理： □ t 组合复苏器 / 新生儿无创呼吸机 / 新生儿有创呼吸机 □ 空氧混合仪 □ 专用负压吸引器 □ 吸引管 / 吸引球 □ 面罩 □ 双鼻孔鼻塞 □ 喉镜，镜片及电池 □ 气管导管 □ 胃管 □ 肩垫	循环管理： □ 脐静脉导管 □ 三通管 □ 消毒剪刀或外科手术刀 □ 消毒溶液 □ 心电监护仪 □ 胸导联电极 □ 听诊器 □ 血氧饱和检测仪及传感器 □ 三导联心电监护仪和电极片	药品管理： □ 生理盐水 □ 肾上腺素 □ 肺表面活性物质 □ 葡萄糖 □ 咖啡因	□ 自主呼吸 □ 活力 □ 心率 □ 肤色 □ 血糖 □ 体温 □ 血压

*参考来自：中国医师协会新生儿科医师分会，中国医院协会妇产医院管理分会围产医学学组，中国妇幼保健协会新生儿保健专业委员会.极早产儿产房过渡期管理专家共识.中华围产医学杂志,2022,25(06):401-411.

6. **宫内转运核查清单**　进行宫内转运前充分评估母儿状况，排除转运禁忌证，告知患者早产发生风险、早产儿危害、宫内转运风险并签署知情同意书。做好转运准备及交接工作(表 28-0-6)。

28 早产管理实用清单和流程

表 28-0-6　宫内转运核查清单

转运前评估	知情同意	转运准备	转运交接
□ 排除转运禁忌证	□ 早产发生风险	□ 转运人员[*]：	□ 出院小结
□ 母体状况评估	□ 早产儿近远期预后	－ 产科医生	□ 转运交接单
□ 胎儿状况评估	□ 宫内转运风险	－ 助产士 / 护士	□ 与接诊医师交接：
□ 告知接诊医院病情	□ 签署知情同意书	－ 新生儿科医生	－ 患者病史
□ 接诊医院同意接收		□ 抢救设备：	－ 生命体征
		－ 监护仪器	－ 转运指征
		－ 阴道分娩产包	－ 转运前处理
		－ 早产儿抢救用品	－ 转运前母儿状况
		□ 救护车	

[*] 转运人员根据转运前情况决定，必要时配备接生人员和新生儿科医生。

【What-If 表格】

1. 如果单胎、有 sPTB 史且宫颈短，要如何预防早产？

如果既往有妊娠中期流产史或自发性早产史的单胎患者，孕期发生宫颈变短（<25mm），核实孕周，排除干预措施禁忌证。评估母儿状况，根据下图中的孕周分类，采取不同的干预措施：<24 周，推荐行经阴道宫颈环扎；24~28 周，推荐使用阴道黄体酮，充分知情同意后，可考虑阴道宫颈环扎；>28 周，推荐使用阴道黄体酮。具体的药物使用方法见表 28-0-7，手术方法详见本书第五章。

表 28-0-7　有 sPTB 史且宫颈短，要如何预防早产？

询问病史	评估	分类	干预措施	治疗方法
□ 核实孕周	□ 母体评估：	□ 妊娠<24 周	推荐经阴道宫颈环扎	□ 阴道黄体酮：
□ 既往有 sPTB 史[*]	－ 宫颈长度			200mg q.n.
□ 排除以下情况：	－ 妊娠合并症 /			PV，持续使
－ 活跃性宫缩	并发症			用至妊娠
－ 活动性阴道出血	□ 胎儿评估：			34~36 周
－ 胎膜早破	－ 确认胎心和			□ 经阴道宫颈
－ 死胎	胎龄			环扎术
－ 致死性胎儿畸形	－ 胎盘位置			□ 子宫颈托[**]
－ 急性绒毛膜羊膜	－ 羊水量			
炎	－ 胎儿结构异			
	常排查			
	－ 最好筛查胎			
	儿染色体异			
	常			

询问病史	评估	分类	干预措施	治疗方法
		□ 妊娠 24~28 周	推荐使用阴道黄体酮 充分知情同意后,可 考虑阴道宫颈环扎	
		□ 妊娠＞28 周	推荐使用阴道黄体酮	

*指既往有妊娠中期流产史或自发性早产史。

**目前子宫颈托的临床应用存在较大争议。

2. 如果单胎、无 sPTB 史且妊娠 24 周前宫颈短,要如何预防早产?

如果既往无自发性早产史的单胎妊娠患者,妊娠 24 周前发生宫颈短,核实孕周,排除干预措施禁忌证。评估母儿状况,依照下图中的分类采取相应的干预措施:宫颈长度＜25mm,推荐使用阴道黄体酮,可考虑使用子宫颈托;宫颈长度＜10mm,充分知情同意后,可考虑行经阴道宫颈环扎术;若体格检查发现宫颈全程扩张,推荐行经阴道宫颈环扎术。具体用药方案见表 28-0-8,手术方法详见本书第五章。

表 28-0-8　**如果单胎、无 sPTB 史且妊娠 24 周前宫颈短,要如何预防早产?**

询问病史	评估	分类	干预措施	治疗方法
□ 单胎妊娠 □ 核实孕周 □ 妊娠 24 周前* □ 既往无 sPTB 史 □ 排除以下情况: － 活跃性宫缩 － 活动性阴道出血 － 胎膜早破 － 死胎 － 致死性胎儿畸形 － 急性绒毛膜羊膜炎	□ 母体评估: － 宫颈长度 － 妊娠合并症 / 并发症 □ 胎儿评估: － 确认胎心和胎龄 － 胎盘位置 － 羊水量 － 胎儿结构异常排查 － 最好筛查胎儿染色体异常	□ 宫颈长度 ＜25mm	推荐使用阴道黄体酮 可考虑使用子宫颈托	□ 阴道黄体酮: 200mg q.n. PV,持续使用至妊娠 34~36 周 □ 子宫颈托** □ 经阴道宫颈环扎术
		□ 宫颈长度 ＜10mm	知情同意后,可考虑行经阴道宫颈环扎术	
		□ 宫颈全程扩张	推荐行经阴道宫颈环扎术	

*国内多数会放宽干预孕周。

**目前子宫颈托的临床应用存在较大争议。

3. 如果双胎且宫颈短,要如何预防早产?

双胎孕妇宫颈短(<25mm)时,核实孕周,排除干预措施禁忌证。评估母儿状况,根据表 28-0-9 中的分类采取不同的干预措施:宫颈长度<25mm,充分知情同意后,可考虑使用阴道黄体酮;宫颈长度<15mm,推荐使用阴道黄体酮,同时充分知情同意后,可考虑行经阴道宫颈环扎术;若发生宫颈全程扩张,推荐行经阴道宫颈环扎术。具体用药方案见表 28-0-9,手术方法详见本书第五章。

表 28-0-9　如果双胎且宫颈短,要如何预防早产?

询问病史	评估	分类	干预措施	治疗方法
□ 双胎妊娠 □ 妊娠 24 周前 * □ 排除以下情况: 　− 活跃性宫缩 　− 活动性阴道出血 　− 胎膜早破 　− 死胎 　− 致死性胎儿畸形 　− 急性绒毛膜羊膜炎	□ 母体评估: 　− 宫颈长度 　− 妊娠合并症/并发症 □ 胎儿评估: 　− 确认胎心和胎龄 　− 胎盘位置 　− 羊水量 　− 胎儿结构异常排查 　− 最好筛查胎儿染色体异常	□ 宫颈长度 <25mm	充分知情同意后,可考虑使用阴道黄体酮	□ 阴道黄体酮: 200mg q.n. PV,持续使用至妊娠 34~ 36 周 □ 子宫颈托 □ 经阴道宫颈环扎术
		□ 宫颈长度 <15mm	推荐使用阴道黄体酮 知情同意后,可考虑行经阴道宫颈环扎术	
		□ 宫颈全程扩张	推荐行经阴道宫颈环扎术	

*国内多数会放宽干预孕周。

4. 如果要早产了,如何使用糖皮质激素促肺成熟?

如果患者要早产了,核实孕周,根据早产症状,妊娠合并症或并发症,评估 7 日内有早产风险或需要终止妊娠者,根据孕周决定产前应用糖皮质激素。妊娠 24~33^{+6} 周,推荐使用;妊娠<24 周,一般不推荐使用,除外特殊情况;妊娠 34~36^{+6} 周,根据实际情况决定是否用药。如果妊娠 34 周前在 7 日内有早产风险,且距离上次使用超过 7~14 日,可考虑挽救性糖皮质激素的使用。具体用药方法见表 28-0-10。

表 28-0-10　**如果要早产了,如何使用糖皮质激素促肺成熟?**

询问病史	评估	分类	用药方案	用药方法
□ 核对孕周 □ 有早产症 　状: 　– 规律宫缩 　– 宫颈缩短 　– 宫口扩张 　– 活动性阴 　　道出血 　– 胎膜早破 □ 妊娠合并症 　或并发症	□ 7 天内有 自发性早 产风险或 需要终止 妊娠者	□ 妊娠<24 周	一般不推荐使用 除外患者与产科及新生儿科医 生充分沟通后,要求积极抢救新 生儿者,可考虑使用	□ 倍他米松:12mg 肌注,每隔 24 小 时一次,共两次 □ 地塞米松:6mg 肌注,每隔 12 小时 一次,共四次
		□ 妊娠 24~ 33^{+6} 周	推荐使用	
		□ 妊娠 34~ 36^{+6} 周	可考虑使用 但需权衡利弊,充分知情同意后 使用	
		□ 特殊情况	妊娠 34 周前且 7 日内有早产 风险者,若距离上次使用超过 7~14 日,可考虑挽救性糖皮质 激素的使用,即重复使用一疗程 或重复单次用药	

5. 如果要早产了,如何使用硫酸镁保护脑神经?

如果要早产了,核对孕周,根据早产症状、妊娠合并症或并发症情况,评估患者 24 小时内有早产风险或需要终止妊娠,根据孕周决定使用硫酸镁。妊娠 24~33^{+6} 周推荐使用,妊娠<24 周一般不推荐使用,除非当地医疗机构有救治能力,且患者及家属强烈要求救治早产儿,妊娠≥34 周不推荐使用。但若硫酸镁输注中断 6 小时,24 小时内再次出现早产风险者,可重复使用。硫酸镁一般推荐使用 24 小时,具体使用方法见下表。使用时注意监测其毒性反应(表 28-0-11)。

6. 如果临产前 GBS 阳性,要如何正确使用抗生素?

有早产风险的 GBS 阳性的孕妇,临产前核实孕周,明确 GBS 筛查结果,须根据孕妇的药物过敏情况选择合适的抗生素,具体用药方法可见下表。常规产检时,针对早产高危的孕妇建议每间隔 5 周再次进行 GBS 筛查(表 28-0-12)。

表 28-0-11　如果要早产了,如何使用硫酸镁保护脑神经?

询问病史	评估	分类	治疗原则	用药方法	监测
□ 核对孕周 □ 有早产症状: 　– 规律宫缩 　– 宫颈缩短 　– 宫口扩张 　– 活动性阴道 　　出血 　– 胎膜早破	□ 24 小时内 有自发性 早产风险 或需要终 止妊娠者	□ 妊娠＜24 周	一般不推荐使用 除外患者与产科及 新生儿科医生充分 沟通后,要求积极 抢救新生儿者,可 考虑使用	4~5g 负 荷 剂 量,静脉缓慢给 药持续 20~30 分钟,随后 1g/h 维持 24 小时, 总量＜30g	定期监测毒 性反应,每 4 小时记录生 命体征: □ 血压 □ 脉搏
		□ 妊娠 24~33⁺⁶ 周	推荐使用		□ 呼吸频率 □ 深部腱反 射
		□ 妊娠 ≥34 周	不推荐使用		
□ 妊娠合并症 或并发症		□ 特殊情况	妊娠 34 周前再次 评估 24 小时内有 早产风险者,硫酸镁 输注中断 6 小时, 可考虑重复治疗		

表 28-0-12　如果临产前 GBS 阳性,要如何正确使用抗生素?

询问病史	评估	分类		用药方法
□ 核实孕周 □ 明确 GBS 筛查结果[*] □ 确认青霉素 过敏史	□ 早产临产 □ 胎膜早破 □ 青霉素皮试	□ 早产临 产	□ 青霉素不过敏	□ 青霉素 G,首剂 500IU,此 后每 4 小时 250~300IU 至分娩 □ 氨苄西林,首剂 2g,此后每 4 小时给予 1g 至分娩结束
			□ 青霉素过敏,头孢 不过敏	□ 头孢唑啉,首剂 2g,此后每 小时 1g 至分娩结束
			□ 青霉素过敏,头孢 过敏,克林霉素不 过敏	□ 每 8 小时给予克林霉素 900mg 至分娩
			□ 青霉素过敏,克林 霉素过敏	□ 每 8 小时给予万古霉素 20mg/kg 至分娩:单剂不 超过 2g,输注不小于 1 小 时或 0.5g/30min
			□ 未临产	不予治疗,临产后再针对 GBS 的抗生素预防性应用

[*]针对早产高危孕妇,建议间隔 5 周后再次筛查。

【注意事项】

应用本章提供的早产管理实用清单和流程时,应注意根据自身条件进行细化调整,不断实践训练,进一步精益求精,力求做到早产防治团队的合作分工合理,任务责任明确,临床决策不重不漏。

(段 涛 刘 铭)

参考文献

1. SHARMA D. Golden 60 minutes of newborn's life: Part 1: Preterm neonate. J Matern Fetal Neonatal Med, 2017, 30 (22): 2716-2727.
2. 中国医师协会新生儿科医师分会, 中国医院协会妇产医院管理分会围产医学学组, 中国妇幼保健协会新生儿保健专业委员会. 极早产儿产房过渡期管理专家共识. 中华围产医学杂志, 2022, 25 (06): 401-411.

28

早产管理实用清单和流程

第 **29** 章

典型临床病例解析

第一节　宫缩与早产的病例分析

一、病历资料

1. **基本信息**　程某,女性,33 岁,2022 年 9 月 16 日转诊我院。

2. **主诉**　G_2P_0,孕 32 周,不规律下腹紧缩感 1 周。

3. **现病史**　既往月经规则,经期 6~7 天,周期 30 天,量中,无痛经。本次自然受孕。LMP:2022 年 02 月 05 日,EDC:2022 年 11 月 12 日。孕早期有轻微恶心呕吐反应,孕 13 周开始在外院建卡产检,B 超提示宫内妊娠双活胎(DCDA),胎儿发育均与孕周相符,F1 NT:1.0mm,F2 NT:1.2mm。NIPT 低风险。定期复查 B 超提示双胎胎儿发育与孕周相符,胎儿未见明显异常。1 周前出现不规律下腹紧缩感,拟"先兆早产"在外院住院治疗,起初予"硝苯地平"抑制宫缩及"硫酸镁"脑保护,随后因"宫缩较密"改用"利托君"抑制宫缩,期间予地塞米松促胎肺成熟治疗 1 个疗程。孕妇自觉心悸不适,要求转院,门诊拟"DCDA 双胎、先兆早产"收入院。患者孕期食欲佳,睡眠可,二便均正常,孕期体重增加 13kg。

4. **婚育史**　已婚未育,0-0-1-0,2018 年人流 1 次。配偶体健。

5. **既往史**　2018 年行人流术 1 次;否认其他手术外伤史。无高血压、心脏病、糖尿病等慢性疾病史。无家族性及遗传性疾病史。

6. **体格检查**　神清,T 36.6 ℃,P120 次 /min,R16 次 /min,BP 123/75mmHg。身高 162cm,体重 65kg,BMI 24.8kg/m²。双肺呼吸音清,心率 120 次 /min,各瓣膜区未闻及杂音。下腹膨隆,腹软,肝脾未及异常。双肾区无叩击痛。神经系统检查(−)。

7. **产科检查**　宫高 39cm,腹围 98mm,胎心 140/150 次 /min。腹部无压痛及反跳痛,宫缩 20 秒 /5~9 分钟。妇科检查:外阴:已婚式,阴道通畅,乳白色稀薄样分泌物,量中,无腥臭味,无阴道出血;宫颈:光滑,外口闭合,宫颈阴道段长约 15mm。

8. **辅助检查**

(1) 血常规:白细胞 9.5×10^9/L,中性粒细胞比值 75%,血红蛋白 105g/L,血小板 180×10^9/L,C 反应蛋白 5mg/L。尿常规、凝血常规、肝肾功能、电解质均正常范围。

(2) 泌尿、生殖道微生物检查:白带清洁度Ⅱ度,BV 阴性;阴道分泌物一般细菌培养、中段尿培养、GBS 检测均提示阴性。

(3)产科 B 超检查：双胎妊娠（DCDA）。第一胎：胎儿存活，RST，双顶径 83mm，发育相当于 31$^+$ 孕周，胎心 142 次 /min，胎盘位于前壁，羊水量 35mm，脐血流频谱未见异常；第二胎：胎儿存活，LOP，双顶径 84mm，发育相当于 32$^+$ 孕周，胎心 155 次 /min，胎盘位于前壁，羊水量 56mm，脐血流频谱未见异常。

(4)经阴道超声检查（TVU）：闭合段长度 18mm。

(5)心脏超声：左室稍增大，彩色多普勒未见明显异常，左心室收缩及舒张功能正常。

二、诊治经过

1. 初步诊断 ① G_2P_0，宫内妊娠 32 周双活胎，RST/LOP，先兆早产；②双胎妊娠（DCDA）；③臀位（F1）；④窦性心动过速。

2. 诊断依据

(1)G_2P_0，孕 32 周，双胎，婚育史 0-0-1-0，人流 1 次，此次自然受孕，根据末次月经计算孕周与早孕超声核对无误，孕妇有下腹紧缩感 1 周，宫口未开，经阴道超声检查提示宫颈闭合段长度 18mm，胎心监护提示宫缩 20 秒 /5~9 分钟。

(2)早孕 B 超确定双胎绒毛膜性质为双绒毛膜双羊膜囊（DCDA）。

(3)近期 B 超提示第一胎为臀位。

(4)孕妇心率 120 次 /min。

3. 鉴别诊断

(1)早产临产：指妊娠满 28 周至不足 37 周，出现规则宫缩（20 分钟≥4 次，或 60 分钟≥8 次）；内诊检查提示宫颈管进行性缩短（宫颈缩短≥80%），伴有宫口扩张。该患者孕 32 周，体格检查腹部可扪及不规律宫缩，经阴道超声检查提示宫颈闭合段长度 18mm，宫口未开，故不考虑早产临产。

(2)宫颈功能不全：指足月妊娠前由于宫颈解剖结构或功能异常，导致进行性、无痛性宫颈扩张的一种宫颈无能状态，是造成反复妊娠中晚期流产及早产的重要原因之一。该患者有宫颈管缩短，但非进行性、无痛性宫颈扩张，既往无中孕流产或者早产史，故不考虑宫颈功能不全。

4. 诊疗计划 完善相关化验检查，与患者及家属充分沟通病情，交代早产相关风险，予阿托西班抑制宫缩，监护母儿情况。

5. 治疗经过 入院后当日完善相关化验检查，充分沟通病情，征求意见，改用阿托西班抑制宫缩，起始剂量 6.75mg 静脉滴注 1 分钟，继之 18mg/h 维持 3 小时，接着 6mg/h，持续 45 小时。孕妇自觉无不适，心率 98 次 /min，胎心监护提示无规律宫缩，停用阿托西班，改用硝苯地平 10mg q.6h. 抑制宫缩。当天晚上因"宫缩密"再次改用阿托西班抑制宫缩，用药期间孕妇无诉不适，用药维持至 34 周停用。

6. 妊娠结局　孕 34^{+3} 周因"早产临产"剖宫产,娩出两男婴,体重分别是 1 950g 和 2 100g,Apgar 评分均为 10-10-10 分。

三、病例分析

思考 1. 双胎早产的发生率? 如何诊断先兆早产及早产临产?

我国双胎妊娠率为 3.69%,双胎早产发生率为 58.71%。先兆早产指凡妊娠满 28 周不满 37 周,出现规律宫缩(指每 20 分钟 4 次或 60 分钟内 8 次),但宫颈无扩张,而经阴道超声测量宫颈管长度 ≤20mm。早产临产指凡妊娠满 28 周不满 37 周,出现规律宫缩(每 20 分钟 ≥4 次或 60 分钟内 ≥8 次),同时宫颈管进行性缩短(宫颈缩短 ≥80%),伴有宫口扩张。

分析:该患者自然受孕,诊断为 DCDA 双胎妊娠,孕期超声监测胎儿发育正常,为非复杂性双胎妊娠。此类双胎妊娠期最常见的并发症为早产,故一旦出现子宫收缩需要警惕早产的风险。孕妇在当地医院产检,妊娠 31 周出现不规则宫缩后入当地医院予以宫缩抑制剂治疗,尽管所选用的药物抑制宫缩效果不佳,但宫颈管长约 18mm,无宫口扩张,故双胎先兆早产的诊断是成立的。

思考 2. 双胎出现早产 / 先兆早产迹象时治疗方案的选择?

2020 年昆士兰卫生组织(QLD)早产指南指出,对于需要促胎肺成熟、硫酸镁脑保护或宫内转运者可考虑使用宫缩抑制剂以延长孕周。

双胎妊娠早产的治疗与单胎相同,对于有早产症状者应用宫缩抑制剂延长孕周,为促胎肺成熟及胎儿宫内转运赢得时机。在妊娠 34 周前,推荐对 1 周内早产风险较高的双胎孕妇按单胎妊娠的处理方式进行糖皮质激素促胎肺成熟。对于不到 34 周且在未来 7 天内可能早产者可考虑给予 1 个重复疗程,间隔时间应超过 14 天。如果临床情况允许,抢救疗程激素可在前一剂量的 7 天内使用。目前证据表明,无论胎儿数目多少,硫酸镁对胎儿神经系统具有保护作用,对于 32 周前早产者使用硫酸镁可降低早产儿脑瘫风险与严重程度,在胎儿即将出生 24~48 小时内可使用硫酸镁。

分析:该患者 31 周出现先兆早产症状,表现为不规律的宫缩伴宫颈管的缩短,当地医院采取了"宫缩抑制剂 + 促胎肺成熟 + 硫酸镁"的治疗方案,符合早产的救治原则。宫缩抑制剂可以抑制宫缩,延长孕周,争取时机完成 1 个疗程的促胎肺成熟治疗。由于超声提示伴有宫颈管的缩短,且选用的宫缩抑制剂并不能完全抑制宫缩,故未能排除 7 天内分娩的可能,在治疗先兆早产期间使用硫酸镁进行胎儿脑保护治疗符合医疗原则。

思考 3. 早产临产 / 先兆早产时宫缩抑制剂的使用原则?

对于早产临产 / 先兆早产,宫缩抑制剂使用的目的主要是抑制宫缩,尽量延长孕周,争取时间给予糖皮质激素促胎肺成熟,同时保证有时间向上级医疗机构转诊。宫缩抑制剂推荐在延迟 48 小时分娩对胎儿有益的情况下使用。此外,对于合并未足月胎膜早破者,宫缩抑制剂使用的相关证据有限,如在无生机儿孕周内则不常规推荐使用。如胎膜早破孕周小于 34 周,使用宫缩抑制剂可使胎儿在 48 小时内分娩的风险降低,但绒毛膜羊膜炎发生率增加。目前,各大早产指南和共识均对宫缩抑制剂的使用有细致的推荐,尤其对使用原则的建议非常清晰,即作为早产治疗的重要手段之一,宫缩抑制剂的应用所遵循的原则是短时间应用,以便可以完成的产前糖皮质激素治疗和安全的宫内转运。

分析:该患者在孕 31 周时发生先兆早产,表现为不规律的子宫收缩和宫颈管缩短,因此有使用宫缩抑制剂的指征,尽管尚无大型随机临床研究仅针对双胎妊娠早产临产 / 先兆早产患者使用宫缩抑制剂的效果进行评估,但对于单胎妊娠早产临产 / 先兆早产的患者已积累了丰富的临床数据,根据宫缩的情况和当地医院医疗资源的可及性,可以选择有效的宫缩抑制剂进行治疗。当地医院根据宫缩情况给孕妇使用了硝苯地平和利托君,成功地延长了孕周,完成了一个疗程的促胎肺成熟治疗,为向上级医疗机构转诊争取了时机。

思考 4. 如何选择宫缩抑制剂?

临床上常用的宫缩抑制剂主要有以下几种:①硝苯地平,②吲哚美辛,③利托君,④阿托西班。

硝苯地平是一种钙通道阻滞剂,其作用机制是抑制钙离子通过平滑肌细胞膜上的钙通道重吸收,抑制子宫平滑肌兴奋性收缩,服药中注意观察血压,以防止血压过低。需要说明的是硝苯地平缓释片由于起效慢,不能用于抑制宫缩治疗。具体用法:硝苯地平起始剂量为 20mg 口服,后续每次 10~20mg,每天 3~4 次,根据宫缩情况调整,可持续 48 小时。

吲哚美辛是一种前列腺素抑制剂,其作用机制为抑制环氧合酶,减少花生四烯酸转化成前列腺素,从而抑制子宫收缩,仅用于妊娠 32 周以前的早产。

利托君是一种 β_2 肾上腺素受体激动剂,其作用机制是与子宫平滑肌细胞膜上的 β_2 肾上腺素能受体结合,升高 c-AMP 水平,抑制平滑肌收缩,但同时也会兴奋心血管受体,出现母胎心率增快、血糖升高、水钠潴留、血钾降低等副作用;使用过程中应密切观察孕妇心率和主诉,如心率超过 120 次 /min、或诉心前区疼痛则应停止使用。

阿托西班是一种缩宫素受体拮抗剂,其作用机制为选择性缩宫素受体拮抗剂,竞争性结合子宫平滑肌及蜕膜的缩宫素受体,使缩宫素兴奋子宫平滑肌的作用减弱,副作用轻微,无明显禁忌证。

关于宫缩抑制剂的选择,不同指南和共识的推荐也不完全一致,ACOG、NICE 等指南推荐将硝苯地平列为一线用药,当其疗效不佳时或者有禁忌证不能使用时可选择其他类型的宫缩抑制剂。2020 年昆士兰卫生组织(QLD)指南指出,由于吲哚美辛对胎儿及新生儿可能有不利影响,包括动脉导管早闭、胎儿血流改变、肾功受损、坏死性小肠炎等,药物需在 28 周前且其他宫缩抑制剂无效或存在禁忌时使用。

分析:在本案例治疗过程中,当地医院首选硝苯地平抑制宫缩,但因效果不佳改为利托君,后者抑制宫缩效果明显,但出现了相关的副作用如心悸不适等,体检发现孕妇心率达 120 次 /min,引起了孕妇的担忧,也影响了患者的依从性,要求转来上级医院。

到我院后为了降低利托君给母亲带来的不适,改用了"阿托西班 - 硝苯地平 - 阿托西班",成功将孕周延长至 34 周。整个治疗过程宫缩抑制剂的选择是从口服转为静脉、从费用低转为费用高的药物,药物的调整需要结合患者的临床表现,兼顾每一种药物的起效机制、相关副作用等,本案例虽然经过药物的调整将孕周延长至 34 周,但临床上并不宜作为常规进行推广,要因人而异,既不能以延长孕周为理由而忽视了母亲的安危,同时要关注宫内胎儿的安危。

因此在治疗过程中必须严密监护母儿的情况,且在这个过程需要与患者做好充分的沟通,与新生儿科密切合作,只要新生儿的救治有保证,应该在合适的时机终止妊娠而不宜盲目的延长孕周。

思考 5. 宫缩抑制的停用指征? 宫缩抑制剂是否可以维持使用或联合使用?

使用宫缩抑制剂预防早产的孕周不应超过 34 周。当出现以下情况禁止使用宫缩抑制剂:胎死宫内、致死性胎儿畸形、胎儿窘迫、母体出血伴血流动力学不稳定者、重度子痫前期、胎盘早剥、绒毛膜羊膜炎等。

宫缩抑制剂维持使用的临床应用方面,仍缺乏大样本的临床随机对照试验的证据支持。在一些自发性早产患者中,停用宫缩抑制剂后宫缩明显增多,再次使用宫缩抑制剂后宫缩可明显缓解。使用宫缩抑制剂在于防止即刻早产,通常仅延长 3~7 天。目前国内外指南推荐,宫缩抑制剂持续使用不超过 48 小时,因超过 48 小时的维持用药不能明显降低早产率,但明显增加药物不良反应。因 2 种或以上宫缩抑制剂联合应用可能增加不良反应的发生,应尽量避免联合应用。

分析:一般来讲,如果完成了促胎肺成熟治疗(48 小时)和宫内转运,宫缩抑制剂最主要的使命已经完成,但临床上停用或继续使用宫缩抑制剂取决于多个因素。在国外,大多数的医疗机构有完善的新生儿救治条件,多数会选择停用宫缩抑制剂,因为继续使用的话可能面临母亲严重的副作用,而且并不会更好地改善新生儿的预后。而在我国,医疗资源分布不均、孕妇及其家庭的担忧等,宫缩抑制剂长时间的使用是一个较为普遍的现象。

该患者宫缩抑制剂的使用为"硝苯地平 - 利托君 - 阿托西班 - 硝苯地平 - 阿托西班",全疗程长达 3 周,34 周后停用了宫缩抑制药物。在维持治疗阶段,使用最多的药物是阿托西班,在欧洲,阿托西班已作为抑制早产宫缩的一线用药,但因其较昂贵,在国内尚未作为一线用药。本例患者为双胎妊娠,较单胎妊娠孕妇的血容量更多、发生肺水肿或心衰的风险更高,因此选择了副作用轻微的阿托西班作为维持治疗。但此案例患者的费用支出也是昂贵的。在早产的维持治疗中应该怎样选择宫缩抑制剂,是一个非常需要研究的临床问题,目前这方面的文献和数据并不多,值得深入探讨。

【关键点】

1. 双胎的早产率超过 50%,产前需要应用宫缩抑制剂的概率远高于单胎。

2. 与单胎妊娠类似,双胎妊娠中宫缩抑制剂的应用可以在较短时间内延长孕周,以争取促胎肺成熟及宫内转运的时机。

（王子莲）

参考文献

1. American College of Obstetricians and Gynecologists' Committee on Practice Bulletins—Obstetrics Collaborators. Prediction and Prevention of Spontaneous Preterm Birth: ACOG practice bulletin, number 234. Obstet Gynecol, 2021, 138 (2): e65-e90.
2. Medley N, Poljak B, Ma mmarella S, et al. Clinical guidelines for prevention and management of preterm birth: a systematic review. BJOG, 2018, 125 (11): 1361.
3. Queensland Clinical Guidelines. Preterm labour and birth. Guideline No. MN20. 6-V9-R25. Queensland Health. 2020.
4. 魏军, 刘彩霞, 崔红, 等. 双胎早产诊治及保健指南(2020 年版). 中国实用妇科与产科杂志, 2020,(10): 949-956.
5. 中华医学会妇产科学分会产科学组. 早产临床诊断与治疗指南 (2014 版). 中华妇产科杂志, 2014, 49 (07): 481.

第二节　感染与早产的病例分析

一、病历资料

1. **基本信息**　李某,女性,31 岁,2021 年 1 月 4 日首次就诊我院。

2. **主诉**　G_2P_1,停经 35^{+5} 周,见红伴下腹胀痛 5+ 小时。

3. **现病史**　既往月经规则,经期 6~7 天,周期 30 天,量中,无痛经。本次自然受孕,单胎。LMP：2020 年 5 月 4 日,EDC：2021 年 2 月 11 日。停经 40+ 天测尿妊娠试验阳性,孕 1 月开始出现早孕反应,持续至孕 2+ 月自行消失,孕 4+ 月自觉胎动,活跃持续至今,腹部随停经月份逐渐增大。孕期规律产前检查,血压正常,尿蛋白阴性,血常规、凝血常规、肝肾功能、甲状腺功能、血糖、输血前四项正常。NT 正常范围,唐筛低风险,10 月 13 日在当地医院行四维 B 超提示宫内妊娠 23^{+3} 周单活胎,羊水指数 55mm,嘱其饮水治疗,未进一步检查。12 月 10 日复查 B 超提示羊水指数 43mm,予住院补液等对症治疗,复查羊水指数 76mm,B 组链球菌检查示(+)。12 月 17 日我院 B 超提示羊水指数 87mm。住院予以青霉素抗感染、地塞米松促胎肺成熟治疗,于 2020 年 1 月 7 日出院。

出院后一般情况可,自觉胎动可。患者 5 小时前无明显诱因出现少量阴道流血伴下腹痛,每次持续 10 秒,间歇 20 分钟。患者无头晕、头痛、眼花、胸闷、心悸、气促,无腹痛等不适症状,自觉胎动正常。我院急诊拟"孕35^{+5}周、B组链球菌感染、先兆早产"收住院。

患者近来食欲佳,睡眠可,二便均正常,孕期体重增加18.6kg。

4. 婚育史 已婚,0-1-0-0,2019年孕36+周早产一男婴,新生儿因B组链球菌感染于产后第9天夭折,配偶体健。

5. 既往史 既往有手术史,行腹腔镜下右侧卵巢畸胎瘤剥除术,具体时间不详。无外伤史,无血制品输注史,无药物及食物过敏史,无长期服药史,预防接种史不详。无高血压、心脏病、糖尿病等慢性疾病史。无家族性及遗传性疾病史。

6. 体格检查 神清,T 36.6℃,P 102次/min,R 16次/min,BP 122/83mmHg。身高170cm,体重78.6kg,BMI 27.1kg/m^2。双肺呼吸音清,心率102次/min,各瓣膜区未闻及杂音。下腹隆起,腹软,双肾区无叩击痛。神经系统检查(-)。

7. 产科检查 宫高29cm,腹围100cm,胎方位LOA,头先露,未入盆,胎心142次/min。未扪及宫缩,胎膜未破。消毒下阴查:宫颈软,偏后,宫口未开,宫颈管消30%,头先露S-3,Bishop评分3分。

8. 辅助检查

(1)血常规:白细胞8.4×10^9/L,C反应蛋白、尿常规、凝血常规、肝肾功能、电解质均正常范围。

(2)泌尿、生殖道微生物检查:GBS检测阳性。白带清洁度Ⅲ度,BV阴性;生殖道标本需氧培养及鉴定:乳酸杆菌,无淋球菌生长,无念珠菌生长。

(3)产科B超检查:宫内妊娠,单活胎,LOA,双顶径85mm,胎心132次/min,胎盘附着于后壁,胎盘下缘距离宫颈内口>70mm,最大羊水池深度43mm。胎儿脐动脉及大脑中动脉血流阻力未见明显异常,BPS:8'。

二、诊治经过

1. 初步诊断

(1)B组链球菌感染

(2)孕35^{+5}周(G$_2$P$_1$ LOA 单活胎 先兆早产)

(3)手术后状态(腹腔镜下右侧畸胎瘤剥除术后)

2. 诊断依据

(1)B组链球菌感染:根据患者检验结果可诊断。

(2)孕35^{+5}周,单胎,LOA 先兆早产:患者0-1-0-0,既往有生产史,此次自然受孕单胎,根据末次月经计算孕周无误。患者现孕35^{+5}周,出现见红伴下腹胀痛,考虑先兆早产。

(3)手术后状态(腹腔镜下右侧畸胎瘤剥除术后):根据患者既往手术史可诊断。

3. 鉴别诊断
同其他生殖道感染相鉴别:通过生殖道培养、中段尿培养无其他细菌定植可鉴别。

4. **诊疗计划** 产科护理常规,积极完善相关检查,对症支持治疗,B组链球菌感染治疗。评估分娩方式,密观胎心音变化及产兆。与患者及家属充分沟通病情。

5. **治疗经过** 入院后完善相关检查,血常规等基本正常,入院后严密母胎监护,予静滴青霉素抗感染治疗。于入院当天自娩一活婴,外观无畸形,产后予促宫缩等对症支持治疗。产后3天,患者一般情况好,子宫复旧良好,会阴愈合可,予以出院。

6. **妊娠结局** 患者于入院当天自娩一活婴,外观无畸形,2 680g,Apgar 评分10分。

三、病例分析

思考1:什么是B组链球菌感染? 如何诊断B组链球菌感染?

B组链球菌,又称无乳链球菌,是一种兼性厌氧的革兰氏阳性球菌,可间断性、一过性或持续性定植于消化道和生殖道。它是一种条件致病菌,在一定条件下可由定植状态转为致病菌,导致孕产妇或新生儿患侵袭性GBS病。

孕妇GBS定植是指孕期在阴道、直肠或肛周取样培养呈GBS阳性。ACOG建议在妊娠36~37周之间进行GBS常规筛查,条件不足的机构,推荐基于危险因素(产时发热≥38℃、早产不可避免、未足月胎膜早破、胎膜破裂≥18h)进行预防性治疗。GBS筛查有效期5周,若GBS阴性超过5周未分娩,建议重复筛查。

取样方法:在不使用阴道窥器的情况下,用拭子在阴道下1/3取样,然后用同一拭子通过直肠括约肌在直肠内取样。

分析:该患者12月17日检查结果提示B组链球菌,既往有新生儿因感染死亡史。ACOG建议,孕期患GBS菌尿者或既往有新生儿GBS病史者,可直接按GBS阳性处理。

思考2:B组链球菌感染对母儿有什么危害?

B组链球菌(GBS)是新生儿感染的主要病原体,孕妇消化道和泌尿生殖道GBS定植是新生儿早发型GBS病(GBS early-onset disease,GBS-EOD)的主要危险因素。

孕产妇感染:孕产妇体内定植的GBS可在一定条件下致病,若不干预,50%会垂直传播至胎儿或新生儿,是导致新生儿早发型GBS病的重要原因。导致孕妇出现菌血症、羊膜腔感染、早产、产后子宫内膜炎及产后脓毒症等,妊娠期GBS定植者和患有GBS菌尿者早产风险明显增加。

新生儿感染:母体将GBS传递给新生儿后,可导致子代出现败血症和中枢神经系统感染,严重时甚至死亡,存活者可因炎症损伤导致神经系统后遗症。

分析:该患者既往有新生儿GBS感染史。本次妊娠需要重点关注GBS,在妊娠期检查中发现GBS感染。妊娠期GBS定植者和患有GBS菌尿者早产风险明显增加,患者在孕35^{+5}周时出现先兆早产。

思考3:妊娠合并B组链球菌感染的孕妇围产期抗生素使用方案有哪些?

具备以下条件之一需要针对GBS预防性使用抗生素:①既往有新生儿GBS病史;

②此次妊娠 GBS 筛查阳性；③此次妊娠患 GBS 菌尿。此次妊娠 GBS 筛查结果未回，但若有以下至少 1 项高危因素：早产不可避免、未足月胎膜早破、胎膜破裂 ≥ 18 小时或产时发热 ≥ 38℃，建议使用能够覆盖 GBS 的广谱抗生素，可有效预防 GBS-EOD 的发生。未行筛查者应在抗生素使用前留取 GBS 培养。此次筛查结果未回且无其他高危因素者，若既往妊娠有 GBS 定植史，GBS-EOD 风险亦增加，可在知情同意后经验性针对 GBS 预防性使用抗生素。

抗生素选择方案：产时针对 GBS 预防性应用抗生素首选方案是静脉输注青霉素。若青霉素皮试阳性，可在头孢类抗生素不过敏或头孢唑林皮试阴性情况下选用头孢唑林，否则根据药敏选择克林霉素或万古霉素。若怀疑宫内感染，换用覆盖包括 GBS 在内的多种微生物的广谱抗生素。

抗生素剂量：①静脉输注青霉素 G：首剂 500 万单位，之后 250~300 万单位每 4 小时 1 次直至分娩。或静脉输注氨苄西林负荷量 2g，之后 1g 每 4 小时 1 次至分娩。②头孢唑林：静脉输注头孢唑林负荷量 2g，之后 1g 每 8 小时 1 次至分娩。③克林霉素：静脉输注克林霉素 0.9g，每 8 小时 1 次至分娩。④万古霉素：静脉输注万古霉素 20mg/kg，每 8 小时 1 次，单剂量最大剂量为 2g，单次输液时间应长于 1 小时；若单次用药剂量 >1g，输液速度应为 500mg/30min。

分析：该患者因既往有新生儿 GBS 感染史，有预防性使用抗生素指征，同时检查提示 GBS 感染，因此也有治疗指征。青霉素皮试阴性后，予以青霉素静脉输注治疗，方案同上。

【关键点】

1. 对所有孕 35~37 周的孕妇进行 GBS 筛查，孕期患 GBS 菌尿者或既往有新生儿 GBS 病史者可直接按 GBS 阳性处理。GBS 筛查有效期为 5 周，若 GBS 阴性者超过 5 周未分娩，建议重复筛查。

2. 孕 35~37 周 GBS 筛查为阳性的孕妇，或既往有新生儿 GBS 病史者，或此次孕期患 GBS 菌尿者，在发生胎膜早破或进入产程后，建议针对 GBS 预防性使用抗生素。

3. 产时针对 GBS 预防性应用抗生素的首选方案是静脉输注青霉素。使用抗生素前对孕妇行青霉素皮试。

(张卫社)

参考文献

1. ACOG. Prevention of group b streptococcal early-onset disease in newborns: ACOG Committee opinion, number 797. Obstet Gynecol, 2020, 135 (2): e51-e72.
2. 中华医学会围产医学分会, 中华医学会妇产科学分会产科学组. 预防围产期 B 族链球菌病 (中国) 专家共识. 中华围产医学杂志, 2021, 24 (8): 561-566.

第三节　宫颈功能不全与早产的病例分析

一、病历资料

1. **基本信息**　张某,女性,35 岁,2021 年 2 月 10 日首次就诊我院。

2. **主诉**　G_3P_0,孕 18 周,阴道分泌物增多 1 天。

3. **现病史**　既往月经规则,经期 6~7 天,周期 30 天,量中,无痛经。本次自然受孕,单胎。LMP:2020 年 11 月 18 日,EDC:2021 年 8 月 25 日。孕早期有轻微恶心呕吐反应,孕 12 周开始建卡产检,NT:1.0mm,宫颈长度 35mm,无创 DNA 低风险,胎儿生长符合孕周。因既往有 2 次中期妊娠流产史,本次妊娠后,遵医嘱每隔 2 周在产科门诊经阴道超声监测宫颈长度,孕 14 周起经阴道使用黄体酮软胶囊 0.2g/d。1 天前患者自觉阴道分泌物增多,无腹痛,无阴道流血,自觉有胎动。今来门诊产检,经阴道超声提示宫颈闭合段长度 15mm,内口分离约 20mm × 25mm。门诊以"妊娠合并宫颈功能不全"收入院。

患者近来食欲佳,睡眠可,二便均正常,孕期体重增加 5kg。

4. **婚育史**　已婚未育,0-0-2-0,2015 年自然受孕单胎,孕 24 周出现少量见红,孕 24^{+6} 周胎膜自破,难免流产后清宫;2018 年自然受孕单胎,孕 20 周下腹痛半天、见红就诊,查体宫口开 2cm,硫酸镁保胎治疗 3 天,胎膜自破,难免流产后行清宫术。

5. **既往史**　2015 年、2018 年分别行清宫术 1 次;否认宫颈、宫腔镜等其他手术外伤史。无高血压、心脏病、糖尿病等慢性疾病史。无家族性及遗传性疾病史。

6. **体格检查**　神清,T 36.8℃,P 90 次 /min,R 18 次 /min,BP 120/70mmHg。身高 160cm,体重 58kg,BMI 22.66kg/m²。双肺呼吸音清,心率 90 次 /min,各瓣膜区未闻及杂音。下腹稍隆起,腹软,肝脾未及异常。双肾区无叩击痛。神经系统检查(-)。

7. **产科检查**　宫高 19cm,腹围 94mm,胎心 140 次 /min。腹部张力不高,10 分钟内未扪及宫缩。妇科检查:外阴:已婚式,阴道通畅,乳白色稀薄样分泌物较多,无腥臭味,无阴道出血;宫颈:光,外口闭合,宫颈阴道段长约 10mm;子宫及双附件:妊娠暂缓。

8. **辅助检查**

(1)血常规:白细胞 $8.5 × 10^9$/L,中性粒细胞 78%,血红蛋白 118g/L,血小板 $120 × 10^9$/L,C 反应蛋白 7mg/L。尿常规、凝血常规、肝肾功能、电解质均在正常范围。

(2)泌尿、生殖道微生物检查:白带清洁度 Ⅱ度,BV 阴性;阴道分泌物一般细菌培养、中段尿培养、支原体、衣原体、淋球菌及 GBS 检测均提示阴性。

(3)产科 B 超检查:双顶径 40mm,胎心 145 次 /min,前壁胎盘,胎盘下缘距离宫颈内口

30mm,最大羊水池深度 40mm。

（4）经阴道超声检查（TVU）：宫颈呈"Y"形，内口分离 11.8mm×5.3mm，闭合段长度 23.6mm（图 29-3-1）。

二、诊治经过

1. 初步诊断

（1）G_3P_0，孕 18 周，单胎

（2）妊娠合并宫颈功能不全

（3）高龄初产

2. 诊断依据

（1）G_3P_0，孕 18 周，单胎：患者 0-0-2-0，既往有 2 次妊娠中期自然流产史，此次自然受孕单胎，根据末次月经计算孕周无误。

（2）妊娠合并宫颈功能不全：患者既往有 2 次妊娠中期自然流产史，此次妊娠在 24 周前经阴道检查宫颈长度<25mm，符合基于超声的宫颈功能不全诊断。

（3）高龄初产妇：患者现 35 岁，已婚未育，诊断明确。

3. 鉴别诊断
先兆早产：指妊娠达到 28 周但未满 37 周，有规律宫缩但宫颈无扩张，经阴道超声检查宫颈管长度≤2cm 者。该患者孕 18 周，体格检查腹部未扪及宫缩，虽然宫颈管变短，但仍>2cm，故暂不考虑先兆早产。

4. 诊疗计划
完善相关化验检查，排除手术禁忌证，与患者及家属充分沟通病情，告知手术治疗和期待治疗的利弊及风险后，要求再次行宫颈环扎术，拟实施经阴道宫颈环扎术。

5. 治疗经过
入院后完善相关化验检查，充分沟通病情，征求意见，排除手术禁忌证，次日在腰麻下行经阴道宫颈环扎术（Shirodkar 术式）（图 29-3-2）。围手术期使用头孢西丁钠

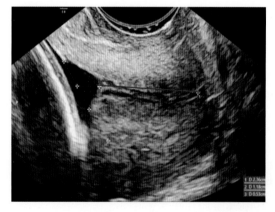

图 29-3-1　环扎前 CL 23.6mm，"Y"形，红线为测量的宫颈长度

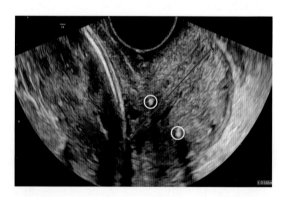

图 29-3-2　环扎术后 1 周，CL 36.2mm，"T"形，红线为测量的宫颈长度，白色圈内为环扎线所在位置

注射液 2g，q.8h.，共 48 小时预防感染。吲哚美辛 100mg 纳肛抑制宫缩。术后复查血常规、C 反应蛋白未见明显异常，第 3 天出院。术后 1 周产科门诊随访，定期监测宫颈长度。

6. **妊娠结局**　患者孕 29^{+1} 周 TVU CL 9.5mm，予地塞米松促胎肺成熟一疗程。孕 37 周拆除宫颈环扎线。孕 37^{+2} 周自然临产，经阴道分娩一女活婴，体重 3 370g，Apgar 评分 10 分。

三、病例分析

思考 1：什么是宫颈功能不全？如何诊断宫颈功能不全？

宫颈功能不全发生率约 0.1%~2.0%，目前尚无明确统一定义，通常指足月妊娠前由于宫颈解剖结构或功能异常，导致进行性、无痛性宫颈扩张的一种宫颈无能状态，是造成反复妊娠中晚期流产及早产的重要原因之一。研究显示宫颈功能不全患者的早产率高出非宫颈功能不全患者的 3.3 倍，占全部早产的 8%~9%，占自发性早产的 40%~50%。因此重视宫颈功能不全的诊断和治疗，对于降低早产的发生，改善围产结局具有重要意义。

美国妇产科医师学会（ACOG）、加拿大妇产科学会（SOGC）和英国皇家妇产科学会（RCOG）均对宫颈功能不全的诊断与治疗制订了指南，但观点不一，目前尚无明确的客观诊断标准。综合三大指南，目前较为公认的诊断标准为：①基于病史诊断：排除临产、出血、感染、胎膜早破等明确的病理因素，既往有一次或多次孕中期无痛性宫颈扩张流产史或三次及以上妊娠早期或中期流产或早产史。②基于超声诊断：单胎妊娠，既往有 1 次或 2 次中期妊娠流产史或早产史，本次妊娠 24 周前经阴道超声测量发现宫颈长度 ≤25mm。③基于体格检查诊断：孕中期妇科检查发现宫颈扩张或羊膜囊凸出。这类患者发病前几乎无症状，可能仅有盆腔压迫感、腰酸、阴道黏液样分泌物增多，往往不易引起重视，就诊时可能宫颈已扩张，甚至羊膜囊已突出宫颈口外。但上述临床表现并非诊断宫颈功能不全所必需，其更重要的是提醒产科医生重视识别是否存在宫颈功能不全的高危因素，从而能够仔细地评估、检查，避免不良妊娠结局的发生。

分析：该患者既往 2 次中期妊娠流产史（孕 24^{+6} 周、孕 20^{+3} 周），均伴有明确的出血、宫缩、胎膜早破病因，因此不除外感染造成的宫颈缩短、难免流产。依据 SOGC 指南，对于既往有 1 次或 2 次中期妊娠流产史的女性，应警惕宫颈功能不全的可能性。故本次妊娠后，通过评估病史，我们制定宫颈监测方案，孕 14 周起即予阴道用黄体酮预防早产，并定期行经阴道超声监测宫颈长度。监测过程中宫颈进行性缩短，并出现了阴道分泌物增多的不典型临床表现。孕 18 周宫颈长度 23.6mm。综合既往产科病史、孕期超声检查考虑宫颈功能不全临床诊断成立。

思考 2：宫颈功能不全的治疗方案有哪些？

宫颈功能不全的治疗包括手术治疗和非手术治疗。非手术治疗包括期待治疗、孕激素、子宫颈托,循证证据不足,疗效尚不明确。手术治疗即宫颈环扎术,是目前较为公认的治疗宫颈功能不全的唯一术式和有效方法。实施手术前应排除早产临产、胎盘早剥、临床绒毛膜羊膜炎、活动性阴道出血、未足月胎膜早破、胎儿窘迫、致死性胎儿畸形、死胎、是否存在不适宜继续妊娠的并发症或合并症等禁忌证。手术方式包括经阴道宫颈环扎术和经腹宫颈环扎术,前者常为首选,后者往往适用于既往经阴道环扎失败或宫颈切除术后、宫颈瘢痕坚硬或宫颈过短、宫颈缺陷导致经阴手术困难者。

宫颈环扎术根据手术指征和时机不同,可分为以病史为指征的预防性宫颈环扎术、以超声为指征的治疗性宫颈环扎术、以体格检查为指征的紧急宫颈环扎术。应结合患者的病情、医疗团队的技术水平,选择适宜的手术时机和手术方式。

分析:患者宫颈功能不全诊断明确,相关化验检查未见明显手术禁忌证,既往无宫颈相关手术史,具备以超声为指征的经阴道宫颈环扎术指征。故在患者入院当日充分沟通病情后,次日予以实施经阴道宫颈环扎术(Shirodkar 术式)。因该患者宫颈阴道段短,仅 10mm,故本着尽可能环扎位置高的原则给予 Shirodkar 手术方式。

思考 3:宫颈环扎术中是否需要使用抗生素和宫缩抑制剂?

结合现有的循证医学证据,有关宫颈环扎术的围手术期管理目前存在较多争议,尤其是抗生素与宫缩抑制剂的使用。尚无前瞻性研究证据表明围手术期常规应用抗生素和宫缩抑制剂对于延长孕周有益,但仍有小样本的研究显示有效,因此在实际工作中临床医生的处理方案不一。孕期宫颈缩短本身可能增加生殖道上行性感染概率,75% 宫腔内亚临床感染与短宫颈相关。因此,当宫颈缩短或者宫颈外口扩张时考虑合理抗生素可能有益,常选择广谱抗生素预防,使用时间不超过 48 小时。吲哚美辛作为前列腺素合成酶抑制剂在宫颈环扎术围手术期的使用已有许多相关研究,主要用于缓解因术时前列腺素水平一过性升高诱发的宫缩、改善不适症状、消除紧张情绪,对于基于超声及体格检查为指征的宫颈环扎术后可酌情使用。

分析:结合该患者病情及现有的循证医学证据,围手术期我们应用了抗生素预防感染 48 小时,同时为减少术中牵拉宫颈造成的宫缩及术后不适,予以吲哚美辛 100mg纳肛。

思考 4:宫颈环扎术后是否需要常规监测宫颈长度?

宫颈环扎术后是否需要常规监测宫颈长度存在一定争议,其主要原因是重复环扎的有效性尚不明确。研究发现术后超声监测宫颈长度有利于识别早产风险,尤其是对于接受紧急宫颈环扎术者。监测频率可每 1~2 周 / 次,亦可延长至 3~4 周,主要依据环扎指征、环扎方式以及孕周等个体化制定。当在妊娠较早期发生缝线移位时,临床医生需评估是否实施重复环扎手术。妊娠 28 周前宫颈长度 <10mm 可有效预测妊娠 36 周之前早产的发生,可为产前糖皮质激素使用和决策宫内转运时机提供依据。ACOG 推荐对以超声为指征的宫颈环扎术后可个体化进行连续的超声监测。

分析：该患者是以超声为指征而实施的宫颈环扎术，基于现有的临床循证证据，术后我们进行了连续的宫颈超声监测，孕 27^{+1} 周有效宫颈长度缩短至 9.5mm，考虑早产风险高，故予以产前糖皮质激素促胎肺成熟一疗程，以期最大程度地降低早产相关并发症的发生。

思考 5：何时拆除宫颈环扎线？

对于尚未临产者可于妊娠 36~38 周拆除环扎线，对于已达到或超过 39 周需要剖宫产终止妊娠者，可选择在剖宫产术中同时拆除环扎线。如难免流产或临产一旦启动，为避免宫颈撕裂和子宫破裂的发生，应立即拆除环扎线。胎膜破裂本身并不是拆除环扎线的指征，对于孕周不足 32 周胎膜破裂的患者，如无明显感染征象，可继续带线期待治疗，但需监测和预防感染。一旦发现临床感染迹象应立即拆除环扎线。

分析：该患者环扎术后规范产检，定期监测宫颈长度，孕 37 周在无产兆的情况下拆除宫颈环扎线，37^{+2} 周自然临产后经阴道分娩一活婴，获得良好妊娠结局。

【关键点】

1. 宫颈功能不全尚无诊断金标准，主要是根据高危因素、既往妊娠中期流产或早产病史、超声检查和体格检查进行临床诊断，为回顾性诊断。

2. 宫颈环扎术是目前治疗宫颈功能不全的唯一有效手术方式，但不是唯一的方式，还有阴道黄体酮阴道放置的药物治疗。应根据情况个体化评估，选择合适的治疗方案。

3. 重视宫颈环扎的围手术期管理：遵循循证医学证据，重视孕期的整体化管理包括围手术期管理。术前充分地知情同意，充分排查手术禁忌证，选择适宜病例实施手术。术时选择合适的麻醉方式、环扎方式，个体化评估抗生素的使用、宫缩抑制剂的使用等。术后定制宫颈长度的监测方案，是否联合使用阴道黄体酮等，一般于 36~38 周拆除宫颈环扎线，如难免流产或临产一旦启动，应立即拆除环扎线。

(刘 铭)

29

典型临床病例解析

参考文献

1. ACOG Practice Bulletin No. 142: Cerclage for the management of cervical insufficiency. Obstet Gynecol, 2014, 123: 372-379.

2. BROWN R, GAGNON R, DELISLE MF. No. 373-cervical insufficiency and cervical cerclage. J Obstet Gynaecol Can, 2019, 41 (2): 233-247.

3. SHENNAN A, TO M. Green-top guideline No 60: cervical cerclage. London: RCOG, 2012.

4. Alfirevic Z, Stampalija T, Medley N. Cervical stitch (cerclage) for preventing preterm birth in singleton pregnancy. Cochrane Database Syst Rev, 2017, 6 (6): CD008991.

第四节　双胎与早产的病例分析

一、病历资料

1. 基本信息　张某,29 岁

2. 主诉　G_1P_0,孕 26^{+2} 周,不规律下腹痛 2 小时。

3. 现病史　平素月经规则,初潮 12 岁,周期 7/30 天,量中,无明显痛经。末次月经:2019 年 2 月 15 日;预产期:2019 年 11 月 22 日。此次为自然受孕,孕早期外院 B 超提示双绒双羊双胎(DCDA)妊娠。孕 12^{+5} 周 B 超提示:CRL 72/63mm,NT 3.2/7.5mm,均可见心管搏动。我院复查超声提示:双绒毛膜双羊膜囊双胎,F1 颈部水囊瘤,重度法洛四联症,DV a 波倒置。咨询产前诊断方案:告知 F1 胎儿颈部水囊瘤,重度法洛四联症的可能原因及预后,如继续妊娠建议行双胎染色体检查。由于两胎儿胎盘融合,行绒毛活检(CVS)检查可能存在两胎儿组织互相污染的可能,故建议孕 18 周后行双胎羊水穿刺。因 F1 胎儿存在预后不良可能,提供选择性减胎术,减去水囊瘤及心脏异常胎儿,告知相关风险;另告知孤立法洛四联症可通过手术治疗。孕妇及家属商议后决定暂不减胎,先行双胎羊穿后再做决定是否减胎。

孕 19^{+4} 周羊水染色体微阵列分析(CMA)提示颈部水囊瘤及心脏异常胎儿为 21 三体综合征,另一胎儿芯片检测范围内未见异常。患者及家属要求减去 21 三体综合征胎儿,孕 19^{+5} 周在局麻下行氯化钾减胎术,减去异常胎儿。术后予抗生素预防感染、抑制宫缩等治疗。患者术后定期产检,监测感染指标、胎儿生长发育等均正常,OGTT 未见异常。孕 26^{+2} 周患者出现不规律下腹痛,无见红及阴道排液。阴道检查:阴道口见羊膜囊凸,宫口 2cm。急诊 B 超示:双胎(其一未见心搏),存活胎儿脐血流指数正常。遂拟"双胎妊娠,难免流产"收入院。

孕期神清,精神好,胃纳及睡眠佳,大小便如常。

4. 婚育史　已婚未育,此次自然受孕。

5. 既往史　否认高血压、糖尿病、肾病及心肺等疾病,否认家族遗传病。

6. 体格检查　神志清,T:36.8℃,P:80 次/min,BP:124/76mmHg,R:18 次/min,无贫血貌,心肺听诊未闻及异常,腹膨隆,偶触及宫缩,强度中等。

7. 产科检查　宫高 28cm,腹围 98cm,胎心率 150 次/min。阴道检查:先露 −1,阴道口见羊膜囊凸,宫口开 2cm。

8. 辅助检查

(1)血常规、CRP、PCT、凝血六项、尿常规、肝肾功能及阴道分泌物培养均无异常;床旁心电图及成人心超正常范围。

(2)产科超声提示：双胎(其一未见心搏)，存活胎儿脐血流指数正常。

二、诊治经过

1. 初步诊断

(1)G_1P_0，孕 26^{+2} 周，单活胎

(2)双绒双胎，氯化钾减胎术后

(3)难免流产

2. 诊断依据

(1)G_1P_0，孕 26^{+2} 周，单活胎：根据末次月经及早孕 B 超确诊孕周，末次产科超声提示单胎存活。

(2)双绒双胎，氯化钾减胎术后：孕妇自然受孕，早孕 B 超提示双绒双羊双胎，孕期因一胎儿染色体异常及结构畸形行氯化钾减胎术。

(3)难免流产：此次入院出现下腹胀痛，阴道检查可见羊膜囊凸，宫口开大 2cm，流产风险高，可明确诊断。

3. 鉴别诊断
胎盘早剥：多有高危因素，如高血压疾病、外伤病史、胎盘灌注不良等病史。孕妇可因腹痛、腹胀、腰酸就诊，腹部张力高，腹痛无明显间歇期。显性早剥可有阴道出血，超声多提示胎盘增厚，胎盘后方低回声。与该病人表现不符，暂不考虑。

4. 诊疗计划

(1)延迟分娩：该孕妇早产已不可避免，死胎娩出后，存活胎儿若无胎儿窘迫、胎膜破裂，可考虑延迟分娩。如存活儿胎膜已破，早产同时易不可避免时，应尽力设法提高早产儿存活率。

(2)抑制宫缩；予以阿托西班积极抑制宫缩。

(3)预防感染：感染为早产常见诱因，该孕妇因孕期行氯化钾减胎术，感染高危人群，应给予抗感染治疗。

(4)预防新生儿呼吸窘迫综合征及保护脑神经：予以地塞米松促胎肺成熟以及行硫酸镁保护脑神经。

5. 治疗经过
入院后患者自诉宫缩明显加重，随后死胎娩出，在超声监护下近宫颈处结扎脐带两次并剪断，全程严格无菌操作。死胎娩出后宫缩明显较前缓解，超声提示存活胎儿先露高浮，头位，宫口开 1cm，前羊膜囊不凸，胎心及羊水、脐血流均正常，继续予以阿托西班抑制宫缩，抗生素预防感染。随后动态监测感染指标及阴道分泌物培养均未见异常，予出院门诊严密随访。

6. 妊娠结局
患者孕 35^{+2} 周因重度子痫前期择期行子宫下段剖宫产术，术中见羊水清亮，无异味，约 400ml，以 LOT 娩出一男婴，体重 2 560g，Apgar 评分 10 分，胎盘胎膜娩出完

整,手术顺利。术后 7 日出院,产后 42 天随访无异常。新生儿入住新生儿科普通病房,生命体征平稳,顺利出院,目前生长发育状况良好。

三、病例分析

思考 1 : 延迟分娩的起始孕周及适用人群?

延迟分娩(delayed interval delivery,DID),推荐孕周为 20~22 周之后。有研究发现,孕 25 周前,第一胎分娩的成活率极低,延迟分娩的胎儿的成活率为 50%;孕 25 周后,分娩的第一胎成活率明显提高 65%,第二胎成活率为 95%;DID 的临床指征一般包括以下几点:①双绒双羊双胎;②保留胎儿羊膜囊完整;③保留胎儿排除胎儿窘迫及发育异常;④排除羊膜腔内感染、胎盘早剥或其他产科并发症。也有少数单绒双羊延迟分娩成功的案例报道。

分析:结合此病例的孕周,该病例具备延迟分娩条件:双绒双胎,存活胎儿胎膜完整,无胎儿窘迫、胎盘早剥及羊膜腔感染或其他不利于继续妊娠的母体因素。此为该患者延迟分娩成功的首要条件,但应同时告知延迟分娩风险。

思考 2 : 延迟分娩过程中的诊治? 宫颈环扎在 DID 中的作用?

延迟分娩的诊治包括:促胎肺成熟、宫颈环扎、抗感染治疗、宫缩抑制剂应用、终止妊娠时机的选择;抗感染治疗是 DID 成功的关键因素之一,具体包括:一胎娩出后脐带的恰当处理,尽可能地使用可吸收线进行高位脐带结扎,对阴道及宫颈进行彻底的消毒,术后应用抗生素。对于没有明显宫缩、存在宫颈管缩短和怀疑宫颈功能不全的病例,可提供宫颈环扎术。但一定要告知患者术后感染风险,术后需严密监测感染指标。

分析:感染为本病例监测难点:对于此高危孕妇,临床绒毛膜羊膜炎无法完全排除,因未娩出胎儿没有行羊膜腔穿刺术分析羊水,无法寻找羊膜腔是否存在感染的证据,故给予该患者覆盖厌氧菌的广谱抗生素。对于尝试延迟分娩的患者实行宫颈环扎术是一种可行的干预方法,即使宫颈功能不全并不是促成早产的最初因素,但行宫颈环扎一定要谨慎,以防延迟分娩及宫颈环扎叠加导致孕妇及胎儿严重感染。该患者因之前有宫腔操作史(减胎术),本身为感染高危人群,故未进行宫颈环扎术。

【关键点】

1. 双胎妊娠延迟分娩是双胎妊娠的一种特殊治疗方法,可以延长存活胎儿的孕龄,改善其围产预后。

2. 延迟分娩潜在的严重并发症较难预测,应进行个性化管理。

3. 32.4% 延迟分娩会失败,在 20 周前进行延迟分娩的胎儿存活率仅为 29%。

4. 双胎妊娠延迟分娩的关键在于对患者及家属进行清晰的沟通、对母亲及胎儿状态进行动态监测、预防感染,以减少母胎并发症,提高新生儿存活率。

(邹 刚)

参考文献

1. CHEUNG KW, SETO MTY, WANG W, et. al. Effect of delayed interval delivery of remaining fetus (es) in multiple pregnancies on survival: a systematic review and meta-analysis. Am J Obstet Gynecol, 2020, 222 (4): 306-319. e18.

2. FEYS S, JACQUEMYN Y. Delayed-interval delivery can save the second twin: evidence from a systematic review. Facts Views Vis Obgyn, 2016, 8 (4): 223-231.

3. TRAN PL, DESVEAUX C, BARAU G, et al. Delayed-interval delivery in multifetal pregnancy: a review and guidelines for management. Gynecol Obstet, 2015, 5; 333.

4. 魏军, 刘彩霞, 崔红, 等. 双胎早产诊治及保健指南(2020 年版). 中国实用妇科与产科杂志, 2020, 36 (10): 949-956.

5. ZHANG J, JOHNSON CD, HOFFMAN M. Cervical cerclage in delayed interval delivery in a multifetal pregnancy: a review of seven case series. Eur J Obstet Gynecol Reprod Biol, 2003, 108 (2): 126-130.

6. DOGER E, CAKIROGLU Y, CEYLAN Y, et. al. Obstetric and neonatal outcomes of delayed interval delivery in cerclage and non-cerclage cases: an analysis of 20 multiple pregnancies. J Obstet Gynaecol Res, 2014, 40 (7): 1853-1861.

第五节　早产管理并发症的病例分析

一、病历资料

1. **基本信息**　代某, 女性, 24 岁, 2021 年 6 月 4 日第 2 次于我院就诊。

2. **主诉**　G_2P_0, 孕 21^{+6} 周, 环扎术后分泌物增多 1 天。

3. **现病史**　患者既往月经规则, 经期 5~7 天, 周期 30 天, 量中, 无痛经。本次自然受孕, 单胎, LM: 2021 年 1 月 2 日, EDC: 2021 年 10 月 9 日。2019 年孕 29 周发生早产, 早产儿未存活。孕早期有轻微恶心呕吐反应, 孕 12 周在我院建卡产检, NT: 1.7mm, 经阴道超声检查测量宫颈长度 32mm, 阴道分泌物检查未见异常, 每隔 2 周监测宫颈长度, 孕 16 周开始用黄体酮软胶囊 0.2g/d 经阴道用药。孕 17^{+3} 周, 经阴道超声检查发现宫颈长度 20mm, 内口长 13mm, 宽 17mm。考虑患者既往有一次早产史, 此次妊娠宫颈长度<25mm, 诊断宫颈功能不全, 遂收入院行宫颈环扎术 (Shirodkar 式), 术后第三天出院, 门诊随访。孕 21^{+6} 周, 门诊复查经阴道超声检查: 宫颈全程分离。妇科检查: 见宫颈外口扩张 1cm, 羊膜囊凸出, 环扎线松动。门诊拟 "妊娠合并宫颈功能不全 (环扎术后)" 收入院进一步治疗。

患者近来食欲佳, 睡眠可, 二便均正常, 孕期体重增加 3kg。

4. **婚育史**　已婚未育,0-1-0-0,2019 年孕 29 周顺产一早产活婴,因当地早产儿救治能力有限,家属放弃,早产儿未存活。

5. **既往史**　否认宫颈、宫腔镜等其他手术外伤史。无高血压、心脏病、糖尿病等慢性疾病史。无家族性及遗传性疾病史。

6. **体格检查**　神清,精神佳,T 36.9℃,P 87 次/min,R 19 次/min,BP 115/72mmHg。身高 158cm,体重 55kg,BMI 22.03kg/m²。双肺呼吸音清,心率齐,各瓣膜区未闻及杂音。腹软,肝脾未及异常。双肾区无叩击痛。神经系统检查(-)。

7. **产科检查**　宫高 21cm,腹围 80mm,胎心 150 次/min。10 分钟未扪及宫缩。妇科检查:外阴:已婚式,阴道通畅,乳白色稀薄样分泌物较多,无腥臭味,无阴道出血;宫颈:外口开 1cm,见羊膜囊凸出,原环扎线松动。

8. **辅助检查**

(1)血常规:白细胞 9.0×10⁹/L,中性粒细胞 75%,血红蛋白 115g/L,血小板 115×10⁹/L,C 反应蛋白 8.6mg/L。尿常规、凝血功能、肝肾功能、血糖、电解质均正常范围。

(2)泌尿、生殖道微生物检查:白带清洁度Ⅱ度,滴虫(-),霉菌(-),BV(-);阴道分泌物一般细菌培养、支原体、衣原体、淋球菌、GBS 检测及中段尿培养均提示阴性。

(3)产科 B 超检查:双顶径 50mm,头围 190mm,腹围 165mm,股骨长 35mm。胎心 145 次/min,后壁胎盘,胎盘下缘距离宫颈内口 40mm,最大羊水池深度 35mm。

(4)经阴道超声检查(TVU):宫颈全程扩张。

二、诊治经过

1. 初步诊断

(1)G_2P_0,孕 21^{+6} 周,单胎

(2)妊娠合并宫颈功能不全

(3)妊娠合并宫颈环扎术后

(4)不良孕产史

2. 诊断依据

(1)G_2P_0,孕 21^{+6} 周,单胎:患者已婚未育,既往有 1 次孕 29 周的早产史,早产儿未存活。此次自然受孕单胎,根据末次月经及早孕 B 超核查孕周无误。

(2)妊娠合并宫颈功能不全:患者既往有 1 次孕 29 周的早产史,本次妊娠于 16 周开始使用阴道黄体酮,在孕 17 周时经阴道超声检查发现宫颈长度<25mm,符合基于超声的宫颈功能不全诊断。

(3)不良孕产史:既往一次孕 29 周早产史,早产儿未存活。

3. 鉴别诊断

(1)阴道炎:可有阴道分泌物增多,白带性状可呈豆腐渣样、泡沫样或者灰白色稀薄状

等,亦可伴外阴瘙痒、白带异味等症状。阴道分泌物检查可协助诊断。该患者症状体征及辅助检查不符合本症,暂不考虑。

（2）未足月胎膜早破:孕 37 周前阴道流水,阴道检查可见羊水自宫颈管内流出,阴道内液体 pH 阳性、胰岛素生长因子阳性可协助诊断。该患者症状体征不符合本症,可排除。

4. 诊疗计划　完善相关化验检查,阴道分泌物培养送检,排除手术禁忌,与患者及家属充分沟通病情,拟行重复环扎。

5. 治疗经过

（1）入院当日完善相关化验检查,充分沟通病情,征求意见,排除手术禁忌。次日在腰麻下行经阴道宫颈环扎术（McDonald 式）,前次环扎线未拆除。围手术期给予头孢西丁钠注射液 2g,q.8h. 静脉滴注,共 48 小时预防感染。术后患者出现宫缩予利托君静滴抑制宫缩,术后连续 5 天复查血常规、C 反应蛋白等感染指标均未见明显异常,术后 1 周经阴道超声复查宫颈长度 11mm（图 29-5-1）。

（2）患者术后持续有阴道血性分泌物,偶有下腹紧缩感,复查肝功能、凝血功能均正常,超声确认胎盘位置正常,胎盘厚度 25mm,排除胎盘前置状态及胎盘早剥。加用维生素 C 协同止血效不佳。术后一周阴道分泌物培养结果:奇异变形杆菌,药敏试验:头孢呋辛敏感。遂给予头孢呋辛 1.5g,q8h 静脉滴注,使用 5 天。

术后 2 周（孕 23^{+6} 周）,患者自诉阴道出血量增多似月经量,行阴道检查,扪及羊膜囊凸出于阴道内,阴道检查见羊膜囊从阴道后穹窿凸出（见图 29-5-2）。

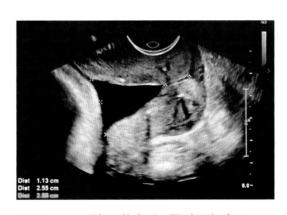

图 29-5-1　重复环扎术后 1 周,宫颈长度 11mm

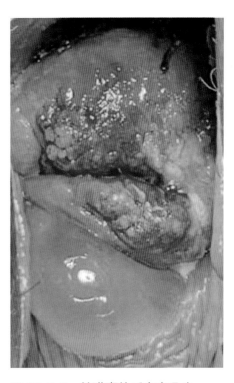

图 29-5-2　羊膜囊从后穹窿凸出

6. 妊娠结局　重复环扎术后宫颈撕裂,拆线引产,胎儿胎盘娩出后,行后穹窿修补术,出血 800ml。

三、病例分析

思考 1 : 经阴道宫颈环扎术后的并发症有哪些? 该患者发生了何种并发症?

经阴道宫颈环扎术并发症主要包括绒毛膜羊膜炎、未足月胎膜早破、宫颈环扎线移位以及宫颈裂伤等。不同研究报道宫颈环扎术并发症发生率差异较大,总体发生率约为0.6%~6%,与手术指征及时机有关,发生率与孕周及宫颈扩张程度正向相关。

分析:该患者第一次宫颈环扎术后出现了缝线移位,宫颈全程扩张。环扎术后缝线移位的发生率约为 3%~13%,常发生在妊娠晚期。第二次宫颈环扎术后出现宫颈裂伤,经阴道宫颈环扎术后宫颈裂伤的发生率不到 5%,也常发生在妊娠晚期,可能与宫缩出现但拆线不及时有关。

思考 2 : 重复性宫颈环扎对改善妊娠结局是否有意义? 该患者是否应该行重复性宫颈环扎?

重复性宫颈环扎现无明确定义和指征,既往有研究报道曾有病人接受过四次宫颈环扎。2005 年,Jason 等人研究了一项以超声为指征的重复性宫颈环扎,即首次宫颈环扎以病史为指征,随后行经阴道超声监测宫颈长度变化。若宫颈长度 ≤ 25mm,随机分为两组,一组行重复性宫颈环扎,一组期待治疗,结果发现行重复性环扎患者更早分娩。但该研究为回顾性队列研究,且样本小,研究结果需进一步分析。

另一项以体格检查为指征的重复性宫颈环扎研究发现,重复性宫颈环扎患者相比于卧床休息,具有更高的中位分娩孕周、胎儿出生体重及存活率,且结果具有统计学意义。同样的,该研究具有样本小、回顾性研究有选择偏倚等缺陷。因此,重复性宫颈环扎对改善母胎妊娠结局的意义仍需进一步的研究。临床实践中,需结合患者实际情况及个人意愿,与临床医生共同探讨是否行重复性宫颈环扎。我们中心的做法通常是,在患者妊娠 24 周前,出现缝线移位,或宫颈内口开口突破环扎线或羊膜囊凸出,征得患者同意后行重复性宫颈环扎。

分析:该患者第一次宫颈环扎术后,孕 21^{+6} 周检查发现环扎线移位及羊膜囊凸出,若此时期待治疗,患者流产风险极高,因此与患者充分沟通,告知再次宫颈环扎的利弊后予行重复性宫颈环扎。

思考 3 : 引起宫颈环扎术后宫颈裂伤的因素有哪些? 该如何避免宫颈裂伤?

既往研究报道,环扎术后宫颈裂伤的发生率在 1.9%~13.3%,可能和宫颈环扎的类型及拆线时机相关。Harger 发现以病史为指征的 McDonald 和 Shirodkar 宫颈撕裂发生率分别为3.7%((9/139) 和 11.1%(7/63),以体格检查为指征的 McDonald 和 Shirodkar 宫颈撕裂发生率分别为 13.3%(4/30) 和 0%(0/19),似乎 McDonald 术式的宫颈撕裂发生率更高。

另一项系统综述对比了环扎术后择期拆线和临产后拆线宫颈撕裂的发生率,结果发现择期拆线的宫颈撕裂发生率较低(6.4% *vs.* 11.4%,*OR* 0.70,95% *CI* 0.31-1.57),虽然两者差异无统计学意义。同样的,该方面研究较少,均为回顾性研究,证据等级较低,尚缺乏前瞻性的随机对照研究。

根据目前循证证据,准确把握宫颈环扎手术指征,合理选择环扎方式,及时拆除宫颈环扎线,可能会减少宫颈裂伤的发生。若发生宫颈裂伤,手术医生需仔细检查宫颈受损部位、范围,缝合修补尽量恢复解剖结构,尽量减少严重不良后果的发生。

分析:该患者发现宫颈裂伤后即拆线引产,产后行宫颈裂伤缝合术,过程顺利。但回顾该病史,患者二次环扎术后虽未出现明显宫缩等临产症状,但持续有阴道出血的情况下,是否需要更早进行阴道检查值得临床医生思考。

【关键点】

1. 经阴道宫颈环扎术并发症主要包括绒毛膜羊膜炎、未足月胎膜早破、宫颈环扎线移位以及宫颈裂伤等。术前严格掌握适应证与禁忌证,选择适宜病例及手术时机,重视泌尿生殖道感染的筛查与治疗,熟练掌握手术步骤及技巧,术后加强监测及管理,及时拆除宫颈线,可有效减少并发症的发生。

2. 首次宫颈环扎术后发生缝合移位或羊膜囊凸出是否需重复性宫颈环扎,目前尚无统一建议。若在妊娠 24 周前发生上述情况,临床医生需结合患者实际情况及个人意愿,共同探讨是否行重复性宫颈环扎。

3. 环扎术后宫颈裂伤可能和环扎类型和拆线时机有关。因此,选择合适病例和患者类型,准确判断拆线时机、及时拆除宫颈环扎线,可能会减少宫颈组织受损的发生。发生宫颈损伤,手术医生需仔细检查宫颈受损部位、范围,及时缝合修补恢复解剖结构,尽量减少严重不良后果的发生。

(刘 铭)

29

典型临床病例解析

参考文献

1. BAXTER JK, AIROLDI J, BERGHELLA V. Short cervical length after history-indicated cerclage: is a reinforcing cerclage beneficial？. Am J Obstet Gynecol, 2005, 193 (3 Pt 2): 1204-1207.

2. SONG JE, LEE KY, JUN HA. Repeat cerclage prolongs pregnancy in women with prolapsed membranes. Acta Obstet Gynecol Scand, 2011, 90 (1): 111-113.

3. HARGER JH. Comparison of success and morbidity in cervical cerclage procedures. Obstet Gynecol, 1980, 56: 543-548.

4. SIMONAZZI G, CURTI A, BISULLI M, et al. Cervical lacerations in planned versus labor cerclage removal: a systematic review. Eur J Obstet Gynecol Reprod Biol, 2015, 193: 19-22.

附录

中英文名词对照

附录 中英文名词对照